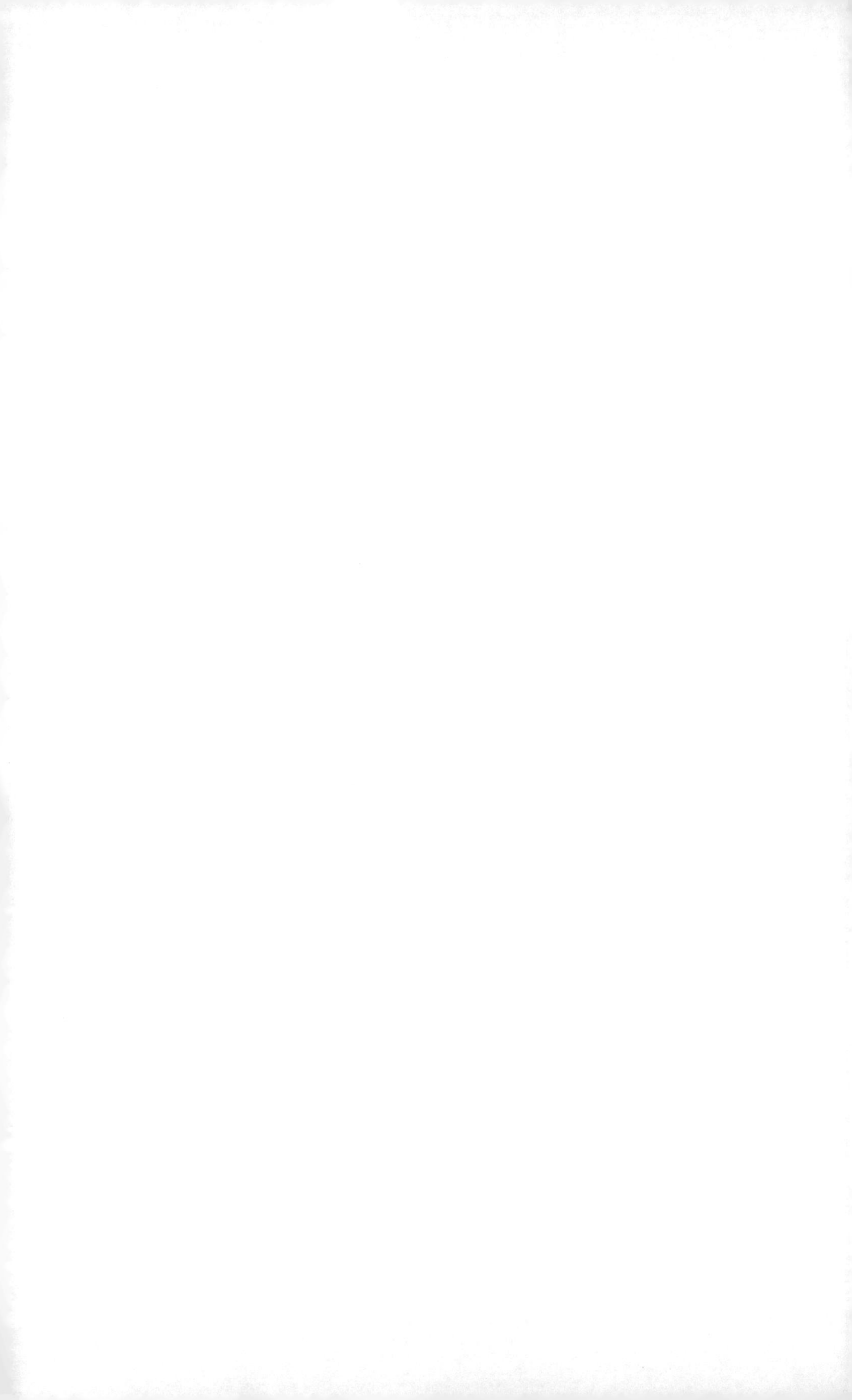

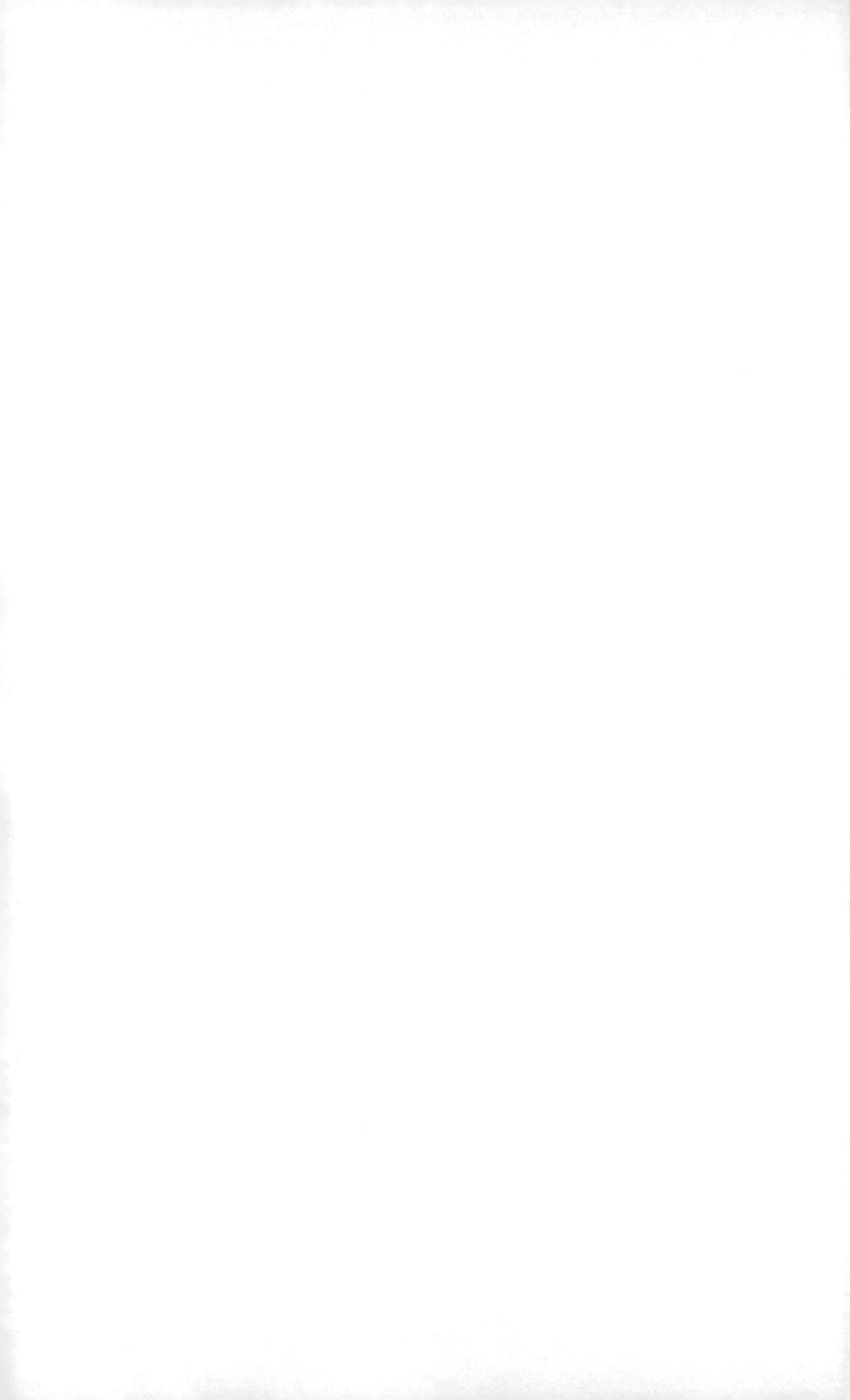

# LA CIRCULATION

ET

# LE POULS

## HISTOIRE, PHYSIOLOGIE
## SÉMÉIOTIQUE, INDICATIONS THÉRAPEUTIQUES

PAR

**Ch. OZANAM** 

DOCTEUR EN MÉDECINE DE LA FACULTÉ DE PARIS
LAURÉAT DE L'ÉCOLE PRATIQUE
ANCIEN BIBLIOTHÉCAIRE DE L'ACADÉMIE DE MÉDECINE
MEMBRE DES SOCIÉTÉS DE MÉDECINE DE METZ ET DE MARSEILLE.

**AVEC 4 PORTRAITS ET 493 FIGURES INTERCALÉES DANS LE TEXTE**

PARIS
LIBRAIRIE J. B. BAILLIÈRE ET FILS
Rue Hautefeuille, 19, près du boulevard Saint-Germain.

1886

LA

# CIRCULATION ET LE POULS

## OUVRAGES DU MÊME AUTEUR

---

**De la forme grave de l'ictère essentiel.** Br. 1846 ; th. Paris, 1849.

**Recherches cliniques sur l'éclampsie des enfants et les paralysies atrophiques qui lui succèdent.** Br. in-8°, 1850 ; J. B. Baillière.

**De la rupture pulmonaire chez les enfants et de l'emphysème général qui lui fait suite.** Br. in-8°, 1854 ; J. B. Baillière.

**Efficacité du brome dans le traitement des affections pseudo-membraneuses.** Acad. des sciences, 1er mémoire, 1856 ; 2e mémoire, 1859 ; J. B. Baillière.

**Le venin des arachnides, le tarentisme et le tigretier.** Br. in-8° ; J. B. Baillière, Paris, 1856.

**Action anesthésique de l'oxyde de carbone.** Acad. des sciences, Paris, 1856.

**Décomposition de l'éther et formation de gaz carbonés pendant l'anesthésie.** Acad. des sciences, Paris, 1857.

**Efficacité de la camomille romaine contre les suppurations graves.** Acad. des sciences, 1857.

**Inhalations d'acide carbonique comme agent anesthésique sans danger.** Acad. des sciences, Paris, 1858.

**De l'anesthésie et de l'élément chimique qui la produit.** Mém. couronné par la Société des sciences de la Moselle (1er prix), 1858 ; br. in-8°. J. B. Baillière.

**Note sur la préparation et l'emploi de l'eau oxygénatée en thérapeutique.** Acad. des sciences, 1861.

**Légitimité de l'opération césarienne, conditions de succès, moyen de rendre l'accouchement naturel pour les bassins d'environ six centimètres.** Br. in-8° ; J. B. Baillière, 1862.

**Le Dr Tessier et les principes de la philosophie médicale.** Br. in-8° ; J. B. Baillière, 1863.

**Polypes du larynx extirpés par les voies naturelles ; première opération faite en France.** Acad. des sciences, 1863.

**Action élective des divers alcaloïdes de l'opium.** Acad. des sciences, 1866.

**Les battements du cœur et du pouls reproduits par la photographie ; nouveau sphygmographe.** Acad. des sciences, 1867.

**Traitement de l'ongle incarné par les lames de caoutchouc.** Rev. méd. chir., 1874.

**Atlas de 14 photographies du pouls aux différents âges, avec le type de quelques maladies.** Paris, 1885. J. B. Baillière. 2e édit. 12 fr.

# LA CIRCULATION

ET

# LE POULS

HISTOIRE, PHYSIOLOGIE,

SÉMÉIOTIQUE, INDICATIONS THÉRAPEUTIQUES



PAR

**Ch. OZANAM**

DOCTEUR EN MÉDECINE DE LA FACULTÉ DE PARIS
LAURÉAT DE L'ÉCOLE PRATIQUE
ANCIEN BIBLIOTHÉCAIRE DE L'ACADÉMIE DE MÉDECINE
MEMBRE DES SOCIÉTÉS DE MÉDECINE DE METZ ET DE MARSEILLE.

AVEC 4 PORTRAITS ET 493 FIGURES INTERCALÉES DANS LE TEXTE



PARIS
LIBRAIRIE J. B. BAILLIÈRE ET FILS
Rue Hautefeuille, 19, près du boulevard Saint-Germain

1886

# INTRODUCTION

> « La vie d'un homme est trop courte, pour qu'il puisse découvrir, par lui-même, tous les secrets de la nature et de la science. Il faut donc réunir en corps toutes les observations des âges précédents, et, s'il est permis de le dire, faire ainsi de tant d'hommes séparés par les siècles un seul homme d'une science infinie. »
>
> GALIEN.

« *Ars longa, vita brevis.* L'art médical est long, la vie est courte ; parfois l'occasion favorable ne dure qu'un moment, l'expérience est trompeuse, le jugement difficile. Il faut non seulement faire soi-même ce qui convient, mais encore être secondé par le malade, par ceux qui l'assistent et par les choses extérieures. »

Il convient de commencer par ces belles et sages sentences du père de la médecine un livre sur la circulation du sang et la valeur séméiotique du pouls.

Aucun sujet n'a été plus souvent, plus universellement étudié. *Explorer le pouls* fut toujours regardé comme la première science, le premier devoir du médecin. Mais combien d'entre eux l'ont étudié toute leur vie, sans comprendre sa véritable signification !

Les uns, mettant leur imagination à la place de la réalité, ont inventé autant de nuances du pouls qu'ils ont pu trouver de nuances dans les expressions du langage, comme *Galien*.

Les autres, partant d'idées préconçues, mais non sans justesse, ont posé d'avance cette règle : qu'il existe un pouls pour chaque organe, chaque région du corps humain : ce fut l'œuvre de *Bordeu*.

Quant à la multitude, elle s'est bornée à prendre au pouls sa notion simple et naturelle, le *nombre* ou la *fréquence*, en ajoutant quelques données de *grandeur* ou de *petitesse* d'*ordre* ou d'*irrégularité*.

Mais chaque siècle a le devoir de présenter à la jeunesse la science sous une forme neuve, avec ses acquisitions récentes, comme une nourriture nouvelle destinée à développer son intelligence. Cette nourriture, la science la puise à la fois dans le *passé* représenté par les ancêtres, dans le *présent* où brille toute la phalange de nos savants, en même temps que l'auteur du livre présente ses propres idées à l'acceptation de l'*avenir*.

En agissant ainsi, on établit, non point le *mépris* du passé, ou son *antagonisme* avec le présent, mais bien la *lutte*, la lutte courtoise et féconde pour le progrès. — Oui, *le progrès dans la tradition*, telle est notre devise, nous souvenant de cette observation judicieuse de *Baglivi* : « *Novi veteribus non opponendi, sed, quoad fieri potest, perpetuo jungendi fœdere.* On ne doit point opposer les modernes aux anciens ; mais, autant que faire se peut, les unir dans un pacte perpétuel. »

*Hippocrate*[1] a dit : « *Pouvoir explorer est, à mon avis, une grande partie de l'art.* »

Aussi, dans ce traité, nous faisons une grande part aux appareils inventés pour l'exploration des organes ; et nous proposons nous-même deux instruments pour étudier la circulation, l'un par des tracés à l'encre, l'autre par des schemas photographiques.

On ne peut nier, en effet, l'importance des instruments de précision pour les sciences. Vivant dans le *temps* et dans l'*espace*, l'homme a voulu se rendre un compte plus fidèle de

[1] HIPPOCRATE : — Μέγα δὲ μέρος ἡγέομαι τῆς τεχνῆς εἶναι τὸ δύνασθαι σκοπεῖν. — *Epidém.* II.

tout ce qui l'entoure, en le comparant à ces deux mesures naturelles.

De même, en face de l'étude de sa propre nature, l'homme reconnaît que ses sens deviennent insuffisants pour pénétrer le secret des fonctions; il lui faut inventer des procédés nouveaux pour fixer l'expression fugitive du *bruit*, du *temps* ou du *mouvement* dans son organisme.

Mais, dira-t-on, il s'est trouvé dans tous les âges d'excellents médecins qui n'avaient recours à aucun instrument; se guidant sur les appréciations ordinaires des sens, ils savaient suppléer à tout le reste par ce tact exquis que l'on appelle l'*art médical !*

Sans doute, il y eut de tout temps de grands médecins; nous saluons avec respect les noms de *Galien*, *Boerrhaave*, *Sydenham*, *Haller*, *Stahl*, *Bordeu*, *Fouquet*, etc.; mais comme ils étaient rares ceux qui possédaient ce don de l'*art médical !* L'immense majorité ne dépassait point la science vulgaire. Or, si l'on réfléchit combien, malgré tout, leur savoir était borné, on cessera de les comparer aux médecins de nos jours.

L'étude des *fièvres malignes*, *intermittentes*, *éruptives ;* la description de quelques inflammations ou de syndromes vagues, comme l'*hydropisie*, le *délire*, l'*amaurose*, voilà les bornes de leurs études.

De nos jours, le savant docteur *Double* regrettait l'incertitude du pouls, le peu de fixité de ses caractères, et l'insuffisance des moyens que la nature a mis à notre disposition pour apprécier ses qualités par le tact. En effet, depuis la découverte de la circulation jusqu'à lui, la connaissance du pouls avait fait bien peu de progrès. Il y avait de quoi décourager les plus persévérants.

Cette incertitude n'aurait jamais eu de solution, si l'art médical n'avait réclamé aux sciences accessoires des moyens fidèles pour fixer ces ondulations vagues, fugitives, aussi changeantes, aussi variées que les flots de la mer, et qui sont les flots de notre propre sang. Sans cette ressource, l'inégalité des organismes humains est trop grande, pour que deux médecins puissent observer également des nuances aussi délicates. Ainsi le *daltonisme* nous montre tous les accidents causés par la confusion des couleurs, et les astronomes ont dû tenir grand compte de l'*erreur d'équation personnelle* d'après laquelle *Argelander* observait le passage des étoiles sous le fil de la lunette une seconde plus tard que *Bessel*, et *Struve* un quart de seconde plus tôt que *Walbeck*. Or, en sphygmographie, ce sont des cinquièmes de seconde qu'il faudrait apprécier pour l'étude des dicrotismes, et des centièmes pour le retard du pouls dans les anévrysmes.

Si quelques natures d'élite peuvent atteindre à cette perfection, presque toujours l'enseignement de ces hommes reste impuissant à former des élèves, ne retrouvant pas chez eux la délicatesse des sens nécessaire pour vaincre de pareilles difficultés. Voilà pourquoi toute science commence par l'art, c'est-à-dire par l'*inspiration* qui *devine* sans *analyser* ; et pourquoi tout *art* se continue par la *science*, qui ne *devine* plus, mais qui *analyse*, et, par une série de méthodes, réduit l'erreur personnelle, mettant la vérité à la portée de tous.

Quant à nous, médecins, notre siècle s'honore d'avoir vu naître l'application des méthodes exactes à la science iatrique : — l'*auscultation* et le *sthétoscope* avec *Laennec* ; — la *percussion* digitale d'*Avenbrugger* ; — le *plessimètre* de *Piorry* et le *marteau* de *Skoda*. Quelle transformation, dès lors, pour la connaissance des affections de poitrine et du cœur !

Plus tard, l'*ophthalmoscope* de *Helmoltz*, le *laryngoscope* de *Czermack* n'ont-ils pas éclairé d'une manière inattendue l'étude des affections des yeux et du larynx ?

A la génération actuelle appartiendra plus spécialement l'étude du *pouls* artériel et veineux, — des mouvements du *cœur*, — de la *chaleur animale*.

Puis encore, l'application de la *photographie* à toutes les sciences physiologiques et médicales.

Notre livre est divisé en cinq parties.

I. — Dans la première, nous consultons l'*histoire* et nous voyons peu à peu naître la science de la *circulation* et du *pouls*.

Ce sont d'abord de faibles lueurs. La vérité est parfois entrevue, mais bientôt obscurcie, rejetée ; les erreurs font loi, et la théorie voile l'expérimentation. Mais voici que nous assistons aux grands débats qui ont illustré les noms de *Servet*, de *Césalpin*, de *Colombo* et de *Harvey*, la lumière se fait sur le grand problème de la circulation, et pour rendre pleinement hommage à ces savants, quatre portraits nous les font connaître et les présentent pour ainsi dire vivants devant nous.

La science du pouls en Chine est poussée à un très haut degré. Nous avons dû aborder aussi cette question, mais sans pouvoir en tirer grand parti.

II. — Dans la seconde partie, nous établissons l'*état actuel* de nos connaissances sur la circulation.

Ces travaux sont innombrables. Nous avons dû résumer seulement les principaux.

Nous passons avec eux en revue les circulations *cardiaques, artérielles, capillaires, veineuses ;* nous assistons, avec les travaux de *Dareste*, à la naissance, à la formation de ces organes, de ces appareils, et nous arrivons à la grande découverte des nerfs vaso-moteurs, gloire toute française, puisqu'elle appartient surtout à *Claude Bernard*.

A notre tour, munis d'un nouvel appareil [1], plus délicat,

[1] Dans nos premiers travaux de sphygmographie, nous avions donné à notre instrument le nom de *pulsographe*, qui nous avait paru plus simple, plus compréhensible.

Le savant *Littré*, dans un de ses articles, nous a reproché la création de ce mot hybride, moitié latin, moitié grec.

« Nous aurions pu lui répondre que notre langue presque entière est un tissu de grec et de latin mélangés.

« Nous aurions pu lui objecter encore qu'il avait donné place dans son grand

plus perfectionné, nous avons pu reconnaître un certain nombre de faits encore inconnus.

C'est ainsi que nous avons découvert la *circulation veineuse par influence*, et démontré l'*existence réelle des pouls organiques*.

III. — La troisième partie est consacrée aux *instruments enregistreurs*, devenus si nombreux, si importants.

Nous avions été précédé dans ces recherches par une pléiade de savants de tous pays, auxquels nous nous empressons de rendre hommage. Ce sont *Lüdwig* et *Vierordt* composant les premiers enregistreurs; ce sont *Weber* et *Koschaloff*, instituant la synthèse et comme la contre-épreuve des phénomènes de la circulation, au moyen d'organes factices en caoutchouc, sur lesquels on reproduit toutes les variétés du pouls.

Ce sont *Mack* et *Fick* appliquant les mathématiques à mesurer la force des ressorts, les vibrations du levier, la multiplication des hauteurs, et pour signaler toutes les erreurs possibles de l'expérimentation pure.

En France, ce sont *Faivre*, *Chauveau* et *Marey*, complétant sur le cheval leurs célèbres expériences, qui décidèrent ces questions, si longtemps controversées, des bruits du cœur et de leur signification physiologique.

Enfin, *Marey*, *Lorain* et *Pidoux* : — *Marey*, dont l'instrument ingénieux a rendu pratique l'écriture du pouls; — *Lorain*, qui résuma en 1863, dans un livre savant, les travaux de ses devanciers, vulgarisant pour nous la science allemande, si nébuleuse, et recueillant de nombreux faits cliniques sur l'emploi du sphygmographe dans les maladies.

Dictionnaire à des mots pareils, inventés par son maître, *Auguste Comte*, tels que : l'*altruisme* comme opposé de l'*égoïsme*. Or ce mot, pour être français, devrait se lire : *autruisme* (de autre ou autrui); pour être latin : *altérisme* (alter). Il est donc, comme le mien, composé de deux langues.

Mais, pour éviter toute difficulté, nous avons adopté dans ce nouveau livre le nom de *sphygmographe*, préférant introduire dans la science la nouveauté des idées plutôt que la nouveauté des mots.

Mais, ainsi que l'a fort bien exprimé *Hahnemann*, « Avoir une connaissance parfaitement juste des instruments de notre art constitue la moitié de la science ».

Aussi je me suis appliqué à perfectionner les procédés et j'y suis parvenu au moyen de deux appareils à mercure, véritables artères artificielles, à la fois souples et transparentes, dont l'une écrit les tracés au moyen d'un *aimant* qui attire la plume sans l'arrêter, principe nouveau de mécanique, et dont l'autre les *photographie* directement.

Le nouveau sphygmographe nous a permis de compléter la science du pouls sur toutes les artères et veines accessibles du corps; même sur les fontanelles et le cordon ombilical.

Enfin, nous avons obtenu dans l'étude de la pulsation, appliquée soit aux maladies soit aux actions médicamenteuses, des nuances délicates, qui permettent de pousser l'analyse beaucoup plus loin qu'on ne l'avait fait jusqu'ici.

IV. — La quatrième partie comprend la *physiologie* du *cœur* et du *pouls* étudiés au *sphygmographe*.

Ici, le médecin apprend à se familiariser avec toutes ces formes nouvelles ; il étudie le pouls à tous les âges, dans toutes les circonstances physiques ou morales qui peuvent survenir, afin de pouvoir ensuite distinguer plus sûrement ce qui est morbide.

L'étude des *lois* de la circulation vient aussi nous occuper; ces lois sont en grande partie celles de l'hydraulique et nous les affirmons.

Mais, qu'on ne pense point, en étudiant le rôle des lois physiques dans l'organisme, s'éloigner des saines doctrines et tomber dans le matérialisme regrettable de l'enseignement moderne. Sans doute le physiologiste trouve dans certaines fonctions le retentissement des lois physiques générales. Mais la cause première des mouvements chez l'être vivant est d'un ordre spécial, supérieur aux lois des corps inanimés.

Cette cause, elle a un nom, comme toute réalité : c'est la *vie*, *force* émanée de *Dieu* comme source première, et qui anime tout homme venant en ce monde. Or la *vie*, en tant que *force*, est un mouvement *organisateur*, produit par l'union substantielle de l'âme, principe d'action, et de la matière organisable. C'est bien ce mouvement d'un ordre plus élevé qui agrège les atomes en cellules, les cellules en tissus, puis en organes, les appareils en un être complet, et sur un plan toujours semblable, celui du *genre* et de l'*espèce*.

Cependant la vie, pour être une force d'un rang supérieur, n'a point pour cela perdu ses rapports avec l'univers au milieu duquel elle doit se développer. Loin de là ! L'homme, dans son organisation sublime, résume la nature entière.

On a dit souvent de lui qu'il était un *microcosme*, c'est-à-dire un petit monde ; on ferait mieux de l'appeler un *macrocosme*, un grand monde, car s'il *résume* la nature, c'est en la *dominant*.

La *vie*, force parfaite, chargée d'organiser la matière, doit donc utiliser les forces partielles et secondaires de la nature, et résumer leurs lois en se les assimilant.

Voilà pourquoi, sans cesser d'être animiste en physiologie, on doit rechercher dans la physique une grande partie des conditions qui régissent la circulation du sang, tout aussi bien que les lois de la progression et de la pesanteur pour la marche, de la lumière pour la vue, et des sons pour l'oreille.

Le savant *Pidoux*, dans son admirable livre sur la circulation, nous a démontré combien, au milieu de tous ces phénomènes physiques, il reste encore une immense part à faire à la *vie*, qui seule a pu résoudre le problème d'une circulation constante dans des vases toujours clos.

V. — La cinquième partie, enfin, contient la *séméiotique* et les *indications thérapeutiques tirées du pouls et de la circulation.*

C'est qu'en effet « il faut, » comme l'a si bien dit le

Dr *J.-P. Tessier*, dans ses savantes leçons de séméiotique (*École pratique* 1846), « il faut, après avoir fait l'étude des nuances du pouls, appliquer cette étude à *toutes les maladies*, en déterminer les significations.

« Le pouls est en rapport parfait avec la *sanguification.* Quand le sang se déprave, s'altère, le pouls se modifie. Quand le sang augmente en *fibrine*, ou devient plus riche en *globules*, le pouls l'indique [1]. »

« *Tâter le pouls*, c'est juger de l'état des forces et des ressources de la vie, c'est faire une *analyse chimique* et *microscopique*, c'est transformer ces deux opérations si compliquées, si difficiles, en une observation unique et très simple. Or le sang est partout : il est au centre de la vie, il est aussi à la périphérie ; il *excite* et *cependant tempère* le *cœur* qui le lance ; il *nourrit* les organes qui le *reçoivent.* »

« Le sang est le point de jonction entre les phénomènes naturels et les fonctions animales. »

« En modifiant le sang, on modifie les phénomènes naturels. Enfin, le pouls sert, non seulement à fixer la *séméiotique*, mais à donner l'*indication thérapeutique*, et, après nous avoir montré le mal, nous apprend à le guérir. »

Cette étude est la plus importante pour le médecin. Elle lui enseigne à se diriger plus sûrement au milieu du dédale des maladies, à l'aide de ce fil conducteur que nous offre le pouls.

L'étude de l'*asystolie* a été complétée par celles de l'*adiastolie* et de l'*apausie* ou *dyspausie*.

[1] Les recherches de J. Regnauld et de Hayem sont venues dernièrement corroborer les belles idées de Tessier. Ayant à traiter une *chlorose* par le *protochlorure de fer*, ils reconnurent que le tracé du pouls indiquait fidèlement l'amélioration de la composition du sang.

1er *résultat :* — Le nombre d'*hématies* augmente, mais elles sont petites, pauvres en hémoglobine; la courbe du pouls présente une ascension rapide.

2e *résultat :* — Les nouveaux globules deviennent plus grands, plus colorés, augmentent en hémoglobine; la courbe du pouls augmente, mais lentement.

3e *résultat :* — L'équilibre s'établit entre les hématies et l'hémoglobine ; la guérison est obtenue, la courbe du pouls tend à la direction rectiligne qui représente la normale.

Regnaud et Hayem. *Bullet. général de thérapeutique.* 1885, t. XCIV, p. 241.

Nous avons distingué toutes les variétés si instructives du plateau, qui couronne parfois le sommet de la pulsation dans la *sclérose*, les *paralysies*, la *chlorose*, l'*anémie*.

Nous avons reconnu le *rétrécissement aortique*, habituel dans la *chlorose*, comme le *rétrécissement pulmonaire* dans la *phthisie*.

Enfin l'étude des anévrysmes nous a révélé des signes importants pour la diagnose et le traitement des anévrysmes *sacciformes* et *fusiformes*.

L'ensemble de ces travaux est élucidé par 493 tracés ou gravures.

Parfois nous avons dû revenir sur certains sujets déjà traités. On nous pardonnera ces répétitions qui ont paru nécessaires pour la clarté du sujet et pour mieux en graver les points importants dans l'esprit des lecteurs.

Nous terminerons par ces paroles remarquables de *Sénèque*[1] : « *Agamus bonum patremfamiliæ; faciamus ampliora quæ accepimus; major ista hæreditas a me ad posteros transeat.* »

« Agissons en bon père de famille ; rendons plus amples les biens que nous avons reçus ; que cet héritage se transmette agrandi à ceux qui nous suivront. »

Dr Ch. Ozanam.

[1] Seneca. Epist. LXIV.

# PREMIÈRE PARTIE

## HISTOIRE DE LA CIRCULATION DU SANG

> Multi pertransibunt, et augebitur scientia.
>
> BACON. *De dignitate et augmentis scientiarum*, trad. latine. 1623.

# CHAPITRE PREMIER

## L'ANTIQUITÉ. — DES ASCLÉPIADES A GALIEN.

(1300 avant J.-C. — 130 Ère chrétienne)

Tout grand génie reconnaît des précurseurs; jamais une grande découverte n'a jailli complète du cerveau d'un seul homme, comme Minerve, dit la fable, sortit tout armée du cerveau de Jupiter; ainsi en est-il pour la découverte de la circulation : elle fut l'œuvre des siècles. Depuis *Hippocrate,* chaque homme de talent apporta le tribut de son labeur, et quand chaque point obscur fut élucidé séparément, *André Césalpin* et *Harvey* eurent enfin la gloire de coordonner les mots de cette énigme sublime, pour en donner le sens absolu et complet; c'était comme un fruit arrivé à maturité et dont le parfum ne se révèle qu'à la dernière heure. Il ne sera donc pas sans intérêt d'étudier la marche de cette idée à travers les siècles et de rappeler en abrégé l'histoire de la circulation du sang.

### 1300. LES ASCLÉPIADES ET LA PREMIÈRE SAIGNÉE.

**ESCULAPE** [Ἀσκληπιός] naquit, d'après la tradition, l'an 1321 avant l'ère chrétienne et mourut l'an 1243, mais sa vie est si peu connue, elle est entourée de tant de merveilleux, que nous ne voulons pas sortir de notre sujet en la rapportant ici; disons seulement que, mis au nombre des demi-dieux, à cause de son génie médical, il est resté encore, jusqu'à nos jours, comme l'emblème de la médecine.

*Hyginus* lui fait l'honneur d'avoir inventé la médecine clinique et l'art d'observer au lit du malade.

Après lui, on continua de donner le nom d'*Asclépiades,* d'abord à *Machaon* et à *Podalire,* ses fils, puis à leurs descendants.

Ils formèrent une vaste famille sacerdotale et savante, où l'art de guérir était conservé comme un culte par une constante tradition.

Parmi ses membres, les uns étaient, à la fois, prêtres et médecins. Ils honoraient ainsi doublement leur art et le pratiquaient dans les temples consacrés à leur aïeul. Presque seuls, ils exercèrent l'art de guérir dans la Grèce, les îles de l'Archipel et l'Asie-Mineure, pendant toute la longue période qui s'écoule du xiv^e^ au vi^e^ siècle avant Jésus-Christ, c'est-à-dire jusqu'à l'époque où parut *Hippocrate*, le plus illustre descendant de cette illustre race.

Les premiers *Asclépiades* avaient dès longtemps reconnu que le sang de l'homme était contenu dans un vaste système de canaux membraneux aboutissant au cœur dont ces canaux recevaient le mouvement ondulatoire.

Ils avaient même, avec hardiesse, employé l'ouverture des veines, pour traiter les maladies. C'est ce que l'histoire rapporte de *Podalire*, fils d'Esculape et frère de *Machaon*. Au retour du siège de Troie, où il servait dans l'armée d'*Agamemnon*, poussé par la tempête sur les côtes de Carie, *Podalire* redevint médecin et pratiqua une saignée sur la fille du roi Dametus, dont la guérison lui valut la main de la princesse avec la souveraineté de la Chersonèse.

« Cette succession des mêmes fonctions pendant des siècles dans une même famille peut nous sembler impossible mais était parfaitement conforme aux mœurs égyptiennes, où le fils héritait de la profession de son père, et aux mœurs grecques imitatrices de l'antique Egypte. Mais une preuve bien décisive existe encore aujourd'hui. En Grèce les habitants du *Zagori* (nom de la gorge où sont les villages) naissent destinés d'avance aux carrières de chirurgien et de médecin.

« Chaque famille a sa spécialité, sa tradition héréditaire. Les fils succèdent aux pères; à défaut de fils, des parents, des étrangers sont adoptés ou s'engagent tout jeunes dans la famille, comme domestiques ou comme élèves. Les uns sont des rebouteurs, les autres des herniaires habiles. Il en est qui pratiquent avec succès l'opération de la cataracte et de la lithotomie. On les trouve parcourant les villes et les rivages d'Orient, puis ils reviennent vieillir tranquilles, riches souvent, dans le village qui les a vus naître. Ce sont bien là les héritiers des médecins *Périodeutes*, *Asclépiades* ou *autres de l'antiquité*[1] ».

[1] DAREMBERG, *Etat de la médecine entre Homère et Hippocrate, de 960 à 460 avant l'ère chrétienne*, p. 60.

DIOGÈNE D'APOLLONIE ET EURYPHON. — DISTINCTION DES ARTÈRES ET DES VEINES.

La distinction de l'artère [ἀρτηρία] et de la veine [φλέψ] est antérieure à *Hippocrate,* elle paraît due à **DIOGÈNE D'APOLLONIE** et à **EURYPHON** [1]; mais, par une erreur singulière, ils plaçaient dans la tête et non dans le cœur l'origine des veines, sans doute à cause des sinus volumineux qu'elle contient en si grand nombre.

500. HIPPOCRATE. — LE POULS.

**HIPPOCRATE,** 500 ans avant l'ère chrétienne, connaissait déjà la direction des principaux vaisseaux du corps et pratiquait souvent la saignée dans le cours des maladies aiguës.

Il distinguait aussi les veines des artères et enseignait que le cœur est un organe charnu, creusé de cavités. Ce fut lui qui le premier, désigna par l'expression de *pouls* [σφυγμός] le battement de l'artère, sous le doigt qui l'explore. Mais il confondait sous le nom d'artère les canaux du sang et ceux de l'air [trachée artère], car il trouvait, après la mort, les uns et les autres également vides, dans l'examen des victimes des sacrifices sur lesquelles il étudiait l'anatomie ; il en avait conclu que tous ces canaux ne formaient qu'un seul système.

Hippocrate paraît même être allé plus loin dans l'interprétation du pouls et de l'acte circulatoire et en avoir eu des notions fort exactes.

Il importe de nous arrêter ici, pour examiner où en était la science du pouls à l'époque représentée par le père de la médecine. Nos médecins modernes pourront eux-mêmes y puiser des renseignements précieux.

Sur ces différents points, *Le Febvre,* le savant traducteur des œuvres de *Zimmermann,* nous donne, dans son traité *de l'Expérience* [t. II, p. 3, 1774], les détails les plus intéressants.

« Quoique Hippocrate n'ait pas décrit toutes les différences du pouls, telles que les modernes les ont instituées, on ne peut disconvenir 1° que le pouls ne lui ait été très connu; 2° qu'il n'en ait remarqué les différences essentielles; 3° qu'il n'en ait

[1] LITTRÉ, *Quelques points de chronologie médicale* (Introd. aux œuvres d'Hippocr., p. 202).

fait usage, dans la pratique, comme d'un signe important.

« 1° *Il a très bien connu le pouls.* Voici ce qu'il dit expressément dans les divers passages de ses ouvrages :

« A. Le pouls [παλμός], se fit sentir partout chez la femme de Philinus.

« B. Le pouls battait aux tempes de Ménon.

« C. Celui qui avait reçu un coup de pierre à la tête avait le pouls [σφυγμός] très fort aux tempes.

« D. Le pouls était tranquille aux tempes de la femme de Polycrate.

« E. Le soir du quatorze, le fils de Cydis continuait d'avoir le pouls [σφυγμός] très fort aux tempes.

« F. En portant la main sur l'ombilic et le cartilage xyphoïde du fils d'Eratolaüs, on y sentait un battement tel qu'on ne le sent jamais au cœur, après une course ou une frayeur.

« G. Lucie avait l'*artère tendue* au pli du bras gauche et le pouls battait souvent.

« H. Le quatorze, la fièvre ne se faisait apercevoir, chez Pythodore, en aucun endroit qu'à la tempe.

« I. La fièvre fut pareillement si modérée chez Polycrate, après la purgation, qu'on ne s'en apercevait qu'aux tempes. »

Ces deux derniers passages nous prouvent évidemment, que l'on avait tâté le pouls ailleurs qu'aux bras : et tous démontrent qu'Hippocrate ne le négligeait pas.

2° *Différences du pouls observées par Hippocrate.*

A. La *tension* de l'artère ; et par conséquent certaine *dureté* du pouls.

B. La *petitesse* du pouls, ψαίρων.

C. Sa *lenteur*, νωθρός.

D. Sa *faiblesse*, βληχρός.

E. Sa *fréquence*, πυκνός.

F. Sa *grandeur* et *sa force*, μέγισθος et σφοδρός.

G. Son *obscurité*, ἄδηλος.

H. Le pouls qui semble disparaître peu à peu sous le doigt, ou pouls *défaillant;* en grec : ἐκλείπων.

I. Enfin, le pouls est semblable ou différent, selon les différents âges. Tantôt signe de santé, tantôt de maladie. »

« 3° *Observations de pratique par rapport aux phénomènes du pouls.*

A. Hippocrate décidait du caractère d'un homme par l'état

naturel de son pouls, comme l'interprète très bien Galien (*liv.* 2 *Epid.* Voyez *Foës.*)

« B. Il tâtait le pouls au poignet, pour juger de la longueur ou de la brièveté des maladies, soit pour la vie, soit pour la mort. Il le range donc parmi les signes essentiels.

« C. Le pouls le plus fort et le plus fréquent, dit-il, est toujours celui des fièvres les plus aiguës.

« D. Le cinq de la maladie de la femme de Théodore, l'ardeur extrême de la fièvre se calma. Le corps parut même sensiblement froid extérieurement et le battement des artères était diminué en même proportion, excepté aux tempes où le pouls était fiévreux.

« E. Le battement de l'artère aux hypochondres, joint à la douleur du cardia, est un signe funeste, si le corps paraît un peu froid, avec de petites sueurs.

« F. Il prédit le délire, le saignement de nez, la dyssenterie, la mort, en joignant le pouls à d'autres signes. »

N'est-ce pas dès lors une erreur que de soutenir qu'Hippocrate ne tenait aucun compte de l'état du pouls, quand on lit tous ces passages ; et quand on l'entend dire qu'il faut observer le pouls *aux mains, aux angles des yeux, aux sourcils, pour prévoir les crises et les reconnaître?* Nos médecins actuels n'en font pas autant.

Pourtant la critique moderne, plus sévère à l'égard du père de la médecine, admet aujourd'hui que la plupart des travaux qui se rapportent à la circulation du sang, dans la collection hippocratique [1], appartiennent à ses compilateurs, tels que *Polybe*, son gendre, *Praxagore* etc. Plusieurs livres, tels que le *Tractatus de corde*, paraissent même dater du temps de l'école d'Alexandrie et avoir été interpolés, mais ils n'en sont pas moins le reflet ou l'écho de son premier enseignement.

## 429. PLATON.

**PLATON**, que Socrate appelait le *cygne de l'Académie*, est le premier, après Hippocrate, qui ait parlé avec un peu de clarté de la circulation; il reconnut le lien qui existe entre le pouls et le battement du cœur, entre la cause et l'effet. (PLATO in *Timæo.*)

[1] HIPPOCRATE. *De corde*, sect. 5. *De locis in homine. De principiis*, sect. 7. *De alimento.*

### 384. ARISTOTE. — L'AORTE [1].

**ARISTOTE** de Stagyre, 384 avant l'ère chrétienne, est le plus haut représentant de la philosophie et de la science antiques, mais, tout philosophe qu'il était, il fut bien plus anatomiste qu'Hippocrate ; c'est lui, comme nous l'apprend Galien, qui a consacré le nom d'*aorte*, ἀορτη, *commencement*, pour désigner l'artère originaire de la grande circulation.

Il fut un des premiers à découvrir que les *veines communiquent avec le cœur*, ou plutôt, selon lui, elles en *naissent ;* il reconnut que le pouls est dû au *mouvement du sang* et qu'il se *produit dans tout le corps au même moment.* Il vit les vaisseaux pénétrer du cœur dans les poumons et les cavités du cœur pleines de sang, mais il ne décrivit que trois cavités dans ce viscère, négligeant l'oreillette gauche qu'il confondit sans doute avec l'origine des vaisseaux. Par une nouvelle erreur, il croyait que les artères à leur terminaison se transformaient en nerfs. Cependant il soutenait que les artères avaient une communication avec les veines et que celles-ci leur étaient intimement unies.

Il préconisait encore la saignée du bras droit dans les maladies du foie, celle du bras gauche dans les maladies de la rate, croyant que le cœur envoyait deux vaisseaux, un à chacun de ces organes.

### PRAXAGORAS. — LES ARTÈRES ET LES VEINES.

L'époque précise où il vivait est restée inconnue ; mais **PRAXAGORAS** de Cos, fils de Néarque, fut l'un des derniers membres, l'un des plus réputés de la famille des Asclépiades ; il pénétra très avant dans la science anatomique. C'est lui qui reconnut le premier la différence qui existe entre les artères et les veines : il y fut conduit en observant que les battements vasculaires n'existent que là où l'aorte se prolonge. Il donna à ces vaisseaux le nom d'*artères*, réservé jusqu'alors à la trachée. Mais il les croyait également pleins d'air comme elle, et que les artères finissent par se convertir en ligaments.

Son principal mérite fut de reconnaître que le pouls indique

[1] ARISTOTE, *De partibus animalium*, t. I, lib. III, c. IV.

les variations de la force vitale dans les maladies, découverte qui éclaira la séméiotique d'un jour nouveau.

Suivant lui, toutes les fièvres intermittentes ont leur origine dans la veine cave.

Le plus distingué de ses disciples fut *Hérophile*, dont nous allons parler bientôt.

### 344. HÉROPHILE ET LE PRESSOIR, MESURE MÉTRIQUE DU POULS.

**HÉROPHILE** naquit à Chalcédoine en Bithynie, ou à Carthage d'après Galien, vers l'an 344 avant Jésus-Christ. Contemporain d'Aristote, ce savant anatomiste, vivant sous le règne de Ptolémée Ier Soter, à Alexandrie d'Egypte, s'exerça, non plus sur des animaux, mais sur des cadavres, humains, et même, dit-on, sur des condamnés vivants, d'où le nom de *Lanius*, que lui donna Tertullien. Mais une accusation aussi grave doit tomber devant cette erreur anatomique, qu'il croyait les artères vides de sang, ce qui n'arrive qu'en disséquant un mort.

Il étudia spécialement le *pouls*, reconnut son *isochronisme* avec les *battements du cœur*, signala une différence d'*épaisseur*, six fois moindre dans les parois *veineuses* que dans celles des *artères* et distingua avec clarté les deux ordres de vaisseaux qui relient les poumons au cœur.

Il appela *veine artérieuse*, le vaisseau qui va du ventricule droit aux poumons, et *artère veineuse*, la veine pulmonaire des anatomistes actuels; reconnaissant ainsi tout à la fois leur différence de structure et leur différence de fonction.

Il faut reconnaître que ces dénominations sont plus justes, plus rationnelles que celles employées par les modernes. Mais Hérophile en donnait une explication fautive, en disant que les tuniques de la *veine artérieuse* sont épaisses, parce que le sang qu'elle contient est plus subtil que celui destiné aux autres parties et proportionné à la nature rare et légère du poumon. Il lui fallait alors des vaisseaux assez forts pour ne pas laisser échapper ce sang.

Hérophile regardait les oreillettes comme appartenant au cœur et comptait ainsi six orifices dans cet organe, tandis que les autres anatomistes, considérant les oreillettes comme partie intégrante des vaisseaux, n'admettaient que quatre orifices.

Il croyait que les artères jouissent du mouvement de diastole et de systole, en vertu d'une force communiquée par le cœur, mais que la diastole était active et la systole un mouvement de retour vers la forme naturelle.

Il ne se prononce pas sur l'origine des veines et déclare ignorer leur point de départ. Mais, observateur sagace, il décrit, le premier, ce grand confluent des sinus veineux du cerveau, auquel on a donné depuis le nom de *pressoir d'Hérophile*.

C'était déjà beaucoup pour la gloire d'un seul homme, pourtant ce n'est pas tout. Hérophile étudia particulièrement le *pouls*. Le souvenir nous en est conservé par *Rufus* dans son *Synopsis*, par *Galien* (IIIe livre *de la connaissance du pouls*) et dans un petit *traité du pouls*, « *auctore* Hérophile, » retrouvé par le savant *Daremberg* [1].

Hérophile définit le *pouls : tout mouvement des artères, commençant avec la vie et ne finissant qu'avec elle*. — « A l'aide du pouls, dit-il, on reconnaît les maladies présentes et l'on peut prévoir les futures. » Hérophile s'occupa beaucoup de la mesure métrique du pouls ; il la désigne sous le nom de *rythme;* il comparait la diastole et la systole à deux syllabes ; par conséquent la durée du pouls ne peut dépasser quatre temps, une syllabe ne pouvant être marquée que par une longue et deux brèves.

Hérophile considérait dans le pouls quatre qualités : la *grandeur*, la *rapidité*, la *force*, le *rythme*. Se basant, comme nous le disions, sur le *rythme*, soit musical, soit prosodique ou *mètre*, il comparait la diastole artérielle au levé [ἄρσις], et la systole, au frappé [θέσις], qui pouvaient être, dans la musique des anciens, composés d'un ou de plusieurs instants syllabiques. « Le médecin qui s'occupe du pouls, dit-il, doit être à la fois musicien et géomètre. » Le rythme lui servait encore pour la classification ; il le divisait en pouls :

*Eurythmique* ou normal;
*Pararythmique* ou contre nature;
*Ecrythmique* ou normal;
*Hétérorythmique* ou différent.

Hérophile s'était particulièrement occupé de la variation du rythme aux différents âges et nous a laissé quelques-unes de

[1] Daremberg. *Anat. et physiol. d'Hérophile.* — *Rev. scient*, 1881, 3e série, t. 20, p. 12.

ses appréciations. Il trouvait la *systole* chez le vieillard cinq fois plus longue que la *diastole* artérielle. Il regardait au contraire le pouls des nouveau-nés comme un *pouls* sans *mesure*, ou mieux, comme composé de deux mouvements égaux, puisque, dit-il, la *diastole* est d'une longueur égale à la *systole*. Il en est de même du pouls des adultes, mais pour eux les deux temps sont moins rapides.

Ce fut lui encore qui donna au pouls saccadé le nom de *capricant;* c'est celui dans lequel l'artère, interrompue dans son mouvement de diastole, se ramasse sur elle-même pour l'achever plus grand, plus rapide qu'elle ne l'avait commencé, et qu'il nommait ainsi à cause de sa ressemblance avec le saut des chèvres.

Enfin Hérophile n'admettait pas de *pouls plein*, considérant que la capacité artérielle est toujours remplie pour produire le battement.

Le savant commentateur *Daremberg* fait très justement remarquer l'analogie qui existe entre la théorie rythmique des anciens et l'application que fit l'illustre *Laënnec* de la musique à la dénomination de l'espèce de chant qui se passe dans les artères, pendant les bruits de souffle. Les travaux d'Hérophile furent continués par deux hérophiléens, *Bauhius* et *Zénon*, dont le premier employait de préférence le rythme musical, et l'autre, le rythme métrique.

## 280. — ERASISTRATE. — LES VALVULES DU CŒUR.

**ERASISTRATE**, né dans l'île de Céos, était petit-fils d'Aristote et contemporain d'Hérophile ; il vivait vers l'an 280 avant Jésus-Christ. *Macrobe* l'appelait le plus noble et le plus fameux de tous les anciens médecins; le premier, il constata le jeu des valvules qui séparent le cœur en deux étages. Le cœur, dit-il, s'en sert, soit pour la réception, soit pour l'expulsion des matières qui entrent et sortent. Les valvules qui bordent l'orifice veineux du ventricule droit, sont au nombre de trois et ressemblent à des pointes de dard ; les disciples d'Erasistrate les nommèrent *tricuspides*. — Les valvules de l'orifice artériel ont la figure d'un sigma σ, ils les appelèrent *sigmoïdes*, ces noms restèrent désormais dans la science avec leur signification magistrale.

L'école fondée par Erasistrate à Smyrne resta florissante

pendant quatre siècles, et jusqu'à Galien ce fut elle qui demeura à la tête de la science médicale.

Erasistrate entrevit aussi les vaisseaux chylifères, dont la pleine découverte ne devait être faite que par *Aselli*, vingt siècles plus tard [1627]. Mais jusqu'alors Erasistate, ainsi que ses prédécesseurs, considérait le cœur et les artères comme des canaux vides de sang et pleins d'un air subtil, vrai *pabulum vitæ*. « Lorsque le sang vient à s'insinuer dans le cœur et les artères, dit-il, il imprime un mouvement irrégulier au fluide éthéré qu'ils contiennent. Si la déviation se borne aux petits vaisseaux, il ne survient qu'une inflammation ; mais si le trouble et le désordre parviennent jusqu'au cœur, on voit commencer la fièvre. » Erasistrate restera célèbre dans l'histoire pour avoir découvert, à l'agitation subite du pouls, l'amour d'Antiochus, fils de Séleucus Nicanor, roi de Syrie, pour la belle Stratonice.

### ÈRE CHRÉTIENNE, Ier SIÈCLE. — ARCHIGÈNE D'APAMÉE. LA SCIENCE DU POULS SE CONSTITUE.

**ARCHIGÈNE**, d'Apamée en Syrie, eut une grande célébrité à Rome au Ier siècle de l'ère chrétienne ; il y exerçait la médecine, sous les règnes de Domitien, de Nerva et de Trajan. Son *Traité du pouls*[1] était le livre de science où l'on étudiait du temps de Galien ; il fut perdu ; mais le peu qu'on en sait laisse entrevoir, en effet, un observateur sagace et ingénieux.

Archigène reconnut dix espèces de pouls et les basa sur les caractères suivants, que ne pourrait désavouer le meilleur physiologiste de nos jours. 1° La *quantité* de la diastole ; 2° la *qualité* du mouvement ; 3° l'*intensité* de la force ; 4° la *quantité* du battement ; 5° la *durée* du repos ; 6° la *consistance* de l'artère ; 7° l'*égalité* et l'*inégalité* ; 8° la *régularité* et l'*irrégularité* ; 9° la *plénitude* et la *vacuité* ; 10° le *rythme*.

### Ier SIÈCLE. RUFUS D'ÉPHÈSE. — PREMIER TRAITÉ DU POULS.

**RUFUS** *d'Ephèse*[2] vécut après Archigène sous le règne de Trajan, vers la fin du premier siècle de l'ère chrétienne ; sa science ana-

[1] ARCHIGÈNE, *De pulsibus*, lib. unus.

[2] RUFUS D'EPHÈSE, Σύνοψις περὶ σφύγμων, trad. par Daremberg, *J. de l'instruct. publique*, avril 1845, nos 33 et 34.

tomique dépassait de beaucoup ce qu'on pourrait attendre des temps où il vivait; il distinguait parfaitement, comme nos anatomistes modernes, les nerfs du sentiment et les nerfs du mouvement; il disséquait surtout des singes. Ce fut lui qui découvrit le chiasma des nerfs optiques ; il reconnut *le cœur comme cause efficiente du pouls,* vérité qui nous paraît bien simple aujourd'hui, mais qui, obscurcie ensuite pendant une longue période, ne triompha que bien des siècles plus tard.

Son *Traité du pouls,* longtemps perdu ou ignoré, fut retrouvé et traduit par notre ami le savant professeur *Daremberg* en 1845.

Transportons-nous de dix-sept siècles en arrière, écoutons Rufus professer à Rome, et nous resterons frappés de sa science anatomique.

« Il faut étudier, dit-il, avec soin l'art d'interroger le pouls, car autrement il est impossible de traiter convenablement les malades. On dit qu'Egimius, médecin ancien, écrivant sur cette matière, a pris pour titre : *Des Palpitations* (περὶ πάλμων), et non *des pouls* (περὶ σφύγμων). Il ignorait vraisemblablement la différence qui existe entre la palpitation et le pouls, ainsi que nous le démontrerons dans la suite ; mais disons d'abord ce qu'est le pouls. »

*Qu'est-ce que le pouls* ? « Le *pouls* est la *diastole* et la *systole* du *cœur* et des *artères*, car ces parties sont les seules qui jouissent en nous du mouvement sphygmique; les autres, qui semblent posséder ce mouvement, comme les membranes du cerveau chez les enfants, sont mues parce qu'elles participent au mouvement des artères. »

*Comment se produit le pouls ?* « Le pouls se produit de la manière suivante : Le cœur, après avoir attiré le *pneuma* (air) du poumon, le reçoit d'abord dans sa cavité gauche; puis, revenant sur lui-même, il le distribue aux artères, remplies par suite de cet affaissement du cœur. »

« Nous aurons donné une définition convenable du pouls en disant : *Le pouls est la diastole et la systole du cœur et des artères ; il est composé de diastole et de systole.* Les artères et le cœur battent en même temps; aussi presque tous les médecins pensent-ils que le pouls se produit par la réplétion simultanée du cœur et des artères. Je veux les convaincre d'erreur ; nous constatons que les battements du cœur sont isochrones à ceux des artères, cela est évident ; mais les battements ont lieu pour les *artères*, quand elles le *remplissent* et pour le *cœur* quand il se *vide*. »

Il étudie ensuite le pouls, suivant les *âges* et suivant les *maladies ;* celui des *fiévreux*, des *phrénétiques*, des *léthargiques*, des *cardiaques*, des *pleurétiques*, des *péri-pneumoniques*, des *épileptiques ;* à l'exemple d'Hérophile, il nomme le pouls naturel de la santé *eurythmique*, et le pouls morbide, *pararythmique*.

« *Des espèces de pouls*. Les espèces de pouls sont, par rapport au *repos*, caractérisées par la *fréquence* et la *rareté ;* sous le rapport du *mouvement*, par la *rapidité* et la *lenteur ;* par rapport à *l'intensité*, par la *force* et la *faiblesse ;* sous le rapport du *corps* de l'artère, par la *dureté* et la *mollesse*. »

Il décrit ensuite les pouls les plus importants et dont les noms sont le plus usités parmi ceux que les anciens ont étudiés.

« Il y a, dit-il, un pouls qu'on appelle *myure*, dont il existe deux espèces ; dans l'une, les pulsations, d'abord grandes et fortes, vont diminuant graduellement pour revenir ensuite à la force et à la grandeur qu'elles présentaient dans le principe ; dans l'autre, au contraire, les battements, d'abord petits, vont en augmentant, puis reviennent, en diminuant, à leur état primitif ; ce pouls est habituel chez quelques gens bien portants. Quand on l'observe chez les malades, celui où la *petitesse* domine indique que l'individu sera pris de *phrénitis*, celui où la *grandeur* domine indique qu'il va être pris de *léthargus*. »

« Le pouls est appelé *intercident*, lorsqu'à la suite de plusieurs systoles et diastoles, il s'arrête, puis accomplit, après le repos, une systole plus courte que la précédente ; ce pouls arrive quelquefois en bonne santé ; chez les malades, il indique une absence de *tonicité*. »

« Le pouls est appelé *dicrote*, lorsque l'artère, après avoir rempli une grande diastole, en fait une plus petite ; ce pouls se montre chez les individus bien portants à la suite de courses, exercices gymnastiques, ou de tout autre effort brusque ; chez les malades, il se rencontre particulièrement à la *période d'augment*, dans les *fièvres*. »

« Le pouls est appelé *caprizant*, lorsqu'à un grand battement succède aussitôt un petit battement, en sorte que l'artère semble se reprendre pour une nouvelle diastole avant d'avoir entièrement achevé la systole : ce pouls est surtout observé dans les *affections de poitrine*. »

« Le pouls *formicant* est celui dont les pulsations sont fréquentes et petites et qui donne sous le doigt la sensation de la marche d'une fourmi ; on le trouve presque toujours chez les *agonisants*. »

« Le pouls le plus faible et le plus petit est celui qu'on nomme *vermiculaire*. Ce pouls est si petit, si faible, si obscur, qu'il n'est pas possible de distinguer la *diastole* de la *systole*, distinction qu'on peut faire encore dans le pouls *formicant*, qui est cependant très petit : on ne sent dans les artères qu'une ondulation, qu'un mouvement circulaire du pneuma. »

Ainsi la plupart de nos travaux modernes se trouvent résumés dans ce court mais substantiel traité ; nous y reconnaissons jusqu'au *dicrotisme* du pouls, dont l'étude scientifique n'a été reprise que depuis vingt ans, et nous y retrouvons jusqu'à cette indication, qu'il se rencontre surtout chez les *gymnasiarques*, et dans la *période d'augment des fièvres*, ce que nos savants les plus modernes ont vérifié et complété, en étudiant *le dicrotisme constant du pouls dans la fièvre typhoïde*.

Ainsi va la science : à chaque siècle, les mêmes problèmes s'agitent, mais les formes et les explications varient... « La science moderne », dit le célèbre *Daremberg*, « semble être un reflet de la science antique, avec des éléments surajoutés ou retranchés. Les erreurs ou les vérités léguées par les générations passées servent ainsi à l'instruction des générations présentes. » Mais, pour rester dans le vrai, il faut ajouter que, si nous tournons dans un même cercle, c'est moins un cercle qu'une spirale dont le rayon grandit toujours.

## Ier SIÈCLE. — ARÉTÉE DE CAPPADOCE. — LES ARTÈRES CONTIENNENT DU SANG. — LA SAIGNÉE DE LA MAIN ET DU FRONT.

**ARÉTÉE** paraît avoir vécu vers la fin du règne de Néron, suivant Wigan, mais la date n'est pas certaine.

Arétée de Cappadoce fut un homme de génie. Les historiens le comparent à Hippocrate, plusieurs le préfèrent ; il paraît avoir cultivé l'anatomie avec le plus grand succès ; il évita même plusieurs des erreurs qui entravèrent si longtemps la connaissance de la circulation.

C'est ainsi qu'il reconnut fort bien que les artères contenaient du sang et non de l'air. C'est là, suivant lui, ce qui fait la gravité des plaies artérielles et les rend difficiles à guérir, car le sang, venant constamment frapper contre les parois, empêche la cicatrisation. Il savait que le sang artériel diffère de celui des veines par la couleur et les autres qualités. La saignée était son remède favori, il paraît être le premier qui ait saigné à la main. — Il saignait au front ceux qui souffraient de céphalalgie, ou bien encore il leur tirait du sang des veines qui sont en dedans du nez, au moyen de deux instruments nommés *cateiadion* et *storyna*. Il pratiquait aussi l'artériotomie. Il a également décrit le pouls et toutes ses variétés. Pour lui, la phlébotomie portée jusqu'à la défaillance constituait un puissant remède ; elle remplissait trois indications : 1° diminuer l'inflammation ; — 2° apaiser la chaleur ; — 3° agir sur le moral du malade.

Malheusement les œuvres d'Arétée demeurèrent peu connues, parce qu'il ne vint point à Rome, et il resta bien au-dessous de la réputation légitime due à son génie.

---

# CHAPITRE II

## DE GALIEN AU MOYEN AGE.

II$^e$ SIÈCLE. GALIEN. — DISTINCTION DES DEUX ORDRES DE VAISSEAUX ARTÉRIELS ET VEINEUX. — PREMIÈRE INDICATION DU RÉSEAU CAPILLAIRE. — LES VARIÉTÉS DU POULS.

Nous voici arrivés à une époque médicale brillante, celle de *Claude* GALIEN, de Pergame (*Asie Mineure*), le plus grand des anatomistes anciens. Six cents ans sont déjà écoulés depuis Hippocrate, car Galien naquit l'an 131 de l'ère chrétienne. A 17 ans, à la suite d'un songe de son père, il se décida à embrasser la médecine et vint à Rome en l'année 164, sous le règne de l'empereur Adrien. A cette époque, quatre erreurs principales avaient cours dans la science, elles empêchaient les anatomistes de pouvoir reconnaître la véritable marche de la circulation, c'était :

1° Que les artères contenaient seulement de l'air ;

2° Que la cloison interventriculaire du cœur était perforée;

3° Que le foie était l'origine des veines et constituait l'organe formateur du sang nourricier;

4° Que les veines portaient le sang aux diverses parties du corps, au lieu de l'en ramener.

Avec Galien, peu à peu la vérité scientifique se fait jour ; il dissèque des singes, comme offrant une plus grande analogie avec l'homme; et par des expériences faites sur l'animal, en fendant une artère comprise entre deux ligatures, il établit que les artères, sur le vivant, sont pleines de sang aussi bien que les veines et ne contiennent pas d'air, grande et belle découverte qui détruit la première des quatre erreurs de l'antiquité.

Dès lors il faut reconnaître avec lui deux ordres de vaisseaux sortis des cavités du cœur et portant dans l'épaisseur de tous les tissus, deux espèces de sang : l'un artériel rutilant, subtil, chargé de pneuma; l'autre veineux, nourricier, pauvre en pneuma, riche en principe fuligineux.

Mais, avant d'analyser l'état de la science au temps de Galien,

2

il importe de définir ce qu'était ce πνεῦμα, dont il est constamment question dans les anciens anatomistes, à propos de la circulation. Ce pneuma, qui arrive par la trachée artère, ou *artère rugueuse;* qui de là est absorbé directement par les poumons; qui fait que le sang artériel devient un sang plus subtil, tandis que les veines chargées d'un esprit fuligineux, ne contiennent presque plus de pneuma.

Sans doute πνεῦμα peut se traduire par *souffle*, ou par *l'air* qu'on respire, mais, suivant nous, il avait une signification plus savante, plus mystérieuse, plus rapprochée de la vérité. En effet, chez les Grecs, l'air atmosphérique se nommait ἀήρ ou ἄθμος. Le nom de πνεῦμα doit se traduire par *esprit;* il signifiait cette portion de l'air atmosphérique qui seule entretient la vie; et s'ils avaient eu notre langue scientifique à leur service, les anciens l'auraient appelé *oxygène*, tandis que l'esprit fuligineux des veines aurait été nommé *acide carbonique.* On devinait par intuition l'existence de ces corps sans les connaître; mais échangez ces deux mots, traduisez-les en style moderne, et vous n'aurez rien à reprocher à Galien, pour ce qui est de l'hématose.

Vers la même époque, Galien détruisit encore une grande erreur; il souffla dans la trachée et vit que l'air ne pénétrait pas dans le cœur, comme on l'avait cru jusque-là. Dès lors les vaisseaux aériens, malgré le nom de *trachée artère* qui leur reste, seront décrits comme une classe à part, distincte des vaisseaux sanguins.

Enfin il reconnut la communication entre les artères et les veines et décrivit de petits vaisseaux intermédiaires au moyen desquels s'opère cette communication. Il le démontrait en saignant un animal, puis en observant que, saigné par les artères, il ne présente plus de sang dans les veines. Suivant Galien, dans le poumon les branches terminales des veines nourricières communiquent avec les plus fins rameaux des artères, ainsi qu'avec les derniers rameaux bronchiques. Dans le reste du corps, il existe communication également entre les artères et les veines par leurs dernières branches. Certes on ne peut pas nier que Galien n'ait deviné, sinon démontré l'existence d'un réseau capillaire.

Mais il ne put définir le mécanisme de ce passage et comment le sang, parti artériel dans l'artère, revient veineux dans les veines.

Passant à l'étude des détails, Galien décrivit les principales veines de la base du crâne ; et l'anatomie moderne a conservé aux gros vaisseaux de la toile choroïdienne le nom de *veines de Galien.*

Il lia l'artère ombilicale du fœtus encore dans la matrice et vit que celles du placenta perdaient aussitôt leur mouvement. Il en conclut très justement que le cœur du fœtus est déjà le principe de sa circulation personnelle.

D'autre part il enseigna que les deux ventricules du cœur son remplis de sang et non pas d'air. Que le cœur possède en lui-même le principe de ses mouvements et qu'ils sont indépendants du cerveau ; il le prouva par l'expérimentation pure, par les vivisections ; c'est ainsi que le cœur arraché de la poitrine peut battre encore. Il bat aussi, après la section de la moëlle au niveau de la première vertèbre cervicale.

Aussi regarde-t-il le cœur comme le siège de la force vitale, (σωτίκη δύναμις). Pourtant Erasistrate s'en faisait une idée encore plus juste et, dans son livre sur les fièvres, il soutenait que le cœur est mû par deux forces : la force vitale et la force psychique (ψυχική) émanée du cerveau.

Aujourd'hui les meilleurs anatomistes n'ont fait que changer les noms ; ils ont démontré que les mouvements du cœur dépendent à la fois des deux systèmes nerveux : ganglionnaire et cérébro-spinal.

*Galien* n'a point ignoré que le sang des deux *veines caves* entre dans le cœur et qu'il en sort par les deux artères *aorte* et *pulmonaire.*

Il a été exact à reconnaître le mouvement du sang à travers le trou ovale et le canal artériel.

Telle est la part de vérité que Galien léguait à la postérité, et cet effort du génie fut si grand qu'il se passa quatorze siècles avant que ses successeurs pussent le dépasser.

Étudions maintenant la part des erreurs de ce grand homme.

Avec tous les savants de son époque, il soutint qu'une portion du sang, au cœur, traverse la cloison inter-ventriculaire par des porosités, qui deviendraient imperceptibles à cause de leur rétraction après la mort [1]. Il en donnait pour preuve, que dans le ventricule droit l'orifice d'arrivée (auriculo-ventricu-

[1] GALIEN, *De facult. nat.* III, 15.

laire) est plus grand que l'orifice de sortie (orifice pulmonaire) tandis que dans le cœur gauche, l'orifice de sortie par l'aorte est plus grand que l'orifice d'arrivée (orifice mitral) ; il faut donc, pensait-il, qu'une partie du sang du ventricule droit passe dans le gauche pour maintenir l'équilibre.

Cette démonstration, très spécieuse et fatale, va retarder de plusieurs siècles la découverte de la circulation.

Pour Galien, le cœur est le principe des artères, il n'est formé que des deux ventricules, on y reconnaît quatre orifices. L'oreillette droite se confond avec la veine cave; la gauche, avec l'artère veineuse ; seule, l'auricule constituerait un diverticulum veineux important.

Il enseignait encore que le cœur était actif dans sa diastole et les artères dans leur dilatation. « Le ventricule droit, en se dilatant, attire le sang pneumatisé, comme l'aimant attire le fer, et par l'aorte il le distribue à tout le corps. » « Mais, ajoute Galien, nulle part les orifices des vaisseaux ne sont assez étroitement fermés pour que rien ne revienne en arrière. » — Galien admet donc plutôt une *distribution* du sang qu'une *circulation*, ainsi que le fait parfaitement observer M. Pouchet dans son étude sur Galien [1], puisque le sang coulerait ainsi lentement dans les vaisseaux et pourrait également osciller ou retourner en arrière.

Les artères renferment le sang subtil, aéré, et leur rôle principal consiste à attirer le pneuma par leur dilatation. Cette fonction s'exerce dans toutes les artères du corps, mais surtout dans les derniers rameaux des artères du poumon, où le pneuma se mélange au sang nourricier apporté par les veines.

Les artères aussi bien que le cœur sont actives dans leur diastole, et pour tous deux la principale fonction est bien moins le refoulement du sang, qui doit au contraire s'écouler lentement dans les organes, que son attraction; cette vertu, du reste, est naturelle et fondamentale dans toute substance vivante qui cherche à réparer ses pertes [2].

Enfin, Galien, accordant plus d'importance au contenu d'un vaisseau qu'à la constitution de ses parois, nomme, comme ses prédécesseurs, artère veineuse, le vaisseau que nous nommons

[1] Pouchet, *Les deux sangs d'après Galien* (Revue scientif. des cours publics, 1881, p. 642).
[2] Galien, *De facult. natur.* III, 13.

veine pulmonaire et veine artérieuse, ce que nous avons appelé artère pulmonaire.

D'autre part, il regardait le foie comme l'origine de toutes les veines. C'est du foie qu'elles partent toutes et que le sang s'écoule vers les organes. Galien exprimait ainsi une vérité, pour ce qui est de la portion de la veine cave comprise entre le cœur et le foie, mais il émettait une erreur pour ce qui est de toutes les autres. Erreur qui ne devait être rectifiée que bien des siècles plus tard, par Fabrice d'Aquapendente et par Harvey.

Enfin chez le fœtus il admettait une continuation des vaisseaux maternels avec ceux de l'enfant; les veines utérines étaient continuées par les ombilicales et les artères de même.

Tel fut Galien, anatomiste et physiologiste. Étudions maintenant ce qu'il fut comme pathologiste, du moins en ce qui concerne l'étude de la circulation.

Ce fut surtout dans l'art sphygmique, dans la science du pouls, que *Galien* excella. Il résuma, sur ce point, toutes les connaissances de ses prédécesseurs et les compléta avec une subtilité de divisions vraiment incroyable.

Sa théorie, ses comparaisons se rapprochent assez de celle des Chinois, pour que l'on puisse penser qu'il avait eu quelques notions de leur art par l'intermédiaire des Persans, qui commerçaient, d'une part avec la Chine, de l'autre avec la Grèce.

Ce grand homme posséda l'art d'interpréter le pouls au suprême degré. Ce fut même à ce talent qu'il dut la réputation immense dont il jouit à Rome; aussi l'empereur Marc-Aurèle le prit pour médecin.

Il eut à propos des pouls critiques plusieurs aventures fort remarquables, au point que de son vivant même on disait :

*Apollon prophétise par la bouche de Galien.*

Il découvre, par exemple, en tâtant le pouls de l'empereur que sa maladie siégeait à l'estomac (pouls stomacal).

Il annonce à un médecin sicilien, atteint de symptômes en apparence pleurétiques, que son mal était dans le foie (pouls hépatique).

Il prédit à un jeune sénateur qu'il allait avoir un épistaxis, ce qui fut vérifié (pouls hémorragique et céphalique).

L'inégalité du pouls lui fait reconnaître qu'un autre malade avait été purgé le jour même (pouls abdominal).

On possède de lui les livres suivants sur l'art sphygmique :

1. *Libellus de pulsibus ad tirones.*
2. *Libri quatuor de pulsuum differentiis.*
3. *Libri quatuor de pulsibus dignoscendis.*
4. *Libri quatuor de causis pulsuum.*
5. *Libri quatuor de præsagitione ex pulsibus.*
6. *Synopsis sexdecim librorum de pulsibus.*
7. *Pulsuum compendium.*

Le tout représente un demi-volume (334 pages, édition Chartier). Mais les dissertations, les explications purement théoriques, occupent plus de la moitié de l'ouvrage. Galien y passe en revue les opinions de tous les auteurs anciens, dont il fait du reste peu de cas Puis, lorsqu'il vient à décrire le pouls, ses divisions sont si subtiles, que *Haller* disait : « Galien a divisé et composé de telle sorte l'histoire du pouls, qu'aucun médecin de notre temps ne pourrait avoir des doigts assez délicats, assez mesurés, pour reconnaître toutes ces nuances. »

Il admet, en effet, 27 espèces de pouls, qui, subdivisées chacune en trois, portent le nombre total à 81.

Pourtant, le livre IV sur les causes du pouls peut être fort utile au praticien, car il contient la description du pouls dans les différentes maladies; c'est l'œuvre que nous cherchons à refaire dans cet ouvrage, en nous aidant des puissantes ressources de la science moderne.

Enfin Galien semble avoir prévu la grande théorie des *pouls organiques* et devancé *Bordeu*, lorsqu'il observe que « l'affection d'une partie peut y exciter des variations dans le mouvement des artères, sans qu'il soit besoin que le cœur participe à cette affection[1] ». Cette étude nous montre assez combien Galien fut supérieur aux physiologistes et aux médecins de son temps. On ne doit donc plus s'étonner que sa renommée ait régné plusieurs siècles sans contestation.

Il serait trop long d'énumérer ici toutes ces variétés du pouls et de les décrire en détail.

Nous nous contenterons d'en donner quelques exemples, en étudiant, avec Galien, le *pouls inégal,* pour montrer sa méthode.

*Du pouls inégal.* — On admet une inégalité *selon un seul*

[1] GALIEN, lib. IV, *De præsag. ex pulsu. De differentiis pulsuum. De pulsu ad Antonium disciplinæ studiosum ac philosophum,* t. XIX, p. 634.

*battement*, où la diastole n'est pas uniforme dans toute sa durée.

Cette inégalité se subdivise en inégalité selon la *position* et selon le *mouvement*.

Dans l'*inégalité* de *position*, le calibre de l'artère ne présente pas les mêmes dimensions pendant toute la durée de la diastole. Par exemple : dans le pouls *myure*, proprement dit, l'artère va en diminuant, du cœur à la périphérie, comme une queue de rat.

Dans l'*inégalité* de *mouvement*, le mouvement de la *diastole* ne presente pas la *même intensité* pendant toute la durée ; exemple : le pouls *dicrote* et le *caprizant*.

Une troisième *inégalité* s'appelle : *suivant les périodes*, ou *in acervo*, ou *anomalie systématique*, c'est l'*inégalité régulière*.

Un pouls *inégal*, suivant ses *périodes*, est celui qui frappe inégalement les doigts à toutes les diastoles.

Galien, poussant la subtilité jusqu'aux dernières limites, admettait encore l'*inégalité* ou l'*égalité dans l'inégalité ;* dans le premier cas, les battements inégaux se succèdent sans ordre, sans retour périodique, l'inégalité est absolue ; dans le second cas, des pulsations inégales se reproduisant par séries semblables entre elles, l'inégalité n'est plus que relative et partielle [1].

Galien distingue encore les *myures* qui vont en *s'amoindrissant* et les *myures récurrents* que l'on peut représenter par deux cônes réunis par leurs sommets.

Dans le pouls *intercurrent*, l'*inégalité* ne porte que sur la *fréquence*, c'est-à-dire qu'après un certain nombre de battements il y en a un précédé d'un repos très court.

Le *pouls intermittent* porte sur la *rareté* et la *petitesse*.

Tel était l'art sphygmique dans l'antiquité. Plusieurs de ces observations étaient justes et le sphygmographe nous donne des exemples correspondant à un certain nombre de ces nuances. Mais on comprend qu'il fut impossible à la plupart des médecins d'exceller dans cet art, et que l'on finit par y renoncer. Ce fut pour la sphygmologie un retard de dix-sept siècles.

[1] GALIEN, *De diff. pulsuum*, 10 et 11, p. 253, 19, t. VIII.

### AN 180. JULIUS POLLUX. — LES DEUX CŒURS.

**JULIUS POLLUX**, grammairien et sophiste célèbre du siècle de Marc-Aurèle, naquit à Naucratis, en Egypte, et vécut à Rome, centre de la civilisation de cette époque. Il y composa son lexique en dix livres, dédié à son ancien élève, l'empereur Commode. Ce lexique est connu sous le nom d'*Onomasticon*. Le livre II s'occupe de l'homme, c'est un véritable traité d'anatomie; il y est expliqué que *le cœur a deux cavités, l'une communiquant avec les artères et l'autre avec les veines*. Julius Pollux vivait environ l'an 180 de l'ère chrétienne. Mais sa gloire n'est point arrivée au niveau de celle de Galien.

### IV^e SIÈCLE. NÉMÉSIUS.
### INDICATION DE L'EXISTENCE D'UNE CIRCULATION GÉNÉRALE.

**NÉMÉSIUS**, philosophe d'*Emèse en Phénicie*, vivait sur la fin du IV^e siècle. Il se fit chrétien, devint évêque d'*Emèse*, et composa un livre en grec et en latin, intitulé : *de Naturâ hominis*, dans lequel il combat le fatalisme des stoïciens et les erreurs des manichéens ; il y soutient aussi la préexistence des âmes.

Il a donné, l'un des premiers, une idée générale de la circulation dans son chapitre 23, intitulé : *de Pulsibus*. Ce qu'il en dit est fort remarquable, d'autant qu'il ne connaissait point les écrits de Galien à Rome, écrivant en Phénicie, loin du centre des lumières.

Voici ce passage : « Le *pouls* est appelé : *mouvement et puissance vitale*; le *cœur* en est le principe, surtout son *ventricule gauche* appelé *spirituel*. » [ *Intelligence complète du cœur comme cause motrice du sang*. ]

« Il distribue à toutes les parties du corps, par le moyen des *artères*, *cette chaleur vitale*, qui lui est propre et innée, de même que le foie leur donne la *nutrition* par le moyen des veines. » [*Erreur commune à toute l'antiquité*.] « C'est pourquoi, lorsque le cœur est brûlant, tout le corps est brûlant de même; et si le premier est froid, le second le devient aussi, car l'esprit vital est par lui répandu par les artères dans tout le corps.

« Trois choses se partagent entre elles le corps de l'animal, savoir : les *veines*, les *artères* et les *nerfs*.

« De ces trois sources découlent trois principes chez cet animal. »

« Le *cerveau* engendre les *nerfs*, qui sont le *principe* du *mouvement* et du *sentiment*. Le *foie* donne naissance au *sang*, dont les *veines* sont les *vaisseaux;* et les *artères* naissent du *cœur*, qui est l'exorde vital et le *vase* de la *vie*.

« Ces trois choses réunies se prêtent un secours mutuel, car la veine nourrit le nerf et l'artère communique à la première la chaleur vitale et naturelle. C'est pourquoi, on ne trouve pas d'artère, où il n'y ait un sang léger (*il reconnaît ainsi que les artères sont pleines d'un sang oxygéné, comme nous le dirions aujourd'hui*), ni de veine sans un esprit fumeux et vaporeux (*acide carbonique d'aujourd'hui*). L'artère naît du cœur, et elle en reçoit le mouvement, par une certaine harmonie admirable (*élasticité, contractilité*).

Mais, sous l'influence d'une force subtile, elle soutire le sang des veines qui lui adhèrent (*indication de l'hématose et de la communication des deux ordres de vaisseaux*), et par des routes inconnues, (*les capillaires*) elle l'envoie par tout le corps évaporer la nourriture de l'esprit vital.

J'ai tenu à citer ce texte rare et peu connu de la plupart de nos savants modernes ; je l'ai retrouvé dans les notes de mon savant père, le Dr *Ozanam*, ancien doyen des médecins de l'hôtel-Dieu de Lyon, avec l'indication de sa source[1].

A côté des erreurs de l'antiquité, nous reconnaissons déjà dans cette description une bien grande part de vérité ; surtout si l'on remplace, comme nous l'avons fait, les noms anciens par les désignations modernes, et l'on peut dire que, dès lors, la circulation était *indiquée*, si elle n'était pas *démontrée*.

### Ve SIÈCLE. AÉTIUS. — LES POULS A MOLIMEN INTERNE ET EXTERNE.

AÉTIUS, médecin chrétien d'*Amide*, en Mésopotamie, imagina une division fort ingénieuse du *pouls*, en *pouls des mouvements vers l'extérieur du corps*, et *pouls des mouvements vers l'intérieur*.

1° *Toutes les fois, dit-il, que le pouls est en même temps élevé, fort, que l'artère est plus rapide à faire sa diastole, c'est le pouls des mouvements vers l'extérieur*.

[1] Nemesi, *Philosophi clarissimi, de naturâ hominis*. Imprim. à Lyon au Gryphon, 1538.

Cette classe comprend le *pouls* de l'*épistaxis*, celui de la *sueur*, etc., suivant que le caractère générique se combine avec celui qui reste particulier à chacun d'eux.

2° *Toutes les fois que le pouls devient dur, inégal et fort en même temps, quand la systole s'y fait plus vite que la diastole, c'est le pouls des mouvements naturels vers l'intérieur du corps.*

Tels sont les *pouls* du *vomissement*, de la *diarrhée*, etc.

Aétius prétendait même que chez une personne dont on connaît le pouls naturel, et qui est prise de *fièvre intermittente*, on peut connaître par le pouls, dès le premier accès, si la fièvre sera *quarte*[1].

Bien des siècles vont s'écouler maintenant sans progrès sensible dans les sciences anatomiques et sans laisser de trace que nous puissions suivre avec espoir de nous instruire. Nous passons ainsi du Vᵉ au XIᵉ siècle, où nous trouvons, à Constantinople, la série des *Actuariens*.

## XIᵉ-XIIIᵉ SIÈCLE. ACTUARIUS. — LES POULS ORGANIQUES.

**ACTUARIUS** fut d'abord le nom collectif que prirent successivement au moyen âge tous les médecins attachés à la cour de Constantinople. C'était, pour ainsi dire, le titre de *médecin actuel* de la cour. Mais il fut attribué définitivement à Jean Actuarius, médecin grec du XIᵉ siècle, qui fut un des précurseurs de *Bordeu* et de *Fouquet*, dans la théorie si ingénieuse des *pouls organiques*.

Cet habile observateur considérait la science du pouls comme la première donnée nécessaire au médecin, pour prédire les divers changements qui peuvent arriver dans le corps humain et porter un pronostic.

Il affirme qu'on peut reconnaître par le pouls les organes qui sont atteints d'inflammation, et décider si c'est le *foie*, la *rate*, les *reins*, la *vessie*, l'*estomac* ou l'*intestin*[2]. C'est bien le cas de dire : *Nil sub sole novum*, rien n'est nouveau sous le soleil; ou bien encore avec *Quintilien : Optima veterum nova, — optima novorum vetera.*

Nous citerons, ici, un passage remarquable de ses œuvres :

« Les parties du corps douées d'une plus grande sensibilité,

[1] AÉTIUS, CLXXXIII. *Quartan. exquisit. dignost.*, p. 214.
[2] ACTUARIUS (J.), *De method. med.*, lib. I, c. IX. [Venetiis.]

dit-il, changent ou modifient le pouls, en conséquence du sentiment de la douleur qu'elles éprouvent; et celles qui sont moins sensibles le modifient relativement à l'affection seule dont elles sont atteintes. »

Un physiologiste moderne ne pourrait pas mieux dire, car sous l'influence de la douleur les nerfs vaso-moteurs font singulièrement varier le pouls et la circulation; et cette modification peut être générale ou localisée au point malade, suivant que la partie altérée est plus ou moins importante, plus ou moins sensible.

---

# CHAPITRE III

## LA CIRCULATION D'APRÈS LES CONNAISSANCES ANATOMIQUES, DU MOYEN AGE JUSQU'A VÉSALE.

(1213-1564)

### FONDATION DES UNIVERSITÉS ET DES AMPHITHÉATRES. LES DISSECTIONS HUMAINES.

A dater de Galien et comme si ces premières découvertes eussent été suffisantes pour éclairer les médecins au milieu des difficultés de l'art et de la pratique, un grand repos se fit dans les esprits; pendant onze siècles, les opinions du médecin de Pergame régnèrent dans l'enseignement médical, sans qu'on cherchât à progresser, ou même à vérifier ses travaux; de là le proverbe : *Jurare in verba magistri, affirmer d'après la parole du maître.* » Ce ne fut qu'en 1213 que la célèbre école de *Salerne* reprit à cœur les travaux anatomiques et que l'on résolut d'étudier non plus les animaux, mais le corps humain. L'enseignement se fit sur un plan général et les corps enseignants prirent le nom d'*universités*.

L'université de *Tübingue* surgit la première, en Allemagne; elle se distingua d'abord par ses recherches savantes sur l'anatomie. *Bologne* devint ensuite illustre sous *Bérenger de Carpi*, qui, de 1502 à 1527, disséqua plus de cent cadavres. *Padoue*, *Vérone*, *Rome*, ouvrirent également des amphithéâtres célèbres, vers le début du XVI^e^ siècle; et *Sylvius* [*de le Boë*], ainsi que *Charles Estienne*, commencèrent, dès lors, à faire connaître à Paris l'art des dissections. En 1564, le roi Charles IX fonda, dans cette capitale, deux cours publics d'anatomie. Mais en quoi consistaient ces cours? Quelles étaient les vérités enseignées? Quelle était la part des erreurs? C'est ce qu'il convient d'examiner ici.

Sans doute on avait gagné quelque terrain au profit de la science.

On admettait une certaine *évolution* du sang dans les vaisseaux du corps humain.

On savait que les *artères* sont pleines de *sang* et non d'*air*.

Le *cœur* était reconnu comme le *centre*, la *cause* du mouvement artériel et du *pouls*.

Mais on enseignait toujours avec persistance trois erreurs ondamentales :

1° La *perforation* de la cloison interventriculaire, permettant le mélange des deux sangs, ce qui, disait-on, rendait superflu tout autre genre de circulation.

2° Le *foie*, considéré comme *centre* de toute circulation *veineuse*.

3° Les *veines*, auxquelles on attribuait une circulation *afférente* et la fonction de porter aux organes un sang *nourricier*.

Sur ces trois points, les opinions étaient tellement arrêtées, qu'on ne tolérait même pas le doute ni la discussion.

L'esprit humain est ainsi fait : dès qu'il peut donner une explication théorique, il croit savoir et dédaigne d'aller plus loin.

L'effort que doit accomplir le jugement pour réformer le passé, doit être alors immense et réclame des génies ; nous les verrons bientôt à l'œuvre.

### 1478. JACQUES DU BOIS [SYLVIUS]. L'ART DES INJECTIONS VASCULAIRES. — LA VALVULE SEMI-LUNAIRE DE LA VEINE CAVE.

Ce médecin fut le premier à pratiquer, sur le cadavre, des injections coagulantes, pour étudier l'anatomie des artères. Il substitua aussi en France les cadavres humains aux cochons dont on s'était servi jusqu'alors pour les études anatomiques.

C'est à Dubois que l'on a dû la découverte de la *valvule semi-lunaire* de la veine cave descendante, à son embouchure dans le cœur. **JACQUES DU BOIS** est né en 1478, on n'a point la date précise de sa mort.

### 1502. BERENGARIO DI CARPI. — LES VALVULES DU CŒUR, LEURS USAGES.

Ce fut en Italie que l'on commença de formuler les premiers doutes sur la science de l'antiquité. **JACQUES BÉRENGER** *de Carpi*, au XVI^e^ siècle, devint un des premiers restaurateurs de l'anatomie dans la Péninsule; il étudia spécialement les *valvules du cœur*.

Sans doute, *Erasistrate* avait, depuis longtemps, signalé leur existence, mais on ignorait leur direction et leurs usages; il reconnut que les *tricuspides* s'opposent au passage du sang du ventricule à l'oreillette gauche et que les *semi-lunaires* l'empêchent de refluer soit de l'oreillette dans l'artère pulmonaire, soit de l'aorte dans le ventricule; il reconnut aussi la non-perforation de la cloison ventriculaire, contrairement à l'opinion si généralement admise jusqu'à lui.

1545. CHARLES ESTIENNE. — 1547. CAMANO. — 1551. AMATUS LUSITANUS. — 1563. EUSTACHI. — 1574. FABRICE D'ACQUAPENDENTE. — DÉCOUVERTE DES VALVULES VEINEUSES.

Vers la même époque, plusieurs savants étudièrent les cavités veineuses et découvrirent des replis en forme de valvules, échelonnées sur leurs parois.

Un savant français, **CHARLES ESTIENNE**, fut le premier à constater leur existence dans les branches de la veine porte; il les nommait *apophyses* et les comparait très justement aux valvules du cœur (1545)[1].

**CAMANO** de Ferrare, en 1547, les retrouva dans la veine *azygos* et le Portugais *Rodriguez de castello branco*, autrement dit **AMATUS LUSITANUS** (1551), suivant la coutume des savants de l'époque de prendre un nom latin, constata que le sang ne peut retourner en arrière dans cette veine, car l'air même insufflé dans le vaisseau se trouve complètement arrêté par les valvules[2].

**EUSTACHI**[3], célèbre médecin de Rome, qui fit tant de belles découvertes en anatomie [le canal thoracique, les glandes surrénales, etc.], découvrit aussi les valvules des *veines coronaires* et celle de la *veine cave supérieure*, qui a depuis gardé le nom de *valvule d'Eustachi* [1563].

**FABRICIUS D'ACQUAPENDENTE**[4], professeur à Padoue, généralisa ce e étude et reconnut l'existence des valvules dans tout le système veineux [1574], ainsi que leur fonction, qui est de soutenir le poids du sang dans son ascension vers le cœur.

[1] ESTIENNE (Ch.), *De dissectione partium, corporis humani*, libri tres, 1545.
[2] AMATUS LUSITANUS, *Curationum medicinalium centuriæ septem*, 1551, cent. 1, cur. 51.
[3] EUSTACHIUS, *Opuscula anatomica*, 1563, p. 283.
[4] H. FABRICII D'ACQUAPENDENTE, *De venarum ostiolis*, Op. omn., p. 150.

C'était un pas immense fait pour l'intelligence de l'acte circulatoire général.

Ce fut à son école que se forma l'illustre *Harvey*, qui revint ensuite à Londres exercer la médecine au grand hôpital Saint-Bartholomew. Comme nous le verrons bientôt, à ce moment tout se préparait pour la grande découverte de la circulation. Chaque élément avait été étudié, décrit à part, veine, artère, cœur; chaque savant apportait sa pierre à l'édifice; le nom même de *circulation* allait entrer dans la science médicale sous le patronage de *Césalpin*, pour désigner l'irrigation pulmonaire : mais de grands travaux d'ensemble restaient encore à faire pour atteindre le but.

### 1514. VÉSALE. — LA CLOISON INTER-VENTRICULAIRE. SAIGNÉE DE LA VEINE CUBITALE.

Dans toute cette période, nul savant ne brilla d'un plus vif éclat qu'*André* **VÉSALE**, de Bruxelles. Né en 1514, il devint, en 1537, professeur d'anatomie à l'université de Padoue, puis à Bologne et à Pise. Les sept livres *de humani corporis fabricâ*, formant un grand in-folio de 824 pages [1555], ont marqué l'une des grandes étapes de la science; ce fut lui qui réfuta victorieusement les erreurs de Galien, recevant avec justice, pour cela, le nom de *fondateur de l'anatomie moderne.*

Il étudia minutieusement la structure des artères et des veines, reconnaissant dans leur tissu l'existence de trois ordres de fibres, *longitudinales*, *circulaires* et *obliques*.

On possède de lui une dissertation pour démontrer que le *point de côté* se guérit en saignant la veine *cubitale droite* [1].

Mais un de ses principaux mérites sera d'avoir parfaitement décrit la structure du cœur, ses fibres musculaires disposées en tourbillon, les couches externes marchant à contre-sens des couches internes.

Vésale a parfaitement étudié les valvules du cœur, montrant la différence qui existe entre les valvules veineuses et les artérielles : les premières naissant d'un cercle fibreux; les autres, celles de l'aorte, d'une série de trois demi-cercles, réunis par leurs angles. Ce fut lui qui compara les valvules auriculo-ven-

[1] VESALIUS (A.), *Epistola docens venam axillarem dextri cubiti in dolore laterum secandam.* [Basileæ, 1539, in-4°.]

triculaires gauches à une mitre, d'où le nom de *valvules mitrales*.

Il démontra aussi que la cloison médiane du cœur, quoique creusée de plusieurs alvéoles, n'était cependant point perforée, ainsi qu'on l'enseignait toujours, sur la foi du médecin de *Pergame*, et que le sang ne pouvait, dès lors, passer par cette voie d'un ventricule à l'autre.

En 1521, *Berenger de Carpi*, déjà même avant Vésale, commençait à douter du fait, mais n'avait pas osé compléter sa démonstration, par respect pour une doctrine trop universellement acceptée.

Ainsi disparaissait peu à peu la seconde erreur de l'antiquité.

Mais, quoique Vésale ait fait de nombreuses expériences sur le cours du sang dans les artères, il persista à croire, avec les anciens, que le sang était porté du cœur dans tout le corps par l'intermédiaire des veines.

Il était réservé à *Harvey* de démontrer que c'était par le système artériel que le sang arrivait du centre à la circonférence.

André Vésale, devenu médecin du roi Philippe II, fut condamné par la cour d'Espagne à faire le pèlerinage de la Terre sainte comme expiation d'avoir ouvert le corps d'un homme, dont le cœur fut trouvé encore palpitant ou du moins *irritable*. Nous savons maintenant que cela peut arriver parfois, plusieurs heures même après la mort réelle, et tout porte à croire que Vésale était innocent de ce malheur, *quoiqu'il se fût un peu trop pressé de faire l'autopsie*.

Il fut rappelé par le sénat de Venise pour succéder, comme professeur, au célèbre *Fallope*, qui venait de mourir.

Il se mit en route, mais son navire fit naufrage sur les bords inhospitaliers de l'île de *Zante* et, n'y trouvant aucun secours, il y mourut de faim et de fatigue vers le 15 octobre 1564, à l'âge de cinquante ans.

Tel fut le sort du plus grand anatomiste de cette époque.

---

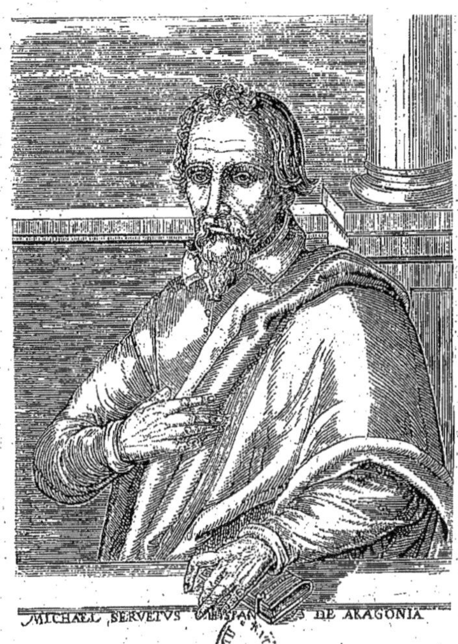




MICHEL SERVET

(D'APRÈS L'ESTAMPE DE V. G. SICHEM)

P. 32.

# CHAPITRE IV

## DE MICHEL SERVET A HARVEY

(1550-1664)

**SERVET**, dans la cinquième partie de son livre, *de Christianismi*[1] *restitutione*, ouvrage dont il ne reste, dit-on, que trois exemplaires et pour lequel il fut brûlé par Calvin, en 1553, à Genève, Servet, dis-je, explique assez clairement, [p. 169-172] la circulation du sang dans les poumons, son hématose et son retour au ventricule gauche. Voici ce texte, qu'on nous saura gré de reproduire ici à cause de sa rareté. L'auteur commence par rappeler l'ancienne théorie des trois esprits vitaux :

« Il est un *esprit vital*, qui se communique par les anastomoses « et vient des artères, où on l'appelle *esprit naturel*. Le premier « est d'abord le *sang*, dont le siège est dans le *foie* et dans les « *veines* du corps; le second, est l'*esprit vital* qui siège dans le « *cœur* et les *artères* du corps. Il est un troisième *esprit vital*, « dont le siège est dans le *cerveau* et les *nerfs*. Mais pour com- « prendre comment le sang est la *vie* elle-même, il faut con- « naître d'abord la génération substantielle de cet *esprit vital*, qui « se compose et se nourrit de l'*air inspiré* et du *sang* le plus sub- « til. L'*esprit vital* prend son origine dans le ventricule gauche « du cœur; les poumons contribuent à sa perfection. C'est un « esprit délié, élaboré par la chaleur, rouge de couleur, de « puissance ignée; c'est comme une vapeur brillante émanée du « sang le plus pur, contenant la substance de l'eau de l'air et du « feu, engendré du mélange opéré dans le poumon par l'inspi- « ration de l'air, avec le sang subtil élaboré, que le ventricule « droit communique au gauche. Or, cette communication ne « s'opère pas en nous par la paroi médiane du cœur, comme « on le croit vulgairement, mais par un grand et habile artifice.

[1] SERVET (M.). *Christianismi restitutio. Totius ecclesiæ apostolicæ ad sua limina vocatio, in integrum restituta cognitione Dei, fidei Christi, justificationis nostræ, regenerationis baptismi et Domini manducationis, etc., etc.* Vienne en Dauphiné, 1553.

« *Le sang subtil est conduit du ventricule droit au poumon par*
« *un long chemin* [CAPILLAIRE], *là, il est élaboré, devient rutilant*
« [HÉMATOSE] *et passe de la veine artérieuse dans l'artère veineuse.*
« *Ensuite, l'air inspiré se mêle dans l'artère veineuse elle-même et*
« *l'expiration chasse la fuliginosité* [ACIDE CARBONIQUE]. *Enfin, le*
« *tout bien mélangé est attiré par la diastole dans le ventricule*
« *gauche*, aide parfaitement adapté pour que l'esprit devienne
« vivifiant; *ainsi la communication de la veine artérieuse avec l'ar-*
« *tère veineuse s'opère dans les poumons et retourne aux poumons.*
« *C'est ainsi que cet esprit vital, parti du ventricule gauche, est*
« *transporté de là dans toutes les artères du corps* [INDICATION PRÉ-
« CISE DE LA CIRCULATION GÉNÉRALE], de telle façon que celui qui est
« plus léger gagne les parties supérieures, où il s'élabore davan-
« tage, surtout dans le plexus rétiforme placé à la base du cer-
« veau. C'est là qu'il commence de *vital* à devenir *animal*, se
« rapprochant de l'état raisonnable de l'âme intelligente. »

Mais cette affirmation, toute théorique, ne s'appuyait sur aucun expériment ou vivisection, ni sur une démonstration physiologique décisive, et les meilleures idées, perdues dans un livre de discussion théologique, restèrent ignorées des anatomistes, sans éclairer la science de son époque, car ce ne fut que deux cents ans plus tard que le livre de *Servet* fut réimprimé; il faut franchir quarante ans pour retrouver le passage important, reproduit successivement par *William Wotton*, *Douglas*, *Moshemies* et *Gerike*.

Dans ces dernières années, la gloire de Michel Servet a éprouvé de singulières vicissitudes.

D'une part, *Flourens* [1], dans son *Histoire de la circulation*, lui donne la prééminence : « Servet, dit-il, a mieux décrit la circulation pulmonaire que ne le fit *Colombo*. »

D'autre part, M. *Chéreau* [2], le savant bibliothécaire de la faculté de médecine de Paris, a consacré un important mémoire, à démontrer que, si Michel Servet paraît avoir fait la découverte de la circulation pulmonaire six ans avant *Colombo*, c'est qu'il fut probablement son élève à Padoue; c'est qu'il avait appris de lui, ou de *Valverde*, son principal disciple, ce secret important; et, la preuve qu'il en donne, c'est que Servet, s'il ne nomme pas

[1] FLOURENS. *Histoire de la circulation*, 1 vol. in-12.

[2] CHÉREAU. *Histoire d'un livre. Servet et la circulation pulmonaire*. Bullet. de l'Académ. de méd. 15 juillet 1879.

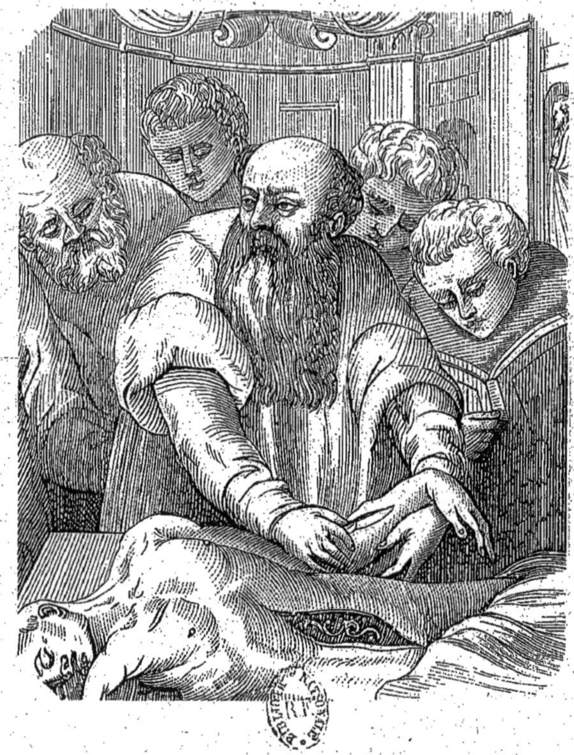



REALDO COLUMBO

PROFESSANT L'ANATOMIE

Portrait probable, réduit d'après l'estampe placée en tête de son traité : *De re anatomica*, édition posthume publiée par ses fils *Lazare* et *Phœbus*. — *Un volume petit in-folio. Venise, MDLIX. — Ex typographia Nicolai Bevilacquæ.*

P. 34.

« *Colombo*, ne se donne point cependant comme l'inventeur de cette théorie, ce qu'il n'eut pas manqué de faire avec son orgueil trop connu, s'il avait pu se croire quelque droit d'inventeur. »

Ces réflexions du Dr *Chéreau* font hésiter, surtout si l'on considère avec lui que la théorie de Servet ne s'appuie sur aucune preuve ni démonstration, qu'elle reste à l'état de simple allégation et que Servet paraît même n'avoir jamais opéré sur l'animal vivant, car il dit que le sang de l'artère pulmonaire est jaune [*flavus*], ce qui est faux, tandis que *Colombo* le définit très nettement : *floridus*, *tenui set pulcher*, éclatant, léger et beau.

Pourtant nous croyons qu'il convient de conserver la part de mérite qui revient à Servet, 1° parce qu'il n'est point démontré qu'il étudia sous Colombo, mais seulement qu'il vint à Rome, vers cette époque, comme nous le verrons bientôt; 2° parce qu'il a le premier consigné sa découverte par écrit; 3° parce qu'il paraît avoir deviné, à lui seul, l'existence et l'importance de ce gaz subtil que nous nommons maintenant l'*oxygène*, qu'il regarde comme la cause de l'hématose et qu'il définit une *vapeur brillante contenant* [comme l'oxygène] *la substance de l'eau, de l'air et du feu*, c'est là véritablement le trait le plus remarquable de sa conception scientifique.

### 1558. COLOMBO DÉMONTRE SCIENTIFIQUEMENT LA CIRCULATION PULMONAIRE. LES VIVISECTIONS INSTITUÉES COMME ENSEIGNEMENT PHYSIOLOGIQUE.

**REALDO COLOMBO**, de Crémone, professeur d'anatomie à Bologne, à Padoue, puis à Rome, fut le rival et peut-être le maître de *Servet*, dans sa belle découverte de la circulation pulmonaire. Car son livre *de Re anatomicâ* parut à Venise en 1558-59, sans qu'il eût connaissance de l'œuvre théologique de Servet, publiée en 1553.

Son travail est, du reste, bien supérieur à celui de l'écrivain espagnol et contient, avec un commencement de démonstration physiologique, une anatomie plus juste de l'hématose.

Voici comment il s'exprime (*lib. XI*) :

« Il existe dans le cœur deux cavités, je veux dire deux ventricules, l'un droit, l'autre gauche ; le ventricule droit est beaucoup plus grand que le gauche. Dans le ventricule droit se trouve le sang naturel, dans le ventricule gauche le sang

« vital. Entre ces deux ventricules, est une cloison à travers « laquelle la plupart des anatomistes admettent que le sang « passe du ventricule droit dans le gauche. Mais, en réalité, le « chemin parcouru est beaucoup plus long. En effet, le sang est « porté par l'artère pulmonaire au poumon, où il est rendu plus « léger; puis, mélangé à l'air, il est dirigé par la veine pulmo- « naire dans le ventricule gauche du cœur : ce que personne « jusqu'ici n'a observé ni établi par écrit, quoique cela puisse « être facilement vu par tout le monde... L'artère pulmonaire « est assez grosse et même beaucoup plus grosse qu'il ne le fau- « drait, si le sang devait seulement être conduit aux poumons « par un si court chemin. Elle se divise d'abord en deux troncs, « qui vont, l'un au poumon droit, l'autre au gauche; puis en plu- « sieurs rameaux, commenous le dirons en traitant des pou- « mons... Je pense que la veine pulmonaire a été faite pour « porter le sang, mélangé d'air, depuis les poumons jusqu'au « ventricule gauche du cœur. Cela est tellement vrai, qu'en ou- « vrant non seulement des cadavres, mais encore des animaux « vivants, on trouve toujours le vaisseau rempli de sang, ce qui « n'existerait pas, s'il avait été uniquement construit pour rece- « voir l'air et les vapeurs. Je ne saurais trop admirer ces anato- « mistes, prétendus supérieurs, qui n'ont pas remarqué un fait « si clair et si important...

« La fonction du poumon est de rafraîchir le cœur, comme « l'établissent avec raison les anatomistes; il y parvient en « envoyant un air froid. Le poumon fonctionne aussi pour l'ins- « piration et l'expiration. Enfin il sert à former la voix. Tous les « anatomistes qui écrivirent avant moi connurent ces fonctions « du poumon. Mais il en est une autre fort importante, que je « rapporte ici et *que l'on n'a fait qu'entrevoir :* je veux dire la pré- « paration et presque la génération des esprits vitaux, qui vont « ensuite se perfectionner dans le cœur. En effet le poumon « prend l'air inspiré par la bouche et les narines, la trachée- « artère le fait pénétrer dans tout le poumon; puis le poumon le « mélange au sang, qui est amené du ventricule droit du cœur « par l'artère pulmonaire. Cette artère, en effet, outre qu'elle « amène du sang pour nourrir le poumon, est tellement vaste, « qu'elle doit remplir un autre usage; par suite du mouvement « continuel du poumon, le sang est agité, il devient plus léger, « il est mélangé, puis ce mélange d'air et de sang est repris par les

« rameaux de la veine pulmonaire, pour être porté, au moyen du « tronc de cette même veine, au ventricule gauche du cœur; « l'air et le sang y arrivent si bien mêlés, si parfaitement unis, « qu'il ne reste que peu de travail à faire au cœur. Après ce « dernier perfectionnement apporté par le cœur, comme une « dernière main à l'élaboration de ces esprits vitaux, ceux-ci « n'ont plus qu'à être distribués par l'artère aorte à toutes les « parties du corps.

« Je sais que cet usage nouveau des poumons, qu'aucun ana« tomiste n'a jusqu'ici soupçonné, inspirera peu de confiance et « sera traité de paradoxe. Je prie, je conjure ceux qui ne me « croient pas, de considérer la grandeur du poumon, qui ne pou« vait pas rester privé de sang vital, alors qu'il n'est pas dans le « corps un point, si petit qu'il soit, qui en manque. Si ce sang « n'est pas formé dans les poumons, par quelle partie pourrait« il être transmis, si ce n'est par l'artère aorte? Or, l'artère aorte « n'envoie au poumon aucun rameau grand ou petit... Donc, lec« teur, comme je l'ai dit, la veine pulmonaire a été formée, non « pour tirer du cœur et porter en dehors le sang élaboré, comme « je l'ai expliqué, mais pour porter ce même sang vers le cœur « même.

« Une autre raison vient corroborer notre assertion : les méde« cins mûris dans la pratique concluent avec sûreté, en voyant « une hémoptysie, que ce sang vient des poumons, non seule« ment parce qu'il est éliminé par la toux, mais encore parce qu'il « est d'une couleur éclatante, léger et beau, *floridus, tenuis et* « *pulcher*, comme ils ont coutume de dire du sang des artères.

« Qui voudra réfléchir sur ces raisons avec sincérité accordera, « je le sais, sa place à la vérité; mais il est une race d'hommes « incultes et ignorants qui ne veulent ou ne peuvent rien trouver « de nouveau, mais qui souscrivent immédiatement à tout ce « qu'écrit un médecin en réputation, adoptant ou peu s'en faut « tous ses dogmes. Pour toi, lecteur, qui aimes les hommes ins« truits et qui cherches avec ardeur la vérité, je te conjure de te « convaincre sur des animaux que tu ouvriras vivants; je « t'exhorte, je te prie, dis-je, de voir si ce que j'ai dit n'est pas « l'expression de la vérité. En effet, dans ces animaux, tu trou« veras la veine pulmonaire pleine de sang et non pleine « d'air... [1] »

[1] Traduct. du Dr Chéreau. — Analyse.

Serait-ce donc Realdo Colombo qui aurait emprunté cette découverte à *Servet*, ou *Servet* l'a-t-il prise à Colombo? Ou bien encore l'ont-ils accomplie tous deux chacun de leur côté, par un effort simultané de leur génie? Sans doute, on ne peut nier que *Servet* ait publié le fait en 1553, cinq ans avant Colombo ; peut-être même est-ce à cela que Colombo faisait allusion en avouant que d'autres n'avaient fait qu'*entrevoir* cette découverte. Mais il y avait trente ans que cet illustre professeur en démontrait tous les éléments dans ses cours d'anatomie à *Bologne*, puis à *Rome*. Or les recherches savantes du docteur *Chéreau* ont rappelé que « *Michel Servet* vint à Bologne en 1530, alors qu'il était, à dix-huit ans, secrétaire de *Jean Quintana*, confesseur de Charles-Quint, et quand cet empereur venait se faire couronner roi de Lombardie.

« *Servet* put donc étudier sous Colombo et apprendre auprès de lui quelques notions d'anatomie et de physiologie.

« Du reste jamais celui-ci ne s'est posé en génie, jamais il n'a dit : Εὕρηκα ! *J'ai trouvé !*

« Et cependant il était assez désireux du succès pour ne pas perdre une occasion si favorable d'établir sa réputation.

Tandis que Realdo Colombo dit avec assurance :

« C'est moi qui ai découvert que le sang, parti du ventricule « droit pour se rendre au ventricule gauche, passe, avant « d'arriver là, par les poumons où il se mélange avec l'air, et est « ensuite porté par les rameaux de la veine pulmonaire au ven- « tricule gauche. Cela était facile à constater ; néanmoins, per- « sonne, avant moi, ne l'a marqué par écrit. »

Le dernier point seul est incontestable, c'est que *Servet* avait consigné le premier cette découverte par écrit, soit qu'il l'eût reconnue à lui seul, soit qu'il n'ait été *qu'une plume au service de l'idée d'un maître*, comme le dit fort bien le docteur Chéreau dans son remarquable travail.

Un autre anatomiste encore avait devancé Colombo de cinq ans, c'était son disciple *Valverde*, mais celui-ci s'écrie avec une franchise totale : « Pour tous ceux qui ont écrit avant « moi, la fonction de l'artère pulmonaire serait seulement de « nourrir les poumons, celle de la veine pulmonaire de con- « duire l'air des poumons dans le ventricule gauche ; car ils sou- « tiennent qu'il ne pouvait y avoir de sang dans cette veine pul- « monaire. Mais s'ils eussent fait les expériences que j'ai faites

« avec mon maître, Realdo Colombo, tant sur des animaux vi-
« vants que sur des cadavres, ils eussent constaté que la veine « pulmonaire n'est pas moins pleine de sang que toute autre « veine... Or, puisqu'il y a du sang dans cette veine pulmonaire « et que ce sang ne peut, à cause des valvules qui se trouvent à « l'embouchure du vaisseau, venir du ventricule gauche, je crois « que de l'artère pulmonaire le sang est transporté dans les « poumons, où il se purifie et se prépare à pouvoir plus facile- « ment se transformer en esprits, après s'être mélangé avec « l'air, par les rameaux de la veine pulmonaire, qui le porte au « ventricule gauche du cœur. »

Ce qu'il y a de remarquable, c'est que de la découverte de *Servet*, *Valverde* n'en parle en aucune façon. Enfin si Flourens paraît favorable à Servet, deux voix vénérables sont invoquées par M. *Chéreau* pour la défense de Colombo, ce sont celles de *Haller* et de *Baglivi*.

Haller écrit en effet :

« Servet paraît avoir vu ce que Galien avait ignoré, mais ce « qui, *un peu auparavant*, avait été connu de Realdo Colombo, « quoique la grande découverte de ce dernier ait été publiée plus « tard. »

Quant à *Baglivi*, un peu suspect, il est vrai, de partialité pour un compatriote, voici comment il s'exprime : « Realdo Colombo, « anatomiste d'une réputation immortelle, a ouvert *le premier*, « il y a près de deux cents ans, le passage du sang, par les « poumons, du ventricule droit du cœur dans le ventricule « gauche ; et, le premier, il a ainsi indiqué la circulation du sang. »

Telles sont les raisons alléguées par M. Chéreau pour donner à Colombo la primauté sur Servet, et nous nous y rallierions complètement, si la description de l'air fuligineux (*acide carbonique*) et de la vapeur brillante (*oxygène*) ne donnaient au travail du médecin espagnol une originalité qui ne se retrouve nulle part.

Une autre gloire de Colombo fut d'être le premier à vérifier par les vivisections sur l'animal l'état des fonctions des organes et surtout de la circulation. A ce point de vue encore, il fut le maître et le prédécesseur d'Harvey, qui répéta souvent ses expériences sans le nommer.

C'est ainsi que Colombo décrivit, *de visu*, les mouvements du cœur, leur alternance avec ceux des artères, le retrait de la pointe du cœur, l'instant où il vient de frapper les parois pectorales etc.

Et, malgré tant de belles découvertes, ni lui, ni *Servet*, ni *Aranzi*, ni *Fabrice*, ne purent comprendre le problème de la circulation générale! Quelles ténèbres pouvaient donc les aveugler?

Ce qui arrêtait tout progrès, pour ces hommes de tant d'intelligence, c'étaient les erreurs professées par leurs prédécesseurs et dont ils ne pouvaient se détourner eux-mêmes.

C'étaient les fonctions du *foie*, regardé à tort comme l'organe central de la sanguification et comme l'origine de toutes les veines.

C'était cette supposition, que le sang veineux est le vrai sang nutritif. Dès lors, le foie et les veines, suffisant aux nécessités du corps, ne pouvaient avoir que des connexions subalternes avec le système artériel, et l'intelligence de l'anatomiste se trouvait ainsi éloignée d'admettre un *circulus communis*.

D'ailleurs, comment l'auraient-ils admis, ne connaissant pas cette troisième circulation, *la capillaire*, intermédiaire aux deux autres et leur servant de trait d'union?

1530-1589. ARANZI. — LA CIRCULATION UTÉRO-FŒTALE; LES TUBERCULES DES VALVULES AORTIQUES, LA VALVULE OBTURATRICE DU TROU OVALE.

**ARANZI** de Bologne, élève de *Vésale*, a décrit, mieux qu'aucun autre, les quatre artères et les quatre veines de l'*utérus*, puis la circulation *placentaire*, formée, dit-il, par un immense lacis vasculaire, qui ne communique pas directement avec l'utérus, mais y est simplement accolé par ses vaisseaux.

Ce savant anatomiste indiqua le trajet des *artères ombilicales*, ainsi que leurs spirales autour de la veine. Il découvrit encore le rebord cartilagineux qui consolide, vers son milieu, la *valvule de l'artère pulmonaire* et les petits tubercules des *valvules aortiques* auxquels on a donné son nom.

Ses découvertes sur le fœtus ne furent pas moins remarquables. — Le *canal artériel*, le *canal veineux*, le *trou ovale*, de la cloison des oreillettes, entrevu déjà il est vrai par *Galien*, mais non décrit dans ses détails et auquel on a, bien à tort, donné le nom de *trou de Botal*. Aranzi montra la valvule qui l'obture et indiqua son mode d'oblitération.

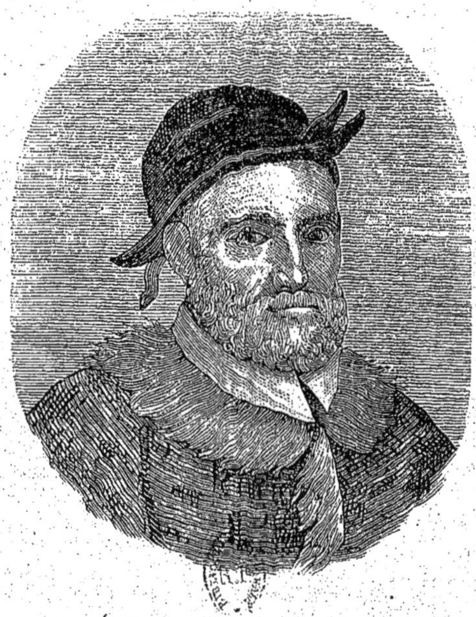

*Andrea Cisalpino physico*

(Fac-similé d'un autographe [1].)

ANDRÉ CÉSALPIN

[1] Ce portrait gravé d'après celui de *Biancani* et le fac-simile sont extraits de la brochure publiée par les professeurs F. Scalzi et C. Maggiorani, à l'occasion de l'inauguration du monument élevé à André Césalpin par l'Université de Rome, le 3 octobre 1876.

Il décrivit encore les amastomoses de la *veine azygos*, avec les intercostales et les axillaires.

Enfin, pour la circulation cérébrale, il acheva la description des *sinus* de la base du crâne et démontra les usages des *plexus choroïdes.*

Aranzi fut donc un des plus grands anatomistes de l'époque; il fit surtout beaucoup pour l'étude de la circulation, donna les meilleures preuves de la circulation pulmonaire, reconnut fort bien que la cloison du cœur était imperforée et concourut, pour une large part, à détruire les vieux préjugés. Et pourtant il ne put arriver, lui non plus, à découvrir les lois qui président à l'ensemble de la circulation générale, tant il était difficile de concevoir le plan d'un monument aussi sublime, même quand on en possédait la plupart des matériaux [1]!

Mais nous voici arrivés à l'époque d'*André Césalpin*, la science va marcher à grands pas vers la lumière de la vérité.

## 1519-1603. ANDRÉ CÉSALPIN. — DÉCOUVERTE DE LA GRANDE CIRCULATION.

**CÉSALPIN** [*André*], philosophe, médecin, naturaliste, naquit en 1519 à Arezzo et mourut en 1603. Il enseigna longtemps la médecine et la botanique à Pise, puis fut appelé à Rome par Clément VIII, qui le choisit pour son premier médecin [*archiatro*] et le nomma professeur de médecine au collège de la Sapience. Ses principaux ouvrages sont les *Quæstiones medicæ* [2 vol.], et les *Quæstiones peripateticæ* [5 livres], publiés à Venise en 1543, et plus tard à Florence en 1569.

Comme naturaliste, Césalpin reconnut le sexe dans les fleurs; il inventa la première méthode de botanique en fondant sa classification sur la forme de la fleur, du fruit et sur le nombre des graines.

Comme anatomiste, il couronna ses nombreuses recherches par cette grande découverte qui devait révolutionner toute la science biologique, *la circulation du sang.*

C'est lui, en effet, qui prononça le premier ce mot : *circulation* [*Ipsâ circulationis voce adhibitâ quæ nunc uti solemus*], dont il

[1] ARANZI. *De humano fœtu.* Bologne, 1589, in-4°.

se servait pour désigner le véritable point de départ du cœur et le retour à cet organe de l'onde sanguine.

Pour donner plus d'autorité à notre récit, interrogeons un peu l'histoire et consultons les auteurs contemporains, ainsi que ceux du siècle dernier, nous verrons l'opinion qu'ils avaient de *Césalpin* et de sa découverte.

*Isaac Vossius* et *Jean Leonicenus* attribuent à *Paolo Sarpi*, alors qu'il écrivait à Londres [1619] l'histoire du concile de Trente, la vulgarisation des enseignements de Césalpin, dont Harvey développa les idées.

*Jacques Mangati* rapporte que, de son temps, l'opinion généralement reçue attribuait aussi la découverte au professeur de Pise.

*Sprengel* écrit, dans son histoire de la médecine : « Je n'hésite pas un instant à regarder Césalpin comme l'inventeur de la grande circulation. »

*Bayle*, l'encyclopédiste, déclare : « Il serait audacieux de contester le fait. »

*Sénac* soutient que « Harvey a marché sur les traces de Césalpin, comme un voyageur parcourt des pays déjà connus. »

*Haller*, le grand physiologiste, avance néanmoins que Césalpin a été précédé, pour la connaissance de la petite circulation, par *Galien*, et plus près de nous par *Michel Servet l'Espagnol* et *Realdo Colombo*, de Crémone, maître de Césalpin, ce qui est vrai.

Mais, selon *Haller*, Césalpin n'aurait pas bien compris le passage du sang des artères dans les veines et n'aurait pas vu le grand système des vaisseaux capillaires ; nous étudierons bientôt ces points en litige.

*Astruc* est très net dans son affirmation ; il dit : « hujus dogmatis [*circulation du sang*] inventor et auctor habendus est *Césalpinus*, cujus Guillelmus *Harvey* promotor tantum et amplificator fuit. »

Pour *Fabroni*, « cette semence a été confiée au sol par Césalpin, le fruit a été cueilli par Harvey ».

Résumons donc ici dans une claire analyse toute la synthèse peu connue de l'œuvre du savant italien, afin que chacun de nos lecteurs puisse juger, apprécier par lui-même, la part qu'il prit au grand œuvre.

*Le cœur, organe central de la circulation.*

Pour Césalpin, *le cœur* est *le vrai centre de la circulation ;* c'est la *grande anastomose des artères et des veines* (*cor, conjunctio est venarum et arteriarum maximis osculis*); ses souffrances, son arrêt, la syncope, par exemple, altèrent immédiatement la vie du corps entier, tandis que les maladies du cerveau ou des nerfs peuvent bien abolir le mouvement et le sentiment, mais, tant que le mouvement du cœur sera intact, la vie ne sera pas détruite.

Non seulement le cœur est le centre, mais il est encore le *principe du mouvement du sang* et le point de *départ* de la circulation; il l'est donc pareillement des veines et des artères, qui sont destinées au transport du sang.

« En effet, dit-il, partout ailleurs on voit les artères et les veines se subdiviser en vaisseaux minuscules dans les organes, sans réunir, comme au cœur, le sang dans une cavité centrale, dans un réservoir commun. »

Une troisième raison se puise dans la disposition des valvules du cœur, qui, par leur direction, montrent quelle route doit suivre le sang pour entrer et sortir, indiquant ainsi, d'une manière précise, que le cœur est le point d'émergence de tous les vaisseaux.

*Le foie n'est pas le centre des veines.*

L'auteur passe ensuite à la réfutation de l'opinion soutenue depuis Platon et Galien, que le *foie* serait le vrai centre des veines; car, dit-il, si l'origine des veines était au foie, là elles devraient avoir leur plus grand volume; or, toutes ses études anatomiques lui ont démontré que la veine cave est toujours plus volumineuse près du cœur que près du foie.

*Circulation pulmonaire.*

La description de la *circulation pulmonaire* est exposée d'une manière très claire et très nette.

« Le poumon, dit-il, recevant du ventricule droit un sang chaud par l'intermédiaire de la veine artérieuse, le transmet par les anastomoses à l'artère veineuse, qui vient se jeter dans le ventricule gauche du cœur; à cette circulation du sang, du cœur droit au cœur gauche, par le moyen des poumons, correspondent parfaitement les organes que la dissection fait connaître, car il y a deux vaisseaux sortant du ventricule droit et deux qui entrent dans le gauche. De ces deux vaisseaux, l'un projette et l'autre reçoit le sang, qui est dirigé par des valvules disposées à cet effet [1]. Car le vaisseau afférent est la grande veine cave pour le cœur droit. Le vaisseau qui, du poumon, introduit le sang dans la cavité gauche du cœur, est plus petit, formé d'une seule membrane, comme toutes les autres veines. D'autre part, le vaisseau qui transporte le sang, du ventricule gauche dans les parties, est la grande artère aorte; et dans le ventricule droit, c'est un vaisseau plus petit, formé de deux tuniques, comme toutes les artères. Mais par quel procédé la masse du sang passe-t-elle et se trouve-t-elle modifiée dans les poumons?

### *Indication de l'hématose.*

Ici, Césalpin fait accomplir à la science un pas de plus et démontre fidèlement le mécanisme de l'hématose. Le sang, dit-il, passe, par *anastomose,* de la veine artérieuse dans l'artère veineuse. Dans ce trajet, il se trouve au contact de l'air, amené par les conduits de la trachée artère; mais ce *contact* n'est pas *direct,* il se fait à *travers les membranes* et non par des *anastomoses,* comme l'avait cru Galien.

Ainsi Césalpin détruit l'idée des anciens, reproduite même par Servet, que l'air circulait en nature dans le cœur et les vaisseaux. Il reconnaît la nécessité des anastomoses comme passage du sang des artères dans les veines pulmonaires, il affirme le contact indirect entre le sang et l'air; il entoure donc sa démonstration des preuves anatomiques et physiologiques les plus complètes.

### *Circulation générale.*

A. Césalpin trace ensuite les grandes lignes de la *circulation générale.* « Ainsi, dit-il, si les veines sont des vaisseaux *afférents,* et les artères des vaisseaux *déférents,* si les vaisseaux qui amènent le sang ne peuvent l'extraire, si ceux qui le font écouler ne peuvent l'introduire, comme l'indique la disposition des valvules, il faut de toute nécessité exclure tout *flux* et *reflux* dans ces vaisseaux et admettre une *circulation.*

« Le mouvement, ajoute-t-il, s'opère des vaisseaux au cœur, du cœur aux artères; tout autre mode est impossible. »

B. Autre preuve démontrant la circulation générale : c'est que « si l'on fait une ligature à une veine, le sang s'accumule en ar-

[1] *Membranis eo ingenio constitutis.*

rière, non en avant; le sang progresse donc dans les veines de la circonférence au centre et non en sens opposé. »

c. « Il est contraire à toute démonstration que le sang puisse sortir des vaisseaux et s'infiltrer dans les chairs, ou s'arrêter en quelque point, interrompant ainsi son circuit ; s'il en était ainsi, on l'y trouverait caillé ou corrompu. »

d. Ecoutons encore Césalpin définissant ce qu'il faut entendre par *circulation*, lorsque, à l'instar de saint *Thomas d'Aquin* [1], il la compare aux évolutions des astres : « C'est une circulation sans fin, dit-il, circulation qui s'exécute d'un mouvement continu ; elle part d'un point pour y revenir ; commencement, milieu et fin sont confondus dans la circulation. De même aussi la circulation du sang recommence toujours, pour ne finir jamais. »

*Existence des réseaux capillaires ou réseaux d'anastomose.*

« *La communication des artères avec les veines*, au moyen d'anastomoses, se montre catégoriquement, dit-il, *par les effets de la saignée. Elle donne d'abord du sang noir*, qui est bien celui de la veine, puis un sang de plus en plus rouge qui vient évidemment des artères.

« Les artères forment un seul tout avec le cœur ; car le système vasculaire destiné à contenir le sang parfait est continu, parce que la nutrition des parties est continue, ainsi que la génération du sang dans le cœur. » Et encore : « Le cœur excite dans toutes les parties du corps un mouvement continu, parce qu'il y a production constante de l'esprit vital, qui par son augmentation a besoin d'une diffusion rapide, car il porte partout l'aliment nutritif, et élimine les résidus, par le moyen des veines et de *leurs communications vasculaires* (*osculorum communionem*), *que les Grecs appellent anastomoses....* »

Certes, il est impossible d'exprimer plus clairement l'idée mère de la circulation générale, ou même capillaire, et le professeur *Céradini*[2] de Gênes avait raison d'affirmer dans son beau discours d'inauguration pour la statue du grand homme, qu'à Césalpin revient cet honneur d'avoir le premier conçu l'idée d'ensemble de la circulation sanguine. Quant à la démonstration physiolo-

[1] *Sic enim est motus cordis in animali sic ut motus cœli in mundo... Est autem motus cœli circularis et continuus.* Saint Thom. *De motu cordis.*

[2] Ceradini. *La scoperta della circulazione del sangue.* Milano, 1876.

gique de l'existence du réseau capillaire, elle n'appartiendra ni à Césalpin, ni à *Harvey*, mais elle sera la gloire de *Malpighi*.

### *Les erreurs de Césalpin.*

Jusque-là, Césalpin a certainement entrevu de grandes vérités ; mais il faut faire la part de quelques erreurs, nous ne les amoindrirons pas. C'est ainsi qu'il regarde la *diastole* comme *active;* c'est la *turgescence*, l'*érection* du vaisseau, sous l'influence du sang spiritueux ; il présente la *systole* comme *passive*, c'est le *collapsus* des parois vasculaires, lorsque l'excitant naturel, le sang, en est sorti. — Il se trompe aussi plus loin, sur la simultanéité du mouvement du cœur et des artères. — Quand le sang est distribué aux parties, il faut bien que le gonflement des vaisseaux s'affaisse, c'est la *contraction* du pouls, ce mouvement s'opère d'une manière continue.

Mais après ce faux pas il reprend toute son exposition magistrale dans la description du pouls et de la circulation générale.

### *Pourquoi Césalpin fut longtemps méconnu.*

Et maintenant, puisque Césalpin avait découvert la circulation, pourquoi sa découverte a-t-elle été inconnue, niée ou délaissée par ses contemporains ?

« La réponse est facile, » dit le célèbre *de Renzi*, dans son histoire de la médecine en Italie ; « c'est que Césalpin ne fit pas *en anatomiste* un livre *ex professo* sur la circulation à l'usage des hommes de l'art, mais qu'il intercala ces quelques pages dans un traité de philosophie, à propos de la respiration, sans titre particulier, et que les *Quæstiones peripateticæ* étaient pour lui le principal but de son œuvre.

« Ajoutez à cela le respect de l'antiquité et l'habitude des dées erronées, qui ne laissaient encore que peu de place aux travaux originaux. C'est ainsi que le plus illustre des professeurs de l'époque, *Fabrice d'Acquapendente*, lui-même, professait les doctrines de Galien et ne parla point dans ses cours de l'œuvre de Césalpin, antérieure à son enseignement.

« Du reste Césalpin ne fut pas plus heureux, pour ses autres découvertes, et ni ses classifications minéralogiques, ni son système carpologique, si supérieur à tout ce qui existait alors en botanique, n'eurent de retentissement du vivant de leur auteur. »

Il faut arriver jusqu'à *Zecchinelli* et *Barzelotti* en Italie ; il faut arriver jusqu'à *Freind* (1725) en Angleterre [1], pour trouver quelques historiens qui s'occupent de faire valoir la gloire et l'œuvre de Césalpin, encore *Freind* ne s'en occupe-t-il que pour le rabaisser devant *Harvey*. — *Haller*, à son tour, quelques années plus tard, le juge sévèrement et lui accorde à peine d'avoir bien décrit la circulation pulmonaire ; mais on ne tarde pas à reconnaître qu'il ne l'avait apprécié que d'après la lecture des *Quæstiones medicæ* (1711) et non d'après les *Quæstiones peripateticæ*, où la question est bien plus développée et traitée avec plus de soin. Mais si son système ne fut pas promptement embrassé, il exerça néanmoins cette influence lente et cachée, qui prépare, en lançant une idée, les grands mouvements scientifiques et facilite le travail à d'heureux successeurs.

Les érudits qui voudraient approfondir d'après les textes les doctrines de Césalpin ne peuvent mieux s'adresser qu'à la savante histoire de la médecine de *Renzi* (Naples 1849) et aux *Cesalpiniana* publiées par le docteur *Philippi* dans *lo Sperimentale*, en 1882.

### 1599. — EUSTACHE RUDIO ENSEIGNE LE PREMIER LA CIRCULATION DANS LES ÉCOLES.

Bientôt, plus d'un anatomiste finit par connaître les travaux de *Césalpin*. Le plus célèbre d'entre eux fut **EUSTACHE RUDIO**, *de Padoue*, qui professa depuis 1599, et devint par conséquent le maître d'Harvey (*Harvey étudia dans cette école pendant cinq ans, depuis* 1597, *et fut reçu docteur dans cette même faculté en* 1602). Il résuma d'une façon complète, dans son enseignement, les idées de *Colombo*, d'*Aranzi*, de *Guido* et de *Césalpin*.

C'est par lui que l'on voit clairement la tradition du vrai, transmise pendant les cinquante-neuf ans qui s'écoulèrent entre les écrits des deux savants, depuis les *Quæstiones peripateticæ* du *philosophe*, comme il l'appelait, jusqu'au *Tractatus de corde* de Harvey en 1628.

C'est dans *Zecchinelli* [2] surtout qu'il faut puiser tous les éclaircissements donnés sur ce point difficile. On y verra comment les enseignements de Rudio sur la structure et les fonctions du

[1] FREIND. *Histoire de la médecine depuis Galien jusqu'à la fin du XVIe siècle.*

[2] ZECCHINELLI (Maria). *Delle dottrine sulla struttura e sulle funzioni del cuore e delle arterie che imparò per la prima volta in Padova G. Harvey, da Eustachio Rudio, e come esso lo guidarono direttamente a studiare, conoscere e dimostrare la circolazione del sangue.* Padova, 1838.

cœur et des artères, durent guider *Guillaume Harvey*, dans ses études d'abord, puis dans sa démonstration de la circulation du sang.

### 1552-1623. PAOLO SARPI, SON ROLE DANS L'HISTOIRE DE LA CIRCULATION.

**PAOLO SARPI**, religieux servite, vécut en Italie à Venise, de 1552 à 1623. C'était un homme d'une grande science, ayant dit-on cette perspicacité qui devine, cette imagination active qui s'occupe de tout. Aussi plusieurs auteurs, parmi lesquels *Jean Leonicenus*, ont prétendu que Paolo Sarpi avait découvert la circulation du sang et connu les valvules des veines. Il aurait communiqué son secret à *Fabrice d'Acquapendente*, successeur de Fallope, qui à son tour le découvrit à *Harvey*, son élève à l'école de Padoue, et ce dernier reçut les honneurs de la découverte, comme s'il l'eût accomplie seul, par l'effort de son propre génie.

Mais c'est en vain que les adversaires de Harvey, le père *Fulgence*, *Vesling*, *Jean Waldeus*, *Th. Bartholin*, etc., ont voulu glorifier ainsi Paolo Sarpi ; de notre temps *M. Bianchi-Govini* a retrouvé et publié en 1838 un document nouveau, une lettre de Sarpi lui-même, qui montre d'une manière précise l'état de la question [1].

« Je ne suis plus, dit-il, dans une position qui me permette de faire des observations anatomiques sur des agneaux, des chèvres, des vaches et d'autres animaux. Si je le pouvais, je serais en ce moment plus désireux que jamais d'en répéter quelques-unes à cause du noble présent que vous m'avez fait du grand et bien utile ouvrage de l'illustre *Vésale*.

« Il y a réellement une grande analogie entre les choses déjà remarquées et notées par moi, à l'égard du mouvement du sang, dans le corps animal, et de la structure ainsi que de l'usage des valvules, et ce que je trouve avec plaisir indiqué, quoique moins clairement, dans les livres VII et IX de cet ouvrage. »

Que résulte-t-il de ce passage ? Que Sarpi en était à peu près au même point que *Vésale*. Il a observé les valvules des veines ; il a reconnu que le sang avait un mouvement. Mais de là à

[1] BIANCHI-GOVINI. *Revue de Londres et de Westminster*. Avril 1838.

décrire la circulation complète, telle qu'elle fut expliquée si admirablement par Harvey, il y a tout un monde. Aussi, tandis que les partisans de Sarpi vont jusqu'à dire que, député par le Saint-Père, à Londres, pour le concile de Trente, il y connut Harvey et lui fit part de ses idées sur la circulation, idées que le savant anglais aurait mises à profit plus tard, il faut, croyons-nous, retourner la question, et nous devons penser que, si Frà Paolo connut un jour la circulation, ce fut Harvey qui dut communiquer au savant religieux servite le résultat de ses expérimentations décisives.

Du reste, nulle part dans ses œuvres Frà Paolo ne se donne comme inventeur d'une si grande découverte, et ceux qui ont mis son nom en avant ont absolument dépassé sa pensée et son désir.

La gloire de Harvey reste donc ici bien intacte.

## 1542. VIDUS VIDIUS. LES TUBERCULES SIGMOIDES DE L'AORTE.

**GUIDO GUIDI**, plus connu sous le nom de *Vidus Vidius*, et médecin de François Ier, décrivit les *corpuscules des valvules aortiques*.

« Il y a, dit-il, au milieu de chaque valvule sigmoïde, une pointe cartilagineuse ou tubercule, qui a la figure d'un demi-cercle. »

Les descriptions données par *Aranzi*, *Rolfinkius* et *Kemper*, cités par *Morgagni*, sont toutes postérieures au travail de *Vidus Vidius*.

## 1561-1636. SANTORIO COMPOSE LE PREMIER PULSILOGE.

**SANTORIO**, généralement nommé *Sanctorius*, médecin istrien, prétendait avoir reconnu 73 espèces de pouls différents.

Il parle d'un instrument nommé *pulsiloge*, qu'il avait imaginé pour les observer et les apprécier, mais il n'en donne pas la description.

Il introduisit également l'usage du thermomètre et de l'hygromètre dans l'étude des phénomènes physiologiques et pathologiques.

C'était là d'excellentes données, mais il venait deux siècles trop tôt pour pouvoir s'en servir utilement.

De nos jours, il eût compté parmi les médecins distingués, amateurs du progrès et constamment armés des instruments de précision, gloire de la science moderne; mais en l'année 1600 il resta solitaire, incompris, et ne fit pas de disciples.

### 1565. BOTALLI. — LA COMMUNICATION DES DEUX OREILLETTES. — LE CANAL ARTÉRIEL.

**LEONARDO BOTALLI**, né à Asti en Piémont, vint exercer en France. Il fit connaître aux anatomistes le *canal artériel* et la *communication des deux oreillettes* chez le fœtus, ouverture qui reçut dès lors le nom de *trou de Botal;* on ne peut dire cependant qu'il eut le mérite de la découverte, car *Galien* lui-même a signalé ces faits dans son anatomie, mais ils avaient été fort oubliés.

Botal était grand partisan de la saignée; et comme Avicenne avait enseigné que le corps humain contient, environ, 25 livres de sang, il affirmait, à son tour, que l'on pouvait sans crainte en retirer jusqu'à 17 livres par les saignées, sans nuire au malade! Hélas! pauvres malades!

### 1571-1630. KEPPLER ENSEIGNE A COMPTER LE POULS PAR LA MESURE DU TEMPS.

Cependant on tâtait le pouls des malades depuis des siècles; on étudiait ses différences suivant les âges, les maladies. *Hérophile* et *Rufus* avaient essayé de le soumettre au rythme musical, *Sanctorius* de le montrer aux yeux avec son instrument, et personne n'avait eu l'idée si naturelle d'appliquer au pouls la *mesure du temps!*

Il fallut qu'un astronome, mais un de ces hommes universels qui s'occupent de toutes les sciences, **JEAN KEPPLER**, apprît aux médecins que l'homme né dans le *temps* devait être mesuré avec le *temps*, et qu'il convenait de compter le pouls par *minutes* et par *secondes*. *Haller*, qui nous a conservé ce souvenir dans ses *Éléments de physiologie* [1], appelle avec admiration Keppler *vir ad inveniendum natus.* Cette conception fut des plus heureuses, car elle permit au clinicien de connaître par un rapport numérique fixe l'état du pouls en toutes circonstances; ce rapport numérique est encore, de nos jours, une des données les

[1] HALLER. *Elementa physiologiæ*, t. II, p. 259.

plus simples, les plus délicates et les plus fidèles de la séméiotique du pouls, puisqu'elle peut nous en faire distinguer, sans peine, une fraction d'un 60e, un 100e, un 150e de minute.

## 1577. RIOLAN. — LES COMMUNICATIONS VASCULAIRES.

RIOLAN, si distingué par sa science, fut trop attaché aux doctrines des anciens, il combattit constamment les découvertes modernes, surtout celle de la circulation du sang.

Pourtant il eut aussi des élans de génie et, tout en préconisant l'anatomie de Galien, qui faisait loi à son époque, il s'efforça de démontrer que les anciens avaient eu tort de ne disséquer que des animaux et de conclure à l'homme, car de très grandes différences existent dans leur organisation.

Riolan injectait les vaisseaux des cadavres avec de l'air, et immédiatement après la mort, afin d'avoir une pénétration plus régulière. Par cette méthode, il découvrit une infinité de détails.

Il vit que la veine aorte communiquait avec la veine cave, les vaisseaux de l'estomac avec ceux de la rate ; il a reconnu que le ventricule gauche du cœur est trois fois plus épais que le droit, et que les deux pointes sont séparées.

# CHAPITRE V

## L'ŒUVRE DE HARVEY.

(1578-1658)

### 1578-1658. WILLIAM HARVEY ET SES MAITRES : COLOMBO, — FABRICE D'ACQUAPENDENTE. — RUDIO [EUSTACHE].

Nous voici arrivés à la plus brillante époque de l'anatomie, celle de **GUILLAUME HARVEY**.

Harvey naquit le 1er avril 1578 à Folkstone [Angleterre, comté de Kent]; il mourut en 1657. Élève des deux grandes universités anglaises, *Cambridge* et *Cantorbéry*, il parcourut l'Europe pour compléter ses études et vint apprendre l'anatomie à la célèbre université de *Padoue*, où *Minadous*, *Fabrice d'Acquapendente*, *Casserio*, *Colombo*, furent ses maîtres pendant cinq ans; ce fut là qu'il reçut le bonnet de docteur. Il revint en Angleterre à *Londres*, en 1602; on le nomma, en 1615, professeur d'anatomie, et il devint successivement médecin des rois Jacques Ier et Charles Ier.

Tout le monde sait que Harvey, passe pour avoir découvert la circulation du sang; et je crois qu'on ne peut lui contester la plus grande partie de cette gloire, car s'il ne l'a pas découverte le premier, dans son principe [puisque cette gloire est partagée entre *Servet*, *Colombo* et *Césalpin*], du moins on peut dire, avec *Zecchinelli*[1] et de *Renzi*[2] dont nous suivrons ici les arguments, qu'il l'a découverte une seconde fois et dans son ensemble par les travaux suivants :

1° En établissant une *démonstration complète;* car les propositions avancées par *Césalpin* étaient fort peu connues, même en Italie, tout à fait ignorées en Angleterre et dans le reste du

[1] ZECCHINELLI. *Delle dottrine sulla struttura e sulle funzioni del cuore e delle arterie che imparo per la prima volta in Padova, Guillielmo Harvey, da Eustachio Rudio, e come esso lo guidarono direttamente a studiare, conoscere e dimostrare la circulazione del sangue* Padova 1838.

[2] DE RENZI. *Storia della medicina italiana*, t. III, p. 370 et seq.

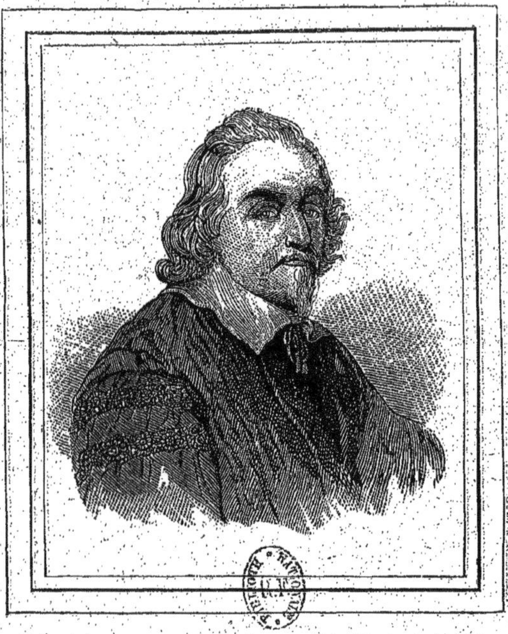



GUILLAUME HARVEY

P. 52.

monde. Ne voyons-nous pas *Fabrice d'Acquapendente,* qui professe après Césalpin, et qui découvre les valvules veineuses (1603) [1], ignorer la circulation? Harvey aurait donc, sous ce rapport, conquis la même gloire que *Christophe Colomb* découvrant à l'Europe étonnée les terres de l'Amérique, alors que depuis quatre ou cinq siècles les Scandinaves connaissaient déjà les côtes du *Labrador*, du *Vinland* et du *Groënland,* et que depuis un siècle *Bethencourt* et les armateurs dieppois étaient revenus à plusieurs reprises des parages lointains qui devaient s'appeler le *Canada;* mais ces hardis marins ne purent ou ne voulurent pas montrer la route à d'autres navigateurs et ne soupçonnèrent pas la grandeur du continent qu'avaient foulé leurs pieds.

2° Harvey a découvert *scientifiquement,* la circulation, accompagnant sa démonstration de tout ce que l'anatomie et la physiologie pouvait accumuler de preuves, dans un siècle où Bacon allait apprendre aux hommes d'étude ce qu'il en fallait amasser pour démontrer un fait.

3° Il l'a découverte en lui consacrant un ouvrage entier, composé exprès pour cette démonstration [2], et non point seulement quelques passages disséminés dans un ouvrage de théologie, comme *Servet*, ou de philosophie, comme *Césalpin.*

4° En se faisant le démonstrateur, le promoteur de cette grande idée, on peut dire qu'il se l'est appropriée, car il lui fallut pour cela vaincre l'antagonisme de tout le passé et persuader tout l'avenir.

En effet, supposons qu'Harvey n'eût pas existé : le peu de retentissement des œuvres de Colombo et de Césalpin, même dans leur propre pays, montre bien qu'au lieu de faire des progrès, l'idée de la circulation aurait pu rester longtemps encore dans l'oubli, comme accablée sous le mépris de ceux qui ne juraient que par Galien.

Est-ce à dire que Harvey n'eut pas connaissance des travaux de Césalpin? Je crois le contraire; et qu'il puisa dans tout ce qu'il apprit à l'école de Padoue le germe d'une grande partie des découvertes qu'il divulgua plus tard, mais il sut les com-

[1] *De venarum ostiolis.* Padoue, 1603-1605, in-fol.

[2] HARVEY. *Exercitatio anatomica de motu cordis et sanguinis in animalibus.* Frankfort, 1628-1839. Padoue, 1643. Rotterdam, 1650. Londres, 1660. Cambridge, 1649. Rotterdam, 1671, 1736.

prendre, les saisir, les coordonner et les prouver. Je n'ignore pas que des admirateurs trop passionnés soutiennent, à leur tour, que les travaux antérieurs ont pu être inconnus de lui, et qu'il dut tout à son seul génie; mais cela est bien peu probable, si l'on considère que Césalpin écrivit son livre neuf ans avant la naissance d'Harvey et cinquante-neuf ans avant les écrits de ce dernier.

L'œuvre de Césalpin fut réimprimée une cinquième fois à Venise, en 1593, avant que Harvey vînt étudier à Padoue.

En face d'une pareille divulgation, on ne peut donc pas soutenir que son œuvre fût restée complètement inconnue. L'un des maîtres d'Harvey, Eustache *Rudio*, né à Bellune, mais professeur à Padoue, faisait du reste, dans ses cours, de fréquents emprunts à Césalpin et l'appelait du nom de *Philosophe*.

Or *Rudio* lui-même dut enseigner à Harvey l'anatomie et notamment :

*a.* Que la veine artérieuse est une véritable artère, et l'artère veineuse, une véritable veine.

*b.* L'usage des valvules du cœur, s'ouvrant et se fermant [1] pour empêcher le retour du sang et des esprits ou du sang spiritueux.

*c.* La route que suit la circulation pulmonaire, et comment le sang venu du ventricule gauche ne traverse pas seulement le poumon pour le nourrir, mais aussi pour conduire à d'autres résultats.

*d.* Que les artères portent dans tout le corps, avec le sang vivifié, la chaleur et la nutrition.

*e.* L'avantage des vivisections pour les démonstrations anatomiques et physiologiques.

*f.* Que les artères communiquaient avec les veines dans le foie, ce qui est un premier pas vers la connaissance des anastomoses capillaires.

*g.* Enfin la nature particulière des fibres du cœur, l'action des nerfs et des passions sur cet organe [1].

Si à cet enseignement on joint celui de *Fabrice d'Acquapendente*, qui professait l'existence et la direction des valvules veineuses, celui de *Realdo Colombo*, le successeur de *Vésale*, qui expliquait si clairement la circulation pulmonaire, entrevue par *Servet*, on

[1] I. Rudio (E.), *De virtutibus et vitiis cordis*. Padoue, 1602, in-4°. *De pulsibus* lib. III. Padoue, 1602, in-4°.

voit que l'œuvre était bien avancée et pourtant elle était encore loin d'être accomplie. En effet ne voyons-nous pas *Rudio* lui-même rétablir, trente ans plus tard, les erreurs que Césalpin venait à peine d'extirper de la science? savoir : que le sang se génère dans le foie! que le sang passe d'un ventricule à l'autre par les *foramina* du septum interventriculaire! enfin, que les artères contiennent et du sang et des esprits, ou de l'air en nature! *Rudio*, en effet, avait peu de critique, et se contentait d'accumuler les opinions de tous les auteurs. Telle fut l'éducation que reçut l'illustre anatomiste anglais, mélange de vérité et d'erreur, où il fallait encore débrouiller le chaos. Voyons maintenant, avec le célèbre *de Renzi*, quelle fut sa part dans la découverte.

A. Il reconnut le véritable usage des valvules veineuses, qui est de soutenir le poids du sang et d'aider à sa progression ; ceci est une découverte aussi grande pour la physiologie que celle de l'existence de ces valvules l'était pour l'anatomie, car sans cette progression pas de circulation possible.

B. Il étendit et multiplia beaucoup les preuves tirées des vivisections, incisions et ligatures, soit des artères, soit des veines, qui seules pouvaient donner une démonstration pleine et entière du mouvement du sang, de sa distribution à toutes les parties du corps par les artères et de son retour au cœur par les veines.

Sur ce point il n'eut pas le mérite de l'*invention*, réservé à *Colombo* et à *Césalpin*, mais il eut celui de la *divulgation* et de la *confirmation* des faits, encore peu connus, et par une méthode nouvelle.

C. Il reconnut que le sang de la veine cave se rend au ventricule droit continuellement et en si grande quantité, que sa masse ne peut être puisée dans l'aliment, car la totalité du sang traverse le cœur en peu d'instants.

D. Il vit encore que le sang va constamment du cœur par les artères dans tout le corps et en quantité bien plus grande que ne l'exige la nutrition. Il eut, en cela, le mérite de confronter et de raisonner, mais non de découvrir dans le sens absolu de ce mot.

Mais, en admettant même que la découverte de la circulation fût déjà faite en Italie, elle restait à l'état d'idée vague, elle demandait à être mieux éclairée, plus complètement démontrée.

Harvey, qui devait connaître tout ce qui s'était fait dans la péninsule, en prit texte pour inaugurer ses travaux. Le tort qu'on peut lui reprocher, avec *Zecchinelli*, c'est de n'avoir presque jamais cité les noms de ses prédécesseurs et de ses maîtres, ou de ne l'avoir fait que pour les critiquer, rappelant, non leurs découvertes qui préludaient aux siennes, mais leurs erreurs qu'il venait combattre. « Néanmoins il serait injuste de ne pas avouer que Harvey prit l'argument de front et le traita directement, tandis que Césalpin effleurait la question, comme un des nombreux sujets qu'il voulait développer dans son livre et comme une simple vue de l'esprit. »

« Césalpin eut comme philosophe une idée de génie, Harvey raisonna et prouva en physiologiste consommé, ajoutant de nombreuses expériences *pratiques* à celles plutôt philosophiques qu'avait présentées Césalpin. (*de Renzi.*) »

Harvey compléta ses démonstrations par tout ce que la science avait découvert en anatomie pendant les cinquante-neuf ans qui s'écoulèrent de 1569 [*œuvres de Césalpin*] à 1628 [*œuvres de Harvey*, et ces cinquante-neuf ans peuvent compter pour une des périodes les plus fécondes en découvertes anatomiques.

« Ce qu'on doit admirer » dit de Renzi, « dans l'œuvre de ce dernier, ce qui lui fait conserver son titre d'inventeur, c'est l'exactitude et la force des inductions, l'habileté des expérimentations, la finesse des observations, la sagacité et l'enchaînement des raisonnements, la clarté et la vérité des conclusions, les réflexions nombreuses et neuves, enfin l'harmonie et l'unité dans l'œuvre complète.

« Mais, quoique le génie des deux savants se différencie par leur lieu de naissance, leur langue natale, leurs doctrines philosophiques, aussi bien que par la distance des temps où ils vécurent, on pourra encore rester frappé, en comparant leurs œuvres, de l'égalité de leur génie et combien peu Césalpin, qui vint le premier, le cède en perfection à son successeur Harvey. »

Une dernière découverte restait à faire pour Harvey, afin de compléter le *circulus vascularis*, mais il ne paraît pas y avoir aspiré. C'était de savoir comment le sang artériel passe des derniers rameaux artériels dans les premières veines. Il se borne, sur ce point, à supposer que ces communications peuvent être *médiates, immédiates* ou *intermédiaires*. Pour lui, les communications sont *médiates*. Elles se font par les porosités des tissus [1],

[1] Chose remarquable, cette circulation lacunaire, qui n'existe pas pour l'homme,

*per carnis porositates*. La gloire de découvrir les *réseaux capillaires* était donc aussi réservée à un autre; ce fut *Malpighi*. Nous y arriverons prochainement, mais n'empiétons point sur l'avenir.

### 1578-1658. ANALYSE DE L'ŒUVRE DE HARVEY. DÉMONSTRATION DU GRAND PROBLÈME DE LA CIRCULATION.

Une œuvre si importante mérite, de notre part, une analyse respectueuse, quoiqu'elle n'occupe qu'un bien petit volume, sous le titre modeste de *Prælectiones anatomicæ*, Introductions anatomiques.

§ I. Harvey commence par une introduction aussi noble que modeste, dans laquelle il explique sa position scientifique :

« Lorsque je commençai, dit-il, à étudier les mouvements du cœur, non plus dans les livres et les écrits des autres, mais dans la nature et par des vivisections, la tâche me parut bien ardue, bien hérissée de difficultés, et j'étais bien près de croire, comme *Fracastor*, que Dieu seul pouvait les comprendre : comment s'opéraient la systole et la diastole? où et comment se faisaient la contraction et la dilatation? Je ne pus d'abord le saisir, à cause de la rapidité de ces mouvements qui se succédaient devant moi, en un clin d'œil, comme un éclair, et cessaient aussitôt, ne me laissant que confusion...... »

Mais en appliquant chaque jour davantage mon attention et mes soins, en répétant les vivisections, en expérimentant sur une grande variété d'animaux, j'ai pensé que j'étais enfin arrivé au but et que j'étais sorti de ce labyrinthe...

Depuis lors, je n'ai pas hésité à faire connaître mes idées, non seulement à mes amis, mais au public, dans mon cours d'anatomie, suivant l'usage académique. Les uns les accueillirent favorablement, les autres les blamèrent (c'est la coutume). D'une part, on m'a fait un crime de m'être séparé de l'enseignement de tous les anatomistes ; de l'autre, on a manifesté le désir de me voir donner un plus ample développement à ces vues nouvelles, qui pouvaient offrir quelque intérêt et même quelque

existe néanmoins, comme état normal, dans la série animale et caractérise la circulation des *tuniciers*.

[1] HARVEY (G.). *Exercitationes anatomicæ de motu cordis et sanguinis circulatione*. Rotterdam, MDCLIV, in-18°.

utilité. Cédant enfin au conseil de mes amis, je me suis décidé à employer la presse, pour soumettre au jugement général et mes travaux et leur auteur.

§ II. Dans le second chapitre, Harvey étudie d'abord sur l'animal vivant le mouvement du *cœur ventriculaire*. « *Ex vivorum dissectione, qualis sit cordis motus.* » On voit, dit-il, après avoir enlevé le péricarde, que le cœur agit et se calme alternativement. Ce fait est surtout facile à constater chez les animaux à sang froid, grenouilles, serpents, anguilles, poissons. Le mouvement s'accompagne de quatre faits principaux :

1° Le cœur, au moment de la contraction, se soulève; *sa pointe frappe* contre la paroi pectorale; son battement s'y fait sentir au dehors.

2° Le cœur se *contracte* principalement dans le sens transversal; on le voit facilement en plaçant sur une table le cœur extirpé d'une anguille vivante.

3° Quand on tient dans la main le cœur contracté, on sent qu'il *durcit* ses parois, comme l'avant-bras durcit ses muscles dans la préhension.

4° Chez les animaux à sang froid, le cœur contracté *pâlit*, tandis qu'il devient rouge et pénétré de sang par le repos.

Le *battement* du cœur est donc un mouvement de *contraction*, qui, resserrant les ventricules, expulse leur sang, tandis qu'ils se remplissent de nouveau pendant le repos.

Pour s'en convaincre, il suffit de percer une de ces cavités; alors on voit le sang jaillir au dehors avec force par *la plaie*, à chaque pulsation.

§ III. Harvey étudie ensuite sur le vivant le mouvement des artères : *arterium motus qualis est, ex vivorum dissectione.*

1° Il observe que leur *dilatation* répond à la *contraction* du cœur et leur *contraction* à sa *dilatation;* leurs actions se font donc en *sens contraire*.

2° Quand le ventricule gauche cesse son impulsion, le pouls artériel cesse; il faiblit quand le cœur est languissant; il en est de même pour le ventricule droit et l'artère pulmonaire.

3° La section de l'artère laisse couler le sang après chaque systole du ventricule.

Ainsi, ce n'est pas une dilatation active des artères qui attire le sang dans les vaisseaux, mais c'est bien l'ondée sanguine, qui, chassée par la force du cœur, dilate l'artère et produit le pouls.

§ IV. Au quatrième chapitre, étudie Harvey les *oreillettes* : *motus cordis et auricularum qualis, ex vivorum dissectione*. Gaspard *Bauhin*, et Joan *Riolan*, dit-il, nous ont appris que les battements des oreillettes se font à des temps différents de ceux des ventricules, ce qui fait quatre mouvements dans le cœur. Leur étude chez les poissons, où les mouvements sont plus longs et plus distincts, fait voir qu'il y a en effet quatre mouvements, si l'on considère les lieux, et deux seulement si l'on considère les temps, car il y a alternance entre les contractions ventriculaires et auriculaires, les deux ventricules, puis les deux oreillettes battant ensemble ; l'oreillette devient pâle et vide par contraction, et son sang paraît dirigé vers le ventricule qui se remplit. Une expérience décisive démontre que c'est bien la systole auriculaire qui pousse le sang dans le ventricule. Pour cela, on enlève d'un seul coup la pointe du cœur et l'on voit à chaque pulsation de l'auricule le sang s'échapper par jet de la cavité ventriculaire.

« Tout porte donc à croire, dit avec prudence le savant modeste, que l'oreillette est pour ainsi dire le réservoir du sang, et qu'une fois remplie elle se contracte pour remplir le ventricule, qui se contracte à son tour et lance dans tout le corps, au moyen de ses branches, le sang qu'il vient de recevoir.

L'oreillette droite agit de même pour le ventricule droit, qui à son tour pousse le sang dans les poumons, par la *veine artérieuse*, laquelle remplit en réalité les fonctions d'*artère*.

Enfin il observe qu'à la mort de l'animal, c'est le ventricule gauche qui s'arrête le premier, puis son oreillette, puis le ventricule droit, enfin l'oreillette droite, qui est bien l'*ultimum moriens*, ainsi que *Galien* l'avait noté le premier.

Harvey n'oublie point les preuves tirées de l'anatomie comparée ; il étudie la circulation chez les poissons, dont le cœur n'a qu'un ventricule et une oreillette ; il montre par des vivisections, que le sang circule de *l'un dans l'autre* à chaque battement.

§ V. Au chapitre v, Harvey étudie les voies par lesquelles le sang passe de la veine cave dans les artères ; l'existence du trou ovale chez le fœtus des animaux supérieurs, et celle du canal qui s'étend de l'origine de l'artère pulmonaire à l'aorte, complètent momentanément la circulation d'une manière analogue à celle qui reste permanente chez les animaux inférieurs.

A cette époque de la formation, l'aorte semble double, et naître par deux branches, des deux ventricules, charriant ainsi un sang moitié veineux, moitié artériel. Enfin il reconnaît qu'après la naissance une de ces deux branches, la veineuse, s'atrophie, le trou ovale s'oblitère et le sang des veines caves, chassé dans l'oreillette droite, circule forcément du ventricule droit dans l'artère pulmonaire, revient par les veines pulmonaires à l'oreillette, puis au ventricule gauche, d'où il est lancé dans l'aorte. C'est le *circulus cardiacus minimus.* »

§ VI. Le sixième chapitre : *cordis motus actio et functio*, explique l'alternance des mouvements des cavités du cœur ; l'auteur y rappelle quelle hésitation, quelles difficultés, la circulation pulmonaire avait dû apporter à l'étude de la circulation, alors qu'on ignorait encore les rapports du cœur avec le poumon.

Comment le cœur droit pouvait-il distribuer le sang dans le corps, et comment le ventricule gauche pouvait-il recevoir le sang de la veine cave? Tout cela était pour les anciens chose bien obscure, car ils ne faisaient pas de vivisections. Dans toutes leurs dissections cadavériques ils trouvaient le sang noir et coagulé, ils ne pouvaient juger de sa circulation et se trouvaient forcés, d'imaginer les pores de la cloison du cœur pour expliquer le passage d'un ventricule dans l'autre.

§ VII. Le chapitre VII : *Sanguinem, de dextro ventriculo cordis per pulmonum parenchyma, premeare in arteriam venosam et sinistrum ventriculum*, est consacré à l'étude de la circulation pulmonaire. Le sang, dit-il, peut filtrer à travers la substance du poumon, pour passer du système pulmonaire veineux au système artériel pulmonaire.

En vain lui objecte-t-on que toute la masse du sang ne pourrait traverser à chaque instant l'organe pulmonaire.

Ne voit-on pas, dit-il, ceux qui prennent les eaux de *Spa*, ou celles de la *Madone*, en grande abondance, rendre peu après une grande quantité d'urine? Tout ce liquide a donc rapidement filtré par les reins, quoique ces organes n'aient point une *vis à tergo*, qui y pousse le liquide, comme le cœur pousse le sang dans les poumons?

Harvey corrobore ensuite son opinion par l'enseignement du célèbre *Colombo*, qui démontre si bien la circulation pulmonaire.

Enfin il explique, mieux que Galien, comment les trois valvules sigmoïdes, placées à l'entrée de l'artère pulmonaire, empêchent le sang que ce vaisseau reçoit du ventricule droit, de retourner en arrière, le forçant de pénétrer tout entier dans les poumons.

§ VIII : *De copiâ sanguinis transeuntis per cor à venis in arteriis et de circulari motu sanguinis.* (Op. cit. p. 80.)

C'est là que Harvey commence à s'écarter grandement des voies ouvertes par ses prédécesseurs. Il n'en est point glorieux, et regarde simplement comme son devoir de divulguer cette grande vérité, à savoir : que le *sang circule par tout le corps*.

« J'ai, dit-il, à faire connaître des choses si nouvelles et si extraordinaires, que je redoute non seulement l'envie de quelques-uns, mais de voir tout le monde se tourner contre moi, tant l'habitude, comme une seconde nature, a fixé profondément ses racines dans l'esprit de chacun et tant l'opinion vénérée des anciens semble forcer les esprits !

« Quoiqu'il en soit, le sort en est jeté, mon espoir est dans la droiture des savants qui aiment la vérité.

« Comme je réfléchissais sur la grande quantité de sang qui passe des veines dans les artères, traversant le cœur en si peu de temps, je me demandais si, par moment, les sucs nutritifs pouvaient à eux seuls réparer cette perte ; si les veines ne devaient pas rester vides, épuisées, ou si les artères ne devaient pas se rompre sous un afflux trop grand du sang, à moins qu'une voie particulière ne permît à ce liquide de passer de nouveau des artères dans les veines, puis de revenir au cœur.

« Je commençai à songer en moi-même, si ce sang ne pouvait pas exécuter une *évolution circulaire*. L'expérience a démontré la vérité de cette supposition ; qu'il me soit donc permis d'appeler ce mouvement : *circulation*, en souvenir du nom qu'*Aristote* donnait à la pluie qui, tombant du ciel, vient arroser la terre, puis retourne sous forme de vapeurs, attirée par les feux du soleil jusque dans les hauteurs de l'atmosphère ; ou comme le soleil lui-même, avec son lever et son coucher, entretient la circulation de l'ombre et de la lumière, des tempêtes et des météores. »

Ainsi, c'est par une considération toute nouvelle, et surtout physiologique, celle de la *loi d'équilibre* des deux systèmes circulatoires et de la *masse du sang*, qui ne pouvait raisonnablement être considéré comme franchissant les pores invisibles de la cloison interventriculaire, que Harvey a pu corroborer sa grande découverte ; elle est donc bien son œuvre, et lui appartient réellement, puisqu'il l'a démontrée par les faits mêmes qui servaient d'objection à ses adversaires.

§ IX. *Le chapitre* IX est consacré à la vérification du *circuit* du sang : *Esse sanguinis circuitum, ex primo supposito confirmatum.* Poursuivant les mêmes arguments, Harvey démontre :

1° Que la somme des liquides alimentaires ne pourrait fournir le sang nécessaire à chaque instant pour remplir la veine cave ;

2° Que les artères font pénétrer à chaque pulsation dans chaque membre bien plus de sang qu'il n'en faut pour leur nutrition.

3° Et que l'on voit, de chaque organe, surgir des veines, qui paraissent bien ramener ce sang au cœur.

4° Il est donc bien manifeste que le sang revient à son point de départ, pour parcourir de nouveau sa route et se mouvoir ainsi dans un *cercle fermé;* l'expérimentation sur l'être vivant démontre en effet que le sang tout entier s'écoule sans se renouveler quand on ouvre les carotides du bœuf, et que les artères ne reçoivent du sang des veines que par l'intermédiaire du cœur ; car, en liant l'aorte à sa racine et ouvrant la carotide, les artères se vident, alors que les veines contiennent encore du sang.

§§ X. XI. XII. Les chapitres X. XI. XII, sont consacrés à combattre les objections. *Primum..., secundum..., tertium suppositum, ab objectionibus vindicatur, et experimentis ulteriùs confirmatur.*

Pour ces démonstrations, Harvey profita de la lenteur de la circulation chez les reptiles et de leur vie encore longue, alors même qu'on a mis leur cœur à découvert.

Donc il ouvrit la poitrine d'un serpent vivant, mit son cœur à nu et, comprimant la veine cave inférieure au-dessus de son embouchure, il vit le segment supérieur de la veine, au-dessus du point comprimé, perdre sa couleur rouge et ses mouvements faiblir. En cessant la compression, la circulation normale reprenait ses droits.

Agissant de même pour l'aorte, il la comprima un peu au-dessus du cœur et la vit se gonfler au-dessous du point comprimé, tandis que le ventricule dilaté prenait une teinte plus foncée.

De même pour les membres : une ligature au bras d'un homme fait gonfler les veines au-dessous et rend l'artère imperceptible. Si on relâche le lien, la veine s'affaisse, le pouls se relève; que si l'on considère la circulation du bras *au-dessus* de l'obstacle, les phénomènes s'observent en sens contraire, l'artère bat avec plus de force pour vaincre l'obstacle; la veine se vide et s'affaisse complètement.

Ainsi l'oblitération des deux genres de vaisseaux détermine des phénomènes d'ordre inverse.

Dans l'artère, le sang s'accumule entre le cœur et l'obstacle; dans la veine, c'est entre le membre et la ligature.

Pour l'artère, le vaisseau se vide au-delà de l'obstacle, ne recevant plus rien du cœur; pour la veine, le vaisseau se vide dans la portion qui, située au-dessus de l'obstacle, communique toujours avec le cœur.

De là aussi deux manières de mourir : ou par *anémie, ob defectum*, ou par *congestion, ob copiam*, et toujours, en supprimant l'obstacle, l'équilibre se rétablit comme si les deux ordres de vaisseaux étaient bien complémentaires l'un de l'autre. Il aurait pu ajouter à cette preuve un fait plus décisif encore; en effet, si, ouvrant la veine pendant un intervalle de trente pulsations, on recueille 60 gr. de sang au-dessous de l'obstacle, en ouvrant l'artère au-dessus pendant le même temps, on pourra recueillir une quantité égale de sang, preuve absolue du passage du sang de l'un dans l'autre système. Mais comment le sang peut-il revenir des membres au cœur, circulant par les veines en sens contraire à celui des artères? Tel est le troisième point à démontrer. L'étude anatomique des *valvules cardiaques* et *veineuses* vient alors fournir à Harvey une preuve importante. Il invoque ici l'autorité de Fabrice d'Acquapendente et de Silvius, qui, les premiers, décrivirent les valvules semi-lunaires des veines; ces valvules, s'ouvrant dans la direction du cœur, font obstacle en sens inverse, elles empêchent le sang de rétrograder. La preuve en est simple, dit Harvey : Si vous serrez médiocrement le bras d'un homme, comme on le fait pour la saignée, les veines de l'avant-bras se gonflent, et le siège de leurs valvules apparaît sous forme de nœuds saillants.

Si l'on presse alors avec les doigts sur la portion veineuse comprise entre deux nœuds valvulaires, de manière à la vider, et si l'on maintient le doigt appuyé sur l'extrémité inférieure de l'espace déprimé, on voit la veine rester vide, bien que l'intervalle des valvules suivantes soit rempli du sang venu par les anastomoses. Le vaisseau se remplit au contraire dès qu'on cesse la compression inférieure, qui permet au sang de circuler.

Autre expérience plus décisive encore : si vous coupez la carotide d'un animal vivant, le sang continue de couler avec force de l'orifice correspondant au cœur, mais cesse bientôt de sortir de l'orifice opposé, qui ne reçoit plus l'impulsion de l'organe central.

Pour une veine, les faits se passent en un ordre contraire.

§ XIV. *Conclusion:* « *Conclusio demonstrationis de sanguinis circuitu.* »

C'est donc toujours le même *circulus,* la même alternance entre les vaisseaux, les uns lançant le sang, les autres le ramenant par un mouvement perpétuellement renouvelé. La contraction et la pulsation du cœur en sont l'unique cause.

§ XV. *Au chapitre XV,* Harvey ajoute de nouvelles preuves tirées du raisonnement : « *sanguinis circuitus rationibus verisimilibus confirmatur* ». Ainsi, dit-il, si le sang ne revenait pas au cœur, que deviendrait-il? il stagnerait dans les organes, s'y coagulerait, et, n'allant plus se retremper dans la source centrale de la chaleur vitale, il laisserait les membres se refroidir et languir de plus en plus.

§ XVI. *Le chapitre XVI* nous développe les conséquences de la circulation ; il démontre que toutes les branches de la médecine, *physiologie, pathologie, séméiotique, thérapeutique*, reçoivent de la circulation une vie et une lumière nouvelles. Ainsi les empoisonnements, les venins qui passent dans le sang, la rage avec son virus, prouvent la circulation, puisque, ramenés par le sang jusqu'au cœur, ils empoisonnent la vie dans sa source et vont de là infecter tout le corps. La thérapeutique fournit aussi de nouvelles preuves, lorsqu'on étudie, par exemple, les applications *locales* des remèdes et leur absorption complète, comme si l'estomac les eût acceptés. La *coloquinte* et *l'aloës* purgent; la *cantharide* agit sur les reins. *L'ail*, posé à la plante des pieds, excite l'expectoration; car, leurs sucs absorbés par les veines pénètrent dans le torrent circulatoire, pour exercer sur l'économie une action générale.

§ XVII. Le dernier chapitre est consacré à *l'anatomie comparée de toutes les espèces animales qui ont un cœur.* Harvey démontre par là même l'universalité de la fonction circulatoire; l'étude des valvules cardiaques et des dispositions anatomiques du fœtus termine enfin le livre.

*Confirmatur sanguinis motus et circuitus, ex apparentibus in corde, et ex iis quæ ex dissectione anatomica patent.*

Telle est l'analyse succincte de ce chef-d'œuvre, destiné à révolutionner la science, et qui montre chez son auteur autant de patience que de génie!

En résumé, depuis 1602, époque où il quitta son maître *Fabrizio*, *Harvey* ne cessa de méditer ce sujet si complexe, et ce ne fut qu'après avoir fait de nombreuses expériences à Londres, qu'il se décida, en 1619, à enseigner *publiquement* la circulation du sang. Mais neuf années se passèrent encore avant qu'il se résolût à faire imprimer son livre, à dépasser les limites de l'école et de l'enseignement, pour livrer ses travaux au jugement du monde entier; il ne s'exprima qu'avec une grande modestie, présentant toutes ces vérités seulement comme des choses probables. Une pareille conduite montre, sans qu'on ait besoin d'autre preuve, qu'il ne trouva pas en Italie un enseignement si clair, une découverte si accomplie, qu'elle n'eût plus besoin que d'être divulguée. Il y avait au contraire encore beaucoup à faire pour la compléter et la rendre accessible à tous; aussi les deux noms de CÉSALPIN et D'HARVEY paraissent-ils inséparables, quand il s'agit de couronner les auteurs de la grande découverte. Si l'on peut s'exprimer ainsi, l'un fut *l'âme* et donna *l'idée;* l'autre fut le *corps* et donna une *forme* définitive à cette idée; sans cette double manifestation, le mystère reste mystère. Une découverte n'en devient une que si tous peuvent la voir, l'admirer et profiter de ses bienfaits.

Sans *Césalpin*, nous ne connaîtrions peut-être pas encore la circulation, elle n'eût pas été découverte de longtemps. Sans *Harvey*, nous ne la connaîtrions peut-être pas davantage; elle eût été dénaturée, oubliée, perdue.

C'est pourquoi les savants rendront un hommage simultané, sans jalousie et sans réserve, aux deux illustres physiologistes.

Nous savons bien qu'on n'improvise pas l'avenir; l'avenir se fait avec du passé; le progrès, qui vous appartient légitimement, s'appuie toujours et d'abord sur l'expérience des autres; c'est que, dans l'ordre de la science, nous sommes fils de nos maîtres; et l'homme de génie lui-même doit les honorer en les associant à son triomphe.

---

# CHAPITRE VI

## DE HARVEY A CLEYER

(1647-1669)

LA LUTTE CONTRE LA DOCTRINE DE LA CIRCULATION, APRÈS HARVEY. — 1647. WALAEUS, — EMILIUS DE PARIS, — OMOBONO, — FOLLIO, — MARCHETTI, — DESCARTES, — DIONIS, — LICETI, — FRANGIOSI, — NARDI, — 1660. GUY-PATIN.

Règle générale, quand il s'agit d'une découverte, les contemporains la repoussent, la postérité l'accepte et l'admire.

Aussi les beaux travaux de Harvey ne trouvèrent point que des admirateurs; l'envie s'éleva de toutes parts contre lui : comme résultat pratique, sa clientèle, dit-on, diminua de moitié; comme résultat scientifique, ce fut le commencent d'une guerre littéraire, qui dura plus d'un siècle. Les uns nièrent avec acharnement l'existence de la circulation; les autres l'acceptèrent, mais comme une découverte ancienne, qui n'avait eu besoin ni de *Harvey*, ni même de *Césalpin*, pour être connue, appréciée de tous. Disons de suite, à sa louange, qu'il ne répondit que par le silence à la plupart de ses détracteurs; le célèbre *Riolan* fut le seul auprès duquel il voulut se disculper, encore le fit-il en termes fort modérés.

Mais d'autres voix, plus libres d'agir que la sienne, surent combattre pour ses idées et soutenir sa cause. C'était bien défendre la vérité.

Citons d'abord **WALAEUS** ou *Jean de Waale*, en Hollande, qui, tout en rapportant aux anciens l'honneur de l'invention, fut un des premiers à rendre hommage à la démonstration scientifique de Harvey et voulut enseigner la circulation du sang dans un cours public.

**DESCARTES**, le grand philosophe français, accepta avec enthousiasme cette découverte, quoiqu'elle fût repoussée par la faculté de Paris, qui se montra, dans cette occasion, bien inférieure à sa grande renommée. Voici le passage de *Descartes :*

« Si on demande comment le sang ne s'épuise point, en coulant ainsi continuellement dans le cœur, et comment les artères n'en sont point trop remplies, puisque tout celui qui passe par le cœur va s'y rendre, je n'ai pas besoin de répondre autre chose que ce qui a déjà été écrit par un médecin d'Angleterre, auquel il faut donner la louange d'avoir rompu la glace en cet endroit, et d'être le premier qui a enseigné qu'il y a plusieurs petits passages aux extrémités des artères, par où le sang qu'elles reçoivent du cœur, entre dans les petites branches des veines, d'où il va se rendre derechef vers le cœur; en sorte que son cours n'est autre chose qu'une circulation perpétuelle[1]. »

Chose singulière! la circulation fut bien plus vite acceptée par le bon sens général que par la science; celle-ci, préoccupée, embarrassée dans ses vieilles théories, ne pouvait comprendre autre chose, ni admettre qu'elle se fût trompée si longtemps. C'est ainsi que, repoussée de la faculté de Paris, tournée en ridicule par *Guy Patin*, la grande découverte fut au contraire célébrée en France par *Molière, Boileau, Descartes*, et que *Louis XIV* chargea *Dionis* de la professer au Jardin du Roi, puisqu'on refusait de l'enseigner à l'école de médecine. En Angleterre, *Harvey* fut soutenu par l'appui intelligent du roi *Charles Ier*, qui lui fournit pour ses études toutes les facilités désirables, lui permettant d'expérimenter jusque sur les biches de son parc, et qui l'honora toujours de sa plus sincère estime.

Parmi ceux qui combattirent la doctrine de *Harvey*, il faut citer *Emile de Paris*, qui composa contre elle un livre intitulé : *Lapis lydius de motu cordis et sanguinis* [1647].

Son livre est plein de raisons superficielles ou inconséquentes; mais, comme de tout choc peut jaillir la lumière, plusieurs découvertes partielles furent faites à ce sujet. Ainsi cet anatomiste démontra que le cœur pouvait continuer de battre, alors qu'il était vide de sang : expérience très juste; mais la déduction était fausse, quand il en concluait que la circulation n'existait pas.

Nous n'insisterons, ni sur les écrits d'OMOBONO de *Crémone*[2] qui prétendait venger l'antiquité outragée par la découverte de Harvey; ni sur ceux de FOLLIO [*Cecilio*], qui, ayant trouvé à l'au-

[1] DESCARTES. *Discours de la méthode* [édit. Cousin], p. 179.

[2] OMOBONO. *Ultio antiquitatis in sanguinis circulationem.* Crémone, 1690.

topsie le cadavre d'un adulte avec le trou ovale encore perforé, soutenait que c'était là, non point une anomalie, une exception, mais une structure normale et la route naturelle du sang[1].

Cette assertion fut bientôt réfutée par **MARCHETTI**, professeur d'anatomie à Padoue, qui démontra qu'il s'agissait d'un fait pathologique, et non d'une loi physiologique.

Un des plus ardents défenseurs des idées d'Aristote, *Fortuné* **LICETI**, voulut, à son tour, établir que le sang se frayait une autre voie que celle indiquée par Harvey[2].

D'après lui, ce sont les *veines coronaires* qui servent de communication entre l'*oreillette droite* et la *gauche*. Voici comment il s'exprime :

« Une portion du sang versé dans la veine cave retourne à cette veine elle-même, tandis qu'une autre portion, au moyen de la veine coronaire, passerait dans l'oreillette gauche du cœur, d'où, mêlée aux esprits vitaux, elle s'écoulerait dans l'aorte et, par le moyen des artères, viendrait servir à la nutrition des parties similaires ; car le sang artériel, dit-il, doit nourrir les parties simples, et le sang veineux les organes composés. »

Le sang veineux, après avoir nourri les parties composées, refluerait de nouveau dans le cœur, au moyen des veines, et, d'autre part, la même chose aurait lieu pour le sang artériel, qui, après avoir nourri les parties simples, retournerait au cœur par l'aorte. Ainsi, au lieu d'un flux et reflux admis par les anciens, *Liceti* en admettait *deux*. Il y avait loin de cette théorie compliquée à l'explication nette, évidente, si bien formulée par *Harvey*.

### 1616-1680. THOMAS BARTHOLIN. — DÉFENSE DE LA CIRCULATION.

**BARTHOLIN** de Copenhague adopta un des premiers la circulation du sang et combattit avec force la théorie singulière du mouvement par *flux* et *reflux*, que *Fortuné Liceti* avait imaginée[4].

[1] FOLLIO (C.), *Nova in sanguinis circulationem inquisitio*. Padoue, 1726.

[2] LICETI (F.), *Sanguinis a dextro in sinistrum cordis ventriculum facilis reperta via*.

[3] THOMÆ BARTHOLINI, *Anatom. Libell. de veris*. Leyde, 1673.

[4] La plupart de ces erreurs sur la circulation sont des vérités, lorsqu'on l'étudie dans la série animale ; c'est ainsi que la circulation chez les *tuniciers* est *alternante*, c'est-à-dire que le courant circulatoire produit par le cœur se renverse périodiquement à des intervalles très courts, et le sang, qui change

Il contribua aussi à dissiper les prétentions du Père *Fulgence* à l'égard de *Paolo Sarpi* et termina sa lettre à *Jean de Waale*, en disant : « Tout le monde reconnaît Harvey pour le premier auteur de la découverte de la circulation ; *Harvejo omnes applaudunt circulationis auctori.* »

Il accordait aux artères l'irritabilité, afin d'aider l'action du cœur, qu'il regardait comme insuffisante, pour faire pénétrer le sang dans l'intimité des viscères. On lui doit aussi la description des vaisseaux des capsules surrénales.

En 1651, *Jérôme Frangiosi*, dans un livre intitulé : *De motu cordis in animalibus* ; en 1656, *Giovini Nardi*, dans ses *Noctes geniales*, se montrèrent adversaires de la circulation ; pourtant ce dernier reconnut plus tard son erreur et se rétracta. Mais c'est assez insister sur les aberrations de l'esprit humain, car elles n'ont pas de limites ; tournons plutôt nos regards du côté de la vérité, où de nouveaux horizons vont nous apparaître.

NOUVELLES PREUVES DE LA CIRCULATION HARVÉIENNE. — 1° TRANSFUSION DU SANG. — 1550. CARDANUS. — 1628. COLLI. — 1660. BOYLE. — WREN. — CLARKE. — KENSHAW. — 1658. ELSHOLZ. — 1668. MAGNANI.

Au milieu de cette lutte contre l'erreur, trois grandes preuves nouvelles furent découvertes qui vinrent à l'appui de la vérité[1] ; ce furent :

1° *La transfusion du sang.*
2° *L'observation microscopique.*
3° *L'injection cadavérique.*

### 1° TRANSFUSION.

Cette belle opération fut annoncée pour la première fois par *Cardanus* et par *Marsile Ficin*, au XVIe siècle. *Jean Colli*, professeur de Padoue, dans un ouvrage publié en 1628 [2], en mesura la valeur, il y ajouta la transfusion des médicaments avec l'étude de leurs effets. *Fracassi* [3], *Montanari* en

alternativement de direction, est contenu dans des vaisseaux tubulaires pour la surface du corps et les branchies, tandis que dans le reste de l'économie il circule dans les lacunes inter-organiques.

[1] DE RENZI, t. IV, p. 185.

[2] COLLI (J.). *Methodus facilis parandi jucunda tuta et nova medicamenta.*

[3] FRACASSI. *De vitâ et senectute longius protrahendâ.*

1667; le Piémontais *Guillaume Riva*, *Manfredo*, de Luques, *Magnani* à Rome en 1668, *Wren*, *Clarke*, *Boyle*, *Kenshaw*, en Angleterre; *Elsholz*, à Berlin, et plusieurs savants en France expérimentèrent la transfusion sur l'homme et sur les animaux. Leurs travaux ne contribuèrent pas peu à vulgariser et à prouver la circulation du sang, puisque le remède introduit sur un point servait bientôt à ranimer toute l'économie.

2° ÉTUDES MICROSCOPIQUES. — MALPIGHI.

Ce fut là une seconde source de preuves importantes, et nous verrons bientôt, en écoutant *Malpighi*, qu'il fut le premier à employer le microscope, pour montrer le passage direct du sang à travers le système des vaisseaux capillaires qu'il avait découvert.

« Ainsi, dit le célèbre *de Renzi* [1] dans son *Histoire de la médecine*, qui nous a si souvent servi de guide pour cette étude, la Providence semblait avoir décidé que les premiers pas dans la découverte de la circulation, et les derniers pour l'éclairer ou la rendre définitive, seraient dus à deux Italiens, » *Césalpin* et *Malpighi*.

3° INJECTIONS ANATOMIQUES. — 1625. DE MARCHETTI. — 1637. SWAMMERDAM. — 1638. RUYSCH. — 1660. DE GRAAF. — 1667. BLANCARD. — 1680. LANGIUS. — 1697. COWPER. — 1718. ROUHAULT. — 1741. MONRO. — 1748. LIEBERKUHN. — 1756. ALBINUS. — 1762. JANKINS. — 1812. PROCHASKA. — 1819. BOGROS. — 1841. DOYÈRE.

Les *injections anatomiques* formèrent un troisième genre de preuves, qui devait aller jusqu'à l'évidence. Dès l'antiquité, *Galien* avait cherché à gonfler les artères, pour étudier leur parcours. Mais cet art oublié ne fut ressuscité qu'au XVI<sup>e</sup> et au XVII<sup>e</sup> siècle; *Eustachi*, *Glisson*, *Willis*, injectèrent dans les vaisseaux des liquides colorés. *Dominique de Marchetti*, en 1625, réussit à faire passer une injection colorée des artères dans les veines. *De Graaf* employa le mercure. *Swammerdam* et *Ruysch* fixèrent le moule des vaisseaux par des injections colorées et solidifiantes. **SWAMMERDAM** fut le premier, il employait la cire liquéfiée par la chaleur. **RUYSCH**, de la Haye, porta cet art des injec-

[1] DE RENZI, t. IV, p. 188.

tions à un degré qu'on n'a pu égaler depuis, car il mourut en gardant le secret de son procédé. Les parties injectées conservaient leur consistance, leur mollesse, leur flexibilité, et les couleurs en vieillissant ne devenaient que plus vives. Pierre le Grand visita sa collection et baisa, dit-on, avec tendresse le cadavre d'un petit enfant qui semblait lui sourire, comme s'il eût été vivant. En 1717, il acheta, pour le musée de Saint-Pétersbourg, toute la collection de *Ruysch*; celui-ci, malgré son âge de soixante-dix-neuf ans, parvint à en former une autre avant sa mort, qui eut lieu en 1731.

**LIEBERKHUN** en 1748, et plus tard **PROCHASKA** en 1812, arrivèrent également à une grande perfection, au point que leurs injections, conservées dans le musée de Vienne, ont pu servir, il y a peu d'années, aux recherches histologiques de *Henle* [HENLE, *Anat. gén.* t. II, p. 3].

Mais je ne pourrais suffire à nommer tous ceux qui se sont distingués dans l'art des injections angiologiques. *Cowper* en 1697, *Homberg* en 1699, *Rouhault* en 1718, *B. S. Albinus* en 1756, *Jankins* en 1762, *Bogros* en 1819, doivent pourtant être signalés, et, plus près de nous, *Doyère*, qui en 1841 indiqua, dans un mémoire à l'Académie des sciences [t. XIII, p. 75] un nouveau mode d'injections vasculaires fort ingénieux.

## 1614. VÉSALE. — 1622. WILLIS. — 1609. DIEMERBROECK ET HALLER ÉTUDIENT LA STRUCTURE DES VEINES.

L'illustre **VÉSALE** de Bruxelles porta son attention sur la *structure des parois veineuses;* il enseignait, pour elles, l'existence de trois ordres de fibres, *longitudinales*, *circulaires*, *obliques*.

*Thomas Willis*, célèbre en Angleterre, admettait jusqu'à quatre tuniques, tandis que le Hollandais *Isbrand de Diemerbroeck*, compilateur plutôt qu'anatomiste, les réduisait à une seule. Le judicieux *Haller*[1] nie l'existence des fibres musculaires transverses.

Ces divergences s'expliquent sans peine, quand on considère que toutes les veines n'ont pas une structure égale et que l'élément musculaire surtout y varie beaucoup, suivant les régions que l'on étudie et le volume du vaisseau.

[1] HALLER. *Elementa physiologiæ*, t. I, p. 124.

1622. WILLIS. — LES ARTÈRES COMMUNICANTES ET LE POLYGONE CÉRÉBRAL.

L'Anglais **WILLIS** vint ensuite, qui décrivit et nomma les *artères communicantes du cerveau.* Il comprit que leur rôle était d'établir une circulation libre entre les artères vertébrales et les carotides.

Rôle important, car dès lors on s'explique comment l'obstruction complète ou la ligature des carotides peut avoir lieu sans déterminer d'accident grave, ou la mort du sujet.

Cette découverte eut donc une influence favorable sur la chirurgie et la médecine opératoire, en permettant l'opération hardie de la ligature de l'une ou même des deux carotides. Ce fut encore lui qui découvrit, à la face interne des sinus cérébraux, les corpuscules dits de *Pacchioni.*

1628-1694. MALPIGHI DE BOLOGNE. — DÉCOUVERTE DES RÉSEAUX CAPILLAIRES ET DES GLOBULES DU SANG. LA CIRCULATION RENDUE VISIBLE.

A mesure que la science avançait, on pénétrait plus intimement dans la structure de l'économie humaine.

Mais il était réservé à l'illustre *Marcellus* **MALPIGHI**, par ses merveilleuses injections, avec le secours d'un microscope construit par lui-même, de découvrir et de faire connaître tout un système sanguin, auquel est resté le nom de *réseau capillaire de Malpighi.*

Là se terminent les artères; là bientôt commenceront les veines. Il étudia de préférence la circulation pulmonaire et celle du mésentère de la grenouille, où s'observent plus facilement d'admirables réseaux. Alors seulement fut connue la véritable structure des extrémités vasculaires, leurs anastomoses, et l'on put *voir* le sang passer des artères dans les veines. Cette expérience apportait une preuve décisive à la circulation harvéienne, preuve qui avait manqué à Harvey lui-même, comme si cette double gloire eût été trop pour un seul homme. Le microscope commençait dès lors à être employé en médecine. *Malpighi*, au moyen de cet instrument précieux, découvrit encore que le sang est formé de *globules* innombrables, mais il les crut *sphériques.* C'était une erreur de détail, erreur importante néanmoins, car la différence de forme indique une différence de nature, et caractérise les diverses espèces animales.

1632-1723. LŒUWENHOECK ÉTUDIE LES GLOBULES DU SANG.

Trente ans après Malpighi, le célèbre **LŒUWENHOECK** reprit le même sujet. Une grande habitude du microscope lui permit de reconnaître que les globules du sang ne sont pas *sphériques*, mais *aplatis* et *discoïdes*, du moins chez l'homme; la science fut désormais fixée sur ce point.

1652. DOMINIQUE DE MARCHETTIS. — ÉTUDE DÉTAILLÉE DES GROS VAISSEAUX ET DES ANASTOMOSES. — LES INJECTIONS COLORÉES.

*De* **MARCHETTIS** publia, en 1652, son *Compendium d'anatomie*; il y décrivit avec la plus grande exactitude les vaisseaux sanguins étudiés au moyen des *injections colorées*.

Il reconnut qu'une des branches de l'*artère mésentérique* se rendait au *foie*, que les artères et les veines *épigastriques* s'anastomosaient avec les *mammaires*, et que celles-ci prenaient chez les nourrices une ampleur plus grande, compensatrice de la fonction nouvelle.

Il détruisit l'erreur des anatomistes, qui croyaient que les *vaisseaux courts* de la *rate* se rendaient à l'*ombilic*, ou qu'ils s'ouvraient dans l'*estomac*.

*Les vaisseaux du bassin* furent surtout décrits avec une exactitude surprenante[1], ainsi que ceux de l'*épiploon* et de l'*estomac*.

*Haller* fit de *Marchettis* cet éloge véritable : « *Solus ferè suo ævo humanam anatomen pro dignitate exercuit.* »

1641. VIEUSSENS. — PHYSIOLOGIE GÉNÉRALE DE LA CIRCULATION.
1645. MÉRY. — LES VAISSEAUX DE LA RÉTINE.
1648. DUVERNEY. — PULSATIONS DU CERVEAU.

*Raymond de* **VIEUSSENS**, médecin de Montpellier, étudia les points les plus difficiles de la physiologie vasculaire : le mouvement du cœur, le pouls, la communication des artères et

[1] DE RENZI, *loc. cit.*, t. IV, p. 134.

des veines; enfin les rapports qui existent entre les vaisseaux du fœtus et ceux de la mère. Mais, exagérant ses idées, il admit des vaisseaux particuliers destinés à porter les boissons dans la vessie, vaisseaux que personne n'a retrouvés depuis. Il prétendait aussi que la plupart des organes que l'on croit formés d'un parenchyme propre, ne sont qu'un composé de vaisseaux.

*Jean* MÉRY, né à Vatan dans le Berry, et devenu chirurgien major, avait cru devoir proposer une nouvelle opinion sur la direction du sang qui passe par le trou ovale. Au lieu de le conduire de la veine cave à l'oreillette gauche, il le faisait revenir de cette oreillette à la droite, opinion abandonnée bientôt par les physiologistes[1]; il eut à cette occasion une discussion très âpre avec Duverney, qui sortit vainqueur de la lutte. Il démontra en outre, sur l'animal tenu sous l'eau, l'existence des vaisseaux rouges de la rétine.

*Guichard-Joseph* DUVERNEY, de Fleurs en Forez, soutint contre *Méry* le sentiment de *Harvey* sur le passage du sang à travers le trou ovale. Il distingua deux mouvements dans le cerveau: l'un, qui dépend des artères et reste isochrone au pouls; l'autre, plus lent, qui est produit par la respiration. Mais là ne se bornèrent pas les travaux de ce savant. Duverney cultiva l'anatomie avec un très grand succès; il décrivit avec une rare exactitude les sinus de la dure mère, et signala l'existence possible d'une artère postérieure du cristallin.

### 1657. JEAN ALPHONSE BORELLI. — LA STRUCTURE MUSCULAIRE DU CŒUR. — LE MOUVEMENT DU SANG SOUMIS AUX LOIS DE L'HYDRAULIQUE. — DÉCOUVERTE DE LA FIBRINE DU SANG.

La structure générale du cœur était maintenant connue; ses cavités, ses valvules, sa circulation.

Mais l'on n'était point d'accord sur la nature de sa *fibre* et sur sa structure intime.

Sans doute, un des livres de la collection hippocratique appelle le cœur *un muscle*, mais cette assertion sans preuve ne pouvait contenter la science, et depuis vingt siècles on s'était habitué à considérer le cœur comme un organe de texture spéciale, un *parenchyme*, à part.

[1] MÉRY (Jean). *Nouveau syst. de la circulation du sang par le trou ovale dans le fœtus humain*, p. 1700, in-12.

L'illustre Napolitain **BORELLI** attaqua la question de front, et dans son amphithéâtre de Pise il démontra *que le cœur était un muscle*. Voici son argumentation : « Il résulte, dit-il, de la simple inspection oculaire que le cœur n'est pas un *parenchyme*, mais un *muscle* entièrement semblable aux autres muscles des membres. Si, par l'ébullition, on rend les fibres du cœur plus gonflées et séparées les unes des autres, on verra clairement qu'il se compose de fibres musculaires, on jugera de leurs faisceaux prismatiques, de leur couleur, consistance et ténacité, semblables à celles des autres muscles.

Comme celles-ci, elles résistent à la tension, se contractent, se durcissent quand vient la pulsation du cœur.

Mais les fibres du cœur sont plus fermes, plus compactes, plus uniformes, plus rouges.

Elles diffèrent encore des autres muscles, en ce qu'elles ne sont point droites, ni parallèles entre elles, mais courbes et en spirales, s'entrecroisant d'une manière admirable, non à la manière d'une vrille de vigne, comme le voulait *Vésale*, mais d'une manière plus étonnante encore.

La couche des fibres musculaires commence sous la membrane externe du cœur, à la base de l'organe, et des orifices circulaires tendineux, par lesquels se terminent les veines caves, les oreillettes, les artères aorte et pulmonaire. Le stratum musculaire descend de la base du cœur à la pointe de l'organe, où, se repliant et s'entrelaçant de diverses manières, les fibres qui le composent se dirigent vers les cavités ventriculaires.

A ce premier plan, d'autres succèdent, qui descendent obliquement et en spirale, s'inclinant peu à peu vers la pointe du cœur. Mais, avant d'y arriver, les faisceaux s'unissent et s'entrelacent, non seulement entre eux, mais avec les autres ordres de fibres, qui se replient vers la base du cœur ; une partie vient former les colonnes charnues où s'attachent les faisceaux fibreux valvulaires; le reste compose, par son tissu et ses fibres transversales, le corps du ventricule droit. »

*Borelli* démontra également la structure musculaire des *oreillettes* et même de la *partie de la veine cave* la plus voisine du cœur, dont il fit voir les fibres circulaires charnues roussâtres. De nos jours, un savant physiologiste, reprenant le même sujet, mais sans citer Borelli, a fait la même découverte. C'est que, hélas ! nous connaissons trop peu les travaux de nos ancêtres scientifiques, et nous prenons souvent pour des découvertes ce que nous trouvons sans eux, alors qu'ils l'avaient trouvé sans nous!

*Alphonse Borelli*, « homme de grande pénétration et de génie, dit *Sprengel*, fut encore le premier qui émit l'idée d'appliquer aux mouvements du sang les lois de l'hydraulique et de la statique ». « Il montra, suivant le savant historien *de Renzi*, dans l'application des mathématiques aux fonctions de la vie, une si solide et profonde connaissance de la structure du corps humain, que ses idées furent accueillies avec d'universels applaudissements. Mais ses calculs ne sont pas sans quelque exagération ; c'est ainsi qu'il mesura la force d'impulsion du cœur, et crut avoir démontré que, pour vaincre la résistance de l'ensemble des plus minimes artères, il fallait qu'il développât la pression énorme de 180 mille livres! »

Le savant anatomiste vécut de 1608 à 1679, mais ses découvertes furent professées par lui à Pise, en 1657, en présence du célèbre *Malpighi* (*adstante clarissimo Malpighi*), et ne furent publiées qu'après sa mort en 1680. L'enseignement de Borelli porta aussi sur la *structure* du *sang;* on croyait alors que dans le sang, à côté des *globules,* circulaient aussi des *fibres* dont l'entrelacement formait le *caillot*. *Borelli* démontra par le microscope la fausseté de cette assertion, et comment, si ces fibres existaient, elles entraveraient la circulation capillaire; il en conclut avec raison que dans le sang circulait une substance fluide, qui se coagulait dès qu'elle était soustraite au mouvement; c'était la *fibrine*.

### 1654. LANCISI. — LE PÉRICARDE ET LE CŒUR MUSCULAIRE.

LANCISI [J. M.] s'occupa bientôt après du même sujet, dans son livre *De motis cordis et aneurysmatibus.* Il étudia le *péricarde*, qu'il regarda comme étant aussi de nature musculaire et destiné à protéger le cœur contre les violences extérieures. Il recommande surtout d'étudier cette membrane sur le cadavre des hydropiques, où elle est développée, hypertrophiée; il découvrit sur le feuillet interne du péricarde un grand nombre de glandes éparses, encore inconnues jusqu'à lui.

Ses recherches sur les *artères coronaires* et sur les *nerfs* du cœur, achèvent de lui donner un rang distingué parmi les anatomistes de la circulation.

Il décrivit, mieux que tout autre, la route compliquée des fibres du cœur, leurs divers plans, et comment les plus externes se replient en spirale à la pointe du cœur, tandis que celles du plan interne prennent une direction circulaire; il crut même remarquer qu'elles pénétraient dans les cavités veineuses, pour y former l'origine des *valvules*, qui dès lors seraient *musculeuses*.

### 1638-1669. STÉNON. — LE CŒUR EST UN MUSCLE ET NE PRODUIT PAS LA CHALEUR INNÉE. — STRUCTURE EN 8 DE CHIFFRE, — MOUVEMENTS DE LA VEINE CAVE.

*Nicolas* **STÉNON** [1664], le savant anatomiste danois, médecin du grand-duc de Toscane, démontra que le cœur n'est qu'un muscle, un organe de mouvement; *qu'il en a tout, et qu'il a seulement ce que possède tout muscle*, fibres, charnues dans le milieu, tendineuses à leurs extrémités; en sorte qu'il n'est point le siège de l'âme, ni l'organe de la chaleur innée, et qu'il ne produit ni l'esprit vital, ou le sang, ni aucune humeur quelconque.

Par des dissections habilement conduites, il indiqua la structure *en* 8 *de chiffre*, des fibres du cœur.

Avait-il connaissance de l'enseignement de *Borelli*, Pise n'étant qu'à quinze lieues de Florence? C'est probable; mais dans tous les cas la primauté appartient à l'anatomiste de Pise; reste à *Sténon* l'honneur d'une description de détail, plus juste, plus précise, et surtout la découverte des mouvements propres de la *veine cave*. Il démontra, en outre, que le liquide salivaire est fourni par les artères, tandis que *Wharton* l'attribuait aux nerfs.

*Haller* porte sur Sténon le jugement suivant : *Vir industrius, candidus, innocuus et magnus inventor.*

### 1666. VALSALVA. — LA LIGATURE DES VAISSEAUX. — LE SINUS DE L'AORTE.

*Antoine-Marie* **VALSALVA**, né à Imola dans la Romagne, fut un anatomiste célèbre, un physiologiste habile, s'éclairant, comme nos modernes travailleurs, par de nombreuses vivisections.

Il fut encore excellent chirurgien; on lui doit d'avoir fait triompher définitivement l'emploi des ligatures sur celui du cautère actuel pour arrêter les hémorrhagies.

Il reconnut qu'au sommet de la crosse aortique se trouve un grand élargissement auquel il donna le nom de *sinus de l'aorte*.

Suivant lui, après avoir fourni l'artère carotide et les sous-clavières, l'aorte reprend le diamètre qu'elle avait en sortant du cœur.

1669. LOWER. — LES PREUVES DE L'HÉMATOSE. — ÉTUDE DU CŒUR.

*Richard* LOWER [1669], du comté de Cornouailles, dans son beau livre sur le *cœur*[1], éclaira le mécanisme de l'*hématose* par des expériences ingénieuses que *Claude Bernard* n'aurait pas renié de nos jours.

« Qu'on ouvre, dit-il, la poitrine d'un chien vivant : Le poumon s'affaisse et ne reçoit plus d'air, le sang de la veine est noir.

Qu'on souffle de l'air dans la tranchée, le sang devient rouge ; qu'on suspende l'insufflation, et il redevient noir ; qu'on la reprenne, il redevient rouge. »

C'est donc bien dans le poumon et non dans le foie que s'élabore le sang ; c'est là le vrai siège de l'hématose.

Ainsi tombaient peu à peu les erreurs des anciens. Le cœur et le foie perdaient leurs faux attributs, mais ils gagnaient à être appréciés à leur positive valeur, et l'homme commençait à connaître son propre organisme, resté jusqu'alors si mystérieux.

*Lower* fut, dit-on, le premier qui pratiqua réellement la transfusion du sang. En traitant de la structure du cœur, il établit que le péricarde ne manque jamais et que le cœur est un muscle pourvu de vaisseaux et de nerfs. Il a surtout bien décrit la marche des fibres musculaires des oreillettes, moins bien celle des ventricules. Il découvrit entre les deux veines caves, dans l'oreillette droite, un petit tubercule, auquel on a laissé le nom de *tubercule de Lower*. Mais il croyait, à tort, que le sang sortait du cœur pendant sa dilatation.

1681. SANTORINI. — MESURE EXACTE DES GROS VAISSEAUX. LES VEINES, SINUS ET PLEXUS DU PÉNIS. — CORNÉLIO ÉTUDIE ET RECONNAIT LA CAUSE DU POULS.

Pour compléter cette étude, il faut rappeler les travaux de J. D. SANTORINI, de Venise, que *Haller* appelait « *insignis potis-*

[1] LOWER (Richard). *Tractatus de corde*. Londres, 1669. *De musculis specimen* Mangeti, biblioth. anat., p. 523.

*simùm incisor* ». Il publia, vers 1700, *Une Anatomie du cœur;* fixa la mesure exacte des gros vaisseaux et étudia particulièrement les veines du pénis, auxquelles il donna le nom de *sinus;* l'histoire reconnaissante ajouta le nom du savant anatomiste : *sinus et plexus de Santorini.*

A cette époque, on n'était pas encore fixé sur la cause d'impulsion du sang dans les artères, c'est-à-dire sur la cause du *pouls.* Les uns prétendaient avec *Galien* qu'elle provenait d'une force pulsative communiquée par les tuniques vasculaires. Les autres croyaient, avec *Aristote,* que cette impulsion venait du sang.

Thomas CORNÉLIO de Cozenza voulut éclaircir ce sujet par une expérience décisive et bien faite. Il répéta donc à l'université de Naples la célèbre expérience de Galien, en coupant une artère, entre les deux tronçons de laquelle il interposa un tube de roseau pour laisser passer le sang ; et il vit que la pulsation se propageait au-delà de la section, plus faible il est vrai, mais évidente. Le pouls était donc produit par une impulsion acquise du sang ; il reconnut enfin que, si l'expérience de Galien avait échoué jadis, c'est que le célèbre médecin de Pergame avait employé un tube trop fin, dans lequel le sang s'était coagulé[1], interrompant ainsi la circulation ultérieure des vaisseaux séparés.

[1] DE RENZI, *loc. cit.*, t. IV, p. 189.

# CHAPITRE VII

## LA SCIENCE DU POULS CHEZ LES CHINOIS.

(1652-1863.)

La science du pouls chez les Chinois nous a été divulguée pour la première fois vers l'an 1652, par le père *Michel* BOYM, jésuite hollandais, qui traduisit en sa langue les quatre livres de WANG-CHO-HO.

Ce travail, resté inédit, fut publié par CLEYER, qui ne donna point le nom du traducteur, mais ajouta seulement ces mots : « *D'après les notes d'un savant européen.* » Son dernier ouvrage, le plus important, intitulé : *Specimen medicinae sinicae*, parut en 1682, à Francfort (1 vol. in-4°, orné de 143 figures en taille-douce).

ALLEMAND (*Louis-Augustin*) publia de son côté à Grenoble, en 1671, *les Secrets de la médecine des Chinois, consistant en la parfaite connaissance du pouls, envoyés de la Chine par un Français, homme de grand mérite.* Ce Français était un père jésuite missionnaire en Chine, qui, chassé par la persécution et réfugié à *Quam-Chéu*, province de Canton, traduisit du chinois ce petit traité en 1668.

Le père DU HALD et le médecin hollandais THEN RHYNES ont également fourni sur ce sujet des renseignements importants ; leurs ouvrages servirent de base à tous ceux qui ont essayé depuis de nous faire apprécier la science chinoise. — BARCHUSEN en donne une curieuse analyse dans son *Histoire de la médecine* (p. 390 et seq.).

Mais en 1863 le capitaine DABRY [1], consul de France en Chine, après avoir pendant un long séjour à *Tien-tsin* et à *Péking*, vérifié avec l'aide des médecins les plus renommés du pays l'exactitude de leur doctrine, a traduit et commenté les traités du pouls, tirés des meilleurs ouvrages chinois [2].

[1] DABRY. *Médecine des Chinois*, 1 vol. in-8, Paris. 1863, p. 1.
[2] CLEYER. *Specimen medicinæ sinicæ*, Francfort 1782, avec planches.

C'est donc surtout à l'aide de ces trois auteurs : Allemand, Cleyer et Dabry, que nous donnerons un résumé fidèle de la science du Céleste Empire.

### THÉORIE GÉNÉRALE DE LA CIRCULATION.

Les Chinois font peu de cas de nos connaissances modernes. Un missionnaire demandait à un de leurs savants médecins s'il connaissait la circulation du sang, découverte par Harvey et si bien décrite dans nos livres. Celui-ci répondit qu'il s'occupait peu de nos recherches, mais que de tout temps en Chine les médecins avaient admis une circulation du sang ; que la circulation des astres dans l'univers en était une preuve, puisque le corps de l'homme était un monde représentant en petit ce qui se passe dans le grand[1]. Et, de même que dans l'espace de 24 heures — jour et nuit — le ciel opère sa conversion autour de ses 50 demeures, de même en 24 heures s'accomplit la circulation du sang et des esprits, puis par eux celle de la chaleur primigéniale et de l'humide radical. Il ajoutait, en outre, les explications suivantes :

Le sang est dans les veines. Les esprits circulent à la superficie du sang.

La mesure du temps de la circulation se prend sur la respiration, qui est le commencement et la fin de la vie. La respiration d'un homme sain, pendant cet espace de 24 heures, se renouvelle 13,500 fois.

A chaque respiration, la chaleur et l'humide radical, par l'intermédiaire des esprits et du sang, avancent dans le corps de six travers de doigt.

A chaque respiration complète correspondent cinq pulsations.

De temps en temps, une respiration plus forte admet une pulsation de plus, comme les années bissextiles admettent tous les trois ans un jour de plus.

Il en résulte qu'en 24 heures il n'y a jamais plus de 67,500 pulsations, jamais moins de 54,000.

Il existe ainsi un accord parfait entre les mouvements du cœur et ceux du ciel.

Ce médecin remit à l'appui le texte et la figure suivante qui

[1] Il est curieux de retrouver en Chine cette idée du microcosme comparé au macrocosme, si souvent exprimée chez les philosophes grecs.

démontrent que si les Chinois admettent une circulation, elle n'est point anatomique, mais mystique, et qu'il ne nous est point possible de comparer leurs travaux avec les nôtres.

Circuitus sanguinis et spirituum deheventium humidum radicale et calorem primigenium per venas et vias duodecim membrorum, spatio viginti horarum, quo tempore quinquagies circumvolvuntur, secundum cœlorum per quinquaginta domos conversionem. (*Litterarum majuscularum ordo indicat ordinem circuitus seu circulationis.*)

ROTA VITALIS, SEU CIRCUITUS SANGUINIS ET SPIRITUUM.

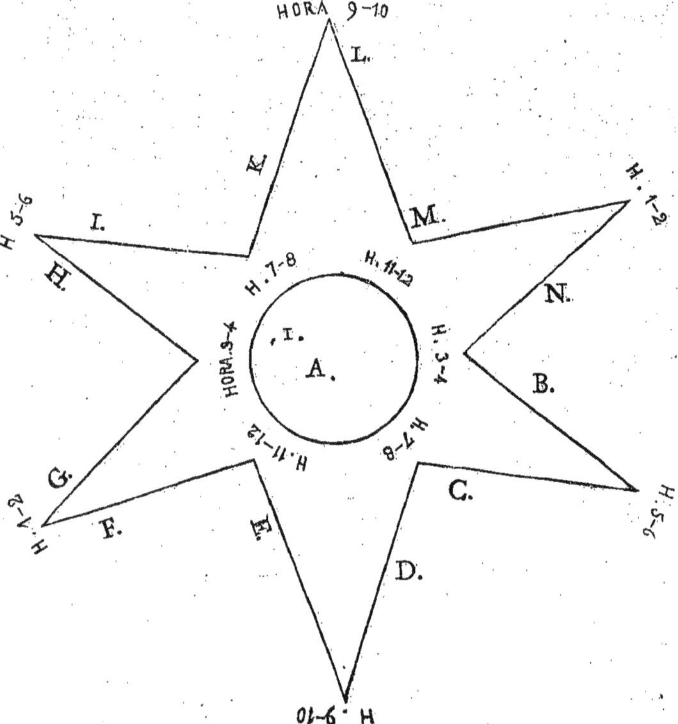


Fig. 5, tirée de l'ouvrage de Cleyer.

I (central). **Chum ciao** seu media pars corporis. — A (central). **Initium circulationis.** — B. **Pulmonis**, magni humidi via a pectore ad manus terminatur. — C. **Majorum intestinorum** via lucidi caloris, a manibus ad caput. — D. **Stomachi** via lucidi caloris, a capite ad pedes. — E. **Lienis** via magni humidi, a pedibus ad cor. — F. **Cordis** via diminuti humidi a corde ad manus. — G. **Intestinorum gracilium** via magni caloris, a manibus ad caput. — H. **Ureterum** via magni caloris, a capite ad pedes. — I. **Renum** via diminuti humidi a pedibus ad pectus. — K. **Pericardii** via defectuosi humidi, a pectore ad manus. — L. **Tertiæ partis corporis** via diminuti caloris, a manibus ad pedes. — M. **Fellis** via diminuti caloris, a capite ad pedes. — N. **Hepatis** via defectuosi humidi, a pedibus ad pectus et pulmonem.

Ils ont aussi leurs tracés sphygmographiques, rendant compte de l'idée qu'ils se font de chaque pouls. Ici encore l'allégorique l'emporte sur le réel, et l'on serait tenté d'abandonner cette étude, si les meilleurs témoignages ne venaient nous assurer que, par leur science du pouls, les Chinois reconnaissent et guérissent parfois d'une manière extraordinaire les maladies les plus rebelles ; M. Dabry lui-même en rend témoignage.

C'est pourquoi, j'ai cru devoir, dans un traité du pouls et de la circulation, rendre compte de cette science obscure. Après tout, n'est-ce pas en se basant sur ce que le foie est le parent du cerveau et le cousin des yeux, que les Chinois ont préconisé contre *l'héméralopie* les *fumigations* de *foie de veau* ou de *mouton?* Or, malgré la bizarrerie de l'explication, le remède s'est trouvé bon, et l'on continue de nos jours à s'en servir encore avec succès, même en France.

### LE CŒUR.

Le **cœur** est le chef-d'œuvre du corps humain. — L'**intestin grêle** est avec lui comme le jeune frère avec son aîné. — L. I. est son signe dans le ciel. — Sa *région*, la méridionale. — Son temps astronomique, *midi*. — **Mars** est sa planète. — Son élément, c'est le **feu**. — L'**été** est sa saison; il fournit à tout, sans être jamais ni plus grand ni moindre; — il s'appuie sur la cinquième *vertèbre*, — il règne et se meut à l'intérieur sur le sang. — A l'extérieur, son mouvement transmis devient un langage (*le pouls*) par lequel il s'exprime. — Il est percé de sept trous et de trois fentes. La fonction du cœur comme celle de l'intestin grêle est de **recevoir**, **contenir**, **améliorer**. Son pouls naturel et normal est **regorgeant** (*exundans*), comme **stupéfait**.

Si le **cœur** est *plein*, l'homme a des rêves tristes, effrayants ou terribles.

Si le **cœur** est *vide*, il rêve clartés et flammes de feu.

### POULS DU CŒUR APPARAISSANT AUX TROIS LIEUX D'ÉLECTION.

Si les trois lieux d'élection donnent un pouls fréquent, cela indique que la région du cœur brûle; des pustules naissent à la surface de la langue, les lèvres se gercent, le malade délire, il croit voir des démons et des esprits. Sa soif est insatiable, cent verres d'eau ne l'apaisent pas; son canal de communication avec les autres viscères s'appelle **Siu-King** ou **Cheou-chao-yn**, il part du centre du cœur et finit au petit doigt de la main, où il se réunit au canal de l'intestin grêle.

### POULS PARTICULIER DU CŒUR.

1° Si le **cœur** offre un pouls *plein aux extrémités, rompu au milieu*, il y a irruption de chaleur innée, *flux de sang*, *hémoptysie*.

S'il dépasse *quoañ*, il y aura douleur au cœur, souffrance par sécheresse, mal de tête, rougeur de la face.

2° Si le cœur donne un pouls *grand* et *plein*, cela indique : rougeur de la face, vent et douleur brûlante.

3° Si le cœur présente un pouls *petit*, cela signifie : froid, vide, et crainte; ou froid et chaleur simultanés.

4° Si son pouls est *très rapide*, c'est l'*intestin* qui souffre et qui n'est pas libre.

5° Si son pouls est *plein* et *grand* à la fois, et en outre *fréquent, aigu*, il indique une langue agile, mais gênée par une crainte du cœur.

6° S'il a le pouls *fréquent, aigu*, le cœur est seulement trop *chaud*.

7° Si son pouls est *rare-obtus*, le cœur manque de forces et ne peut beaucoup parler.

8° S'il a un pouls *profond, intense*, il y a douleur dans le cœur, causée par le froid.

9° S'il a le pouls de la *corde tendue*, cela veut dire : cœur rapide, ou bien cœur suspendu, mais sans danger.

### LES GRANDS PRINCIPES DE LA CHALEUR INNÉE ET DE L'HUMIDITÉ RADICALE.

La science du pouls chez les Chinois a été consignée, dans un livre appelé **Nug-Kim'**, et qui remonterait à 2500 ans avant l'ère chrétienne.

A une époque plus rapprochée, ils eurent leur Hippocrate et leur Galien, Hoam-ty et Vam-xo-ho, qui vivaient il y a onze siècles environ, et dont les doctrines sont encore suivies aujourd'hui.

### LES DEUX PRINCIPES UNIVERSELS.

Il existe deux principes de toute chose, et en particulier de tout corps organisé ; ce sont :

1° Yam ou la **chaleur innée**. *Les esprits* en sont le véhicule; il prend naissance en *chè* (3e *pouls*); il vient de **yn**, l'**humide radical**, mais la chaleur innée s'en sépare aussitôt et monte plus haut en *cùn* (1er pouls).

1° Yn ou l'**humide radical**. Le **sang** en est le véhicule; il prend naissance en *cùn* (1er *siège du pouls*) de la chaleur innée; mais l'humide radical descend ensuite en *chè* (3e *pouls*) où il règne. **Yam** et **Yn** étant les deux grands principes de vie, leur réunion et leur contraction a servi à composer le nom de l'homme : **yin**, ou **djin**.

## LES TROIS RÉGIONS.

Comme dans l'**univers** trois puissances se partagent l'espace : le **ciel** en *haut*, la **terre** en *bas*, l'**homme** au *milieu;* de même dans l'**homme** trois régions se partagent l'organisme.

La **région supérieure** correspondant au **ciel** et aux **nuages**; elle s'étend depuis la tête jusqu'à l'orifice de l'estomac, comprenant la *tête*, le *cou*, le *poumon*, la *poitrine*, tout ce qui est au-dessus de l'estomac, le *cœur* et le *péricarde*.

La **région moyenne** s'arrête à l'*ombilic* et comprend l'*estomac*, le *foie*, la *rate*, la vésicule du *fiel;* elle correspond à la **pluie**.

La **région inférieure** part de l'*ombilic*, et va jusqu'aux *pieds*, renfermant les *reins*, la *vessie*, les *uretères*, les *intestins*. Elle correspond aux **lacs** et aux **étangs**, résultant de la pluie.

Mais le corps humain se divise en outre en deux moitiés homologues et les deux pouls fournis par les deux bras ont chacun une triple expression correspondant aux trois régions indiquées.

Pour le **poignet gauche**, aux trois lieux d'élection, correspondent : **chaleur, vent, froid**. Pour le **poignet droit**, correspondent le **sec**, l'**humide**, le **chaud**.

## RÈGLES GÉNÉRALES POUR DIAGNOSTIQUER LES MALADIES PAR LES MOUVEMENTS DES ARTÈRES ET DU POULS.

1° Tempérament. Le mouvement des artères et du pouls est conforme au mouvement du cœur. Le mouvement du cœur, conforme au *tempérament* du sujet. — Les sujets **ignés** ou **colériques** ont le mouvement des artères et du pouls, *chaud* et *ra-*

*pide.* — Les **phlegmatiques**, *lent* et *froid;* — les **sanguins**, *gros* et *lâche;* — les **mélancoliques**, *pesant*.

2° On ne peut connaître parfaitement l'état intérieur d'un malade, sans examiner les pouls aux deux bras et successivement avec trois doigts, **annulaire, medius et index**.

3° Les trois pouls latéraux : cun, quoan, tché. Les trois pulsations du **bras gauche** donnent l'état du **côté gauche** du corps, les trois pulsations du **bras droit** dévoilent l'état du **côté droit**.

4° **Le 1er pouls** s'appelle **cun** ou **tsuen**; il commence entre l'articulation carpienne et l'os du bras, juste au-dessous de l'os **Kau Ho**, *os limite;* on y pose l'**annulaire**.

**Le 2e pouls** s'appelle **quoan** ou **kouan**; il commence immédiatement après l'extrémité du doigt; on y applique le **médius**.

**Le 3e**, nommé **chè** ou **tchè**, suit le 2e, et n'occupe pas plus d'espace; c'est là que doit être posé l'**index**.

5° Bras gauche (Fig. 6). **Le 1er pouls** du **bras gauche** découvre l'état intérieur des **régions supérieures** du **côté gauche**, *tête, face, yeux, bouche, cou, poitrine* et *cœur*.

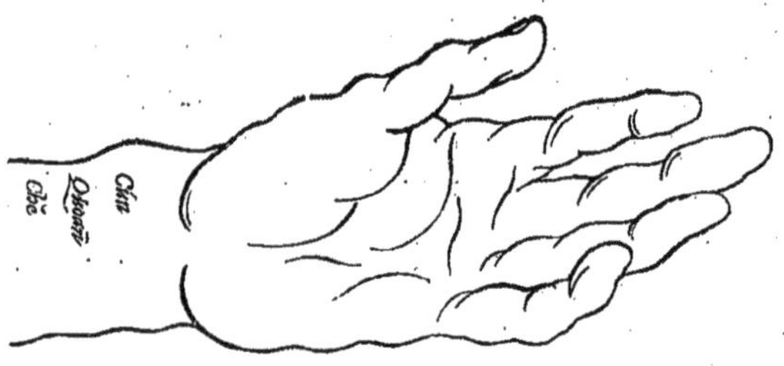


Fig. 6, tirée du livre de Cleyer.

**Le 2e pouls** correspond à la **région moyenne**, *estomac, rate, dos, hypocondre gauche, diaphragme* (moitié gauche).

**Le 3e pouls**, du **bras gauche**, montre l'état interne de la région *abdominale inférieure gauche; ventre, intestins, parties génitales, vessie, rein, cuisse, jambe, pied gauche*.

6° Bras droit (Fig. 7). **Le 1er pouls** du **bras droit** découvre l'état intérieur de la **région supérieure** du **côté droit** du corps. Les parties *droites de la tête*, des *yeux*, de la *bouche*, de la *face*, du *cou*, de la *poitrine*, des *poumons*.

**Le 2e pouls** correspond à la **région moyenne droite**, qui comprend le *foie*, les *veines*, la *vésicule biliaire*, les parties *droites du dos*, des *côtes* et des *hypocondres*.

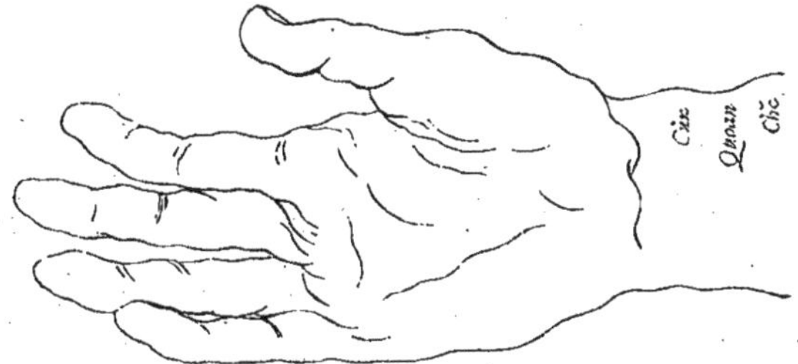


Fig. 7, tirée du livre de CLEYER.

**Le 3e pouls du bras droit**, manifeste l'état interne de la **région inférieure droite**: *ventre, intestins*, *reins*, *vessie*, *scrotum*, *cuisses*, *jambe et pied droit.*

7° POULS DE PROFONDEUR. Chaque touche sous chaque doigt se subdivise en trois couches : **pouls superficiel (feou)**; — **moyen (tchong)**, **profond (tchin)**, ou bien en **supérieur**, **moyen**, **inférieur**. Ainsi, le **pouls superficiel** de la première touche découvre l'état des parties superficielles (*piao*) de la **région supérieure** : pouls de la *peau* et des *muqueuses;*

La **moyenne**, l'état des **moyennes** : pouls des *muscles*, de la *chair* et du *sang ;*

La **profonde**, celle des parties **profondes** (*tchin*) : pouls des *nerfs* et des *os*.

Il est facile de reconnaître par l'examen des pouls *feou*, *tchong* et *tchin*, si la maladie vient de **hiu** (épuisement) ou si elle vient de **chè** (plénitude).

8° MESURE NORMALE DU POULS. La mesure normale du pouls se prend sur la **respiration** réglée et tempérée du médecin qui le tâte.

9° Le pouls réglé d'une personne en santé est celui qui dans l'espace d'une respiration non forcée n'a que 4 ou 5 battements.

S'il dépasse 5, il est *pressé*.

S'il n'en a que 3, il est *tardif*.

10° MÉTHODE POUR L'EXPLORATION DU POULS. — Le médecin, libre d'esprit et sain de corps, doit faire de préférence ses visites le matin à jeun.

11° Il doit examiner si le malade est un homme, une femme,

ou un enfant. S'il est grand ou petit, gras ou maigre, obèse ou fluet.

12° Il se sert de la main droite pour tâter le pouls gauche et de la main gauche pour le pouls droit.

13° Après avoir placé les trois doigts au lieu d'élection, et le pouce sur la face dorsale du carpe, il faut commencer par presser la touche inférieure, s'y arrêtant autant qu'il est nécessaire pour formuler un jugement sur les caractères qui lui appartiennent.

On relève alors ce doigt et l'on presse la touche moyenne, un peu moins que pour la première. On s'y maintient aussi longtemps qu'il le faut pour juger de l'état des parties.

Puis, soulevant le deuxième doigt, on presse le troisième, c'est-à-dire l'*index*, mais encore un peu moins que les deux précédents, et l'on y reste le temps voulu (fig. 8).

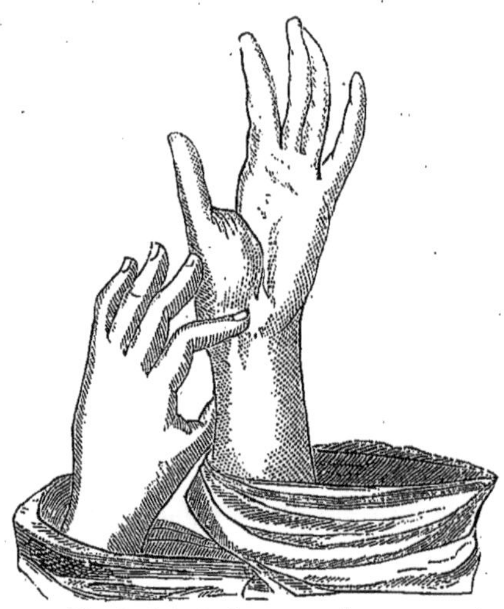

Fig. 8, tirée de l'ouvrage de Cleyer.

On examine ainsi les deux bras, mais il est utile de commencer par le droit.

14° En pressant ainsi les doigts sur les différentes touches, il faut garder à peu près la proportion suivante :

*Côté gauche:* 15′ pour la 1re, 12′ pour la 2e, 6′ pour la 3e.

*Côté droit:* 15′, 9′, 3′.

Tout en proportionnant l'effort, aux bras et aux personnes.

15° En pressant chaque touche, on doit s'y arrêter pendant

50 battements avant de formuler un jugement, à moins que les caractères morbides ne laissent aucun doute.

16° Pour tâter le pouls d'une manière fructueuse, il faut que le malade soit couché sur le dos, le bras libre, posé sur un coussin.

On doit laisser passer le premier moment d'émotion et le médecin doit être assis près du malade.

Celui-ci doit être en repos, ne point parler, s'agiter, ni faire effort ou mouvement.

17° POULS DES SEXES. Pour distinguer le pouls de l'homme de celui de la femme, il faut observer la troisième touche.

Si le mouvement de l'artère s'y montre un peu *faible* et *mou*, c'est le pouls **masculin.**

S'il est *fort*, *gros* et *rempli*, c'est le pouls **féminin.**

18° MALADIES SIMULÉES. Pour apprécier s'il s'agit d'une maladie *réelle* ou *feinte*, il suffit de connaître les battements de l'artère; si vous trouvez 50 battements égaux et réglés, prononcez qu'il n'y a pas maladie. Si les pulsations varient, le mal existe, et il occupe la partie correspondante à la touche dont il s'agit.

### POULS NATURELS DES RÉGIONS.

19° **Côté gauche.** Si l'artère du **côté gauche** sous le *premier doigt* donne une ondulation superficielle, grande et dilatée, il faut en conclure que la *région supérieure* correspondante est à l'état normal.

20° Vous reconnaîtrez que la 2e *région* du **côté gauche** est saine, si le 2e *pouls* qui lui correspond est *lâche* et *grand* tout ensemble, car ces deux qualités expriment le pouls normal de l'**estomac**, principal organe de cette région.

21° Il en est de même du 3e *pouls* du **côté gauche**; si le mouvement de l'artère y est enfoncé, faible et arrondi, c'est que la 3e région ou *région inférieure* du **côté gauche** est à l'état de santé, et c'est le pouls particulier au **rein.**

22° **Côté droit.** De même pour le côté droit. Le 1er *pouls*, s'il est *superficiel*, *rude* et *serré*, — triple qualité qui constitue le **pouls pulmonaire, normal**, — exprime l'état également normal de la **région supérieure gauche**, dont le **poumon** est l'organe principal.

23° Les qualités d'un bon pouls de la 2e *région* (**côté droit**) sont : que le mouvement de l'artère soit *résonnant*, ce qui appartient au **foie** principal, organe de cette région.

24° Enfin, on jugera que la 3e *région* du **côté droit** est en bon état, si le mouvement de l'artère, celui du principal organe, — les **reins**, — est *enfoncé*, *faible et mou.*

## POULS MORBIDES.

25° Le premier et le principal pouls morbide est celui qui se manifeste à la **troisième région** du **côté droit**; il peut à lui seul découvrir toutes les maladies du corps humain.

26° Toutes les souffrances du corps procèdent de l'excès des quatre qualités premières : le **froid**, le **chaud**, le **sec** et l'**humide.**

Toutes les maladies reconnaissent pour cause le **froid** ou le **chaud**, le **vent** ou l'**air** prédominant.

27° De même pour le pouls, il y a quatre qualités correspondantes, car il peut être : **superficiel**, **profond**, **vite** ou **lent** ; nous les décrirons plus tard.

28° Ces quatre espèces de pouls, ont leurs significations particulières, conformes aux diverses touches, régions et côtés où on les observe.

29° Si le **pouls superficiel** se trouve *hors* de son *lieu* d'*élection*, ou si, placé normalement, il est *excessif*, il annonce que le mal provient de *cause externe*.

30° Le pouls, qui indique plusieurs affections dans la même région, ne veut pas dire qu'elles existent en même temps, mais seulement que l'une ou l'autre se retrouvent en l'une des parties de cette région. C'est pourquoi il importe de savoir les règles des chapitres suivants pour pouvoir juger et discerner quelle maladie indique chacun des pouls.

## LES 12 SOURCES DE VIE ET LES 12 VOIES DE COMMUNICATION.

Il existe 12 sources principales de vie ; ce sont : le **cœur**, le **foie**, les **2 reins**, le **poumon** et la **rate**, sièges de l'**humide radical**; les 2 **intestins** (*gros et grêle*), le **fiel**, les **uretères**, l'**estomac**, les 3 réservoirs ou **san-tsiao**, sièges de la **chaleur vitale**. Ces 12 sources sont liées entre elles par des canaux de communication, où circulent le sang et les esprits vitaux, la chaleur innée et l'humide radical.

Ces canaux ont 23 petits rameaux obliques ou transversaux par où *force* et *vie* se répandent dans le corps; on en compte 7 à la tête, 7 au cou, 11 à la poitrine et au ventre, 5 au dos, 6 aux bras, 9 aux jambes.

Outre les 5 grands viscères, les Chinois admettent 3 **foyers** **(san tsiao)**, **supérieur**, — **moyen**, — **inférieur**.

Le **supérieur** est à la région du **cœur**; il a pour fonction : retenir et serrer; par lui agissent **cœur** et **poumon**. Le **moyen** est au **sternum**, il ne retient ni ne pousse, mais **cuit** et **broie**; par lui agit l'**estomac**.

L'**inférieur**, situé au-dessous du **nombril**, **sépare** et **pousse**; par lui, le **foie** et les **reins** filtrent les liqueurs.

Les 12 voies de communication se nomment **king**. On les distingue d'après les organes. (Fig. 9.)

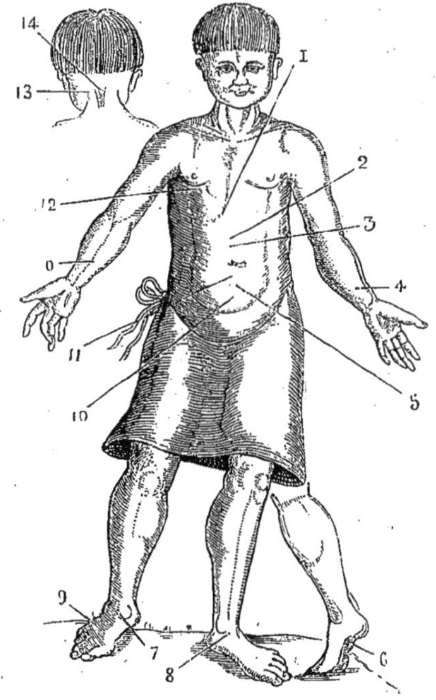


Fig. 9, tirée de l'ouvrage de CLEYER.

1° FEY-KING, le vaisseau du **poumon**.

2° Ta-tchang-king, le vaisseau du **gros intestin.**
3° Œy-king, le vaisseau de l'**estomac.**
4° Py-king, le canal de la **rate.**
5° Sin-king, le vaisseau du **cœur.**
6° Siao tchang king, le canal de l'**intestin grêle.**
7° Pang kouang king, le canal de la **vessie.**
8° Chin king, le vaisseau des **reins.**
9° Sin pao king, le vaisseau de l'**enveloppe du cœur.**
10° San tsiao, canal de la **chaleur** diminuée.
11° Tan king, canal du **fiel.**
12° Kan king, canal du **foie.**

L'**humide radical** et la **chaleur primigéniale** se répandent dans le corps au moyen de ces 12 voies principales. Six viennent des mains et six des pieds, et de ces six il y en a trois de chaque principe.

L'**humide radical** manifeste par ses voies ses trois grandes propriétés, car il peut être : *augmenté, diminué, perverti.*

De même la **chaleur innée** a trois qualités ; elle peut être : *augmentée, diminuée, lucide* ou *pure.*

Chacune de ces propriétés se manifeste à un membre ou un organe ; elles prennent leurs origines, 6 aux pieds, 6 aux mains, et aboutissent pour les douze voies aux douze pouls des deux mains.

TABLEAU DES POULS DES ONZE VOIES DE COMMUNICATION OU POULS EXTRAORDINAIRES RÉGNANT DANS L'ANNÉE.

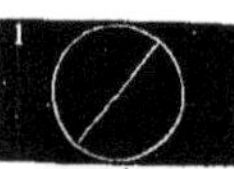

Fig. 10.

1er Pouls. **Cham** ou **Tchang**, ou *long, étendu.*

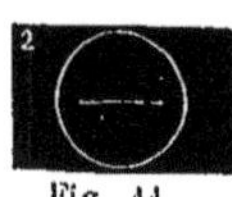

Fig. 11.

2e Pouls. **Tuon** ou *court.*

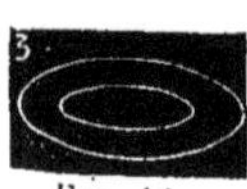

Fig. 12.

3e Pouls. **Hiu** ou *vide.*

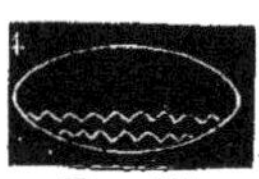
Fig. 13.

4° Pouls. **Cho** ou **o** ou *rapide, précipité.*

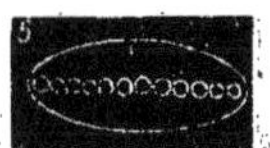
Fig. 14.

5° Pouls. **Kié** ou *lié.*

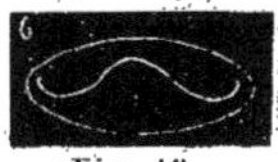
Fig. 15

6° Pouls. **Tay** ou *changeant, intermittent* toutes les cinq ou six pulsations.

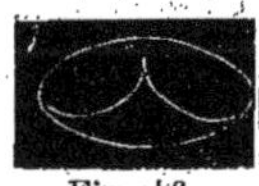
Fig. 16.

7° Pouls. **Kien** ou **lao** ou *traînant.*

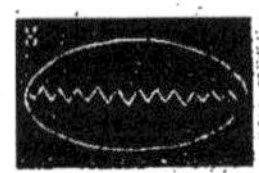
Fig. 17.

8° Pouls. **Tum** ou *muet.*

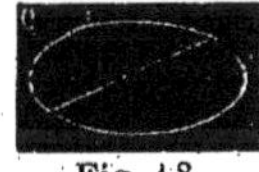
Fig. 18.

9° Pouls. **Sy** ou *subtil.*

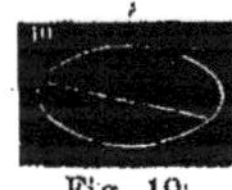
Fig. 19.

10° Pouls. **Tay** ou **tou**, ou *grand.*

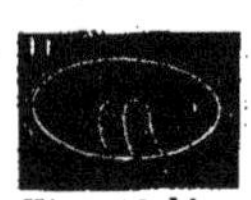
Fig. 19 *bis.*

11° Pouls. **Hu** ou **tson** ou *fréquent.*

Chacun de ces pouls se divise suivant les deux côtés du corps, et doit être étudié aux trois lieux d'élection; **cun**, **quoan** et **chè**.

LES HUIT VOIES EXTRAORDINAIRES, OU KI KUM.

De même que les lacs reçoivent le surplus des fleuves qui les traversent, de même aussi il y a 8 voies extraordinaires qui traversent les 12 voies ordinaires et reçoivent leur superflu.

1° **Tò-mè.** — *Mer des pouls de la chaleur*, siège à l'*occiput*.

2° **Giù-me.** — *Mer des pouls humides*. A la partie antérieure du corps.

3° **Chum-me.** — *Mer des pouls* et des *voies*. Siège au *pubis*.

4° **Tui-me.** — Siège sur les *côtés*, et entoure les voies d'une ceinture latérale.

5° **Jam-kiaò-mè.** — *Pouls de la chaleur latérale*. Siège sur le *milieu* de la *plante du pied*.

6° **Iu-kiaò-mè.** — *Pouls de l'humide latéral*. Part du milieu du *calcaneum*, jusqu'aux *yeux*.

7° **Jam-guèr-mè.** — Va du *talon* à l'*estomac*.

8° **Iu-guèr-mè.** — Part du *ventre* et va au *vertex*.

### DES DIVERS LIEUX D'ÉLECTION DU POULS.

Le pouls manifeste ses battements, en diverses régions du corps. On en compte 11 principales.

1° **Fong-fou** (*ville des vents*). A l'extrémité inférieure de l'occiput.

2° **Feou-pè** (*blancheur superficielle*). Au-dessous des oreilles.

3° **Ky-men** (*porte des esprits*). Au-dessous de la mamelle.

4° **Ki-keou** (*bouche des esprits*). A la partie inférieure et antérieure du bras droit.

5° **Jin-yn.** A la partie inférieure et antérieure du bras gauche.

6° **Ky-hai.** A un pouce et demi au-dessous du nombril.

7° **Tào-hen** (*champ rouge*). A 3 pouces au-dessous du nombril.

8° **Kouan-hynen** (*limite des sources*). A 3 pouces 1/2 au-dessous du nombril.

9° **Tchong-yang.** Au dos du pied, à 3 pouces de la cheville.

10° **Ta-ky** (*grande lacune*). Près de la cheville.

11° **Tay-tchong** (*grande pénétration*). Sous le milieu de la plante des pieds.

Mais le **Ki-keou** et le **Jin-yn**, partie inférieure et antérieure des deux bras, sont les deux pouls les plus employés.

### LES POULS DES DIVERS ÉLÉMENTS.

On reconnaît 7 pouls externes, et 8 pouls internes, ce qui fait au total 15 espèces de pouls.

Or, comme en Chine, cinq on admet éléments: le **métal** ou la **terre**, l'**air**, la **végétation** (l'*arbre*), l'**eau** et le **feu**. A chaque élément correspondent trois sortes de pouls.

| | |
|---|---|
| A l'élément **métal** sont soumis les pouls : | Superficiel.<br>Rare obtus.<br>Faible. |
| A l'élément **arbre** sont soumis les pouls : | De la corde tendue.<br>Intense.<br>Tombant. |
| A l'élément **eau** correspondent les pouls : | Fréquent, aigu.<br>Profond.<br>Mou subtil. |
| A l'élément **feu** correspondent les pouls : | Vide au milieu<br>Plein.<br>Débordant. |
| A l'élément **terre** sont soumis les pouls : | Petit.<br>Remissus.<br>Tardif. |

Il importe que ces pouls élémentaires soient égaux et gardent leurs rapports.

S'il y a inégalité de l'un des éléments, aussitôt la maladie apparaît. Car, le corps de l'homme est comme un petit ciel et une petite terre.

DES 7 POULS EXTERNES OU DE LA CHALEUR INNÉE, INDIQUANT LES MALADIES AUX TROIS LIEUX D'ÉLECTION DE CHAQUE MAIN.

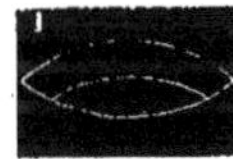
Fig. 20.

1er Pouls. **Feu** ou *nageant*, superficiel, indique une maladie de la *respiration*.

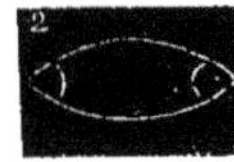
Fig. 21.

2e Pouls. **Keu**, ou *rompu* au milieu, indique *perte de sang*, *flux* ou vacuité.

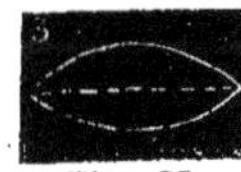
Fig. 22.

3e Pouls. **Hiéi**, *fréquent*, *aigu*, indique *vomissement*.

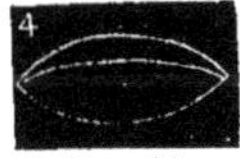
Fig. 23.

4e Pouls. **Xé**, *plein*, *solide et long* : cœur suffoqué de chaleur.

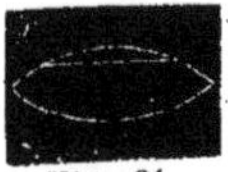
Fig. 24.

5e Pouls : **Hien**, *trémulant* ou de la *corde tendue* : maladie des *yeux*.

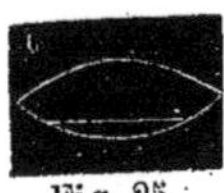
Fig. 25.

6e Pouls : **Kien**, *intense* ou du *torrent* : douleur causée par le *vent*.

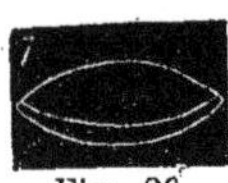
Fig. 26.

7e Pouls : **Hum**, *regorgeant* : douleur causée par la *chaleur*.

Ces divers pouls sont en outre étudiés à chaque poignet, aux trois lieux d'élection *cùn*, *quoàn*, *chè*.

DES HUIT POULS INTERNES INDIQUANT LES MALADIES AUX DEUX POIGNETS AUX LIEUX D'ÉLECTION. — POULS DE L'HUMIDE RADICAL.

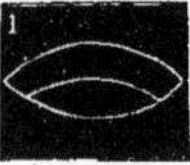
Fig. 27.

1er Pouls : **Vi**, ou *petit*.

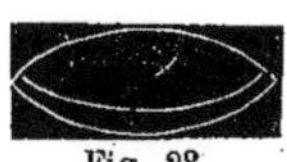
Fig. 28.

2e Pouls : **Chin**, ou *profond*.

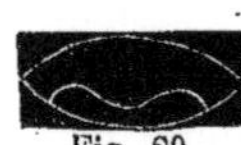
Fig. 29.

3e Pouls : **Huon**, ou *rémittent*.

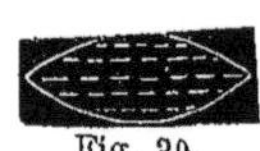
Fig. 30.

4e Pouls : **Cy**, ou *obtus rare*.

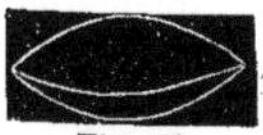

Fig. 31.

5e Pouls : **Foi**, ou *fuyant*.

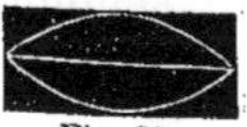
Fig. 32.

6e Pouls : **Yu**, ou *mou*.

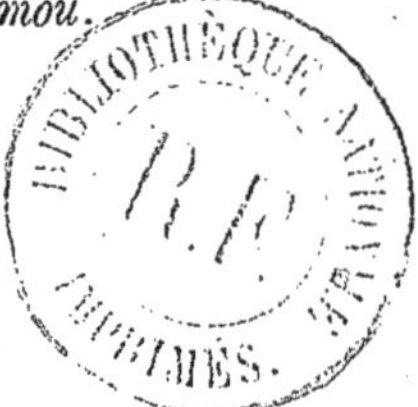

Fig. 33.

7° Pouls : **Chi**, ou *tardif, lent.*

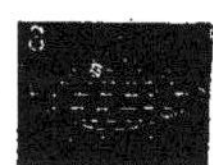
Fig. 34.

8° Pouls : **Nié**, ou *débile.*

Chacun de ces pouls doit être étudié aux deux bras et aux trois lieux d'élection.

### POULS NATUREL DES ORGANES OU POULS ORGANIQUES.

Chaque **organe** essentiel a un pouls **naturel** et un pouls **contraire**, qui changent avec les saisons.

On distingue le pouls **naturel** des *reins*, du *foie*, du *cœur*, des *poumons*, de l'*estomac*.

Le pouls normal du **foie**, est *trémuleux, long.*

Le pouls normal de l'**estomac** est *lent modérément.*

Le pouls naturel du **poumon** est *superficiel, aigre, court.*

Le pouls naturel des **reins** est *profond, glissant.*

### POULS IRRUPTEURS.

Lorsqu'un pouls étranger fait irruption dans un endroit qui n'est pas le sien, c'est qu'il y a altération de l'équilibre, trouble de l'organisation. Le fils se révolte contre la mère, la mère tance le fils.

Au **printemps**, avoir le pouls du *poumon*, ou de l'*estomac*, est mortel. — Avoir en **hiver** le pouls du *cœur*, ou en **été** celui du *poumon*, en **automne** celui du *foie*, indique un danger sérieux.

Parfois, les pouls externes apparaissent à droite, — les pouls internes passent à gauche; parfois, l'humide radical et la chaleur innée se combattent mutuellement. Parfois, un pouls change jusqu'à dix fois de demeure.

### POULS LUNAIRES OU DES MOIS.

L'année chinoise est lunaire et commence en notre mois de février. On distingue le pouls des différents *mois* lunaires, dans leurs rapports soit avec les *saisons* soit avec les *organes.* Chaque organe, outre son pouls naturel, subit ainsi celui de l'organe prédominant dans les saisons et le mois voulu.

Ainsi le 1er et le 2e **mois lunaire** correspondent au *printemps*, à l'élément *arbre*, où domine le **foie** ; son *pouls* est celui de la *corde tendue et long* qui s'accompagnent mutuellement.

La 4e et la 5e **lune** correspondent à l'*été*, à l'élément *chaleur* et au **cœur** ; son pouls naturel est *regorgeant.*

L'**estomac** est soumis aux **quatre saisons** de l'année, surtout à la troisième. Le *pouls* qui indique son état est *lent ;* c'est le fondement, la racine de tous les pouls.

La 7e et la 8e **lune** sont celles de l'élément *métal* et du **poumon** ; son *pouls* est *petit, nageant, superficiel, court*, rarement *obtus.*

Les 10e et 11e **lunes** appartiennent à la **vessie**, son *pouls* est *profond* et *subtil.*

A la fin de chaque saison, c'est-à-dire pendant les 18 derniers jours des 3e, 6e, 9e, 12e **mois lunaires**, tous les *pouls* sont un peu *mous* et *languissants*, ou participent du pouls de l'**estomac**, qui domine à ces époques.

## POULS DES SAISONS.

Au **printemps**, les 3 pouls de chaque bras tiennent du *trémulant.*

En **été**, ils tiennent du *regorgeant* (*exundans.*)

En **automne**, du *superficiel.*

En **hiver**, du *profond.*

A la fin de chaque saison, du *lent modérément.*

## POULS DES SEXES ET DES AGES. SES VARIATIONS PHYSIOLOGIQUES.

Chez l'**homme**, domine la **chaleur primigéniale** ; aussi, doit-il avoir aux 2 bras le pouls de la 1re touche plus fort et celui de la 3e plus faible. Chez l'*homme*, le pouls du **carpe** doit toujurs êtreplus fort que celui du *cubitus.* Si le contraire arrive, c'est que les *reins* sont malades.

Dans la **femme** domine l'**humide radical**, le 1er pouls doit être plus faible et le 3e plus fort.

Chez la **femme**, le pouls du **cubitus** doit être plus fort que celui du *carpe*. Si le contraire arrive, il existe une altération de la région supérieure.

Enfin, pour l'**homme**, les pouls du **côté gauche** sont plus forts que ceux de droite. C'est le contraire pour la **femme**.

Pour l'**adulte**, le pouls donne 4 ou 5 battements par respiration normale.

Pour l'**enfant**, le pouls bat 8 fois pour chaque respiration ; il est donc plus fréquent. Au-dessus, cela dénote *chaleur* ; s'il n'y a que 4 ou 5 pulsations, c'est le *froid*. Le pouls de l'enfant qui n'a pas dépassé 5 ans se tâte avec un seul doigt et l'on choisit la 2ᵉ touche.

L'homme **grand** a le pouls plus *long* que l'homme de petite stature.

L'homme **fort** a un pouls *gros*.

Le **délicat** l'a *délicat*. Le **maigre** l'a *mince*. Pour le **grand**, il est *grand;* pour le **robuste**, *débordant*. L'homme **joyeux** a le pouls *léger*; pour le **triste**, il est *plein;* pour l'**agité**, *rapide*; pour le **lent**, il est *lent*, etc.

RAPPORTS DU POULS AVEC LA RESPIRATION.

1° Si, dans l'espace d'une respiration normale, il y a quatre pulsations, c'est le pouls de *l'égalité* et de la *concorde*, c'est-à-dire de l'*homme sain*.

2° 5 pulsations sont encore *normales*.

3° S'il n'y en a que 3, le pouls est *lent*.

4° S'il n'y en a que 2, le mal a pour cause le *froid*, et le *danger* approche.

5° Si le *pouls* est réduit à *une seule*, la *mort est prochaine*.

6° Si dans le temps indiqué il se fait 6 battements, le pouls est *fréquent*.

7° *sept* indiquent trop de *rapidité*, grande *chaleur*.

8° *neuf* pulsations indiquent danger de *mort*.

9° *dix*, la *mort* prochaine.

10° *onze* et *douze*, sont *mortels* absolument.

11° Le pouls *lent* indique *froid*.

12° Le pouls *rapide* annonce *chaleur*.

13° Lorsque le mouvement du sang dans les veines et celui des esprits en dedans et en dehors du sang a fini son parcours ou sa circulation, calculez qu'il s'est écoulé 13,500 respirations.

### POULS DES PASSIONS.

Le pouls de la **joie** extrême est *lent modérément.*
Le pouls de la **compassion** est *court.*
Le pouls de la **tristesse** est *aigre.*
Le pouls de l'**inquiétude rêveuse** est *embarrassé.*
Le pouls de la **crainte** est *profond.*
Le pouls de la **frayeur subite** est *agité.*
Le pouls de la **colère** est *serré*, *précipité.*

### TABLEAU DES XVI POULS CONTRE NATURE OU MORTELS D'APRÈS LES CODEX ANCIENS ET MODERNES.

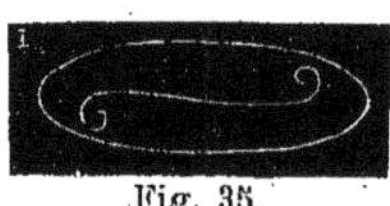

Fig, 35.

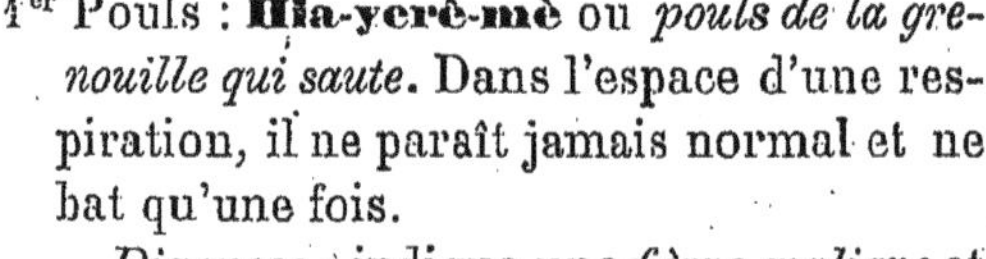

1er Pouls : **Hia-yerê-mè** ou *pouls de la grenouille qui saute*. Dans l'espace d'une respiration, il ne paraît jamais normal et ne bat qu'une fois.

*Diagnose :* indique une *fièvre maligne* et la mort au troisième jour.

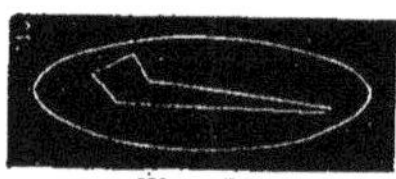

Fig. 36.

2e Pouls : **Yu-yu** ou *pouls de la queue immobile du poisson.* Il meut le doigt, comme le poisson nageant remue la tête, la queue restant immobile, revient et s'arrête.

*Diagnose :* il indique destruction de la vessie et mort au bout de deux ou trois jours.

Fig. 37.

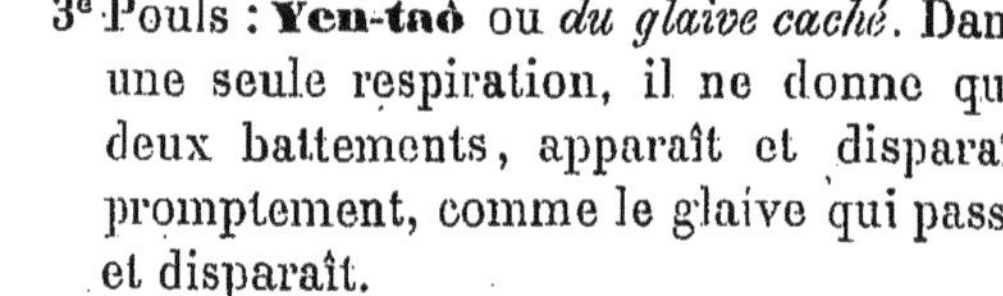

3e Pouls : **Yen-taò** ou *du glaive caché*. Dans une seule respiration, il ne donne que deux battements, apparaît et disparaît promptement, comme le glaive qui passe et disparaît.

*Diagnose :* il indique une maladie des *poumons* avec *crachement de sang.*

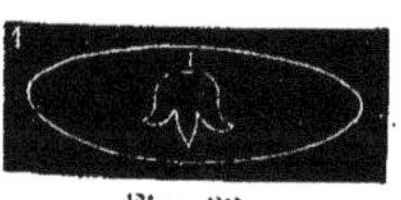

Fig. 38.

4e Pouls : **Feu-lien** ou *de la fleur renversée.* (Lien est une fleur qui croît dans l'eau, sans doute le nénuphar.) Il ne frappe qu'une fois par respiration ; petit au début, il descend ensuite obliquement.

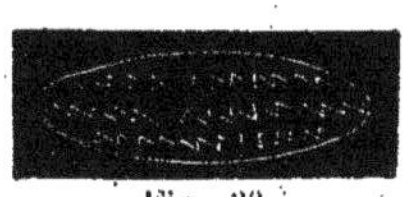
Fig. 39.

5° Pouls : **Kem-xam ñ** ou *du jus surnageant*, ou *du bouillon de marmite*. Pendant une respiration, il donne douze pulsations, puis il s'arrête. Petit au début, ensuite grand, il est toujours faible.

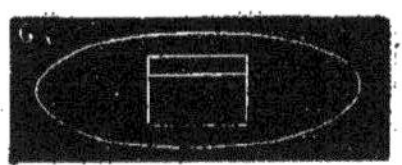
Fig. 40.

6° Pouls : **Cham-keu** ou *bord du vase*, donne huit ou neuf pulsations dans une respiration ; il n'atteint que les deux bords, le reste est vide au milieu.

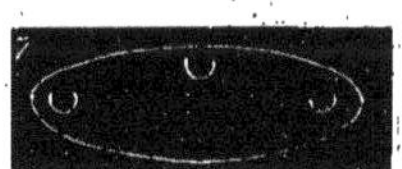
Fig. 41.

7° Pouls : **Cïo-chui** ou *de la poule qui becquette son grain*. Pendant une respiration, il donne trois, huit ou neuf battements ; quand ils paraissent, ils sont rapides et frappent le doigt.

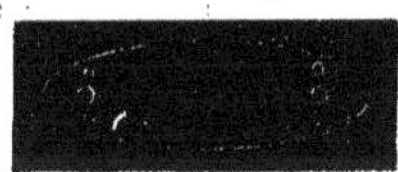
Fig. 42.

8° Pouls : **Vo-teù** ou *des gouttes de pluie tombant du toit*. Trois pulsations dans une seule respiration, puis il s'arrête. Les pulsations sont pleines au début et finissent très faibles.

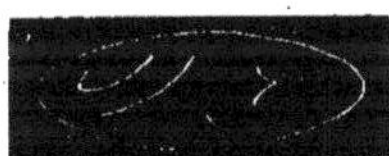
Fig. 43.

9° Pouls : **Tam-xè** ou *du coup de pierre lancée*. Il ne donne qu'un battement pour une ou même deux respirations.

Fig. 44.

10° Pouls : **Kiai-sò** ou *de la corde coupée*. Il ne donne qu'une pulsation en plusieurs respirations.

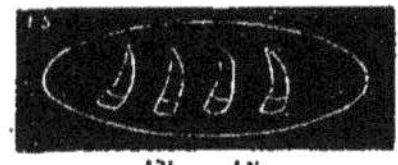
Fig. 45.

11° Pouls : **Fau-pa** ou *renversant*. Semblable à deux frères nageant dans l'eau. Sept ou huit pulsations dans le temps d'une respiration ; il est plein en venant, lent en partant.

*Diagnose :* le malade mourra au bout d'une heure, dans le délire fébrile.

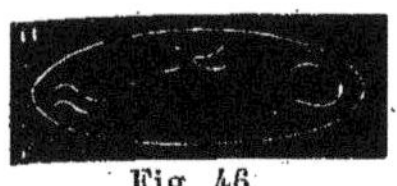
Fig. 46.

12e Pouls : **Sia-kieu** ou *de l'herbe qui porte ce nom.* En une respiration, il frappe neuf ou dix fois. Il se trouve souvent défaillant, et quand il s'élève il se remplit.

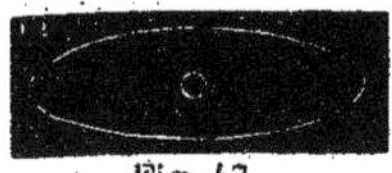
Fig. 47.

13e Pouls : **Vi-uoú** ou *de la boule de terre.* Sept à dix battements dans une respiration. On le perçoit plein et grand. Il n'a ni commencement ni fin.

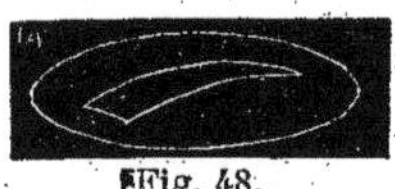
Fig. 48.

14e Pouls : **Ta-kiê** ou *du pôle.* En une respiration, il donne deux pulsations ; quand il vient il est grand, quand il part il est plein.

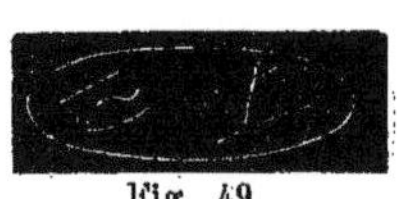
Fig. 49.

15e Pouls : **Kiai-tó** ou *qui détruit les reins.* Semblable à un mouvement compliqué, dix pulsations dans une respiration, puis repos. Il est petit, sans tête, et ne peut revenir.

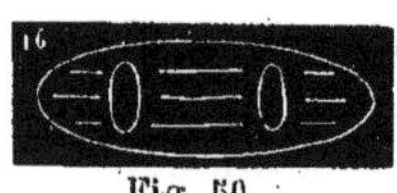
Fig. 50.

16e Pouls : **Co-xi** ou *enlevant le cadavre.* Semblable à la clef d'un instrument ou à la forte impulsion d'une corde résonnante. Dans une respiration, il donne une ou trois pulsations sans s'arrêter ; ou huit, puis s'arrête. Très rapide à son arrivée, il est plus lent au départ.

## THÉRAPEUTIQUE SPÉCIALE DU POULS.

Chaque pouls, d'après les Chinois, doit être traité par une formule spéciale, et les médications appropriées sont sans nombre.

Elles seraient utiles à connaître, si l'on pouvait avoir une fidèle traduction des substances employées, mais le vague qui règne sur ces connaissances de matière médicale nous engage à ne pas insister sur ce sujet.

Nous renvoyons, pour plus ample informé, aux ouvrages spéciaux indiqués plus haut.

Le vaste tableau d'ensemble que nous venons de faire passer sous les yeux du lecteur suffira pour lui faire apprécier en quoi consiste la science du pouls et de la circulation chez les Chinois.

Pour de plus grands détails on devra consulter l'ouvrage de M. Dabry; on y trouvera les pronostics tirés du pouls, l'étude du pouls dans les maladies des enfants et chez les femmes enceintes avec de nombreux détails que nous ne pouvons rapporter ici.

---

# CHAPITRE VIII

## DE MORGAGNI A BORDEU

(1682-1622)

1682. MORGAGNI. — LES VAISSEAUX DE LA SCLÉROTIQUE ET DE LA CAPSULE CRISTALLINE. — INFLUENCE ASPIRANTE DE LA RESPIRATION SUR LA CIRCULATION.

Le célèbre **MORGAGNI**, compléta les travaux de *Valsalva*, sur la *circulation oculaire;* il démontra que la *sclérotique* possède des vaisseaux propres, et décrivit avec une grande exactitude les vaisseaux infiniment petits de la *capsule cristalline*. Mais, par une illusion d'optique, il les prit pour des canaux absorbants.

Etudiant un siècle avant *Poiseuille*, *Barry* et *Magendie*, l'influence de la respiration sur la circulation veineuse, il reconnut comme eux que les poumons exerçaient une action aspirante sur le sang des gros troncs veineux, et la rendaient rémittente ou moins régulière.

1643-1703. BELLINI. — ALTERNANCE DU MOUVEMENT DES CAVITÉS CARDIAQUES. — RÉSISTANCE DES CAPILLAIRES. — THÉORIE DE L'INFLAMMATION.

Disciple de Borelli, le Florentin *Lorenzo* **BELLINI** adopta ses idées et continua ses découvertes. On lui doit l'appréciation de la *résistance offerte par les capillaires à l'impulsion du sang*, résistance d'autant plus grande que les capillaires sont plus fins et plus étroits; les physiologistes allemands ont pris la peine de faire il y a dix ans la même découverte sans le citer, mais ils ont donné à cette résistance le nom de *tension vasculaire*, et à ligne qui l'exprime celui de : *gemeine linie*, *ligne d'ensemble*.

*Bellini* en déduisit une théorie assez juste de l'inflammation, par obstruction des petits vaisseaux. Il enseignait encore que l'entrelacement et les réseaux nombreux formés par les capillaires étaient destinés, d'une part à diminuer la vitesse du cours du sang, d'autre part à augmenter par ces frottements la séparation des globules, qui sans cela tendraient à se rejoindre pour se coaguler.

Enfin, étudiant l'alternance de mouvement des cavités veineuses et artérielles du cœur, il en donnait une raison nouvelle et fort ingénieuse; c'est que le sang, remplissant les cavités artérielles, comprimait les nerfs des cavités veineuses, empêchant l'influence des esprits vitaux, et déterminait ainsi le relâchement de ces cavités.

*Bellini* soutenait que la saignée accélère le mouvement du sang, surtout dans l'artère qui correspond à la veine ouverte.

Préludant à la découverte des nerfs thermiques, il réglait presque toujours son jugement, son pronostic, sur les divers degrés de chaleur du corps.

Il écrivit un petit traité du pouls, qui parut à Bologne[1] en 1683.

### 1649-1707. FLOYER. — ÉTUDE DÉTAILLÉE DU POULS.

L'Anglais *Jean* FLOYER, fixa par ses travaux l'attention des médecins modernes sur l'importance du nombre des pulsations et de leurs variétés dans les maladies. Il étudia le chiffre des pulsations suivant les âges, les tempéraments, les affections morbides[2], et publia sur ce sujet un livre intéressant qui parut en 1707.

### 1650. EUSTACHE ET PECQUET. — DÉCOUVERTE DE L'EMBOUCHURE DU CANAL THORACIQUE DANS LA VEINE SOUS-CLAVIÈRE.

*Barthélemi* EUSTACHI, né à *San Severino* (*Etats Romains*), reproduisit pour la première fois par la gravure les *valvules* des *veines coronaires*, du *canal veineux*, de la *crosse de l'aorte;* il démontra, en injectant l'artère *rénale*, que l'urine est fournie par le sang artériel. Etudiant la veine *azygos* sur le cheval, il observa dans le thorax un vaisseau plein d'humeur crémeuse; poursuivant alors ce vaisseau jusqu'au bout, il le vit s'ouvrir dans la veine

[1] BELLINI. *De urinis, de pulsibus, etc.* Bologne, 1683, in-4°.

[2] FLOYER (Jean). *The physicians pulsewatch to explain the art of feeling the pulse and to impose it by pulsewatch.* London, 1707, in-8°.

sous-clavière par un large orifice[1]; c'était découvrir le *canal thoracique*.

Notre savant compatriote **PECQUET**, de Dieppe, partage cette gloire avec lui, car il fit la même découverte à peu près au même temps; mais il alla plus loin et, par une vue philosophique supérieure, il rapprocha cette découverte de celle des vaisseaux chylifères d'*Aselli*, constituant ainsi dans son ensemble le *système des vaisseaux lymphatiques*, qui forme, à lui seul, toute une circulation blanche. Dès lors les veines mésentériques furent détrônées du rôle nourricier que Galien leur avait attribué, et qu'on leur avait conservé jusque-là.

### 1657. MUSGRAVE. — 1660. HEIDE. — 1668. BOERHAAVE.

*Guillaume* **MUSGRAVE**, du comté de Sommerset, reconnut qu'on peut lier impunément une des veines jugulaires.

Vers la même époque, **HEIDE**, donna des observations estimées sur le mouvement du sang dans les vaisseaux capillaires.

Hermann **BOERHAAVE**, naquit en 1668 à Woorhout, près de Leyde. L'illustre Hollandais, s'occupa bien plus de médecine que de physiologie. Il regardait le corps humain comme un composé de vaisseaux, dont la cavité s'oblitère avec l'âge, préparant ainsi la cause de la mort. C'était prévoir d'avance les découvertes de la *sclérose sénile*.

Voici le jugement parfaitement sage qu'il portait sur *Harvey* : « *Immortalis Harveius demonstrationibus suis omni priorum theoriâ eversâ, novam omnino et certam jecit huic basem scientiæ.*

### 1662. NUCK ETABLIT LA COMMUNICATION DIRECTE DES ARTÈRES, VEINES ET LYMPHATIQUES.

Le Hollandais **NUCK** eut l'idée d'insuffler de l'air dans les artères, comme l'avait fait jadis *Galien*. Cet habile observateur reconnut que l'air passait non seulement dans les veines, mais aussi dans les vaisseaux lymphatiques; les trois ordres de vaisseaux, tout en constituant trois circulations distinctes, composent donc une *canalisation continue*[2] qui pénètre l'homme dans

[1] EUSTACHI (Barthelemi). *Tractatus de venâ quæ azygos Græcis dicitur*. Antigramma 13, p. 279 et 280. Opuscula anatomic. Edit. de 1707.
[2] NUCK. *Adenographia curiosa*. 1692, p. 52.

son intimité, en sorte que, s'il n'est pas juste de dire, comme les anciens : « *Omnis homo sanguis* » « *L'homme est tout sang* » on pourrait presque dire avec plus de vérité : *Omnis homo vas, L'homme est tout vaisseau.*

On doit encore à *Nück* une dissertation sur la transfusion du sang, dont il était fort partisan.

### 1695. RIDLEY. — LE SINUS CORONAIRE DE LA DURE-MÈRE.

Les sinus de la dure-mère étaient encore incomplètement décrits : l'anatomiste *Henry* **RIDLEY**, membre du collège des médecins de Londres, compléta leur description, par la découverte du sinus *coronaire* ou *transversal*, qui réunit les deux sinus caverneux; on a conservé pour ce vaisseau le nom de *sinus circulaire* ou de *Ridley*.

### 1780-1740. ROUHAULT. — LA CIRCULATION FŒTALE.

*Pierre-Simon* **ROUHAULT**, médecin français distingué, reconnut que le fœtus est le seul auteur des mouvements de son sang, et qu'il ne les doit pas au cœur de la mère [1]. Winslow critiqua vivement certaines propositions hasardées contenues dans ce travail. *Rouhault* y répondit, dans un nouveau mémoire publié à Turin en 1728.

### 1697-1755. HAMBERGER. — INFLUENCE DES COURBURES VASCULAIRES. — ANASTOMOSES DIRECTES DES ARTÈRES ET DES VEINES.

**HAMBERGER** naquit à Iéna, en 1697, et professa l'anatomie dans cette université. Il fit voir par des expériences directes que les plis, les angles défavorables, diminuent fort peu la vitesse des liquides dans les tubes de verre, et qu'il doit en être de même pour le sang circulant dans ses canaux. Suivant lui, les oreillettes du cœur sont dilatables, il le déduit de leur forme trapézoïde.

Mais à côté de ces travaux utiles, il enseigna bien des erreurs. Il soutenait, par exemple, l'anastomose directe des artères avec les veines, transformant ainsi en règle générale ce qui n'est qu'une exception applicable à certaines veines, celles de la face, par exemple.

[1] ROUHAULT. *Osservazioni anatomico physiche*. Turin, 1724.

Il n'admettait point l'activité de la diastole cardiaque, et ne la croyait produite que par le poids du sang, qui pénètre dans les ventricules.

1708. THÉBÉSIUS. — LES VAISSEAUX PROPRES DU CŒUR. SON MODE DE NUTRITION.

*Adam-Chrétien* **THÉBÉSIUS**, de Hirschberg, en Silésie, décrivit parfaitement les *vaisseaux propres du cœur* ou vaisseaux nutritifs. C'était vers 1708; il reconnut, à la circonférence de la fosse ovale, les petites ouvertures par lesquelles les vaisseaux cardiaques communiquent avec l'organe central et le repli valvulaire qui garnit l'orifice de la grande veine coronaire gauche.

Les anatomistes ont donné son nom à ces diverses parties, et les désignations de : *trous de Thébésius*, de : *valvule de Thébésius*, sont désormais consacrées dans la science [1].

Alors seulement on put comprendre le véritable mode de nutrition du cœur. Jusque-là on avait pensé qu'il se nourrissait du sang même de ses cavités, que l'on supposait absorbé par les parois. Plus tard, la découverte des *vasa vasorum* démontrera que son mode de nutrition ne diffère en rien de celui des autres organes.

1729. SPALLANZANI. — NOUVELLES PREUVES DE LA CIRCULATION. — PHÉNOMÈNES DE LA CIRCULATION LENTE. — CIRCULATION EMBRYONNAIRE. — LA FORME DES GLOBULES VARIANT SUIVANT LES ESPÈCES.

Né à Scandiano, duché de Modène, en 1729, le célèbre abbé *Lazare* **SPALLANZANI**, dont le génie explorateur et inductif fut une des gloires de l'Italie, porta son attention sur les *mouvements du cœur*, les phénomènes de la *circulation lente*, puis sur la *formation du cœur* et *des vaisseaux* chez l'*embryon ;* sans doute ses expériences physiologiques ne furent accomplies que sur le poulet, la grenouille, la salamandre, mais le résultat n'en est pas moins acquis pour la science, car pour tout l'ordre des vertébrés les origines de l'être se développent d'après un même plan. Il a bien démontré que c'est l'impulsion du cœur qui détermine la circulation

[1] THÉBÉSIUS. *Dissertat. de sanguin. circulo in corde*. Leyde, 1708.

jusqu'aux extrémités capillaires, où le sang circule avec une rapidité presque égale à celle des grosses artères; que la circulation veineuse était plus lente; que lorsque l'affaiblissement du cœur rendait la circulation languissante dans les artères; elle éprouvait (*chez le têtard*) à chaque diastole et systole un mouvement de *recul*, de *va-et-vient*, indiquant que le cœur était son véritable moteur[1]. Il reconnut encore ce fait important, que les *globules du sang varient de forme suivant les espèces animales, ronds* chez la *grenouille, allongés* pour la *salamandre*; dans certaines espèces animales amphibies, des bulles d'air circulent en même temps que le sang dans les veines[2].

Il vit les artères toujours pleines, et le sang n'accélérant point sa course dans les poumons comme on le croyait alors. Les courbures, les angles ne diminuent pas sa vitesse; mais le sang lui parut circuler plus vite dans les os.

Il admit l'influence de la *pesanteur* sur les mouvements du sang; leur accélération quand le cœur se dilate, leur ralentissement par le rétrécissement des artères.

Il vit les artères se dilater à chaque pulsation du cœur; le pouls s'arrêter par la ligature, et les *artères* ultimes se transformer en *veines* sous l'œil de l'observateur.

### 1732. WINSLOW. FIBRES PROPRES A CHAQUE VENTRICULE CARDIAQUE.

*Jacques-Bénigne* **WINSLOW**, Danois d'origine, cultiva l'anatomie, et fit paraître en 1732, un grand traité sur cette science; il sut distinguer, au milieu de ce nœud gordien que forment les *fibres musculaires* du *cœur*, celles qui sont *communes* aux deux ventricules, et celles qui sont *propres* à chacun, distinction encore inconnue des anatomistes.

### 1733-1815. MENURET DE CHAMBAUD. — TRAITÉ DU POULS.

Né à Montélimart, **MENURET DE CHAMBAUD** étudia à Montpellier, travailla pour la grande *Encyclopédie* de Diderot, et publia en

[1] SPALLANZANI. *Del azione del cuore ne' vasi sanguigni.—De' phenomeni della circulazione languente.* 1773.

[2] Ce fait expliquerait comment les anciens, ne disséquant que les animaux, avaient pu croire que, pour l'homme aussi, l'air doit, en nature, circuler dans les vaisseaux en même temps que le sang.

1768 un traité du pouls in-12° de peu d'importance, mais qui montre un médecin observateur et studieux.

Il y reproduit les idées de *Fizes*, supposant des cordes tendues des divers organes aux artères de la périphérie du corps et communiquant à celles-ci les affections de ceux-là.

### 1747. MARQUET. — BUCH'OZ. — LE POULS MIS EN MUSIQUE.

Nous avons vu dans l'antiquité *Hérophile* et *Rufus* étudier le pouls avec le rythme, la mesure musicale.

Cette doctrine a quelque chose d'ingénieux qui attache, et l'on ne s'étonne pas qu'aux diverses époques de la médecine *Avicenne*, *Savonarole*, *Fernel*, aient tenté de la rajeunir.

Mais, au siècle dernier, **MARQUET**[1] lui consacra un opuscule original et instructif, qu'il intitula : « *Nouvelle Méthode pour apprendre, par les notes de la musique, à connaître le pouls de l'homme et les divers changements qui lui arrivent depuis la naissance jusqu'à la mort*[1]. »

Son gendre **BUCH'OZ**, de Metz, qui avait soutenu des thèses sur le même sujet, fit plus tard une nouvelle édition de l'œuvre de Marquet.

Voici le résumé de leurs idées :

« Le cœur occupe le même rang et fait les mêmes fonctions dans l'homme que le balancier dans une horloge; les veines, les artères, tiennent lieu de roues, et les nerfs sont les cordages qui font agir la machine. »

Et ailleurs : « Le pouls naturel parcourt 3,600 pulsations ou cadences de menuet dans une heure, et le pouls tendu en parcourt 6,000 dans le même espace de temps. »

« Le pouls lent a depuis 6 jusqu'à 12 temps entre chaque pulsation.

Marquet admet encore un pouls *double* ou *récurrent* battant deux coups à chaque pulsation et dans le même instant, semblable à deux ondes qui s'entrechoquent dans un étang; il note ce pouls, qu'il a observé, dit-il, sur un vieillard, par deux blanches sur une même ligne, ou sur deux lignes parallèles.

En somme, ces tentatives n'eurent pas de résultat pratique, et ne firent en rien avancer les sciences séméiotiques.

[1] MARQUET. Nancy, 1747. 34 p. 4, et 12 tableaux.
[2] MARQUET et BUCH'OZ. Amsterdam, 1769.
[3] BUCH'OZ. *An à musicá pulsuum diagnosis?* Thesis.

### 1748. VICQ D'AZYR. — LES PLANCHES DE LA CIRCULATION CÉRÉBRALE.

Si le langage fait comprendre la science, si les livres en sont la juste expression, les dessins facilitent la tâche, en donnant aux yeux la représentation exacte du sujet, à la mémoire un point d'appui fidèle pour le retenir.

Les plus belles planches qui existent pour la circulation cérébrale sont dues à VICQ D'AZYR[1]. Le célèbre anatomiste de Valognes a représenté avec une délicatesse extrême, les petites artères du *chiasma*, *de la tige pituitaire*, *des tubercules mamillaires*, et celles de la *pie-mère*. Mais il ne paraît pas avoir compris l'importance de ces dernières, comme artères nourricières. Il fit aussi des recherches curieuses sur le rôle des artères communicantes, leurs variations anatomiques, et décrivit les *artères ventriculaires de la toile choroïdienne.*

### 1752. MASCAGNI. — DISTRIBUTION DES ARTÈRES ET DES VEINES CAPILLAIRES. — ÉTUDE DES VAISSEAUX UTÉRINS.

*Paul* **MASCAGNI**, établit que, au delà des capillaires capables d'admettre un globule coloré, il n'y a pas de vaisseau plus petit, faisant circuler le sang rouge; lorsqu'une artère, après s'être divisée et subdivisée, arrive à ce degré de petitesse où un seul globule peut circuler à la fois, l'artère se change en veine, résultat très analogue à celui qu'avait consigné *Spallanzani.*

Ce fut lui qui étudia avec le plus de soin les *vaisseaux utérins* encore mal connus.

Mais sa gloire principale, qui ne doit cependant pas nous occuper ici, fut la description admirable des *vaisseaux lymphatiques* des différents organes.

### SOLANO LUQUE. — 1731 NIHELL. — 1737. LAVIROTTE. — 1748. MICHEL. — 1757. COX. — 1760. FLEMING. — GUTTIEREZ DE LOS RIOS. — ROCHE. — 1762. LA PRÉDICTION DES CRISES, PAR L'INSPECTION DU POULS.

*Don Francisco* **SOLANO LUQUE**, médecin espagnol pratiquant à Antequera, était né en 1685 à *Montilla*, près *Cordoue.*

[1] VICQ D'AZYR. *Traité d'anat. et de physiol.* P. 1786.

Etudiant la médecine à Grenade sous Joseph de *Pablo*, en 1707, il observa le *pouls dicrote* et en demanda l'explication à son maître, qui lui dit « de ne pas faire attention à de telles bagatelles, qui ne provenaient que des vapeurs fuligineuses. » Peu satisfait de cette réponse, il se mit à observer et reconnut que le pouls *dicrote* annonce presque toujours une *épistaxis*, et le pouls *intermittent*, une crise par les *urines* et les *selles*. Ce fut alors que sa célébrité commença par une aventure bien remarquable :

Le docteur *D. Francisco del Castillo* tomba malade à Grenade d'une fièvre aiguë violente. Il fut soigné par trois médecins célèbres ; le sixième jour de la fièvre, ils observèrent que le pouls était *intermittent* à chaque seconde pulsation. Sur quoi ils prononcèrent unanimement que la mort du malade était proche, d'après les doctrines de Galien.

Le jeune Solano, qui suivait alors son maître *don Pablo*, demanda la permission de dire son sentiment et leur expliqua que l'intermittence du pouls était un effort de la nature pour chasser par les selles les humeurs morbifiques. On imposa silence au jeune homme, son opinion téméraire était contradictoire à celle de Galien ! La consultation finit en pronostiquant à la famille une mort prochaine. A 8 heures du soir le malade ressentit de très-violentes douleurs de ventre autour du pubis, et finit par évacuer deux ou trois selles avec une quantité d'urine épaisse, noirâtre ; puis il s'endormit profondément et se réveilla sans fièvre.

La prédiction de cette crise fit grand honneur au jeune Solano, mais il n'en tira pas grand avantage, parce qu'il fut obligé d'aller pratiquer à *Illora*, petite ville voisine. Ce fut là qu'il put étudier en 1709 ou 1710 le *pouls inciduus* et reconnaître qu'il indiquait les *sueurs critiques*.

Toutes ces observations ont trait à des maladies aiguës et surtout à des *fièvres*. Dans les maladies chroniques, la signification est tout autre. Enfin *Solano*, après 24 ans d'observations très-curieuses, formula sa doctrine dans un livre intitulé : *Lapis Lydius Apollinis* (*in-fol. Madrid*, 1731).

Il ne se contenta pas d'observer lui-même, mais enseigna sa méthode à plusieurs disciples. On rapporte que le docteur *Jaymes* NIHELL, médecin irlandais de Lymeric, disciple du grand *Boerrhaave*, vint exprès d'Angleterre pour étudier l'importante méthode de *Solano* ; c'était en septembre 1737 ; Solano le reçut avec une grande amitié, le logea dans sa propre maison et lui enseigna l'art de prédire les crises, lui dévoilant ses secrets avec une simplicité digne de son génie. *Nihell* recueillit, en peu de pages substantielles, l'ensemble de sa doctrine et de son enseignement; nous les résumons ici, croyant faire plaisir à tous les hommes de science [1].

Les maladies se jugent aux jours judicatoires par des crises diverses :

Par *hémorrhagie,* — par *vomissement* et *diarrhée,* — par les *sueurs,* — par les *urines.* — Chacune de ces crises est marquée d'un pouls spécial.

SIGNE DE LA CRISE PAR ÉPISTAXIS.

1° **La bis-pulsation**, ou pouls **dicrote** des anciens, est le signe certain d'une prochaine **hémorrhagie nasale**.

2° Si la *bis-pulsation* s'observe à la trentième pulsation, l'hémorrhagie vient vers le 4e jour.

Si elle s'observe à la dixième pulsation, l'épistaxis surviendra vers le 3e jour.

Si c'est à la huitième pulsation, cela signifie *épistaxis* dans deux jours ou deux jours et demi.

Vers la quatrième, seconde, ou première pulsation, ou dans toutes, — *hémorrhagie* dans les 24 heures.

3° La nature avance ou retarde la crise, suivant l'ordre indiqué, instruisant ainsi le médecin de ce qui doit arriver. Et cet ordre se retrouvera également dans tous les autres genres de crise, sans que nous ayons besoin de le répéter.

4° Si le second coup de la bis-pulsation ou le ressaut de l'artère suit le premier avec rapidité, c'est que la crise est proche ou qu'elle commence déjà; et si le sang ne paraît pas spontanément, il jaillit en faisant moucher le malade.

5° Si le second coup de la bis-pulsation ou le *ressaut* de l'artère est moins fort que le premier, la quantité de sang qui doit couler est *faible;* si les deux coups sont presque *égaux*, l'hémorrhagie

[1] NIHELL. Extracto del invento del señor doctor don Francisco Solano de Luque, sobre la prediction de las crises por el pulso, con muchas particularides las quales no se hallan explicadas en sus obras y que me communicó en las conferencias que tuve con dicho señor en Antiquera desde el 17 de septiembre hasta el 17 noviembre de 1737.

sera *modérée*; mais si le *ressaut* est *plus fort* que le premier coup, l'hémorrhagie sera *abondante*; ainsi la quantité de sang est toujours proportionnée à la force du ressaut de l'artère comparée avec le premier coup.

6° En cas d'*épistaxis*, si l'on trouve un pouls *languissant*, cela vient d'une disposition de l'artère, ou de la constitution du sujet.

Et, si c'est le résultat d'une faiblesse maladive, le malade peut mourir avant que l'hémorrhagie se montre, ou pendant qu'elle se produit.

7° Le ressaut de l'artère diminue à mesure que le sang s'écoule et disparaît insensiblement.

8° Quand la bis-pulsation est plus marquée à un pouls qu'à l'autre bras, l'*hémorrhagie* critique aura lieu par la *narine correspondante*, ou du moins elle y sera plus abondante; et sa diminution graduelle, quand elle se rencontre sans autres antécédents, est le signe que l'hémorrhagie va s'arrêter.

### SIGNE DE LA CRISE PAR DIARRHÉE.

1° L'**intermittence** du *pouls* est un signe certain de future **diarrhée** critique, à moins que les forces naturelles ne puissent pas suffire pour accomplir la crise; et, dans ce cas, le pouls *intermittent* serait d'un pronostic *mortel*.

2° La durée de l'*intermittence* dénote la quantité de matière critique devant être évacuée.

L'*intermittence* d'*une* seule pulsation signifie peu de matière; une *intermittence* qui dure *deux* pulsations et demie (*c'est la plus longue que Solano ait observée*) dénote une grande évacuation ou de nombreuses selles.

### SIGNE DE LA CRISE PAR VOMISSEMENTS.

1° **L'intermittence** avec **tension** de l'artère est signe certain de **vomissements** prochains avec **diarrhée** critique.

2° Les différents degrés de tension artérielle dénotent la quantité de matière qui doit être rendue, ou le nombre de vomissements, et *vice versa*.

L'intervalle des intermittences qui accompagne la tension du pouls ne se rapporte plus qu'à la quantité de l'évacuation intestinale, qui ne manque jamais avec l'intermittence.

3° On n'observe pas de crises de vomissements sans diarrhée, ni de signe propre à une telle crise indépendamment du pouls intermittent.

SIGNE DE FUTURE CRISE PAR LES URINES.

1° L'**intermittence** du *pouls* avec **mollesse** de l'artère est un signe certain de crise par les **urines**, avec plus ou moins d'évacuation intestinale.

2° La quantité d'urine est indiquée par le plus ou moins de mollesse artérielle.

3° *Solano* n'a jamais rencontré de crise par les urines seules, ni de signe correspondant.

SIGNE DE FUTURE CRISE PAR LA SUEUR.

1° Le **pouls inciduus** ou *déclinant* est signe certain de crise future par les **sueurs**, ou par une évacuation périphérique en général, comme par exemple l'*ictère*.

Ce pouls est caractérisé par 2, 3 ou 4 pulsations, qui vont en diminuant, pour remonter ensuite au point primitif.

2° Si le *pouls inciduus* est *mou*, il indiquera la *sueur*.

Si le *pouls inciduus* est *dur*, il annoncera la *jaunisse*.

3° Pour établir le pouls critique, il faut que l'on puisse observer *deux systoles de suite*, moins fortes que les autres; la première étant en outre plus forte que la deuxième. *Une systole* à peine plus forte que les autres indique : *sueur critique*. Quatre pulsations déclinantes sont le pouls qu'a observé Solano.

S'il advient que le pouls *inciduus* soit *renversé*, et constitué par *une pulsation plus forte* que les autres, ce pouls inégal d'une pulsation est difficile à reconnaître; il indique également *sueur critique*.

Quand la *déclinaison* du pouls est très marquée ou qu'elle se continue à plusieurs pulsations, c'est que la *sueur* sera *abondante*.

*Quatre* pulsations *déclinantes* dénotent que la *sueur* sera *très forte*, avec beaucoup d'*anxiété*.

*Trois* pulsations indiquent : *sueur abondante*.

*Deux*, une *sueur modérée*.

Ce signe est infidèle pour la *fièvre intermittente* et le pouls déclinant ne précède pas régulièrement les sueurs de chaque accès.

AVIS SUR LES SIGNES CRITIQUES EN GÉNÉRAL.

1° Si le signe de la crise revient à période variable, 2, 3, 6, 8 pulsations, sans ordre, on ne peut signaler un temps fixe pour la crise, mais on peut annoncer sa prochaine venue et sa nature, sans décider le moment.

2° La crise peut être changée par un mouvement extraordinaire de la nature, spontanément, ou par un effet médicamenteux.

Alors on voit cesser le signe de la première crise et apparaître celui de la deuxième, ou *crise succédanée*; c'est ainsi que les remèdes peuvent accélérer, retarder, changer ou supprimer une crise.

3° Il arrive bien rarement que les signes critiques soient trompeurs ; en 26 ou 28 ans de pratique, c'est à peine si *Solano* en a recueilli cinq observations, tandis que son livre renferme 31 observations d'épistaxis critiques; 36 de diarrhée; 28 de sueur ; 8 d'urines critiques; sans compter une d'ictère et 4 observations publiées plus tard par son fils; total : 108 observations démonstratives.

Après la mort de *Solano*, Don *Christoval*, son fils, fit paraître aux frais de l'État une nouvelle édition (1738) de l'œuvre paternelle, à laquelle il ajouta les données de sa propre expérience.

*Nihell*, de retour en Angleterre, publia le récit fidèle de tout ce qu'il avait vu et des expérimentations probantes qu'il fit à son tour [1]. Cet ouvrage eut un véritable retentissement.

Après avoir étudié l'œuvre de ces maîtres, nous devons signaler encore les médecins qui s'efforcèrent de la continuer ou de la développer.

En France, LAVIROTTE traduisit *Nihell* (1748) dans notre langue [2].

*Guillaume* NOORTWYK, Hollandais de naissance, devenu praticien célèbre à Venise, traduisit en latin les œuvres de *Solano* et de

[1] NIHELL. *New and extraordinary observations, concerning the predictions of various crises, by the means of the pulse.* In-8°, Londres, 1741.

[2] LAVIROTTE. *Observations nouvelles sur les prédictions des crises par le pouls.* Paris, 1748, in-4°.

*Nihell;* il fit lui-même plusieurs observations sur les pouls critiques. MICHEL de Montpellier, médecin à Paris, écrivit un livre intitulé : *Nouvelles Observations sur le pouls par rapport aux crises*, 1757.

COX (*Daniel*) de Londres étudia spécialement le *pouls intermittent critique*, qui indique l'usage des purgatifs (1760). Parmi les partisans de cette doctrine, nous trouvons encore FLEMING (*Milcolomb*) de Londres. — Enfin *Jean* SÉNAC de Lombez (1749-1770), dont l'excellent traité des maladies du cœur (tom. II, p. 210) enseigne l'importance du pouls critique. Dans une dissertation sur les crises (1752), il raconte qu'étant à Bruxelles il fit mettre plusieurs soldats malades dans une salle particulière de l'hôpital et qu'il put observer le pouls *rebondissant*, annonçant toujours les *hémorrhagies;* l'*intermittent*, prédisant la *diarrhée;* mais que l'*inciduus*, devant annoncer la *sueur*, était beaucoup plus difficile à reconnaître.

GUTTIERREZ DE LOS RIOS (*Manuel*), prêtre et médecin, exerçant à Cadix, s'efforça de développer la doctrine de Solano. Son livre : *Idioma de la naturaleza*, ou *Compendium* du *lapis lydius*, est remarquable par sa clarté ; il analysa le vaste in-4° de *Solano*, retira l'utile et le démêla de tout accessoire. — ROCHE (*Jean-Louis*) écrivit les *Nuevas y raras observaciones para prognosticar las crises por el pulso sin alguna dependencia de las señales criticas de los anticos* (*in-4°*, 1762).

Il joignit aux œuvres du maître plusieurs observations personnelles.

FEYOO, le célèbre bénédictin, préconisa aussi la méthode de *Solano* dans ses *Cartas eruditas*. On put croire un instant que cet ingénieux système passerait désormais dans la science, par un enseignement exigé à la fois des maîtres et des élèves.

Mais il fallait une grande sagacité, un tact fort exercé, des sens très subtils, qualités rarement unies ; et peu à peu ces travaux remarquables tombèrent en oubli.

Ainsi en est-il des meilleures découvertes, quand elles ne sont pas assez faciles à comprendre pour que chacun puisse les utiliser.

Malgré un tel abandon, les médecins apprirent par ces recherches à respecter davantage les crises naturelles dans les maladies, crises pendant lesquelles on cessa d'employer des moyens violents ou perturbateurs.

# CHAPITRE IX

## BORDEU ET FOUQUET. — LES POULS ORGANIQUES.

(1722-1767.)

### 1722-1756. BORDEU. — 1727-1767. FOUQUET. — THÉORIE DES POULS ORGANIQUES.

*Théophile* **BORDEU** naquit en 1722, à Iseste, dans la vallée d'Ossau (*Béarn*). Il devint célèbre par ses recherches sur la circulation[1] et sa fameuse théorie des *pouls organiques*, dont nous avons signalé les origines dans les œuvres d'*Actuarius*. Partant de cette idée que chaque organe, ayant sa personnalité, doit avoir sa circulation propre et son pouls, *Bordeu* commence par diviser le pouls en deux grandes classes :

**Pouls supérieur** ou *sus-diaphragmatique*.

**Pouls inférieur** ou *sous-diaphragmatique*.

Le **pouls supérieur** est *rebondissant*, *redoublé;* c'est le *dicrote* de *Galien*. On l'observe dans la plupart des *inflammations sus-épigastriques*, mais il prend différents caractères, suivant les organes où s'opère la crise ; il peut être **pectoral, guttural, nasal.**

1° **Pectoral.** — Il est mou, plein, dilaté, égal, nettement dicrote, sans rudesse ; on l'observe à la fin des *pneumonies*, des *pleurésies* franches.

2° **Guttural.** — Développé, fort, redoublé moins que le pectoral, souvent plus fréquent ; il annonce les *excrétions critiques* par les muqueuses et glandes de la gorge.

3° **Nasal.** — Redoublé comme le guttural, mais plus plein, plus dur, fort, brusque et rapide.

Il annonce les **épistaxis.** Mais, au début de la maladie, il ne décide point sa crise ou sa terminaison.

*Bordeu* divise le *pouls inférieur* en autant de variétés qu'il y a d'organes principaux.

[1] BORDEU (Th.). *Recherches sur le pouls, par rapport aux crises*. Paris, 1756 in-12. *Ibid.* 1768 et 1772. Trois tomes en 4 vol. in-12.

Le **pouls inférieur** a pour caractère l'*irrégularité*. Les pulsations, *inégales entre elles*, ont des *intervalles inégaux*, une sorte de *sautillement*.

En outre, l'effort critique de chaque viscère du bas-ventre fait subir au pouls diverses modifications; de là, une division totalement anatomique.

Le **pouls inférieur** peut être **stomacal**, **intestinal**, **utérin**, **hépatique**, **liénique**, **hémorrhoïdaire**, **rénal** ou urinaire.

POULS ORGANIQUES COMPOSÉS.

Presque toujours dans les maladies, plusieurs organes sont atteints simultanément; alors le pouls doit prendre un caractère composite qui réunit les traits principaux de chacun.

L'avenir n'a point jusqu'ici sanctionné les divisions données par *Bordeu*; elles sont du reste tellement subtiles que le tact le plus délié ne peut s'y reconnaître.

Mais si les détails nous paraissent obscurs ou faux, l'idée était juste ; et nous ne tarderons pas à voir qu'aujourd'hui même de nouvelles études permettent de reconnaître un *pouls* des *parties inférieures*, un *pouls* des *parties supérieures* et des *pouls organiques*, en sorte que l'erreur de *Bordeu* contenait cependant une magnifique théorie, une de ces vues d'avenir où l'homme de génie entrevoit une découverte, mais se presse trop en voulant en atteindre tous les secrets avant l'heure de la maturité scientifique.

FOUQUET (*Henri*), l'un des meilleurs médecins du XVIIIe siècle, naquit à Montpellier en 1727, et mourut en 1806. Lié dès sa jeunesse avec *Bordeu*, il se complut à perfectionner sa doctrine des *pouls critiques* et *organiques;* il composa sur ce sujet un traité important : l'*Essai sur le pouls par rapport aux affections des principaux organes*[1], avec des figures qui représentent les caractères du pouls dans ces affections. C'était de la sphygmographie avant l'instrument.

L'ouvrage parut en 1767. L'auteur, marchant sur les traces de *Galien*, de *Solano*, de *Nihell* et de *Bordeu*, commence par de nombreux développement sur les *pouls critiques*. Puis, au moyen d'un savante analyse, il trace le caractère des *pouls*,

[1] FOUQUET (H.). *Essai sur le pouls*. Montpellier 1766. 1 vol. in-12.

non plus seulement *critiques*, mais propres aux affections morbides de chaque organe.

Bien loin d'être apprécié des médecins, cet ouvrage excita leur humeur ou leur jalousie, et l'on alla jusqu'à soupçonner la bonne foi de l'auteur, parce que les distinctions établies paraissaient trop subtiles pour être vraies.

Sans pousser aussi loin l'incrédulité, nous devons convenir que ses descriptions sont si longues, si délicatement nuancées, qu'elles pourront difficilement faire le sujet d'un enseignement. On en jugera par les exemples suivants, puisés dans l'analyse sérieuse que nous avons faite de ses œuvres, bien mieux détaillées que celles de Bordeu.

L'auteur, après avoir indiqué avec une scrupuleuse exactitude la part de ses devanciers, commence par donner au médecin les règles nécessaires pour bien tâter le pouls.

**Méthode pour tâter le pouls.** — *Fouquet* recommande de compter au moins 50 pulsations sur chaque poignet, car, dit-il, ce n'est souvent qu'au bout de 20 ou 30 pulsations qu'une modification importante se fait sentir.

Il faut tâter de la main gauche le pouls droit, de la main droite le pouls gauche, pour que l'index soit toujours vers la main du malade. On prend, comme point fixe, la base de l'apophyse styloïde du radius. Enfin, on doit observer que les recherches sur le pouls des organes sont, comme celles des pouls critiques, bornées à l'âge moyen, entre l'enfance et la vieillesse, de 10 ans à 60 ou 65 ans. Les anomalies fréquentes aux extrêmes de l'âge excluent des recherches de ce genre.

**Cause des pouls organiques.** — Chaque organe, dans l'animal, peut être considéré comme un être distinct, qui a ses désirs, ses goûts, ses aptitudes, son département ; ce sont autant de *centres d'action*. Ces vies particulières ou ces facultés organiques sont reliées ensemble par les nombreux rapports qu'établit le principe qui les anime, la *vie*, à laquelle chacune d'elles apporte son concours. Mais chaque action organique individuelle doit modifier la circulation, lui imprimer un caractère distinct, un *modus agendi* particulier, soit par une *sensibilité* personnelle, soit par l'*exercice de sa fonction principale*. Il faut donc appeler *pouls organique*, celui qui se rapporte à une *fonction* ou *affection* quelconque de l'organe et qui la manifeste à nos sens.

S'il ne manifeste que l'état ou *fonction* de l'organe, on l'appelle *pouls organique.*

S'il éclaire un état *maladif*, on l'appelle *pouls symptomatique* ou *non critique.*

S'il indique d'avance le tumulte des forces organiques ou la *crise*, il prend le nom de *pouls critique.*

Mais comment ces pouls se manifestent-ils à nos sens?

Par autant d'impressions variées que la surface de cette portion de l'artère où s'appuie le doigt du médecin [*espace pulsant*], fait sous l'un ou plusieurs des doigts, ou dans leur intervalle.

Ce sont de petites ondes ou éminences, offrant des *aplatissements*, des *resserrements*, des *intersections*, des *brisements*, appréciables au tact, pouvant être peints aux yeux, et toujours semblables dans les mêmes circonstances, ce qui en fait des signes positifs, invariables, des *types.* Mais, pour les apprécier, il faut connaître d'abord le pouls de la santé, le pouls naturel et parfait des adultes.

Le *pouls* de la *santé* est *égal;* ses pulsations se ressemblent parfaitement, elles sont à des distances parfaitement égales. Il est mollet, souple, libre, point fréquent, point lent, vigoureux sans paraître faire aucune sorte d'effort.

Une grande division vient ensuite, celle du **pouls supérieur** ou *sus-diaphragmatique*, et du **pouls inférieur** ou *sous-diaphragmatique.* Ainsi que nous l'a enseigné *Bordeu.*

Le 1er est plus élevé, plus grand, plus fort.

Le 2e est plus petit, plus serré, moins sensible.

On doit encore établir une deuxième division, qui est celle du pouls d'*irritation* ou *non critique* et du pouls *critique.*

**Pouls d'irritation** ou *non critique.* C'est cette modification générale qui accompagne le 1er temps ou de *crudité* des *maladies* [*pouls fébrile des modernes*]; elle se manifeste par un état de gêne, de trouble ou de spasme dans l'artère. Le pouls est serré, fréquent, concentré, assez dur, quelquefois lent; mais on doit en distinguer deux variétés :

1° Le **pouls d'irritation** *fort et élevé.*

2° Le **pouls d'irritation** *concentré et profond.*

Il suit toujours les *inflammations.*

Il s'observe au début des maladies aiguës, avec de nombreuses anomalies, et persiste quelquefois même pendant les crises.

On le retrouve pendant les premiers jours des opérations ou

des blessures, il dure jusqu'à l'établissement de la suppuration.

Mais ces caractères n'empêchent que rarement de distinguer le pouls de l'organe malade. Au *début* des maladies, le *pouls d'irritation fort* est d'un moins mauvais augure que le *pouls lent* et *concentré*.

**Pouls des crises.** — C'est celui qui désigne le *temps* des *coctions* dans les maladies.

Les *pouls* qui au début des maladies ont été *petits* [*exiles, tenues*], grossissent ou redoublent [*exacerbantur*] lors de la *crise*.

Le *pouls* de la *crise* est élevé et grand ; c'est *Galien* qui nous l'enseigne [*Galen. de crisis*]. Bientôt le pouls s'adoucit et devient plus moëlleux ; les caractères organiques se dessinent alors, jusqu'à ce qu'enfin l'évacuation critique arrive. On distingue donc *trois phases* dans la *crise*, et *trois pouls* correspondants.

1° **Pouls de la première coction**, où la matière morbifique débusquée est livrée à toute l'énergie des forces organiques.

Il est élevé avec force ; développé avec un rebondissement mêlé de raideur, qui altère bien souvent les caractères organiques.

2° **Pouls de la deuxième coction** ou de l'*élaboration*. Il est *plus doux*, plus arrondi, plus rebondissant, même avec inégalités. Les caractères organiques sont plus marqués ; c'est le *pouls critique* par excellence.

3° **Pouls d'excrétion.** C'est celui de la période *expulsive* ou des *évacuations critiques*. On y observe une véhémence, un rebondissement plus marqués et des caractères organiques très nets.

Il faut ici distinguer, dit *Fouquet*, entre le *rebondissant* et le *dicrote*.

Le *dicrote*, propre aux *hémorrhagies*, est surtout *nasal*, il offre une double pulsation, dont la deuxième paraît plus forte que la première.

Le *rebondissant*, qui peut se trouver dans le *pectoral* et le *guttural critiques*, offre une pulsation moins brusque ; la deuxième pulsation, écho de la première, est aussi plus faible.

Sous le rapport du nombre des organes intéressés dans une crise, les pouls critiques sont dits : *simples*, *composés* ou *mixtes*, c'est-à-dire *compliqués*. — Sous le rapport des *maladies*, *Baillou*

[*Consil.* lib. II, t. III] pense que chaque *maladie* a ses *périodes*, son *pouls* caractéristique et ses *crises* propres, persuadé que tout s'accomplit, dans le corps, par ordre et par périodes.

Sous le rapport des *jours*, les anciens avaient assigné aux crises des jours fixes, basés sur la théorie des nombres pythagoriciens. Mais, comme souvent la doctrine des nombres se trouve en défaut, il est naturel d'attribuer une prépondérance aux signes tirés du pouls comme indicateurs des crises.

POULS ORGANIQUES.

**Pouls capital simple.** Il se rapporte aux affections de la *tête*.

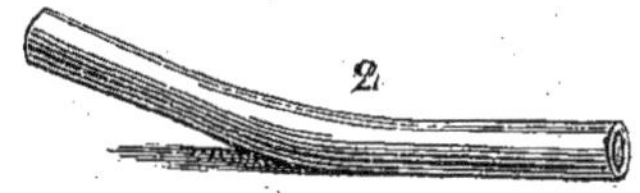


Pouls capital. Fig. 51.

« Son caractère essentiel consiste en *un soulèvement* de la partie *antérieure* ou digitale de l'*artère*. Sa *partie postérieure* semble *fixée* au niveau de son plan, sous les deux doigts annulaire et auriculaire, tandis que la *partie antérieure* ou l'extrémité du côté de la main *s'élève* considérablement au-dessus de ce niveau avec une liberté, une plénitude, une force très marquées. Quelquefois le *soulèvement* de l'artère se prend de *plus loin*, par exemple le *doigt annulaire*, d'où par gradation il augmente jusqu'à l'index et par delà, en frappant la rangée des doigts; de sorte que l'artère dans son élévation forme un *angle aigu* avec la ligne *horizontale* de son plan naturel, depuis l'endroit où commence cette élévation jusque vers l'apophyse du radius. *C'est par cet angle, plus ou moins grand, que le caractère du capital est principalement spécifié.* »

**Le pouls guttural** ou des affections de la *gorge* est caractérisé par *un renflement considérable, en forme d'onde, de la partie postérieure de l'artère, et par la dureté, le mouvement libre et détaché de l'autre partie, ou de l'extrémité digitale de l'artère, qui relient sa forme cylindrique assez dépouillée, en s'élevant avec force, le tout comme dans le pouls capital, mais le soulèvement est moindre, le renflement plus complet, plus étendu.*

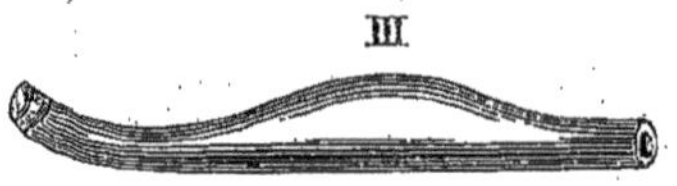


Pouls guttural. Fig. 52.

**Pouls pectoral.** Très aisé à connaître, il est marqué par un *soulèvement du milieu de l'artère comme une petite montagne unie, bien figurée, mollette, l'une et l'autre extrémité de l'artère se mouvant au niveau de leur plan et sous la forme naturelle, en sorte que le profil supérieur de l'artère décrive une espèce d'arc.*

Il se rapproche ainsi de ceux que les anciens ont nommés *pulsus eminuli, prominuli*. Cette *mollesse* du pouls dans la *péripneumonie* ne leur avait pas échappé. Ils l'observaient encore dans certaines *léthargies*, et *Fouquet* l'a remarquée aux jours d'*intermission* des *fièvres intermittentes*, soit que cela vienne d'une *ten-*

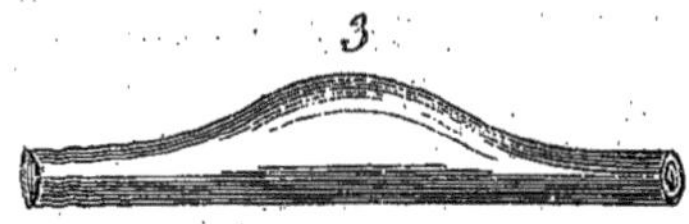

Pouls pectoral. Fig. 53.

*dance* de la nature vers la poitrine, soit d'un effet du *quinquina;* car, dit *Raulin*, « *ceux qui font usage du quinquina ont le pouls fort et élevé, quoiqu'il soit mou* ».

**Pouls stomacal.** — Il est invariablement caractérisé par *une petite éminence entre l'index et le médius. Elle paraît même quelquefois entrer assez avant entre ces deux doigts comme une petite pyramide, à pointe mousse un peu arrondie.*

Mais quand le *pouls stomacal* indique en même temps le prochain *vomissement*, *la petite éminence pyramidale paraît s'arrondir avec un tremblottement de l'artère, mêlé de convulsion.*

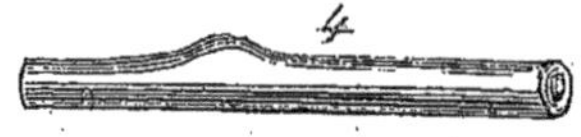

Pouls stomacal. Fig. 54.

On observe encore parfois dans le *pouls stomacal* une sorte d'*ascensus* et *descensus*.

Dans l'*ascensus*, l'éminence pyramidale frappe plus du côté du *medius ;* dans le *descensus*, elle se range du côté de l'*index*.

Le premier indique le pouls du *cardia* ou *pouls stomacal supérieur;*

Le deuxième indique le pouls du *pylore* ou *stomacal inférieur*, se rapprochant ainsi de l'*intestinal.*

La *faim* imprime toujours au pouls le caractère *stomacal;* il en est de même de l'*alimentation*, des *repas*, et parfois même de l'absorption d'un simple *verre d'eau.*

**Pouls hépatique.** — Ce *pouls* appartient encore aux *pouls épigastriques;* son caractère est remarquable par *une éminence à peu près la même que celle du pouls de l'estomac, et qui s'élève au même endroit, frappant également entre l'index et le médius. Mais cette éminence n'est point aussi marquée, ni si forte, ni si élevée; elle est plus légère, plus rétrécie, plus sèche.* L'*artère*

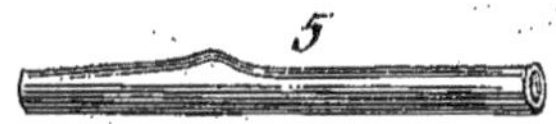

Pouls hépatique. Fig. 55.

d'ailleurs est incomparablement plus *tendue*, plus *rétrécie*, plus *concentrée* que dans le *stomacal; les pulsations moins vives, plus irrégulières.*

**Pouls splénique.** — Il est également *épigastrique*, mais ses caractères sont bien modifiés. Il existe pourtant toujours *une petite éminence qui frappe entre le médius et l'index, comme dans le stomacal, mais qui paraît monter ou s'allonger un peu plus dans l'intervalle des deux doigts, comme si elle était plus haute ou moins arrondie. Ce qui la distingue, c'est qu'elle paraît coupée verticalement; du côté de l'index et vers la base de cette coupe verticale, on sent comme une échancrure, tandis que du côté opposé elle conserve sa déclinaison jusque sous le médius.*

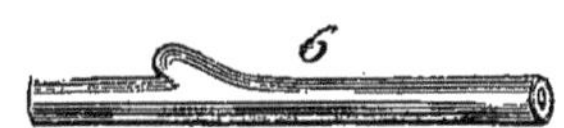

Pouls splénique. Fig. 56.

Les autres modifications *du pouls splénique* sont *une inégalité qui se fait sentir à chaque* 2e et 3e *pulsation.* Ce pouls n'est pas si *tendu*, ni si *concentré* ou *serré* que l'*hépatique* ni l'*artère* si *étroite.* On y sent de temps en temps quelque chose de *lâche* ou de *mou*, comme le viscère que ce pouls représente.

**Pouls pancréatique.** — *Le pouls pancréatique* est resté jusqu'à présent inobservé, inconnu, à cause de la rareté des affections de cet organe.

**Des pouls abdominaux.** — Leur caractère générique est la *concentration*, la *dureté*, un *rétrécissement* singulier de l'*artère*, principalement dans la *portion digitale; vivacité*, *inégalité* des *pulsations*.

**Pouls intestinal simple.** — Il se distingue par le *rétrécissement du bout digital de l'artère; là se trouve comme un petit pois mal formé, qui depuis l'intervalle entre les extrémités du médius et de l'index, se porterait avec rapidité à travers l'artère sous tout l'index, jusqu'au delà de l'apophyse du radius, s'allongeant en forme d'aiguille, comme les globules sanguins lorsqu'ils s'allongent à travers un espace rétréci, ou comme une épingle dont la tête, après avoir frappé l'index, laisserait glisser la hampe le long du doigt.*

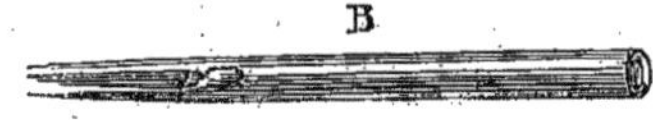


Pouls intestinal. Fig. 57.

Le *pouls intestinal* indique les efforts et mouvements extraordinaires de ce canal, dans les irritations auxquelles il est soumis. — Quand l'*intermittence* se joint à ces caractères, on doit attendre une *crise* par les *selles*, c'est le *pouls intestinal* vraiment *critique*.

**Pouls de l'ascite.** — L'*artère est*, dans cette affection, *plus dure*, *plus tendue*, *plus resserrée que dans l'intestinal vrai. Elle ressemble à un fil d'archal un peu gros. L'extrémité digitale est cependant toujours plus rétrécie que la brachiale, on y sent de l'inégalité et un léger frémissement au bout, quelquefois de la fréquence et de la vibratilité sans irritation marquée.*

**Pouls simple des urines.** — Ce *pouls*, difficile à observer n'a pu être représenté par le dessin. Il est *dur*, *serré*, ce qui, joint à *l'inégalité*, au *décroissement des pulsations*, à *l'intermittence*, justifie sa qualité de *pouls abdominal*. Parfois, la *première pulsation* qui recommence le rhythme particulier de ce pouls, reparaît avec une *dilatation brusque*, suivie d'un *léger rebondissement*.

**Pouls de la sueur simple.** — C'est le pouls *nudosus* des anciens, le pouls *inciduus* de *Solano*. Il peut être *critique* ou *non critique;* nous ne nous occupons que de celui-ci. *Ce pouls*, que l'on pourrait appeler : pouls de l'*organe cutané* ou de la *périphérie du* *corps*, n'a pas de forme assez apparente, pour pouvoir être représenté. Le caractère de l'*inciduus* est remarquable par *une élévation graduée de quelques pulsations qui se suivent les unes au-dessus des autres.*

*Dans ce pouls, l'artère est renflée au milieu de l'espace pulsant, dans la forme du caractère pectoral, mais beaucoup plus. Elle est d'un large qui la fait paraître comme anévrysmatique, ses premiers soulèvements donnent la sensation d'une courbe molle et ondoyante.*

On observe l'*inciduus non critique* dans *quelques fièvres continues* qui ont le type des *intermittentes*, avec *sueurs* symptomatiques ;

— dans la *variole*, à la veille des éruptions et pendant l'*éruption* ;

— dans les *leucophlegmasies*, qui surviennent à la suite de *péripneumonies* mal jugées.

— dans les *phthisies* confirmées, lorsque le malade éprouve une abondante expectoration, avec *sueurs* nocturnes.

**Pouls général des hémorrhagies.** — Il se fait remarquer par une *foule de petits corps ronds passant à l'extrémité digitale de l'artère, comme à la file l'un de l'autre.* Parvenus à la *base de l'apophyse du radius, ils semblent se briser contre elle, se diviser et se répandre en éclats. Il en résulte, à l'extrémité digitale de l'artère, un fourmillement sensible à chaque diastole.*

On reconnaît quatre sortes de *pouls hémorrhagiques : nasal, utérin, hémorrhoïdal, dysentérique.*

**Pouls nasal simple.** — Il présente un *renflement de la partie brachiale de l'artère avec un aplatissement de son extrémité digitale,*

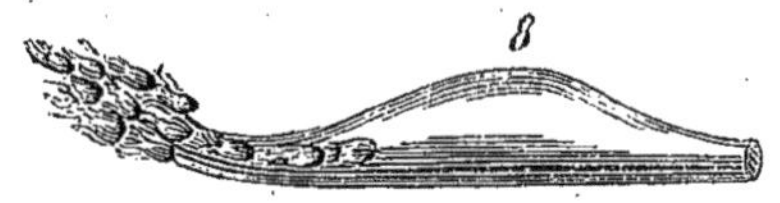


Pouls nasal. Fig. 58.

*qui la fait paraître comme un ruban, A l'endroit de cet aplatissement, on sent les petits corps ronds, s'allongeant à la file l'un de l'autre; arrivés à l'apophyse, ils se brisent, et les éclats sont réfléchis en arrière, sur la série de ces petits corps. L'artère en paraît sur ce point, comme festonnée à sa surface, et comme déchirée en petits lambeaux tout à fait au bout.*

*Parfois il ne semble y avoir qu'un ou deux de ces petits corps ronds qui passent prestement sous les doigts; comme s'ils tenaient au bout d'un ressort qui les lance en se débandant contre l'obstacle de l'apophyse du radius.*

Quant au *rebondissement*, il ne s'observe pas souvent sur le *pouls nasal* non critique, ou du moins il y est faible, et le véritable *dicrote* appartient au *pouls critique*.

Le *pouls nasal* survient non seulement dans les *épistaxis*, mais dans certains *rhumes* avec flux nasal et dans le *coryza*.

Lorsque le *dicrotisme* indique la crise *hémorrhagique*, il faut néanmoins s'assurer si le malade est d'âge à avoir facilement des épistaxis et s'il en a eu jadis, car chez certains sujets les tuniques des vaisseaux par leur résistance s'opposent à la manifestation de la crise.

Enfin, l'on doit observer, avec les anciens, que lorsque les hypocondres sont tendus et douloureux en même temps, il est rare qu'il arrive des hémorrhagies. Faute de ces précautions, on s'expose à donner de faux pronostics et à compromettre la doctrine du pouls.

**Pouls utérin ou métrorrhagique.** — Il est facile à reconnaître, suivant *Fouquet*. Assez semblable au nasal, il en diffère

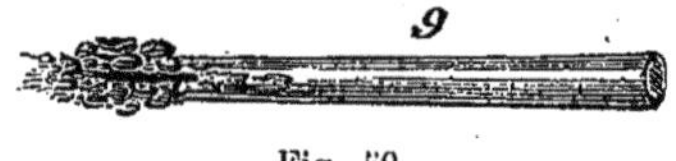


Fig. 59.

par *moins d'élévation et de force; parfois il est si concentré qu'il faut une pression particulière des doigts, surtout de l'index, pour sentir le fourmillement grenu de l'extrémité de l'artère.*

*Souvent ce pouls est lent; l'extrémité digitale de l'artère n'est pas aplatie comme dans le nasal; elle reste cylindrique, mais rétrécie, profonde. Ses pulsations sont inégales comme dans l'intestinal, et les petits corps ronds sont moins secs, moins formés que dans le nasal.*

On y trouve le *rebondissement* lorsque les *règles* ou les *pertes* doivent être *abondantes*.

Pour bien saisir le caractère du *pouls utérin*, il faut pencher en avant, la rangée des doigts placés sur l'artère, et presser l'index plus que les autres, en la relevant de temps en temps sans lui faire quitter l'artère. Cette *variation* de pression aide à reconnaître ce qui est essentiel dans les caractères du pouls.

**Pouls des flueurs blanches.** — Il ne diffère du véritable utérin que par *un peu plus de mollesse et de lenteur, un léger re-*

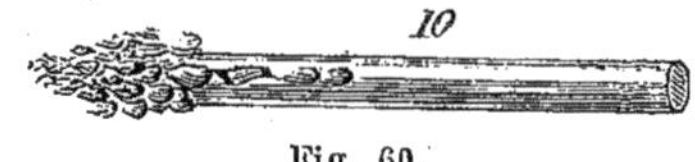

Fig. 60.

*bondissement, une certaine rondeur des pulsations, et moins d'expression dans la forme des petits corps ronds ou dans le fourmillement.*

**Pouls des lochies.** — Dans ce *pouls, les corps ronds sont plus petits; moins formés. Cependant les pulsations sont quelquefois*

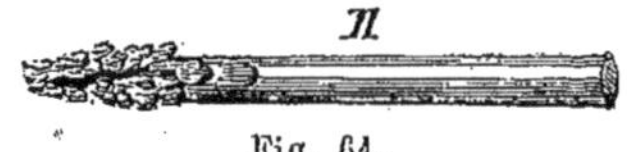

Fig. 61.

*assez vives et sèches quoique élevées; on y sent encore beaucoup d'inégalité et d'intermittence.*

**Pouls de la grossesse.** — Il se rapproche plus que les deux derniers *du pouls utérin vrai.* On le distingue par un *léger resserrement, une vivacité et une petite fréquence dans les pulsations.*

*Les pulsations sont plus fortes, plus élevées, vers les derniers temps de la grossesse.*

*Le rebondissement,* dans le *pouls utérin,* ne se fait sentir que dans l'état vraiment *critique.* Nombre de femmes, d'un âge moyen, offrent de légères traces du pouls utérin, surtout celles qui ont eu des enfants.

**Pouls hémorrhoïdal simple.** — Il a pour caractère *un petit fourmillement grenu à l'extrémité digitale de l'artère. Mais les*

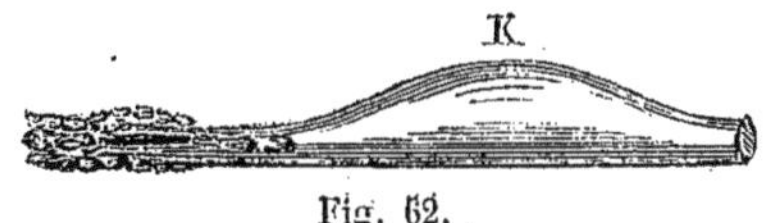


Fig. 62.

*corpuscules arrondis sont plus petits, très secs, et le fourmillement s'exerce dans un moindre espace. On observe des irrégularités, un tremblottement de l'artère. Parfois, à deux ou trois pulsations lentes succèdent rapidement une troisième et quatrième qui laissent ensuite un intervalle marqué avec la suivante, comme dans le pouls « impar citatus » des anciens.*

**Pouls dysentérique.** — Il se confond aisément avec l'*hémorrhoïdal*, mais *il est moins élevé, moins plein, plus fréquent, plus inégal, parfois même intermittent. On y sent parfois le dard ou l'aiguille de l'intestinal vraï et les petits corps ronds, nombreux,*

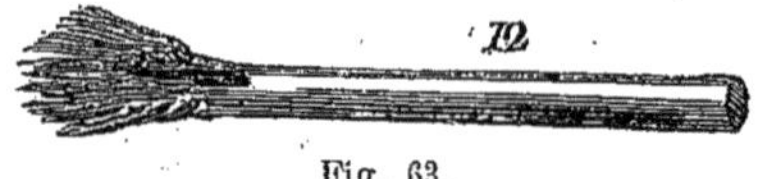

Fig. 63.

*fins et peu sensibles, donnent la sensation d'une brosse de peintre. Le rebondissement* se rencontre dans les *violentes dysenteries.*

**Des pouls uni-latéraux et bi-latéraux.** — Lorsque les caractères du pouls ne s'observent que sur un seul poignet, ou plus forts sur l'un que sur l'autre, il n'y a qu'un côté ou une moitié de l'organe désigné par le pouls qui soit affectée; et c'est toujours la moitié correspondante au poignet dont le pouls est le plus empreint du caractère indiqué.

Les anciens n'ont pas ignoré quelques données de ces problèmes; ils avaient l'art de prédire par les modifications du pouls certaines hémorrhagies, qu'ils appelaient *è directo* ou suivant la *direction du lieu.*

Pour expliquer leurs idées sur ces hémorrhagies *è directo*, et sur la *dérivation* ou la *révulsion* dans les saignées directes, ils admettaient une certaine rectitude de vaisseaux ou communication particulière pour les veines de chaque côté du corps entre elles, qu'ils appelaient *chatixin*[1].

*Baillou*, à son tour, a fort bien remarqué que la matrice est double et que le côté droit de cet organe peut être affecté sans que le gauche le soit[2].

De même, le pouls indique, dans le cas de maladie, le côté de l'organe qui est affecté.

Mais pourtant, il ne faut pas se le dissimuler, dans bien des cas les caractères distinctifs se confondent, restent *louches;* ils deviennent *subintrans* et de ces types confondus il résulte des pouls *monstrueux* ou *anonymes* qui ne peuvent fournir de pronostic. C'est ce qui arrive souvent chez les pauvres mendiants ou crapuleux; aussi leurs maladies sont le plus souvent irrégulières, *ataxiques.*

[1] Galenus. *Lud. mercat. de rect. præsid. art. medic. usu.* t. II.
[2] Ballonius. *Consil.* lib. II, t. III, p. 51.

On peut distinguer jusqu'à quatre caractères différents sur un même pouls, ou sur celui d'un seul côté, une fois que l'on connaît bien les pouls simples.

Parfois les caractères sont répartis sur les deux poignets, dont l'un supplée l'autre. Les erreurs de diagnostic sont plus imputables à l'imperfection du médecin qu'à celle de la méthode, mais il vaut mieux se tromper quelquefois que tout abandonner; *Martial* l'a bien exprimé dans une de ses épigrammes : « *Si non errâsset, fecerat ille minus.* »

**Des pouls composés.** — Les pouls *composés* ou *combinés* sont ceux qui représentent distinctement au tact plusieurs caractères organiques ensemble, par suite de l'affection actuelle ou prochaine de plusieurs organes. Ainsi le *pouls* peut être *combiné* du *capital* et de l'*intestinal.* — On l'observe souvent le jour d'une purgation, au commencement de certaines diarrhées. Le *capital* est très distinct; mais l'*intestinal* n'apparaît que par instants, à plusieurs pulsations d'intervalle.

Le pouls peut être composé de l'*utérin* et de l'*intestinal* : l'*utérin* est plus fixe; l'*intestinal* apparaît et jette dans ce pouls une inégalité sensible qui va quelquefois jusqu'à l'intermittence.

Aussi, pour reconnaître les pouls composés, faut-il les tâter longtemps, car si chaque caractère persiste dans sa forme et ses attributs spécifiques, parfois l'un vient à obscurcir, à masquer l'autre, pour quelques pulsations. Mais le caractère masqué reparaît dans les pulsations suivantes; et ces retours du caractère qu'on pourrait appeler *intercalaire* ne demandent qu'une certaine constance pour établir la certitude des indices qu'on peut en tirer.

Telle est l'œuvre de *Fouquet*. Elle est si nette, si affirmative, si bien développée, que l'on croirait lire une œuvre de pure imagination, une sorte de roman scientifique. Mais, sans doute, ce médecin était doué d'une sensibilité exquise, d'un tact infiniment délicat, qui lui rendait facile ce qui nous paraît impossible aujourd'hui.

Aussi faut-il voir avec quel mépris il traite l'invention des *sphygmomètres* qui naissait alors et qu'il appelle « de petites curiosités physiques dont les mécaniciens ont amusé la médecine rationnelle et dont il n'a pas tenu à eux d'embarrasser encore la médecine pratique ». Quant à sa bonne foi, à son habileté, elles ne peuvent être mises en doute. Il nous raconte lui-même les épreuves décisives qu'on fit subir à sa doctrine :

Ayant rencontré le matin, dans la rue, l'un des principaux médecins de l'hôpital de Montpellier, ce maître l'invita à venir dans ses salles montrer par quelques exemples l'utilité du pouls, dans le diagnostic. Il eut soin d'entrer le premier, seul, pour interroger les malades, cacher leur crachoir, et tout ce qui aurait pu servir d'indices.

*Fouquet*, se présentant alors, se mit à leur tâter le pouls, indiquant avec grande justesse le siège du mal. Arrivé près d'un malade pourtant, il désigna son pouls comme *pectoral*. « Oh! pour le coup, vous vous trompez, » lui dit-on ; « ce malade n'a rien à la poitrine, il ne se plaint que d'un malaise, d'une courbature générale. » *Fouquet*, explorant le pouls avec plus d'attention, persista dans son opinion que le pouls était *pectoral*. Alors le malade, sortant avec vivacité son crachoir, caché sous l'oreiller, le montra rempli d'une forte expectoration et avoua qu'indépendamment de son malaise nouveau il souffrait depuis longtemps d'un catarrhe bronchique.

A l'œuvre donc, jeunes médecins! et que ceux d'entre vous qui se sentent le courage et l'aptitude nécessaires, reprennent et perfectionnent la théorie des *Bordeu* et des *Fouquet*.

---

# CHAPITRE X

## DE HALLER A CUVIER.

(1757-1836)

### 1757. DE HALLER. — MOUVEMENTS DU CŒUR. — ARTÈRES DE LA BASE DU CERVEAU. — MONOGRAPHIE DE LA CAROTIDE INTERNE. — ORDRE DU DÉVELOPPEMENT DES VAISSEAUX DANS L'EMBRYON.

*Albert de* HALLER, disciple de *Boerrhaave* et d'*Albinus*, fut l'un des plus grands savants du siècle dernier. Dans sa laborieuse vie, l'illustre physiologiste de Berne a touché pour ainsi dire à toutes les questions. C'est ainsi qu'il donna une analyse des mouvements du cœur, plus détaillée qu'aucun autre physiologiste. Il a démontré que, dans la *systole*, le cœur se raccourcit, se recourbe en avant, à droite, et semble se replier vers sa base[1]. C'est à ce moment que le choc contre la poitrine a lieu[2].

Non seulement *Haller* fit des expériences sur le cœur des animaux, mais il en vérifia l'exactitude, comme *Harvey*, sur un enfant atteint d'extrophie du cœur[3].

Il s'étonne, à juste titre, que deux savants anatomistes, comme *Vésale* et *Riolan*, aient soutenu que le cœur s'allonge pendant la systole.

Il montre que le cœur est plus irritable que tous les autres organes, c'est bien l'unique moteur de la circulation. Il refuse aux nerfs toute influence sur les mouvements de l'organe, Haller observa que chez le fœtus le sang passe de la veine ombilicale dans le foie, occupant une grande partie des vaisseaux qui, chez l'adulte, appartiennent à la veine porte.

Il démontra par expérience que les cavités gauches du cœur suffisaient à elles seules pour mesurer *la force* d'impulsion du sang, ce qu'on attribuait alors aux cavités droites seulement[4].

[1] HALLER. *Elementa physiol.*, t. I, lib. VI, section IV, p. 266. 1776.
[2] *Ibid.*, p. 269.
[3] *Ibid.*, p. 268.
[4] Id. *De motu sanguinis per cor.* Gœttingen, 1732, in-4°.

Il fit encore de nombreuses expériences sur le mouvement du sang dans les vaisseaux capillaires, démontra le gonflement de l'artère qu'on lie et l'accélération du mouvement du sang par la saignée.

On lui doit enfin la connaissance plus exacte de la *valvule d'Eustachi*.

*Haller* est le premier anatomiste qui ait parlé avec précision des artères de la *base du cerveau;* avant cet auteur on n'en avait montré que les principales branches.

Dans son fascicule VII, *Haller* décrivit avec une fidélité parfaite le parcours de la *carotide interne*, il en constitua pour ainsi dire la monographie.

Mais un de ses plus beaux titres de gloire est d'avoir décrit l'ordre de développement des vaisseaux dans l'embryon du poulet avec une exactitude que les micrographes modernes n'ont guère surpassée.

### 1763. DELLA TORRE. — 1766. FONTANA. — 1777. CALDANI. — ÉTUDE NOUVELLE DES GLOBULES SANGUINS.

L'abbé *J. M.* **DELLA TORRE**, napolitain, fit en 1763 de nombreuses études microscopiques sur les globules sanguins avec des grossissements très forts : 1,200 et même 2,500 diamètres. Il décrivit les globules comme des corps sphéroïdes plats et perforés, sortes de sacs creux contenant du sérum; d'un jaune pâle lorsqu'ils sont séparés, rouges quand ils sont réunis; capables de s'allonger ou de s'arrondir, suivant les pressions qu'ils supportent. Le chyle serait aussi formé d'utricules qui se changent en globules sanguins.

**FONTANA** combattit et compléta ces travaux en 1766, démontrant que les globules ne changent jamais de forme, et qu'ils ne sont point *perforés* à leur centre, mais aplatis.

**CALDANI** [*Marc-Antoine*], professeur à *Padoue*, reconnut à son tour, dans ses *Institutions pathologiques* [*Padoue* 1777], que les globules rouges ne se divisent jamais en globules plus petits.

### 1740-60. J. BADIA, MENGHINI, ROUELLE, PARMENTIER, FOURCROY, DEYEUX. — LE FER RECONNU COMME PARTIE CONSTITUANTE DU SANG.

*J.* BADIA, le premier, indiqua la présence du fer comme élément normal du sang; il affirma avoir retiré du sang d'une hystérique, des particules attirables à l'aimant. Une seconde fois il en put extraire une grande quantité de l'urine hématurique de la même malade.

*Vincent* MENGHINI, de Bologne, compléta la découverte en faisant l'analyse du sang; il y reconnut la présence constante du *fer* à l'état de composé liquide, démontra qu'il circule dans le sang, faisant partie essentielle de sa composition, et que le sang humain en contient plus que celui des animaux. Il affirme en avoir retiré un scrupule (1 gr. 20) de deux onces (60 gr.) de la partie rouge desséchée du sang. Il reconnut que son origine vient des aliments qui en contiennent toujours. Le chyle doit en contenir aussi, et c'est sous cette forme qu'il doit pénétrer dans la circulation [1].

Peu après lui, ROUELLE, PARMENTIER, DEYEUX et FOURCROY, tous les quatre savants français, développèrent le même sujet; ils établirent que le fer se trouvait, non dans le sérum ou dans la fibrine, mais dans le globule même du sang.

### 1770. MICHEL ARALDI. — ÉTUDIE LES ANASTOMOSES, ET CRITIQUE LES TRAVAUX CONTEMPORAINS.

ARALDI, professeur à Modène en 1772, exerça sur la science de la circulation une influence positive, en démontrant que ses mouvements sont conformes aux lois générales de la mécanique. Ses prédilections étaient pour les sciences positives, et son esprit judicieux lui fit reconnaître une foule d'erreurs commises par les physiologistes qui l'avaient précédé. Comme travail personnel, il étudia les *anastomoses*, leurs lois, leurs moyens, leurs usages.

[1] DE RENZI, *loc. cit.*, t. V, p. 441.

1790. G. REZIA, CONSIDÈRE LA CIRCULATION COMME UN MOUVEMENT INSTANTANÉMENT COMMUNIQUÉ A TOUTE L'ÉTENDUE D'UN CORPS SOLIDE.

*Jacques* **REZIA**, professeur à *Pavie*, imagina, comme le fit après lui notre célèbre *Bichat*, d'expliquer l'instantanéité de la circulation par l'incompressibilité du sang. La contraction du cœur frappe en même temps toute la colonne sanguine, comme si elle était formée d'un corps solide, par suite de la résistance que lui opposent à l'autre extrémité les vaisseaux capillaires. Cette résistance est aussi la cause de la dilatation des artères, situées entre les deux forces ; c'est ainsi que la pulsation prend naissance. Mais la dilatation des artères réveille leur irritabilité; de là, une *systole* artérielle, qui réagit sur la masse du sang et en favorise la progression. La première de ces explications est parfaitement juste, car le sang, comme l'eau, étant incompressible, tout mouvement se communique à l'instant d'un bout à l'autre des tubes qui le contiennent. Quant à la seconde théorie, celle de la systole artérielle, en remplaçant *irritabilité* par *élasticité*, tout serait encore en règle.

1760. CALDANI.— 1805. BLUMENBACH.— LA VALVULE DU RÉSERVOIR DE PECQUET.

**CALDANI**, professeur à Padoue, éclaira bien des questions obscures sur la circulation; il étudia les usages de la valvule, qui ferme l'embouchure du réservoir de Pecquet dans la veine sous-clavière, et reconnut, comme le fit plus tard **BLUMENBACH** de Gotha, que cette valvule servait non seulement à empêcher le sang veineux de refluer dans les chylifères, mais aussi à régler l'écoulement du chyle dans la veine; enfin, attribuant au sang une propriété excitante directe, il affirma que sa présence dans le cœur déterminait la systole, en stimulant ses parois.

1693-1749. SÉNAC. — 1755. SŒMERRING. — 1790. BEHREND'S. — 1785. MUNNICKS. — 1750. PORTAL. — SCARPA. — ÉTUDE DES NERFS DU CŒUR.

*Eustachi* et *Vésale* avaient, dès le seizième siècle, entrevu les *nerfs* du cœur. *Fallope* avait découvert les plexus qui couvrent

[1] REZIA (J.). *De ratione motus cordis per arterias*. Paris 1790.

la base de l'organe, mais plus tard leur existence fut mise en doute par le célèbre *Riolan*. Il fallut les travaux nombreux de *Lieutaud*, *Willis*, *Vieussens*, *Duverney*, *Winslow*, et *Lancisi* pour confirmer cette existence.

Mais, comme aucune de leurs descriptions ne concordaient entre elles, *Haller* avait fini par émettre l'opinion fort sage que ces nerfs offraient sans doute des dispositions particulières sur chaque individu. De notre temps encore, le savant professeur *Cruveilhier* émettait le même avis dans son *Anatomie descriptive* [t. IV, p. 736]. Il faut arriver jusqu'à *Jean* SÉNAC [1], de Lombez, pour avoir une description régulière des nerfs du cœur. Cet anatomiste suivit avec soin les branches principales et leur distribution aux diverses parties constituantes de l'organe. Son traité sur la *structure du cœur*, publié en 1749, est un des meilleurs livres qui aient jamais été faits sur ce sujet.

PORTAL compléta plus tard cette œuvre, en corrigeant plusieurs planches fautives, surtout celles du péricarde, du cœur, et du trou de Botal.

SŒMERRING [2], l'un des plus habiles anatomistes de l'Allemagne, reconnut que les principales branches nerveuses du cœur accompagnent les vaisseaux coronaires ; il en conclut à tort, que leur fonction était d'innerver les vaisseaux et non le muscle du cœur.

BEHRENDS [3] affirma même que la substance charnue du cœur ne recevait aucun nerf, et n'agissait que par sa faculté contractile propre.

MÜNNICKS [4] les combattit avec force, et ces discussions importantes déterminèrent le célèbre SCARPA [5] à entreprendre ses beaux travaux, son admirable atlas. Il décrivit avec une fidélité extrême le mode de distribution des filets nerveux dans les tissus du cœur, mais l'étude des éléments ganglionnaires fut plus négligée, il était réservé aux anatomistes modernes d'achever ces découvertes plus intimes et plus difficiles.

[1] SÉNAC. *Traité de la structure du cœur*, t. I, p. 116. 1749.

[2] SOEMERRING. *Corporis humani fabrica*, t. V, p. 43.

[3] BEHRENDS. *Dissertat. inaugural. quâ demonstratur cor nervis carere*, in-4°. Moguntiæ, 1792.

[4] MÜNNICKS. *Obs. prima quâ indigatur num cordis substantiam muscularem, re verâ nervi occupent. Observat. variæ*, p. 1, 2. Groningue 1785.

[5] SCARPA. *Tabulæ nevrologicæ, ad illustrandam historiam anatomicam cardiacorum nervorum.* Pavie, 1794.

1784. WRISBERG. — 1844. REMACK. — 1849. LEE. — BOWMAN. — 1855. HEIDENHEIM, DÉCRIVENT LES PLEXUS ET GANGLIONS DU CŒUR.

**WRISBERG**[1] avait distancé la science d'un demi-siècle en découvrant le *ganglion cardiaque inférieur*, quelquefois unique, souvent multiple, qui siège au centre du plexus cardiaque profond, derrière la crosse aortique.

Aussi les savants lui ont-ils décerné le nom de *ganglion de Wrisberg*.

Cette découverte fut confirmée et complétée par **REMACK**[2], **LEE**[3], **BOWMANN**[4] et **HEIDENHEIN**[5].

1784. WRISBERG. — 1810. LUCA — 1816. RIBES. — 1843. SCHLEMM ET BURGGRAEVE. — VALENTIN. — KÖLLIKER. — HENLE. — RECHERCHE DES NERFS VASCULAIRES.

Les vaisseaux paraissent recevoir leurs nerfs des deux sources habituelles, le *système cérébro-spinal* et le *grand sympathique*.

Dès l'année 1784, **WRISBERG**[6], le célèbre anatomiste du Harz, avait décrit les nerfs du 1<sup>er</sup> ordre qui se rendent aux vaisseaux.

**LUCA**[7] et **BURGGRAEVE**[8] ont suivi les cérébro-spinaux jusque dans la tunique moyenne. *Luca* pensait qu'ils y rayonnaient; **SCHLEMM**[9] a confirmé la vérité de cette observation.

**RIBES**[1] suivit jusque dans l'artère poplitée et dans la brachiale des filets émanés du nerf grand sympathique.

Les travaux de **GŒRING** arrivèrent au même but, mais toutes les artères ne paraissent pas également innervées. **KÖLLIKER**[11] n'a pu retrouver aucun nerf dans les parois des artères *cérébrales*, *spi-*

[1] WRISBERG. *Obs. anat. phys. de nervis arterias venasque comitantibus.* Commentationes societ. scient. gottengensis, 1784, t. VII.

[2] REMACK. *Nevrologische erlaüterungen. Müllers archiv.*, 1844, p. 463.

[3] LEE. *On the ganglia and nerves of the hearth. Philos. transact.* 1849, p. 43.

[4] BOWMANN et TODD. *Physiological Anat.*, t. II., p. 362.

[5] HEIDENHEIM. *Disquisitio de nervis cordis.* Berlin, 1843.

[6] WRISBERG. *De nervis vasa adeuntibus*, p. 12.

[7] LUCA. *Anatomische beobachtungen über die nerven, die zu arterien gehen und sie begleiten.* Reil's archiv. 1810, t. IX, p. 551.

[8] BURGGRAEVE. *Histologie*, p. 285, 1843.

[9] SCHLEMM. *Gefass nerven.* Encyclopædische vörterbuch.

[10] RIBES. *Exposé sommaire de quelques recherches anatomiques.* Mém. de la Société d'émulation, 1816, t. VIII, p. 607.

[11] KÖLLIKER, *Éléments d'histologie*, p. 612.

*nales*, *placentaires*, tandis que **HENLE**[1] en a constaté dans des artères de la *pie-mère*, n'ayant pas un centième de millimètre de diamètre.

1826. BRESCHET. — 1803. — DUPUYTREN. — CHAUSSIER. — 1836. — FLEURY, DÉCOUVRENT LES VEINES DES OS, LES SINUS DU DIPLOÉ, LES PLEXUS VEINEUX DE LA MOELLE.

L'observation des *veines des os* avait été jusqu'alors fort négligée par les anatomistes. **CHAUSSIER**[2], **DUPUYTREN**[3] et **FLEURY**[4] lui consacrèrent une première étude et découvrirent les *canaux veineux du diploé*, sur lesquels *Fleury* publia un nouveau mémoire en 1836.

Mais ce fut *G.* **BRESCHET**[5] qui fournit sur ce sujet les plus importants travaux; il démontra que, dans l'épaisseur des os, les veines se dépouillaient de leurs tuniques externes et se réduisaient à la membrane interne; qu'elles perdaient également leur forme tubulaire, puis, adossant leurs parois à celles des cavités osseuses, constituaient des *sinus* remplis d'une sorte de tissu *lacunaire*.

De même, le tissu *spongieux* des os se trouve pénétré par les vaisseaux; ceux-ci lui communiquent une teinte rouge, car les veines en occupent la plupart des cellules qui leur forment une sorte de tunique osseuse, supportant la séreuse ou l'*endophlebs*. Un bon nombre de radicules se terminent en cul-de-sac dans le diploé, en sorte que le tissu spongieux des os ressemble fort aux tissus *érectiles* et *caverneux* ou bien encore à celui des poumons.

Les recherches de *Breschet* comprirent, en outre, une description générale des veines et surtout des *plexus veineux* si remarquables de la *moelle épinière*.

1836. GEOFFROY SAINT-HILAIRE. — CUVIER. — SERRES. — ISAAKS. LOIS D'ÉVOLUTION ET ANOMALIES VASCULAIRES.

Une fois la circulation humaine bien connue dans ses détails, il était utile d'étudier son évolution et ses déviations.

[1] HENLE. *Anatom. générale*, t. II, p. 43.
[2] CHAUSSIER. *De l'encéphale*, p. 19.
[3] DUPUYTREN. *Proposition sur quelques points d'anatomie*. Thèse, Paris, an XII.
[4] FLEURY. *Lettre sur la découverte des canaux veineux des os*. Gaz. méd. 1836, p. 429.
[5] BRESCHET. *Recherches physiologiques et pathologiques sur le système veineux*, in-fol. P. 1819.

Dire le nombre d'observations publiées sur ce sujet serait incalculable; mais nos grands anatomistes modernes, **GEOFFROY SAINT-HILAIRE** [1], **CUVIER**[2], **ISAAKS**[3], **SERRES**[4], dominant ces variétés d'un point de vue hautement philosophique, sont parvenus à en indiquer les lois, à en prévoir l'évolution.

*Serres* admet quatre grandes lois qui président à la formation de l'être, de son cœur et de ses vaisseaux.

1° LOI DE CONVERGENCE ET DE DIVERGENCE. — D'une part, les vaisseaux formés à la périphérie tendent au centre; de l'autre, le cœur s'allonge en gros troncs vasculaires vers l'extérieur.

2° LOI DE SYMÉTRIE. — Tous les organes impairs ou simples ont été primitivement composés de *deux moitiés analogues* (*dualité*).

3° LOI DE CONJUGAISON OU D'AFFINITÉ par laquelle deux organes, deux vaisseaux arrivés au *contact*, s'*unissent* et se *fondent* par *disparition* de la *cloison médiane*.

4° LOI D'ÉQUILIBRATION. — Dans le principe, les organes, le *cœur*, les *vaisseaux* sont *disproportionnés*. Mais bientôt ils se concentrent, se balancent réciproquement par leur développement naturel et prennent leurs proportions définitives.

Quand ils dépassent le point physiologique, alors commencent les *anomalies;* les unes par *centralisation* trop grande, *entopie*, *fusion*, les autres par *division*, *ectopie* ou *multiplication*. Ces anomalies peuvent affecter le cœur aussi bien que les artères et les veines. Il est digne de remarque que la plupart de ces modifications anormales ont leur expression régulière et physiologique dans quelque branche ou variété du règne animal; il en résulte que, pour l'homme, elles constituent toujours un *arrêt de développement*, qui ne lui permet pas d'atteindre la perfection de son type personnel et non une irrégularité due au hasard, sans loi de production définie.

[1] GEOFFROY SAINT-HILAIRE (J.). *Hist. générale et particulière des anomalies de l'organisation*, t. I, p. 358. 2e série, t. I, p. 72.

[2] CUVIER. *Leçons d'anatomie comparée*, t. VI, p. 112.

[3] ISAAKS. *Anomalies of arteries*. Americ. j. of med. science, 1855, new series. vol. XXX, p. 400.

[4] SERRES. *Recherches d'anat. transcendante*.

## CHAPITRE XI

### DE CUVIER A BISCHOFF.

(1800-1850)

1817. CUVIER, LE CANAL DIT DE CUVIER. — 1838. HENLE. — 1840. VALENTIN. — 1849. CL. BERNARD, KÖLLIKER. — STRUCTURE HISTOLOGIQUE DES ARTÈRES.

A l'époque actuelle les travaux microscopiques sont devenus si nombreux, si importants, qu'ils constituent une science à part, l'**histologie**. C'est aux savants spécialistes qu'il faut demander l'histoire de la plupart des découvertes sur la structure des vaisseaux. L'anatomie descriptive, reconnaît bien dans les artères trois couches principales : *tuniques interne*, *moyenne* et *externe;* mais chacune de ces couches se décompose ensuite en feuillets secondaires, puis en éléments primordiaux que nous ont fait apprécier les travaux de HENLE [1], VALENTIN [2] et KÖLLIKER [3]; ainsi, l'**endartère** ou membrane interne des artères qui fait suite à l'*endocarde*, découverte par *Henle* en 1838, est formée de tissu épithélial à cellules fusiformes ou ovales, pâles et pourvues d'un noyau ovalaire; leur facile et prompte désagrégation, après la mort, empêche souvent de les reconnaître.

Dans les très petits vaisseaux, le noyau seul apparaît, il semble n'être entouré que d'une substance amorphe.

La deuxième couche, couche **basilaire, fenêtrée** ou **striée**, située au-dessous de cet épithelium, est composée d'une substance amorphe et de fibrilles en réseau.

La troisième couche, peu distincte de la deuxième, est formée de fibres longitudinales.

La **tunique moyenne** des artères, ou *tissu jaune*, recouvre ces trois stratifications internes. Le microscope y fait découvrir

[1] HENLE. *Ueber die ausbreistung des epithelium in menslichen Korpers.* Müller's archiv. 1838, p. 127.

[2] VALENTIN. *Zur entwickelung der gewebe des müskel, des blutgefass und des nerven system.* Müller's archiv. 1840, p. 215.

[3] KÖLLIKER. *Éléments d'histologie*, p. 51, 612, 616.

la prédominance des fibres musculaires. Elles forment deux couches, l'une où domine le tissu jaune, élastique, cassant, sous forme de segments de cercles à fibres transversales et réunies en mèches ou faisceaux.

L'autre, formée d'un tissu élastique réticulé, à direction également transversale, feutré et entrecroisé.

Des fibres musculaires lisses s'entremêlent à ce tissu jaune; peu abondantes dans les grosses artères, elles diminuent dans la structure des plus petites, qui n'ont qu'un millimètre et demi à 2 millimètres de diamètre; toutes ces découvertes sont dues aux travaux de *Valentin* et de *Kolliker*[1]. Mais c'est à notre illustre naturaliste, *Georges* **CUVIER**[2], que revient le mérite d'avoir reconnu que les grosses artères n'offrent dans leur tunique moyenne que peu d'éléments musculaires, tandis que ces éléments augmentent à mesure qu'on examine des artères de plus en plus petites et périphériques. Les auteurs allemands n'ont fait en cela que confirmer ses travaux déjà célèbres. Découverte importante, car elle préludait à celle que *Claude Bernard* devait faire des nerfs vaso-moteurs, en affirmant l'existence, à la périphérie du réseau vasculaire, d'une sorte de sphincter musculeux, dont les contractions et les dilatations devaient régler l'abord du sang et l'effort du cœur. L'on doit également à *Cuvier* la découverte de deux canaux veineux sur les côtés du rachis de l'embryon; l'un de ces canaux s'oblitère rapidement, l'autre fait communiquer les veines *cardinales* et *cave inférieure* avec les veines *omphalo mésentériques*, ils ont gardé son nom.

### 1835. BURDACH. — KÖLLIKER. — LES VASA VASORUM, LEUR INDÉPENDANCE.

*Burdach*[3] et *Kolliker*[4] démontrent que les artérioles nourricières des parois vasculaires ne naissent point de ces vaisseaux mêmes, mais des troncs voisins qui jettent sur la tunique artérielle de petites branches, dont la distribution réticulée s'épuise dans les deux premières tuniques, sans arriver à la troisième. Les vaisseaux nourriciers des veines s'aperçoivent encore dans les branches de un millimètre de diamètre.

[1] KÖLLIKER. *Op. cit.*, p. 620.
[2] CUVIER. *Leçons d'anatomie comparée*, t. VI, p. 162.
[3] BURDACH. *Bericht der anatomischen anstalt in Kœnigsberg*, 1835. Müller's archiv. 1836, XXVII.
[4] KÖLLIKER. *Éléments d'histologie*, p. 610.

Les *vasa-vasorum* des veines, contrairement à celles des artères, vont ordinairement s'ouvrir dans l'intérieur du vaisseau veineux collatéral auquel elles appartiennent.

SÉNAC. — BICHAT. — DUPUYTREN ET FLEURY. — SALTER. — KÖLLIKER. — RACIBORSKI. — BRESCHET. — 1836. RAUSCHEL. — 1849. CL. BERNARD. — LA STRUCTURE DES VEINES.

La structure des veines est fort complexe; si leur tunique interne reste constante, les autres couches varient suivant les tissus et les organes. De là un désaccord fréquent pour les anatomistes étudiant ce sujet.

Nous avons vu *Dupuytren* et *Fleury* constater qu'elles tapissent parfois les cellules osseuses de leur seule membrane interne.

SÉNAC [1], dans son traité de la structure du cœur, considère les veines comme formées de trois tuniques, dont la moyenne serait musculeuse et à fibres longitudinales.

BICHAT[2] n'admettait que deux tuniques : l'une séreuse, interne ; l'autre composée de fibres qui diffèrent également de celles des artères et de celles des muscles. RAUSCHEL [3] étudie avec le plus grand soin la structure des artères, et SALTER [4] celle des veines.

Il fallait l'examen microscopique pour apprécier d'une manière plus juste la composition de ces tissus.

*Cl.* BERNARD [5] a démontré, après *Borelli* et *Bidloo*, que les parois si flasques des veines pouvaient néanmoins devenir *musculeuses* et *contractiles*, comme on l'observe pour l'embouchure de la veine cave.

Le système veineux ne commence pas subitement, mais peu à peu, au point où les capillaires se revêtent de couches progressives. Ce n'est plus cette enveloppe fine et amorphe qui permettait, sollicitait même les échanges endosmotiques ; l'épithélium se renforce et se garnit de cellules sphériques ou oblongues ; il se double de tissu conjonctif à fibres longitudinales ; bientôt viennent s'y mêler des fibres musculaires à forme circulaire et longitudinale, pour celles qui sont plus extérieures.

[1] SÉNAC. *Traité de la structure du cœur*, t. I, p. 254.
[2] BICHAT. *Anatomie générale*, t. I, p. 364.
[3] RAUSCHEL. *De arter. et venar. struct.*, diss. inaug , Vratislav. 1836.
[4] SALTER. *Veins.* Todd's Cyclop., t. IV, p. 1376.
[5] BERNARD (*Claude*). *Disposit. des fibres muscul. dans la veine cave du cheval.* Gaz. méd. 1849, p. 331.

Les veines plus volumineuses offrent même souvent un réseau élastique, mais il n'est jamais comparable au tissu jaune artériel; ainsi s'explique la flaccidité des parois veineuses qui, à moins d'être adhérentes, s'affaissent dès qu'elles se vident.

Les gros troncs veineux, n'ont qu'une faible tunique moyenne, et peu d'éléments musculaires; sous ce rapport, l'anneau musculeux de la veine cave décrit plus haut fait une exception à la règle. Mais leur stratus externe contient au contraire beaucoup de fibres lisses, à direction longitudinale.

### 1821. FOHMANN ÉTUDIE LES RAPPORTS DES VEINES AVEC LES LYMPHATIQUES.

*Vincent* **FOHMANN** [1], professeur à *Liège*, rechercha particulièrement les relations des *veines* avec les *lymphatiques*, et la disposition de leurs radicules dans l'intimité des tissus. Ses travaux furent traduits de l'allemand par *Breschet*, dans le Bulletin de la Société médicale d'émulation (1822, p. 186).

### 1823. MAYER. — BAUER. — HENLE. — KÖLLIKER. — SALTER. — 1854. HOUZÉ DE L'AULNOIT. — LES VALVULES VEINEUSES SONT ÉTUDIÉES DANS LEURS DÉTAILS ANATOMIQUES.

Ce n'était pas tout que d'avoir découvert comme *Fabrice d'Acquapendente*, *Ch. Etienne* et *Thebésius* (1574) les valvules veineuses. Il fallait les connaître en détail et dans leur structure intime.

Ces connaissances sont dues aux travaux de notre époque. Ainsi toutes les veines n'ont pas des valvules. **MAYER** n'en a point observé dans les *veines pulmonaires*. On peut en effet les injecter du centre à la périphérie.

**MECKEL** en a pourtant rencontré parfois, mais de rudimentaires.

**BAUER** en a trouvé dans les vaisseaux courts de la rate, mais ils n'en ont pas toujours. Les branches de la *veine porte*, les veines des reins, celles de l'*utérus* et du *cerveau* n'en possèdent point malgré leur volume, tandis qu'on en trouve encore dans des veines de 1 millimètre de diamètre (*Henle*). Pourtant les ramuscules en sont habituellement dépourvus.

[1] FOHMANN (V.), *Anatomische untersuchungen ueber die Verbindung der saugadern mit den venen*. In-12°, Heidelberg, 1821.

Simples dans les petites veines, les valvules sont doubles dans les gros troncs; on en rencontre d'autant plus que les parties sont plus déclives et que le sang a plus de peine à remonter, comme aux membres, tandis que là où le sang descend par son propre poids, comme au cou et à la tête, il y en a fort peu. Leur direction est toujours *inclinée* vers le cœur, aussi toute injection doit être poussée de la périphérie au centre; leur siège principal, mais non unique, est au confluent des satellites, et la veine légèrement dilatée en ce point y fait une sorte de nœud ou d'ampoule visible à l'œil, qui indique le siège de la valvule. La plus remarquable de ces ampoules est celle de l'embouchure de la jugulaire externe dans la sous-clavière. Elle prend parfois chez les asthmatiques et dans les cachexies cardiaques un développement caractéristique qui indique l'*insuffisance veineuse.*

La structure histologique des valvules a surtout été étudiée par HENLE[1] et SALTER[2]. Ils ont démontré qu'elles étaient formées par un prolongement de la couche *épithéliale* interne, mêlée de tissu conjonctif et de fibres striées, dont les faisceaux sont continus avec la couche de fibres transverses de la tunique veineuse; ces fibres élastiques leur donnent une grande résistance.

## 1825. GUYOT. — LES ARBORISATIONS DE LA PIE-MÈRE, ARTÈRES FORMATRICES ET NOURRICIÈRES DU CERVEAU.

Le docteur GUYOT[3] est le premier qui soit parvenu à isoler avec le *pinceau* et un courant d'eau les vaisseaux de la *pulpe cérébrale,* et qui ait reconnu le véritable rôle des arborisations de la *pie-mère.* Il s'est éclairé pour cela de l'étude du développement embryonnaire, qui lui en découvrit l'importance : « La pulpe cérébrale du fœtus, dit-il, a son développement lié à celui des divisions vasculaires qui s'y portent et qui paraissent la sécréter[3]. » L'habile anatomiste en avait déduit cette loi fort remarquable : « *Partout où il y a une artère il y a une action, un organe producteur.* »

La substance grise est *artérialisée,* excitée incessamment. C'est à elle qu'il faudrait limiter tout acte déterminé par un mouvement circulatoire.

[1] HENLE. *Anat. général.*, t. II, p. 38.
[2] SALTER. *Veins.* Todd's Encyclopéd., t. IV, p. 805, A.
[3] GUYOT. *Essai sur les vaisseaux sanguins du cerveau.* J. de physiol. expérim. de Magendie, 1825, t. XI, p. 30.

La substance blanche paraît uniquement passive.

L'anatomie moderne, sans accepter complètement ces idées, reconnaît pourtant qu'à cette époque elles constituaient un véritable progrès sur le passé.

LEEUWENHOEK. — 1826. LAENNEC. — 1835. BOUILLAUD. — 1836. BIZOT. — 1843. MECKEL. — 1843. NEUCOURT. — 1854. PEAKOCK. — CLENDINNING. — ÉTUDE DU CŒUR DANS SON ENSEMBLE.

**LEEUWENHOEK** [1], examinant les fibres cardiaques, montre que, serrées les unes contre les autres, elles sont encore unies entre elles par des échanges de faisceaux et de fibres obliques qui passent de l'un à l'autre. **LAENNEC** [2] et **BOUILLAUD** [3] étudièrent avec soin le volume du cœur suivant l'âge, le sexe, l'état de santé et de maladie, dans leurs beaux ouvrages sur l'auscultation et sur les maladies du cœur; la science actuelle a repris ce travail avec plus de précision encore. **MECKEL** [4] reconnut que le poids du cœur est énorme chez l'*embryon*; ainsi pour un fœtus de trois mois il est de 1/50$^e$ du poids du corps, tandis qu'à la naissance il n'est plus que de 1/120$^e$; il continue ensuite de grandir avec le reste du corps. **BIZOT** [5] constate de plus ce fait important, que le cœur poursuit son développement dans toutes ses parties, non seulement jusqu'à l'époque de la puberté, mais jusque dans la vieillesse. L'hypertrophie modérée du cœur est donc un état presque normal chez le vieillard. *Bizot* reconnut encore que le cœur est plus petit chez la femme et que son volume est en rapport, non avec la *taille* de l'individu, mais avec la *largeur du thorax*.

**CLENDENNING** [6], en Angleterre, calcula le poids moyen du cœur sur quatre cents sujets; voici le résumé de ses observations :

| *femmes.* | *hommes.* | | |
|---|---|---|---|
| 260 | 264 | grammes, | de 15 à 30 ans. |
| 272 | 272 | — | de 30 à 50 » |
| 276 | 298 | — | de 50 à 70 » |
| 256 | 312 | — | au-dessus. |

[1] LEEUWENHOECK. *Arcana naturæ detecta*, epist., t. II, p. 112.

[2] LAENNEC. *Traité d'auscultation*, 1826, t. II, p. 404.

[3] BOUILLAUD. *Clinique des maladies du cœur*, 1835, t. II, p. 404.

[4] MECKEL. *Traité d'anat. compar.*, t. IX, p. 384.

[5] BIZOT. *Recherches sur le cœur*. Mémoire de la Société méd. d'observat. Paris, 1836, t. I, p. 347.

[6] CLENDENNING. Exper. and observ. relating to the pathology of the hearth. London medic. Gazet. 1837, 2$^e$ série, t. II, p. 445.

Quant au poids relatif à celui du corps entier, il le fixe à 1/150 pour les hommes, 1/149 pour les femmes.

**PARCHAPPE**[1], représentant le poids du corps par 1000, donne au poids du cœur : 6 chez le fœtus à terme, 5 1/3 chez l'adulte ; c'est donc un 1/200 de la masse entière de l'individu.

### 1852. LUSCHKA. — BOWMANN. — BIZOT. — KÖLLIKER. — L'ENDOCARDE, LE PÉRICARDE.

**LUSCKA**[2], **KÖLLIKER**[3] et **BOWMAN**[4] complétèrent les connaissances anatomiques sur l'*endocarde*, en montrant qu'il est formé de trois couches : l'une interne, *épithéliale*, à cellules polygonales ; la deuxième *moyenne*, formée de *réseaux élastiques* serrés et mêlés de noyaux ; la troisième composée de *tissu conjonctif*, qui unit l'endocarde aux parois musculaires.

**BIZOT** porta également ses investigations sur la structure du *péricarde*, et sur les *taches laiteuses*, que l'on rencontre souvent à la surface du feuillet épicardique, tandis que *Kölliker* y découvrait des vaisseaux lymphatiques et des filets nerveux émanés des nerfs récurrent et phrénique droit.

### 1826. BRESCHET. — ALVARENGA. — 1877. DARESTE. — LES ANOMALIES DU CŒUR ET DE SES ENVELOPPES.

Exploré d'une manière générale par *Cuvier* et *Geoffroy Saint-Hilaire*, ce sujet a reçu une nouvelle impulsion des travaux de **BRESCHET**[5] et surtout d'**ALVARENGA**[6] de *Lisbonne*, qui dans son traité des *ectopies cardiaques* a rassemblé une foule de cas intéressants. *Breschet*, de son côté, étudiait en même temps la question des vices de conformation des enveloppes du cœur.

Mais l'année 1877 a vu paraître le beau et savant ouvrage sur les monstruosités du professeur **DARESTE**[7], qui donne, avec le der-

[1] PARCHAPPE. *Du cœur*, p. 171.
[2] LUSCHKA. *Das endocardium und die endocarditis.* Wirchow's Archiv., 1852, IV, p. 173.
[3] KÖLLIKER. *Histologie*, p. 601.
[4] BOWMANN et TODD. *Physiological Anatomy*, t. II, p. 336.
[5] BRESCHET. *Mém. sur l'ectopie de l'appareil de la circulation et particulièrement du cœur*, Répert. général d'anatomie, 1826, t. II, p. 1.
[6] ALVARENGA. *Vices de conformation congénitale des enveloppes du cœur*, répert. général d'anatomie, t. I, p. 212.
[7] DARESTE. *Rech. sur la production artif. des monstruosités*, P. 1877, 1 vol. in-8°.

nier mot de la science, l'explication d'une foule de cas restés jusqu'ici inconnus ou inexplicables. Nous aurons bientôt à citer ses travaux.

## 1837. KING. — MILNE EDWARDS. — 1840. PARCHAPPE. — 1851. MEYER. — APPROFONDISSENT L'ÉTUDE DES CAVITÉS DU CŒUR.

**MILNE EDWARDS** et **KING**[1] ont fait connaître les *moderator bands* ou *trabécules régulatrices* de *Milne Edwards*, faisceaux transverses, qui, partant de la cloison, s'insèrent à la paroi externe du cœur. Dans l'oreillette droite, les trabécules, nombreux et forts, rayonnent de l'orifice ventriculaire vers l'auricule, et cette radiation les a fait nommer *muscles pectinés du cœur*.

En 1851, **MEYER**[2] fixait avec une précision admirable, et bien utile au médecin, la position des orifices cardiaques par rapport aux parois thoraciques.

Il enfonçait de longues aiguilles pénétrant à la fois les parois de la poitrine et celles du cœur. D'après ces expériences, on sait que les valvules de l'*orifice pulmonaire* se trouvent au niveau du deuxième espace intercostal, à une distance variant de huit à douze millimètres du bord du sternum.

L'*orifice aortique* est au niveau de la troisième côte, derrière son extrémité sternale.

La valvule *mitrale* siège aussi derrière la troisième côte.

La valvule *tricuspide* prend place derrière le sternum, au-dessus de la précédente.

**PARCHAPPE**[3] divise chacun des ventricules en deux chambres alternantes de nom comme de fonctions; pour le cœur droit : chambre *droite* ou *auriculaire;* — chambre *gauche* ou *pulmonaire* avec son *infundibulum* ou portion supérieure, nommée aussi *appendice conoïdal*, pour le cœur gauche.

Il étudie en outre, dans chaque ventricule, autant de *sinus* qu'il y a de replis dans ces cavités, distinguant les *sinus antérieur*, *postérieur* et *supérieur*, divisions un peu subtiles et dont l'utilité n'est pas démontrée.

Les colonnes charnues, ou muscles papillaires, furent recon-

[1] KING (T.). *On the safty valve function in the right ventricle of the hearth*, Gray's Hosp. report, 1837, t. II, p. 122.

[2] MEYER. *Ueber die lage der einzelnten Herzabschnitte, etc.*, Wirchow's, archiv. für patholog., anatom., 1851, t. III, p. 355.

[3] PARCHAPPE. *Du cœur*, p. II, 32-103.

nues comme la partie la plus importante des faisceaux ventriculaires; leur jonction, quand ils se contractent, forme comme un solide pilier central, propre à supporter le poids du sang et à soulager les valvules, qui sans cela pourraient se rompre ou s'écarter.

Leurs mamelons bifides ou trifides donnent naissance aux tendons ou freins qui soutiennent les valvules.

*Parchappe*[1] reprit aussi l'étude de la structure cardiaque. D'après cet excellent observateur, les anneaux fibro-cartilagineux, qui entourent les orifices du cœur, sont le point de départ des fibres musculeuses, les unes ascendantes ou auriculaires, les autres descendantes ou ventriculaires séparées entre elles par un sillon profond. Les fibres ventriculaires sont de deux espèces : les unes communes aux deux ventricules, les autres propres à chacun d'eux ; les premières superficielles, les autres profondes, formant deux cônes, renfermés dans l'enveloppe des premières.

Mais les faisceaux superficiels ne se bornent pas à recouvrir les deux ventricules d'une couche commune ; leurs *fibres unitives* à direction oblique, arrivées à la pointe du cœur, la contournent en spirale, puis leurs anses pénètrent dans l'intérieur des cavités, mais en changeant de ventricule, et, remontant vers les zones fibreuses, s'y fixent de nouveau, emprisonnant ainsi dans un treillis solide les cônes ventriculaires, tandis qu'un certain nombre de faisceaux se dégagent plus ou moins complètement de ce tissu pour former les *colonnes pariétales* et les *piliers tenseurs* des valvules, ou *muscles papillaires*. — Les fibres musculeuses des oreillettes sont entièrement distinctes de celles des ventricules.

## 1840. HENLE. — ÉTUDE MICROSCOPIQUE DES FIBRES MUSCULAIRES DES VAISSEAUX SANGUINS.

**HENLE** fut un des plus laborieux scrutateurs du corps humain, les études microscopiques lui doivent de grands progrès; il étudia surtout la nature des tuniques vasculaires et reconnut au microscope l'existence réelle des fibres musculaires dans leur structure intime.

C'est encore à Henle que l'on doit cette loi, l'une des plus importantes de la physiologie circulatoire :

[1] PARCHAPPE. *Op. cit.*, pl. VI, fig. 2.

*Le mouvement du sang dépend du cœur, mais sa répartition dépend des vaisseaux.*

Il préludait ainsi à la découverte future des nerfs vaso-moteurs, véritables dispensateurs de la tension vasculaire.

1841. — REISSEISSEN. — KRAUSE. — RAINEY. — ADDISON. — SCHRÖDER VAN DER KOLK. — KÖLLIKER. — CRUVEILHIER, SCRUTENT LA DISPOSITION TERMINALE DES VAISSEAUX PULMONAIRES.

Les grandes découvertes de *Servet*, *Césalpin*, *Harvey* et *Malpighi* nous avaient appris que l'artère pulmonaire et les veines du même nom formaient dans les poumons des capillaires innombrables. Mais, quelle était la disposition terminale de leurs radicules par rapport aux cellules pulmonaires? **REISSEISSEN**[1] et **KRAUSE**[2] croyaient que ces radicules pénétraient dans chaque cellule pulmonaire pour s'y terminer en réseau.

**RAINEY**[3] et **SCHRÖDER**[4] reconnurent que l'artère terminale prend une position non pas *intrà*, mais *extrà lobulaire ;* elle peut étendre ses rameaux sur plusieurs cellules, et c'est le polygone formé par cet ensemble de lobules enlacés de réseaux sanguins qui se dessine à la surface du poumon, lui communiquant son aspect quadrillé.

Enfin, chose remarquable, ces rameaux ne desservent que les cellules pulmonaires, et non les bronches qui reçoivent leur nutrition d'artères particulières. De là cette *indépendance* très remarquable qui existe entre les affections *bronchiques* et les affections *pulmonaires* proprement dites.

Le réseau serré qui s'épanouit à la surface des cellules est en rapport avec l'air qu'elles contiennent par les deux surfaces opposées.

**KÖLLIKER**[5], qui a mesuré le diamètre de ces capillaires, l'a trouvé de 7 à 10 μ environ, et comme les globules sanguins ont 7 μ, il en résulte qu'ils ne peuvent circuler qu'un à un dans ces vaisseaux, et qu'ils présentent toutes leurs faces à l'action vivifiante de l'oxygène.

[1] REISSEISSEN. *De fabricâ pulmonum commentatio*, p. 17.
[2] KRAUSE. *Encyclop. anat.* (Huschke), t. V, p. 253.
[3] RAINEY *On the minute structure of the lungs*, trans. of the Med. chir. Soc., t. XXVIII.
[4] SCHRÖDER VAN-DER-KOLK. *Obs. anat. path.*, fac. 4, p. 84.
[5] KÖLLIKER. *Histologie*, p. 519.

A leur tour, les *veinules pulmonaires* offrent des dispositions propres. Elles ne succèdent point comme ailleurs aux capillaires artériels et n'en sont pas la continuation; elles ne desservent pas chacune leur cellule, mais naissent de distance en distance, gagnant les cloisons interlobulaires, puis la face interne des poumons, par des trajets indépendants de ceux des artères, ainsi que l'a démontré **ADDISON**[2], bien loin d'en être les satellites, comme on l'admettait jadis.

**CRUVEILHIER**[3] affirme que les veines pulmonaires, ne possèdent que des valvules rudimentaires, souvent même elles n'en ont pas.

[1] ADDISON. *Obs. on the anatomy of the lungs*, Med. chir. trans., 1841, t. XXIV, p. 151.

[2] CRUVEILHIER. *Anat. descript.*, t. III, p. 14.

# CHAPITRE XII

## DE BISCHOFF A L'ÉPOQUE MODERNE.

(1843-1878)

1824. PRÉVOST ET DUMAS. — 1843 BISCHOFF. — 1844. COSTE. — WAGNER. — DÉVELOPPEMENT EMBRYONNAIRE DES CŒURS ET DES VAISSEAUX ARTÉRIELS.

**PRÉVOST** et **DUMAS** [1], **BISCHOFF** [2], **WAGNER** [3] et **COSTE** [4] décrivirent l'origine du cœur comme constituée par un vaisseau longitudinal, cylindrique, qui se divise bientôt en trois chambres superposées et séparées par des points rétrécis.

La 1re chambre se nomme *vestibule cardiaque*, ou *sac auriculaire*.

La 2e, *sac ventriculaire*.

La 3e, *bulbe aortique* ou *artériel*.

Ce tube en chapelet, presque droit d'abord, ne tarde pas à se recourber en vrille; le sac auriculaire, couvrant en partie les autres, se place au-dessus et en avant du sac ventriculaire. Bientôt l'épaississement progressif de celui-ci lui donne la prédominance, mais le bulbe artériel se perfectionne aussi et de ce bulbe on ne tarde pas à voir partir des linéaments superposés, en forme d'arcs ; ce sont les *arcs aortiques*, dont les uns se développent pour former la *crosse de l'aorte*, le tronc *brachio-céphalique*, les *carotides*, tandis que les autres s'atrophient et disparaissent.

1845. MILNE EDWARDS. — DÉCOUVERTE DE LA CIRCULATION LACUNAIRE. — 1852. — QUATREFAGES. — SOULEYET, LE PHLÉBENTÉRISME.

Partant d'un point de vue philosophique très élevé, **MILNE EDWARDS** [5], le célèbre doyen de la faculté des sciences de Paris,

[1] PRÉVOST et DUMAS. *Développ. du cœur*, Annal. des sc. nat. 1824, t. III.
[2] BISCHOFF. *Développ. de l'homme et des mammif.*, p. 252.
[3] WAGNER. *Icones physiologicæ*, pl. 6, fig. 13, 14, 15.
[5] COSTE. *Histoire générale et particul. du développ. des corps organisés*, 1844.
[4] MILNE EDWARDS. *Mode de distribut. des fluides nourriciers dans l'économie animale*, Ann. des sc. natur. 3e série, t. III, p. 257.

auquel nous devons la plus savante histoire de la circulation, établit en principe que la *faculté prime l'organe;* de telle sorte que, lors même qu'on voit l'organe disparaître, la faculté persiste, arrivant à la même fin par d'autres moyens. Ainsi, chez un grand nombre d'êtres dépourvus de véritables vaisseaux sanguins, il a reconnu que le liquide vivifiant circulait dans les lacunes interorganiques qui séparent les lobes et lobules des organes. Ces espaces ou lacunes n'offrent point la forme et la régularité des veines, mais donnent à la circulation la possibilité d'exécuter son œuvre sans avoir une canalisation parfaite; il la nomma *circulation lacunaire.*

SOULEYET et QUATREFAGES [1] complétèrent ces découvertes par celle du *phlébentérisme*, où, suivant eux, l'*estomac* et l'*intestin* deviennent chez certains êtres, comme les zoophytes *cœlentérés*, l'organe de la *circulation* en même temps que de la *nutrition*.

Mais cette dernière découverte, la *circulation gastro-vasculaire* ou *cavitaire*, est encore très combattue; quant à la circulation *lacunaire*, elle est généralement admise, et si nous en parlons ici, quoiqu'il s'agisse d'une circulation plus spéciale aux règnes inférieurs de l'animalité, c'est qu'on en trouve dans l'anthropologie une foule d'exemples, et que cette belle découverte a éclairé d'une lumière nouvelle la physiologie humaine. Ainsi, dans l'œuf humain, c'est par les *îles et les canaux de Wolf* que commence la formation des vaisseaux; or c'est là en réalité une circulation lacunaire.

Les sinus du *diploé*, ceux de la *dure-mère*, ceux de l'*utérus* pendant la *gestation*, ceux des *tissus érectiles* sont autant de circulations lacunaires ou semi-vasculaires, les unes périodiques ou passagères (*utérus*), les autres persistantes.

Enfin l'apparition de vaisseaux de nouvelle formation dans les tissus pathologiques commence aussi par une circulation *lacunaire* ou interstitielle, qui ne se met qu'au bout d'un certain temps en rapport avec la circulation générale.

[1] ROBIN. Rapport sur les communicat. de M. Souleyet sur le phlébentérisme. Mém. de la Soc. de biolog. 1851, t. III.

### 1853. SCHRÖDER VAN DER KOLK. — ECKER. — 1860 SUCQUET. — ANASTOMOSES DIRECTES ENTRE LES ARTÈRES ET LES VEINES, DANS LA PIE-MÈRE OU LA PULPE CÉRÉBRALE.

Existe-t-il des *anastomoses directes* entre les artères et les veines dans la *pie-mère* ou la *pulpe cérébrale?*

Cette importante question a été résolue affirmativement, par *Casserius* d'abord, puis par **ECKER**, en 1853[1], et par **SUCQUET** en 1860.

Dans sa grande étude sur les *vaisseaux dérivatifs*, *Ecker* cite une préparation remarquable du professeur **SCHRÖDER VAN DER KOLK**, qui, poussant une injection rouge dans les artères, une injection bleue dans les veines, vit très clairement l'injection bleue passer dans les fins vaisseaux de la pie-mère et chasser l'injection rouge.

Il fit l'expérience inverse et, poussant le liquide rouge dans les artères, il vit refluer le liquide bleu. « Cela se voyait très nettement à l'œil nu, dit *Ecker*, et c'était un spectacle admirable ! »

Mais l'expérience est souvent trompeuse : *experientia fallax ;* ni *Sappey*, ni *Vulpian*, n'ont pu retrouver ces anastomoses, qui n'étaient peut-être qu'une anomalie individuelle.

**DURET**, à son tour, en nie l'existence ou la réduit du moins aux plus ténues ramifications, dont l'importance comme dérivation serait bien peu de chose.

### 1863-5. TURNER. — LES PLEXUS ARTÉRIELS ANASTOMOTIQUES, SOUS-PÉRITONÉAL ET SOUS-PLEURAL.

En 1863, *W.* **TURNER**, a décrit, sous le nom de *plexus artériel sous péritonéal*, des anastomoses nombreuses entre le réseau artériel des parois abdominales et celui des intestins.

En 1865, il donna la description du *plexus artériel sous-pleural,* comprenant les anastomoses des artères *mammaires internes* et autres avoisinantes, avec les branches des artères superficielles du *péricarde*, du *médiastin*, et celles qui accompagnent le nerf *phrénique ;* celles-ci ne se terminent donc point dans ces organes, comme l'enseignaient jusqu'alors nos traités d'anatomie,

[1] ECKER. *Dissertat. anatomica inauguralis de cerebri et medullæ spinalis systemat. vasorum capillari in statu sano et morboso*, 1850.

mais *forment entre elles un nouveau plexus, situé sous la plèvre, entre le médiastin et le péricarde.* L'auteur annonce que, pour voir dans son ensemble cette disposition remarquable, il suffit de pousser une injection colorée dans les troncs générateurs et d'enlever la portion des parois thoraciques correspondantes [1].

### 1866. SAPPEY. — VAISSEAUX DES FIBRO-CARTILAGES.

L'opinion générale avait longtemps refusé à ces organes d'une blancheur nacrée un système vasculaire, lorsque le savant et laborieux professeur **SAPPEY** [2] découvrit dans les fibro-cartilages inter-articulaires, ceux du genou particulièrement, des veines, des artères nombreuses, dirigées parallèlement aux faisceaux du tissu conjonctif ; un grand nombre de branches collatérales forment des anastomoses entre elles ; au début de leur trajet, les artères ont leurs trois tuniques et se terminent en anses variées.

Les bourrelets péri-articulaires sont encore plus riches en vaisseaux, ainsi que le périoste.

Ces vaisseaux pénètrent en grand nombre dans les ligaments et par des divisions infinies arrivent à leur face profonde, où leurs dernières ramifications forment sur les points recouverts par les synoviales un réseau extrêmement riche.

Les ligaments capsulaires et d'autres ligaments périphériques sont si complètement pénétrés de vaisseaux qu'on ne peut mieux les comparer qu'à la peau elle-même.

### 1859. ROBIN ET WIRCHOW. — 1865. HIS. — 1874. KESTEREN. — 1875. AXEL, EBERTH, KEY, RETZIUS, RIEDEL, ROTH, FROHMANN. — CANAUX PÉRIVASCULAIRES DES CENTRES NERVEUX.

Le professeur **ROBIN** [3] a découvert en 1859, et **WIRCHOW** presqu'en même temps confirmait par ses travaux, ce fait important, que les capillaires de l'encéphale présentent deux particularités de structure qui leur sont spéciales : 1° l'épaisseur considérable de la couche moyenne formée de fibres-cellules ; 2° l'existence d'une *tunique* extérieure à la couche de fibres-cellules, tunique

[1] TURNER. *British and foreing med. chir. Review*, janvier 1865.
[2] SAPPEY, Acad. des sciences, 1866.
[3] HIS. dans ROBIN. *J. d'anatomie et de physiologie*, mai 1865.

formée, non par du tissu laminaire, mais par une substance homogène à peine striée.

Cette tunique est distante des parois propres des capillaires, et, dans cet intervalle qui forme un véritable canal *périvasculaire,* nagent de petits noyaux granuleux, assez analogues aux noyaux des leucocytes. Chez beaucoup de sujets, on trouve encore, flottant entre ces noyaux, des granulations graisseuses et des grains d'hématosine.

Cette tunique extérieure n'existe pas sur tous les capillaires des centres encéphalo-rachidiens, et jusqu'à présent on ne peut savoir précisément à quelle particularité anatomique exacte se rattache leur présence.

En 1865, HIS a confirmé par de nouvelles recherches les remarques de *Robin ;* il a pu injecter ces canaux périvasculaires dans la moelle comme dans le cerveau.

Je considère ces canaux comme de *nature lymphatique;* leur disposition *périvasculaire* a un double but fort important.

1° De **protéger les centres nerveux contre les congestions trop violentes et les anémies trop subites du cerveau**, car le liquide périvasculaire remplit ou vide son canal, suivant le degré de liberté que lui laisse le gonflement du vaisseau sanguin, et maintient une égale pression dans la masse cérébrale.

2° De **faire circuler la lymphe cérébrale, par l'intermédiaire de la circulation artérielle,** car la systole et la diastole des artères agissent tour à tour sur le liquide périvasculaire et lui font parcourir facilement et librement son trajet intime dans les organes.

C'est un type complet de la **circulation par influence**, dont j'ai découvert l'existence en 1876, et décrit la généralité et l'importance pour la **circulation veineuse**, comme on le verra plus tard. **Cette découverte s'applique donc aussi aux vaisseaux lymphatiques.**

En dehors des canaux lymphatiques de *Robin*, *His* découvrit encore un second système d'espaces lymphatiques formant une nouvelle enveloppe liquide aux deux premières; mais ces espaces, vides dans l'état de nutrition normale du cerveau, n'apparaissent et ne peuvent être démontrés que lorsqu'un obstacle à la libre circulation lymphatique accumule les matériaux usés. Ils remplissent alors ces gaînes, refoulant les tissus, accompagnent les vaisseaux jusqu'à la pie-mère, où ils s'arrêtent dans l'espace situé au dessous d'elle, mais sans communiquer avec elle. Ainsi que l'a fort bien exprimé *Arndt*[1], les espaces de *Robin* étant, pour ainsi dire, les voies lymphatiques régulières, ceux de *His* seraient des espèces d'entrepôt servant, dans les conditions anormales, pour éviter l'encombrement. L'acide chromique les rend très manifestes.

Dans ces dernières années pourtant, *Kesteven*[2] a mis en doute l'existence normale des espaces de *His;* il prétend qu'ils ont toujours une origine pathologique. C'est, pense-t-il, une sorte de raréfaction du tissu nerveux, qui se produit dans le cours des affections chroniques du cerveau.

*Structure :* la gaîne lymphatique des vaisseaux des centres nerveux, décrite d'abord comme hyaline et sans structure par *Robin* et *Wirchow,* fut considérée par *His* comme semée de noyaux jusqu'aux capillaires de deux millimètres.

**FROMANN** reconnut ensuite l'existence, du moins dans la moelle, de prolongements pénicillés, qui se perdent dans la névroglie. **ROTH** retrouva bientôt cette disposition dans le cerveau lui-même. **EBERTH** y montra l'existence d'un revêtement endothélial continu ; et dernièrement **AXEL, KEY** et **RETZIUS** considérèrent cette membrane adventice comme formant un prolongement de la piemère, et comme revêtue d'endothélium sur les deux faces.

Mais, en présence du désaccord des histologistes, dont les uns, comme *Eberth*, *Obersteiner*, *Axel*, *Key*, *Retzius*, *Golgi*, *Boll*, ont pris parti pour *Robin* et *Wirchow*, tandis que les autres acceptaient l'assertion de *His*, **RIEDEL**[3] a repris l'étude de la question. Isolant les vaisseaux, des centres nerveux munis de leur gaîne, il put se convaincre que l'enveloppe lymphatique entoure tous les vaisseaux, y compris les capillaires, dans les centres nerveux. Cette gaîne est formée simplement de cellules endothéliales soudées, qui se montrent sur les plus fins prolongements.

De la face externe, partent d'autres prolongements déjà signalés par *Roth*, formés par les cellules de la névroglie, et qui tiennent la gaîne béante écartée du vaisseau sanguin.

*Riedel* a découvert, en outre, des prolongements anastomo-

[1] ARNDT. *Ueber die lymphräcime, in gehirn und Ruckenmark.* Berlin, Klin. Wochens, 1875, p. 210.

[2] KESTEVEN. *Perivascular spaces in the brain.* Brit. med. Journ., 1874, p. 840.

[3] RIEDEL (B.). *Des espaces lymphatiq. périvasculaires du système nerveux central de la rétine.* Arch. fur mikr. anat. cilfter, bd., 2e Helft. 1875.

tiques de la gaîne lymphatique, et d'autres filaments en éperon, qui vont se perdre dans la névroglie, en s'étalant sous forme de plexus.

Les vaisseaux rétiniens eux-mêmes sont accompagnés de la gaîne lymphatique.

### HALLER. — WOLF. — DARESTE. — FORMATION DES CAPILLAIRES DE L'AIRE VASCULAIRE. — FORMATION DU SANG.

**HALLER** pensait que les capillaires se formaient par la pénétration du sang dans des cavités antérieurement formées.

**WOLF** soutenait, au contraire, que les vaisseaux sanguins commencent par la formation de lacunes dans le tissu de l'aire vasculaire qu'il nommait *aire ombilicale*. Ces lacunes se remplissaient de globules sanguins, rouges, et reçurent le nom d'*îles de sang*.

On pense généralement aujourd'hui que, dans l'aire vasculaire, les vaisseaux capillaires apparaissent d'abord sous l'apparence d'un réseau de cordons pleins qui se transformeraient en tubes creux par une modification, une liquéfaction de la substance qui renferme leurs parois.

Les îles de sang se produiraient sur certains points isolés de ce réseau. La liquéfaction de la substance contenue dans l'intérieur de ce réseau établirait des communications entre les îles de sang, et mélangerait bientôt les globules qu'elles contiennent avec le liquide contenu dans l'intérieur des autres vaisseaux. Mais il n'en résulte pas moins que la formation du sang se fait dans des cavités complètement isolées; ainsi que l'a démontré **DARESTE**, l'indépendance de ces cellules est suffisamment prouvée par leur hypertrophie, et leur absence de communication dans ce cas avec aucune autre cavité vasculaire.

Ainsi, d'une part, les îles de sang forment les globules du sang ses éléments solides et figurés.

D'autre part le cœur forme du sérum transparent et sans couleur. Les parois vasculaires en sécrètent peut-être aussi; et ces éléments séparés arrivent à constituer le liquide hématique, lorsque les vaisseaux, qui font suite aux îles de sang, viennent s'anastomoser avec le cœur, qui jusque-là bat sur son contenu, sans pouvoir le chasser plus loin.

1868. SUCQUET. — CIRCULATION DÉRIVATIVE ARTÉRIOSO-VEINEUSE, DANS LES MEMBRES ET DANS LA TÊTE, CHEZ L'HOMME.

L'auteur établit dans un mémoire présenté le 17 avril à l'Académie de médecine, que les *artères* des *mains* et des *pieds*, du *coude* et du *genou*, communiquent avec certaines *veines* par des vaisseaux qui ne sont pas capillaires. En effet, lorsqu'on pousse par les artères crurales ou axillaires une injection convenable, les capillaires des divers organes des membres ne s'injectent pas, tandis que les vaisseaux spéciaux sont pénétrés et conduisent l'injection dans les troncs des veines céphalique, basilique et saphène.

De semblables communications faciles existent entre les artères et les veines, au *nez*, au *front* et aux *oreilles*. Les injections poussées par l'artère *carotide primitive* entrent par les artères *faciale*, *ophthalmique* et *auriculaire*, dans les *veines faciale*, *méningée moyenne* et *auriculaire;* tandis que les veines des organes divers qui composent la tête restent vides partout ailleurs.

Il résulte de ces curieuses recherches, qu'il se fait pendant la vie, dans les pieds, dans les mains et à la face, par les veines indiquées, une *circulation* particulière, *intermittente, quelquefois nulle, quelquefois très abondante*, puis éprouvant toutes les gradations possibles entre la suppression et la turgescence. Ces variations sont en rapport avec l'abondance variable du sang poussé par le cœur aortique. Cette circulation a pour but uniquement de verser dans le système veineux le trop-plein qui entre subitement dans les artères; elle est *dérivative* des *crues* du sang artériel et reste étrangère à la nutrition. Pendant qu'elle éprouve ces alternatives diverses, la circulation profonde des organes continue avec régularité et la nutrition s'accomplit avec calme. Il y a donc pour les membres et la tête deux circulations bien distinctes : l'une *nutritive*, générale, toujours *constante*; l'autre *dérivative*, *intermittente*, et localisée dans les veines sous-cutanées de l'extrémité des membres et de la face.

## 1873. HEUBNER. — 1874. DURET. — ARTÈRES NOURRICIÈRES DU CERVEAU.

**HEUBNER** [1] fit paraître dans la *Central blatt* en 1873 une notice sur les artères nourricières du cerveau, mais ce travail fort court (*4 pages*) est bien moins important que celui de notre compatriote le docteur **DURET** [2] qui parut à la même époque dans les archives de physiologie.

On doit à ce dernier l'étude approfondie des *artères nourricières des nerfs optiques* et des *pédoncules cérébraux*.

Il étudia aussi d'une manière plus complète l'influence du *cercle de Willis* sur la circulation cérébrale.

Il fit des coupes entières des circonvolutions où les artères et les veines étaient injectées avec leurs réseaux capillaires. Il a décrit, mieux qu'on ne l'avait fait jusque-là, les rapports de ces vaisseaux avec la *pie-mère*, donnant de leur distribution une idée plus juste pour les recherches anatomiques.

C'est ainsi qu'il démontra que, malgré la multiplicité extrême des branches, il n'*existait pas de réseau anastomotique dans la pie-mère*.

Dans un nouveau mémoire publié en 1877, *Duret* [3] établit la corrélation grande qui existe entre la distribution des artères et les régions physiologiques du cerveau.

Ce sont là des circulations, non plus seulement *organiques*, mais *locales* et *fonctionnelles*.

Ainsi le territoire de la *sylvienne* correspond à peu près à la situation des *centres moteurs volontaires* décrits par *Ferrier*.

Il devient même nécessaire de diviser le cerveau en trois grandes régions limitées par leurs territoires vasculaires personnels.

1° *Région* **motrice**, correspondant aux artères **sylviennes**.

2° *Région* **intellectuelle**, correspondant aux *artères* **cérébrales antérieures**.

[1] HEUBNER. *Zur topographie der Ernahrungsgebiete der einzelnen Hirnarterien.* Centralblatt, liv. II, p. 52.

[2] DURET (H.). *Rech. anat. sur la circulat. de l'encéphal.* Archiv. de physiol. 2e série, t. I, p. 345. 1874.

[3] DURET (H.). *Distribut. des artères dans les diverses régions cérébrales.* Société de biologie, 9 janvier 1877.

3° *Région* **sensitive**, correspondant aux *artères* **cérébrales postérieures.**

Les lobes et circonvolutions ne sont que des accidents de terrain et ne jouent qu'un rôle secondaire.

Il existe en outre, chez l'homme, une artère spéciale pour la 3e **circonvolution**, dont la fonction correspond aux centres décrits par *Ferrier*, pour les mouvements des **lèvres** et de la **langue.**

1868. TROLARD. — SYSTÈME VEINEUX DU CRANE ET DE L'ENCÉPHALE. — LA GRANDE VEINE ANASTOMOTIQUE. — LE SINUS PÉTRO-OCCIPITAL INFÉRIEUR. — RÉSERVOIRS SANGUINS DES CORPUSCULES DE PACCHIONI.

Le docteur TROLARD[1], professeur d'anatomie à l'école de médecine d'Alger, a constaté des dispositions nouvelles dans les *sinus* de la *dure-mère,* dispositions non signalées dans les auteurs classiques; leur description constitue un chapitre nouveau.

Outre certaines particularités des *sinus latéraux* et *transverse*, il signale notamment :

1° l'existence de *cavités*, sortes de *réservoirs* sanguins, logeant les *corpuscules* de *Pacchioni* et siégeant sur les *côtés du sinus longitudinal supérieur;* cavités communiquant avec les veines cérébrales et méningées, les canaux veineux et le sinus longitudinal supérieur.

2° La présence d'une veine, que l'on peut appeler *grande veine anastomotique*, établissant une large communication entre le *sinus longitudinal supérieur* et les *sinus* de la *base* du *crâne*, *pétreux* ou *caverneux.*

3° La *terminaison du sinus pétreux inférieur* dans la *veine jugulaire interne* et non dans le sinus latéral.

4° Un nouveau sinus dit : *pétro-occipital inférieur*, situé au niveau de la suture de ce nom.

5° Un *confluent veineux* occupant le *trou condylien antérieur*, et recevant cinq veines ou sinus.

6° Il rappelle encore le *canal veineux* entourant la *carotide interne* depuis son entrée dans le *canal carotidien* jusqu'à son arrivée dans le *sinus caverneux* ou *carotidien,* de même qu'une *veine* entoure presque complètement l'*artère vertébrale* dans le canal de ce nom, ce qui démontre que les *artères se rendant à*

[1] TROLARD. *Recherches sur le système veineux de l'encéphale et du crâne.* 1868.

*l'encéphale baignent dans le sang veineux*, savoir : les carotides dès leur entrée dans le canal carotidien, et les vertébrales à partir de leur pénétration dans le canal de ce nom.

Les dispositions anatomiques des autres sinus indiqués par *Trolard*, sont si fréquentes (25 *fois sur* 40), que l'auteur les regarde comme normales. *Physiologiquement*, il en tire cette conclusion : que le *sinus longitudinal inférieur est le diverticulum de la circulation veineuse intrà-céphalique et les aréoles diploïques, celui de la circulation extérieure*. Il reste encore pour les physiologistes à trouver les usages des *corpuscules* de *Pacchioni*, maintenant que leurs relations avec le *système veineux* sont établies.

Nous en devons conclure aussi à l'utilité de la *saignée* du *sinus longitudinal supérieur*, chez les jeunes enfants atteints de *méningite*, d'*encéphalite* ou de *convulsions éclamptiques;* la mollesse des fontanelles rend l'opération relativement facile; j'ai pu la pratiquer sans difficulté, sans complications.

# DEUXIÈME PARTIE.

## PHYSIOLOGIE GÉNÉRALE.

> *Depuis la racine des cheveux jusqu'aux orteils des pieds, tout en nous est : préparation, moyen et fin.*

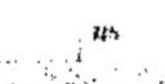

# CHAPITRE PREMIER.

## THÉORIE DE LA CIRCULATION.

Nous voici arrivés au terme de notre première tâche. Nous avons suivi dans la suite des âges l'origine, le développement de cette belle découverte de la circulation; un autre travail nous incombe, c'est de bien faire apprécier l'état actuel de nos connaissances et de résumer les derniers efforts que la science a faits de nos jours pour se rendre compte de notre mystérieuse organisation.

C'est le sujet que nous allons traiter dans les chapitres suivants, consacrés au *cœur*, aux *artères*, aux *veines*, aux *capillaires*, enfin aux *nerfs vaso-moteurs*.

### CONCEPTION GÉNÉRALE DE LA CIRCULATION.

« **Omne vivum ex ovo**, *tout être vivant vient d'un ovule.* » Cet axiome est également vrai pour l'homme.

Or la sphère **vitelline** ou l'*œuf* humain, comme toute autre sphère, présente à considérer un *centre*, une *circonférence* et des *rayons*. C'est sur ce plan que le réseau vasculaire commence à s'esquisser; on y remarque en effet :

1° Un **centre** formé par le **cœur**.

2° Une **circonférence**, représentée par les **capillaires** de l'*aire vasculaire*.

3° De nombreux **rayons** exprimés par les vaisseaux, **artères** et **veines**, qui relient sans cesse le centre à la circonférence.

De là, trois genres d'appareils dont il s'agira d'étudier l'origine, le développement et les rapports mutuels.

La forme générale sphérique représentée par leur ensemble, le mouvement circulaire du sang qu'ils contiennent, ont fait donner à ce système fonctionnel le nom parfaitement juste de **circulation**.

### DES MODES PARTICULIERS DE LA CIRCULATION.

La circulation n'est point identique aux divers âges, mais elle subit des transformations, des évolutions, qui la complètent et la perfectionnent.

Trois modes de circulation s'établissent successivement chez l'homme, depuis la formation de l'être jusqu'à son complet développement.

A. La première circulation est **blastodermique**, ou **embryonnaire**. C'est celle des premiers temps d'existence de l'être: nous la décrirons en étudiant les origines de chaque appareil vasculaire.

B. La seconde circulation est **allantoïdienne** ou **placentaire** ; elle appartient au *fœtus* pendant la vie intrà-utérine, et fonctionne jusqu'au moment de la naissance ; nous la décrirons en traitant du *pouls fœtal*.

C. La troisième circulation est **pulmonaire**. Elle est propre à l'être humain depuis sa naissance jusqu'à sa mort. C'est elle surtout qui doit nous occuper ici ; elle se compose de quatre éléments : *cœur, artères, capillaires, veines*.

1° Le **cœur** en est le **centre** ; c'est de lui que s'élance le sang, c'est à lui qu'il revient, mais au moyen d'appareils bien divers.

2° Le **sang** est projeté d'abord dans les **artères**, canaux souples, élastiques, qui vont en se ramifiant de plus en plus, comme la cime des arbres, par division presque toujours dichotomique, et qui transmettent dans tout le corps la pulsation isochrone du cœur.

3° Le **sang** parcourt l'intimité des organes dans les **capillaires**, vaisseaux à parois minces et très contractiles, où les globules passent un à un, pour concourir à la nutrition des organes. — Circulation lente, uniforme, mais soumise à de grandes variations de force par suite de la contractilité extrême des parois vasculaires.

4° Le **sang** revient au cœur par les **veines**, canaux éminemment dilatables, à circulation plus uniforme, dont les ramifications, semblables aux racines des plantes, se réunissent en tronc de plus en plus volumineux jusqu'au centre.

### DISTINCTION DES DEUX CIRCULATIONS, GRANDE ET PETITE.

Mais, outre ces deux circulations artérielle et veineuse, qui sont collatérales et juxtaposées, il existe dans l'homme deux appareils circulatoires, l'un **pulmonaire**, l'autre **périphérique**. Leur *schema* peut être représenté par un 8 de chiffre, dont un des anneaux serait plus petit que l'autre. Le cœur, avec ses quatre cavités, en forme le centre et comme le nœud gordien ; la circulation pulmonaire représente le premier anneau plus petit; la circulation générale, le second et plus grand anneau. De là, un double circuit, connu sous le nom de *grande et petite circulation*. Chacune se compose d'éléments semblables. Chacune a son cœur, ses artères, ses capillaires, ses veines et son sang particulier.

Chacun des cœurs **reçoit** et **envoie** son sang, par ondées successives, à la périphérie et dans l'intimité des organes qui lui sont destinés.

Mais, par une sorte d'interversion fonctionnelle, le **cœur droit**, *veineux* ou *pulmonaire*, **reçoit** par une **artère** (*artère pulmonaire*), du sang **veineux** et le conduit ainsi jusqu'au tissu du poumon. Le **cœur gauche**, *artériel*, reçoit par des **veines** (*veines pulmonaires*) le sang **artérialisé** du poumon, et le projette par une **artère**, jusque dans la profondeur des tissus du corps entier.

De même, pour les deux réseaux capillaires, on observe un antagonisme complet de la fonction. Dans l'un, plus central, celui du **poumon**, le sang **veineux** *rougit* et *s'hématose ;* il abandonne des résidus organiques : *acide carbonique*, *vapeur d'eau*, il reçoit des principes vivifiants d'oxydation : l'*oxygène* et l'*ozone* atmosphériques. — Dans l'autre réseau, **périphérique**, le sang **artériel noircit** et devient **veineux**; il abandonne ses principes oxydants et nutritifs, il reçoit en échange une foule de déchets organiques.

Ainsi : analogie d'appareils, antagonisme de moyens et de fonctions, mais antagonisme réparateur et complémentaire, telle est l'idée générale qu'on doit se faire des deux circulations.

### LOI D'ÉQUILIBRE.

Dans un temps donné, la même quantité de sang doit traverser les deux appareils circulatoires ; cet équilibre des liquides est indispensable, car nulle stase sanguine un peu durable ne serait compatible avec la vie.

Cette loi paraît entachée d'erreur quand on considère l'inégalité de *débit* des artères *pulmonaire* et *aortique*, mais cette inégalité est compensée : 1° par l'*élasticité* des artères, qui réduit les diamètres aux nécessités du débit ; 2° par l'*inégalité* de *vitesse*, avec laquelle le sang parcourt les différents vaisseaux ; 3° par la facile *dilatabilité* des capillaires et surtout des veines, qui deviennent le réservoir de tout le sang incompatible avec l'équilibre circulatoire.

Quand l'équilibre est troublé, les vaisseaux l'indiquent aussitôt :

1° Par les *variations* de leur *volume*.

2° Par les changements de leur *tension*, ainsi que nous l'étudierons plus tard.

# CHAPITRE II.

## LE CŒUR.

### I

### FORMATION DU CŒUR. — SON DÉVELOPPEMENT.

ORIGINE ET DÉVELOPPEMENT DU CŒUR EMBRYONNAIRE. — Depuis *Aristote* qui avait reconnu dans l'œuf le *primum movens*, la question de formation du cœur était restée sans réponse pendant bien des siècles. *Harvey*, *Haller* et *Spallanzani* avaient pourtant étudié le cœur embryonnaire du poulet, mais les phénomènes de formation marchent si vite au début que les faits primitifs leur échappèrent.

Vers le commencement du XIXe siècle le savant embryogéniste *Pander*[1] (1817) expliqua la formation du cœur par le repli d'une lame qui, peu à peu, se transformerait en un tube rectiligne, cylindrique et contractile, situé dans la fosse cardiaque, sur la ligne médiane, au-dessous de l'œsophage. Son opinion fut adoptée par la plupart des embryogénistes et dura sans conteste jusqu'à nos jours.

DUPLICITÉ DU CŒUR PRIMITIF. Pourtant le professeur *Serres* soupçonna dès 1829[2] qu'il devait exister un état antérieur, et que la première formation du cœur pourrait bien être *double*. Ce soupçon devint une démonstration quand les études tératogéniques du savant professeur *Dareste*[3] lui permirent en 1866 d'établir par des observations directes la dualité du cœur primitif et sa formation aux dépens du segment antérieur du feuillet vasculaire de l'embryon. En effet, les deux blastèmes collatéraux, qui deviendront le cœur, apparaissent d'abord sous la

[1] PANDER. *Beitrage zur entwickelungsgeschichte des Hünchens im Eye.* 1817, p. 37.

[2] SERRES. *Recherches d'anat. transcendante.* Annal. des sc. nat. 1re série, t. XVI, p. 269, 1829.

[3] DARESTE. *Mode de production de l'inversion des viscères.* Comptes-rendus de l'acad. des sc. Paris 1865, t. LX, p. 740.

forme de deux petites masses ovales, distinctes, mais se touchant sur la ligne médiane. Elles sont situées dans la *fovea cardiaca* de *Wolf*, dans cet espace qu'on nomme encore *mésoderme* ou *mésoblaste*, entre le repli antérieur du capuchon céphalique de l'amnios et le repli postérieur, qui se confond avec le revêtement du vitellus. Or, c'est à la portion centrale du bord antérieur du feuillet vasculaire que naissent les deux origines du cœur, tandis que le plafond de la fosse cardiaque, ou son premier étage, appartient à l'œsophage. C'est l'union, sur la ligne médiane, des deux lames antérieures provenant du bord droit de ce feuillet qui détermine l'union des deux cœurs.

La question d'existence des deux cœurs primitifs est restée très controversée jusqu'à notre époque, et même, une fois démontrée, elle reçut des interprétations fort diverses.

*Panum*[1] expliquait la formation des deux cœurs par la division d'un organe primitivement unique.

*His*[2] et *Schenck*[3] nièrent l'existence de la dualité organique. Il ne fallut pas moins que les deux mémoires de *Camille Dareste* en 1866, et son grand traité de tératogénie expérimentale[4] couronné en 1878 par l'Académie des sciences, pour établir définitivement et pour conserver à la France l'honneur de cette découverte.

Depuis lors, les observations de *Hensen*[5] en 1867 sur le lapin et de *Kölliker*[6] sur le lapin et le poulet sont venues confirmer, sauf quelques variantes, les expériences de *Dareste*.

Tout porte à croire que les résultats en sont applicables à l'homme, les débuts de l'être étant semblables et comparables dans toute la série des vertébrés allantoïdiens.

Pourtant, DISSE[7] dans son récent travail ne parle point de la duplicité du cœur. Suivant lui, de chaque côté de la ligne médiane, le feuillet intestinal se replie pour former un sillon dont

[1] PANUM. Wirchow's Archiv., t. XVI, p. 39.
[2] HIS. *Untersuchungen über die erste anlage des Wirbelthierleibes*, p. 84.
[3] SCHENCK. *Lehrbuch der vergleichenden embryologie der vierbelthiere*. p. 63, 1874.
[4] DARESTE (*Camille*). *Rech. sur la product. artificielle des monstruosités, ou essai de tératogénie expériment.* Paris, 1877, 1 vol. in-8°.
[5] HENSEN. *Beobachtungen über die befrüchtung und entwickelung des Kaminchens und meerschweichens.* reitschrift für anat. und entwickelungsgeschichte His et Braune, t. I, p. 337.
[6] KÖLLIKER. *Entwickelungsgeschichte des menschens und der Höherenthiere.* 2e édit. p. 215-250.
[7] DISSE. *Arch. f. mik. anat.* t. XVI, 1880.

la convexité regarde vers l'hypoblaste. Le feuillet vasculaire se replie concentriquement, et, les deux bords des sillons se rejoignant, il en résulte une anse complète, dont l'intérieur est occupé par le feuillet vasculaire.

Ce feuillet est destiné à former l'*endothélium.*

Le feuillet fibro-intestinal formera la couche musculeuse du cœur.

Apparition des points d'attache artérioso-veineux. — Immédiatement au-dessous du cœur, une ligne demi-circulaire plus sombre, formée de cellules condensées, indique la place où vont se développer les veines *omphalo-mésentériques.*

Il est, en effet, remarquable que le cœur, semblable à un grand réservoir qui doit s'amorcer à plusieurs conduits, développe

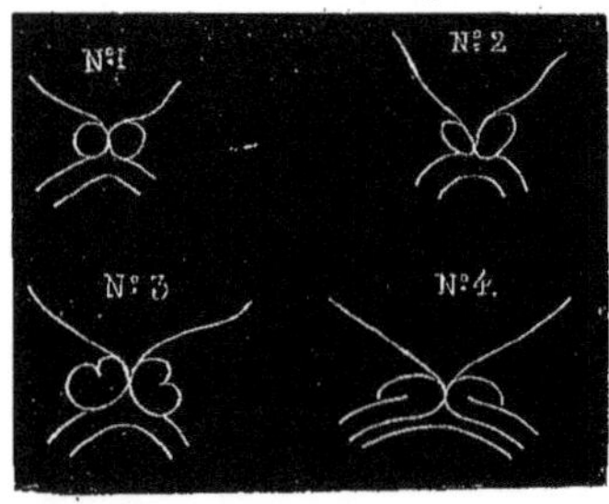


Fig. 64. — N° 1. Blastèmes cardiaques isolés. — N° 2. Blastèmes cardiaques isolés, mais inégaux. — N° 3. Blastèmes cardiaques isolés se présentant sous l'aspect de tubes contournés en arcs, et se faisant face par leurs convexités. — N° 4. Blastèmes cardiaques isolés, se faisant face par leurs convexités. On voit à la partie supérieure le commencement des aortes, et à la partie inférieure l'origine des veines omphalo-mésentériques.

(Extrait de Dareste : *Tératogénie expérimentale.* Paris, Reinwald. 1 vol. in-8°, p. 169.)

autour de lui les orifices, les points d'attache et même les premiers rudiments des grosses artères et des grosses veines, prêtes à se souder chacune au reste de son vaisseau, qui se formera sur place, quoique séparément.

De ces deux blastèmes, celui de gauche (l'embryon étant examiné par sa face ventrale) est le plus volumineux. C'est lui, d'après *Dareste*, qui déterminera le sens de l'incurvation de l'anse cardiaque à gauche de l'embryon. Ces blastèmes ne sont pas creux d'abord; leur masse paraît formée de cellules; mais, pour les distinguer facilement, il faut les colorer par la teinture d'iode étendue.

Formation des cavités du cœur. — Au bout de peu d'heures, les blastèmes s'allongent de bas en haut, s'élargissent à la région inférieure, et de sphériques deviennent coniques. Bientôt ils se creusent, puis se transforment en deux tubes fermés aux deux bouts, courbés en arcs et adossés l'un à l'autre par leur convexité en forme d'*x*.

En même temps que ces changements de forme se produisent, on voit survenir des changements de structure. Les deux arcs se redressent, et chacune de leurs tubulures se divise en trois segments ou chambres, qui seront : l'*oreillette*, le *ventricule* et le *bulbe aortique*.

Arrêts de développement, cœurs doubles et bifides. — Si, par suite d'un arrêt de développement, les deux lames antérieures,

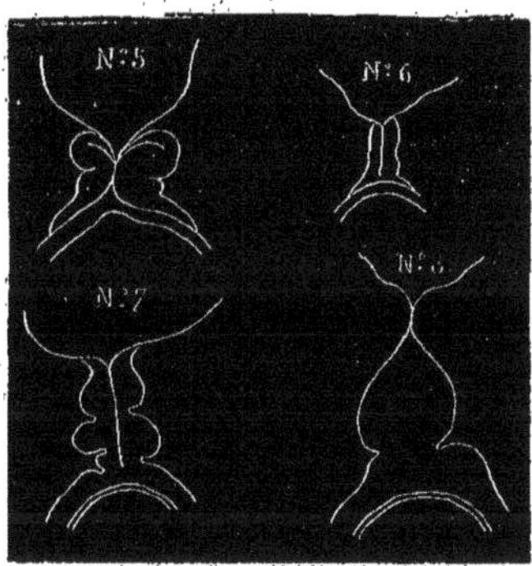


Fig. 65. — N° 5. Blastèmes cardiaques isolés, inégaux et présentant des parties plus étroites, qui sont le point de départ de la division des deux cœurs en trois chambres. — N° 6. Blastèmes cardiaques complètement redressés, encore isolés, mais juxtaposés ; ils présentent une inégalité notable de volume. — N° 7. Cœur unique, mais où la dualité primitive est encore indiquée par un sillon extérieur et une cloison intérieure. — N° 8. Cœur unique dans lequel toutes les traces de la dualité primitive ont disparu. C'est l'état primitif du cœur pour la plupart des embryogénistes.

(Extrait de Dareste : *Tératogénie expérimentale*, Paris, Reinwald. 1 vol. in-8°, p. 159.)

droite et gauche du feuillet vasculaire, restent isolées, les deux tubes cardiaques acquièrent isolément la propriété de se contracter, et constituent ainsi deux cœurs complets, indépendants l'un de l'autre et possédant chacun leurs ventricules, leurs oreillettes et leurs cloisons. *Dareste* a vu un de ces cas, dans lequel l'indépendance des cœurs se manifestait par un fait physiologique bien remarquable, le *défaut d'isochronisme de leurs batte ments;* l'un des cœurs ne battait qu'une fois, pendant que l'autre exécutait deux battements. *Plantade*, *Sœmmering* et *Meckel*[1] en ont également cité des exemples remarquables.

Si au contraire, suivant les lois physiologiques, les deux lames antérieures s'unissent, leur union entraîne celle des tubes cardiaques qui s'accolent l'un à l'autre sur la ligne médiane et se fusionnent pour former un organe unique dans lequel la dualité primitive est encore indiquée par l'existence d'un sillon longitudinal à l'extérieur.

La *soudure* des tubes cardiaques s'opère d'arrière en avant. Il y a donc un moment pendant lequel le cœur, unique à son extrémité postérieure, est *bifide* à son extrémité antérieure.

La *soudure* des deux tubes cardiaques du poulet se produit vers la 20e ou 25e heure et devance l'apparition de la *contractilité*. Chez l'homme, le canal cardiaque se montre vers le 12e jour de la conception, alors que l'embryon mesure 2 millimètres 1/2 en longueur.

Formation du sérum du sang. Cependant les cavités de ces tubes se remplissent insensiblement d'un liquide transparent, sans couleur, privé de globules, premier vestige du sang dont il représente le *sérum*. *Haller*[2] fut le premier en 1758 à découvrir ce fait curieux, mais il le regarda comme une exception. *Hunter*, en 1794, reconnut sa constance comme loi du développement de ce viscère. Nous sommes portés à croire que le creusement de l'organe, d'abord plein et solide, et la formation du sérum, sont deux phénomènes dépendants l'un de l'autre; une partie des cellules se condensant vient former la paroi du cœur, tandis que le ramollissement du protoplasme interne des cellules cardiaques devient à la fois la cause de la formation tubaire et du liquide produit. Le premier sang se forme donc en deux sièges anatomiques différents. Le premier *sérum* est produit par le cœur, naît avec lui, sécrété pour ainsi dire par sa paroi interne qui doit devenir un *endocarde;* les premiers *globules* naîtront, comme nous le verrons bientôt, dans les *îles de sang*, soit celles de l'*aire vasculaire*, soit celles de l'*embryon*, c'est-à-dire dans le *réseau veineux* et *capillaire*.

Formation de l'oreillette. — Apparition du sang rouge dans le cœur. A son tour, la cavité *auriculaire* se forme et se met en

[1] Meckel. *De duplicitate monstruosâ commentarius*, 1815, p. 54.
[2] Haller. *Opera minora*, t. II, p. 380.

communication soit avec les îles de sang, soit avec les capillaires veineux qui en émanent et qui deviendront les veines *omphalo-mésentériques*. Alors seulement le sang se complète et se colore par l'arrivée dans le cœur des globules formés dans les îles de Wolf, globules plus petits et plus arrondis que ceux qui se formeront plus tard chez l'être complet.

Hydropisie embryonnaire du cœur. — Quand cette communication ne s'établit pas, le sang reste incolore dans le cœur, le dilate par son accumulation progressive et détermine l'*hydropisie embryonnaire*, dont le savant *Dareste* a fait, le premier, connaître le mécanisme. C'est en réalité un *anévrysme blanc* du cœur chez l'embryon.

Lorsque les deux cœurs restent isolés, le plus ordinairement ils ne se mettent pas en communication avec les vaisseaux capillaires de l'aire vasculaire. Ils ne contiennent donc qu'un liquide transparent. Quelquefois, cependant, cette communication s'établit avec certaines îles de sang : les deux cœurs battent alors sur du sang rouge, mais séparé du reste de la circulation.

Développement du bulbe aortique. Le *bulbe aortique* prend sa part de développement : situé à la partie antérieure du cœur, il

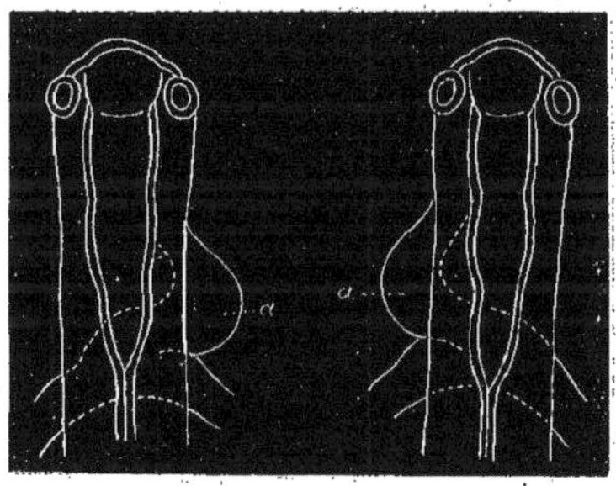


Fig. 66. — Deux têtes d'embryon vues par la face supérieure, présentant, l'une l'état normal et l'autre l'état inverse, caractérisés par la sortie de l'aorte cardiaque *a*, dans le premier cas à la droite, et dans le second à la gauche de l'embryon.

(Extrait de Dareste : *Tératogénie expérimentale*. Paris, Reinwald, 1877. 1 vol. in-8°, p. 223.)

se bifurque au sommet, pour opérer sa jonction vers la 36ᵉ heure, avec les *arcs aortiques*. Puis, il se cloisonne progressivement de haut en bas, et vers la fin du 5ᵉ jour il se trouve divisé en deux tubes, dont l'un s'ouvre dans le ventricule gauche, l'autre dans le ventricule droit.

Cependant le tube cardiaque s'est redressé ; il apparaît sous la forme d'un vaisseau s'étendant sur la ligne médiane depuis l'ouverture ombilicale, presque jusqu'à la mâchoire inférieure. Puis ce vaisseau s'allonge de la 35ᵉ à la 45ᵉ heure, et comme il ne peut se développer ni en avant ni en arrière, il se recourbe de nouveau en anse dont la convexité vient faire saillie au côté droit de l'embryon. C'est par exception que l'anse se tourne du côté gauche (Fig. 69).

Formation de l'auricule. — Canal auriculaire. — Détroit de Haller. Vers le 3ᵉ jour, l'oreillette, qui était en bas, se relève et se complète par l'apparition de l'*auricule*.

Le ventricule, situé d'abord en haut, grossit et s'abaisse, tandis que l'on voit se former la pointe définitive du cœur. Lorsque, par hasard, cet organe vient à *s'infléchir* à *gauche*, il en résulte une *inversion du cœur et des vaisseaux*. En même temps, les sillons qui séparent les trois chambres, deviennent plus marqués ; on reconnaît parfaitement d'abord, le *canal auriculaire* placé entre les oreillettes et les ventricules ; puis, le *détroit de Haller*, placé entre le ventricule et le bulbe aortique.

Contractilité du cœur. — A peine le cœur est-il formé qu'il devient contractile ; ce mouvement de resserrement et d'expansion lui est même nécessaire pour former ses cavités. Le cœur, ainsi que l'a signalé le docteur *Laborde* [1], est le seul parmi les organes en formation qui fonctionne en même temps qu'il se développe. On ne reconnaît encore dans son tissu ni éléments musculaires, ni éléments nerveux, et cependant son protoplasme se montre déjà pulsatif. La contractilité du cœur est donc inhérente à sa nature, à son tissu ; elle constitue pour lui, comme l'a fort bien exprimé cet habile physiologiste, une *fonction autonome*. Du reste à cette époque les pulsations sont rares, éloignées, et s'arrêtent souvent pendant l'examen microscopique : il suffit alors du contact d'une goutte d'eau chaude pour les ranimer.

Cloisonnement du cœur. — Le cloisonnement du cœur ne tient pas, comme on pourrait le croire, à l'adossement de ses deux moitiés primitives. Au contraire, quand cet adossement se produit pour d'autres organes, rectum, vagin, les cloisons com-

[1] Laborde. *Sur quelques points de la physiologie de l'embryon, en particulier sur la physiologie du cœur au moment de sa formation*. Acad. des sc. Paris, 1879.

munes s'atrophient et disparaissent, sans doute sous l'influence de la pression qu'elles exercent l'une sur l'autre, et les deux cavités n'en font bientôt plus qu'une. C'est plus tard que le cœur se cloisonne; ce travail commence vers le 4ᵉ jour pour les ventricules. La cloison surgit de la paroi antérieure vers la pointe et s'élève de bas en haut jusqu'à la base de l'organe.

Formation du trou de Botal. — Le 5ᵉ jour, paraît la cloison auriculaire, qui doit rester incomplète jusqu'à la naissance. Chacune des parois, antérieure et postérieure, y contribue en fournissant un repli ou lame en demi-lune qui circonscrit cette ouverture, à laquelle on donne alors le nom de *trou de Botal*.

Origines de l'aorte et de l'artère pulmonaire. Valvules sigmoïdes. — Vers le 6ᵉ jour, le *bulbe aortique* se cloisonne à son tour longitudinalement, pour se diviser en *Aorte* et *artère Pulmonaire*, enroulées en spirales suivant le développement spiroïde de la cloison nouvelle. Cette cloison progresse de haut en bas; mais, arrivée au niveau des ventricules, elle rencontre six replis, passe entre eux et complète les deux tubes en se soudant à la cloison interventriculaire. Les six replis, divisés 3 par 3, constitueront les *valvules sigmoïdes* des deux artères, *aorte* et *pulmonaire*.

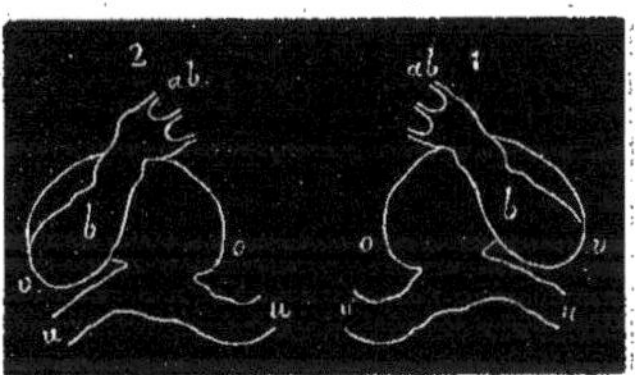


Fig. 67. — Cœur d'embryon dans un état plus avancé que celui de la fig. 66. L'oreillette est remontée en arrière, et vient se placer derrière le bulbe, en dessous du ventricule dont la pointe commence à se former. — 1 État normal. — 2 État inverse. — *o* Oreillette. — *v* Ventricule. — *b* Bulbe. — *ab* Arcs aortiques pénétrant dans les arcs branchiaux. — *u u* Origine des veines omphalo-mésentériques.

(Extrait de Dareste : *Tératogénie expérimentale*. Paris, Reinwald. 1877. 1 vol. in-8°, p. 224.)

Pour l'embryon humain, le cloisonnement ne commence que vers la 6ᵉ, 7ᵉ ou 8ᵉ semaine; son développement étant environ 9 fois plus long que celui du poussin. C'est par la série des cloisonnements que le cœur de l'embryon humain, après avoir représenté le cœur à deux cavités d'un animal à sang froid comme le poisson, puis le cœur à trois cavités du batracien, s'élève peu à peu dans l'échelle des êtres jusqu'à la constitution du cœur à quatre cavités des animaux à sang chaud.

Apparition du péricarde. Position définitive du cœur. — Vers le 6e jour, les deux ventricules se contournent l'un sur l'autre et le gauche vient se placer en avant. On voit en même temps se former le *péricarde*. A mesure que le cœur se complète, il s'abaisse peu à peu ; quittant la position qu'il occupait au-dessous de la tête, il descend le long du cou et finit par prendre dans la poitrine sa position normale définitive.

Valvules auriculo-ventriculaires. — Les valvules *auriculo-ventriculaires* ne paraissent que le 9e ou 10e jour, passant dans le cours de leur développement par trois états divers signalés pour la première fois par *Bernays*[1]. Au début, ce sont de simples dépendances de l'endocarde avec tissu connectif embryonnaire ; puis elles sont envahies par le tissu musculaire, tandis que le tissu conjonctif se confine au niveau du bord libre. En troisième lieu le tissu conjonctif reparaît de nouveau et remplace peu à peu les fibres musculaires qui disparaissent. Mais en même temps ce tissu conjonctif se transforme lui-même et devient dense, fibreux, tendineux.

Développement consécutif du cœur. — Pendant les premières années de la vie le cœur se développe avec activité, son volume doit doubler. *Benecke*[2], qui a consacré un beau travail à décrire ce développement, a démontré que le cœur double encore dans l'espace des cinq années suivantes ; de sept à quinze ans la progression est lente. Mais à l'âge de la puberté elle reprend avec énergie, et de quinze à vingt ans l'organe augmente des deux tiers. De vingt à cinquante ans le cœur n'augmente plus qu'avec lenteur; il gagne environ 30 cc, passant de 250 cc à 280 cc. Dans la vieillesse survient l'atrophie sénile. Mais chez les personnes fortes le cœur continue de croître jusqu'à un âge très avancé. On peut s'en rendre compte, en examinant le schema suivant pris sur une femme de quatre-vingt-cinq ans.

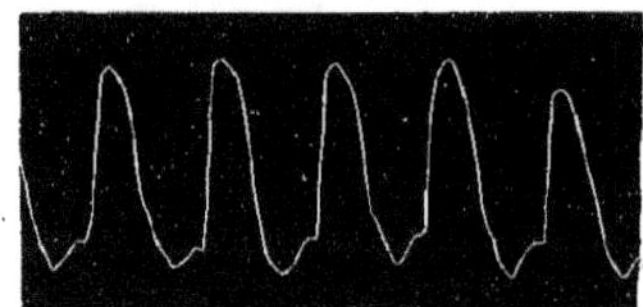

Fig. 68.

[1] Bernays (A. C.). *Histoire du développement des valvules auriculo-ventriculaires.* Morphol. Jahrb., t. II, 1876.

[2] Benecke. *Développement comparé du cœur et des gros vaisseaux artériels.* Rev. de Hayem, 1879.

Jusqu'à la puberté, le cœur des deux sexes augmente également, mais à dater de cette époque le cœur de l'homme grandit plus vite même en tenant compte des différences de taille, de volume et de poids.

NATURE DU CŒUR. — Le cœur appartient-il plus spécialement au système *veineux* ou *artériel?* La dualité du cœur correspond à la dualité des fonctions qu'il doit accomplir, et l'on ne peut choisir d'une manière absolue entre ces deux caractéristiques. Cependant, si on l'examine au point de vue de la *formation*, le cœur est *artériel;* son origine, ses développements sont identiques avec ceux des gros troncs artériels, comme eux il est privé de globules sanguins, tandis que les veines en sont immédiatement pourvues. Mais, si l'on considère son rôle *fonctionnel*, le cœur est plutôt encore *veineux* qu'*artériel*, car c'est par l'*oreillette*, c'est-à-dire par la portion *veineuse* que commence la fonction *pulsative* (*Laborde-Cadiat*), et plus tard à la mort l'oreillette droite bat encore la dernière.

La circulation s'opère ainsi des veines aux artères et des artères aux veines.

Le cœur est donc avant tout : *veineux*.

## II

### DÉFINITION DU CŒUR. — RHYTHME DU CŒUR. — RECHERCHES DES CAUSES.

DÉFINITION. — **Le cœur est l'organe central de la circulation.** Véritable nœud gordien, tous les sangs y entrent, tous les sangs en sortent, et jamais ils ne se mêlent; il présente quatre cavités, formant deux étages : *auriculaire* et *ventriculaire*, communiquant deux par deux, non point avec leur congénère, mais de haut en bas, avec la cavité opposée, et pourtant indépendants quand il le faut. Sa structure est une merveille; et l'on comprend qu'il ait fallu des siècles pour analyser les secrets de son action.

Avec *André Césalpin*, nous pouvons encore définir le cœur : *comme le point où les artères et les veines se rejoignent par leurs plus larges anastomoses*. « *Cor est conjunctio venarum et arteriarum maximis osculis.* »

Et comme les artères et les veines constituent deux circulations très différentes, avec deux sangs différents, l'un rouge, l'autre noir, le cœur se divise aussi très naturellement en deux organes, **cœur droit veineux**, **cœur gauche artériel**. Unis en apparence comme organes, ils sont séparés en réalité, par une troisième circulation, **pulmonaire**, destinée à transformer par **hématose** le sang noir en sang rouge.

Centres d'impulsion du cœur. — Le *cœur* contient deux centres d'impulsion active, qui se contractent à deux temps différents :

1° Les **oreillettes**, avec leurs auricules.

2° Les **ventricules**.

Point de départ de l'évolution du cœur. — L'**oreillette**, d'après les travaux des anatomistes modernes, doit être appelée le *primum movens*, aussi bien que l'*ultimum moriens* [*oreillette droite*]. Elle se complète la première dans l'acte de formation. Elle entre la première en fonction pendant la vie embryonnaire, se mettant en communication avec le sang rouge des veines omphalo-mésentériques, alors que le cœur n'existe encore que sous la forme d'une cellule contractile surmontée du bulbe aortique dans laquelle apparaît un sang séreux et sans couleur. Il est donc parfaitement juste de faire commencer l'évolution du cœur par la contraction auriculaire, puisque c'est par elle que toute impulsion a commencé.

Les expériences récentes faites par *Blachez*[1] sur le chien curarisé dont le cœur était mis à nu, l'ont démontré amplement :

1° Les oreillettes ont un mouvement de systole très net, qui précède immédiatement le mouvement de systole ventriculaire, et commence par l'auricule.

2° Lorsqu'on arrête le cœur en *systole* par l'électrisation du pneumo-gastrique, l'oreillette continue de se distendre, de se remplir, puis, les rhéophores étant enlevés, c'est l'oreillette qui bat la première, se contracte, et le ventricule après elle.

3° Il peut exister plusieurs contractions des oreillettes, pour une contraction des ventricules.

4° Une révolution entière du cœur commence par la *systole auriculaire* pour finir par la *diastole ventriculaire*.

Il fallait des raisons aussi convaincantes pour ne pas se ranger à l'avis du professeur *Bouillaud*, pour lequel la systole ven-

[1] Blachez. *Évolution du cœur*. Acad. de méd. de Paris, 1874.

triculaire commençait la véritable révolution. Car, pour tout observateur, il en est ainsi de prime abord, soit qu'on ausculte, et, qu'après le grand silence, on entende le choc du cœur sur la paroi pectorale produisant le premier bruit ; soit que, lisant un schema, on soit frappé d'emblée par l'apparence plus importante du tracé ventriculaire.

Source et origine de l'impulsion cardiaque. — Le cœur semble porter en lui-même la cause de son activité. En effet, ses mouvements ne cessent pas, quand on a interrompu toute communication avec les nerfs ; le cœur même arraché de la poitrine peut continuer de battre quelque temps, et quand il a cessé de se contracter, un peu d'eau chaude versée sur lui, un peu de sang injecté dans les artères coronaires, raniment encore son rhythme habituel.

Où réside, en réalité, la cause de ces mouvements? Est-elle propre au *muscle* lui-même, comme l'avait affirmé *Haller*, comme *Schiff* l'enseigne encore aujourd'hui ?

Appartient-elle au *cerveau*, au *mésocéphale*, aux *pneumo-gastriques*? Est-elle personnelle aux *ganglions* nombreux, qui occupent soit la face interne, en dessous de l'endocarde, soit l'épaisseur même du tissu cardiaque ?

Est-elle enfin l'apanage du *sang*, qui serait le stimulant naturel du cœur?

La question est encore pendante ; elle ne peut se résoudre d'une manière absolue et par une solution unique, car il est certain que plusieurs de ces conditions seront nécessaires au cœur pour qu'il batte régulièrement. Les *nerfs ganglionnaires*, sans doute, lui donnent ces propriétés, mais le *sang* les *réveille*, et, suivant qu'il est *normal* ou *anormal*, il *régularise*, *accélère* ou *ralentit* le rhythme du cœur ; nous examinerons amplement ce sujet en traitant de l'innervation.

Mais, après ces premières données générales, il importe d'étudier plus à fond les différents éléments d'une question si difficile et si importante.

Action des stimulants sur le cœur. — Les mouvements du cœur sont involontaires ; et si l'histoire du colonel *Thownsend* semble indiquer le contraire, ce cas unique dans la science ne peut constituer une règle. Le cœur est un muscle ; comme tel, il possède la *contractilité*, c'est-à-dire le pouvoir moteur et l'*irritabilité*, par laquelle les stimulants mettent en jeu sa contractilité. — *Sténon* [1], l'un des premiers, a montré l'influence des stimulants mécaniques sur le cœur.

**Électricité** : — *Galvani* commença par nier l'action de l'*électricité* sur cet organe, mais l'académie de Turin nomma une commission, composée de *Vassali-Eandi, Giulio* et *Rossi* [2], qui par des expériences mieux instituées en firent une démonstration première, plus tard complétée par *Fowler* [3], *Humboldt* [4], et *Nysten* [5].

**Action de l'eau et de la chaleur** : — L'action de l'*eau chaude* est parmi celles qui stimulent le mieux les mouvements cardiaques. *Haller* a montré qu'une goutte d'eau chaude versée sur le cœur arrêté d'un embryon de poulet le fait battre aussitôt. Mais si l'on plonge un cœur excisé dans l'eau tiède, son mouvement, stimulé d'abord, s'arrête bientôt. Il faut noter aussi que, du moins pour la grenouille, une température très élevée ralentit le cœur et finit par l'arrêter. *Conclusion* : un peu de chaleur ranime le cœur, une plus grande l'arrête.

**Action de l'air** : — *Wepfer* [6] et *Zimmermann* [7] ont démontré l'action excitante de l'*air* sur le *cœur*. Chez un animal récemment mort et dont le cœur ne bat plus, si l'on ouvre le péricarde, le cœur recommence à battre au contact de l'air. *Sénac* [8] a vu les mouvements du cœur se rétablir sur un cadavre, en insufflant de l'air dans le canal thoracique. Le sujet était cependant un homme mort depuis deux heures. *Hunaud* cite un fait semblable. De pareilles observations sont bien importantes à connaître au point de vue de la médecine légale, car leur ignorance pourrait faire croire l'anatomiste, dans ce cas, coupable d'avoir opéré sur un homme encore vivant, comme en fut jadis accusé le célèbre Vésale. *Tiedemann* [9] a pu ranimer, puis éteindre jusqu'à dix fois de suite le cœur excisé d'une grenouille, en insufflant ou retirant de l'air de ses cavités.

[1] Sténon. *Ex variorum animal. sectionibus super motum cordis.* Mém. de Copenhague, t. II, obs. 46.

[2] Vassali-Eandi, Giulio et Rossi. *Commentarii biographici*, 1792, et Mém. de l'acad. de Turin, 1792-1800, t. VI, p. 40.

[3] Fowler. *Experiments and obs. relativ. to the influence lately discovered by Galvani*, 1793.

[4] Humboldt. *Expér. sur le galvan.* Trad. Jadelot, 1799, p. 342.

[5] Nysten. *Etat des propriétés vitales après la mort.* Recherches de physiol. et de chimie pathol. 1811, p. 300.

[6] Wepfer. *Cicutæ aquaticæ Historia*, p. 29.

[7] Zimmermann. *De irritabilitate.*

[8] Sénac. *Traité du cœur*, t. I, p. 469.

[9] Tiedemann. *Versuche über die Bewegung des Herzens unter dem recipienten der luftpumpe* — Müller's archiv. f. anat. und physiol, 1847, p. 490.

Mais *Schiff* [1] a démontré que l'action revivifiante de l'air ne s'exerçait que si le cœur contenait en même temps du sang dans ses vaisseaux. Le cœur exsangue ne se contracte plus au seul contact de l'air.

**Rôle du sang** : — Aussi la plupart des physiologistes du XVIIe siècle, *Haller* [2] en tête, ont-ils admis que le sang était l'agent normal des contractions du cœur. Haller le démontra par une curieuse expérience : il lia chez une anguille la veine cave et l'artère branchiale. L'oreillette se contracta une dernière fois, pour chasser dans le ventricule le sang qu'elle contenait, puis s'arrêta vite. Le ventricule, ne pouvant chasser le sang dans l'artère branchiale, continua ses systoles et ses diastoles. Enlevant alors la ligature de l'entrée de l'oreillette, il vit le sang gonfler celle-ci, et l'oreillette recommencer à battre. De même, quand la mort arrive, tout le cœur ne meurt pas en même temps ; le ventricule gauche meurt le premier, l'oreillette droite meurt la dernière. Or, c'est la marche que suit également le sang : le ventricule gauche devient exsangue, alors que le sang veineux abonde encore dans le cœur droit. Mais on aurait pu dire : « *Post hoc, non propter hoc*, » si l'habile physiologiste de Berne n'avait pas en renversant la question renversé aussi les résultats. Par le moyen de ligatures, il arrêta chez un chat l'entrée du sang dans le ventricule droit et retint le sang dans le ventricule gauche. On vit alors cesser les battements de l'oreillette droite, puis bientôt le ventricule droit s'arrêter le premier, et le gauche continuer de battre quatre heures encore. *Schiff* [3] a renouvelé cette expérience avec le même succès en 1850, et a montré que peu de gouttes de sang injectées dans le ventricule suffisaient à ranimer ses battements [3].

*Budge* [4] a pu obtenir un résultat analogue sur des fragments séparés du cœur, par conséquent sans l'intermédiaire du cerveau ni de la moelle ; il a reconnu que tout autre excitant mécanique agit moins bien que le sang.

Il est donc bien démontré que la cause principale des batte-

[1] Schiff. *Der modus der herzbewegung.* Arch. für physiologie Heilk., t. IX.

[2] Haller. *Mém. sur la nature sensible et irritable des diverses parties du corps.*, t. I, p. 370.

[3] Schiff. *Der modus des herzbewegung.* Vierord's Arch. für physiol. Heilkunde. 1850, t. IX, p. 34.

[4] Budge. *Die abhangigkeit der herzbewegung fom rukenmarke und gehirne.* Arch. für physiol. Heilkunde 1846.

ments du cœur doit être l'excitation produite par le contact du sang sur les parois de l'endocarde, et que *l'ultimum moriens est en réalité : l'ultimum a sanguine vivens.*

Mais en outre, parmi les sangs, c'est le *sang artérialisé*, *oxygéné*, qui est le véritable excitant naturel du cœur, et dans le sang rouge c'est l'*oxyhémoglobine* qui paraît être la substance active. Le *sérum pur* n'active pas les mouvements du cœur.

**Objections** : — *Mark* [1] cependant objecta que le sang arrive progressivement dans les cavités du cœur, tandis que celles-ci ne se contractent qu'au bout d'un certain temps ; elles le font alors d'une manière subite. Mais nous pouvons répondre avec *Bürdach* [2] que le *degré* d'intensité de l'irritation est aussi nécessaire que sa qualité pour obtenir l'effet désiré, et quant à la subitanéité du mouvement, c'est le caractère propre de la fonction cardiaque.

CIRCULATION PERSONNELLE DU CŒUR CONSIDÉRÉE COMME CAUSE DE L'ACTION RHYTHMIQUE. — Mais une deuxième cause inhérente à la première, c'est la circulation particulière de l'organe ; ses vaisseaux coronaires, artères et veines, pressés par la contraction musculaire, se vident en systole au point d'anémier l'organe qui cesse alors d'agir. Il se dilate alors, et cette dilatation ramenant le sang à la fois dans ses cavités et dans son tissu, il se trouve de nouveau excité à l'action, et reprend sa systole : de là une intermittence vraiment fonctionnelle.

Cette opinion, qui est celle de *Erichsen* [3] et de *Brücke* [4], a été vivement combattue par *Haller* [5], *Hyrtl* [6], *Endenmann* [7] et *Donders* [8].

Nous avons vu que l'action du sang sur la surface interne du cœur paraît être une des causes physiologiques de sa contractilité, le stimulus normal de ses battements ; mais l'intégrité de la circulation dans la profondeur même du tissu cardiaque est une condition encore plus indispensable.

*Erichsen* [9] a montré que l'on pouvait paralyser le cœur en peu

[1] MARK. *Ueber die thierische bewegung*, p. 112.

[2] BRÜDACH. *Physiologie*, t. VI, p. 300.

[3] ERICHSEN. London med. gazet. 1842, 2e série, t. II, p. 561.

[4] BRÜCKE. *Physiolog. bemerk.* Sitzungsb. des Wissensch. akad. Wien. 1855, t. XIV, p. 345.

[5] HALLER. 2 *mém. sur le mouvement du sang*. Lausanne 1756, in-12, p. 35.

[6] HYRTL. Akad. der wissensch. zu Wien. t. XIV, p. 372.

[7] ENDENMANN. *Beiträge zur mekanik der Kreislaufs im herzen* (dissert. inaug.) Marburg, 1855.

[8] DONDERS. *Physiolog. des menschen*, t. 1, p. 41.

[9] ERICHSEN. *On the influence of the coronary circulation of the action of the heart.* London med. gaz. 1842, t, II, p. 561.

d'instants par la ligature des artères coronaires, et encore plus rapidement si, en arrêtant l'abord du sang artériel, on laissait échapper le sang des veines coronaires. Ce fait n'est que l'expression d'un autre plus général, savoir : *que tout muscle exsangue devient paralysé.*

*Schiff* [1] produisit dans le cœur des paralysies partielles et locales, en liant seulement l'artère qui se rend au ventricule droit. Dès lors, le ventricule gauche seul continuait de battre. Aussi, quand nous voyons l'ouverture des artères coronaires, si particulièment placée, qu'elle échappe en grande partie à l'ondée aortique primitive et ne subit que l'impulsion de retour, il nous paraît évident que la contraction du cœur, en produisant son anémie presque totale, artérielle et veineuse, arrête aussitôt sa contractilité, mais qu'à peine relâché, il subit l'influence d'une nouvelle ondée de sang qui lui rend sa vertu, en sorte que le cœur possède dans sa fonction elle-même un *frein automoteur*, le plus simple et le plus parfait possible, qui assure indéfiniment son rhythme, sans préjudice de l'influence nécessaire du système nerveux. Cette opinion a déjà été soutenue par *Brücke* [2] en 1855. Je sais bien qu'*Haller* [3] a cherché à démontrer que les artères du cœur battent, comme les autres, pendant la systole des ventricules, il a même prouvé que le jet de sang qui s'échappe d'une piqûre faite à une artère coronaire est plus fort pendant la systole ventriculaire. Mais cela ne vient point infirmer notre problème. Oui, sans doute, au début de la systole, le sang, pressé par la contraction musculaire, reçoit une vive impulsion dans l'artère coronaire ; mais celle-ci instantanément vidée dans l'aorte, par régression, amène l'anémie du tissu à la fin de la systole, et, ce qui le prouve, c'est qu'on voit le cœur *pâlir* à ce moment, après quoi il s'affaisse et se dilate. Mais, si l'on fait une piqûre à l'artère, il est évident que, trouvant cette issue, le sang y passera, au lieu de refluer entièrement dans l'aorte.

*Klug* [4] de Buda-Pesth démontra par une méthode ingénieuse la vérité de l'assertion de *Brücke,* savoir : que les capillaires

[1] Schiff. Arch. für physiol. Heilkunde., t. IX.

[2] Brücke. *Physiologische bemerkungen über die arteriae coronaris cordis.* Akad. zu Wien, 1855., t. XIV, P. 345.

[3] Haller. 2 *mém. sur le mouvement du sang et les effets de la saignée.* Lausanne, 1756, in-12 trad. franç. pr. 35.

[4] Klug (F.). *Contribut. à la théorie de la circulation sanguine dans l'artère coronaire du cœur.* Centralblatt. für medic. Wissench. n° 8. 1878.

du cœur sont comprimés par les contractions cardiaques, à tel point qu'ils disparaissent. Prenant un lapin, dont il entretenait la vie par la respiration artificielle, il fit la ligature du cœur dans le sillon inter-auriculo-ventriculaire, liant un ventricule pendant la diastole, un autre pendant la systole, puis enlevant les cœurs, qui furent durcis par l'acide sulfurique pour obtenir une injection naturelle des vaisseaux remplis par le sang. Il reconnut ainsi, que le cœur lié pendant la diastole était chargé de sang dans toute son épaisseur, surtout dans les capillaires de la pointe, tandis que le cœur lié pendant la systole ne renfermait de sang que dans les vaisseaux superficiels, et point dans les vaisseaux profonds. Les contractions du cœur compriment donc ses capillaires, de manière à chasser le sang de ses vaisseaux propres, tandis que la diastole lui permet d'y circuler librement.

INFLUENCE DE L'ÉPUISEMENT SUR LE RHYTHME. — Le cœur, comme les autres muscles, reçoit une force motrice qui s'emmagasine dans son tissu d'une manière continue, et qu'il dépense en un instant par l'effort puissant de sa contraction. L'épuisement, dès lors, engendre le repos, jusqu'à ce qu'une nouvelle accumulation soit devenue équivalente à l'effort qui doit être produit. C'est une balance dont les plateaux montent et baissent alternativement; de là une seconde cause du rhythme et des mouvements du cœur.

Cette théorie, très clairement exposée dans les leçons d'anatomie comparée de *Milne-Edwards*[1], a reçu un nouvel appui dans les travaux récents de MM. *Dastre* et *Morat*[2], que nous allons analyser ici.

DISTINCTION DE LA CAUSE DU MOUVEMENT ET DE CELLE DU RHYTHME CARDIAQUE. — Il importe en effet de distinguer ces deux causes :

1° Celle qui provoque et entretient les *mouvements*.

2° Celle qui donne le *rhythme* ou caractère périodique.

Voici l'expérience décisive : on enlève le cœur d'une grenouille, que l'on place dans une soucoupe.

Or, en séparant la pointe du cœur du tiers supérieur des ventricules, on obtient un tronçon qui reste immobile, tandis

[1] MILNE-EDWARDS. *Leçons sur la physiologie et l'anatomie comparées*, t. IV, p. 164. 1859, Paris.

[2] DASTRE et MORAT. *Rech. sur le rhythme cardiaque*. Soc. de biolog. Paris, 29 novembre 1877.

que la partie attenante aux oreillettes continuera de battre régulièrement.

La pointe du cœur ainsi préparée, immobile, est disposée entre les cuillerons du cardiographe de Marey, sous une couche de sérum de cheval, puis, tout étant disposé pour inscrire les contractions, on soumet la pointe du cœur à l'action des courants continus d'une pile de Daniell de dix éléments. Les systoles du cœur renaissent d'abord à la fermeture du courant, puis à son ouverture; puis, quand il est plus intense, pendant la durée de son passage. Ces systoles offrent la plus grande ressemblance avec la contraction d'un cœur normal; et l'on voit ainsi un stimulant continu provoquer un travail rhythmique et discontinu.

Il n'est donc plus nécessaire, pour expliquer les alternatives des systoles et des diastoles, de supposer un stimulant qui agirait par voie réflexe sur le tissu musculaire du cœur, ou s'adresserait directement à ce tissu, comme Haller le présumait, ou encore résidant au sein des ganglions particuliers, d'où il se répandrait dans le muscle cardiaque à des intervalles réguliers, pour agir comme excitant discontinu. Il est parfaitement convenable d'admettre que ce stimulant est continu, comme le courant de la pile employée dans ces expériences, mais qu'il s'adresse à un tissu dont l'excitabilité est si grande qu'un travail prolongé lui serait impossible, et que tout effort nouveau exige un temps de repos. Le rhythme du mouvement cardiaque dépendrait, non plus, comme on l'avait admis, d'un mécanisme réflexe ou automatique, mais d'une propriété musculaire du cœur ou de ses nerfs terminaux.

Les faits remarquables observés par *Bowditch* et par le professeur *Marey*, en excitant le cœur en place, animé de ses mouvements, sont en parfait accord avec cette interprétation du rhythme cardiaque.

Influence des poisons sur la contractilité du cœur. — Le cœur est d'une susceptibilité extrême pour toute variation chimique du sang. Ce sujet mériterait d'occuper à lui seul un volume entier; aussi nous contenterons-nous de donner ici quelques indications générales.

L'**Aconit** et l'**Aconitine**, par leur effet primitif, modèrent le cœur et diminuent à la fois le nombre et la force de ses battements. — Mais, à forte dose, ils produisent l'effet contraire: battements de plus en plus petits et fréquents, puis le cœur s'éteint.

L'**Atropine**, d'après *von Berold*, à petite dose, est un tonique du cœur, mais à forte dose provoque presque immédiatement la paralysie du nerf vague, et l'asystolie complète.

La **Vératrine**, expérimentée par le même auteur, accélère les mouvements cardiaques. Elle remplit le rôle d'excitant du cœur. *Dastre* et *Morat* ont constaté que la vératrine au $\frac{1}{10}$ versée sur une pointe de cœur séparée, n'y réveillait directement aucun battement, mais ranimait son excitabilité et le prédisposait à battre ; en sorte qu'un stimulant qui l'instant d'avant était inefficace à provoquer la contraction du cœur, est devenu efficace après l'action de la *Vératrine*.

**Indication thérapeutique** : — Il résulte de ces faits une indication thérapeutique toute nouvelle, c'est que dans l'*Asystolie* arrivée au dernier degré, alors que la **Caféine** et la **Digitaline** restent sans action, et que le cœur va s'éteindre, on peut encore parfois ranimer ses contractions et sauver le malade, en ayant recours à cette classe de remèdes encore peu appréciés, qui, sans pouvoir ranimer la *contractilité*, s'adressent d'abord à l'*excitabilité* et rendent ensuite les autres médicaments aptes à agir sur un organe devenu moins débile. Donnez donc d'abord la **Vératrine**, et la **Digitaline** retrouvera son efficacité première, en associant les deux remèdes ; j'en ai, pour ma part, éprouvé les bons effets.

**Ammoniaque** : — L'action de l'*Ammoniaque* sur le cœur est précisément le contraire de celle de la *Vératrine*. Sans effet sur les nerfs, elle détermine, d'après *Kuhne*, sur les muscles une contraction énergique. De même, déposée sur la pointe isolée du cœur, *Dastre* et *Morat* ont vu le muscle cardiaque entrer en contraction tétanique. Il reste rigide et complètement inexcitable. Ainsi l'Ammoniaque détruit l'excitabilité, en même temps qu'elle provoque la contractilité.

La **Digitaline**, d'après *Traube*, ralentit d'abord la circulation par irritation du pneumo-gastrique, puis l'accélère plus tard par la paralysie du nerf.

**Potasse** : — Les sels à base de potasse, introduits dans le sang, sont des poisons *statiques* du cœur.

**Carbonate de soude, Chlorure de sodium** : — Ces deux substances, à faible dose, (solution à $\frac{1}{2000}$ environ), agissent favorablement sur le cœur; et quand cet organe est plongé dans un bain ainsi composé, il se contracte longtemps encore avec force et régularité.

Les **acides biliaires, tartrique, acétique, citrique, phosphorique,** diminuent la fréquence du pouls, sans doute en altérant les globules du sang, mais aussi en agissant sur les nerfs ganglionnaires ou sur le tissu même du cœur, car leur effet se produit sur le cœur vide et séparé du corps.

La **Morphine**, abaisse considérablement la pression moyenne et ralentit les battements du cœur. Elle affaiblit donc l'action du système nerveux excito-moteur de l'organe cardiaque.

Le **Chloroforme**, d'après *Broongdeest*, agirait dans le même sens que la digitaline, ralentissant d'abord la circulation par irritation du pneumo-gastrique, puis l'accélérant plus tard par la paralysie du nerf.

La **Quinine**, à forte dose, arrête le cœur en diastole forcée.

Ne pouvant donner en détail l'action de chaque substance sur le cœur, nous nous bornerons au résumé suivant :

**Substances prolongeant** d'abord la **diastole** cardiaque, puis **produisant** l'**asystolie**, et **arrêtant** enfin le **cœur** en **diastole**, quand la dose devient **toxique**.

*Agaricus muscarius* et *Muscarine*, — *Brome* et *bromures*, — *Jaborandi* et *Pilocarpine*, — *Sulfate de quinine*.

**Substances régularisant** et **prolongeant** d'abord la **systole** du **cœur**, puis finissant à dose **toxique**, par **arrêter** le cœur en **systole**.

*Anémone pulsatille*, — *Belladone* et *Atropine*, — *acide Arsénieux*, — *Arséniate* d'*antimoine*, — de *fer*, — de *strychnine*, — *Café*, *Thé* et *Caféine*, — *Chanvre*, — *Chlorure d'or*, — *fève de Calabar* et *Physostygmine*, — *Hellébore* et *Helléboréine*, — *Inée* ou *Kombi*, — *Iode* et *Iodure de potassium*, — *Mançône* (écorce), — *Scille* et *Scillitine*, — *Sel marin*, — *Strophantus*, — *Thevetia nereïfolia*, — *Veratrum album* et *viride*, — *Vératrine*, — *venin du Crapaud*, — du *Triton*, — de la *Salamandre*, — *Whrightia antidysenterica*.

**Influence de l'Oxygène sur la contractilité du cœur** : — Les battements du cœur de la grenouille plongé dans l'oxygène persistent pendant douze heures. L'*Oxygène* doit donc être regardé comme le stimulant naturel du cœur; et nous voyons qu'il est précisément le principe toujours renouvelé du *sang* en général, des *hématies* en particulier, et dans les *hématies* il siège spécialement dans l'*hémoglobine*. *Brown Séquart*[1] a démontré que plus le sang est oxygéné, plus il passe facilement à travers les cavités du cœur. Et comme corollaire de ce fait, *Mitchell*, à son tour, a fait voir que, sous l'influence d'insufflations d'air dans les poumons d'un animal, les quatre parties du cœur deviennent très petites, car le sang, pénétrant sans peine dans les capillaires, permet à l'organe de revenir sur lui-même.

**Indication thérapeutique** : — Dans toute *dilatation* du cœur, qu'elle soit primitive ou consécutive, dans tout *anévrysme* il sera très utile d'accélérer la respiration, ou d'y suppléer par les inhalations d'oxygène, soit pur, soit mélangé à l'air atmosphérique, ce qui vaut mieux, car l'impression est moins vive, et l'on peut en continuer l'emploi plus longtemps. Ou bien encore par l'usage des bains d'air comprimé, qui font passer dans le même espace de temps plus d'oxygène dans les poumons.

**Influence des divers gaz et du vide sur la contractilité du cœur** : — Mais tous les gaz n'ont point la même influence sur les mouvements du cœur. Les uns les excitent, les autres les arrêtent. *Whytt*[2] et *Castell*[3] ont démontré expérimentalement la durée d'activité du cœur de la grenouille, séparé de l'organisme et placé dans diverses atmosphères.

Dans le gaz *acide Chlorhydrique*, et le gaz *Chlore*, le cœur s'arrête en deux minutes.

Dans le gaz *acide Sulfureux*, en trois ou quatre minutes.

Dans l'*acide Carbonique* et le *protoxyde d'Azote*, en six minutes.

Dans l'*acide Sulfhydrique*, en douze minutes.

Dans l'*Hydrogène*, en une heure.

Dans l'*Azote*, en une heure.

Dans l'*air* atmosphérique le mouvement dure trois heures.

Dans le *vide*, le cœur ne bat qu'une demi-heure.

Du moins celui des grenouilles, des tortues et des esturgeons. Il bat en outre très lentement d'après les expériences de *Mitchell*[4], ce qui est contraire à la loi de *Marey*.

**Acide carbonique** : — L'action de ce gaz, mérite de nous

[1] Brown-Séquart. Journ. de Physiolog. 1860.

[2] Whytt. *An account of experiments mode vith opium on living or dying animals.* Works 1768, p. 311.

[3] Castell. *Ueber das verhalten des Herzens, in verschiedenen gasacten.* Müller's Archiv., 1854, p. 248.

[4] Mitchell. *Op. cit.*, p. 228. 1860.

arrêter davantage, car il fait pour ainsi dire partie de l'économie, puisqu'à chaque instant nous l'exhalons par l'expiration. Si l'*oxygène* est *excito-moteur* du cœur, l'*acide carbonique* est le stimulant des centres modérateurs de la moelle allongée. [Traube.] Sous son influence, ou bien par celle d'une respiration incomplète, ce qui revient au même, le cœur bat plus lentement; il peut même s'arrêter. Chez les lapins et les chiens, *Mitchell* a observé que, sous l'influence d'un arrêt de la respiration, les quatre cavités du cœur s'élargissent considérablement, le sang s'y accumule. S'il s'accumule ainsi, c'est que le sang asphyxique ou chargé d'acide carbonique resserre les vaisseaux capillaires, exigeant une pression extraordinaire pour vaincre leur résistance et circuler dans leurs réseaux.

L'*hydrate de Chloral* au $\frac{1}{100}$ ou au $\frac{1}{50}$ élargit au contraire les voies vasculaires, augmente le volume de l'organe exploré, et relâchant, dilatant les capillaires, détermine un écoulement plus rapide du sang à travers les veines, d'où la décongestion et même l'*anémie* du *cerveau*.

**Indication thérapeutique** : — L'*hydrate de Chloral*, à ces doses, pourra donc être employé avec avantage, soit pour combattre les *asphyxies directes* ou aiguës, soit pour soulager ces *asphyxies chroniques* qui compliquent les affections du cœur, de la poitrine, et l'*asthme*, arrivés à la période cachectique.

PRESSION QUI RÈGNE DANS LA CAVITÉ PÉRICARDIQUE. — *Adamkiewiecz* et *Jacobson* de Kœnigsberg l'ont mesurée pour la première fois [1] expérimentalement, au moyen d'une canule introduite dans le péricarde d'un lapin. Toutes les fois que l'expérience réussit, on constata une pression négative, c'est-à-dire une aspiration exercée par le cœur et le péricarde sur les gros vaisseaux veineux. Cette aspiration oscille chez le lapin, le mouton et le chien entre 3 et $5^{mm.}$ H G.

Dans l'état de dyspnée, par compression trachéale, la pression ou aspiration péricardique descendait jusqu'à $9^{mm.}$ H G.

*Donders*, opérant par le calcul, est arrivé à des résultats plus forts. Il estime que l'aspiration sur les gros troncs veineux est de $7{,}5^{mm.}$ pendant la pause respiratoire, de $9^{mm.}$ dans l'inspiration ordinaire et de $30^{mm.}$ dans l'inspiration forcée.

INFLUENCE DE LA PRESSION ARTÉRIELLE SUR LE RYTHME DU CŒUR.

[1] ADAMKIEWICZ et JACOBSON. *Ueber den druck im Herzbeutel*. Contralblatt., 1873, n° 35.

— *Hales* [1], l'un des premiers, a cherché à établir que la fréquence du pouls est en raison inverse de la tension artérielle. Il saignait un cheval, et le pouls, qui dans la plénitude de l'artère donnait quarante pulsations par minute, en donna cent lors de la demi-vacuité artérielle. Mais il ne tenait pas compte de l'action régulatrice du sang lui-même qui diminue avec sa quantité.

En 1859, *Marey* [2], reprenant l'idée de Hales, posa cette loi dynamique : « *la fréquence des battements du cœur est en raison inverse de la tension* », car tout obstacle, toute résistance amène un ralentissement. Mais alors, comment expliquer que le cœur du requin, retiré du corps et vide de sang, bat pendant plusieurs heures sans fréquence extrême ?

En 1864, *Lüdwig* et *Thiry*, expérimentant sur l'animal, sectionnèrent les pneumo-gastriques, et ne trouvèrent aucun rapport constant entre la pression du sang artériel et le rhythme du cœur.

Plus tard, en 1867, les deux frères *Cyon* [3] reconnurent que l'élévation de la pression artérielle accélère les mouvements du cœur, mais avec des exceptions nombreuses. *Blacley* exprima la même opinion.

*Bezold* et *Steinsky*, la même année, firent des observations semblables, mais reconnurent que, passé une certaine limite de tension, le cœur ne s'accélérait plus. Or cette limite est d'autant plus élevée que la température est plus basse.

*Knoll* de Prague, en 1869, argumentant sur les expériences de *Lüdwig*, conclut que la section de la moelle et des nerfs du cou dérange tout rapport entre la pression du sang et la fréquence du cœur; mais que dans l'intégrité du système nerveux, le rhythme du cœur se ralentit quand la pression augmente. En 1874, *Nauwrocki* [4] établit que le rhythme du cœur est entièrement indépendant de la pression artérielle quand le pneumo-gastrique est intact. Mais il arrive que l'accroissement de pression stimule la tonicité des nerfs vagues ; dès lors, le rhythme du cœur se ralentit. La tension diminuée, au contraire, affaiblit cette tonicité et détermine des contractions plus rapides.

[1] HALES. *Hémostatique.*

[2] MAREY. *Rech. hydrauliq. sur la circulation du sang.* Revue des sciences nat., 1857, t. VIII.

[3] CYON. *Haemodynamik.* Giessen, 1876.

[4] NAUWROCKI (F). *Influence de la tens. du sang sur la fréq. des contract. cardiaques.* Recueil d'anat. et de physiol. offert à Lüdwig par ses élèves, 1874.

Enfin *Tschirjew* [1], en 1877, aborda une dernière fois ce sujet il arriva aux conclusions suivantes, après de nombreuses expériences : Le rhythme du cœur est véritablement lié à la pression sanguine ; le travail du muscle cardiaque dépend de la tension artérielle, comme le travail d'un muscle dépend de la force qu'il peut déployer ; mais cette pression agit à la fois sur les nerfs *modérateurs* et sur les *accélérateurs*. Chez les animaux qui n'ont pas subi de mutilations, dont les nerfs vagues et les nerfs accélérateurs sont intacts, il y a prédominance d'action sur les nerfs modérateurs [*Pneumo-gastriques*]. Mais quand l'appareil modérateur est épuisé, c'est le tour de l'accélérateur ; c'est ce qui arrive par une longue fatigue, ou lorsqu'on sectionne les nerfs vagues et qu'ils ne peuvent plus enrayer les accélérateurs. Quand, après une certaine élévation de pression, celle-ci baisse, le cœur s'accélère aussitôt par l'excitation momentanée que la tension a produite et qui persiste encore dans les ganglions moteurs intrà-cardiaques, alors que le nerf modérateur a cessé d'être excité.

De la fréquence du pouls dans ses rapports avec la tension relative des deux cœurs. — *Broocke* et *Hopwood* [2] ont observé que l'application du bandage d'Esmarch sur le membre inférieur amène toujours une augmentation dans le nombre des pulsations du cœur. Cependant, d'après la théorie de Marey, lorsque la pression artérielle augmente, le cœur doit battre lentement. Il semblerait donc qu'il y eût désaccord entre ces physiologistes, puisque la compression d'Esmarch fait refluer dans le torrent circulatoire le sang artériel, le sang veineux et la lymphe.

C'est qu'en effet la loi posée par Marey doit être rectifiée ; le cœur bat plus rapidement, quand la différence de pression qui existe normalement entre la tension veineuse et la tension artérielle diminue, c'est-à-dire lorsque la pression du cœur droit augmente. L'inverse a lieu quand le cœur bat plus lentement.

Et, ce qui le prouve bien, c'est que dans la sténose mitrale, où le cœur droit est engorgé, le nombre des battements augmente.

[1] Tschirjew. *Influence des changem. de la press. artérielle sur le rhythme du cœur.* Arch.. für anat. und phys. b. 1 p. 116. 1877.

[2] Broocke et Hopwood. *Journ. of anat. and phys.* vol. XI, janvier 1877.

De même, dans la compression des membres, la pression du cœur droit augmente plus que celle du cœur gauche, et la différence normale entre les pressions artérielle et veineuse diminue en produisant la fréquence du pouls.

Influence de la tension exagérée sur le cœur. — Les modifications de la tension artérielle ont une grande influence sur le cœur, l'effort qu'il est obligé de faire pour vaincre cet excès de tension détermine soit une dilatation, soit une hypertrophie, soit les deux affections réunies, et il faut bien se garder de combattre cette hypertrophie compensatrice qui maintient l'équilibre vital.

Mais quand la tension est accrue au point de dépasser l'énergie du ventricule, on voit apparaître des palpitations, des irrégularités du pouls, qu'il importe de distinguer des affections directes ou primaires d'un cœur malade, graisseux ou autre, car celles-là ne sont que secondaires.

**Diagnose** : On les reconnaîtra aux signes suivants :

1° Les attaques de dyspnée, les palpitations, etc., surviennent indépendamment de tout effort, même pendant le repos, au lit, et les efforts n'en provoquent point l'apparition.

2° Le pouls n'est pas celui d'un cœur débile, car, au milieu des irrégularités les plus grandes, il conserve une résistance, qui contraste avec le pouls si dépressible qui annonce la vraie dilatation du cœur.

3° Le premier bruit du cœur est normal, ou même éclatant, prolongé ; il peut être dédoublé (*bruit de galop*), si le synchronisme des ventricules est altéré, et alors il faut craindre l'**albuminurie.**

4° Le deuxième bruit est fort à cause du refoulement violent des valvules sigmoïdes par la colonne sanguine, soumise à forte pression.

Indication thérapeutique tirée de l'influence de la tension vasculaire sur le cœur. — Dès que l'on reconnaît qu'on a affaire à une affection cardiaque secondaire, due à un excès de pression vasculaire, il faut :

1° Comme **traitement hygiénique**, débarrasser le sang des produits accumulés de la *désintégration azotée.* On devra, pour

[1] Fothergill. *Traitement des affect. secondaires du cœur.* The lancet, 1875, p. 445 et 522.

cela, **supprimer** la **viande**, réduire les aliments quaternaires au minimum; instituer le régime maigre.

2° Comme **traitement thérapeutique** :

*A*. **Diminuer** la **tension** sanguine par les **diurétiques végétaux**, les **sudorifiques**, les **purgatifs salins**, le **régime lacté**, parfois même, si le cas est pressant, avec la **saignée**.

*B*. Administrer la **potasse**, la **lithine** et le **fer**, s'il y a une **anémie artérielle** trop prononcée.

*C*. S'il y a **débilité** du cœur, le **fortifier** avec la **digitale**, la **caféine**, la **convallarine**.

*D*. Encourager le malade à faire un peu d'exercice, si l'oppression n'est point trop exagérée.

## III

### CAPACITÉ. — DÉBIT. — FORCE DU CŒUR.

Capacité et débit du cœur. — Si le cœur était un simple instrument de physique, les calculs seraient faciles à faire. On jaugerait sa cavité, et l'on multiplierait par le nombre de coups de piston donnés chaque minute.

Mais le cœur est un organe vivant, et cet élément vital vient compliquer le calcul physique d'une infinité de nuances.

Et d'abord, comment apprécier justement la capacité des cavités cardiaques?

*Legallois* [1] qui a étudié cette question, nous montre sur le même cœur le ventricule gauche offrant d'abord une capacité 4, dans l'état de rigidité cadavérique, puis, une fois assoupli par malaxation, prenant une capacité 20, et alors il était loin d'avoir encore son volume entier, car le ventricule droit contenait 46, et l'on sait que les deux ventricules sont à peu près égaux.

*Colin* a démontré, en outre sur le cheval, que le ventricule gauche ne regagnait jamais après la mort la capacité qu'il avait eue pendant la vie.

*Harvey* [2], en pesant le sang renfermé dans le ventricule gauche, avait conclu que sa capacité était de 65$^{cc}$. *Legallois* la trouva

[1] Legallois. *Tentamina medico-physica*. Tent. 2 de velocitate sanguinis, p. 30.
[2] Harvey. *De Motu cordis*, t. IX, p. 43.

de 78$^{cc}$. *Klein*[1], au contraire, la réduisait à 32$^{cc}$. Mais *Abeg*[2] aborda la question par un procédé plus sûr. Il opéra sur le vivant; et, découvrant le cœur d'un lapin, il lia les vaisseaux au moment où l'organe était en diastole. Enlevant alors le cœur, il le pesa plein d'abord, puis après avoir vidé le ventricule. Il apprécia le sang contenu comme étant égal aux $\frac{9}{10}$ du poids de l'organe, et calcula que le cœur de l'homme devait en contenir 6 à 12 onces ou 180 à 360$^{cc}$. Mais il importe de savoir que, si le jeu du cœur s'accélère beaucoup, sa cavité se dilate moins à chaque battement, et la systole incomplète le vide moins aussi. *Héring*[3] l'a vérifié par la saignée faite sur un cheval, au repos d'abord avec 36 pulsations, puis au trot avec 100 battements. La valeur des coups de piston, appréciée par la quantité de sang coulant en une minute, diminua dans le rapport de 29 à 13.

Chez le cheval *malade*, il obtint des résultats analogues, et, tandis que, pour lancer dans les organes une quantité fixe de sang, le cœur de l'animal sain met 25 secondes avec un cœur battant 40 fois par minute, il lui faudra 35 ou 40 secondes, lorsque, sous l'influence d'une maladie inflammatoire, son pouls bat 100 fois.

**Indication diagnostique**. — Il importe donc de savoir que, chez un malade, la rapidité du pouls n'indique pas la rapidité de la circulation et l'échange plus fréquent de ses matériaux; c'est le contraire qui arrive, et ces mots : *pulsations rapides*, équivalent à dire : *circulation incomplète*.

L'hydrodynamique nous donne un autre moyen de calculer le débit du cœur; car il suffit de connaître l'*aire* de l'orifice d'écoulement et la *vitesse* du courant, puis de multiplier ces deux quantités l'une par l'autre. L'*aire* est facile à déterminer en multipliant la circonférence de l'orifice par le quart de son diamètre. La vitese du courant se calcule par le théorème de *Torricelli*, car il est constaté que les lois d'écoulement sont sensiblement les mêmes, que le liquide s'écoule d'un réservoir ou qu'il soit lancé par une pompe foulante.

Ainsi, l'eau que celle-ci lancerait à un mètre de hauteur, dans un tube manométrique adapté à l'orifice d'écoulement, est ani-

[1] Klein. *Anat. et physiol. du cœur*. Œuvres, t. I, p. 333.
[2] Abeg. *De Capacitate arteriarum et venarum pulmonum*, p. 3, Breslau. 1848.
[3] Héring. *Versuche über einige momente die auf die schnelligkeit, des blutlaufs einfluss haben*. Arch. für physiol. heilkunde, 1853, t. XII, p. 133.

mée d'une vitesse égale à celle qu'un corps pesant acquiert en tombant dans le vide, d'un mètre de hauteur. Seulement dans le dernier cas, c'est au point d'arrivée qu'il faut mesurer la force; dans le premier cas, c'est au point de départ.

Les travaux de *Hales* ont démontré que la charge développée par la contraction du cœur, peut faire équilibre à une colonne de sang d'environ 2 mètres de haut. Or, un corps grave, tombant dans le vide d'une hauteur pareille, acquiert une vitesse de 6$^{m}$ 3 par seconde, telle serait la force de propulsion du sang.

Mais la circonférence originaire de l'aorte est de 65$^{mm}$ et son aire 340$^{mm}$ : ce serait donc une masse de 340$^{mm}$ carrés sur 2 mètres de haut, que lancerait le cœur si son jet était continu. La systole n'occupant que le tiers du temps, le jet doit se réduire au tiers de cette somme, ce qui équivaut à 680$^{cc}$ par seconde. De ce calcul, il faut encore déduire les pertes dues aux résistances, au frottement, aux courbes, aux éperons, à l'élasticité des parois vasculaires, à la résistance et au calibre des capillaires, enfin à la pression que la respiration exerce sur les gros vaisseaux. Parmi ces causes de perte, la plupart ont une action continue, excepté la dernière. Leur ensemble s'exprime approximativement, par la hauteur où se maintient la colonne manométrique pendant la diastole; et si, avec *Poiseuille,* on compare cette pression constante avec celle que le cœur y ajoute à chaque systole, on reconnaît qu'elle s'exerce dans la proportion de 4 ou 5 à 1.

Le cœur, à chaque contraction, doit donc chasser un volume de sang qu'on peut évaluer à 113-136$^{cc}$.

**Vitesse du sang.** Un élément de la question restait encore bien obscur, c'était la *vitesse du sang.*

*Volkmann* [1] et *Vierordt* [2] en 1858, plus tard *Colin*, en France, entreprirent de la déterminer.

*Volkmann* avait trouvé, avec un *hémodromètre* de son invention (fig. 70), 188 grammes comme débit par seconde pour le ventricule gauche.

[1] VOLKMANN. *Die Hæmodynamik*, p. 251. Leipsig 1850.

[2] VIERORDT. *Die erscheinungen und gesetze des stromgeschsindigkeiten des blutes.* Francfort, 1858, p. 103.

[3] L'hémodromètre est formé d'un tube de verre, en forme de fer à cheval plein d'eau, communiquant par des robinets avec un autre tube dont les bouts s'anastomosent avec ceux d'une artère; on ouvre alors les robinets et l'on calcule le temps que le sang mettra à se substituer à l'eau, dans le parcours du tube, dans le sens des flèches. (Fig. 69.)

La capacité du cœur serait alors de 165 ou 172$^{cc}$ pour 75 systoles par minute.

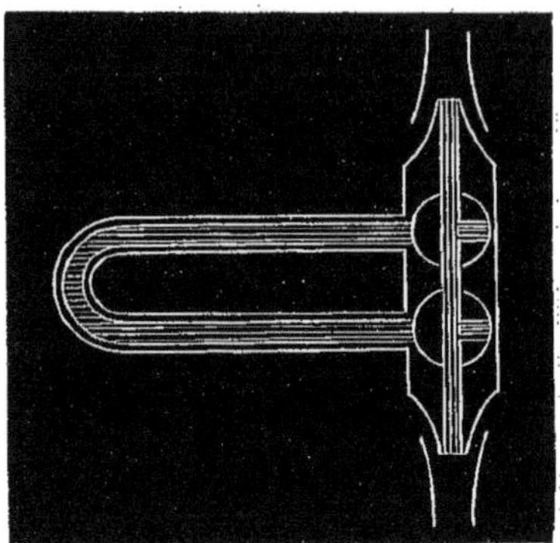

Fig. 69. — Hémodromètre de Volkmann.
*Physiol. de Longet*, t. I, p. 848. Vict. Masson édit., 1861.

*Vierordt* au moyen d'un appareil à levier fort ingénieux fig. 70), l'*hémotachromètre*[1], trouva que le sang sortait du cœur, avec une vitesse de 261$^{mm}$ par seconde.

D'autre part, le volume de celui qui arrive dans les carotides et dans l'aorte descendante paraît être de 207$^{cc}$; donc pour un

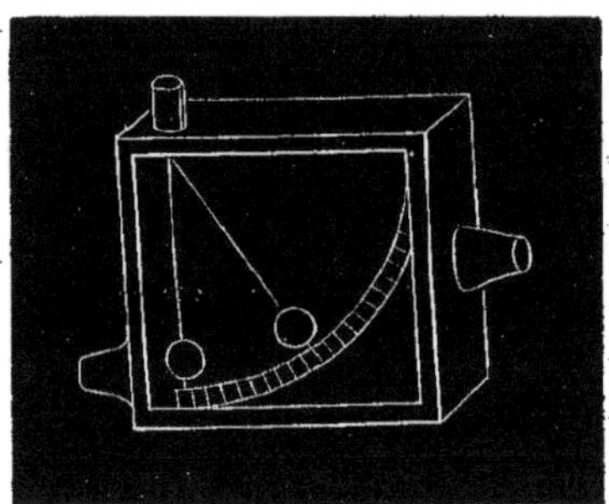

Fig. 70. — Hémotachomètre de Vierordt.
*Physiol. de Longet*, t. I, p. 849, Paris 1861. Vict. Masson édit.

[1] L'hémotachomètre est formé d'une caisse carrée pleine d'eau, dont deux parois sont en verre, et l'une divisée en degrés du quart de cercle; les bouts sont mis en contact avec les deux bouts d'une artère, et le courant qui en résulte, faisant soulever un pendule, celui-ci mesure par son angle la force et la vitesse du courant.

cœur battant 75 fois par minute, chaque coup de piston doit lancer 165 cc.

**Travail mécanique et force motrice du cœur.** — Ce travail est représenté par le poids que la force du cœur pourrait élever en une seconde à un mètre de hauteur.

*Vierordt*[1], pour calculer le travail mécanique des deux ventricules, part des bases suivantes :

**Ventricule gauche** : 75 systoles par minute, quantité de sang chassé par chaque systole, 120 grammes. Pression du sang, 2 mètres de hauteur. Vitesse d'écoulement, 6m 3. Il arrive à conclure qu'au sortir du ventricule gauche le sang possède une force vive de 0 kil. 3 par seconde.

**Ventricule droit** : La pression est ici bien moindre. La vitesse théorique du sang n'est que de 4m, 8. La force vive se réduit à 0 kil. 17 par seconde.

Mais comme *Héring* a démontré que tous ces calculs sont infiniment trop forts, puisqu'ils comprennent toutes les forces passives de résistance diastolique, en même temps que la force de pression additionnelle que vient ajouter la systole, et comme celle-ci n'est que de $\frac{1}{15}$ de la pression totale, *Vierordt* réduit les résultats obtenus à 0 kil. 2 par seconde pour le ventricule gauche et 0 kil. 035 pour le ventricule droit.

En somme, le travail quotidien du cœur serait, d'après lui, égal à celui d'une pompe qui élèverait à 1 mètre, 3024 kilogrammes d'eau en 24 heures.

Mais un point a été oublié par *Vierordt*, c'est le degré de *densité* du sang, qui, bien plus élevé que celui de l'eau, doit ajouter une fraction notable au chiffre indiqué.

*Hales*[2] aborda la question sous un point de vue différent : il voulut évaluer la pression que les surfaces du cœur exercent sur le sang pour le projeter dans l'aorte.

Or, pour évaluer la pression totale à laquelle les parois d'un vase font équilibre, il faut connaître : 1° l'*étendue* en *superficie* de ces parois; — 2° la force ou, ce qui revient au même, la *hauteur* de pénétration d'un liquide donné dans la cavité.

*Hales* évalua la surface interne du ventricule gauche avec des pièces de papier qui en suivaient toutes les sinuosités. La

[1] Vierordt. *Ueber die Herzkraft.* Die Haemodynamik, p. 195, Leipsig. 1850.
[2] Hales. *Hémostatique.* Traduction de Sauvage, p. 20.

somme de ces mesures donna 36 pouces carrés. Puis, introduisant dans l'aorte un tube recourbé, il vit que le sang s'y élevait à 8 pieds 3 pouces, et même 9 pieds 8 pouces chez le cheval ; connaissant en outre sa densité, il en déduisit que l'effort exercé par le cœur sur les parois des artères, au début de chaque systole, est de 51 livres.

*Poiseuille* [1], en France, produisit un manomètre à air libre qu'il appela *Hémodynamomètre*, et dans lequel l'artère, assujettie à la première branche coudée d'un tube en U, faisait remonter dans l'autre branche, le mercure contenu d'abord dans les deux.

*Magendie* [2] et plus tard *Cl. Bernard* [3] construisirent, d'après le même principe, un *hémomètre* ou *cardiomètre différentiel*, plus parfait, en ce sens qu'il évitait les oscillations de pesanteur que la brusque action du ventricule produisait sur le mercure, en recevant celui-ci dans une ampoule large ou cuvette, située sur le trajet de la branche ascendante de l'U, en sorte que le niveau variait peu. Une solution alcaline, mise dans la première branche, empêche la coagulation du sang. Dans tous les cas, la différence de niveau dans les deux branches donne la mesure de la pression exercée sur le sang. *Colin* [4] reprit l'étude de cette question en 1858. Il jaugea la surface interne du ventricule en le remplissant de plâtre gâché, avant le moment de la rigidité cadavérique, et conclut que la surface interne du ventricule gauche était de 365$^{cc}$, ce qui est plus du double du chiffre donné par Hales. Il apprécia la force du cœur au moyen d'un tube vertical adapté à la carotide ; il reconnut, comme Hales, que le cœur soulevait une colonne de 2 mètres, et calcula que chez le cheval le ventricule gauche se contracte avec une force de 118 kil. 650 grammes pour chasser le sang.

Égalité de force des cœurs de mammifères. — *Poiseuille* a fait connaître qu'il existe de grandes variations de force dans les cœurs de divers individus d'une même espèce ; mais qu'en somme il y a très peu de différence entre les diverses

[1] Poiseuille. *Rech. sur la force du cœur aortique.* Th. 1828.

[2] Magendie, dans : Guettet. *Mémoire sur les hémomètres.* Acad. des sc., P. 1850, p. 64, t. XXX.

[3] Bernard (Cl.). *Leçons sur la physiol. et la pathol. du syst. nerv.*, 1858, t. I, p. 279, fig. 41.

[4] Colin. *Déterminat. expériment. de la force du cœur.* Acad. des sc. P. 1858, t. XLVII, p. 155.

espèces de mammifères. *Volkmann* [1], expérimentant sur la poule, reconnut que son cœur élevait la colonne mercurielle du manomètre presqu'aussi haut que le fait le cœur du cheval avec un volume cent fois supérieur. Les résultats obtenus par *Spengler* [2] ont été à peu près semblables.

*Claude Bernard* a cru devoir distinguer la *pression artérielle* de la *pression cardiaque* ; mais *Milne-Edwards* [3], dans ses excellentes leçons d'anatomie comparée, fait remarquer avec justesse, que la pression constante des artères, aussi bien que la pression intermittente systolique du cœur, est une conséquence de la contraction du ventricule gauche ; elle est produite par la transformation d'une portion de cette dernière force, qui se trouve employée à dilater les artères et s'utilise ensuite par leur retrait pendant la durée du repos du cœur, transformant ainsi un mouvement intermittent en un autre presque continu.

Influence de la taille et de l'age sur la force cardiaque. — En général, pour les sujets d'une même espèce, la force du cœur s'élève davantage chez les individus grands que chez ceux qui sont petits. *Volkmann* a trouvé l'influence de l'âge plus grande chez les personnes adultes qu'aux deux extrêmes de la vie.

Influence de la quantité de sang. — *Hales* a démontré que la quantité du sang devenait une des conditions de la force du cœur, et dernièrement *Colin* [4] a fait voir dans un tableau frappant, que la pression sanguine determinée par l'impulsion du cœur dans les artères s'abaisse avec une régularité presque mathématique, à mesure que la masse du sang diminue. En voici l'analyse :

| *Cheval* N° *des saignées.* | *Quantité totale du sang perdu.* | *Hauteur du sang dans le tube barométrique.* |
|---|---|---|
| 1 | 0 | 2 m. 270 |
| 2 | 2 | 2 140 |
| 3 | 4 | 2 m. 095 |
| 6 | 10 | 1 845 |
| 9 | 16 | 0 770 |
| 12 | 19 | 0 725 |
| 15 | 22 | 0 525 |
| 18 | 25 | 0 420 |

[1] Volkmann. *Haemodynamik*, p. 177.
[2] Spengler. *Ueber die starke des arteriellen blutstrom*. Müller's Archiv., 1844, p. 491.
[3] Milne-Edwards. *Op. cit.*
[4] Colin. *Déterminat. expériment. de la force du cœur.* Acad. des sc. P. 1858.

Une pression considérable est nécessaire pour l'entretien de la vie, et la mort arrive dès que cette pression est réduite au $\frac{1}{6}$ de la pression normale.

Le résultat est encore le même si, au lieu de saigner l'animal, on remplace le sang par de l'eau, la pression cardiaque s'abaisse.

Mais si, au lieu d'eau pure on injecte, avec *Magendie*, une infusion de café, on obtient une élévation notable de la ligne de tension.

RAPPORT ENTRE L'ÉTAT DES FORCES GÉNÉRALES ET CELLES DU CŒUR. — D'après les expériences de *Colin*, plus l'animal est fort, plus le sang tend à s'élever dans l'hémodynamomètre, et cette différence peut aller jusqu'à doubler.

FORCE DU VENTRICULE DROIT OU VEINEUX. — Tout ce que nous venons de dire s'applique au ventricule aortique. Mais le ventricule veineux demande une étude à part.

*Héring*, opérant sur un veau à cœur extrophique, mit un tube dans chacun des deux ventricules, et vit le sang s'élever un tiers moins haut du côté droit du cœur.

*Valentin* [1] suppose que la force des deux cœurs est proportionnelle au poids de leur tissu musculaire. Ayant comparé ces poids, il trouva que le ventricule gauche pèse deux fois autant que le droit. La force de celui-ci ne serait donc que la moitié de l'autre.

*Claude Bernard*, il est vrai, a vu le manomètre marquer une hauteur plus grande dans le ventricule droit que dans les grosses artères émanées du cœur : mais nous avons reconnu que, dans ce cas, une portion de la force ventriculaire était transmise aux artères et perdue pour le sang.

LA CAVITÉ DE CHAQUE VENTRICULE SE VIDE-T-ELLE COMPLÈTEMENT A CHAQUE SYSTOLE? — *Sénac, Bartholin, J. Müller*, ont résolu la question négativement. Ce résultat acquiert une nouvelle importance, lorsque l'on considère, avec **HIFFELSHEIM**, que la capacité de chaque ventricule l'emporte, d'un quart environ, sur celle de l'oreillette correspondante. [*J. de Robin* 1864, *p.* 416.]

*Chauveau* a fait voir aussi qu'à la fin de chaque systole ventriculaire il existe, sous la voûte valvulaire du cœur gauche et droit du cheval, une cavité conique qui retient une certaine quantité de sang. [*Gaz. médic.* 1856.]

[1] VALENTIN. *Lehrbuch der physiolog. des menschen*, t. I, p. 442.

RAPPORTS DU CŒUR AVEC LES CÔTES ET LES POUMONS. — On pourrait, dit le Dr *Duroziez* [1], décrire les présentations du cœur comme celles du fœtus.

*Normalement*, le cœur se présente par l'*oreillette* et le *ventricule droits*.

Dans l'*insuffisance aortique*, la présentation devient *ventriculaire gauche* par suite de l'hypertrophie de ce dernier.

Dans le *rétrécissement pulmonaire*, la présentation est *ventriculaire droite*.

Dans l'*asystolie*, elle est *auriculaire droite*.

Il importe donc beaucoup de pouvoir bien apprécier la position du cœur par rapport aux côtes, et pour cela, au lieu de compter celles-ci du haut en bas, il est préférable de les compter de bas en haut, en partant de la fourchette sternale.

On reconnaîtra ainsi que la pointe du cœur bat dans le quatrième espace, et non dans le cinquième ; et que le poumon droit dépasse le sternum, s'avançant sous les cartilages gauches.

DÉPLACEMENT DU CŒUR PAR LES ÉPANCHEMENTS PLEURAUX. — Quel que soit le côté occupé par l'épanchement, il peut déterminer un déplacement du cœur. Mais il est bien plus prononcé dans les épanchements du côté *gauche*.

L'épanchement refoule le cœur par un double mécanisme, parfaitement décrit par le Dr *Peyrot* [2] en 1876 dans sa thèse inaugurale :

1° Par un mouvement de propulsion direct de gauche à droite, c'est le *déplacement réel* ;

2° Par un mouvement de *déplacement relatif*, parce que les parois thoraciques antérieures et le sternum entraînés du côté sain vers le côté malade, glissent au-devant de lui, produisant ainsi une sorte de thorax *oblique-ovalaire*.

**Indication thérapeutique.** — Il en résulte que la position nouvelle du cœur doit être scrutée avec le plus grand soin, avant de faire la pleurotomie gauche, car le cœur peut avoir voyagé de telle sorte qu'il soit précisément au lieu d'élection. *Nélaton* lui-même, l'habile chirurgien, opérant dans un cas analogue sur son collègue *Dolbeau*, vit la pointe du cœur battre sous son doigt, qui venait de guider le bistouri, pendant la thora-

[1] DUROZIEZ. *Société de méd. de Paris*, 22 février 1873.
[2] PEYROT. *Etud. expériment. et cliniq. sur la pleurotomie*. Th. P. 1876.

centèse. S'il eût fait une ponction, le trocart eût inévitablement percé le cœur.

Importance relative et différence d'action des deux cœurs. — Quoique fonctionnant aux mêmes moments, les deux cœurs n'ont pas une action analogue.

**Force impulsive.** — Le **cœur gauche** domine la circulation entière par sa masse, par l'épaisseur de ses parois, la force de ses muscles et l'unité de leur action. Ses faisceaux musculaires agissent dans leur totalité par une contraction unique et simple, comme le serait celle d'un seul élément musculaire; car une contraction musculaire et une systole cardiaque, produisent les mêmes effets d'induction électrique, une secousse unique. L'*activité* est son *domaine;* la *continuité* d'action est sa première *loi;* la force d'*expansion* est la seconde. Il fait circuler le sang dans l'organisme entier et ne peut faiblir ou s'entraver sans que la circulation faiblisse ou s'entrave bientôt tout entière.

Le **cœur droit** n'est autre chose qu'un vaste diverticulum, le *grand réservoir* du sang noir, et, comme tel, il est soumis à des hausses et à des baisses considérables de sang veineux, qui font varier infiniment son volume, sa résistance et le diamètre de ses orifices, suivant la nécessité du moment.

La force impulsive de la *systole* du cœur mesurée au manomètre, est, d'après *Colin*, pour le ventricule gauche, quatre fois aussi grande que celle du droit [1].

C'est à peu près la différence qui existe entre l'épaisseur de leurs parois, car le premier est formé de six couches musculaires, tandis que le deuxième n'en contient que deux, et encore devons-nous ajouter, pour être complet, que cette contraction du cœur droit n'est pas tellement nécessaire, qu'on n'ait pu l'arrêter *momentanément* par la galvanisation, sans entraver pour cela la circulation d'une manière absolue.

Indication diagnostique. — Tandis qu'au *cœur gauche* la plupart des lésions sont d'abord simplement *valvulaires*, n'affectant que plus tard les parois ou la cavité, *au cœur droit* elles commencent par être *pariétales* ou *cavitaires*. La marée sanguine, encombrant la cavité, la dilate outre mesure, et cette dilatation entraîne bientôt l'*insuffisance* des valvules, sans que,

[1] Colin. *Déterminat. expériment. de la force du cœur*. Acad. des sciences, P. 1858.

pour cela, le cœur et la circulation aient cessé de fonctionner normalement.

Les lésions, les décoordinations des deux cœurs, suivent donc une marche en sens inverse, et quand les deux sont atteints, c'est le cœur gauche qui est pris en dernier lieu.

Cette importance relative des deux cœurs a été admirablement étudiée par le regretté professeur *Parrot*. Nous ne pouvions mieux faire que de résumer ici ses principales idées à ce sujet.

QUOTITÉ DU SANG DÉBITÉ PAR LES DEUX CŒURS. — Les quantités de sang, qui abordent à chaque moitié du cœur ou qui en sortent, dans le même temps, ne sont point égales pour les deux. L'oreillette droite, qui a une capacité bien supérieure à celle de la gauche, se vide moins que cette dernière, lors de leur systole commune ; une partie de son contenu n'est point lancé dans le ventricule correspondant et se divise en deux fractions : l'une qui demeure là, et l'autre qui reflue dans les veines caves. L'oreillette gauche, au contraire, se débarrasse à peu près complètement de son sang, à chaque contraction ; elle n'est pas le point de départ d'un reflux sensible du côté des veines pulmonaires. Le mouvement d'expiration, qui est pour sa congénère la cause du reflux, en devient pour elle un puissant obstacle.

FORCE DE PÉNÉTRATION SANGUINE DANS L'INTIMITÉ DES TISSUS. — L'injection sanguine effectuée par les ventricules, dans les systèmes artériels, n'est point uniforme des deux côtés.

Le ventricule droit est d'un débit très inégal. Au moment de l'inspiration, il se remplit mieux et lance une plus grande quantité de sang dans le poumon dont les vaisseaux s'agrandissent. Lors de l'expiration, il se remplit moins et injecte moins de liquide dans l'organe pulmonaire. Toutefois, si à ce dernier moment il contient trop de sang, sa systole est incomplète. L'observation attentive de ses mouvements montre que pendant l'expiration, il ne se vide pas au même degré que l'autre.

L'excédent de capacité qu'il a sur le gauche a évidemment pour but de lui permettre, d'une part, de recevoir et de lancer des ondées tour à tour fortes et faibles, et, d'autre part, de conserver ou de tenir en réserve les fractions d'ondées que le poumon, dans les périodes d'affaissement, n'est pas en état d'admettre.

Mais, quelles que soient ces différences, il s'établit une compensation, un véritable balancement entre les deux cœurs. Si le droit reçoit et injecte plus de sang que l'autre dans l'inspiration, ce dernier prend sa revanche dans l'expiration. Les efforts seuls, dans les circonstances physiologiques, peuvent rompre cet équilibre.

La pression du sang, dans le système artériel pulmonaire, est, en moyenne, à peu près égale au cinquième de celle du sang des artères aortiques. Elle est extrêmement influencée par les mouvements du thorax et par les causes diverses qui modifient le rhythme de la respiration. Ainsi elle diminue au moment de l'inspiration et augmente lors de l'expiration d'une manière très marquée. Par le fait des efforts, elle peut atteindre et même dépasser un chiffre double de celui qui représente son intensité normale. Dans ces conditions, elle égale le tiers et jusqu'à la moitié de celle du sang aortique.

Au-delà de ces limites, elle ne serait plus compatible avec le degré de résistance des minces parois artérielles du poumon, surtout au niveau de leurs petites divisions dans les lobules et les dernières ramifications bronchiques. C'est là qu'a lieu, en effet, la rupture des artérioles quand des efforts violents élèvent la pression du sang à son maximum.

Quant à la vitesse de la circulation pulmonaire, elle est moindre que celle de la circulation générale, le plus grand trajet d'une ondée sanguine étant pour le poumon quatre à six fois plus court que dans le système circulatoire général.

## IV

### MOUVEMENTS DU CŒUR. MÉCANISME DE SON ACTION.

LES DIVERS TEMPS ET MOUVEMENTS DU CŒUR. — Le cœur est animé de mouvements alternatifs de contraction et de dilatation, qui se succèdent dans l'ordre suivant :

1° **Systole auriculaire.**

2° **Systole ventriculaire.**

3° **Diastole générale, pause ou repos.**

Ces trois phénomènes constituent un rhythme à trois temps, dans lequel la systole auriculaire occupe les deux tiers du premier temps ; la systole ventriculaire, le troisième tiers et tout le deuxième temps ; la pause, le troisième temps. La systole auriculaire est faiblement active ; fig. 71 (voir p. 215).

La systole ventriculaire fort énergique s'accompagne d'un mouvement de torsion, de gauche à droite, et du choc de la masse ventriculaire contre le thorax;

La diastole est relativement passive. Pendant cette période, les oreillettes se remplissent, et les ventricules commencent à recevoir le sang.

Néanmoins l'élasticité du tissu cardiaque fait des parois du cœur pendant la diastole, non pas une cavité flasque, mais une cavité béante exerçant une succion, une aspiration du sang situé au-dessus d'elle.

*Wedemeyer* et *Gunther* [1] ont démontré l'existence de cette force aspiratrice par une expérience intéressante; la petite branche d'un siphon fut adaptée à la veine jugulaire d'un cheval; la grande branche plongeant dans un bain, à chaque systole du cœur l'eau s'élevait dans le réservoir Mais l'on voyait, à chaque diastole, l'eau du réservoir, aspirée vers le cœur.

*Johnson* [2] en 1823, *Chassaignac* en 1853, *Finck* en 1849 [3] ont démontré d'une autre manière la force aspirante des ventricules pendant leur diastole. *Finck*, par exemple, adapte un manomètre à l'aorte, et laisse ouvert l'orifice veineux de l'oreillette gauche.

Plongeant alors le cœur, dont il a excisé la pointe, dans un bain, en ne laissant dépasser que le tube vertical, il comprime les ventricules avec la main, puis laisse l'organe libre de se développer. Or à chaque compression, l'eau monte dans le tube aortique où elle est retenue par le jeu des valvules, puis l'organe, laissé libre se dilate par son élasticité, se remplit de nouveau et une nouvelle pression en fait jaillir le liquide.

Mais ces observateurs ne veulent pas confondre cette force élastique passive avec la dilatation active dont *Galien* [4] faisait une des propriétés du cœur.

Action élastique des poumons. — Le cœur est disposé entre les poumons; or le tissu de ces organes est éminemment élastique; il tend à se resserrer, prenant un point d'appui sur les parois thoraciques qui résistent, et faisant remonter la voûte flexible du diaphragme.

[1] Wedeméyer. *Untersuchungen über den Kreislauf.* 1828.

[2] Wilson Philip. *Some observ. relating to the powers of circulat.* Trans. of the med. chir. Societ., 1823, t. XII, p. 397.

[3] Finck. *Bemerkungen, über einige versuche zur erlauterung der mechanick des Herzens.* Müller's Arch. für anat. und physiol, 1849, p. 283.

[4] Galien. *De usu partium.* Œuvres, trad. Daremberg, t. I, p. 402.

Cette force d'aspiration doit donc agir également sur le médiastin et les parois du cœur, dont la dilatation est ainsi rendue facile.

La *systole* du cœur agit en sens contraire ; elle aspire les poumons, qui ne peuvent laisser de vide intérieur, puis pendant la diastole c'est l'*élasticité pulmonaire* qui reprend le dessus et dilate les cavités cardiaques, s'ajoutant ainsi à la force élastique des parois vasculaires.

Diastole indirecte. — Outre la succion passive, qui dilate les ventricules, ceux-ci éprouvent une dilatation indirecte par contraction des oreillettes, qui chassent dans l'étage inférieur le sang de leur cavité ; les ventricules s'allongent alors, s'élargissent, se gonflent. A mesure qu'ils se remplissent, leur pointe s'abaisse et s'éloigne du sternum.

Systole des oreillettes. — Cette contraction commence dans les auricules ; elle est faible il est vrai, mais suffisante pour chasser le sang. Sans doute, une partie de ce liquide rentre dans les veines caves, car la valvule d'Eustachi ne garnit que les deux tiers antérieurs de la circonférence de la veine cave inférieure. De son côté la veine cave supérieure n'a aucune valvule, et la direction en biais des vaisseaux est la seule cause qui fasse déverser leur sang dans l'oreillette, au lieu de passer directement de l'une à l'autre veine.

Mais des anneaux musculeux sont également disposés autour des orifices veineux ; leur contraction rétrécit l'ouverture, fait progresser le sang, empêche son reflux, en sorte que la systole auriculaire se compose de trois éléments : *veines caves*, *auricule*, *oreillette* pour le *cœur droit ; — veines pulmonaires*, *auricule, oreillette* pour le *gauche.*

Une expérience de *Harvey* démontre parfaitement l'action des oreillettes [1]. Il ouvrait le thorax d'un animal, puis attendait le moment où les ventricules ne battaient plus, tandis que les oreillettes battaient encore ; excisant alors la pointe du cœur, il voyait chaque systole auriculaire lancer un jet de sang à travers et hors du ventricule. Quand la circulation s'embarrasse, et que le sang distend les oreillettes, elles perdent rapidement la faculté de se contracter. Cette inertie, que l'on observe souvent dans les vivisections, a fait croire à *Marc d'Espine* et à *Bouillaud* [2]

[1] Harvey. *Exercit. anat. de motu cordis*, cap. iv, p. 26.
[2] Bouillaud. *Traité clinique des m. du cœur*, t. I, p. 88.

que les oreillettes n'avaient qu'un rôle passif dans l'acte circulatoire. Mais il suffit d'évacuer alors une petite quantité de sang par une légère ponction, pour voir se rétablir la contraction auriculaire active.

**Indication thérapeutique.** — On comprend, dès lors, la difficulté extrême qu'éprouve la circulation dans certains cas de congestion veineuse; comment cette congestion peut déterminer l'inertie de l'auricule, et comment une saignée peut agir d'une manière favorable, en décongestionnant les organes, pour rétablir les systoles auriculaires. Dans ces derniers temps on a été jusqu'à préconiser la ponction capillaire du cœur. Mais il faut savoir que la circulation peut encore exister sans contractions auriculaires, de même que dans certains cas on l'a vue se continuer uniquement avec ces contractions sans le concours de celles des ventricules.

Rien n'est plus faux que la théorie de *Beau* [1] qui admet que l'oreillette chasse le sang en masse et dilate brusquement le ventricule, jusque-là vide et resserré; c'est, au contraire, par une série de petites contractions qu'agissent les oreillettes, et de plus les ventricules, dilatés d'avance, reçoivent déjà le sang pendant la diastole auriculaire.

*Clendinning* [2] l'a démontré, en réséquant, à l'instar de Harvey, la pointe du cœur. On voit alors le sang couler d'une manière continue, mais le jet augmente au moment où l'oreillette reprend ses contractions.

SYSTOLE DES VENTRICULES : elle est infiniment plus énergique que celle des oreillettes. *Haller* l'appelait : *état violent du cœur*. Mais son action est plus lente. Elle commence vers le sommet du cœur, pour s'étendre vers la base. Enfin, elle change notablement la forme et le volume des ventricules; aussi, pour bien connaître la pulsation du cœur, faut-il étudier les changements de volume du cœur plein ou vide alternativement, et les changements de consistance de l'organe, suivant sa pression sur le sang; car l'état du cœur est intimement lié au mouvement du liquide dans son intérieur.

CONSTITUTION DE LA SYSTOLE; CONTRACTION ET TEMPS PERDU. — *Marey* [3] a démontré que la systole, considérée en elle-même, n'est

[1] BEAU. *Traité d'auscult.*, p. 221.

[2] CLENDINNING. *Report on the motions and sounds of the heart.* Brit. Assoc. Glascow. 1840, p. 170.

[3] MAREY. *Phénom. mécaniq. de la circulat.* Trav. du laborat. de Marey, 1876.

pas constituée par une série d'oscillations, mais bien par une secousse musculaire simple et unique ; et l'on peut calculer pour le muscle cardiaque, comme pour les autres muscles, ce qu'*Helmoltz* a désigné sous le nom de : *temps perdu*, c'est-à-dire le temps que la fibre musculaire laisse écouler entre deux contractions; il s'élève pour le cœur à un tiers de seconde, temps considérable, si on le compare aux secousses des muscles de la patte de grenouille, qui ne laissent qu'un temps perdu de $\frac{1}{100}$ de seconde. Mais plus la secousse musculaire est longue, durable, plus le *temps perdu* augmente en proportion.

Choc du cœur : ce n'est pas, comme on aurait pu le croire, pendant la *diastole* des ventricules, et par suite de leur augmentation de volume, que leur pointe vient battre contre la poitrine; c'est au contraire pendant la *systole* et par suite d'une forte contraction, qui soulève la pointe, la replie en torsade, et lui fait frapper vivement le cinquième espace intercostal. *Harvey* le constata pour la première fois sur le cœur du jeune comte de *Montgomery*, dont l'organe, découvert par une blessure énorme, battait à nu. Le savant anglais reconnut que, pendant la diastole, le cœur restait au fond de sa loge, mais qu'à chaque contraction des ventricules il se relevait brusquement et venait battre contre le thorax [1].

Bien des fois depuis, le même phénomène a pu être constaté, dans des cas d'ectopie cardiaque, ou par les vivisections animales [2].

Le *docteur Beau* [3], malgré tant de preuves, attribue néanmoins le choc du cœur à son ampliation soudaine, à sa brusque réplétion par le sang de l'oreillette ; il en fait donc une impulsion dilatatrice au lieu d'une contraction, et dès lors ce choc diastolique précéderait, suivant lui, d'un instant la systole cardiaque.

Il en donne pour raison que, lorsqu'on ouvre une des oreillettes, la pointe du cœur ne se porte plus en avant, mais se dévie du côté opposé à l'oreillette restée intacte. Le mouvement en avant serait donc la résultante de l'impulsion donnée par les deux ondées de sang, lancées simultanément par les oreillettes. Ce serait la diagonale du parallélogramme représenté par les deux forces.

[1] Harvey. *Exercit. de generat. animal.* Exercit. 51, p. 156. Londini 1651.
[2] *Report of the Dublin sub committee.* (Brit. Assoc., 1835, p. 244.)
[3] Beau. *Op. cit.*

*Verneuil*, à son tour, pense que le choc du cœur coïncide avec la *diastole* [1], car, sur le cadavre, où le cœur prend la position de repos, la pointe correspond au quatrième espace intercostal, et la pointe du cœur en se contractant se relève encore. Si donc le choc réel est au cinquième espace, ce ne peut être que par une impulsion dilatatrice, qui augmenterait le volume du cœur de tout un espace intercostal. *Skoda*[2] répond à cette objection, en démontrant que pendant la *systole* il survient un déplacement du cœur, qui s'abaisse dans sa totalité pendant que sa pointe se relève. L'observation d'un enfant, privé de sternum, est venu compléter cette curieuse interprétation. En outre, quand le cœur se contracte, sa paroi se durcit et, dans les vivisections sur de grands animaux l'expérimentateur, en plaçant son doigt entre le cœur et la paroi thoracique, a pu sentir la coïncidence de la contraction, du durcissement systolique, et celle du choc du cœur contre la paroi pectorale. La systole ventriculaire s'accompagne donc du choc du cœur et de son déplacement, mais ici la question des causes est tellement complexe qu'il faut en analyser, pas à pas, les effets combinés.

1° Changement de forme du cœur pendant la systole. — Pendant le repos du cœur, cet organe devient flasque ; d'après *Chauveau* et *Faivre* [3], il s'affaisse dans une direction qui varie avec la position du corps. Pendant sa contraction, il paraît rigide, bombé, sphérique et presque circulaire à sa base, ainsi que *Lancisi* l'a bien démontré [4]. Vers la pointe il se raccourcit. Mais si, dans une expérience de vivisection, on presse sur la pointe du cœur en diastole pour le raccourcir d'avance, on le voit s'allonger pour reprendre sa position normale ; il existe donc une position moyenne, fonctionnelle et vitale, que l'organe prend de lui-même, quel que soit le point où il se trouve amené. Ce furent surtout les nombreuses expériences de *Haller* [5] qui achevèrent de prouver le raccourcissement de la pointe du cœur. La commission des médecins de *Dublin* en 1835 [6] et celle de *Lon-*

[1] Verneuil. *Rech. sur la locomot. du cœur*. Th. Paris, 1852, p. 11.

[2] Skoda. *Traité de percussion*. Trad. par Aran. p. 199-205.

[3] Chauveau et Faivre. *Expér. sur le cheval, nouv. rech. expérim. sur les mouv. et bruits du cœur*, p. 25, 1856,

[4] Lancisi. *De Motu cordis*. Lib. I, 2 cap., 2, p. 124.

[5] Haller. *Sur les mouv. du cœur. Mém. sur la nature sensible et irritable des p. du corps animal*, t. I, p. 342.

[6] Commission de Dublin. *Report of the motion of the heart*. Brit. Associat. Dublin, 1835, p. 243.

*dres*[1] en 1841, complétèrent la démonstration par des mesures prises au compas. Enfin *Chauveau* et *Faivre* en 1856 [2] imaginèrent une nouvelle preuve. Ayant excisé le cœur d'un chien, ils le suspendirent par sa base, en sorte qu'au moment de la diastole la pointe affleurât un plan horizontal situé au-dessous, et l'on put voir qu'au moment de la contraction, le cœur venant à se raccourcir, la pointe s'écartait notablement. *Lüdwig* [3], d'autre part, démontra que la tendance naturelle du cœur est d'affecter une forme circulaire à sa base quand il est en contraction, tandis que dans l'état de relâchement de son tissu cette base offre une ellipse allongée.

Mouvement de bascule du cœur en avant. — Quand le cœur se contracte, l'axe de figure tend à former un angle constant, avec le plan presque fixe, qui passerait par l'embouchure des artères pulmonaire et aorte. Aussi, quand la pointe du cœur a été abaissée pendant la période de flaccidité, elle se relève au moment de la systole, se rapproche de la paroi sterno-costale, et vient battre contre elle. *Carlisle* [4] fut le premier à établir la vérité de ce mécanisme. *Verneuil* [5] acheva la démonstration, dans sa thèse inaugurale, en donnant une étude plus parfaite des fibres musculaires des ventricules. En effet, les fibres antérieures sont plus longues que les postérieures ; il en résulte que leur contraction les raccourcit davantage ; dès lors la pointe du cœur s'incline de ce côté et se porte un peu en avant, en même temps qu'elle se rapproche de la base des ventricules. Il existe donc une raison *anatomique* du mouvement de *bascule* du cœur. *Heine* [6] croyait pouvoir attribuer le déplacement en avant à l'action des muscles papillaires ; mais *Skoda* a réfuté cette opinion, en observant que la force d'impulsion n'est pas en rapport avec le degré de développement des colonnes charnues.

Locomotion du cœur. — Considéré dans sa totalité, le cœur

[1] Commission de Londres. *Report by the London subcommittee.* Brit. Associat. Glascow, 1841, p. 204.

[2] Chauveau et Faivre. *Nouvelles Recherches sur les mouvements et bruits du cœur* p. 14. Gazet. méd. 1856.

[3] Ludwig. *Ueber den bau und die bewegungen der Herzventricul.* Zeitschr. fur rationelle medizin, 1849, t. VII, p. 205.

[4] Carlisle. *Obs. on the motions and sounds of the heart.* Report of the 3 meeting, of the Brit. Assoc. Cambridge, 1834, p. 455.

[5] Verneuil. *Rech. sur la locomot. du cœur.* P. 1852.

[6] Heine. *Die mechanik der herzammer bewegung des herzstosses,* 1804.

peut subir un déplacement sous l'influence du jet artériel; deux causes le produisent :

1° Le **recul.** *O'bryan* [1] et *Gutbrod* ont, en effet, démontré que la contraction des parois d'un vase agit identiquement comme la dilatation des gaz dans le recul des armes à feu. Toute la force mise en jeu tend à repousser la paroi du cœur en tous sens. Là où elle se fait équilibre, aucun mouvement ne se produit. Mais, comme aux orifices artériels la résistance cesse, le sang s'y précipite et le point opposé, la pointe du cœur, recevant une impulsion non équilibrée, entraîne l'organe entier dans un recul mathématique, en allongeant la gaîne des gros vaisseaux suspenseurs. Ce recul compense d'ordinaire le raccourcissement de la pointe, ou même fait descendre le cœur un peu plus bas. *Hiffelsheim* [2] attribuait même le choc du cœur à son déplacement total, le comparant au canon qui lance un projectile, et l'exprimait en disant : « *Le cœur bat, parce qu'il recule.* »

*Bamberger* [3] a pu vérifier par le toucher le recul du cœur sur un homme blessé à la poitrine et dont la pointe du cœur était accessible au doigt.

*O'bryan* [4] vit ce recul, plus prononcé encore, sur un enfant âgé de 15 jours, atteint d'*ectopie cardiaque.*

Les observateurs les plus modernes, *Chauveau* et *Moilin*, examinant le cœur à nu sur l'animal, ou mieux encore remplaçant la paroi pectorale par un verre bombé, afin d'éviter les dépressions atmosphériques, ont reconnu que le battement et le choc contre la paroi thoracique existaient bien réellement, mais qu'ils étaient dûs à la double modification qu'imprimait au cœur sa contraction subite. De mou et aplati qu'il était, le ventricule devient dur, globuleux ; les rides dont se couvre sa surface indiquent bien à ce moment le raccourcissement des faisceaux musculaires. Ce changement de volume rapproche le cœur de la paroi thoracique, surtout pendant la station verticale; d'où nous tirons cette **indication importante pour le dia-**

[1] O'BRYAN. *Case of partial ectop.* Americ. J. of med. sciences, 1836, t. XXIII, p. 195.

[2] HIFFELSHEIM. *Physiol. du cœur. mouvements absolus et relatifs.* Mém. de la Société de biologie, 1850, 2e série, t I, p. 273.

[3] BAMBERGER. *Beitrage zur physiologie und pathologie des herzens.* Arch. für pathol. anat. und physiol. 1856, t. IX, p. 328.

[4] O'BRYAN. *Case of partial ectop.* Americ. Journ. of med. science, 1838, t. XXIII, p. 474.

**gnostic**, *d'examiner de préférence le cœur, chez un sujet assis ou debout plutôt que couché.*

C'est à la base du cœur que le recul est le plus apparent, car à la pointe, le retrait de l'organe compensant le recul, le changement est moins marqué. Il en résulte que le choc est produit surtout par la pression de la partie moyenne de la région ventriculaire contre le côté gauche de la poitrine.

Mais les questions physiologiques sont si complexes que, malgré tant de preuves, *Chauveau* et *Hammernick* sont d'avis que la systole ventriculaire n'est pas accompagnée d'un véritable mouvement de recul, car, suivant *Chauveau*, ce mouvement persiste, alors même que le ventricule vide de sang ne lance rien au dehors et par conséquent ne peut reculer.

**Action de l'oreillette.** — *Sénac* a donné encore une seconde raison de la locomotion du cœur [1], c'est le gonflement de l'oreillette gauche, qui, interposée entre le ventricule et la colonne vertébrale, soulève l'organe et le propulse en avant.

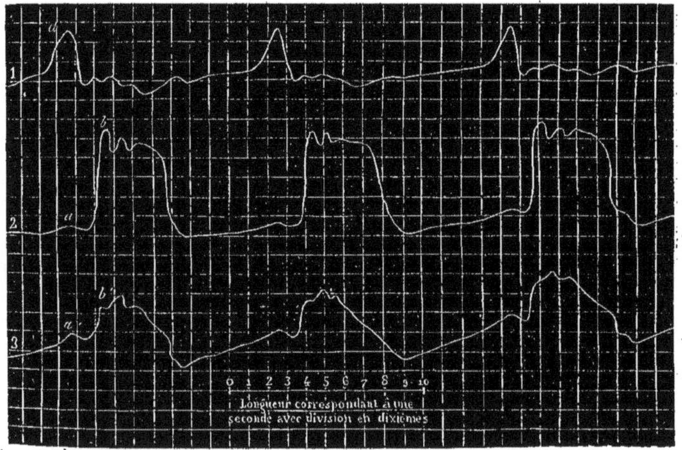


Fig. 71. — Rapports du choc précordial avec les mouvements du cœur : (cheval) (tiré de Chauveau et Marey) 1, tracé grossi de l'oreillette. — 2, tracé du ventricule. — 3, tracé du choc du cœur contre la poitrine. — *a*, indique la durée et la position des systoles. — *b*, celles du choc.

**Recul de l'Aorte.** — Le cœur n'est pas seul à reculer. Le sang qu'il lance dans l'Aorte rencontre la courbure de la crosse qui lui fait obstacle; il la repousse, la soulève, en élargit le dia-

[1] Sénac. *Traité de la structure du cœur*, 1777, t. I, p. 356.

mètre, la prédisposant ainsi aux *anévrysmes*, et allonge, par déplacement, la base de l'artère. Le cœur bat parce qu'il recule, a dit *Hiffelsheim*. Envisageant la question à un autre point de vue, nous disons : *le cœur recule parce qu'il bat*. La dynamique nous apprend, en effet, que toute force de projection a besoin d'un point d'appui, et que si ce point d'appui n'est pas lui-même immobile, la projection se partage et le support se déplace aussi bien que le projectile. La résistance du point d'appui est en raison inverse du carré de la vitesse transmise.

Dans le cas actuel, le point d'appui est formé par le poids du cœur qui résiste au choc du sang. Mais si l'on considère la force d'impulsion du cœur et son peu de poids [180 grammes environ] par rapport à la quantité de sang projetée à chaque systole 150 grammes], on voit que le raisonnement donnerait un recul infiniment plus grand qu'il ne l'est en réalité, si un autre obstacle *compensateur* ne venait en atténuer l'effet. Cet obstacle, c'est la *crosse de l'Aorte* qui recule aussi en recevant le choc du sang et tend à se redresser sous cet effort. Dès lors le cœur, poussé en bas et en avant par son propre recul, mais poussé également en haut et en arrière par la retraite aortique, ne se déplace plus que par suite de la différence qui existe entre ces deux *reculs;* celui de l'aorte est le plus faible, puisque le sang trouve par la carotide, la sous-clavière et le tronc brachio-céphalique, une voie d'écoulement multiple qui manque à la pointe du cœur.

Ainsi s'explique l'importance de la crosse de l'aorte dans l'acte circulatoire, importance qui n'avait point encore été signalée et qui consiste à *fixer le cœur*, à empêcher son déplacement entre deux forces qui le sollicitent. Sans elle, le cœur éprouverait peu à peu une *migration en bas, en avant et à gauche*, et viendrait douloureusement heurter le diaphragme ou les parois pectorales, qui finiraient par se voûter à son contact, déformant ainsi le côté gauche du thorax.

**Torsion du cœur sur son axe.** — Le cœur subit un troisième mouvement, celui de *rotation* sur lui-même, sa pointe se portant un peu de gauche à droite. Cela tient surtout à une cause anatomique, à la direction oblique de la plupart de ses fibres, qui, fortement fixées à la base des ventricules, déplacent la pointe en lui faisant décrire une portion de spirale. *Kuerschner*[1],

[1] KUERSCHNER. *Ueber den Herzstoss*. Müller's Archiv. für anat. und phys., 1841, p. 103.

de Marbourg, attribue au roulis du cœur son choc contre le thorax. *Kornizer* [1] pense que la principale cause du mouvement de rotation du cœur vient de la torsion des grosses artères auxquelles il est suspendu ; le sang qui pénètre directement dans leur cavité tend à les dérouler, et ce mouvement se communique au cœur.

**Déplacement des oreillettes.** — Les oreillettes, aussi bien que les ventricules, éprouvent un déplacement. Au moment où ces réservoirs se gonflent, avant le choc systolaire, elles se portent vers le sternum ; tandis que, devenues vides, elles retombent en arrière vers le dos. Mais le peu d'épaisseur de leurs parois rend ce mouvement sans importance [2] et permet de le négliger dans l'interprétation des faits.

**Photographie des déplacements du cœur.** — Dans ces dernières années, ONIMUS eut l'heureuse idée [3] d'appliquer la photographie à l'étude des battements cardiaques, du moins chez les animaux inférieurs. « Il s'est fondé sur ce fait, connu des photographes sous le nom de *flou* et qui consiste en ce qu'une épreuve peut donner deux images d'un objet, lorsque, pendant la pose, cet objet n'est pas resté complètement immobile. Le cœur, ayant des positions différentes selon qu'il est en systole ou en diastole, pouvait ainsi présenter deux images, et ce sont ces deux images que *Onimus* est parvenu à fixer en opérant sur des tortues ou des grenouilles. L'aspect des épreuves, ainsi obtenues, démontre plusieurs points, les uns admis, les autres encore contestés :

1° La pointe du cœur est relevée, projetée en avant dans la systole, puis abaissée dans la diastole.

2° Dans ce mouvement, tandis que la pointe est portée en avant, la base est refoulée en arrière, de telle sorte que pendant la systole le cœur éprouve un mouvement de bascule.

3° Pendant la systole, le cœur se raccourcit non par l'abaissement de la base, mais par le déplacement de la pointe qui se rapproche de cette base.

4° Durant la période de contraction, le cœur diminue aussi dans les autres diamètres, et le diamètre transversal, passant par la base, est celui qui diminue le plus.

[1] KORNIZER. *Die am lebenden Herzen mit jedem herzschlag for sich gehenden.* Sizungsb. der akad. der Wissensch. Zu Wien., 1856, t. XXIV, p. 121.

[2] *Report of Dublin sub-comittee.* British Associat., 1835, 243.

[3] ONIMUS. *Etudes critiques et expériment. sur l'occlus. des orif. auriculo-ventriculaires.* Gaz. méd. P. 1866, p. 661.

5° Sous le rapport de la forme, le cœur, à l'état de dilatation, est un *cône renversé* à *base elliptique*, ainsi que l'a dit Lüdwig ; à l'état de contraction, il forme un *cône plus petit* à *base circulaire*.

Activité de la diastole. — La plupart des physiologistes modernes regardent la diastole cardiaque comme un phénomène passif ; le cœur contracté pendant la systole reviendrait simplement à son état d'inertie par le fait de l'élasticité de son tissu et de la tension interne que lui fait éprouver le sang qui le pénètre.

Mais, depuis quelque temps, les expérimentateurs italiens et allemands cherchent à faire revivre la théorie de l'activité de la diastole, soutenue jadis par *Galien*, *Vésale*, etc., vérifiant ainsi la vérité de l'ancien adage d'Horace : *Multa renascerunt quæ jam cecidêre*.

Ainsi, d'après les travaux de *Luigi* LUCIANI [1] et de CHIRONE [2], les ventricules se dilateraient par eux-mêmes, par suite d'une activité spéciale, développant ainsi dans leur cavité une pression négative, une aspiration du sang contenu dans les oreillettes.

Ils en donnent pour preuve : 1° que, pendant la systole des oreillettes, on n'observe pas de reflux dans les veines caves, bien que leur orifice soit dépourvu de valvules complètes ; et cela parce que l'aspiration diastolique des ventricules paralyse l'effet mécanique de la systole auriculaire. Les oreillettes jouent ainsi le rôle de régulateurs de la pression veineuse. Leur systole empêche l'aspiration développée par la diastole des ventricules de se transmettre aux veines ; leur diastole empêche la stagnation du sang, et la succession de leurs mouvements a pour effet de conserver dans les veines une pression constante.

2° Chez les chevaux, dont les révolutions cardiaques sont lentes, et chez lesquels la systole auriculaire commence seulement vers la fin du mouvement diastolique des ventricules, le manomètre, mis en communication avec la veine cave, indique une onde négative ou d'aspiration coïncidant avec le commencement de la diastole ventriculaire.

3° En mesurant au manomètre la pression intra-auriculaire chez le chien, on la trouve constante et presqu'à O, sauf de légères ondulations correspondant aux systoles ventriculaires.

[1] Luciani (Luigi). *Dell'attivita delle diastole cardiac*. Rivist. clin. di Bologna, 1871-1872-1874-1876.

[2] Chirone (Vincenzo). *La doppia attivita musculare e l'azione della chinina*. Rivist. clinica di Bologna, 1876.

— Mais, en mesurant directement, par le même procédé, la pression intrà-ventriculaire, on la voit, pendant la diastole des ventricules, s'abaisser notablement au-dessous de O.—Mais si l'existence de la pression négative n'est point contestable, on peut du moins l'interpréter d'une autre façon.

4° Enfin l'amplitude de la diastole est variable; la diastole physiologique est moins étendue que la diastole cadavérique, tandis que la diastole pathologique ou toxique peut devenir supérieure. Si l'on irrite expérimentalement le tronc du nerf vague, on observe une diminution dans l'amplitude des excursions systoliques, une augmentation des diastoles, et le cœur finit par s'arrêter en diastole forcée.

A son tour, *Chirone*, étudiant l'action de la **quinine** sur le système circulatoire, reconnut qu'elle arrête le cœur en diastole forcée, bien supérieure à l'état de dilatation cadavérique ordinaire. Or dans cette diastole énorme, la quinine n'a point tué la fibre cardiaque, car sous l'influence du **venin de crapaud**, le cœur, dilaté par la quinine, peut reprendre son volume primitif. Donc cette diastole est un effet d'activité spéciale, puisqu'elle dépasse même celle du cadavre.

Cette dernière expérience est absolument démonstrative.

Le jeu des valvules auriculo-ventriculaires. — C'est à **Baumgarten** que l'on doit les détails les plus complets sur cette fonction[1]. On enlève l'oreillette, puis, suspendant le cœur par sa base, on remplit peu à peu le ventricule avec de l'eau albumineuse légèrement salée, pour rapprocher sa densité de celle du sang. On voit alors les valvules s'abaisser et conserver une position oblique, en forme de cône renversé, sans s'appliquer contre les parois du cœur. Si l'on presse alors, pour imiter le reflux du sang, le liquide passant aussitôt dans le sillon valvulaire, qui se trouve entre les parois des ventricules et les voiles membraneux, rapproche les lèvres de ces soupapes si hermétiquement, que l'on peut renverser le cœur, sans qu'une goutte de liquide s'échappe des ventricules. Il en est donc de même pendant la *systole* du cœur; et le sang, relevant les valvules abaissés, heurte leurs parois sans rétrograder. Les cordes tendineuses des muscles papillaires les retiennent à leur tour et les empêchent de se renverser en sens contraire dans les oreillettes. La

[1] Baumgarten. *Ueber den mechanismus durch velchen die venosen herzklappen geschlossen werden.* Müller's Arch. für anat. und phys., 1843, p. 463.

contraction des muscles papillaires les réunit en outre vers le centre, qui est le point faible et encore perméable; ils forment là comme un pilier solide à racines multiples qui divise le cours du sang, l'obligeant à former un anneau liquide creux au centre, au lieu de se réunir en un jet, pour sortir par le centre mal obturé.

Le jeu de la valvule mitrale est plus parfait que celui de la valvule auriculo-ventriculaire droite, circonstance heureuse, car, ainsi que l'a démontré KING [1], au moyen de cette insuffisance, lorsque la circulation est gênée dans les vaisseaux pulmonaires, le poumon peut facilement laisser refluer dans l'oreillette une certaine quantité de sang, se préservant ainsi d'une congestion imminente. Mais cela n'arrive que par exception. Règle générale : l'orifice auriculo-ventriculaire, à droite comme à gauche, reste étanche ; il faut une dilatation morbide du cœur droit pour que l'insuffisance se prononce.

JEU DES VALVULES ARTÉRIELLES. — Les valvules aortiques et pulmonaires agissent en sens contraire des précédentes. La contraction des ventricules les ouvre, le retour de l'ondée sanguine les ferme. Elles aussi ne s'appliquent pas tout à fait aux parois du vaisseau ; car le sang pourrait alors les coller de plus en plus, au lieu de provoquer leur occlusion. C'est le rôle des tubercules d'*Arantius*, pour les valvules sigmoïdes aortiques.

RETZIUS [2] qui a étudié le mode d'occlusion de celles-ci, a reconnu que lorsque leurs trois poches sont pleines, elles opèrent une occlusion parfaite de l'ouverture aortique.

ACTIVITÉ DU JEU VALVULAIRE. — L'occlusion valvulaire est-elle active ou passive? Suivant les observations de SURMAY [3], elle est véritablement active. Elle s'opère de droite à gauche, par la tension des valvules qui forment au-dessous de chaque orifice un plan incliné sur lequel glisse l'ondée sanguine, qui passe ainsi directement, facilement, dans l'orifice artériel. La contraction des muscles papillaires abaisse les valvules, et les applique contre les parois ventriculaires [4].

[1] KING (T.). *An essay on the safety value function in the right ventricle, etc.* Hospital reports, 1837, vol. II, p. 104.

[2] RETZIUS. *Ueber den mechanismus des zuschliessens der halbmond formigen Klappen.* Müller's Archiv., 1843, p. 14.

[3] SURMAY. *De l'occlus. des orifices auriculo-ventricul.* J. de Robin, t. 12, 1876

[4] ONIMUS. *Etudes sur l'occlus. des orifices auriculo-ventricul.* Gaz. méd. de P. 1866, p. 661.

Les valvules sont, pour les *orifices*, des instruments d'*occlusion ;*

Pour l'*ondée sanguine*, des instruments de *transmission* et de *direction ;*

Pour les cavités *auriculaires*, des instruments de *protection.*

Et ces instruments sont mis en jeu par les muscles papillaires, dont jusqu'à présent l'action intime avait été si peu appréciée.

Progression du sang dans le cœur. — Ce qui caractérise l'appareil circulatoire au point de vue mécanique, c'est que le cœur représente une pompe foulante, dont le courant revient au corps de pompe plus ou moins vite, suivant la différence de pression que produira son travail.

Cette progression du sang s'opère par les variations de pression, par les alternances d'action des quatre cavités du cœur ; ainsi la systole des oreillettes commence l'évolution ou cycle circulatoire. Elle abaisse les valvules mitrale et tricuspide, remplit les ventricules ; ceux-ci se contractent à leur tour, relèvent les valvules auriculo-ventriculaires, qui, serrées les unes contre les autres, empêchent le reflux du sang aux oreillettes, et l'obligent à pénétrer dans les tubes artériels, dont les valvules, accolées aux parois, laissent l'ouverture béante. — Les artères se remplissent, l'onde pulsative parcourt le corps entier.

Dès que les ventricules sont vides, les valvules sigmoïdes qui garnissent l'entrée de l'aorte et de l'artère pulmonaire s'abaissent, se referment sous le poids de la colonne sanguine qui retombe sur elle.

Mais voici que le sang a parcouru tout le corps, artères et veines : il afflue aux oreillettes, qui sont de nouveau remplies, l'une par les veines caves, l'autre par les veines artérieuses du poumon. La pression du sang dans les oreillettes entr'ouvre de nouveau les valvules auriculo-ventriculaires, et les muscles papillaires en achèvent la dilatation, le cycle circulatoire va recommencer une évolution nouvelle.

Durée de la systole ventriculaire. — En 1865, *Donders* mesura la durée de la systole et l'évalua par l'intervalle qui sépare les deux bruits du cœur. Il reconnut qu'elle était de $\frac{314}{1000}$ de seconde environ, pour un pouls de fréquence ordinaire. Mais si la rapidité du cœur vient à augmenter, la systole ne dure plus que $\frac{208}{1000}$. Elle diminue donc d'une façon absolue, tout en gaumentant, relativement à la durée totale d'une révolution cardiaque.

*Thurston*[1], quelques années plus tard, étudiant la même question, reconnut : 1° que la durée de la systole cardiaque est constante pour un pouls d'une fréquence donnée; 2° que cette durée varie en raison inverse de la racine cubique du chiffre du pouls. Ces calculs concordent avec ceux qu'avait déjà publiés *Garrod.*

ALTERNANCE DES MOUVEMENTS ET SIMULTANÉITÉ D'ACTION. — On connaissait déjà l'alternance d'action des deux étages du cœur; étage *auriculaire*, étage *ventriculaire*, et la simultanéité d'action des deux moitiés homologues, oreillettes et ventricules, contrairement à l'opinion de *Bauhin* et de *Riolan*, qui avaient cru pouvoir distinguer quatre contractions successives dans le cœur, une pour chaque oreillette, une pour chaque ventricule.

Mais la structure musculeuse du cœur, dont la couche superficielle à chacun des deux étages s'étend sur les deux moitiés de l'organe, ne peut laisser aucun doute sur la simultanéité des actions des deux oreillettes et des deux ventricules. En 1877, François *Franck* a pu étudier un cas d'ectopie cardiaque, où les ventricules entiers faisaient saillie à l'épigastre, et l'application d'un double explorateur aux deux ventricules lui a démontré le *synchronisme des deux systoles*[2].

HÉTÉROCHRONIE DES BATTEMENTS DES DEUX VENTRICULES. — Quoique l'action des deux ventricules, reliés par les mêmes muscles, soit presque toujours simultanée, il est des cas, plus nombreux qu'on ne le croit, où l'on perçoit les deux pulsations de la pointe du cœur l'une après l'autre. *Leyden* en a publié trois observations remarquables [2]; dans toutes les trois, il existait une *insuffisance* considérable de la valvule *mitrale*, avec *dilatation* et *hypertrophie* du cœur *droit*.

Telle est, en effet, la cause de cette *hétérochronie*. Car, dans le cas d'insuffisance considérable de la valvule mitrale, le ventricule gauche, plus fort, envoie dans les poumons autant de sang que le ventricule droit. Aussi la circulation tend à s'arrêter, mais dans ces circonstances la diastole du ventricule gauche se fait longuement, ce qui permet au ventricule droit d'opérer, au moyen des couches musculaires qui lui sont personnelles, une

[1] THURSTON. *Durée de la systole cardiaque déterminée à l'aide des tracés sphygmographiques.* Journ. of anat. and phys. X. 3e p. 1876.

[2] FRANCK (F.). Acad. des sciences de Paris. 30 juillet 1877.

[1] LEYDEN (E.) *Zwei neue falle von ungleichzeiger contraction beider Herzkammern.* Arch. für path. und phys., t. XLIV et LXV, p. 153.

systole complémentaire qui parvient à chasser du poumon la plus grande partie du sang qui y afflue.

**Indication diagnostique tirée de l'hétérochronie.** — L'*hétérochronie* des deux ventricules constitue donc un mode de *compensation* spéciale des affections du cœur, et sa valeur diagnostique est : **insuffisance considérable de la valvule mitrale.**

RETRAIT SYSTOLIQUE DES ESPACES INTERCOSTAUX. — La dépression des espaces intercostaux isochrone à la systole cardiaque est généralement regardée comme indiquant des *adhérences* du *cœur* et du *péricarde* à la *plèvre costale.* On a même fixé le diagnostic d'une manière plus positive :

1° Si l'*ondulation en godet* de la région occupe le **5e espace**, l'adhérence siège au *ventricule gauche.*

2° Si c'est au **4e et 5e espace** intercostal, l'adhérence est avec le *ventricule droit.*

3° Si la dépression siège au **3e espace**, l'adhérence est aux *oreillettes.*

4° Enfin le retrait qui s'opère au **6e espace** indique une adhérence avec la *pointe du cœur*. Mais la question est plus complexe qu'on ne le croirait d'abord. Si l'on observe le retrait systolique lorsqu'il y a des adhérences du cœur au péricarde, on l'observe aussi quand il n'y en a pas ; et, d'autre part, les adhérences peuvent exister sans provoquer le retrait systolique. D'où vient cette contradiction? Nous en devons l'explication à VON WIDMANN [1]. Ce médecin distingué rappelle justement cette donnée physiologique, savoir : que pendant la systole le cœur diminue dans le sens transversal, tandis que le diamètre antéro-postérieur se trouve augmenté. Or, d'après Von Widmann, les *dépressions systoliques* démontrent simplement que le *cœur a pris dans le thorax une situation anormale; il touche* la *paroi* par son *bord latéral* au lieu de la face antérieure, *il est légèrement tordu sur son axe.* Qu'il soit alors fixé par une adhérence au péricarde, ce peut être vrai dans certains cas, mais n'est pas nécessaire. On comprend, en effet, que si le cœur touche la paroi thoracique par l'une ou l'autre extrémité de son diamètre transversal, les espaces intercostaux, cédant à la pression atmosphérique, devront suivre le retrait du cœur et son expansion. Mais toute

[1] WIDMANN. *Des dépressions systoliq. des espaces intercostaux.* Archiv. für path. anat. B. LXX. p. 438, et Wirchow's Archiv. juillet 1877.

torsion du cœur n'amène pas le retrait intercostal; les conditions favorables à la production du symptôme sont :

1° *L'hypertrophie du cœur.*

2° *La rétraction du poumon gauche.*

3° *Les contractions énergiques du cœur.*

Dans tous les cas, il devient évident que le retrait systolique n'est point un signe pathognomonique d'une symphise cardiaque, ainsi qu'on l'a cru jusqu'ici. C'est surtout chez les jeunes enfants que l'on voit les dépressions intercostales sans lésion aucune.

Pressions que subit le sang dans les cavités du cœur. — D'après FICK[2], dans l'**oreillette droite**, la pression est presque nulle et à peu près constante, représentée par 2mmHG. La systole auriculaire ne la modifie pas, la systole ventriculaire très peu; mais elle dépend surtout des mouvements respiratoires. Dès qu'il y a obstacle pour la respiration, la pression s'élève pendant l'*expiration* et descend à — 10 pendant l'inspiration.

**Ventricule droit.** — La pression maximum varie entre 18 et 42mmHG. Un fait important, c'est que immédiatement après la systole ventriculaire, la pression s'abaisse dans le ventricule au-dessous de 0 et devient même plus basse que celle des oreillettes. Cela démontre, d'une manière complète, que la diastole ventriculaire n'est pas seulement passive, mais exerce une aspiration directe, active sur le sang.

**Ventricule gauche.** — Pour chaque révolution cardiaque, le sommet de la courbe atteint la même hauteur dans le ventricule et dans l'aorte. Mais la courbe aortique présente un abaissement beaucoup moindre. Les deux lignes d'ascension offrent en outre cette différence que l'ascension de la courbe aortique est toujours plus lente que celle de la courbe cardiaque. Cependant on retrouve une identité presque complète entre la courbe ventriculaire et la courbe carotidienne.

*Fink* a trouvé, de plus, que la pression était constamment plus forte dans les artères que dans les ventricules; il l'explique en admettant que le ventricule précipite le sang par une impulsion subite, au delà des valvules aortiques, au lieu de l'introduire par compression.

Caractéristique du travail du cœur. — Le cœur paraît différer des autres muscles par sa puissance extrême, et par

[2] Fick. *Variations de pression du sang dans les différentes portions du système irculatoire.* Verandlung. der phys. med. gesellchaft. Würtzbourg. V. 14. p. 223.

l'impossibilité de consumer sa propre substance, du moins rapidement. Au lieu de s'user lui-même, il emprunte son aliment au milieu qui le baigne, au sang qui le pénètre, et qui se renouvelle sans cesse en un instant, lui rendant ainsi une énergie instantanée [1]. C'est ainsi que *Kronecker* et *Stirling*, adaptant un cœur excisé à un appareil circulatoire artificiel, ont pu le voir travailler régulièrement et longtemps, pourvu qu'il fût bien pénétré et nourri par du sang artériel en circulation, constamment renouvelé.

De la syncope ou arrêt du cœur. — La *syncope* est un phénomène caractérisé physiologiquement par le ralentissement extrême, ou l'arrêt subit des contractions du cœur. Cet arrêt peut reconnaître deux causes : l'une *nerveuse*, l'*arrêt réflexe* du cœur; — l'autre *mécanique*, l'*anémie brusque du bulbe*, soit *directe*, par hémorrhagie, soit *indirecte*, par état douloureux ou moral.

L'arrêt du cœur survient par l'excitation trop forte du *pneumo-gastrique*. Mais c'est aux *racines spinales* qu'est due cette propriété, car **HOSTEING** [2], après les avoir arrachées à un lapin, n'a plus obtenu cette action suspensive. L'arrêt du cœur produit une anémie encéphalique, la suspension générale de l'hématose, l'accumulation de $CO^2$ dans le sang.

A leur tour, ces phénomènes d'asphyxie provoquent une excitation bulbaire, qui retentit sur le nerf vague, maintenant ainsi l'arrêt du cœur.

Un grand nombre de traumatismes, même légers, peuvent amener la *syncope*, car les excitations de la périphérie se réfléchissent sur le cœur. Il en est de même de l'excitation des nerfs splanchniques; un coup violent à l'épigastre peut donner la mort. Une cause morale, elle-même, peut, par action réflexe, produire l'arrêt du cœur et la mort; sous ce rapport une joie subite s'est montrée plus souvent funeste qu'une douleur ou un chagrin extrême.

Température du cœur. — La température du cœur varie aux différents moments de son évolution. **MAREY** [4], opérant avec une aiguille thermo-électrique enfoncée dans les parois du cœur

[1] Kronecker et Stirling. *The characteristic sign. of cardiac muscular movement.* Journ. of anat. and phys., XVI, 1875.
[2] Hosteing. *Essai sur la syncope.* Thèse P. 1877.
[3] Engel. *De la syncope d'origine traumatique.* Thèse P. 1877.
[4] Marey. Acad. des sciences. P. 1876.

d'une grenouille, a constaté que pendant la *systole*, il y a *échauffement;* au contraire il y a *refroidissement* pendant la *diastole.*

Ainsi la période de plus grande chaleur correspond à celle de plus grande contraction ; celle-ci constitue donc la fonction *active* du cœur.

## V

### STRUCTURE DU CŒUR.

STRUCTURE DU CŒUR. — Tandis que les fibres musculaires des autres organes se rapportent toutes à deux classes : 1° *fibres striées*, pour les muscles locomoteurs de la vie *animale*, 2° *fibres lisses* pour les muscles de la vie *organique*, le cœur semble avoir pour lui des fibres à composition personnelle; d'une part, elles se rapprochent, par l'ensemble de leurs caractères, de celles des muscles locomoteurs ; d'une autre, elles en diffèrent :

1° Par un **moindre volume**, leur diamètre n'étant que de 0,mm02 au lieu de 0mm,06 à 0mm,08.

2° Par leur **isolement**, car elles ne se groupent pas en faisceaux secondaires et tertiaires.

3° Par **l'absence** de **sarcolemme** et de **gaînes isolantes**, absence bien constatée par *Ch. Robin*, tandis que chaque fibre striée des muscles volontaires est entourée dans sa gaîne sarcolemmateuse.

4° Par leur *division* incessante, leurs *anastomoses* innombrables, bien différentes du parallélisme et de l'indépendance des fibres musculaires ordinaires, et qui se rapproche de l'intrication habituelle aux muscles organiques.

5° Enfin par la **simultanéité** de leurs *contractions ;* fonction résultant de leur disposition parfaitement solidaire et de leur enchaînement réciproque.

GROUPEMENT DES FIBRES DU CŒUR. — Règle générale, les faisceaux musculaires sont aplatis et rubanés sur les oreillettes — arrondis et cylindriques, coniques ou filiformes, à la surface interne des ventricules. Mais la direction des fibres présente un réseau pour ainsi dire inextricable. Tantôt juxtaposées, tantôt inclinées les unes vers les autres, unies à leurs extrémités le milieu restant libre, ou bien partant obliquement d'un filet tendineux, comme les barbes d'une plume.

Dans tous les cas, ces divers faisceaux, qu'ils soient parallèles ou qu'ils appartiennent à des couches différentes, s'envoient de nombreux filets de communication, destinés à grouper les éléments de force du cœur et à rendre leur action simultanée.

*Wolf* a décrit six couches superposées pour le ventricule gauche, et trois pour le ventricule droit; mais toutes ne sont pas également étendues : les unes enveloppent tout le cœur; les autres se bornent à l'un des ventricules, et comme celles-ci ne descendent pas jusqu'à la pointe du cœur, il en résulte : — 1° que le cœur représente bien, en réalité, comme l'avait affirmé *Winslow*, deux sacs musculeux enveloppés dans un troisième ; — 2° que la pointe du cœur, moins riche en fibres musculaires, offre une forme conique ; — 3° que la base des ventricules destinée à fournir et à supporter le plus grand effort est aussi la plus dotée de fibres musculaires, puisque toutes les couches y sont représentées.

Fibres communes ou unitives. — **Gerdy** a parfaitement décrit, sous le nom de *fibres unitives*, les fibres communes, qui recouvrent le cœur. *Sur les ventricules*, ces fibres unitives se divisent en *antérieures* ou *sternales* et *postérieures* ou *diaphragmatiques*. Les premières partent surtout des *zones artérielles* pulmonaire et aortique. Les secondes viennent des *deux orifices auriculo-ventriculaires*. Les premières se dirigent en bas et à gauche, vers la pointe du cœur; les secondes en bas et à droite, vers le bord tranchant. Les premières vers la pointe du cœur se contournent en tire-bouchon, ou mieux en 8 de chiffres à anneau inférieur très petit, pour remonter, en pénétrant dans le ventricule, et revenir fixer leurs anses aux zones de la base du cœur. C'est ce tourbillon de la pointe du cœur que *Sénac* appelait la *rose tournante*. Au centre se trouve une portion canaliculée reconnue par *Sténon*, c'est l'anneau inférieur du 8 de chiffres.

Quant aux fibres unitives postérieures, elles forment sur tout le bord libre du ventricule droit, non plus des tourbillons, mais des *anses*. Aussi ce ventricule paraît-il plus court que l'autre de toute la différence produite par la spirale inférieure du 8 de chiffres.

Il faut donc reconnaître dans l'enveloppe musculeuse

externe du cœur des fibres à *anses*, et des fibres en 8 *de chiffres*.

Les premières, parties des parois externes, pénètrent par leur moitié intérieure dans les parois internes, et vont même à des ventricules opposés.

Les secondes, par leur moitié interne, se perdent dans la paroi antérieure du ventricule gauche.

Toutes, après avoir pénétré dans le cœur, envoient des faisceaux de fibres isolées qui forment les *travées* et les *colonnes charnues*.

Pour la cloison du cœur, il n'y a pas de fibres propres, mais elle est formée par l'adossement des parois ventriculaires, au point que *Winslow* a pu séparer les deux cœurs.

Fibres propres des ventricules. — Elles représentent deux tubes cylindro-coniques adossés l'un à l'autre, dont la base s'insère aux orifices auriculo-ventriculaires, tandis que la pointe se dirige vers celle du cœur. Les travaux de *Gerdy* ont démontré que les fibres musculaires qui les composent formaient des anses attachées aux zones auriculo-ventriculaires, et qu'elles offraient des séries de couches étagées les unes sur les autres. Cependant **WINCKLER**, en 1865, n'admit point l'existence des fibres propres ventriculaires, qui toutes appartiendraient d'après lui aux fibres communes. Mais *Sappey*, sans nier l'étroite union qui existe entre les deux espèces de fibres, a démontré qu'après avoir enlevé les fibres unitives antérieures et postérieures, on pouvait séparer les couches moyennes et isoler les deux ventricules.

Fibres musculaires des oreillettes. — Elles se divisent aussi en *propres* et en *communes*.

Fibres musculaires de l'oreillette droite. — Elles sont disposées en fascicules à directions variées; on remarque surtout des *sphincters* et *demi-sphincters*, autour des *veines caves* supérieure et inférieure, puis autour des orifices *auriculo-ventriculaires*, tandis que d'autres faisceaux, régulièrement entrecroisés, occupent la partie antérieure de l'oreillette, ou se disposent en colonnes dans l'auricule. Dernièrement, le Dr Durosiez a démontré que ces sphincters éprouvent une *occlusion hermétique pendant la présystole*.

Fibres de l'oreillette gauche. — Elles offrent de même une

[1] Durosiez. Acad. des sc. P. 25 août 1884.

série de faisceaux disposés en sphincters, autour de l'orifice auriculo-ventriculaire gauche et des quatre veines pulmonaires, tandis que de larges anses parcourent les parois de l'oreillette et de l'auricule.

FIBRES COMMUNES DES DEUX OREILLETTES. — Elles sont peu abondantes, et se réduisent à une bandelette, qui rejoint les deux auricules, et au sphincter très marqué, autour de la *fosse ovale*, lequel constitue au milieu de la cloison interauriculaire l'anneau de *Vieussens*.

TRAIT SCALARIFORME D'EBERTH. — EBERTH a décrit sur le trajet des fibres du cœur, à leurs points de jonction, un trait en marche d'escaliers qu'il appela : **trait scalariforme**.

C'est au niveau de ce trait, que dans les affections *typhoïdes*, dans la *scarlatine*, la *rougeole*, les *varioles graves*, on voit les fibres du cœur s'interrompre et se dissocier, sous l'influence de la *myocardite*, qui se déclare souvent dans le cours de ces maladies, et produit alors une véritable **ataxie** du cœur, parfois même la **mort subite**.

POIDS DU CŒUR DANS SON DÉVELOPPEMENT. — A la naissance, le cœur ne pèse guère que 21 grammes.

La première année, le cœur augmente de 16 grammes.

D'un an à 4 ans, le poids normal du cœur augmente de 37 grammes à 66.

Jusqu'à 8 ans le cœur gagne 6 à 7 grammes par an.

A partir de 12 ans l'accroissement annuel est de 18 grammes jusqu'à 15 ans.

Alors le cœur pèse 205 grammes.

Puis l'accroissement continue, mais plus faible, jusqu'à 35 ans où le cœur pèse 303 grammes.

De 35 à 45 ans, le poids du cœur est stationnaire.

De 47 à 65, il augmente de 3 grammes par an ; il arrive à peser 332 grammes.

Puis, le cœur décroît d'une manière sensible ; à 85 ans, il ne pèse plus que 303 grammes comme à 35 ans [1].

[1] THOMA. *Le poids du cœur, aux différents âges.* Leipsig. Vogel. 1882.

## VI

### INNERVATION DU CŒUR.

Innervation du cœur. — La coordination des mouvements du cœur, avec son rhythme inaltérable, est encore peu connue dans ses causes. L'école ancienne jusqu'à *Haller* [1] l'attribuait à l'innervation *cérébrale*, d'autres physiologistes à la *moelle allongée*, aux *pneumo-gastriques*, aux *ganglions sympathiques*, d'autres enfin au *myocarde* lui-même. Examinons, tour à tour, chacune de ces opinions, et voyons si nous pourrons porter quelque lumière dans cette question si difficile.

Le cœur au premier abord paraît insensible. Le contact des corps étrangers n'y fait naître aucune sensation. *Harvey* s'en assura, en palpant le cœur du jeune comte de Montgomerry, mis à nu par suite d'une blessure. En vain on touchait le viscère, le sujet ne reconnaissait le tact que lorsqu'il portait sur la paroi thoracique. **O'BRYAN** [2] renouvela cette expérience sur un enfant atteint d'ectopie cardiaque. L'irritabilité cardiaque doit donc venir d'une autre source ; suivons pour y arriver la méthode expérimentale.

I. Origines cérébrales de l'innervation du cœur. — L'influence de l'encéphale n'est pas immédiatement indispensable aux mouvements du cœur, car **LEGALLOIS** [3] reconnut expérimentalement que l'ablation du cerveau ou la décapitation n'arrêtent pas les battements du cœur, pourvu qu'on entretienne la vie par la respiration artificielle.

Pourtant les centres cérébraux, chez l'être normalement développé, ne sont point sans influence sur le cœur ; les recherches modernes de **LUDWIG**, de **CYON**, de **CHARPENTIER** et **COUTY**, nous montrent le *cerveau* comme un *organe modérateur cardiaque*, dont les centres d'action siègent dans l'*écorce grise*.

*Couty* [4] surtout s'est attaché à démontrer quelle était la fonc-

[1] Legallois. *Œuvres*, t. I, p. 154, édit. Parisot.

[2] O'Bryan. *Case of partial ectopia*. Americ Journ. of med. science, 1838 t. XXXIII, p. 194.

[3] Spallanzani. *Expér. sur la circulat.*, p. 342.

[4] Couty (Louis). *Influence de l'encéphale sur les muscles de la vie organique*. Archiv. de physiol. 2e série, 1876, p. 755.

tion du cerveau dans l'innervation du cœur. Par des expériences fort ingénieuses faites en arrêtant la circulation dans les différents points de l'encéphale, au moyen d'injections de poudre de lycopode dans les artères, le savant expérimentateur anémie les territoires carotidiens. Aussitôt deux phénomènes se produisent :

A. La *tension artérielle augmente*, et, si tout l'encéphale a été obstrué, elle double, triple, quintuple même sa valeur initiale.

B. Le *cœur* se *ralentit* ainsi que le *pouls*, avec augmentation de l'amplitude oscillatoire de la colonne du kymographe. Le ralentissement cardiaque est très rapide, il tombe chez l'animal à 30 et même 10 pulsations.

**Le cerveau est donc un organe modérateur cardiaque.** — Les nerfs encéphalo-cardiaques seront contenus au cou dans les *deux pneumo-gastriques* et sortiront de la *moelle* par la *deuxième* et *troisième paire*.

Mais continuons le récit de l'expérience :

Dans une deuxième période, qui survient au bout de cinq à huit minutes la tension baisse de 15 à $9^{mm}$ HG, chiffre normal, et de là à 1 ou $2^{mm}$; le pouls s'accélère.

Dans la troisième période qui survient au bout de trente-cinq à quarante minutes, il y a paralysie de la moelle, la tension est à 0, le sang cesse de circuler par arrêt de nutrition du tissu cardiaque privé de sang.

De son côté, *Bochefontaine* [1], étudiant l'influence de la *faradisation* sur l'*écorce grise* du cerveau, a reconnu qu'elle causait une *augmentation* de *pression intrà-artérielle* et une *diminution* de la *fréquence* du pouls.

Mais, dans les circonstances les plus semblables en apparence, cette excitation peut produire des résultats absolument contraires.

C'est ce qui arrive quand la communication des centres nerveux céphalo-bulbaires, avec le centre respiratoire, par l'intermédiaire du pneumo-gastrique est interrompue.

A sa partie antérieure, on observe alors un effet *dépresseur*, caractérisé par l'affaiblissement de la pression et le ralentissement du pouls, sous l'influence de l'excitation du gyrus sig-

[1] BOCHEFONTAINE. *Influence de la faradisat. sur l'écorce grise*. Arch. de physiol. 1876, t. VIII, p. 140.

moïde, en avant du sillon crucial vers le point correspondant au n° 3 de Ferrier. Cet abaissement de pression est dû à l'excitation des origines centrales des nerfs dépresseurs de *Lüdwig* et *Cyon*.

**Influence psychique.** — L'influence cérébrale est surtout en rapport avec les données de l'*intelligence,* du *sentiment* et des organes des *sens*. L'observation de ces phénomènes peut donc aussi éclairer la question.

Or, les impressions psychiques produisent tantôt un arrêt momentané des mouvements du cœur, tantôt une accélération, suivant que le cerveau seul est en action, ou que cette action s'est propagée au bulbe. C'est généralement sous l'influence des émotions morales les plus fortes que domine l'effet des éléments modérateurs ; leur puissance peut aller jusqu'à la *syncope* ou même à la *mort subite*.

C'est que le cerveau est indispensable à l'action des nerfs réflexes cardio-vasculaires sensoriels, c'est là ce qui les différencie complètement des réflexes circulatoires déterminés par l'excitation des autres parties de l'appareil sensitif.

Ces troubles cardio-vasculaires, ainsi que l'ont démontré MM. *Charpentier* et *Couty,* sont liés non pas directement à la perception sensorielle elle-même, mais à un travail cérébral ultérieur, émotionnel, qui, par l'intermédiaire du mésocéphale, déterminera les troubles observés.

II. Origines bulbo-médullaires de l'innervation du cœur. — La région *bulbaire* paraît indispensable à l'action du cœur, car elle est le point d'origine des nerfs *pneumo-gastriques*.

Il en est de même de la *moelle épinière*, d'où émanent directement certaines fibres excito-motrices, qui se rendent au plexus cardiaque.

*Legallois* a démontré que le *cœur s'arrête*, si l'on *détruit* brusquement la *moelle*. Et *Wilson Philip* a vu également le *cœur s'arrêter* par l'*écrasement* du *cerveau*. Mais, si c'est la règle dans la majorité des cas et si la vie régulière ne peut exister sans l'assistance des centres bulbo-médullaires, de nombreuses exceptions viennent démontrer que là n'est pas encore la cause première du rhythme cardiaque.

*Spallanzani* et *Wilson Philip* [1] reconnurent que la destruction

[1] Wilson Philip. *An experimental inquiry in to the laws of the vital functions*, p. 56.

complète de l'axe cérébro-spinal peut parfois ne pas entraîner l'arrêt du cœur, et que, si l'on a soin d'entretenir la vie par la respiration artificielle, le cœur reprend ses battements par ses propres forces, alors que tout secours extérieur vient à lui manquer. *Flourens* [1] le vit continuer ses mouvements, plus d'une heure, sur un oiseau ainsi mutilé, en ayant le soin de pratiquer la respiration artificielle. *Lallemand* [2] apporta de ce fait une nouvelle preuve décisive; c'est celle des enfants monstrueux qui naissent sans cerveau, sans moelle, et dont le cœur a battu presque jusqu'à terme. D'où vient donc cet antagonisme apparent?

D'où vient cet arrêt subit du cœur observé dans les lésions graves du cerveau et du bulbe, tandis que dans d'autres cas la vie subsiste, le cœur continue de battre?

*Weber* [3] et *Budge* n'ont-ils pas démontré que, si l'on dirige le courant électrique [4] sur la moelle allongée, on paralyse le cœur?

Tout s'explique quand on considère le *bulbe* comme *racine des pneumo-gastriques*. En détruisant le bulbe, on arrête l'action des nerfs vagues, et, dès lors, les deux fonctions spéciales dévolues à ces nerfs sont supprimées; la respiration s'arrête, ainsi que les mouvements du cœur. Si, au contraire, on coupe d'abord les deux pneumo-gastriques, mais que l'on entretienne l'une de leurs deux fonctions spéciales, l'*hématose*, par la respiration artificielle, l'action stimulante du sang oxygéné, sera encore suffisante pour entretenir la deuxième fonction, l'*innervation* du cœur, et l'on aura beau mutiler, détruire le bulbe séparé, le cœur continuera de battre.

En interrogeant la toxicologie, nous trouvons dans l'action de la *digitale* une nouvelle preuve de l'influence du système nerveux cérébro-spinal sur le cœur. En effet, tandis que la digitale ralentit la circulation au bout de peu d'heures de quinze à vingt pulsations, *Traube* [5] a démontré que si l'on vient à couper les

[1] FLOURENS. *Recherch. sur les propriétés du syst. nerveux*, 1824, p. 11.

[2] LALLEMAND. *Obs. patholog. propres à éclairer plusieurs points physiolog.* Th. P. 1818 et 1825.

[3] WEBER. *Circà l'influenza dell'asse cerebro-spinale e del gd sympathico su i movimenti del cuore.* Atti della settima adunanza di Napoli de' gli scienzati, Italiani. 1845, p. 712.

[4] BUDGE. *Briefliche mitheilung über die Herzbewegung.* Müller's Archiv. 1846, p. 294.

[5] TRAUBE. *Ueber die Wirkungen der digitalis*, Canstatt's Jahresbericht, 1853, t. V, p. 121.

pneumo-gastriques avant que la digitale ait manifesté son action, tout en entretenant la vie par la respiration artificielle, le médicament est sans effet, le pouls reste normal.

*Ainsi la fonction du bulbe est de retenir, de régler les mouvements du cœur, comme les rênes gouvernent l'allure d'un cheval, c'est donc un centre modérateur.*

En étudiant le pneumo-gastrique, issu du bulbe même, nous spécialiserons davantage encore cette action si importante.

**Exceptions apparentes.** — Un certain nombre de filets excito-moteurs qui appartiennent au grand sympathique s'accolent à la moelle allongée, avant de gagner le cœur. Il en résulte qu'il existe en ce point une communication du pneumogastrique avec des centres nerveux accélérateurs, analogue à celle qui existe dans le cœur lui-même. La preuve en est donnée par l'expérience suivante, due à *Bezold :* sectionner le nerf vague, le cordon cervical supérieur, et isoler les vaso-moteurs. Cela fait, si l'on excite la moelle allongée ou la moelle épinière, on détermine une accélération des mouvements du cœur. L'*excitation directe de la moelle allongée entraîne donc, dans certains cas, celle du cœur.* Cela peut arriver même quand le nerf vague est intact. Mais si, au contraire, on irrite le bout central du pneumo-gastrique divisé, on voit survenir le ralentissement du cœur quand on a eu la précaution de séparer d'abord le cerveau de la moelle allongée.

III. Innervation du cœur par la moelle épinière cervicale. — Mais en quoi consiste la fonction de la moelle cervicale par rapport au cœur? Les travaux de *Lüdwig* et *Couty* nous ont appris que la moelle intacte agit en sens contraire de l'action encéphalique, et, tandis que le *cerveau* et le bulbe sont des *centres modérateurs*, la *moelle constitue un organe accélérateur cardiaque, un centre vaso-moteur indépendant*, mais modifiable cependant par les réactions secondaires que peuvent lui faire subir l'*asphyxie*, l'*anémie*, etc.

Lorsqu'avec une injection de spores de lycopode, on anémie à la fois l'encéphale et la moelle cervicale, on détermine une augmentation de tension très considérable dans les vaisseaux; et le cœur, au lieu de se ralentir, comme il le fait quand on opère sur l'encéphale seul, s'accélère presque d'emblée.

[1] Couty (L.). Arch. de physiol. 2e série, 1876.

Or, comme le grand sympathique cardiaque prend ses origines dans la moelle cervicale, il doit être établi que *la moelle est bien le centre accélérateur*, dont les *filets sympathiques* sont les *transferts* à l'organe circulatoire.

IV. INNERVATION DU CŒUR PAR LE PNEUMO-GASTRIQUE. — En 1845, les frères **WEBER** communiquèrent à la septième assemblée des savants italiens, réunis à Naples, les premières expériences raisonnées sur l'excitation électrique du bulbe et des nerfs vagues, dans leur rapport avec les mouvements du cœur. Ils concluaient par les données suivantes :

A. « L'énergie des mouvements du cœur dépend essentiellement de l'axe *cérébro-spinal.* »

B. « Le *centre d'action* se trouve dans la *moelle allongée;* les nerfs *pneumo-gastriques*, qui y prennent racine, *transmettent* au *cœur* cette *action.*

C. Un courant électrique *très faible*, appliqué aux nerfs vagues, *accélère* les pulsations cardiaques et *augmente* la *pression* vasculaire. »

D. « Un courant *plus fort*, *diminue* la *pression*, *ralentit* les *pulsations*, arrête le cœur. La galvanisation du pneumo-gastrique *droit* agit plus fortement sur les contractions du cœur que celle du côté gauche. »

E. « Le *pneumo-gastrique droit* paraît donc *plus spécialement préposé* aux *fonctions du cœur.* »

F. « Pendant la galvanisation du pneumo-gastrique, les pulsations artérielles sont plus fortes, par suite d'un abaissement de la tension dans les artères, le cœur battant plus faiblement. »

Au commencement de 1846, un savant physiologiste allemand, **BUDGE**, approfondissant le même sujet montra que chez la grenouille un courant galvanique discontinu traversant la moelle ou les nerfs pneumo-gastriques, produisait le repos du cœur, pendant que les muscles ordinaires sont spasmodiquement contractés.

*Schiff* [1], *Lüdwig* et *Höffa* [2], *Claude Bernard* [3] et *Brown-Séquard* [4], vérifièrent bientôt la vérité de ces premiers travaux.

[1] SCHIFF. *Archiv. für physiol. Heilkunde*, t. VIII, p. 166-442, t. IX, p. 60.

[2] LÜDWIG et HÖFFA. *Einige neue versuche über Herzbewegung zeitschrift für rationelle medicin*, 1850.

[3] CLAUDE BERNARD. *Leçons sur la physiol. du syst. nerveux*, 1858, t. II, p. 394.

[4] BROWN-SÉQUARD. *De l'arrêt passif du cœur par l'excitation galvanique de la moelle allongée.* Société de Boulogne 1850, t. II, p. 26.

**Influence propre à chacun des deux nerfs vagues.** — Mais était-il nécessaire d'exciter les deux nerfs vagues pour obtenir le résultat cherché, ou bien chacun d'eux avait-il une spécialité d'action, l'un sur le cœur, l'autre sur le poumon, ainsi que le pensait *Weber ? Schiff* indique d'abord qu'il suffit d'électriser un seul pneumo-gastrique pour arrêter le cœur en diastole. *Arloing* et *Tripier* [1] avaient conclu de leurs travaux que le pneumo-gastrique *droit* agit sur le *cœur*, et le *gauche* sur le *poumon*. Les expériences de *Tarschanoff* et de *Puelma* [2] sur l'excitation alternative des deux nerfs vagues ont démontré que chacun des pneumo-gastriques met en jeu tout l'appareil modérateur situé dans les parois du cœur, et qu'une fois cet appareil *épuisé*, par l'excitation d'un pneumo-gastrique, il ne peut être mis en activité par l'excitation de l'autre. C'est ce qui a pu faire croire à l'action plus directe, plus décisive, de l'un des deux. Du reste, cet état d'épuisement de l'appareil modérateur du cœur disparaît très promptement par le repos.

En résumé, les irritations *légères* du nerf vague *ralentissent* les battements du cœur en prolongeant les *diastoles*. Les irritations *plus fortes* du nerf arrêtent le cœur *en diastole*. La section du nerf vague accélère le mouvement du cœur. Mais si avec *Eckard* [3] l'on galvanise le tronçon cardiaque, on suspend de nouveau les pulsations en rendant, d'une façon artificielle, au nerf vague, sa primitive énergie. Tels sont les faits, seulement les explications varient : *Weber, Claude Bernard* considérèrent le pneumo-gastrique comme un nerf modérateur des mouvements du cœur, tandis que le sympathique ne lui fournirait qu'une action motrice désordonnée et sans loi.

Or, comme le nerf vague, aussi bien que l'accessoire de Willis, prend naissance dans la moelle allongée, celle-ci doit avoir une action semblable et constituer, comme nous l'avons déjà dit, le *régulateur* des mouvements cardiaques.

*Budge, Moleschott*, et *Schiff*, regardent le pneumo-gastrique, comme un *nerf moteur*, mais d'une excitation extrêmement subite et qui s'épuise rapidement. Voilà pourquoi des courants trop forts épuisent son action et arrêtent le cœur en diastole.

[1] ARLOING et TRIPIER. *Contribut. à la physiol. des nerfs vagues.* Archiv. de physiol., 1871-72.

[2] TARSCHANOFF et PUELMA. Arch. de physiol., 1875, p. 758.

[3] ECKARD. *Physiol. des nerfs et trait. du tétanos.* Gaz. hebdom. de méd., 1854, t. 1, p. 607.

Mais bien des faits sont opposés à cette théorie. Par exemple, si, pendant une électrisation, assez forte pour arrêter le cœur, on vient à couper le nerf, les battements rapides apparaissent aussitôt ; le nerf n'était donc pas épuisé.

D'après *Lussanna,* le nerf vague serait un *nerf sensitif;* mais alors comment l'excitation de son but périphérique arrêterait-elle le cœur en diastole ? *Brown-Séquard*, étudiant les rapports de la respiration avec le cœur [1], prouva qu'une influence *retardatrice* des mouvements cardiaques est transmise à cet organe, à chaque effort d'inspiration.

Cette influence est donc associée à l'action nerveuse, qui se rend du centre cérébro-rachidien aux muscles inspirateurs ; expliquons-nous davantage : Une excitation part du centre cérébro-spinal et se propage au cœur à chaque effort respiratoire. Quand l'action nerveuse sort de ce centre pour gagner les muscles dilatateurs du thorax, elle se jette aussi dans les fibres cardiaques du nerf vague et va produire dans le cœur une suspension ou une diminution de mouvement. C'est ainsi qu'en faisant un effort respiratoire, on diminue les mouvements du cœur. Le nerf *vague* est donc un nerf *modérateur*, et la volonté en agissant sur l'acte respirateur est capable, jusqu'à un certain point, de réagir sur le cœur d'une manière indirecte. *Brown-Séquard* [2] admet en outre que le nerf vague agit comme *vaso-moteur*, sur les petits vaisseaux du cœur. En faisant contracter ces vaisseaux coronaires, il diminue les mouvements du viscère. Les nerfs vagues seraient donc la voie par laquelle une cause de diminution des mouvements du cœur arrive à cet organe.

Voici, maintenant, une théorie toute différente sur l'action des nerfs vagues :

D'après **ONIMUS**, une excitation modérée, unique, du pneumogastrique détermine la contraction du cœur, bien loin de l'arrêter. Mais dès que les excitations deviennent trop nombreuses et trop rapides, elles cessent de provoquer les actes fonctionnels et ne sont qu'une cause de perturbation. C'est alors que l'on voit

[1] BROWN-SÉQUARD. *Association des efforts respirat. avec la diminut. ou l'arrêt des mouvements du cœur*. J. de physiol. 1858, p. 512.

[2] BROWN-SÉQUARD. *Experimental researches applied to physiol. and pathol.* 1853, p. 77 et 114.

surgir l'action des prétendus nerfs d'arrêt et cesser l'action du cœur [1].

En 1877, *Ottomar* ROSENBACH [2] émit une théorie très analogue à celle de *Brown-Séquard*, mais plus complète. D'après cet auteur, le nerf vague agit en resserrant les vaisseaux de la moelle allongée ; vaisseaux dont le sang, en devenant veineux, provoque les mouvements respiratoires. C'est un nerf *vaso-moteur constricteur*.

Le nerf vague, comme nerf centrifuge, a sur le cœur une action semblable à celle qu'il exerce sur la moelle allongée, comme nerf centripète. Il est le *nerf vaso-moteur constricteur du cœur*, et *de ses artères coronaires*.

Mais l'excitation centrifuge du nerf vague est également produite par le sang des vaisseaux de la moelle allongée. Le resserrement de ces vaisseaux, ou la diminution de leur veinosité, produit une excitation moindre du vague cardiaque ; par conséquent, au commencement de l'expiration, le pouls s'accélère, puisque l'action du vague pulmonaire sur les vaisseaux de la moelle allongée est à son maximum à la fin de l'inspiration. Pour la même raison, à cause de la veinosité moindre du sang de la moelle allongée, le pouls s'accélère pendant l'*apnée* ; et au plus haut degré de défaut d'innervation du vague cardiaque, c'est-à-dire après la section des deux pneumo-gastriques, l'activité cardiaque est au minimum, parce que le nerf vague cesse de pouvoir faire contracter les artères coronaires. Après la section des pneumo-gastriques, l'activité cardiaque continue de s'exercer rhythmiquement, parce que le cœur persiste comme force propre de direction. Chaque systole se coupe pour ainsi dire elle-même, parce qu'à ce moment un sang bien artérialisé pénètre dans les artères coronaires ; alors les ganglions automatiques du cœur cessent d'être excités. Le muscle cardiaque se relâche, puis se contracte de nouveau, lorsque la veinosité du sang dans les vaisseaux coronaires est revenue.

LUCIANI à son tour vint donner une explication nouvelle et très ingénieuse, qui nous paraît mieux que toute autre approcher de la vérité. *Cl. Bernard*, *Schiff*, *Vulpian*, *Goltz* ont reconnu

[1] ONIMUS. *Expér. sur le pneumo-gastrique et sur les nerfs prétendus d'arrêt*. Acad. des sc. Paris 1876.

[2] OTTOMAR ROSENBACH. Centralblatt, 10 février 1877.

[3] LUCIANI (Luigi). Rivista clinica di Bologna, 1871-72-76.

l'existence de deux ordres de fibres nerveuses vaso-motrices : les unes dilatatrices, les autres constrictrices : sous l'influence d'une simple irritation nerveuse, les vaisseaux peuvent ainsi se contracter ou se dilater. Or *Luciani* admet que le cœur, tout comme les fibres musculaires des artérioles et des veinules, peut, sous l'influence d'irritations nerveuses, modifier son état moléculaire pour s'allonger ou se raccourcir. Il recevrait aussi deux espèces de nerfs ; les uns *systoliques*, les autres *diastoliques*, et le *pneumo-gastrique* renfermerait précisément la majeure partie des *nerfs diastoliques*. Sous l'influence de l'irritation des nerfs vagues, les mouvements de dilatation, devenus non plus seulement passifs mais *actifs*, sont exagérés de plus en plus, jusqu'à ce que la force de dilatation dominant, la systole ne puisse plus avoir lieu. Le cœur s'arrête alors en *diastole forcée*. L'irritation du nerf ne produit donc pas une paralysie du cœur, mais bien une sorte de *tétanos diastolique*. Le tronc du pneumo-gastrique contient aussi des fibres cardio-constrictives ou *systoliques* plus excitables encore que les dilatatrices. Aussi, quand on excite légèrement le nerf vague, ces fibres sont les premières à entrer en jeu, et l'on observe une exagération des *systoles*, tandis qu'avec un courant plus intense, on met en action les fibres plus nombreuses cardio-dilatatrices, et la *diastole* survient. En réalité toutes ces fibres nerveuses sont modératrices et excitatrices à la fois ; les unes modèrent la diastole en excitant la systole, les autres modèrent la systole en excitant la diastole.

Les recherches récentes de V. CHIRONE [1], faites dans le laboratoire de Cl. Bernard, viennent confirmer l'opinion de *Luciani ;* elles ont démontré en effet que la **Quinine** arrêtait le cœur en *diastole*, et dans une diastole qui dépassait celle du cadavre ; il faut donc que le cœur ait une part active dans cette dilatation, pour qu'elle puisse être poussée aussi loin. La *Quinine*, le *Chloral*, la *Muscarine*, la *chaleur*, sont des agents *diastoliques*. Ils excitent l'extensibilité du myocarde et augmentent progressivement la force, l'étendue de la *diastole*, jusqu'à ce que le cœur s'arrête en diastole forcée, en véritable *tétanos diastolique*. Le *venin du Crapaud*, l'*Atropine*, le *froid*, sont des agents *systoliques*, ils excitent la contractilité de la fibre musculaire, augmentent progressive-

[1] CHIRONE (V.). *La doppia attività musculare, e l'azione della chinina.* Rivista clinica di Bologna, 1876.

ment la force et l'étendue de la *systole*, jusqu'à ce que le cœur s'arrête en systole *forcée* et *tétanique*.

Malgré les objections assez vives que *Mosso* et *Pagliani* opposèrent aux travaux de *Luciani* et *Chirone*, la théorie de ceux-ci n'a pu être ébranlée, et leurs expériences restent entières.

**Développement incomplet de la fonction des nerfs vagues chez le nouveau-né.** — Une observation importante a été faite par SOLTMANN [1]. Chez les *nouveau-nés*, l'*énergie du nerf vague*, comme nerf d'*arrêt*, est *insuffisante*. Car, d'après les expériences de *Simonoff*, les centres d'arrêt, qui existent dans le cerveau, ne sont point encore développés; il en est de même du centre d'arrêt psycho-moteur constitué par l'organe de l'intelligence, de la pensée et de la volonté, qui est encore entièrement inactif. Il en résulte que les mouvements réflexes sont bien plus fréquents, bien plus à craindre chez les nouveau-nés; ils y sont prédisposés par nature.

**Indication diagnostique.** — Ainsi se trouve expliquée la fréquence si grande des contractions cardiaques et l'excitabilité extrême du cœur, dont les battements oscillent dans une étendue si considérable et sous les moindres influences. De là aussi la fréquence du pouls irrégulier ou intermittent chez le nouveau-né.

**Méningite basilaire.** — Chez les enfants de quatre à douze ans, atteints de *méningite basilaire*, on observe, pendant la première période, un ralentissement remarquable du pouls dû à l'irritation du nerf vague par l'exsudat. A la troisième période, au contraire, il survient une accélération grande du pouls, causée par la compression de l'exsudat sur les fibres du pneumogastrique. Or le développement incomplet des nerfs d'arrêt chez les nouveau-nés explique pourquoi, chez eux, la *méningite* s'accompagne au contraire, dès le *début*, d'un *pouls très fréquent*, *irrégulier*, *intermittent*, qui pourrait conduire à une erreur de diagnostic, un médecin n'ayant observé la maladie que sur des enfants d'un autre âge.

En résumé : le **Pneumo-gastrique paraît présider à la force de contractilité du cœur et à la diastole.** Que celle-ci soit considérée comme *active* ou *passive*, elle est sous la dépendance de ce nerf; son excitation la prolonge et va jusqu'à arrêter

[1] SOLTMANN. *Du système des nerfs d'arrêt chez les nouveau-nés*. Jahrb. für Kinderheilk. b. XI, Heft. I, p. 101, 1877.

toute systole : sa section la diminue de longueur et, comme c'est la diastole qui mesure le repos on a toujours raison de dire que le nerf vague est un **modérateur du cœur.**

C'est donc sur ce nerf, sur le **bulbe** où il prend naissance, qu'il faut agir pour rendre à l'organe sa force première, dans tous les cas d'**asystolie paralytique.**

V. Innervation du cœur par le nerf spinal ou accessoire de Willis. — De quelle partie du pneumo-gastrique viennent les fibres modératrices? SCHIFF paraît avoir démontré que c'est de l'*accessoire de Willis*. En effet, la section de ce nerf dans la cavité crânienne rend d'un nul effet sur le cœur, l'excitation du nerf vague.

*Waller* [1] localisa de même ces fibres cardio-encéphaliques, dans l'anastomose spinale du pneumo-gastrique; car si l'on détruit l'accessoire de Willis d'un côté du cou, la galvanisation du nerf vague correspondant reste sans effet sur le cœur.

**Influence propre des nerfs vagues.** — Pourtant HEIDENHAIN a démontré que le pneumo-gastrique ne reçoit pas seulement ses influences modératrices du nerf accessoire, mais encore directement de la moelle allongée; c'est de là, sans doute, que lui viennent spécialement les filets modérateurs qu'excitent si facilement les irritations périphériques, témoin la percussion de la paroi abdominale qui arrête les battements du cœur [*Goltz*]. Du reste, les fibres modératrices du nerf accessoire proviennent aussi de la moelle, car si la section de la moelle allongée n'empêche pas toujours la production de ces symptômes, sa destruction les supprime. *Le nerf spinal est donc un accessoire, un complément du pneumo-gastrique, dans les fonctions de nerf modérateur.*

VI. Innervation du cœur par le nerf dépresseur de Cyon. — En 1867, MM. *Cyon* frères [2], de Saint-Pétersbourg, découvrirent un nouveau nerf du cœur qu'ils nommèrent *nerf dépresseur*. En dehors de ses origines encéphaliques, le *nerf dépresseur* a deux racines apparentes. L'une naît du tronc pneumo-gastrique, l'autre du nerf laryngé supérieur. Une fois libre, il se rend vers l'artère carotide et chemine à côté du nerf sympathique jusqu'à l'orifice supérieur de la cage thoracique. Là il se met en rapport

[1] Waller. *Expér. sur les nerfs pneumo-gastrique et accessoire de Willis.* Gaz. méd., 1856, p. 426.

[2] Cyon. *Action réflexe d'un des nerfs sensibles du cœur sur les nerfs vasomoteurs.* Acad. des sc. de Saxe. 1867.

16

avec les diverses branches du ganglion étoilé, et leur réseau mutuel se termine entre l'origine de l'aorte et celle de l'artère pulmonaire.

**Le nerf dépresseur**, ainsi nommé parce que son excitation produit l'affaiblissement de la pression et le ralentissement du pouls, est un moyen de plus, grâce auquel le cœur est capable de régler les résistances qu'il doit vaincre dans l'acte de la circulation générale.

Lorsque le cœur se trouve rempli outre mesure, soit par manque de force motrice soit par un *apport* trop considérable de sang, alors, à l'aide du nerf dépresseur, il peut modifier non seulement le nombre de ses battements, mais encore les résistances qui s'opposent à la sortie du sang qu'il contient.

**Influence de la ligature de la carotide.** — Aussi, comme dans la ligature de la carotide le nerf dépresseur de Cyon est très souvent compromis, lié, ou déchiré, il n'est point étonnant qu'on ait observé l'augmentation de pression et l'accélération du pouls après cette opération.

*Poiseuille* et *Magendie* [1], les premiers, en firent l'expérience, et depuis elle a été vérifiée par *Astley-Cooper*, *Ehrmann*, *Vulpian*, etc.

*Mosso* [2] vérifia également que l'on observait le ralentissement du pouls, après la ligature de la carotide, si les éléments du pneumo-gastrique sont simplement irrités, mais l'accélération, s'ils sont sectionnés.

V. Innervation ganglionnaire du cœur par le grand sympathique. — Mais il est un autre système nerveux qui fournit, comme nous le savons, aux mouvements des muscles involontaires, c'est le *grand sympathique*.

Pourrons-nous y découvrir les causes d'action du cœur, ainsi que *Prochaska* [3] l'a soupçonné le premier et que l'a soutenu *Brachet* de Lyon [4] ?

En voyant combien sont multipliés les ganglions de la base du viscère, combien d'autres sont disposés dans son tissu même, on ne peut douter de la grande influence de ce nerf sur le cœur. Cette influence paraît être *antagoniste* de celle du *pneumo-gas-*

[1] Magendie. *Leçons sur les phénom. phys. de la vie*, t. III, 1837.
[2] Mosso. *L'Irritazione del cervello per anemia*. Imparziale, t. XII, 1872.
[3] Prochaska. *Commentatio de functionib. syst. nervosi*. Operum minor. pars 2, p. 166.
[4] Brachet. *Recherches sur les fonctions du syst. nerveux ganglion.*, 1830, p. 120.

*trique*. Elle oppose un pouvoir *excito-moteur* à la force *modératrice* de la moelle allongée.

*Vierordt*, en effet, affirme que l'excitation de la portion cervicale du grand sympathique par un courant continu, produit, au bout de quelques minutes, l'accélération des mouvements cardiaques, mais dans une mesure modérée. D'autre part, la section du sympathique cervical produit une diminution durable de la fréquence des battements. Parfois pourtant elle est restée sans effet, ou même a produit des résultats inverses, en sorte que, dans ce cas, ce nerf, au lieu d'être l'antagoniste du nerf vague, semblait exercer la même action que lui.

Mais *V.* BEZOLD a résolu ce problème en démontrant que la partie des filets, habituellement accolés au nerf vague, l'est alors, par exception, au grand sympathique ; celui-ci resterait donc comme le nerf excito-moteur du muscle cardiaque. L'opinion générale des physiologistes est que les contractions rhythmiques du cœur, séparé du corps, sont entretenues par des groupes de cellules ganglionnaires, dont les uns sont excitateurs du cœur, les autres modérateurs, quand on vient à les irriter.

En effet, les sources d'innervation étant les mêmes dans tous ces nerfs, on ne peut expliquer leurs différences de fonctions, les unes *excito-motrices*, les autres *modératrices*, que par leur terminaison différente dans le cœur, où ils sont absorbés par des ganglions de différente nature, *accélérateurs* ou *modérateurs*. Les ganglions *excitateurs* [*chez la grenouille*] sont placés aux *orifices veineux* et dans le sillon auriculo-ventriculaire.

Les ganglions *modérateurs* occupent la cloison *inter-auriculaire*.

En effet, si l'on pratique une ligature au-dessous de la fosse ovale, les ganglions excitateurs cessent d'agir, le cœur cesse de se contracter ; si à cet instant on change la ligature, et qu'on la porte sur le sillon auriculo-ventriculaire, le ventricule reprend ses contractions, mais irrégulières, car elles n'alternent plus de l'oreillette au ventricule. Enfin, si l'on sectionne au-dessous de ce sillon, la partie inférieure du ventricule reste immobile tandis que l'oreillette et la partie restée adhérente du ventricule reprennent leurs pulsations rhythmiques. Telle fut la célèbre expérience de STANNIUS [1].

[1] STANNIUS. *Wei reihen physiologischer versuche*. Müller's Archiv. 1852, p. 85.

De leur côté *Ludwig* et *Heidenheim*[1], en 1854, reconnurent qu'en excisant peu à peu les parois auriculaires, on voyait le mouvement ventriculaire s'affaiblir d'autant. Il cesse quand on arrive à une certaine zone, la base du cœur restant encore intacte.

*Volkmann*[2] divisant le cœur de la grenouille en fragments, comme jadis l'avait fait *Haller*, reconnut que l'oreillette séparée du ventricule, continue à battre régulièrement. Le ventricule, au contraire, cessait de battre, ou du moins ses mouvements n'étaient plus en harmonie avec ceux de l'oreillette ; ce résultat, obtenu dès l'année 1844, s'accorde avec les expériences de Stannius faites en 1852.

Enfin *Weber*[3] en électrisant le bulbe de l'aorte, tout entouré du réseau formé par le plexus cardiaque, a reconnu qu'il faisait battre le cœur de la grenouille avec force et rapidité.

*Onimus* et *Legros*[4], dans un intéressant travail publié en 1872, regardent le réseau ganglionnaire du cœur, comme formant un système animé de fonctions rhythmiques, dont ils ont cherché à formuler les lois :

1° Les mouvements sont d'autant plus rapides et plus rapprochés, que la source d'action est plus grande et les résistances plus faibles.

2° Etant donnée la même source d'activité, les mouvements seront, comme *fréquence*, en raison *inverse des résistances*, et, comme *énergie*, en *raison directe* des *résistances*.

Ces lois sont bien, en effet, au nombre de celles qui régissent le cœur ; mais appartiennent-elles au sympathique? C'est ce qui n'est point démontré.

**Influence de l'action réflexe sur les mouvements cardiaques.** — En effet, le *nerf accélérateur* ne dépend pas seulement d'une action directe de la moelle, il peut agir aussi sous l'influence d'une action réflexe. La face interne des ventricules est sensible, ou du moins irritable ; à peine un corps étranger l'a-t-il touchée, que les battements s'accélèrent. Or cette accélération ne peut être expliquée que par une action réflexe sur le nerf cardiaque accélérateur.

[1] Heidenheim. *Disquisit. de nervis organisque centralibus cordis*. Berlin, 1854.

[2] Volkmann. *Vachweisung der nerven centra*. Müller's Archiv., 1844, p. 423.

[3] Weber (E. H.). *Ueber Ed. Weber's entdeckungen in der lehre von der muskelcontraction*. Müller's Archiv. 1846, p. 502.

[4] Onimus et Legros. *Recher. sur la physiol. des nerfs vagues*, 1872.

LES GANGLIONS DU CŒUR, LEURS ALTÉRATIONS DANS LES MALADIES. IWANOWSKY [1] décrivit, en 1876, les ganglions autochtones du cœur. Ils se trouvent principalement dans la cloison, qui sépare les deux oreillettes, au-dessus de l'anneau musculaire qui circonscrit la fosse ovale.

Ils sont de forme arrondie ou ovale, et pourvus d'une gaîne conjonctive tapissée par un réseau vasculaire, dont les ramifications pénètrent entre les divers nodules de chaque ganglion. Les cellules nerveuses qu'on y découvre sont rondes ou ovales et pourvues d'un ou deux prolongements. Le long des fibres nerveuses, on rencontre parfois une ou plusieurs cellules nerveuses isolées.

A l'autopsie de malades qui avaient succombé au *typhus exanthématique*, *Iwanowsky* a trouvé les cellules des ganglions autochtones tuméfiées et troubles, de telle sorte qu'on n'apercevait plus leur noyau. Parfois les cellules ganglionnaires étaient en voie de dégénérescence, mais on en découvrait toujours qui présentaient leur aspect normal.

Dans le tissu interposé aux cellules nerveuses d'un même ganglion, ainsi qu'à la face interne de sa gaîne fibreuse, on remarquait une accumulation d'éléments granuleux. *Wasilieff* a constaté des altérations semblables dans plusieurs cas de *rage*; on remarquait la distension de la capsule ganglionnaire par une exsudation considérable, traversée par les prolongements nerveux aboutissant aux cellules nerveuses [2].

*Putjatin* [3] a étudié les lésions ganglionnaires dans les *affections organiques du cœur*. Dans les affections chroniques du *cœur* et de l'*aorte*, l'inflammation chronique se propage par continuité aux ganglions autochtones. Lorsque l'affection cardiaque est peu prononcée et récente, on observe une simple hypérémie ou une inflammation granuleuse des ganglions; mais dans les affections cardiaques ou aortiques anciennes les ganglions sont le siège d'une inflammation interstitielle avec prolifération conjonctive abondante, et dégénérescence graisseuse consécutive

[1] IWANOWSSKY. *Zur pathologischen anatomie des flecktyphus.* Journal der normalen und patholog. Histologie und der Klin. medicin. von Rudneff. Januar-februar, 1876.

[2] WASILIEFF. *Ueber die veranderungen der Gehirns und Herz ganglien bei der Lyssa.* Centralblatt. fur med. Wissench., n° 36, 1876.

[3] PUTJATIN. *Des altérat. patholog. des ganglions nerveux autochtones dans les affect. chroniq. du cœur.* Virchow's Archiv., t. 74, p. 461. 1878.

des cellules nerveuses. Les affections générales constitutionnelles, telles que la *syphilis*, peuvent également provoquer des altérations pathologiques dans les ganglions autochtones.

Ganglions du cœur considérés comme centres de réflexion. — D'après les récentes recherches de Pagliani[1], les ganglions nerveux du cœur fonctionnent comme des centres où s'opère la *réflexion* des excitations produites sur les terminaisons sensibles des membranes qui revêtent la superficie et les cavités du cœur. On ne peut cependant parmi ces ganglions reconnaître que les uns agissent comme centres d'arrêt, les autres comme agents d'excitation des mouvements du cœur.

Mais les effets variés paraissent dépendre de l'excitabilité inégale des fibres qui passent par ces ganglions.

Les unes, très excitables, s'épuisent facilement dès qu'il s'agit d'excitations fortes.

Les autres, moins excitables, n'agissent que sous l'influence d'excitations énergiques.

Les fibres très excitables se trouvent dans les sinus des veines caves et autour de l'orifice auriculo-ventriculaire ; les moins excitables entrent dans le myocarde, autour du bulbe aortique, d'où elles partent pour se rendre au cœur.

Objections : Malgré toutes ces preuves, on ne peut encore affirmer que le sympathique et ses ganglions soient la véritable, l'unique cause de la force active du cœur. Car, à moins que chaque fragment, chaque cellule de ce viscère ne soit comme pétrie avec un ganglion, on doit admettre que le mouvement cardiaque peut exister indépendamment du sympathique. En effet : on a pu détruire successivement chacun des ganglions nerveux situés en dehors du cœur, les plus rapprochés comme les plus éloignés, sans arrêter d'une manière absolue les battements de l'organe.

C'est ainsi que *Longet*[2], réfutant les travaux de *Brachet*, a démontré que l'on pouvait exciser le cœur, retrancher les oreillettes et les gros vaisseaux, râcler et détruire les ganglions de la base du cœur, sans faire cesser les fonctions rhythmiques.

*Volkmann*[3], d'autre part, fit voir que, si l'on coupe le ventri-

[1] Pagliani. *Rech. sur la fonct. physiolog. des ganglions nerv. du cœur.* Lo Sperimentale, mars 1874. Torino.

[2] Longet. *Anat. et physiol. du syst. nerv.* t. II, p. 605.

[3] Volkmann. *Nachweisung der nerven centra.* Müller's Archiv. 1844, p. 423.

cule par une section longitudinale verticale, la partie la plus considérable continue de battre ; l'autre reste immobile, il est vrai, *mais dans tous les cas les portions immobiles restent excitables*, et, sous l'influence d'un excitant subit, on voit naître une contraction.

Rôle du sympathique et des ganglions dans l'innervation du cœur. — En résumé, nous voyons que le *sympathique* exerce une fonction *excito-motrice* sur l'organe cardiaque.

Si nous cherchons à définir davantage les attributions des *ganglions* du cœur, nous reconnaissons trois faits dominants : 1° ils président à la *systole*, car le cœur abandonné à cette seule influence multiplie ses contractions aux dépens de la diastole, faisant battre l'organe sans repos ni relâche.

2° Ils contribuent au *rhythme* du cœur, non point en produisant l'alternance fondamentale des mouvements de chaque cavité séparée, cette alternance pouvant exister indépendante des nerfs, mais en régissant **la coordination des mouvements des quatre cavités cardiaques**, qui, en dehors de cette action, battent irrégulièrement, sans succession fonctionnelle.

3° Ils sont les **condensateurs** de l'influx nerveux et contribuent ainsi à la *continuité* des mouvements du cœur.

La force de contractilité n'est pas toujours en rapport avec le degré d'excitabilité. — Antagonisme et pondération des nerfs vagues et sympathiques. — Il importe au physiologiste de distinguer ce qui tient, d'une part, à la *production*, de l'autre à l'*emploi*, que l'organe fait de sa puissance *contractile*. Il paraît y avoir une sorte d'antagonisme entre ces deux fonctions. Une grande irritabilité du cœur, se manifestant par une grande fréquence du pouls, indique plutôt *faiblesse* que *force*. Toute cause d'épuisement, la *fatigue*, les *hémorrhagies*, l'*agonie*, accélèrent ordinairement le cœur. Mais aussi, dans ces cas, nous ne cesserons de le dire, ce que le *cœur gagne* en *fréquence*, il le *perd* en *force*, et l'on voit la *pression* qu'il exerce sur le sang *s'abaisser* de beaucoup dans la colonne du *cardiomètre*.

Or, des deux systèmes principaux d'innervation cardiaque, le *bulbe* et le *pneumo-gastrique* paraissent être les organes qui fournissent la force de *contractilité* en diminuant l'*excitabilité*. **L'excitabilité n'est que la division, la dispersion rapide de la force contractile.**

Le système **sympathico-ganglionnaire**, en multipliant l'**excitabilité**, divise, disperse et diminue par là même la force de **contractilité**.

Une juste mesure d'action des deux systèmes est donc nécessaire pour le libre exercice de l'organe central de la circulation.

VI. Siège du principe automoteur dans le myocarde. — Haller avait fait une expérience restée célèbre; coupant en fragments le cœur de la grenouille, il avait démontré que le mouvement persistait dans chacun d'eux. Le muscle cardiaque palpitait donc en vertu d'une *irritabilité* qui lui était propre.

En vain les physiologistes ont-ils interrogé toutes les origines nerveuses, ils doivent jusqu'à présent revenir à l'opinion de Haller.

L'étude des **actions toxiques** est venue confirmer ces premiers résultats. Dernièrement, les travaux de *Kölliker* [1] et de *Cl. Bernard* [2], au moyen des injections toxiques, ont fait reconnaître que le **Curare**, qui paralyse les mouvements volontaires, n'arrête pas les contractions du cœur. Or, le *curare* agit sur l'élément nerveux pour l'arrêter, car l'électricité appliquée au nerf ne produit ensuite aucun effet sur le muscle. Mais le *curare* respecte l'irritabilité musculaire, car ce même muscle, insensible à l'électricité qui lui viendrait du nerf, se contracte sous l'influence directe de cet excitant; donc **le cœur engendre son mouvement dans sa fibre musculaire.**

De même *Brodie* [3], mettant l'animal sous l'influence du *chlorure de Baryum*, a vu persister les battements du cœur, alors que tous les autres muscles du corps étaient dans l'insensibilité, la paralysie la plus complète, et la pupille au summum de dilatation.

Si nous renversons l'expérience; nous observons, au contraire, par l'empoisonnement que produit le *Cyanure de potassium*, l'irritabilité musculaire être seule atteinte, pendant que la sensibilité des nerfs persiste, ainsi que leur excitabilité. Aussi voit-on dans ce cas le cœur s'arrêter avec tous les autres muscles.

[1] Kölliker. *Physiologische untersuchungen über die wirkung einiger gifte.* Wirchow's Archiv. 1856, t. IX.

[2] Claude Bernard. *Action du curare et de la nicotine sur le syst. nerv. et muscul.* Ctes rendus de la Société de biologie, 1850, t. II, p. 195.

[3] Brodie. *Further observations and experiments in the action of poisons on the animal system.* Philos. trans. 1812.

Le **cœur** est donc un **muscle**, mais un *muscle à part, unique dans ses* **vertus rhythmiques.**

Enfin, ce qui montre bien que le cœur possède des propriétés spéciales et personnelles, c'est que l'on peut avec KÖLLIKER [1], en injectant de l'*Upas antiar* sur des grenouilles, obtenir la paralysie et l'arrêt du cœur, longtemps avant celui des muscles volontaires.

Le *Tanghinia venenifera* [2] produit des effets analogues, mais par une action opposée, car, au lieu de paralyser l'organe comme l'*upas*, il produit un *tétanos* permanent, qui arrête le cœur en contraction, alors que les autres muscles, volontaires et automatiques, ne sont tétanisés que longtemps après.

D'après les expériences de *Blacke* [3], le *sulfate de Cuivre*, injecté à la dose de 30 centigrammes sur un chien, détermina des palpitations et une grande diminution dans la pression du cœur sur le sang artériel. Une seconde dose injectée arrêta, en 12 secondes, tout mouvement dans les oreillettes et dans les ventricules. M. *Moreau*, [4] renouvelant ces expériences, vit le cœur s'arrêter complètement, et cependant l'animal exécuter encore quelques mouvements volontaires, après lesquels les mouvements réflexes durèrent encore 5 minutes. Le galvanisme excitait encore les muscles, mais restait sans action sur le cœur.

Le *sulfate de Mercure* produisit les mêmes effets.

Aussi, tandis que la plupart des physiologistes admettent que les centres automoteurs propres du cœur se trouvent seulement dans les ganglions de la paroi inter-auriculaire à la base des ventricules, *Merunowicz* [5], *Bowditch* et *Luciani* ont démontré, nous l'avons vu, que, dans certaines conditions, le *ventricule* possède à lui *seul* un pouvoir *auto moteur*. Pour faire cette démonstration, *Merunowicz* jette une ligature sur le ventricule d'un

[1] KÖLLIKER. *Eine bemerkungen über die wirkung des upas antiar.* Verhandlungen des Würzburger. phys. med. gesell. 1857, b. VIII.

[2] KÖLLIKER et PÉLIKAN. *Some remarks on the physiologic action of the tanghinia.* Proceed. of the royal sociel. 1858, t. IX, p. 173.

[3] BLACKE. *Mém. sur les effets de div. subst. injectées dans le syst. circulat.* Arch. de méd. 1839, 3ᵉ série, t. VI, p. 284.

[4] MOREAU. *Rech. sur l'action des poisons sur le cœur.* Mém. de la Société de biol. 1855, 2ᵉ série, t. II, p. 171.

[5] MERUNOWICZ. *Des condit. chimiq. favorables à la product. de la contract. cardiaq.* Arbeit aus der physiol. anst. zu Leipsig. p. 133. 1876.

cœur de lapin, au-dessous du sillon auriculo-ventriculaire et par conséquent au-dessous des ganglions cardiaques ; il fixe une canule et enregistre les pulsations. Le cœur est d'abord arrêté; il y injecte alors un mélange de sang de lapin défibriné et de solution de *chlorure de Sodium* à $\frac{6}{100}$, et, après un espace qui varie entre 10 et 60 minutes, il voit le cœur reprendre ses battements.

S'il fait l'injection avant de poser la ligature de Stannius, celle-ci perd son pouvoir d'arrêter les battements du cœur, et les pulsations de ce dernier continuent.

Le **ventricule** possède donc un principe **automoteur**, et la contraction est due à une modification particulière du muscle.

Mode de transmission de l'excitation cardiaque. — Le cœur est formé de cellules contractiles sans membranes enveloppantes. Les terminaisons nerveuses y sont rares. Il n'y a pas de cellules ganglionnaires dans les parois, sauf celles des ganglions de la base des ventricules, et cependant chaque fragment détaché de l'organe est contractile : il faut donc penser avec *Engelmann* [1] que les excitations du cœur se transmettent, non point par une innervation isolée de chaque cellule, mais bien par une transmission de cellule à cellule.

La vitesse de transmission dans le cœur d'une grenouille est de $20^{mm}$ par seconde. La durée de la contraction d'une seule cellule, après une forte irritation, est de $\frac{8}{100}$ de seconde. Chaque cellule mesure un diamètre de 2 $\mu$, de sorte qu'on en trouve 100 sur un fragment du cœur de 20 millimètres. Or, si chaque cellule devait irriter celle qui la touche, il faudrait 8 secondes pour cette transmission dans le fragment donné, tandis que l'expérience démontre qu'il n'en faut qu'une. En outre la pathologie démontre qu'on peut rencontrer tous les nerfs et les ganglions du cœur altérés, sans que les contractions aient cessé d'être normales.

La transmission s'opère donc sans l'intervention d'éléments nerveux, elle est le fait d'un simple travail moléculaire qui se passe à l'intérieur même des cellules ; sans que chacune d'elles devienne à son tour un centre d'excitation.

Enfin, on ne peut objecter que, dans cette théorie, la mort

[1] Engelmann (Th. W.). *De la transmiss. de l'excitat. dans le muscle cardiaq.* Pflügers. Arch., t. XI, p. 465-481. 1875.

d'une cellule du cœur entraînerait l'arrêt et la destruction de l'organe, car il est reconnu, en physiologie, que *les cellules vivent collectivement et meurent individuellement*.

AUTOMATISME DU CŒUR. — SELF-STIMULATION. — La contraction du cœur produit par son acte même la stimulation du centre paralysateur.

La réplétion du cœur pendant le repos de l'organe détermine, à son tour, une stimulation du centre excitateur. En sorte que si le cœur est actif par deux actes contraires, chacun de ces actes se trouve sous la dépendance de l'acte précédent, d'où naît le rhythme de l'organe. Et, chose remarquable, ce que le cœur fait pour lui-même, il le fait aussi pour les artères. En effet la contraction du cœur amène la dilatation artérielle; la dilatation du cœur entraîne la systole de l'artère, en sorte que les mouvements du cœur et des vaisseaux sont antagonistes et de temps et d'actes.

HYPOTHÈSE DE MILNE EDWARDS SUR L'INNERVATION DU CŒUR. — En voyant une foule de faits contradictoires s'opposer à une théorie absolue de l'action du cœur, ce savant physiologiste suppose :

« 1° Que des courants directs et universels doivent se former du cerveau au cœur et du cœur aux centres nerveux;

« 2° Qu'en outre il existe une solidarité entre la puissance vitale, qui, dans chaque organe, revêt tantôt le caractère de la sensibilité excito-motrice, tantôt celui de la puissance mécanique.

« 3° Qu'il se forme une sorte d'équilibre instable entre ces diverses forces. »

« 4° Tout accroissement de dépense sur un point produit diminution, épuisement, arrêt sur un autre. Et alors la force engendrée dans le cœur, pour faire battre cet organe, s'en écoule, pour remonter vers l'axe cérébro-spinal.

« 5° Toute stimulation cérébrale reflue au cœur par les nerfs vagues, et augmente sa charge nerveuse [1]. »

Si cette hypothèse est vraie, toute dépense excessive de force vitale doit arrêter ou affaiblir le cœur. C'est ce que produit en effet une forte commotion ou une douleur violente, car elle peut aller jusqu'à la syncope, jusqu'à la mort.

Dans ces dernières années, M. DASTRE s'est proposé de faire

[1] MILNE-EDWARDS. *Leçons sur la physiol. et anat. compar.*, t. IV, p. 158.

l'analyse expérimentale des deux lois qui régissent l'activité du cœur : la loi de la *variation périodique de l'excitabilité* [*Marey*]; et la loi de la l'*uniformité du travail ou du rhythme* [*E. Cyon, Marey*].

1° Les travaux de Marey ont montré que le cœur de la tortue et de la grenouille, réfractaire aux excitations électriques pendant la *systole*, n'est excitable que pendant la *diastole;* la contraction provoquée s'intercale alors entre deux systoles normales.

Mais ce que *M. Dastre* vient de montrer, en opérant sur la pointe et par des expériences pleines de délicatesse, c'est que les nerfs cardiaques sont étrangers au phénomène, et que cette propriété de l'organe qui fait alterner un temps d'activité avec un temps de repos est due à la *fibre musculaire* seule, que c'est une **loi musculaire**. En employant des courants d'induction fréquemment interrompus, on peut faire battre rhythmiquement la pointe du cœur, qui naturellement est inerte.

Une des expériences de l'auteur lui a permis de conclure que la plus remarquable des excitations propres à faire revenir les contractions est la *pression du sang* à l'intérieur du cœur, et que les alternatives de la pression suffisent à entretenir le retour rhythmique de ses battements.

2° D'après MM. *Cyon* et *Marey*, lorsqu'on trouble le rhythme normal du cœur de la grenouille en provoquant artificiellement une contraction nouvelle, *après chaque systole provoquée, il se produit un repos compensateur qui rétablit le rhythme du cœur un instant altéré*. De même que la loi précédente, celle-ci avait été constatée pour le cœur tout entier. Mais si l'on n'excite que la fibre musculaire sans provoquer les nerfs, la pause ne se produit pas. Le repos compensateur serait donc le fait de l'*appareil nerveux intrà-cardiaque*, qui présiderait ainsi à la *régularisation du travail musculaire* de l'organe, étant donné que les variations périodiques de la pression sanguine dussent suffire à entretenir le rhythme alternatif.

## CONCLUSION.

En résumé, il existe pour le cœur QUATRE CENTRES NERVEUX D'ACTION :

Le **cerveau**,

[1] DASTRE. *Lois de l'activité du cœur*. Acad. des sc. P. juillet 1882.

Le **bulbe,**

La **moelle cervicale,**

Les **ganglions cardiaques.**

Les deux premiers sont **modérateurs.**

Les deux derniers sont **excito-moteurs.**

De ces centres d'action partent QUATRE SÉRIES DE NERFS CONDUCTEURS :

1° Les **pneumo-gastriques,**

2° Les **accessoires de Willis,**

3° Les **nerfs de Cyon.**

Tous les trois **modérateurs** et **dépresseurs**, comme les centres d'où ils émanent ; ils agissent comme **toniques** du cœur, comme **prolongateurs** de la **diastole.**

4° Les **filets sympathiques.** Ceux-ci **excito-moteurs,** comme leurs points d'origine, agissent comme **multiplicateurs** des **systoles** et **régulateurs** du **rhythme successif** des quatre cavités entre elles.

Enfin, au-dessus de cette direction générale, nous reconnaissons la puissance du **myocarde**, dont chaque cellule primitive est douée par elle-même du mouvement de *systole* et de *diastole*, point de départ de toute évolution du cœur.

RÉGULATEURS SECONDAIRES. — En dehors de ces actions directes, deux fonctions exercent encore leur influence sur l'acte du cœur, ce sont la **respiration** et la **sanguification.**

1° A chaque mouvement **inspiratoire,** le **pouls** éprouve un **ralentissement.**

2° Dès que le **sang** vient **baigner** le **ventricule**, il excite sa **contraction** en **stimulant** non seulement de sa *présence*, mais de sa *pression*, par **action réflexe,** son centre **excitateur.**

Tel est l'admirable ensemble qui préside aux actes du centre circulatoire, et c'est le véritable honneur de la science moderne d'avoir pu en expliquer l'énigme.

## VII

### BRUITS ET SOUFFLE DU CŒUR.

BRUITS ET SOUFFLES DU CŒUR. — Cependant si *Harvey, Sénac* et *Haller* avaient éclairé d'une clarté toute nouvelle la physiologie du cœur et de la circulation, les médecins n'y voyaient jusque-là qu'une satisfaction donnée à la curiosité scientifique, plutôt qu'une utilité pratique. *Harvey*[1] paraît pourtant avoir été le premier à ausculter le cœur et à signaler l'importance de ses bruits; l'un de ses adversaires, *Emile de Paris*[2], chercha même à tourner en ridicule cette assertion nouvelle qui devait plus tard acquérir une si grande importance sous le génie puissant de LAENNEC. En effet, vers 1820, le célèbre médecin breton, après avoir créé l'auscultation pulmonaire, imagina celle du cœur et des vaisseaux et, dès lors, on put prévoir que les diverses maladies de cet organe pourraient être reconnues par les variations des bruits cardiaques.

Mais avant d'étudier les bruits morbides, il fallait connaître les bruits normaux et la véritable valeur de chacun d'eux, car l'étude physiologique doit toujours précéder l'application à la pathologie.

Si l'on parcourt les traités d'auscultation les plus autorisés, on y découvre jusqu'à vingt-trois théories différentes, émises depuis Laënnec, sur les bruits du cœur. Nous nous garderons de passer en revue toutes ces opinions divergentes, et nous n'insisterons que sur les points véritablement essentiels.

DIVISION DES BRUITS NORMAUX DU CŒUR. — A l'état normal, le cœur fait entendre deux sons de timbre et de siège différents.

Le *premier*, ou bruit *inférieur*, a son maximum d'intensité au *cinquième espace intercostal*, au-dessous et en dehors du mamelon. Il est sourd et prolongé.

Le *second* est plus court, plus clair ; il semble partir du niveau de la *troisième côte* entre le mamelon et le sternum [*bruit supérieur*].

Le bruit *inférieur* marque la *systole ventriculaire* et coïncide avec le choc du cœur. Un petit silence lui succède, le battement du pouls se fait sentir au poignet, puis le bruit *supérieur* surgit au début de la systole générale au moment où les oreillettes se gonflent et quand les troncs artériels issus du cœur se contractent. Ce bruit est court, vibrant, sonore ; un plus long silence vient ensuite, qui dure le tiers d'une pulsation entière et précède la nouvelle apparition du premier bruit.

La *systole auriculaire* est *aphone*.

[1] HARVEY. *Exercit. anat. de motu cordis*. 1628, c. V. p. 30.
[2] EMILIUS PARISIANUS. *Disceptationes de motu cordis.*, 1647, p. 101-107.

Causes des bruits du cœur. — Ces causes ne sont pas uniques, comme on l'a cru longtemps, mais multiples. Le bruit perçu par l'oreille n'est, en effet, que la résultante de plusieurs bruits d'origine très diverse [1].

Premier bruit. — Le **bruit inférieur** ou *systolique*, *bruit sourd, premier bruit*, émane du **ventricule**, ainsi que *Laënnec*, *Hope* et bien d'autres l'ont démontré. En effet, si l'on enfonce sur le cadavre un stylet au point précis du premier bruit perçu sur le vivant, la dissection fait voir que le ventricule est traversé.

Mais ce bruit est-il dû à la *systole* ou à la *diastole*? Ici les opinions varient. La plupart des physiologistes affirment que c'est à la *systole* : au contraire, le docteur *Beau* [2] l'attribue au choc du sang dans le ventricule en *diastole*. Mais cette opinion est réfutée quand on considère : 1° que *Chauveau* et *Faivre*, expérimentant sur le cheval, où les mouvements du cœur sont lents, faciles à suivre du regard, ont reconnu que le premier bruit ne coïncide pas avec la *systole auriculaire*, mais bien *ventriculaire*; 2° que ce bruit est perçu, lors même que les oreillettes ne peuvent plus se contracter et que le sang n'est plus projeté dans le ventricule. Le premier bruit appartient donc, en réalité, à la *systole ventriculaire*. Mais, ici encore, s'élèvent différentes théories. En effet, ce bruit peut dépendre : 1° de la *contraction musculaire*; 2° du *choc précordial*; 3° de la *tension* des valvules *auriculo-ventriculaires*. Examinons chacune de ces conditions :

1° **Contraction musculaire**. — Elle doit avoir une action prépondérante, car *Wollastŏn* [3] a montré que l'action énergique d'un muscle est toujours accompagnée de vibrations sonores et le cœur est un muscle puissant. La *commission anglaise de Dublin* [4] fit également en 1835 une série d'expériences; elle finit par conclure que le bruit inférieur devait tenir, en grande partie, à la contraction subite de ses fibres et au *son intrinsèque* qui en résulte. En effet, ce bruit continue à se manifester lors même que le cœur, en se contractant, ne peut ni battre contre le thorax ni mettre en jeu ses valvules. D'autres physiologistes attribuent le son musculaire, non point à la contraction, mais à la tension

[1] Barth et Roger. *Traité d'auscult.*, p. 195.
[2] Beau. *Traité d'auscult.*, p. 195.
[3] Wollaston. *On the duration of muscular action*. Croonian lectures. Philos. trans., 1810, p. 2.
[4] *Report of the London subcomittee*. Brit. Associat. Bristol, 1836, p. 265.

des fibres musculaires et le désignent sous le nom de *bruit d'extension musculaire* [1].

Une expérience très simple, que j'ai souvent répétée, démontre que la contraction musculaire peut, à elle seule, produire le premier bruit.

On sait que la contraction est l'état normal des lames de caoutchouc. Or, lorsqu'on prend une de ces bandes, et qu'après l'avoir tendue on la relâche subitement, sans quitter les deux bouts, au moment où les molécules, en se contractant, arrivent à l'état d'équilibre, elles font entendre par leur choc un bruit sourd parfaitement semblable au premier bruit du cœur.

2° **Choc du cœur.** — L'impulsion du viscère contre les côtes et le sternum est encore une source de vibrations sonores. On le vérifie facilement sur soi-même, en se couchant sur le côté gauche ; les bruits du cœur rapproché des parois pectorales deviennent souvent assez forts pour être gênants et empêcher le sommeil.

*Magendie* [2] ne reconnaissait même que cette cause au premier bruit, prétendant que tout bruit cessait quand on enlevait le sternum. Mais *Hope* [3] a parfaitement constaté, sur un âne dont le cœur avait été mis à découvert, que le bruit existait encore quoique affaibli, et que d'autres causes devaient concourir à sa production, ou du moins à son *intensité*.

3° **Tension valvulaire.** — La tension des valvules auriculo-ventriculaires entre aussi, pour une part, dans les vibrations sonores. *Rouanet* [4] attribuait à cette cause seule le premier bruit du cœur. C'était à tort, car si avec la *sous-commission de Londres* [5] on empêche le claquement valvulaire en introduisant le doigt par les oreillettes jusque dans la cavité du ventricule, on voit cependant persister le premier bruit cardiaque.

Mais le choc valvulaire est néanmoins une des sources du premier bruit, et ce qui le démontre, ce sont les dédoublements de ce temps, qui font alors entendre séparément le bruit musculaire et le claquement d'une valvule en retard ou en avance.

[1] Hope. *Treatise on the diseases of the heart*, p. 42.

[2] Magendie. *Mém. sur l'origine des bruits normaux du cœur.* Mém. de l'Acad. des sciences, P. 1858, t. XIV, p. 155.

[3] Hope. *Op. cit.*, p. 13-54.

[4] Rouanet. *Analyse des bruits du cœur.* Thèse. P. 1832.

[5] *Report of the London sub comittee.* Brit. Associat. Bristol. 1836, p. 265.

**Choc des parois du cœur.** — Enfin M. *Choriol*[1] veut expliquer le bruit *systolique* par la distension des valvules auriculo-ventriculaires, et par le choc des parois ventriculaires contre elles. Son opinion n'est pas sans vraisemblance, et tout porte à croire que plusieurs bruits simultanés concourent à former ce qu'on appelle le premier bruit du cœur.

SECOND BRUIT. BRUIT SUPÉRIEUR. — Il siège, comme nous l'avons vu, à la base du cœur, correspondant à la diastole ventriculaire et à l'abaissement des valvules sigmoïdes ; aussi paraît-il, comme l'affirmait *Carswell*, dépendre principalement de ce dernier phénomène, car pour le modifier ou le suspendre il suffit d'interrompre ou de gêner le fonctionnement des valvules, à l'aide de crochets introduits dans les gros vaisseaux. Au lieu du bruit valvulaire sec et court, on aura, dès lors, un bruit de souffle ou un silence complet.

**Bruits de l'artère pulmonaire et de l'aorte.** — L'artère pulmonaire entre pour une petite part dans le phénomène, mais le rôle principal est à l'aorte, dont la colonne sanguine retombe lourdement sur ses valvules.

**Remplissage des oreillettes.** — L'entrée du sang dans les oreillettes pourrait à la rigueur contribuer à la composition du bruit, et c'est l'opinion de BEAU ; mais on n'a encore aucune preuve à l'appui, et l'entrée du sang, s'opérant graduellement dans cette cavité, ne peut produire un son aussi net, aussi sec, que celui perçu par l'oreille.

**Séparation des parois.** — M. CHORIOL[2] attribue le deuxième bruit à la séparation brusque des parois ventriculaires, que la systole avait mises en contact. Mais ce bruit persiste, alors même que le doigt interposé empêche le contact.

**Chute du cœur sur le péricarde.** — Cette hypothèse appartient à TURNER[3]. Le cœur retombant en arrière pendant la diastole doit venir frapper sur cette membrane ; mais la *commission de Londres* a démontré que le bruit persiste alors même

[1] CHORIOL. *Obs. sur la struct., les mouvements et bruits du cœur.* Th. P. 1841. n° 82, p. 20.

[2] CHORIOL, même ouvrage, p. 26.

[3] TURNER. *Obs. on the cause of the sounds produced by the heart.* Trans. of the med. chir. soc. of Edimburgh, t. III.

que le cœur a été séparé de son enveloppe par une forte couche d'étoupes [1].

Au milieu de tant de suppositions diverses, une seule opinion reste intacte, celle du *claquement des valvules aortiques*. Ce fut ROUANET [2] qui le démontra expérimentalement, en lançant de l'eau avec une vessie sous un tronçon d'aorte garni de ses valvules; à chaque diastole de la vessie, l'eau retombant abaissait les valvules et l'on percevait le bruit. *Bouillaud*, *Billing*, *Carlisle* adoptèrent bientôt cette opinion, que les diverses commissions anglaises vérifièrent également. On reconnut : 1° que le deuxième bruit se trouve remplacé par un bruit de souffle, quand on aplatit l'origine de l'aorte, pour la déformer et empêcher le jeu des valvules; 2° qu'on obtient le même résultat, ou l'absence de tout bruit, si l'on retient avec des alènes ou des crochets les valvules appliquées aux parois, ou bien encore lorsqu'on excise la pointe du cœur, en sorte que le sang poussé par le ventricule sorte au dehors au lieu de pénétrer dans les artères.

La théorie de *Rouanet*, présentée en 1832, dans sa thèse inaugurale et développée par lui en 1844, a donc décidément remporté la victoire, malgré des adversaires aussi habiles que *Beau*, *Hardy*, *Béhier*, *Gendrin*, etc.

En 1856, cette étude fut reprise par *MM.* CHAUVEAU et FAIVRE à l'école vétérinaire de Lyon. 27 vivisections pratiquées sur de grands animaux [*chevaux*, *chiens*, *singes*, etc.,] donnèrent des résultats pleinement confirmatifs de la théorie de Rouanet.

Depuis lors, les travaux tout modernes de MAREY et de MEYNET n'ont fait que fortifier encore cette opinion; le doute n'est donc plus permis.

Origine multiple des bruits du cœur. — En résumé, ce qui fait la difficulté grande pour comprendre les bruits du cœur et en donner l'explication, c'est que chacun d'eux, ayant une origine multiple, doit avoir aussi des expressions multiples et variées :

Ainsi le premier bruit est simultanément produit par deux éléments :

| | | |
|---|---|---|
| 1° Un élément | **ventriculaire** ou *d'impulsion.* | Le choc de la pointe du cœur contre la poitrine, en dehors du mamelon. |

[1] London comittee. Brit. Associat., 1836, p. 267.

[2] Rouanet. *Analyse des bruits du cœur*. Th. P. 1832, n° 252, p. 9, 18.

2° Un élément | **valvulaire** ou de *répulsion ;* | Le claquement des valvules, *mitrale* et *tricuspide*.

Et le second élément, étant lui-même double puisqu'il appartient à deux ordres de valvules, il en résulte que le son et l'expression du tracé devront varier suivant qu'on les prendra : en *dehors du mamelon* [élément *ventriculaire*],— *contre le mamelon gauche* [élément *mitral*],— ou vers l'appendice *xyphoïde* [élément *tricuspide*].

Mais presque toujours la contraction ventriculaire étant de beaucoup la plus forte, imprime au premier bruit son caractère personnel, qui obscurcit et cache les deux autres.

Il importe donc beaucoup au diagnostic que le clinicien ait des points de repère bien exacts, car souvent ce ne sera qu'en un point très précis qu'il pourra entendre le murmure morbide, indice d'une lésion valvulaire, masqué par d'autres bruits normaux.

En un mot, le médecin est comme un auditeur obligé de suivre le timbre d'une voix au milieu d'une foule où tout le monde parlerait à la fois ; il doit se rapprocher autant que possible de l'orateur.

Rhythme des bruits cardiaques. — Dans l'état de santé, les bruits du cœur sont isochrones, chacun avec son semblable, le premier étant un peu plus long que le deuxième. Il en est de même des *silences* distingués en *petit* et *grand silence*.

Le *rhythme*, chez l'homme, représente assez bien une mesure à trois temps, formée de deux noires pour les deux bruits et d'un demi, puis un soupir et demi pour les repos.

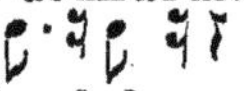

Parfois le grand silence se prolonge, si l'abord du sang dans les ventricules se fait avec moins d'énergie.

D'autres fois, au contraire, le grand silence se raccourcit, et l'allure, le rhythme se rapproche d'une mesure à deux temps.

Cette alliance des bruits du cœur avec la musique a préoccupé bien des esprits. De notre temps *Delucq* [1], *Halford* [2], *Chauveau* et *Faivre* [3] ont de nouveau traité cet intéressant sujet. Volkmann [4] aborda la question au point de vue physique, mesurant avec le pendule la durée des bruits et des repos. Le pen-

[1] Delucq. *Rech. chronolog.* ou rhythmiq. sur la durée des bruits ou des silences normaux du cœur. Th. P. 1845.

[2] Halford. *Expér. et observ. sur l'action et les bruits du cœur.* Rev. étrangère 1858, p. 91.

[3] Chauveau et Faivre. Gaz. méd., 1856.

[4] Volkmann. *Hæmodynamik*, p. 267.

dule était raccourci ou allongé, jusqu'à ce que ses oscillations coïncidassent avec le temps cherché. Il a cru reconnaître ainsi que l'espace qui s'écoule entre le premier bruit et le deuxième, temps qui mesure la contraction ventriculaire, est dans le rapport de 96 à 100, avec la durée du repos ou deuxième intervalle. Chez le fœtus, d'après les travaux de **CHURCHILL** [1], les deux bruits se succèdent comme chez l'adulte, mais le deuxième bruit est le plus intense.

A la naissance, le rhythme change un peu, le premier repos s'allonge.

Vers dix-huit mois, le premier repos s'abrège.

Le premier bruit devient en même temps le plus fort.

Bruit de souffle des vaisseaux. — Tout bruit de souffle vasculaire exige, pour se produire, les vibrations d'une veine fluide intrà-vasculaire, mais cette veine fluide ne peut se produire dans les vaisseaux que si le sang passe avec une vitesse suffisante d'une partie étroite dans une partie large du système circulatoire [2]. La signification du bruit de souffle est donc double; il exprime : ou *rétrécissement* d'un *orifice* en *amont*, ou *dilatation* exagérée en *aval*. Dans la période ultime des maladies du cœur, on ne perçoit plus de bruit de souffle, à cause de l'affaiblissement des contractions du cœur et de l'*asystolie*, qui en résulte.

Souffle aortique non pathologique. — La plupart des auteurs ont donné le *souffle artériel* comme caractéristique de l'*insuffisance aortique*. On peut cependant l'observer chez des sujets parfaitement sains dont la circulation est accélérée aux dépens de la tension.

Un souffle se produit, quand un liquide passe d'un espace plus étroit dans un espace plus large, sans que l'on doive pour cela invoquer le frottement en retour de la colonne liquide pour l'expliquer.

M. **TOUSSAINT** a produit, par vivisection, des insuffisances aortiques sur le cheval, et il a constaté par des tracés hémodromographiques que jamais la colonne sanguine ne revient en arrière dans ce cas.

[1] Churchill. *On the rhythm of the heart of the fœtus in utero, and of the infant after birth.* Dublin quarterly Journ., 1855, t. XIX, p. 326.

[2] Chauveau. *Etudes pratiques sur les bruits de souffle.* Gaz. méd. de P. 1858.

Le double ou triple souffle dans l'*insuffisance aortique* est donc toujours un *souffle en avant* [1].

M. COLRAT de Lyon a démontré de même par les mouvements de l'hémodromètre que le dicrotisme n'était jamais dû à un mouvement de recul du sang.

SOUFFLE PRÉSYSTOLIQUE.

FAUVEL [2] a démontré que le *souffle présystolique*, symptôme du *rétrécissement mitral*, ne pouvait être produit que par la contraction de l'oreillette.

Il a pu faire, à cet égard, une observation absolue sur un fœtus humain âgé de cinq mois. Sur le cœur qui était à nu, il a vu distinctement l'oreillette se contracter d'abord, puis la contraction se propager peu à peu au ventricule par une sorte de mouvement vermiculaire.

MODIFICATION DES SOUFFLES INTRA-CARDIAQUES ORGANIQUES SOUS L'INFLUENCE DE LA POSITION.

Tous les souffles, quels qu'ils soient, se modifient quand le malade passe de la position horizontale à la position verticale. KUFFER [3] en a donné une bonne description en 1877, dans le *Progrès médical;* il a démontré, comme l'avait fait *Gowers pour le souffle présystolique*, qu'ils *diminuent tous dans l'attitude verticale*. Et cela par deux mécanismes principaux :

1° En faisant, d'une part, varier la *forme* du cœur, par exemple : en raccourcissant le ventricule.

Ainsi dans l'**endocardite aiguë** on peut voir diminuer et même disparaître le souffle, qui était dû à une *insuffisance* par *contracture* des *muscles papillaires*.

2° D'autre part, en déterminant dans la *tension* artérielle des variations, par suite desquelles le nombre et la force des contractions cardiaques peuvent changer.

Tous les *souffles augmentent* dans la position *horizontale*. Certains souffles même ne se produisent que dans cette attitude.

L'*inspiration* détermine une augmentation des souffles cardiaques; par suite de la gêne que le gonflement des poumons apporte à l'acte circulatoire.

DÉDOUBLEMENTS DES BRUITS DU CŒUR NORMAUX ET PATHOLO-

[1] TOUSSAINT et COLRAT. *Bruit de souffle artériel et multiple*. Lyon méd. 1874, p. 121.
[2] FAUVEL. Acad. de méd. de Paris, avril 1874.
[3] KUFFER. Progrès méd., n° 18, 1877.

GIQUES. — Les bruits du cœur peuvent se dédoubler en l'absence de toute lésion organique, soit aiguë, soit chronique.

Ce dédoublement *normal*, ou du moins *physiologique*, est même assez fréquent ; on le retrouve environ chez un cinquième des sujets, et les deux parties qui le constituent sont très rapprochées, il suit évidemment les modifications du *rhythme respiratoire*.

L'un des premiers, **WALLACH** [1] a reconnu l'existence de ce dédoublement ; il observa que le second bruit du cœur est celui qui se décompose le plus souvent en deux bruits distincts et successifs. Ce dicrotisme cardiaque est particulièrement appréciable dans trois circonstances : — 1° chez les *enfants*, — 2° chez les *adultes*, après l'*expiration*, — 3° sur les *animaux*, en appliquant le stéthoscope directement au *niveau* des *valvules*.

**Cause des dédoublements.** — La cause de ce double bruit tient au **défaut de synchronisme** entre le refoulement des *valvules aortiques* et celui des valvules de l'*artère pulmonaire*. Il serait difficile, en effet, que le synchronisme entre le jeu de ces deux appareils valvulaires fût constamment parfait. Quatre circonstances principales expliquent ces variantes. Ce sont : — 1° la *longueur inégale* de l'un et de l'autre tube artériel ; — 2° leur *texture* différente, *normale ou morbide* ; — 3° la *différence* de *force* de la *projection* sanguine ; — 4° la *résistance* variable des tissus qui entourent soit l'aorte, soit l'artère pulmonaire.

Le plus important de ces éléments consiste évidemment dans la différence de résistance que l'état du poumon, pendant l'expiration ou l'inspiration, apporte à l'effort du sang lancé dans l'artère pulmonaire. Aussi est-ce là, sans doute, qu'il faut chercher la raison principale du dédoublement cardiaque.

Les travaux tout récents de **POTAIN** en 1866 sont venus corroborer ces premières données. Cet excellent observateur a démontré que le second bruit n'est pas le seul qui puisse être décomposé. Le premier bruit peut éprouver la même modification ; mais avec cette différence qu'elle s'opère en temps opposé [2].

Ainsi le premier bruit se dédouble à la *fin* de l'*expiration* et au *commencement* de l'*inspiration*. Il l'a observé douze fois sur cent sujets examinés.

[1] WALLACH. *The lancet* et Gaz. méd. de Lyon.
[2] POTAIN. *Bruits dédoublés non pathologiques*. Union méd. 2e série, t. 31, 1866.

Le deuxième bruit se dédouble à la *fin* de l'*inspiration*, au *commencement* de l'*expiration*. Il est plus rare, on ne l'a rencontré que six fois sur cent.

Le dédoublement simultané des deux bruits n'a existé que deux fois sur cent.

*Potain* partage l'opinion de *Wallach* sur la cause des dédoublements; ils sont dus à l'occlusion non simultanée des valvules homologues des deux cœurs.

Ce n'est pas que ceux-ci ne battent pas simultanément, mais l'*acte respiratoire* exerce une grande influence sur la pression du sang dans les vaisseaux de la poitrine et la fait *varier*.

Il *accélère* l'occlusion *artérielle*, *retarde* l'occlusion *veineuse*. En effet, l'*Aorte* éprouvant une plus grande pression sous l'influence de l'inspiration de l'air, ses valvules s'abaissent environ $\frac{1}{20}$ de seconde avant la valvule d'Eustachi, et le deuxième bruit est dédoublé.

De même, la pression augmentée dans les veines caves et l'oreillette retarde d'autant l'occlusion de la valvule tricuspide au moment où le cœur entre en systole, et le premier bruit se dédouble, puisqu'il donne son claquement valvulaire après celui de la valvule gauche ou mitrale.

Diagnostic des dédoublements pathologiques. — Les dédoublements pathologiques consistent dans l'addition au bruit valvulaire d'un bruit anormal. Cela peut être : — 1° la *répétition* d'un battement complet, — 2° un *choc* de la *pointe* du cœur, — 3° un *frottement péricardique* très court. Ces bruits comparés aux rhythmes de la poésie latine ont été assimilés à l'*anapeste*, au *dactyle*, au *spondée*, suivant leur durée respective.

Les bruits de dédoublement morbide, qui tiennent à une lésion cardiaque, ne sont que peu ou pas influencés par la respiration, et leurs deux parties constituantes sont *beaucoup plus écartées*.

Ils sont, en outre, assez *constants*, tandis que les dédoublements normaux sont *passagers* et *transitoires*. Le dédoublement des bruits cardiaques est souvent un signe d'**albuminurie**. Il indique alors une *pression trop grande et inégale* dans les artères et les veines; il est, ici *transitoire* et peut exister sans lésion des valvules.

D'autres théories ont encore été émises au sujet des dédoublements des bruits du cœur.

**BALFOUR** et **SAMSON** admettent qu'un excès de tension dans le cœur droit retarde l'occlusion de la tricuspide et cause le dédoublement du bruit systolique, tandis que l'excès de pression, dans l'Aorte, accélère l'occlusion des sigmoïdes, produisant ainsi le dédoublement du deuxième bruit. Mais, tandis que ces auteurs attribuent au cœur gauche l'élément primitif des dédoublements, J. **BARR** [1] l'attribue au cœur droit.

A la fin de l'expiration, dit-il, le ventricule droit est distendu et stimulé à se contracter le premier, d'où le dédoublement du premier bruit.

Au commencement de l'inspiration, c'est le ventricule droit qui se remplit le premier, et qui est le premier excité par le sang à se contracter, d'où naît le dédoublement du premier bruit.

**JOHNSON** [2] attribue la première partie du premier bruit à la contraction devenue sonore d'une oreillette dilatée et *hypertrophiée*. Il en donne pour preuve que le redoublement du bruit systolique s'entend surtout entre le mamelon et le sternum. *Sibson* [3] explique le dédoublement par une absence de synchronisme dans la contraction des deux ventricules et admet que dans la maladie de Bright surtout, où l'on entend si souvent le bruit de galop, la contraction du cœur gauche est plus tardive, plus prolongée que celle du ventricule droit.

Mais *J. Barr* et *Sibson* paraissent avoir confondu les dédoublements normaux ou pathologiques, avec le redoublement des hypertrophies simples d'origine brightique. Or, comme chez le même malade, on a pu entendre coïncider le bruit de dédoublement normal et le rhythme de galop, il est évident que les deux phénomènes ne peuvent reconnaître pour cause l'absence de synchronisme dans la contraction ventriculaire.

Simplification des bruits du cœur. — Mais s'il est des cas où les bruits du cœur se dédoublent ou prennent l'allure du galop du cheval, il en est, au contraire, où ils se simplifient, l'oreille de l'observateur n'en percevant plus qu'un, et même faiblement.

Intensité de propagation des bruits cardiaques.

Les bruits du cœur n'ont point toujours la même intensité à l'état physiologique, les limites de leur propagation ne sont

[1] Barr (J.). *On reduplication of the cardiac sounds.* Medi Times and Gaz. t. I, p. 3, 60, 8, 1877.

[3] Johnson (G.) id., t. 1, p. 140, 1877.

point tranchées ; mais suivant l'état du cœur, suivant les maladies des organes environnants, ils prennent plus ou moins d'extension. Le docteur *Lee* en a fait, en 1851, une étude instructive.

Les bruits du cœur sont plus **étendus** dans l'*hépatisation* pulmonaire, — les dépôts *tuberculeux* du poumon, — l'*apoplexie* pulmonaire, — l'*épanchement* pleural gauche, — le *sarcome* de la plèvre, — l'*œdème*, le *cancer* infiltré du poumon, — enfin dans la *dilatation* des bronches.

Les bruits du cœur sont **diminués** d'étendue quand il y a *hypertrophie*, *atrophie* ou *ramollissement* des parois cardiaques, *atonie* locale, *débilité* générale, *emphysème* du bord antérieur du poumon, — *manque* de *souplesse* des valvules [1].

Le Dr PARROT a parfaitement démontré que cette simplification, cette disparition d'un bruit du cœur, l'autre restant faible, est un indice de l'*affaiblissement* du cœur lui-même. Aussi l'observe-t-on :

1° Chez les **vieillards** au *cœur graisseux*;

2° Chez les **convalescents** de *fièvres graves* ou de maladies très débilitantes;

3° Chez les **agonisants**.

Dans la plupart des cas, c'est le premier bruit, le bruit sourd qui disparaît, la force de contraction du cœur étant très affaiblie. Le deuxième bruit plus sonore se fait entendre plus facilement.

Il peut arriver enfin que tous les bruits restent aphones quand la circulation arrive aux dernières limites de la vie, sans que le cœur soit pour cela absolument éteint.

[1] LEE. *Remarq. cliniq. sur les limites normales dans lesquelles on perçoit les bruits du cœur.* The Americ Journ. of med. scienc. 1857.

# CHAPITRE III

## LES ARTÈRES

### I

### ORIGINE, FORMATION, DÉVELOPPEMENT DES ARTÈRES.

CONTRACTIONS DE L'AMNIOS, SON INFLUENCE SUR LA CIRCULATION ET LA FOTMATION DES VAISSEAUX. — Dans les premiers temps de la vie fœtale, où la circulation se forme sans être encore complètement établie, l'*Amnios* vient en aide, jusqu'à un certain point, à la circulation des fluides nourriciers et du sang ; voilà pourquoi nous devons en parler ici. En effet, dès le sixième jour d'incubation de l'œuf, on reconnaît que l'*Amnios* devient *contractile*. *Baër* [1] admettait même des *pulsations*. *Remack* appelle ces mouvements, non point des pulsations, mais des *contractions* [2]. Elles consistent dans un mouvement rhythmique, un balancement périodique, qui, à travers le liquide, se propage au fœtus et lui imprime des mouvements. Du sixième au huitième jour, on peut s'en rendre compte en mirant l'œuf, le gros bout en haut ; on voit alors la tache noire, correspondant à la tête de l'embryon, exécuter son balancement, qui se répète dix à vingt fois par minute, et qui est parfaitement distinct des mouvements actifs qu'exécutera plus tard le fœtus lui-même. Mais, en agissant sur l'embryon, les contractions amniotiques doivent produire une première circulation de ses fluides blancs et rouges.

En effet, la compression détermine la migration des liquides des parties superficielles aux parties profondes, tandis que, par la cessation de l'acte propulseur, les liquides comprimés reviennent à la surface.

Il y a donc là un premier mouvement de va-et-vient, d'oscil-

[1] BAER. in BURDACH'S. *Physiologie*, t. III, p. 281.

[2] REMACK. in VULPIAN. *Note sur quelques points de la physiolog. de l'amnios.* Mém. de la Société de biolog. 1853.

lation, une sorte de *systole* et de *diastole,* qui doit entrer pour une large part dans la nutrition embryonnaire et dans la formation des vaisseaux sanguins. On peut s'expliquer ainsi physiologiquement la tendance rayonnée de ces vaisseaux, qui commencent à se former à la surface de l'aire vasculaire, puis, sous l'influence de la propulsion de leur sang, se portent tous à gagner l'intérieur, pour s'anastomoser avec le cœur.

On pourrait appeler ce premier mode circulatoire, **circulation oscillante de l'embryon**, ou **circulation amniotique.**

ORIGINE ET FORMATION DES ARTÈRES.

DÉFINITION : — Les **artères** *sont des vaisseaux à parois béantes et élastiques, à ramifications arborescentes, dans lesquels le sang circule avec un jet saccadé, du cœur jusqu'aux extrémités.*

**Origine et formation.** — L'origine des vaisseaux artériels débute par un double travail formateur. Elle est tout à la fois *périphérique* et *centrale ;* en d'autres termes : *vitelline* et *embryonnaire.*

Ces deux modes formateurs vont à la rencontre l'un de l'autre ; la circulation périphérique, pénétrant peu à peu jusqu'au centre, se met en communication avec les organes embryonnaires en voie de formation.

Examinons successivement ces deux évolutions, qui composent ce qu'on appelle la *circulation première.*

**Origine périphérique ou vitelline.** — La formation du système vasculaire périphérique a lieu dans le *feuillet,* ou l'*aire vasculaire,* et commence presque en même temps que celle du cœur ; elle lui est cependant un peu postérieure. Mais le développement des vaisseaux doit être distingué de leur accroissement.

Le développement se fait aux dépens des îles de sang, que RANVIER[1] considère comme des cellules spéciales à ramifications nombreuses, anastomosées et qu'il nomme *cellules vaso-formatives.*

Une cellule vaso-formative peut constituer, à elle seule, un réseau capillaire assez étendu. Un réseau vaso-formateur devient réseau capillaire quand une branche vasculaire perméable, venue d'une artère, ou d'un capillaire, l'a atteint, et a déterminé sa perméabilité pour le sang.

[1] RANVIER. *Du développement et accroissement des vaisseaux sanguins.* Arch. de physiol. 2e série, t. VI, 1874, p. 445.

L'accroissement des vaisseaux se fait par des bourgeons cellulaires pleins d'abord, qui se creusent ensuite de proche en proche pour recevoir le sang.

L'extension du système vasculaire s'opère soit par l'accroissement d'anciens vaisseaux, soit par la formation indépendante de nouveaux réseaux capillaires, qui peu à peu sont envahis et rentrent dans l'appareil de la circulation générale en s'anastomosant avec d'autres vaisseaux déjà développés, pendant que la cloison intermédiaire qui les séparait disparaît par atrophie.

Les capillaires de nouvelle formation, qui se développent dans les fausses membranes, ont une évolution analogue ; elles traversent une période embryonnaire et isolée, avant de se mettre en communication avec la circulation générale. Les capillaires de l'aire vasculaire se réunissent pour former les deux branches de terminaison des deux aortes descendantes. C'est ce qu'on appelle les deux artères *omphalo-mésentériques*. Plus tard, chez tous les embryons de mammifères, l'artère omphalo-mésentérique gauche disparaît, la droite persiste et prend le nom d'*aorte descendante*[1].

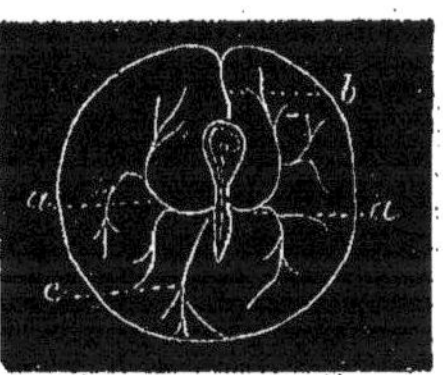


Fig. 72. Disposition normale des vaisseaux dans l'aire vasculaire. — *a. a.* Artères omphalo-mésentériques. — *b.* Veine descendante. — *c.* Veine ascendante.
DARESTE. *Essai de tératogénie expériment.*, p. 199.

**Origine et développement embryonnaire.** Les gros vaisseaux constituant la partie centrale du système vasculaire artériel reconnaissent une origine spéciale, indépendante, et se développent sur place, *in situ*, comme le cœur lui-même.

D'après les savants travaux de RATHKE[1], aux deuxième, troisième et quatrième jours, on voit apparaître au-dessus du bulbe cardiaque cinq paires d'arcs superposés, disposés comme les arcs branchiaux des poissons, et occupant les fentes ou arcs viscéraux. Ces arcs, en s'inclinant, présentent une concavité infé-

[1] RATHKE. *Untersuchungen über die aorten Würzeln und die von ihnem ausgehenden arterien der saurier.* Mém. de l'Acad. de Vienne ; t. XXIII, 1857.

rieure, et reposent par leurs extrémités sur l'arc situé au-dessous, avec lequel ils s'anastomosent.

Vers le troisième jour, les deux premières paires (*supérieures*) s'atrophient et disparaissent dans leur partie moyenne; les portions extrêmes, par lesquelles elles s'unissent aux autres arcs, persistent au contraire et les arcs transversaux se trouvent ainsi avoir donné naissance à des troncs artériels verticaux, qui seront les artères *Carotides interne* et *externe* des deux côtés du cou. Le troisième arc, à son tour, vient former à gauche la *sous-Clavière*, la *Carotide primitive* et la *Vertébrale gauche;* à droite le tronc *Brachio-céphalique*, qui donnera les *Carotide primitive, sous-Clavière* et *Vertébrale droite.* Les crosses de la quatrième paire deviennent l'origine des deux *Aortes dorsales* ou *descendantes*, auxquelles viennent se rendre tous les arcs que nous venons de décrire.

Pour la dernière ou cinquième paire, on voit disparaître complètement l'arc du côté droit; celui du côté gauche persiste et se met en communication avec le bulbe aortique dont le calibre sera bientôt divisé en deux tubes, correspondant aux deux ventricules du cœur. C'est au tube droit, par conséquent au ventricule droit, que vient aboutir le cinquième arc, origine de l'*artère Pulmonaire* et du *canal artériel*, vaisseau caduc. Un peu plus tard, au moment de la naissance des poumons, deux vaisseaux naîtront à l'extrémité libre du cinquième arc, ils seront l'origine des *artères Pulmonaires.*

Les deux aortes dorsales naissantes, à leur sortie du cœur, après avoir reçu toutes les crosses que nous venons de décrire, partent du bulbe aortique, se portent d'avant en arrière, en formant une arcade au dessous des vésicules encéphaliques.

Ces aortes primitives, sous le nom d'artères vertébrales, descendent sur les côtés de la corde dorsale, jusqu'à l'extrémité caudale de l'embryon. Vers le milieu de chacune d'elles, une branche s'en détache à angle droit; elle deviendra l'artère *Omphalo-mésentérique*, qui se ramifiera dans l'aire vasculaire.

Mais les aortes primitives ne tardent pas à se rejoindre sur la ligne médiane, vers le milieu de l'œsophage, Elles se soudent en un tronc unique, laissant leur sommet bifurqué. A son tour ce tronc se bifurque plus bas, pour donner naissance aux *Iliaques primitives*, d'où naîtront en réalité les artères *Omphalo-mésentériques.* C'est alors que l'*Allantoïde* commence à sortir de l'abdomen, pour former la *vésicule ombilicale* entraînant avec elle les deux divisions principales de l'aorte descendante, les *artères Ombilicales;* celles-ci vont concourir pour une large part à former le *Placenta,* mais bientôt l'une des deux disparaît, à l'époque où la vésicule ombilicale elle-même s'efface.

Une seule branche persiste, c'est l'artère *Mésentérique,* qui devient l'artère *Ombilicale.* Elle portera au placenta le sang veineux du fœtus, faisant ainsi l'office d'une veine à structure d'artère.

Chez le poulet, vers la fin du cinquième jour la crosse gauche s'atrophie peu à peu, tandis que la droite, devenant la plus importante, constituera définitivement la crosse de l'aorte. Chez l'homme au contraire, c'est la crosse droite qui s'atrophie et la gauche qui se développe. Les gros vaisseaux, comme le cœur, commencent par des traînées celluleuses pleines, qui se creusent plus tard, mais qui ne contiennent pas de sang rouge. Elles n'en reçoivent que par l'intermédiaire du cœur, lorsque celui-ci s'est osculé avec les îles de sang.

Comme on le voit, chaque artère importante se forme de toute pièce, sur place, en même temps que se prépare l'organe correspondant. C'est un plan général qui s'ébauche avant de s'achever sur un seul point. Ce plan est d'abord double et symétrique, puis la symétrie primitive disparaît par l'annulation d'un certain nombre de vaisseaux d'un des côtés du plan symétrique.

Suivant le professeur ROBIN, l'indépendance de genèse des arcs aortiques serait moins évidente [1]. Il les regarde au contraire comme composés par des traînées de cellules épithéliales émanées de celles qui revêtent l'endocarde lui-même. La nature épithéliale de ces filaments est démontrée par les réactifs.

Chacun de ces prolongements pleins étant constitué, il se forme au centre un espace libre, par segmentation longitudinale de cette matière. L'espace libre commence du côté du cœur, tandis que l'autre extrémité se termine en cul-de-sac.

La formation des arcs aortiques a lieu au moment précis où le canal cardiaque est complet, pourvu d'une paroi contractile revêtue d'épithélium, alors qu'il renferme déjà du plasma et des

[1] ROBIN. *Cours d'histologie.* 1879.

globules. Après la naissance, le *canal artériel* s'oblitère et la *fosse ovale* se ferme rapidement.

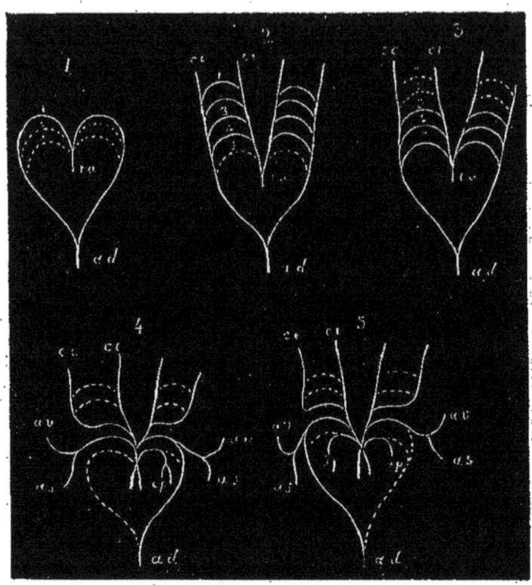

Fig. 73. — Schéma, représentant la formation des troncs artériels d'après Rathke. — 1, tronc artériel, avec une seule paire d'arcs aortiques et l'indication de la 2e et de la 3e. — 2, tronc artériel, avec 4 paires d'arcs aortiques et l'indication de la 5e. — 3, tronc artériel avec 3 paires d'arcs aortiques, les 3e, 4e et 5e; les 1re et 2e paires sont oblitérées. — 4, artères permanentes chez les mammifères et l'homme. — 1,2,3,4,5, numéros d'ordre des paires d'arcs aortiques.

(DARESTE, *Tératogénie expériment.*, p. 218.)

ORDRE DE DÉVELOPPEMENT DES VAISSEAUX. — Voici, d'après *Haller*, quelle serait cette évolution chez le poulet :

L'*Aorte* apparaît la première, peu après le cœur; puis la *veine Cave*, à son embouchure dans l'oreillette droite. Les deux branches de l'artère aorte, en lesquelles elle se divise, sont visibles au bout de cinquante-quatre heures, alors qu'aucun autre vaisseau n'apparaît dans le corps du poulet. Au troisième jour, dans la région céphalique, apparaissent des points rouges, puis des stries qui, peu après, se réunissent en lignes et forment un tronc montant le long du col vers la tête : c'est la *veine jugulaire*.

De ce tronc sortent plus tardivement, le quatrième jour, des branches élégamment ramifiées, se dirigeant vers les vésicules cérébrales qui se développent de plus en plus avec le temps ; à cette époque, nulle autre artère n'apparaît encore. Au bout de cent trois heures on voit des rameaux artériels dans tout le corps.

Mais pour les membres, les vaisseaux n'apparaissent que plus tard, vers le sixième jour ; alors on peut voir les points, puis les stries et les lignes, qui insensiblement se confondent en vaisseaux continus ; le neuvième jour elles suivent et accompagnent les os, et enfin chaque doigt [1].

DÉVELOPPEMENT CONSÉCUTIF DES GROS VAISSEAUX ARTÉRIELS. — Tous les gros vaisseaux artériels augmentent de circonférence depuis la naissance jusqu'à la fin de la vie. Mais la puberté est toujours l'époque de principal développement. L'artère Pulmonaire reste plus large que l'aorte descendante jusqu'à 45 ans ; plus tard, le rapport change complètement [2]. La Carotide primitive est plus large que l'Iliaque primitive, jusqu'à la puberté; mais à partir de cette époque ses dimensions ne varient plus, tandis que les artères Iliaques ou sous-Clavières continuent de s'accroître. La circonférence des gros vaisseaux est toujours moindre chez la femme que chez l'homme.

Lorsque l'on compare la circonférence des gros vaisseaux à la taille du sujet, on reconnaît que le calibre relatif le moins considérable correspond à la puberté, tandis qu'il est beaucoup plus grand dans les premières années et à un âge avancé, ce qui, joint à l'accroissement simultané du cœur, introduit des modifications importantes dans la tension intrà-vasculaire.

De même l'artère Pulmonaire et l'Aorte ascendante augmentent de calibre plus rapidement que les Iliaques, les sous-Clavières et les Carotides.

La tension sanguine périphérique prend donc à la puberté une notable élévation, qui est en rapport avec la rapidité du développement humain dans cette période.

## II

### MESURE DE LA PRESSION DU SANG DANS LES VAISSEAUX. — DURÉE D'UNE RÉVOLUTION CIRCULATOIRE. — INFLUENCE DE LA CIRCULATION SUR LA DENSITÉ DU SANG.

VITESSE DE CIRCULATION DU SANG DANS LES ARTÈRES. — **HUTTENHEIM** et **VOLKMANN** introduisirent les premiers la précision

[1] HALLER. *Opera minora*, t. II, p. 104.

[2] BENECKE. *Développement comparé du cœur et des gros vaisseaux artériels*. Rev. de Hayem, 1879.

nécessaire à cet ordre de recherches [1]; et, pour y parvenir, ce dernier physiologiste inventa l'**hémodromètre** que nous avons décrit p. 199 (fig. 69), en traitant cette même question à propos du cœur. Nous la compléterons ici par de nouveaux détails.

*Volkmann* trouva que la vitesse du sang était de 273$^{mm}$ par seconde pour la carotide d'un chien, et de 254 dans la carotide du cheval.

VIERORDT, à son tour, calcula la rapidité du sang dans les artères au moyen de l'**hémotachomètre**, décrit p. 199 (fig. 70).

C'est le principe du pendule hydrométrique appliqué à l'étude de la circulation par le savant physiologiste de *Tübingen.* D'après lui, la vitesse du sang dans la carotide serait de 261$^{mm}$ par seconde. Dans ces derniers temps CHAUVEAU [2], de *Lyon*, a imaginé un nouvel appareil, de volume plus restreint, qui donne les mêmes résultats.

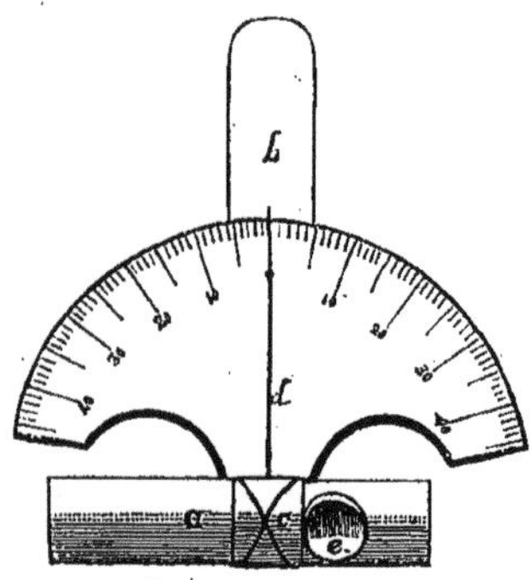

Fig. 74. — Ensemble de l'instrument. — *a* Tube. — *b* Cadran. — *c* Douille de caoutchouc enveloppant le milieu du tube. — *d* Aiguille. — *e* Tube latéral destiné à recevoir un manomètre.

Extrait de CHAUVEAU et LAROYENNE.

C'est un tube métallique long de 6 centimètres, dont les deux bouts sont adaptés aux deux extrémités d'une artère coupée.

Vers le milieu de ce tube, on a ménagé une ouverture garnie d'un diaphragme de caoutchouc.

[1] HUTTENHEIM. *Obs. de sanguinis circulatione hemodrometri ope institutæ.* Halle 1846.

[2] CHAUVEAU, BERTOLUS et LAROYENNE. Journ. de physiol. 1860, t. III, p. 695. *Vitesse de la circulat. dans les artères du cheval.*

Ce diaphragme est traversé par une aiguille dont l'extrémité interne un peu élargie reçoit une impulsion d'autant plus vive que le sang vient la frapper plus fortement. L'extrémité externe décrit en dehors une courbe plus ou moins grande, qui indique la rapidité du sang sur un cadran demi-circulaire, situé au bord du tube.

Mais, il faut le dire avant tout, rien n'est plus variable que la rapidité du sang; l'état d'activité d'un organe augmente considérablement la rapidité du cours du sang dans les artères qui s'y rendent. C'est ainsi que la carotide, pendant que les animaux mangent, alors que les muscles masticateurs et les glandes salivaires sont en activité, charrie cinq à six fois plus de sang que pendant le repos.

DURÉE D'UNE RÉVOLUTION CIRCULATOIRE. — Combien de temps le sang met-il pour accomplir son cycle circulatoire, et revenir au cœur, après en être parti pour parcourir les organes? Grand nombre de physiologistes se sont occupés de cette question; **HÉRING** de Stuttgard [1], **VIERORDT** [2], **BLACKE** [3], **MATTEUCCI** et **PYRIA** [4] furent les principaux.

*Héring*, qui expérimenta le premier en 1829, introduisit dans la veine jugulaire d'un cheval du prussiate de potasse, et, recueillant de 5 en 5 secondes le sang de l'autre jugulaire, il analysa les échantillons et marqua l'instant d'apparition du sel, qui fut de 30 secondes. Sur 18 expériences le temps varia de 10 à 40 secondes.

*Vierordt*, en 1858, opéra avec plus de précision, recevant de seconde en seconde le sang à analyser dans les aubes d'une petite roue, ou disque tournant d'un mouvement uniforme. Par ce procédé, il trouva chez le *cheval* la révolution circulatoire de 23″8. Chez le *chien*, elle fut de 15″ 2. L'homme, étant intermédiaire entre le cheval et le chien, doit compter 23 secondes environ.

Mais *Matteucci et Pyria* pensent que la diffusion rapide de cette solution saline dans le sang doit accélérer beaucoup les effets

[1] HÉRING. *Versuche die schnelligkeit des blutlaufs und absonderung zu bestimmen.* Zeitschrift für physiol. von Treviranus, 1829, t. III, p. 85.

[2] VIERORDT. *Die erscheinungen und gesetze der stromgeschwindigkeiten des blutes*, p. 55.

[3] BLACKE. *On the actions of poisons.* Edimb. med. and surg. Journ. 1841, t. LVI, p. 445.

[4] MATTEUCCI. *Leçons sur les phén. phys. des corps vivants*, 1843, p. 329.

produits; aussi *Volkmann*, partant il est vrai d'idées théoriques, affirme que la durée circulatoire doit être de 120 secondes chez le cheval, 40 chez le chien et 24 chez le lapin.

Suivant WRISBERG, une femme qui périt d'hémorrhagie, perdit 13 kilog. de sang; et l'on recueillit 12 kilog. de ce liquide chez un individu décapité. Si l'on admet qu'à chaque battement le cœur de l'homme pousse de 60 à 90 grammes de sang, la circulation de 12 kilog. de ce liquide exige de 133 à 200 battements du cœur. On peut donc supposer que la circulation achève son circuit chez l'homme en 133 ou 200 pulsations, équivalant à deux ou trois minutes environ.

Mais la vitesse n'est point la même dans tous les organes. Très grande dans les gros vaisseaux, elle est lente dans les capillaires, afin de permettre à l'absorption, à l'échange des matériaux, de s'opérer complètement. Elle est surtout remarquablement lente pour la veine porte et pour le foie.

Certains poisons traversent, au contraire, la circulation avec une vitesse extrême. CLAUDE BERNARD a démontré que l'*Iodure de potassium*, injecté dans le sang, se retrouve dans la salive au bout de 30 secondes; et BACKE a retrouvé, au bout de 4 secondes, l'*ammoniaque* injectée dans la jugulaire d'un chien et reparaissant à l'état de vapeur dans les produits de l'expiration pulmonaire. C'est une nouvelle vérification de l'idée de *Matteucci* et *Pyria*.

RAPPORTS ENTRE LA DURÉE DU CYCLE CIRCULATOIRE ET LE NOMBRE DES BATTEMENTS DU CŒUR. — Chaque systole cardiaque doit nécessairement correspondre à une certaine fraction de la quantité totale du sang qui traverse les organes. C'est ce qu'on appelle la *valeur systolaire*. Les expériences de *Héring* et de *Vierordt* ont démontré que, chez les mammifères, la durée du cycle circulatoire dans chaque espèce est proportionnelle à la durée d'un battement du cœur du même animal ou en raison inverse de la fréquence du pouls.

Le terme moyen est de 26 à 28 battements pendant une révolution circulatoire. Ainsi le lapin ayant environ 210 systoles par minute, et chaque révolution circulatoire exigeant 7″ 46, chaque systole envoie dans la circulation la 26e partie du sang qui la constitue.

Le pouls de l'homme battant 72 fois par minute donne de même une proportion de 27 7.

Ainsi la valeur systolaire est dans un rapport constant avec la quantité de sang en circulation.

INÉGALITÉS DES VALEURS SYSTOLAIRES CHEZ UN MÊME SUJET. — Si l'on s'en tenait à l'énoncé de la loi physiologique précédente, on pourrait croire que la quantité de sang lancé par le cœur en une certaine unité de temps est toujours en rapport avec le nombre des battements de cet organe, et que si le pouls s'accélère, la vitesse de la circulation doit s'accélérer aussi. Cependant il n'en est point ainsi ; quand le cœur précipite ses systoles, celles-ci restent incomplètes, sa valeur systolaire diminue et le volume de sang, lancé dans l'aorte à chaque battement, est moindre qu'à l'état normal. Aussi Héring, expérimentant sur le cheval, trouva à l'état normal 36 battements de cœur par minute, 22 5 pour chaque cycle circulatoire, c'est-à-dire 13. 5 systoles par cycle.

Après une course au trot, le cœur marquait 100, et la révolution circulatoire, au lieu de s'opérer en 8 secondes, en mettait 17″ 5 ; le ventricule gauche avait, d'une part, triplé ses contracions, et, de l'autre, augmenté la vitesse du courant sanguin de $\frac{1}{5}$ seulement.

*Héring* a même observé des cas où, malgré le nombre croissant des systoles, la vitesse circulatoire était diminuée.

*Vierordt* signale en particulier le *chloroforme* et la *digitale* comme produisant ces effets rétrogrades. Ainsi chez un chien soumis à ce dernier remède, les battements du cœur baissèrent de 102 à 45, tandis que le ralentissement de la révolution sanguine n'était que de $\frac{1}{4}$.

La *digitale* ne se contente pas de ralentir le pouls, elle rend chaque diastole plus ample, et chaque systole plus complète.

*Héring* signale encore l'influence de l'*âge*, comme ralentissant le mouvement circulatoire. Chez les jeunes chevaux (6 à 10 ans), le temps employé par le sang à parcourir l'organisme est de 17″6. Chez les chevaux de 16 à 19 ans, il est de 25″; et chez les chevaux vieux de 20 à 24 ans, il faut compter 29″2. *Vierordt* a calculé que la vitesse avec laquelle le sang parcourt le circuit des vaisseaux est en raison inverse de la grandeur de l'animal. Enfin, ce savant physiologiste a cherché à déterminer le volume de sang qui circule en même temps dans un circuit sanguin.

Appréciant, d'une part, le temps que la totalité du sang contenu dans l'appareil vasculaire emploie à traverser le ventricule gauche, — d'autre part, le nombre des systoles qui y correspond, — enfin la capacité fonctionnelle du ventricule gauche, il obtint la quantité demandée en multipliant la valeur systolaire par le nombre des battements du cœur correspondant au cycle circulatoire.

Mais la difficulté était d'apprécier pour l'homme la capacité du ventricule variable à chaque instant. *Vierordt* y parvint par un moyen détourné, en prenant le calibre de la carotide et la vitesse du sang de ce vaisseau ; puis, agissant de même pour chaque vaisseau émané de l'aorte, y compris les artères coronaires, il arrive à conclure que l'aorte reçoit, et par conséquent le ventricule gauche fournit $207^{cc}$ par seconde.

*Volkmann*, par des expérimentations analogues, obtint $188^{cc}$ comme capacité systolaire. Mais, adoptant le premier chiffre $207^{cc}$ par ″. Puisque en 23″ 1, le circuit circulatoire paraît s'accomplir dans sa totalité, la masse entière du sang sera de :

$$207 \times 23,1 = \text{environ } 5,000^{cc}.$$

L'homme a donc environ 5 kilos de sang pour un poids d'environ 63 kilos ; c'est donc $\frac{1}{12}$ de son poids ; et si l'on admet 72 pulsations comme chiffre moyen, on trouve comme valeur systolaire du ventricule gauche : $5,000 : 72 = 172^{cc}$. La capacité systolaire serait donc au poids du corps dans la proportion de $\frac{1}{353}$.

BISCHOFF[1] ne raisonnant pas sur des nombres, mais calculant sur des faits, évalua la totalité du sang d'un supplicié par décollation ; le corps pesait 68 kilos, et le sang obtenu 4,858 grammes. On voit que les deux méthodes ont fourni très approximativement le même résultat.

D'après *Vierordt*, il existe une proportion entre le poids du corps et la capacité du ventricule aortique, et ce rapport pour l'homme serait environ $\frac{1}{353}$ du poids de l'organisme. La quantité de sang en circulation s'évalue à son tour à $\frac{1}{383}$ du poids du corps.

Il faut donc, avec ce physiologiste, admettre qu'il existe pour un même poids de tissu vivant un même poids de sang en circulation.

Cela s'explique bien naturellement, si l'on songe que le sang

[1] BISCHOFF. *Abermalige bestimmung der blutmenge bei einem hingerichteten.* Zeitschr. für Wissensch. zoolog. 1857, t. IX, p. 65.

étant une *chair coulante*, destinée à réparer l'usure des organes, sa quantité doit toujours être proportionnelle à la masse qu'elle est destinée à ravitailler ; c'est un emprunt aussi économique que possible.

Enfin, d'après *Vierordt*, la durée moyenne de la révolution circulatoire est approximativement en raison inverse de la quantité de sang qui passe en un même temps donné, à travers un même poids de tissu vivant. Ainsi pour 1 kilo de parties vivantes, en une minute il pénètre :

| | | | |
|---|---|---|---|
| 592 | grammes | de sang | chez le lapin. |
| 272 | id. | id. | chez le chien. |
| 207 | id. | id. | chez l'homme. |
| 152 | id. | id. | chez le cheval. |

C'est-à-dire que la vitesse de l'évolution circulatoire augmente dans la même proportion que la taille diminue.

Somme d'irrigation des organes. — Le calcul a été entrepris par BROWN-SÉQUARD[1]. Il part de ce fait, démontré par *Volkmann*, que chaque systole du cœur débite environ 60 grammes de sang, et que par conséquent 12,400 kilogrammes de sang traversent, chaque jour, le ventricule gauche.

Il en conclut que chacun des grands organes, comme le foie et le rein, doit être traversé par 1,000 kilogrammes de sang au moins par jour, et que plusieurs kilogrammes de fibrine se forment et se déforment chaque jour aussi dans le corps de l'homme.

On conçoit bien dès lors que, si l'une de ces voies d'irrigation se trouve oblitérée, comme il arrive dans certaines formes de *cirrhose* du *foie* ou des *reins*, le cœur, ayant à supporter, à contenir un apport plus grand, doit se dilater et s'hypertrophier pour suffire à sa tâche. C'est l'*hypertrophie compensatrice*.

Raisons de la vitesse inégale du sang aux divers instants de la circulation. — Règle générale : dans tout système d'irrigation, le courant se ralentit quand le canal s'élargit, il devient plus rapide quand le conduit se resserre.

Chaque section transversale du canal déverse partout la même quantité de liquide dans un temps donné ; mais la vitesse d'écoulement est en raison inverse de l'aire de la section qu'il

[1] Brown-Séquard. *Faits qui semblent montrer que plusieurs kilog. de fibrine se forment et se transforment, chaque jour, dans le corps de l'homme.* Journ. de physiol. 1858, t. I, p. 305.

occupe. Ainsi en est-il pour le sang. En effet, comme l'avait déjà remarqué *G. Colles* au XVII$^e$ siècle, la bifurcation des artères donne naissance à des branches dont les calibres réunis sont plus considérables que celui du tronc d'émergence. Le sang va donc en ralentissant sa marche de plus en plus. Mais *Ferneley* [1] et *Paget* [2] ont démontré de notre temps que la somme des aires n'augmente pas toujours, et que souvent elle augmente très peu. L'aire de l'aorte, à sa sortie du cœur, étant : 1, la somme des aires de ce vaisseau, au-delà de l'origine de la sous-clavière gauche et des trois grosses branches qui en émanent entre ces points, sera : 1, 05. Il y a dilatation légère, le courant se ralentit. Mais au niveau de l'origine des iliaques primitives, les différences sont contraires; l'aire de terminaison de l'aorte étant représentée par : 1, la somme des aires de ses deux branches n'était, d'après les expériences de *Paget*, que de : 0.89. Le courant doit donc s'accélérer; HAZARD [3] est arrivé à un résultat semblable, il a calculé que la somme des aires des iliaques était de $\frac{6}{100}$ plus petite que celle de l'aorte avant sa division. Enfin *Folcner* [4] et *Brown-Séquard* [5] ont reconnu que cette règle éprouvait de fréquentes exceptions individuelles.

Frottement du sang dans le cœur et les vaisseaux. — Rien de plus compliqué en apparence que les frottements du sang dans les vaisseaux, et rien de plus important, car si les globules du sang n'étaient pas ainsi constamment mélangés, ils s'attacheraient les uns aux autres et produiraient de faciles embolies ou thromboses.

Modes de circulation du sang. — Les travaux de MOILIN [1] nous ont fait connaître qu'il y a dans les vaisseaux deux modes de *circulation :* l'une **parallèle à l'axe** du canal, c'est le **flux central** du liquide qui, constamment retenu par les résistances latérales, progresse *directement;* l'autre **oblique**, ce sont les **courants latéraux**, qui, frappant alternativement et les parois élastiques et le liquide central, cheminent par ondulations et ressauts successifs; de là des frottements multiples.

[1] Ferneley. *On the obtinance of certain laws in the animal economy*. London, Med. Gaz. 1840, t. XXV, p. 389.

[2] Paget. *On the relative sizes of the trunks and branches of the arteries*. Lond. Med. Gaz. 1842. 2e série, t. II, p. 55.

[3] Hazard. Dans Horner. *Special Anatomy*, t. II, p. 184. Philadelphie, 1843.

[4] Folcner. *Dissertatio de nexu inter arteriarum truncos et ramos exorientes*. Groningue 1855, et Canstatt's jahresber, 1857, t. I, p. 77.

[5] Brown-Séquard. *Journ. de physiol.* 1858, t. I, p. 303, op. citat.

Ces *frottements* sont : les uns *diastoliques*, les autres *systoliques*, et produisent un mouvement tantôt *uniforme*, tantôt *uniformément retardé*, ou même *rétrograde*.

PRESSIONS ET FROTTEMENTS DIASTOLIQUES. — *La quantité de mouvement* donnée pendant *la diastole artérielle* est employée : 1° à *augmenter la résistance* des artères en approchant de leur limite extrême d'élasticité et de dilatation ;—2° à *alimenter* le frottement reconnu nécessaire.— 3° à développer la *chaleur et l'élasticité vitales;* car tout frottement est une source de calorique et d'électricité ; à son tour, l'*artère* fournit des résistances de *deux espèces :* l'une *perpendiculaire* à l'*axe* des vaisseaux, elle est due à la *dilatation* des fibres *circulaires* ; l'autre *parallèle à l'axe*, *due à la dilatation* des *fibres longitudinales*.

Dans les artères, la force vive de résistance *perpendiculaire* est d'autant plus grande qu'elle s'exerce plus près du cœur, tandis que la force vive *longitudinale* est plus puissante vers les extrémités, car la diminution progressive du calibre artériel peut être représentée par un cône, ou, ce qui revient au même, par une suite de lignes brisées, entre lesquelles vient se heurter le flot du liquide, avec diminution de vitesse.

PRESSIONS ET MOUVEMENTS RÉTROGRADES OU SYSTOLIQUES. — Si pendant la diastole artérielle tout concourt à la progression du sang, c'est le contraire pendant la systole.

Les répressions sont alors les plus fortes, et, le vaisseau se resserrant, tandis que la contraction du cœur cesse, il force une partie du sang à rétrograder. De ce conflit naissent des ondes multiples qui se propagent jusqu'aux valvules aortiques ; ce sont donc elles qui soutiennent le choc ; mais elles ne l'amortissent pas complètement et leur élasticité le restitue en un nouveau mouvement progressif, suivi même de plusieurs autres plus petits ; ce sont ces ondulations secondaires qui constituent le polycrotisme, en sorte que le *polycrotisme* n'est autre chose que l'expression de la *circulation rétrograde* ou *systolique* des *artères*.

Ces mouvements internes ne doivent pas aboutir pour nous à une étude théorique et stérile ; nous allons en faire de suite une application à la pratique. 1° En effet le frottement du sang dans les vaisseaux, lorsqu'il est très prononcé, donne lieu à un frémissement vasculaire général, qui imprime à la pulsation un caractère *serratique* tout particulier et fait entendre à l'oreille un bruit de souffle ; ce frottement doit exister plus fort dans les maladies qui déterminent une destruction plus ou moins complète de l'endothélium, comme cela arrive dans l'*Endocardite ulcéreuse*, dans certaines *artérites* et à la suite de la *fièvre Typhoïde*, de la *Rougeole*, de la *Scarlatine* surtout, où il y a desquamation de l'endartère, aussi bien que l'épiderme. La paroi interne de l'artère devenue rugueuse détermine des frottements prononcés, dont l'auscultation nous rend parfaitement compte et qui rend le pronostic assez défavorable.

INFLUENCE DE LA CIRCULATION SUR LA DENSITÉ DU SANG. — Le sang est un liquide de nature hétérogène, dont les globules rouges représentent la partie la plus dense ; on pourrait le comparer à de l'eau tenant en suspension une poudre pesante.

Or, recherchons quelle est la distribution d'un pareil liquide, lancé à vitesse variable dans un réseau vasculaire à branches divergentes et allant en se rétrécissant : Les docteurs MATHIEU et *V.* URBAIN [1], avec un mélange d'eau et de carbonate de chaux, ont reproduit la disposition du sang dans un réseau artificiel. Ils ont reconnu que les globules rouges du sang, comme les particules pesantes de l'eau, devaient se trouver en plus grand nombre dans les grosses artères que dans les petites branches qui présentent plus d'obstacles à la circulation.

L'étude des poids spécifiques leur a donné le même résultat ; le poids du sang des grosses artères est plus grand que celui d'un pareil volume de sang pris dans les capillaires. La disposition des conduits artériels est telle que la richesse du sang en globules rouges, et par conséquent en oxygène, est plus grande dans les carotides ; leur sang est plus dense, et ce qui le prouve encore, c'est que par la ligature des deux carotides on peut augmenter la densité du sang des autres artères, le sang très dense des premières refluant vers les vaisseaux, où la circulation est restée libre comme les artères vertébrales.

Deux corollaires importants peuvent être tirés de cette étude :

1° *Par suite de la grosseur de ses artères et de la brièveté de leur parcours depuis leur origine cardiaque, le cerveau reçoit un sang plus riche, plus globuleux, plus oxygéné que les autres organes.*

2° *Dans les capillaires, le sang est d'autant plus riche en globules et plus oxygéné, que leur dilatation y rend la circulation plus rapide.*

[1] MATHIEU et URBAIN. *Des gaz dans le sang*. Journ. de physiol. t. IV, 1871-72, p. 201.

**Indications thérapeutiques.** — Ceci explique d'une part les phénomènes de *calorification* observés dans l'*inflammation*, où les capillaires sont énormément dilatés, — d'autre part, l'avantage que produisent les *enduits imperméables* (*Collodion*) en diminuant cette calorification par l'isolement de l'oxygène atmosphérique et par le resserrement qu'ils opèrent sur les capillaires de la surface.

INFLUENCE DE LA QUANTITÉ DU SANG SUR LA PRESSION ARTÉRIELLE. — **La pléthore.** Il est facile de comprendre que l'ensemble du système sanguin représentant une cavité élastique, plus elle contiendra de sang, plus elle en comprimera la masse. C'est cette *poussée* que BRÜNNER [1] a mesurée avec soin dans une expérience restée célèbre. Il commença par annuler sur un petit chien les effets de la contraction des muscles, en chloroformant l'animal, puis les effets de la contraction du cœur, en galvanisant les pneumo-gastriques; mesurant alors la pression du sang avec le kymographe, il la trouva égale à 0,010$^{mm}$ H G. Puis, faisant la transfusion de 280 grammes de sang, il vit la pression monter à 0,019$^{mm}$, et, après une saignée de 359 grammes, elle redescendit à 0,0085.

**Pléthore véritable.** — C'est à la surabondance du liquide sanguin que l'on doit donner le nom de *pléthore véritable;* la saillie des vaisseaux en est l'indice bien plus que la grandeur du pouls, car, ainsi que nous l'avons vu en étudiant la fausse pléthore, plus l'artère est vide, plus elle fournit des vibrations étendues sous l'influence du jet sanguin émané du cœur, tandis que l'artère une fois pleine ne donne plus que des oscillations très petites; d'où l'on doit conclure par ce paradoxe apparent: *Plus le pouls est petit dans une artère pleine, plus il indique une pléthore avancée.* Mais, comme la résistance des capillaires varie beaucoup suivant les sujets, il est toujours difficile de distinguer la *pléthore par surabondance de sang* de celle qui vient de la *parésie des vaisseaux capillaires.* Chez les animaux réduits à une maigreur extrême, la pression du sang dans les artères est beaucoup plus faible qu'à l'état normal, ainsi que l'a démontré *Budge* [2]. Il est évident qu'il en est de même pour l'homme;

[1] BRÜNNER. *Ueber die spannung des Ruhenden blutes im lebenden thiere.* Zeitschr. für rationnel. med. 1854, 2e série, t. V, p. 336.

[2] BUDGE. *Bericht über die arbeiten im physiologischen institut im Bonn.* Canstatt's, jahresbericht, 1855, t. I, p. 89.

car une partie plus considérable du liquide sanguin est alors absorbée pour la nutrition intime des tissus et ne se trouve point réparée assez vite.

**Indication diagnostique et thérapeutique.** — C'est une véritable *pléthore*, que l'on observe dans la *Néphrite urémique*, pléthore *artérielle*, où le pouls est tendu comme une corde métallique ; aussi les *déplétifs* sont-ils parfaitement indiqués. Mais les expériences de M. de CÉRENVILLE[1] ont montré que, dans ce cas, la *depletion intestinale* était loin d'agir aussi favorablement que la **saignée.**

C'est une *pléthore* aussi qui est manifestée par le pouls dur de la *Pneumonie*, car une portion considérable du poumon devenant inutile pour l'hématose, tout ce sang reflue dans la circulation générale et remplit outre mesure les vaisseaux sanguins, de là l'*utilité d'une saignée*, surtout au début, quand le pouls se montre dur et plein.

Mais cette indication ne dure pas longtemps, car la diète sévère à laquelle le malade est soumis a bien vite diminué la masse sanguine.

## III

### RAPPORTS DES ARTÈRES. — ANASTOMOSES. — TERMINAISONS. — ANOMALIES. — STRUCTURE.

DIVISION DES ARTÈRES. — Deux troncs servent d'origine aux artères à la sortie du cœur : l'*Aorte*, l'*artère Pulmonaire*. Ils deviennent l'origine de deux circulations. L'Aorte émane du ventricule gauche et conduit à tous les organes un sang rouge, destiné à leur nutrition. L'artère Pulmonaire émanée du ventricule droit pousse au sein des poumons un sang noir, qui doit y être hématosé ; c'est un *circulus duplex*, où l'une des circulations détruit constamment ce que l'autre renouvelle sans cesse.

De ces deux troncs primitifs doivent naître d'autres branches, qui en produiront d'autres encore, chaque artère devenant tour à tour branche, puis tronc producteur. Les troncs principaux se forment au niveau des parties principales du corps et des articulations.

[1] DE CÉRENVILLE. Bullet. de la Suisse romande. 1878.

Ainsi le sommet du thorax se segmente en trois régions; le cou et les deux bras ; de là trois divisions vasculaires : le tronc *Brachio-céphalique*, la *Carotide gauche* et l'*Axillaire*. — De même, l'*Aorte* se divise en *deux Iliaques*, quand le tronc s'évase en deux demi-circonférences formant le bassin, puis se partage en deux membres inférieurs. Bientôt à chaque articulation se prépare un nouvel embranchement. Toutes les fois qu'il se divise, le vaisseau présente un *éperon*, qui doit avoir une faible influence pour ralentir le cours du sang, et un avantage en obligeant la masse du sang à un parfait mélange, chose plus nécessaire qu'il ne semble d'abord, car les globules blancs collés aux parois vasculaires chemineraient à part, sans se mélanger aux globules rouges.

Volume. — Le volume des artères est proportionné aux organes qu'elles doivent nourrir, aux fonctions qu'elles doivent entretenir. Elles grossissent quand ces fonctions grandissent, comme il arrive pour les artères *utérines* pendant la *grossesse*, et s'atrophient ou diminuent quand les organes diminuent eux-mêmes : mais, règle générale, les artères s'élargissent avec l'âge, sous l'influence persistante du cœur.

Étroites chez l'enfant, plus grosses chez l'adulte, elles deviennent volumineuses chez le vieillard. Aussi, le médecin doit-il savoir que le pouls *petit* est naturel aux enfants, et le pouls *plein* et même dur, naturel aux vieillards. Chez ceux-ci, les artères s'allongent aussi et deviennent parfois flexueuses, sous l'influence répétée des pulsations cardiaques. On le voit surtout très bien à la *Temporale*.

Forme. — Les artères ont une disposition cylindrique, mais elles diffèrent des veines par leur calibre qui demeure ouvert, alors même qu'elles sont vides. Leur diamètre reste le même dans chaque tronc, depuis l'origine jusqu'à sa division, et lorsque l'un des diamètres domine, c'est à la région terminale qu'il se rencontre. Exemple : les *Carotides primitives*.

Rapports. — Les rapports des artères sont nombreux et intéressants, avec les *veines*, les *nerfs*, les *aponévroses*, les *muscles*, les *os* eux-mêmes.

Rapports avec les veines. — Les artères sont presque partout accolées aux veines, et nous en verrons bientôt la raison importante. Plus on s'éloigne du cœur, plus cette association des vaisseaux est intime. Tantôt une seule veine accompagne l'artère, alors celle-ci occupe le plan interne ou profond, ou bien encore la veine enveloppe l'artère (exemple : *artère Vertébrale*).

Tantôt deux veines accompagnent l'artère, alors celle-ci se place au milieu et les deux veines sont à droite et à gauche, ou bien l'une en avant, l'autre en arrière. Mais toujours l'artère reste la plus cachée, la plus protégée, comme étant l'organe important.

Rapports avec les nerfs. — Les gros troncs nerveux émanés de l'axe cérébro-spinal accompagnent très souvent les artères, et, dans cette triple association : artère, veine et nerf, celui-ci occupe la position la plus superficielle, ainsi l'artère Axillaire est recouverte par les nerfs médian et cubital. Le nerf Crural se trouve en avant et en dehors de l'artère de la cuisse.

Aussi, règle générale, quand un chirurgien fait la ligature d'une artère, il trouve le nerf d'abord, puis la veine, puis l'artère en dernier lieu.

Quant aux nerfs émanés du sympathique, ils ont avec les artères les rapports les plus intimes. Ils les enlacent de leurs plexus comme d'un réseau et leur fournissent des nerfs vaso-moteurs, les uns dilatateurs, les autres constricteurs, qui règlent à chaque instant le débit du liquide nourricier.

Rapports avec les aponévroses. — Peu d'artères sont assez superficielles pour être en rapport direct avec les aponévroses, mais elles empruntent à leurs cloisons des canaux et comme des gaînes, qui servent à la fois d'abri ou de soutien à l'artère, à la veine et au nerf réunis (exemple : *artère Carotide*, *veine Jugulaire* et *Pneumo-gastrique*) ; le chirurgien qui opère doit toujours fendre cette gaîne, pour isoler avec soin ces trois éléments, s'il veut lier l'artère avec sécurité.

Rapports musculaires. — C'est dans les intervalles des muscles que se logent les troncs artériels ; ils courent presque toujours parallèlement à leur direction, aussi l'opérateur doit-il se guider sur ces *muscles satellites* pour arriver directement sur les artères. Ainsi le *Sterno-mastoïdien* signale l'artère *Carotide primitive*, — le *Biceps* accompagne la *Brachiale*, etc.

Par exception, certaines artères volumineuses viennent à traverser un muscle : l'*Aorte* traverse le *Diaphragme*, — la *Crurale*, l'*anneau* du *troisième adducteur* ; — la *Poplitée*, le *Soléaire*. Il semblerait qu'alors le muscle, en se contractant, doit entraver la circulation, il n'en est rien pourtant, car les fibres musculaires de ces anneaux, puissamment insérées sur des crêtes osseuses ou des aponévroses, agissent en sens contraire ; elles élargissent les anneaux au lieu de les resserrer, lorsqu'ils viennent à se contracter eux-mêmes.

RAPPORTS OSSEUX ET ARTICULAIRES. — Les artères suivent presque toujours le grand axe des régions où elles cheminent, mais elles ont une tendance absolue à se porter vers les parties profondes et vers les courbures de moindre circonférence : ainsi les voit-on décrire peu à peu une spirale autour des os pour se porter d'avant en arrière (exemple : *artère Crurale* et *Fémur*) et se diriger ainsi du côté de la flexion, qui se trouve en avant pour la hanche, en arrière pour le genou. Cette disposition a pour but d'éviter au vaisseau des tiraillements dangereux.

Les troncs artériels sont toujours rapprochés des os, qui leur offrent appui et protection. L'Aorte suit la colonne vertébrale, les intercostales le bord des côtes ; il en est même qui sont logées dans un canal osseux, comme les Vertébrales. Le chirurgien peut utiliser souvent cette disposition pour arrêter les hémorragies. Il comprime l'*Iliaque* contre le *bassin*, — la *Crurale* contre la branche horizontale du *pubis*, — l'*Axillaire* sur la première *côte*, et BAUDELOCQUE a bien mérité de la science, en démontrant que l'*hémorragie* foudroyante *post partum* pouvait être arrêtée instantanément en comprimant l'*Aorte* avec le poing ou une serviette contre la *colonne vertébrale*, à travers les parois abdominales.

RAPPORTS AVEC LA PEAU. — Il n'existe sous la peau que des troncs artériels de deuxième ordre, mais qui ne sont pas sans importance : les artères temporales, faciales, occipitales, les collatérales des doigts, la radiale au niveau de l'apophyse styloïde du radius. C'est dans ces points que le médecin va rechercher les battements du pouls. Les deux sièges d'élection sont la *Temporale* et la *Radiale* au poignet : comprimée entre la peau et des surfaces osseuses, l'artère donne alors des renseignements plus certains.

RAPPORTS AVEC LE TISSU CONNECTIF. Les artères sont généralement entourées d'une gaîne de tissu cellulaire, qui les protège et les maintient unies aux organes voisins. Ce tissu, lâche à l'extérieur, est très ferme entre les artères, les veines et les nerfs. Aussi, tandis que le chirurgien pénètre facilement dans la gaîne vasculaire en écartant les muscles et les aponévroses, il ne peut souvent qu'avec peine séparer l'artère du nerf et surtout de la veine conjointe. Mais lorsqu'un phlegmon diffus envahit une région, il pénètre dans la gaîne vasculaire comme dans un canal tout fait, puis se propage avec une rapidité parfois effrayante d'une extrémité à l'autre. C'est aussi par les gaînes des petits vaisseaux qui pénètrent transversalement les plans aponévrotiques ou même osseux, que l'on voit des abcès superficiels se doubler d'abcès profonds ; ou d'autres qui, de profonds, deviennent superficiels. Ainsi les *abcès* du *cuir chevelu* se compliquent parfois de décollement et suppuration sous la *dure-mère* ; de même l'*empyème* s'accompagne souvent d'un *œdème* de la paroi correspondante du *thorax*. On voit des épanchements sanguins, parcourant souvent de vastes espaces le long des gaînes vasculaires avant d'arriver à un point d'arrêt ; l'*ecchymose* du *thorax* permet de diagnostiquer un *épanchement sanguin* correspondant de la *plèvre*.

Enfin j'ai démontré le premier en 1851, dans un travail sur l'*emphysème par rupture du poumon* [1], que dans ce cas l'air lui-même pouvait se transporter à de grandes distances le long des gaînes vasculaires du poumon d'abord, puis, à travers le thorax et le cou, arriver jusqu'aux joues et sous la peau de la poitrine, où il forme des tumeurs saillantes et crépitantes.

Ainsi, les vaisseaux sanguins sont des conducteurs universels, et, tandis qu'ils font progresser dans leur intérieur le liquide nourricier, ils laissent circuler autour d'eux les liquides pathologiques qui suivent ces fils conducteurs.

ANASTOMOSES ARTÉRIELLES. — On appelle *anastomose* toute communication des artères entre elles (ἀνὰ *avec*, στόμα *bouche*). Ces anastomoses sont de forme variée :

1° En **arcade** ou par **inosculation** (artères plantaires et palmaires).

2° **Angulaires** ou par **convergence** (artères vertébrales, à leur entrée dans le crâne).

3° **Transverses** ou par **communication** (cérébrales antérieures et postérieures).

4° En **cercle**, **ellipse**, **polygone** ou **circonférentielles** (en *anneau* dans l'*iris*, — en *losange* au bord libre de l'*intestin*, — en *quadrilatère* aux deux faces de l'*estomac*, — en *polygone* à la base du *cerveau*). Ce dernier mode est le plus fréquent, le système

[1] OZANAM (Ch.). *De la rupture du poumon et de l'emphysème général qui lui succède*. Paris, 1851. Br. in-8° avec planche.

capillaire offrant de toutes parts un réseau à mailles innombrables.

Les anastomoses ont pour but d'assurer le cours du sang en établissant des voies collatérales, qui rétablissent la circulation dans les moindres organes, alors même que le tronc principal viendrait à s'oblitérer. Elles permettent au chirurgien, en cas d'anévrysme, d'opérer la ligature au lieu d'amputer le membre, sans craindre la gangrène.

Les artères anastomotiques offrent ce caractère particulier, qu'elles occupent, surtout au voisinage des articulations, le côté de l'*extension* ou face extérieure, tandis que l'artère principale est toujours à face interne ou côté de la *flexion*.

**Application thérapeutique.** — La connaissance des anastomoses donne souvent la raison de certains faits morbides ou thérapeutiques; ainsi la membrane pituitaire, par la Nasale antérieure, emprunte des artères à l'Ophthalmique; de là un certain consensus entre les deux sens de la vision et de l'olfaction, qui permet de traiter les *ophthalmies* et certaines *amauroses* par les *errhins* et les irritants de la pituitaire.

Les artères cérébrales offrent les plus belles anastomoses dans l'hexagone de Willis. Mais, après avoir ainsi assuré la nutrition parfaite de l'organe, elles changent complètement de forme, et les *Cérébrales antérieures* se divisent en trois branches, dont les nombreuses artérioles, pour la plupart, ne s'anastomosent pas entre elles, mais se distribuent chacune à un territoire particulier indépendant, à la nutrition duquel elle préside, d'où la possibilité de faire pour le cerveau l'étude fructueuse des *circulations locales*.

A la *face*, les anastomoses sont innombrables et d'autant plus riches, que l'on se rapproche plus de la ligne médiane; c'est le contraire de ce qui arrive à la ligne blanche abdominale. Cette vascularité extrême explique comment l'*autoplastie* appliquée à la réparation de la face réussit presque toujours. Elle nous montre aussi pourquoi les *hémorrhagies* des artères un peu volumineuses de cette région exigent une *ligature* des *deux extrémités* coupées, le sang revenant par les anastomoses, et pourquoi il est si difficile de guérir les tumeurs érectiles des joues ou des lèvres. Enfin comment il faut, pour guérir l'*anévrysme* de l'artère *Ophthalmique*, lier non point seulement la *Carotide interne*, mais bien la *Carotide primitive*.

TERMINAISON DES ARTÈRES. — Après s'être multipliés à l'infini, les derniers ramuscules artériels viennent se terminer à chaque organe d'une manière différente. Ils se dessinent en *treillage* sur l'*intestin grêle*, en *étoiles* sur la surface du *rein*, en *pelotons* dans les *glomérules* de cet organe, en *rayons* dans l'*iris*, en *pinceaux* sur les *papilles* linguales, en branches *sarmenteuses* dans les *muscles*, en *spires* dans l'*ovaire* et les corps *caverneux*.

Arrivées à leurs dernières divisions, les artères se confondent dans l'immense réseau des vaisseaux capillaires, dont nous étudierons bientôt la nature et les fonctions.

ANOMALIES ARTÉRIELLES. — Le plan d'après lequel sont disposées les artères n'est pas tellement fixe qu'il ne puisse être modifié et, suivant la nature de ces modifications, on les divise en **anomalies** d'*origine*, de *direction*, de *volume*, de *nombre*, de *rapports*.

Mais, si l'origine et le cours des troncs ou des branches peuvent être modifiés, les divisions terminales sont fixes et se distribuent toujours aux mêmes régions et organes.

Deux causes principales produisent les *anomalies*, suivant le professeur *Sappey* :

1° La *direction* faussée par excès ou par défaut.

2° L'*inversion* de volume simple ou multiple.

Le chirurgien doit connaître toutes ces possibilités et se tenir prêt à parer aux inconvénients qui peuvent en résulter.

STRUCTURE DES ARTÈRES. — Les artères ont des parois fermes, élastiques, résistantes, formées de quatre tuniques ou couches superposées :

1° *Tunique externe ou* **celluleuse**.

2° Tunique *moyenne* ou **élastique**.

3° Tunique *interne* ou **séreuse**.

4° Couche **cémenteuse** des parois internes.

1° **Tunique externe** ou **adventice**. — Cette couche varie d'épaisseur suivant le volume des artères. Très forte sur les troncs moyens, elle est est peu épaisse sur l'aorte et s'amincit au point de disparaître sur les artérioles. Elle est formée de fibres lamineuses, élastiques entremêlées, à direction longitunale.

Les fibres lamineuses se réunissent en fascicules qui s'envoient des prolongements en réseaux, au sein desquels les cellules adipeuses viennent se déposer.

Les fibres élastiques ont tendance à se porter à la face interne; elles y sont plus nombreuses et forment un filet à mailles serrées, qui, peu à peu, se confond avec la tunique moyenne.

2° **Tunique moyenne.** — Elle est dense, jaunâtre, épaisse; cette épaisseur, se disposant en sens inverse de celle de la tunique externe, est plus forte aux extrémités originelles et terminales de l'arbre circulatoire qu'à sa partie moyenne. Elle se compose de trois éléments :

*Une substance amorphe.*

*Un tissu élastique.*

*Des fibres musculaires lisses* et *contractiles.*

Leur ensemble fait la force et la résistance des parois artérielles.

**La couche amorphe**, découverte par GIMBERT [1], se présente sous la forme de lamelles fenestrées irrégulières. Elle existe en couche plus ou moins abondante sur toute la longueur du système artériel, et joue, entre les fibres élastiques, le rôle de tissu conjonctif.

**La couche élastique** est tantôt à l'état de lames, tantôt à l'état de fibres, pour les artères de gros volume ; dans les artères inférieures les fibres dominent.

Les lamelles élastiques se rencontrent seulement dans l'épaisseur de la tunique moyenne. Elles sont percées de trous inégaux qui, augmentant sur les artères les plus petites, transforment ces membranes en réseaux.

Les recherches de *Sappey* [2] ont fait voir que la première couche est composée de fibres *circulaires;* elle est assez importante, surtout dans les gros vaisseaux, pour que *Fasce* [3] de Palerme l'ait regardée comme une quatrième tunique.

**La couche interne** des fibres élastiques est au contraire à direction *longitudinale ;* leurs jonctions forment un mince réseau à mailles serrées très adhérent à la tunique interne. — Entre ces deux couches il en existe une moyenne qui les unit. Ces fibres sont circulaires, parfois obliques, et s'entrelacent souvent avec les précédentes.

**Les fibres musculaires lisses** ont une direction transversale; leur longueur est de I$\mu$. Elles siègent entre les deux

[1] GIMBERT. *Structure des artères.* Thèse. P. 1865, p. 64.
[2] SAPPEY. *Anatom.* t. II, p. 526.
[3] FASCE (Luigi). *Istologia delle arterie e delle vene degli animali.* 1865, in-8°.

couches élastiques déjà nommées, assez près de la paroi interne; elles se multiplient à mesure que le diamètre du vaisseau augmente.

La tunique moyenne offre donc des feuillets extrêmement nombreux; les fibres qui la composent sont beaucoup plus unies entre elles dans le sens transversal que dans l'horizontal; il en résulte une grande force pour résister à la poussée du cœur qui dilate leur paroi transverse, mais une faible résistance dans l'autre direction.

Déductions thérapeutiques. — Le chirurgien met à profit cette disposition anatomique pour arrêter les *hémorrhagies* par la *torsion* des artères ou par une forte ligature avec un fil assez fin. Sous cette influence, la *tunique moyenne* se *déchire circulairement*, tandis que la tunique *celluleuse reste entière* et les deux se rétractant, oblitèrent la lumière du vaisseau, favorisant ainsi la formation d'un caillot obturateur. De même dans certains cas de *plaies par arrachement*, le retrait seul de cette gaîne moyenne peut suffire pour oblitérer une artère importante. Pendant le siège de Paris, j'ai pu faire la désarticulation de la hanche, sans ligature et sans perte de sang, sur un jeune homme de 17 ans qui avait eu le haut de la cuisse broyé par un obus. L'artère crurale déchirée s'était spontanément rétractée et battait devant moi, dénudée, dans la longueur de 12 centimètres, sans donner une goutte de sang et sans qu'il y eût de caillot obturateur. Mais lorsque l'artère, au lieu d'être écrasée, a été coupée en tout ou en partie, elle se contracte, se raccourcit, reste béante. Cependant la tunique externe, beaucoup moins rétractile, se retire moins loin et l'ouverture prend la forme d'un entonnoir, aux bords duquel le sang se coagule en *bourrelet* d'abord, puis en *bouchon* qui arrête parfois l'hémorrhagie.

**Importance de la syncope et de la saignée.** — C'est pourquoi, à la suite des *blessures* ou des *hémorrhagies*, la *syncope* est souvent utile, car l'instant d'arrêt qu'elle donne à la circulation permet au coagulum de se solidifier. La syncope devient alors un moyen de salut. Il est des cas où le chirurgien habile devra imiter la nature et provoquer la syncope. Mais le plus souvent il suffit de diminuer la tension artérielle par une *saignée*, un *bain de pieds*, l'*aconit* ou la *digitale* pour arrêter l'hémorrhagie. Les cas les plus graves sont ceux où il s'agit d'artères à moitié tranchées, car leur rétraction circulaire laisse une ouverture de plus en plus béante; il est donc presque toujours nécessaire d'achever leur section pour arrêter l'*hémorrhagie* et obtenir leur guérison.

Lorsque la tunique moyenne des artères se déchire, s'éraille ou s'ulcère, ou lorsque, envahie par une inflammation lente, elle se ramollit, les propriétés de résistance faiblissent et les parois, sur ce point, se laissent dilater par la tension du sang. Telle est l'origine de la plupart des *anévrysmes*[1].

Ce furent PETIT[2] et MORAND[3] qui, dès le siècle dernier, étudièrent le mécanisme de l'oblitération artérielle, et, dans notre siècle, il faut rappeler les travaux de KIRKLAND[4], de JONES[5], de BÉCLARD[6] et d'AMUSSAT[7].

Parmi les artères, il en est de plus riches en fibres musculaires, par exemple : celles de la *face;* aussi comprend-on pourquoi les moindres émotions modifient leur calibre et donnent à la face ces rougeurs et pâleurs alternatives qui signalent les émotions et les passions. Après celles de la face viennent, d'après M. *Gimbert,* la *temporale superficielle,* la *linguale,* l'*occipitale,* la *carotide interne.*

3° **Tunique interne.** — Mince et unie, cette tunique présente néanmoins trois couches, l'une *élastique,* l'autre *épithéliale,* la troisième *cémenteuse.*

La *couche élastique*, formée d'une lame amorphe, longitudinalement striée, est comme fibreuse, solide, très adhérente à la couche sous-jacente.

La *couche épithéliale*, étudiée surtout par LEGROS[8] en 1865, n'offre qu'une seule épaisseur de cellules fusiformes, dont l'axe principal suit la longueur du vaisseau. Elles s'engrènent entre

[1] ALISON. *Notice of some experiments on the vital properties of arteries leading to inflamed parts.* Edimb. med. and surg. Journ. 1836, XLX, 100.

[2] PETIT (J. L.). *Dissertat. sur la manière d'arrêter le sang dans les hémorrh.* Mém. de l'Acad. des sc. P. 1731, p. 85, et 1732, p. 388.

[3] MORAND. *Sur les changements qui arrivent aux artères coupées.* Mém. de l'Acad. des sc. P. 1736, p. 321.

[4] KIRKLAND. *Essay on the method. of suppressing haemorrhage from divided arteries,* 1763.

[5] JONES (J. F.). *A treatise on the process employed by nature in suppressing the hemorrhage from divided and punctured arteries,* 1810.

[6] BÉCLARD. *Rech. et expér. sur les blessures des artères.* Mém. de la Société médic. d'émulat. P. 1817, t. II, 2e partie.

[7] AMUSSAT. *Nouv. recherches sur les hémorrh. traumat.* Mém. de l'Acad. de méd. P. 1836, t. V, p. 68; et J. de chirurgie de Malgaigne, 1843.

[8] LEGROS. *Epithélium des vaiss. sanguins.* Journ. d'anat. et physiol. 1868, p. 275.

elles par leurs bords sinueux et se décomposent peu d'heures après la mort.

4° **Couche cémenteuse.** ADAMKIEWICKS [1] a signalé en 1875 l'existence de cette nouvelle couche encore inconnue.

Lorsqu'en suivant la méthode de RECHLINGHAUSEN, on imprègne d'oxyde d'argent la paroi d'un vaisseau, on aperçoit au-dessus de l'endothélium une couche située transversalement, parcourue par un réseau à longues mailles irrégulières. La solubilité de cette couche dans l'ammoniaque et le sulfate de soude révèle sa nature *albumineuse;* la striation transversale qu'on y remarque est un effet de la contraction longitudinale des parois vasculaires.

Cette couche protectrice empêche sans doute le frottement du sang d'agir avec trop de force et trop directement sur la paroi vasculaire.

Mais, après avoir décrit l'organisation générale des artères, nous devons ajouter, avec M. *Gimbert*, que cette structure est loin d'être uniforme.

Non seulement on voit les tuniques s'amincir et disparaître à mesure que les vaisseaux deviennent plus ténus, mais deux artères de même calibre varient de structure, suivant l'organe et la fonction auxquels elles sont destinées. D'une manière générale, les petites artères sont plus riches en fibres musculaires lisses que les troncs volumineux.

Vaisseaux et nerfs des artères. — Les artères sont nourries par des *vasa-vasorum* nombreux, émanés la plupart des rameaux voisins. Leur distribution dans les trois tuniques a été spécialement étudiée par Ch. ROBIN et par SAPPEY, mais avec des résultats différents. Car, tandis que *Robin* affirme que les *vasa-vasorum* ne dépassent pas la tunique celluleuse, *Sappey* [1] admet leur existence probable chez l'homme après l'avoir vérifiée par la dissection attentive de l'aorte des grands mammifères, du bœuf et de la baleine. — Les *venæ-vasorum* succèdent promptement aux artérioles correspondantes et vont rejoindre les veines voisines. — Quant aux lymphatiques, on n'en a trouvé jusqu'à présent aucune trace dans les parois artérielles.

*Nervi-vasorum.* Emanés des ganglions et plexus voisins du

[1] Adamkiewicks (A.) *Des couches cémenteuses des parois vascul.* Arch. für mikr. anat. XI, 2, p. 282. 1875.

[2] Sappey. *Anatomie,* t. II, 1876, p. 531.

grand sympathique, ainsi que l'a démontré *Claude Bernard*, ces nerfs suivent les *vasa-vasorum*, pénètrent dans la tunique celluleuse, puis dans la couche élastique à fibres circulaires où ils disparaissent.

C'est en pénétrant dans cette tunique moyenne que les *nervi-vasorum* perdent leur névrilème, puis leur couche médullaire et, réduits à leur *cylinder axis*, vont se terminer dans la couche musculaire artérielle qui leur doit la faculté de resserrer ou de dilater le calibre des vaisseaux. C'est le physiologiste STILLING qui leur a le premier imposé le nom expressif de *vaso-moteurs*, universellement adopté dans la science.

DES GLOMÉRULES ARTÉRIELS. — ARNOLD [1] a décrit sous ce nom un certain nombre de petites glandes ou sacs vasculaires, dont le principal groupe avait déjà été reconnu par LUSCHKA, mais faussement décrit sous le nom de **glande coccygienne.** « Ce ne sont point des glandes en effet, mais des faisceaux vasculaires, qu'il est facile d'étudier en commençant par les plus simples. On en trouve en assez grand nombre sur le trajet de l'artère *sacrée moyenne*, sous forme de petits corps microscopiques. Puis à l'état de glomérules dans la *glande coccygienne* et le *ganglion inter-carotidien* qui offre ce caractère tout particulier de siéger dans l'intérieur d'un gros vaisseau. »

*Arnold* en forme quatre groupes : 1° Les corps les plus simples représentent des granulations arrondies ou ovoïdes, accolées à l'artère sacrée moyenne ou à ses branches. Elles se composent des couches suivantes :

1° Une enveloppe extérieure de nature connective, d'épaisseur variable ;

2° Une couche musculaire lisse, à fibres en général circulaires ;

3° Une membrane propre, amorphe ;

4° Un revêtement épithélial de cellules allongées ou polygonales.

A l'intérieur de ces corps, on trouve une cavité qui, comme le prouvent les injections, communique avec l'intérieur de l'artère immédiatement ou par l'intermédiaire d'un pédicule. Ce sont donc de simples dilatations dans lesquelles on

[1] ARNOLD. *Mém. sur la structure de la prétendue glande coccygienne.*

[2] ARNOLD. *Sur la struct. du ganglion inter-carotidien.* Gaz. méd. de P. 1866, p. 47.

retrouve toutes les couches de l'artère, mais où la couche musculaire et surtout la couche épithéliale ont pris un développement exagéré. De ces corps on voit toujours partir un ou deux petits vaisseaux.

2° Les sacs vasculaires du deuxième ordre sont de forme allongée; l'artère se divise en deux et forme ainsi deux tubes qui se réunissent ensuite; ces tubes présentent deux couches de fibres musculaires lisses, l'une interne, l'autre externe longitudinale.

3° Les sacs du troisième ordre sont plus gros, visibles à l'œil nu; les tubes artériels qui les constituent sont plus allongés, tortueux, formés par des alternatives de dilatation et d'étranglements et disposés souvent en réseau; ils sont entourés d'une enveloppe connective, contenant un réseau capillaire. A quoi servent ces glomérules? On l'ignore complètement. Ce sont sans doute des glandes vasculaires destinées à former ou perfectionner les globules du sang.

4° La glande *coccygienne* représente une formation du même ordre, mais avec une structure compliquée; elle n'est autre qu'une agglomération de dilatations artérielles pouvant présenter toutes les formes des degrés inférieurs. Ce sont ces tubes et ces sacs que *Luschka* a pris pour des tubes glandulaires : les injections et la présence du sang dans les cavités prouvent qu'il s'agit de cavités vasculaires. La cause de l'erreur de *Luschka* vient de la structure très compliquée de cette prétendue glande, structure qui devient facile à étudier, si l'on part des formations les plus simples. Au lieu de : *glande coccygienne*, *Arnold* propose le nom de : **glomérules artériels coccygiens.** Pour ce qui est de l'opinion de *Luschka*, que la glande coccygienne serait le point de départ de la plupart des tumeurs congénitales du coccyx, il ne la croit pas basée sur des raisons suffisantes.

Quant à la structure des **ganglions inter-carotidiens,** là encore *Luschka* a pris pour des vésicules et des tubes glandulaires de simples glomérules artériels à tubes contournés ou ramifiés. Le ganglion inter-carotidien possède à peu près la même structure que la glande coccygienne; il s'en distingue seulement en ce qu'il ne présente point les dilatations si remarquables de cette dernière; les tubes vasculaires qui le composent ont un calibre uniforme et leurs parois ne possèdent pas de couche musculaire; ils doivent être plutôt rattachés aux capillaires. On devrait donc aussi remplacer le nom de : *ganglions inter-carotidiens* par celui de *glomérules artériels inter-carotidiens.*

## IV

### ÉLASTICITÉ DES ARTÈRES.

Le système artériel doit, comme première fonction, porter par ses ramifications sans nombre le sang à tous les organes : c'est ce qui constitue la *canalisation du sang*. Mais, à côté de cette fonction connue, il en est d'autres, moins faciles à apprécier, et qui ne s'exécutent que par l'intermédiaire de deux propriétés que nous devons étudier ici : l'*élasticité* et la *contractilité*.

1° Élasticité. — L'*élasticité* artérielle est cette propriété que manifestent ses parois, de reprendre plus ou moins complètement leur état primitif, quand la cause qui modifiait leur volume ou leur forme cesse d'agir.

**Existence et nature de l'élasticité.** — L'élasticité est facile à constater dans les artères. En effet, même après la mort, elles conservent leur forme cylindrique ; si l'on aplatit leur calibre, il se relève dès que l'obstacle est enlevé ; si l'on étire leur paroi, elle s'allonge, puis revient au point de départ, dès que la liberté lui est rendue. La résistance latérale, qui est la principale, tient à la tunique moyenne formée d'un tissu jaune particulier, aussi fragile longitudinalement que fort latéralement. La résistance longitudinale dépend donc surtout de la tunique externe.

**Fonctions de l'élasticité.** L'*élasticité* est le complément de l'action du cœur, dont elle facilite le travail. Ses fonctions principales sont au nombre de deux :

1° *Égaliser* la circulation, en supprimant l'intermittence. — Influence de *rhythme*.

2° Recevoir le sang avec moins d'effort. — Influence de *débit*.

1° **Suppression de l'intermittence ou influence de rhythme.** — L'hydraulique nous enseigne que tout mouvement intermittent peut être converti en mouvement continu, si la force primitive est utilisée pour comprimer un réservoir élastique intermédiaire ou un ressort d'action continue.

Or les artères ont des parois élastiques, et dans l'organisme la pression de l'ondée sanguine, exerçant son effet sur la paroi vasculaire aussi bien que sur la colonne liquide, se dédouble et se divise ; une moitié fait progresser le liquide, une moitié dilate les parois artérielles pour y loger une portion du liquide. Puis, quand l'action du cœur vient à cesser, l'artère revenant sur elle-même restitue au liquide le mouvement qu'elle lui avait emprunté, perpétuant ainsi sa progression.

FREY [1] a surtout fort bien étudié le mode de transmission, assimilant les parois artérielles à un faisceau circulaire de cordes élastiques, où se propageraient les ondes.

MAREY [2] en a donné la démonstration avec un appareil ingénieux : une pompe, imitant le cœur, débite dans un tuyau élastique de caoutchouc une quantité connue d'eau à chaque coup de piston. Il a fait voir qu'il fallait, pendant la durée de chacun d'eux, que la capacité du conduit d'écoulement fût augmentée d'une quantité égale à la charge additionnelle constituée par l'excédent de la recette sur la dépense.

Dans l'expérience, la recette est constituée par la quantité d'eau débitée par le coup de piston ; la dépense est représentée par la quantité qui sort en même temps de l'orifice d'écoulement.

Cette élasticité transforme donc peu à peu le mouvement intermittent émané du cœur en mouvement continu ; et comme cette transformation est d'autant plus complète que l'action pariétale est continuée sur une plus longue surface et qu'elle s'exerce sur une moindre quantité de liquide, il en résulte qu'à mesure que l'artère diminue de volume, la pulsation devient moins élevée, jusqu'à ce qu'enfin, dans les capillaires, le mouvement soit uniforme.

2° **Influence de débit.** — L'élasticité artérielle aussi bien que celle des tuyaux élastiques soumis en hydraulique à une pression intermittente, contribue singulièrement à augmenter le débit de l'orifice d'écoulement.

Elle l'augmente : A, en *dilatant* cet orifice, puisqu'il est élastique.

B, en *ralentissant* la progression du sang, car la physique démontre que les frottements et les résistances d'un liquide

[1] FREY. *Versuch einer theorie der Wellenbewegung des blutes*. Müller's Archiv., 1845, p. 132.

[2] MAREY. *Rech. hydraul. sur la circulat. du sang*. Annal. des sc. natur., 1857, t. VIII, p. 329.

contre les parois d'un tube croissent comme le carré de la vitesse du courant.

Ainsi l'*artère*, par son *élasticité*, diminue les résistances qu'éprouve le sang à passer du ventricule dans les vaisseaux, mais en outre elle *facilite le travail du cœur*. En effet, si cet organe rencontrait des parois rigides, les nombreux chocs du liquide réagiraient immédiatement sur son mouvement, sur ses valvules, et ne lui laisseraient point sa libre évolution; l'abaissement des valvules arriverait même avant la fin de la systole.

**Indication diagnostique.** — Quand les artères perdent une partie de leur élasticité (*état sénile*), le cœur éprouve plus de peine à se vider; il tend donc à s'hypertrophier par compensation, ou à se dilater par insuffisance de force.

**Dilatation des artères.** — Mais l'*élasticité* renferme deux propriétés secondaires :

1° L'*extensibilité*.

2° La *rétractilité*.

1° **Extensibilité.** — Comme tous les corps élastiques, les artères se dilatent dans leur *circonférence* ou *diamètre*, et dans leur *longueur*.

A. **Diamètre.** — Il suffit pour le démontrer de répéter l'expérience de FLOURENS. On introduit [1] autour de l'aorte d'un animal un anneau brisé très souple, et de la dimension précise du vaisseau en diastole. On voit alors à chaque systole l'artère se dilater, écarter les branches de l'anneau et les laisser se rapprocher pendant la diastole.

B. **Allongement artériel.** L'extensibilité longitudinale est souvent très prononcée; elle se manifeste surtout quand le choc du sang rencontre un obstacle, lorsqu'il vient frapper contre une courbure vasculaire, comme à la crosse aortique, ou contre un éperon diviseur. On en reconnaît sans peine la réalité, en marquant d'un trait un point convenu de la carotide primitive. A côté, sur la chair même, on pose un autre point comparatif. Celui-ci demeure immobile, tandis que le trait carotidien avance et recule suivant l'impulsion transmise par le cœur. Cette démonstration est due à *Flourens*, mais il y a longtemps que *Haller* [2] avait indiqué le fait curieux de l'allongement des

[1] FLOURENS. *Expér. sur le mécanisme du mouvement des artères.* Ann. des sc. natur. 1837, 2e série, t. VII, p. 106.

[2] HALLER. *Mémoire sur le mouvement du sang.* P. 41.

artères chez les amputés sous l'influence des ligatures, influence dont nous aurons à parler bientôt.

*Volkmann* [1], qui a fort approfondi le chapitre des dilatations et des allongements vasculaires, a reconnu, contrairement à l'opinion reçue, que l'extension latérale était plus considérable que l'allongement. Celui-ci étant représenté par : 1, l'extension serait de : 0,45 à 0,83.

**Coefficient d'élasticité.** — Mais les membranes élastiques sont pourtant moins extensibles que les membranes musculaires. Aussi le coefficient d'élasticité des artères est, d'après WUNDT [2], de 72 gr. 6 en longueur et environ 38 gr. en largeur.

2° **Rétractilité.** — La *rétractilité* est l'antagoniste de l'extensibilité et lui fait équilibre ; ces deux propriétés de tissus sont comme les deux plateaux d'une balance, dont l'un monte quand l'autre descend.

Comme elle, elle s'étend en *longueur* et en *diamètre ;* on en reconnaît surtout l'existence lorsqu'on divise une artère dans une portion de sa circonférence. Aussitôt les deux bouts s'écartent d'une manière très prononcée, et cela s'observe sur le cadavre comme sur le vivant. De là vient la gravité des blessures faites aux artères. Mais souvent elles entraînent avec elles une portion de tissu cellulaire, qui sert de premier obturateur.

**Locomotion artérielle.** — On donne ce nom au mouvement de déplacement total qu'éprouvent certaines artères. Cette locomotion est toujours le résultat du choc du sang sur la paroi du vaisseau. Mais, suivant que ce choc agit dans le sens de l'axe, verticalement ou bien obliquement sur les parois, le mouvement varie. De là, trois genres de locomotion : — par **progression directe**, — par **inflexion latérale**, — par **redressement des courbures.**

**Progression directe.** — La progression directe accompagne toujours l'allongement de l'artère et serait facilement confondue avec elle ; néanmoins elle en diffère par le déplacement de totalité, déplacement d'abord momentané, mais qui peut devenir définitif.

A. Elle s'observe souvent dans les **moignons** après l'amputation. La ligature de l'artère principale, offrant au sang un point d'appui, à chaque pulsation il vient heurter comme un

[1] VOLKMANN. *Haemodynamick*, p. 420.
[2] WUNDT. *Physiologie*. Trad. de Bouchard. P. 1872. p. 45.

bélier le cul de sac artériel, fait saillir l'artère et l'isole des tissus d'une façon inquiétante pour le chirurgien. L'artère s'*allonge*, parce qu'elle *recule* devant le sang.

B. La progression directe s'observe encore, compagne de l'allongement, dans les vaisseaux qui offrent un obstacle brusque au courant sanguin. Ainsi, au niveau des éperons de bifurcation, l'artère élastique, poussée par le sang, s'allonge et se rétracte ensuite à chaque battement; c'est ce qu'on peut voir à l'*artère centrale de la rétine*, lorsque l'on comprime un œil atteint de glaucome. Mais, dans ce cas, l'allongement, dû à l'élasticité du tube, n'est que passager et le retrait immédiat, tandis que dans le premier cas il s'y joint un mouvement de glissement, de déplacement dans le tissu cellulaire, qui laisse l'artère saillante en dehors du moignon au bout d'un certain temps.

**Inflexion latérale.** — Lorsqu'un vaisseau rectiligne est retenu à ses deux extrémités de manière à ne pouvoir suivre une impulsion communiquée un peu latéralement, il subit un allongement et forme une courbure latérale ou même plusieurs, suivant les points de plus grande extensibilité (*Frey*). Dans les premiers temps, ces inflexions peu marquées disparaissent dans l'intervalle des afflux. S'il existe d'avance une légère courbure, celle-ci est augmentée. Si, au contraire, le vaisseau offre une brusque courbure, celle-ci dilate son diamètre, et son calibre s'élargit également au point où le courant vient frapper sa grande courbure. On observe souvent cette dilatation au sommet de la crosse aortique. Dans les vaisseaux à circonvolutions multiples, le sang, en passant, excite des mouvements que *Spallanzani* appelle *vermiculaires*.

**Redressement des courbures.** — Lorsque l'extrémité antérieure du vaisseau est relativement libre, le choc du sang redresse la courbure et tend à la ramener à la ligne droite.

**Varices artérielles.** — Si ces divers phénomènes d'allongement, de déplacement, sont peu marqués à l'état normal, ils peuvent singulièrement augmenter dans certains états morbides. Ainsi s'expliquent les *varices artérielles* où l'allongement du vaisseau prend des proportions extrêmes, en même temps que le diamètre est également augmenté sous l'influence du ramollissement inflammatoire qu'a subi le vaisseau. Cette dilatation s'accompagne d'amincissement de la tunique moyenne.

ALISON[1] a démontré, en effet, que l'élasticité diminue; la paroi artérielle devient plus molle et s'affaisse comme celle d'une veine, quand elle est enflammée. Aussi les pulsations y sont-elles infiniment plus prononcées que dans les artères saines.

**Résistance des artères.** — Les tuniques artérielles ne sont pas d'égale résistance. Si l'on exerce sur une artère de moyenne grosseur une traction progressive, on voit les trois tuniques s'allonger d'abord simultanément. Puis, arrivées à un certain degré, on sent les tuniques interne et moyenne se rompre irrégulièrement dans le sens transverse, tandis que la tunique externe continue de s'allonger, mais en rétrécissant son calibre qui n'est plus soutenu par la présence des fibres élastiques.

Si c'est par le milieu que l'artère a été étirée, elle prend la forme d'un double cône dont les sommets se touchent. Enfin, sous l'influence d'une traction plus grande encore, la tunique externe elle-même finit par se rompre, et ses bords rétractés viennent obturer, en grande partie, les deux orifices du vaisseau.

**Flexion des artères.** — Une flexion extrême arrête, ou peu s'en faut, la circulation dans l'axe principal de l'artère fléchie.

*Ernest* HART[2], partant de ce fait, a créé une méthode nouvelle de traitement des *anévrysmes* du *pli du coude* et du *creux poplité* par la simple *flexion* de l'articulation du genou et du coude, méthode couronnée de succès. Par ce procédé, le calibre des artères est matériellement diminué au point de flexion, et cet obstacle, ajouté à l'angle suivant lequel le tube artériel flexible est plié, détermine, sans absolument l'arrêter, une diminution du courant si considérable, qu'il se produit un dépôt de couches coagulées, laminées, concentriques, dans la cavité de l'anévrysme.

D'autre part, la pression du sang sur les parois du sac est en même temps fort amoindrie, ce qui permet aux membranes trop dilatées de revenir sur elles-mêmes. Treize cas de guérison ont déjà été constatés dans la science, et cette utile découverte a pris droit de cité.

TRANSPIRABILITÉ DU SANG (**vitesse d'écoulement**). — D'après EWALD[3], la vitesse d'écoulement du sang est d'autant plus grande

[1] ALISON. *Notice of some experiments on the vital properties of arteries leading to inflamed parts.* Edimb. med. and surg. Journ. 1836, t. XLV. p. 100.

[2] HART (E.). *The Transact. med. chirurg.* vol. XLII, 1859.

[3] EWALD. *Ueber die transpiration des blutes.* Arch. für anat. und physiol., p. 208, 1877.

que le sang contient plus de matières solides. Elle diminue quand le sang est plus aqueux.

Le coefficient de vitesse de l'eau étant : 1, celui du sang sera : 0,27. Mais ces expériences ont été faites dans des capillaires artificiels.

En général, presque toutes les substances ajoutées au sang ralentissent sa vitesse ; l'*acide carbonique*, la *nicotine*, le *chloroforme*, l'*éther* agissent ainsi.

Mais le sang qui a été *congelé* s'écoule plus rapidement que le sang non congelé, par suite de la fragmentation et la décomposition des hématies.

**Influence de l'absence d'élasticité sur l'artère.**— Toute variation dans l'élasticité des parois artérielles influe sur la force, la forme et la durée de la pulsation.

Ainsi la rigidité des artères, surtout celles qui sont voisines du cœur, augmente l'intensité du pouls dans la circulation périphérique et lui conserve plus longtemps son caractère rhythmique.

Mais si la rigidité était absolue, comme dans l'*ossification des artères*, le pouls disparaît dans la portion altérée, car le vaisseau, pour battre, doit être dilatable ; sinon, il ne peut transmettre au doigt qui l'explore l'impression que lui donne la variation de volume.

Quand l'artère est seulement *scléreuse*, comme dans l'altération sénile des vieillards, la diminution d'élasticité s'accuse par l'arrêt du sommet de la systole, qui, ne trouvant pas à se développer en hauteur, se prolonge en un plateau plus ou moins prononcé. Mais comme l'altération graisseuse des artères épaissit leurs parois, diminue leur lumière, la sclérose s'accuse aussi physiologiquement par une pénétration incomplète du sang dans l'intimité de l'organe, d'où les *faiblesses*, les *vertiges*, les *défaillances* qu'éprouvent alors les vieillards, préludes trop fréquents d'une attaque d'*apoplexie*, car les artères scléreuses se rompent avec grande facilité.

Dilatabilité active des artères. — Les artères ne sont pas seulement *contractiles*, elles sont aussi spontanément *expansibles*, activement *dilatables*.

*Pidoux*[1] en donne pour premier exemple la diastole si active, si puissante des *artères ombilicales*, malgré leur isolement et leur long trajet.

[1] Pidoux. *Les Lois de la circulat. du sang*. Paris, Asselin. 1 vol. in-8°. 1879.

Les travaux de *Claude Bernard* et la découverte qu'il fit des nerfs vaso-dilatateurs comme antagonistes des nerfs vaso-constricteurs, sont venus apporter une clarté nouvelle dans ce point obscur de la science.

Depuis lors, plusieurs physiologistes ont complété cette démonstration par l'étude de l'*Asphyxie*. En effet, *Brown-Séquard* a démontré d'abord les propriétés excitantes du sang asphyxique pour tous les tissus. Or, si nous examinons avec MM. DASTRE et MORAT [1] l'état de la circulation pendant l'asphyxie, on reconnaît que l'énorme dilatation des artères et veines capillaires qui survient alors n'est point l'expression de la paralysie des nerfs et muscles constricteurs des vaisseaux, car leur excitabilité n'est épuisée en aucune façon. Si l'on pince l'extrémité de l'oreille d'un lapin en asphyxie, on voit les vaisseaux se resserrer, le tissu pâlir un instant, puis revenir peu à peu à son degré de congestion primitive. La dilatation vasculaire n'est donc point un état passif, une paralysie, mais bien une activité nouvelle mise en jeu par une excitation des nerfs dilatateurs, tandis que le resserrement est dû à l'excitation des nerfs constricteurs.

## V

### CONTRACTILITÉ DES ARTÈRES.

2° CONTRACTILITÉ. — La seconde propriété des artères se nomme *contractilité;* c'est la force qui règle à chaque instant les quotités de sang, qui, de la circulation centrale, doivent rentrer dans l'intimité des organes et dans la circulation périphérique.

Les artères doivent donc avoir un débit très différent et distribuer une quantité de sang qui varie en proportion inverse de l'effort produit par la contractilité, presque constamment unie à l'élasticité; c'est de l'équilibre de ces deux forces, luttant contre celle du cœur ou s'y associant suivant les circonstances, que résulte le volume variable du vaisseau, et cet état de résistance que l'on désigne sous le nom de : *tension vasculaire.*

**Existence de la contractilité.** — *Magendie* [2] niait qu'il y

[1] DASTRE et MORAT. Acad. des sc. P. 1880.
[2] MAGENDIE. *Leçons sur les phénom. physiq. de la vie*, t. II, p. 78.

eût dans les artères une autre propriété que l'élasticité. « Du moment, disait-il, que l'on admet que les parois des artères grosses et petites se contractent à la manière des muscles, il n'y a plus de théorie de la circulation de possible. »

Cependant les expériences de PANY [1] ont démontré que les artères exercent pendant la vie sur le sang une pression bien plus considérable qu'après la mort. Ainsi la carotide d'un bélier, mesurée pendant la vie, mesurait une circonférence de $\frac{270}{400}$ de pouce. Quelques minutes après la mort la mesure était de 270, un jour après la mort 320. Ainsi, sur les 109 degrés de diminution, 50 devaient appartenir à l'élasticité physique, 59 à une autre force, celle que nous allons étudier sous le nom de *contractilité vitale.*

POISEUILLE [2], qui mesura ces différences sur l'artère d'un cheval, à l'aide du manomètre, trouva que l'excès de force de la contractilité sur l'élasticité était de 24 $^{mm}$ H. G. sur l'animal vivant, et de quatre seulement sur l'animal mort depuis plusieurs jours.

Pendant la vie, quelle que soit la quantité de sang contenu encore dans les vaisseaux, les artères dilatées ou contractées se moulent constamment sur leur contenu et ne laissent aucun vide.

Enfin tous les anatomistes savent qu'immédiatement après la mort il survient une telle contraction des artères qu'il est souvent presque impossible d'injecter les sujets, tandis que le corps refroidi s'injecte sans peine.

**Nature de la contractilité.** — *Bichat* regardait cette qualité des vaisseaux comme différente de son analogue dans les muscles et la distinguait sous le nom de : *tonicité*, qui est resté dans la science. Il avait raison en un sens, car la contractilité artérielle n'est point brusque comme celle des muscles, elle ne se déclare parfois qu'un temps notable après l'action des stimulants. Elle est lente et plus durable; mais, comme celle des muscles, elle peut cesser et renaître à plusieurs reprises, sous l'influence des excitants.

Du reste les études micrographiques n'ont point tardé à éclairer la question, en montrant la nature musculeuse de la deuxième tunique des artères.

[1] PANY. *On experimental inquiry into the nature of the arterial pulse*, 1816, p. 60.
[2] POISEUILLE. *Rech. sur l'action des artères dans la circulat. artér.* J. de physiol. de Magendie, 1829, t. IX, p. 44.

WHARTON (*Jones*) [1] a vu, pendant la contraction des artères chez la grenouille, la membrane interne plissée longitudinalement, pendant que la tunique moyenne devenait plus épaisse comme un muscle contracté. Une longue réclusion de l'animal produit un effet contraire et, dans ce cas, les petites artères se dilatent au point d'avoir un calibre quatre fois plus long que le normal.

Il s'agit donc ici d'une propriété tout à fait analogue à celle des muscles, mais modifiée par la nature même de ces muscles vasculaires, qui sont à fibres lisses et doués d'une action continue, d'où le nom de *hypermusculaire*.

**Action autonome des artères.** — Mais quelle est la part de ces deux forces : *élasticité, contractilité*, dans l'action des artères? Pour le comprendre, rappelons-nous que les parois artérielles contiennent deux sortes d'éléments anatomiques : *les fibres élastiques*, — *les fibres contractiles des muscles de la vie organique.*

Or, entre ces deux éléments, il existe, ainsi que l'ont démontré ONIMUS et LEGROS [1], un antagonisme complet.

Les **fibres élastiques** servent à maintenir *passivement* les conduits dans une dilatation *moyenne.*

Les **fibres musculaires,** sous l'empire des nerfs vaso-moteurs, sont chargées de resserrer les vaisseaux au moment nécessaire. Elles peuvent même posséder dans certaines circonstances des vertus systoliques et diastoliques spéciales ; c'est ce qu'*Onimus* a décrit sous le nom de *mouvement autonome des artères.* Pour cela les vaisseaux doivent posséder une sensibilité personnelle, inconsciente, avec une contractilité toute particulière. On y trouve en effet les filets du grand sympathique, et dans celles-ci se rencontrent à la fois des **tubes** et des **fibres** de **Remack** ; les premières servent à la **sensibilité**, les deuxièmes donnant le **mouvement**, et portent, suivant l'expression de *Marey*, au tissu contractile *l'ordre de se relâcher*.

Cherchons maintenant les preuves de cette théorie :

1° *La contractilité artérielle concourt à la progression du sang contenu dans les artères.*

En effet, si le cœur était la seule force de progression, en sup-

[1] WHARTON (Jones). *On the state of the blood and blood vessels.* Guy's hospit. reports., 1851, 2e série, t. VII, p. 7.

[2] LEGROS et ONIMUS. *Rech. sur la circulat. et la contractilité artér.* J. de physiol. de Robin, 1868, t. VIII.

primant son action, il ne devrait plus rester en jeu que l'élasticité, élasticité qui persiste sur le cadavre et qui devrait même y être plus forte que sur le vivant, n'ayant plus à lutter contre la contractilité des capillaires.

Or l'expérience démontre le contraire ; une injection de bleu de Prusse ou de lait faite dans l'aorte descendante d'un animal vivant après ligature au-dessous du cœur, pénètre sans effort infiniment plus avant dans les capillaires et revient même par les veines, tandis que sur l'animal mort il faudrait une force d'impulsion considérable et longtemps continuée pour obtenir le même effet.

Une deuxième preuve se tire de la *circulation capillaire* après la ligature de l'aorte ; on voit alors la circulation s'arrêter sans doute peu à peu, mais avant de l'être complètement surviennent des contractions, des oscillations dans les radicules artérielles ; le sang paraît tantôt avancer, tantôt reculer, sans suivre pour cela ni le *rhythme* cardiaque ni le *rhythme* respiratoire, mais une oscillation autonome qui tient à la contractilité.

Enfin, quand la circulation s'arrête, un courant électrique continu appliqué au vaisseau la fait recommencer.

Il faut conclure qu'en dehors de l'action cardiaque et de l'élasticité artérielle le sang peut être mis en mouvement par l'action *autonome* des fibres contractiles des artérioles.

Il en est de même dans les tissus enflammés. Si l'on examine au microscope un vaisseau avant la coagulation du sang, on voit sur le trajet vasculaire, surtout au niveau des éperons, des globules sanguins s'arrêter, s'accumuler, distendre le vaisseau, puis celui-ci entrer en contraction et disperser ce thrombus commençant. Cette distinction nous aidera à comprendre bien des points encore obscurs dans la théorie vaso-motrice, où toute action dilatante est attribuée à une paralysie nerveuse. En effet, on avait déjà remarqué depuis longtemps que la section du grand sympathique cervical, type le plus remarquable de cette paralysie, donne bien lieu à une congestion de l'œil par exemple, mais que cet état n'est point identique avec l'inflammation et peut durer des semaines sans y conduire, à moins d'une cause traumatique ; au contraire, le moindre corps étranger introduit dans les paupières produit dix fois plus d'effet que la section du sympathique, et la rougeur vive, le torrent de larmes, annoncent bien que les vaisseaux eux-mêmes prennent une part active à cette nouvelle congestion.

**Indication thérapeutique.** — La théorie d'*Onimus (mouvement autonome des artères)* donne encore la solution d'une autre difficulté. — Il est des *diarrhées* nommées, à juste titre, *vaso-paralytiques ;* en coupant les ganglions solaires, on peut produire des diarrhées analogues.

Mais est-ce une raison suffisante pour attribuer les diarrhées cachectiques à une paralysie seulement des fibres-cellules des vaisseaux mésentériques? non, il doit y avoir une action propre, une contraction active des vaisseaux, et, ce qui le prouve, c'est qu'on arrête ces diarrhées avec l'*opium*, qui est cependant un vaso-paralysant, mais qui, dans ce cas, arrête non une paralysie, mais une contraction péristaltique vasculaire exagérée.

Ces mouvements autonomes sont les analogues de ceux que l'on observe plus clairement chez certains animaux, parce qu'ils s'exercent sur des vaisseaux plus tangibles; ainsi l'oreille du lapin, l'aile de la chauve-souris ont des contractions spéciales 15 ou 20 fois par minute, et indépendantes de la pulsation transmise par le cœur. Chez l'homme, ce phénomène ne se produit que sur des vaisseaux presque capillaires, comme l'artère centrale de la rétine ou les branches ciliaires.

### ACTION DES STIMULANTS SUR LA CONTRACTILITÉ ARTÉRIELLE.

**Stimulants chimiques.** — Ils sont les plus puissants ; sous le nom de *styptiques* ou *astringents,* leur indication est générale contre les *hémorrhagies ;* mais les uns agissent sur le sang en le *coagulant,* les autres sur les parois de l'artère en les *contractant.* La plupart possèdent à la fois ces deux facultés.

*Haller* a constaté ce résultat pour l'*acide Sulfurique* [1], HASTINGS pour l'*acide Nitrique* [2]. THOMSON a vu l'*Ammoniaque* resserrer les vaisseaux [3], mais *Hastings* [4] a observé dans le même cas, tantôt une contraction, tantôt une dilatation. L'essence *de Térébenthine* a paru au même observateur resserrer fortement les capillaires de la grenouille. Le *Tannin*, l'*Alun*, l'*acétate de Plomb* agissent de même.

[1] HALLER. *Dissert. sur l'irritabilité.*
[2] HASTINGS. *Disput... de vi contractili vasorum.* Edimb., 1818.
[3] THOMSON. *On the inflam. of the mucous membrane of the lungs.*
[4] HASTINGS. *Traité de l'inflammat.*, p. 56.

**Stimulants physiologiques.** — Beaucoup de substances végétales possèdent les mêmes propriétés; les unes parce qu'elles ont encore une action chimique, les autres par des propriétés physiologiques.

Ainsi la *Rathania*, le *Cachou* agissent par le *tannin* qu'ils contiennent; l'*Arthante elongata* ou *Matico*, la *Cocaïne*, par une excitation spéciale, ainsi que le *Seigle ergoté* et l'*Ergotine* qui peuvent arrêter l'hémorrhagie de la crurale ou de la carotide d'un mouton sans ligature, ainsi que l'a démontré BONJEAN de Chambéry[1].

VARIATIONS DE LA CONTRACTILITÉ DANS LES DIVERSES ARTÈRES. — La contractilité artérielle est en raison inverse du volume de l'artère; faible dans les troncs volumineux, elle est très visible dans les vaisseaux moyens et s'observe au summum dans les ramuscules. Cette loi a été établie par *Hunter*[2] à la suite de ses expériences sur les artères du cheval.

*Nysten*[3] a vu le courant électrique rester souvent sans effet sur l'aorte, tandis que KÖLLIKER[4], opérant sur la jambe d'un homme qu'on venait d'amputer, a vu, au bout de deux minutes, une légère contraction de la Poplitée, et une vive contraction avec resserrement annulaire sur la Tibiale antérieure. PFLÜGER[5], en électrisant les racines antérieures des sciatiques de la grenouille, a pu arrêter complètement la circulation des artères du membre.

Certains vaisseaux conservent leur contractilité très longtemps après la mort; c'est ainsi que HUNTER[6], expérimentant sur l'artère Ombilicale séparée du nouveau-né, a pu en renouveler les contractions à plusieurs reprises, pendant trois jours consécutifs.

Le sexe féminin paraît avoir une contractilité artérielle moins puissante; du moins PANY[7] a constaté que, sous l'influence du froid, ou du contact de l'air, la contraction artérielle était beaucoup plus prononcée chez la brebis que chez le bélier.

**Variation de la contractilité.** — Rien n'est plus variable du reste, que la contractilité. Telle artère, très contractile aujourd'hui, ne le sera presque pas demain. Parfois on observe des

[1] BONJEAN. *Sur l'applicat. de l'ergotine dans les hémorrhag.* Acad. des sc. p. 1845, t. XXI, p. 53.
[2] HUNTER. *Sur le sang, l'inflammat. etc.* Œuvres, t. III, p. 194.
[3] NYSTEN. *Recherch. de physiol. et de chimie patholog.*, 181, p. 325.
[4] KÖLLIKER. *Zur lehre von der contractilitat. etc.* Zeitschrift. für Wissenschaftliche zoologie, 1849, t. p. 259.
[5] PFLUGER. *Canstatt jahresbericht*, 1855, t. I, p. 132.
[6] HUNTER. *Œuvres*, t. III, p. 186.
[7] PANY. *Experim. inquiry on arterial pulse*, p. 76.

différences tranchées entre les deux côtés du corps, ou bien entre les rameaux d'une même branche. Tantôt l'effet est général, la contractilité envahit toute une région; tantôt il est local et linéaire. C'est ainsi que *Verschuir*[1], qui, l'un des premiers, reconnut l'existence de la contractilité vasculaire, vit la fémorale d'un chien râclée avec un scalpel se contracter d'espace en espace et comme par segments annulaires.

Si l'on considère le *temps*, on voit la contractilité se manifester parfois immédiatement, et d'autres fois seulement au bout de $\frac{1}{4}$, $\frac{1}{2}$, une heure et plus, après la cause agissante.

**Excitants.** — Quant aux causes, tous les excitants peuvent développer la contractilité. Ainsi, le *froid* resserre les petites artères et une *chaleur* extrême produit le même effet, tandis qu'une chaleur modérée les dilate sensiblement.

**Excitants chimiques.** — Ce sont les plus puissants agents de la contraction artérielle, sous le nom d'*astringents;* ils constituent une des principales ressources du chirurgien contre les *hémorrhagies*.

**Épuisement d'action par la fatigue.** — Toute contraction énergique des vaisseaux est suivie d'un affaiblissement de la puissance vitale de l'organe qui devient moins excitable. Le stimulant ne provoque plus la même contraction.

Règle générale: ainsi que l'a montré *Marey*[2], une excitation modérée tend toujours à faire contracter les vaisseaux. Une excitation forte tend à les dilater par épuisement. La répétition de l'excitation émousse la sensibilité de l'organe, c'est ce qu'on nomme l'*accoutumance*.

**Action de l'électricité.** — Les courants électriques manifestent toutes ces propriétés d'une manière remarquable; tantôt contractant les petites artères au point de les rendre imperméables, tantôt les laissant tellement inertes à la suite de ces fortes contractions, que le vaisseau prend, sous la poussée du sang, un volume double de son état primitif.

**Circulations locales. — Influences des dilatations et resserrements.** — Chaque glande a sa circulation locale, et, suivant que la fonction de cette glande sommeille ou s'active, les vaisseaux se resserrent ou se dilatent.

[1] VERSCHUIR. *De arteriarum et venarum vi irritabili*, p. 89.

[2] MAREY. *Mém. sur la contractilité vascul.* Ann. des sc. natur., 1858, 4e série t. IX, p. 69.

Quand les vaisseaux se resserrent, ils ne servent plus qu'à la nutrition intime de l'organe, et n'admettent que peu de sang, qui de rutilant devient noir.

Quand la glande fonctionne, les vaisseaux, élargis, laissent passer le sang en abondance, et ce sang reste souvent rouge ou même pulsatif, après avoir passé dans les veines.

**Distinction entre la rétractilité et la contractilité.** — Il semble, au premier abord, que ces deux mots soient synonymes, puisque tous deux expriment une diminution de volume de l'artère. Pourtant il n'en est rien.

La *rétractilité* ne s'exerce que lorsque l'artère a dépassé par dilatation le diamètre moyen de son calibre, que l'on peut considérer comme son point d'équilibre ou de repos.

La *contractilité* ne commence à agir qu'à dater de ce moment et dépasse souvent de beaucoup le resserrement moyen et normal de l'artère.

Ainsi, l'une de ces propriétés *finit* où l'autre *commence*, toutes deux concourant au même but.

INFLUENCE DES ARTÈRES SUR LA FORCE CIRCULATOIRE GÉNÉRALE. — Les artères ont-elles dans l'acte circulatoire une part active, ou ne font-elles que diriger le sang, et transformer son mouvement pour le rendre continu? Question bien controversée. *Charles* BELL [1] attribuait aux artères une puissance impulsive plus grande que celle du cœur.

Cette opinion est évidemment exagérée; mais si l'on considère les résultats obtenus par *Poiseuille*, démontrant que la réaction vitale des artères produit une pression supérieure à celle du sang, au moment de la dilatation vasculaire, on sera porté à admettre avec *Milne-Edwards* [2] que la contractilité des artères mises en jeu par le fait de chaque diastole devient une nouvelle force active qui continue la poussée vers les capillaires et répare la déperdition des forces, inévitable dans un trajet si complexe.

Cela est vrai surtout, si l'on admet la théorie de la contraction autonome d'*Onimus*, et toutes les fois que les muscles vaso-constricteurs sont en jeu.

Quant au tissu élastique, il fonctionne comme un ressort qui résiste d'autant plus que l'obstacle est plus grand; il arrive à

[1] CH. BELL. *On essay on the forces which circulate the blood*, 1819.
[2] MILNE-EDWARDS. *op. cit.*, t. IV, p. 223.

égaler la poussée, jamais à la dépasser ; mais il parvient à la vaincre par son action continue, la poussée étant toujours intermittente.

CENTRES D'IMPULSION ARTÉRIELS. — SÉNAC regardait les **artères** comme de **vrais cœurs supplémentaires**, sous une autre forme.

En effet, comme le cœur, elles se contractent et se dilatent alternativement, mais à des moments opposés à ceux de cet organe; la dilatation artérielle commence pendant la contraction ventriculaire, elle revient sur elle-même alors que le ventricule se dilate.

Chez les animaux, l'idée de Sénac est parfois entièrement vérifiée; certaines artères deviennent des *centres d'impulsion*. Ainsi, l'artère *axillaire* de la Torpille est douée d'une activité propre, et bat, indépendamment du cœur, ainsi que l'a constaté DAVY.

Il en est de même de l'artère de l'*aile* des *Chauves-souris*, et de l'artère de l'*oreille du Lapin*. Celle-ci se montre totalement indépendante du cœur, et, au lieu de battre 160 ou 180 fois par minute, elle ne bat que 15 ou 20 fois, laissant souvent des intervalles de plusieurs secondes de repos entre deux conctractions. Mais pour l'homme rien de pareil ne s'observe, du moins sur les gros vaisseaux artériels. Ils sont doués d'une contractilité énergique, et la montrent sous l'influence de tous les stimulants, mais ils n'ont aucun battement rhythmique personnel en dehors de ceux que leur communique le cœur. Ils sont surtout le trait d'union, entre les deux grands centres : le cœur, centre d'action; les capillaires, centre de résistance et d'absorption.

VACUITÉ DES ARTÈRES APRÈS LA MORT. — C'est un fait observé depuis longtemps, qu'après la mort, le sang, au lieu de rester réparti dans tous les vaisseaux, s'accumule spécialement dans les veines, tandis que les artères restent à peu près vides.

*Harvey*[1] croyait à une obstruction des poumons après la mort, empêchant l'arrivée du sang dans les cavités gauches.

CARSON[2] admettait une action aspiratrice du poumon, dont l'élasticité retenait le sang dans les oreillettes et les grosses veines du thorax.

[1] HARVEY. *Exercitatio altera apud Riolanum*. Op. omn. p. 115.
[2] CARSON. *On the cause of vacuity of the arteries after death*. Med. chir. trans. 1821, t. XI, p. 165.

Cette hypothèse ingénieuse ne peut subsister devant ce fait, que les reptiles et les poissons, qui n'ont aucune force aspiratrice semblable, offrent également le phénomène de la vacuité des artères.

Mais il suffit, comme le fait observer **MILNE-EDWARDS** [1], de se rappeler que les artères sont douées d'une puissance de contraction tonique bien plus grande que celle des veines, pour comprendre qu'en vertu de cette propriété elles doivent se resserrer et chasser dans les veines tout le sang qu'elles contenaient. Le cœur seul était en effet capable par ses contractions de surmonter cette tonicité des artères et de remplir leur calibre. Mais le cœur cesse de battre aussitôt après la mort, tandis que la fonction contractile des tuniques artérielles persiste encore longtemps ; de là cette vacuité si particulière.

Enfin la découverte faite par *Onimus* de la contractilité autonome des artères achève d'éclairer la question.

Plus tard, quand la mort date de plusieurs heures, la coagulation du sang dans les veines empêche ce liquide de traverser de nouveau les capillaires et de refluer dans les artères.

**HOLLAND** [2] a pourtant fait une remarque ; c'est que, dans les cas de mort subite par *strangulation* ou par *submersion*, les artères ne se vident pas complètement ; cela vient sans doute de l'état de demi-paralysie où se trouvent leurs parois, au contact d'un sang devenu noir et chargé d'acide carbonique. Il doit en être de même dans tous les cas d'*asphyxie*.

## VI

### PRÉSENCE DE L'AIR DANS LES ARTÈRES.

PÉNÉTRATION DE L'AIR DANS LES ARTÈRES. — La présence d'air à l'état gazeux dans le système aortique provoque des accidents dont la gravité varie suivant la quantité et suivant les territoires vasculaires dans lesquels s'engagent les embolies gazeuses.

Pourtant l'introduction d'une très petite quantité d'air dans le système veineux est presque sans danger, car l'air ne tue que lorsqu'il fait équilibre par sa tension à la puissance contractile

[1] MILNE-EDWARDS. *Leçons sur la physiol.* t. IV, p. 387.

[2] HOLLAND. *The properties and influence of arteries on the circulation of the blood.* Edimb. med. and surg. Journ., 1841, t. LV, p. 17.

du cœur droit qui peut être évaluée à la pression d'une colonne d'eau de 35 centimètres de hauteur.

Ce résultat s'explique en outre par la facilité de l'élimination de l'air à travers les poumons, d'où il résulte qu'une très petite quantité seulement arrive jusqu'au cœur.

Dans la brusque décompression, telle que l'éprouvent les ouvriers travaillant dans les chambres sous-marines, à une pression de 3, 4, 5 et même 6 athmosphères [1], les accidents tiennent en grande partie à des embolies gazeuses artérielles; le sang, en effet, à mesure que la pression baisse, laisse échapper des gaz qu'il ne peut plus dissoudre, et le cœur gauche, malgré sa force contractile, ne parvient que rarement à chasser les bulles d'air des artères dans les veines.

L'action des gaz dans les artères est toute différente de celle des gaz intrà-veineux. Les phénomènes sont même opposés.

Ici le point de départ, c'est l'**anémie cérébrale** qui se produit aussitôt, puis l'excitation du sympathique, et la nécrobiose consécutive et lente des éléments nerveux.

L'arrêt respiratoire, les troubles de la circulation, ne sont plus que des phénomènes secondaires; il commence toujours par se produire une *augmentation* de *tension* dans les vaisseaux.

Mais, la question étant complexe, on doit considérer l'action des gaz libres dans les artères :

1° *Quand ces gaz existent isolément dans un organe déterminé.*

2° *Quand ils remplissent en même temps tout le système artériel.*

C'est au docteur COUTY [2] que l'on doit les plus modernes expériences faites sur cet intéressant sujet :

1° INJECTIONS D'AIR DANS UNE RÉGION DÉTERMINÉE. — Le passage des bulles gazeuses à travers les réseaux vasculaires produit toujours un obstacle considérable au cours du sang. Il faut toujours une forte pression pour qu'il puisse pénétrer dans les capillaires. D'après les expériences de *Couty*, cette pression serait de 6-10c HG pour l'encéphale et les membres, de plus de 15c HG pour la rate et les intestins.

S'il existe des anastomoses peu éloignées et si l'injection gazeuse est brusque, il peut arriver que l'air, repoussé par la résistance périphérique, se fraye une voie par les anastomoses,

[1] FELZ. *Abeille méd.*, 1878.

[2] COUTY. *Rech. expérim. sur les gaz libres intrà-artériels.* Arch. de physiol. octobre 1877.

et revienne vers l'aorte pour produire alors les troubles caractéristiques des gaz intrà-artériels généraux.

Le plus souvent, les troubles locaux que produit l'air ne sont que momentanés, ils ne durent que peu de minutes pour l'encéphale et pour les membres. Au contraire, dans les organes à forte tension, la rate, l'intestin, l'arrêt du sang par les bulles gazeuses a paru être complet, définitif.

2° ACTION DES GAZ ARTÉRIELS GÉNÉRALISÉS. — A. — La mort peut se produire brusquement aussitôt après l'arrivée des gaz dans l'aorte. Il se produit alors un arrêt subit du cœur.

B. — Mais le plus souvent, la mort n'arrive que lentement après l'injection de 200-300$^{cc}$ d'air, d'après les expériences sur des chiens ordinaires.

On observe alors une *chute* progressive de la *tension* artérielle, avec arrêt du sang, cessation de l'action du cœur et de la respiration.

Comment s'opère cette chute progressive de la tension?

1° Une partie des gaz artériels passe assez rapidement dans les veines, puis de là dans le cœur droit qu'ils distendent, déterminant une **asystolie** incomplète mais durable.

2° Une portion de l'air resté dans les capillaires retarde la circulation.

3° Les embolies gazeuses, à mesure qu'elles pénètrent dans les centres vaso-moteurs myélencéphaliques, les paralysent et contribuent à réduire la pression du sang.

## VII

### INDICATIONS DIAGNOSTIQUES ET THÉRAPEUTIQUES FOURNIES PAR LES ARTÈRES.

SAIGNÉE. — Se guidant sur l'ensemble des symptômes indiquant la *saignée*, et sur la distribution irrigatoire du système artériel, il conviendra de saigner :

1° **L'artère Temporale** ou **l'Auriculaire postérieure** : pour les *Méningites*, les *Apoplexies*, les *maux de tête graves*, les *névralgies trop persistantes* de la *face* ou de la *tête*.

2° **L'artère Temporale gauche** : pour l'*Apoplexie avec aphasie*.

3° **L'artère Temporale ou la Radiale** : pour démontrer par sa *vacuité* la *mort réelle*, et la distinguer de la *mort apparente*. C'est la méthode inaugurée par le Dr VEYNE [1], en 1874.

PLAIES. — Les douleurs des plaies sont enrayées par la *compression* digitale du tronc artériel, principal nourricier de la partie affectée. Cette compression est le moyen sédatif le plus puissant, en même temps qu'il est anti-phlogistique : on la pratique plusieurs fois par jour, pendant trois à six minutes. (*Neudorfer.*)

NÉVRALGIES ET CÉPHALÉES REBELLES. — La *compression* des artères avoisinantes convient à toutes les *névralgies congestionnelles*. C'est un moyen précieux dans l'accès même, ainsi que dans les intervalles des douleurs, pour en éloigner le retour.

On comprime l'**artère Crurale** ou **poplitée** pour combattre la *Sciatique*.

L'artère **Temporale** pour les *névralgies* des *rameaux ophthalmiques*.

La **Carotide** pour la *prosopalgie* et contre le *tintement d'oreilles*. (*Romberg.*)

La **section** de l'**artère Temporale** *arrête presque toujours immédiatement les douleurs* de la *névralgie faciale* et aussi des *céphalalgies* très rebelles. Ce moyen est d'un grand secours lorsque les douleurs permanentes ont déjà réduit le malade à une faiblesse extrême. AMBROISE PARÉ rapporte l'histoire d'un succès singulier qu'il obtint chez un grand seigneur atteint d'une névralgie trifaciale terrible et auprès duquel tous les médecins avaient échoué. Appelé à son tour, il pratiqua la saignée de la temporale; la douleur disparut aussitôt et ne revint plus.

SUPPURATIONS PROFUSES. — La *ligature* d'un tronc artériel diminue rapidement la *suppuration profuse;* elle empêche la mort par épuisement, à la suite de plaies graves ou étendues des membres. En arrêtant les suppurations extrêmes, on permet au malade de reprendre ses forces, et l'on peut arriver à pratiquer plus tard l'amputation si elle est reconnue obligatoire pour la guérison.

INFLAMMATIONS TRAUMATIQUES. — MAUNDER [1] a rapporté un cas fort intéressant, où la ligature de la fémorale superficielle arrêta

[1] VEYNE. *Mort apparente et mort réelle, artériotomie.* Paris, 1874. Br. in-8°.

une inflammation aiguë, consécutive à une plaie de l'articulation du genou.

Hypertrophies, éléphantiasis. — La *ligature* des artères régionales rend de très grands services dans les cas d'*hypertrophie* et d'*Eléphantiasis*. On peut obtenir parfois la guérison, toujours l'atténuation du mal.

L'hypertrophie de la *langue*, celle des *seins*, celle du *scrotum* et des *membres* ont trouvé dans les ligatures correspondantes un puissant remède.

Nutrition générale. — Sous l'influence de la ligature d'une artère, la tension artérielle générale est augmentée avantageusement et l'état général du malade s'améliore presque toujours.

Anémie artificielle des membres au profit des centres pour entretenir la vie dans les hémorrhagies. — Müller[2] imagina, lorsque la mort est imminente à la suite d'une perte de sang considérable, par suite de blessure ou d'accouchement, d'avoir recours au procédé d'*ischémie* artificielle d'*Esmarch*. Pour cela on fait refluer, à l'aide des bandes élastiques, le sang des membres vers les organes vitaux anémiés, cerveau, cœur et poumons. On *anémie* les extrémités pour fournir au centre vital le nécessaire de la vie et l'on donne au sang le temps de se reconstituer, sous l'influence de la nourriture et de boissons généreuses.

Ce procédé équivaut presque à la transfusion et sera toujours bien plus facile à mettre en pratique.

[1] Maunder. *Ligature des troncs artér. pour enrayer l'inflammat. traumat. aiguë.* The Lancet, 1875, II, p. 1 et 43.

[2] Müller. *Applicat. à l'art des accouchements du procédé d'ischémie artificielle d'Esmarch.* Wiener medicinische Presse, n° 8. 1874.

## CHAPITRE IV

### LES VAISSEAUX CAPILLAIRES

#### CIRCULATION CAPILLAIRE.

Le réseau capillaire est d'une importance aussi grande que celui du cœur. En effet la circulation, considérée dans son ensemble, exige trois appareils et comprend trois actes successifs : Le *Cœur lance* le *sang*, les *Artères* et les *Veines* le *transmettent*, le réseau *Capillaire* l'*emmagasine* et l'*utilise*. De là toute l'étendue de ce dernier, son ubiquité, sa texture particulière, subordonnée à la position, aux besoins de l'organe auquel il est destiné.

Définition. — Le système *capillaire* devrait comprendre l'*ensemble des vaisseaux intermédiaires aux artères et aux veines et qui ne sont ni artériels ni veineux*, mais dans le langage ordinaire on y adjoint aussi les vaisseaux les plus ténus de ces deux ordres, car il est impossible de les distinguer à l'œil nu, et les uns comme les autres se disposent en réseaux fins et serrés à la surface des membranes comme au sein des organes.

Origine et formation. — Les capillaires reconnaissent une double origine comme les autres vaisseaux.

Les uns commencent dans l'enveloppe de l'œuf, où ils constituent l'*Aire vasculaire*, c'est l'origine *vitelline*.

Les autres commencent dans l'embryon lui-même, c'est l'origine *embryonnaire*.

**Origine Vitelline.** — Si l'on considère le réseau capillaire au début de la formation embryonnaire, on le voit naissant dès le troisième jour chez le poulet et formant peu à peu, à distance, autour de l'embryon, l'*Aire vasculaire*, développée dans le feuillet du même nom, mais parfaitement isolée et indépendante du cœur.

Au milieu d'un protoplasme uniforme, apparaissent d'abord, suivant Wolf des lacunes, suivant *Ranvier* des corpuscules solides, qui se transforment peu à peu et se remplissent de cellules prenant progressivement le caractère de globules sanguins, rouges et arrondis comme ceux des oiseaux. *Wolf* leur a donné le nom d'**îles de sang** (*Blut inseln*, — *îles de Wolf*). Il est telle de ces *îles de sang*, qui peut renfermer deux à trois cents globules. D'ordinaire elles n'en contiennent que trente à cinquante. Ainsi l'origine des vaisseaux et celle des globules du sang se con-

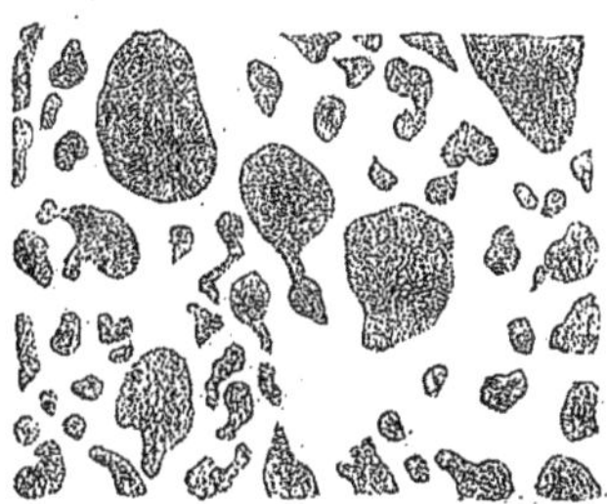

Fig. 75. — Iles de sang ou de Wolf.

fondent en une même formation, le contenant se développe avec le contenu; nous parlons ici des *globules ronds* de première génération; les *globules elliptiques* de deuxième génération apparaissent plus tard, après la formation du foie. Puis, les corpuscules **vaso-formateurs**, comme les appelle RANVIER, se multi-

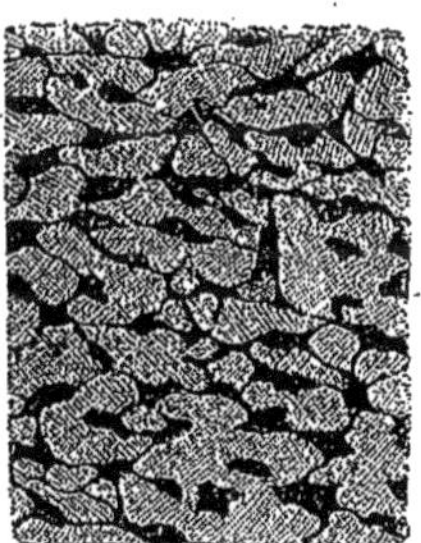

Fig. 76. — Iles de sang disposées en réseau anastomotique.
DARESTE. *Tératogén. expériment.* pl. IV, fig. 4 et 5.

plient, forment des prolongements en étoiles, en raquettes, etc., et finissent par anastomoser leurs branches avec celles des lacunes voisines, tandis que les réservoirs principaux se rétrécissent, ou, pour mieux dire, se développent plus lentement, se régularisent et se canalisent. Par suite de cette disposition, commence à naître un réseau vasculaire, également développé aux deux pôles du vitellus. Ce réseau enveloppe tout l'embryon et s'ouvre par une foule d'anastomoses dans la grosse veine circulaire, qui occupe le bord extérieur du feuillet vasculaire. C'est le **sinus terminal** ou **veine primigéniale**, qui elle-même va se jeter dans les oreillettes du cœur par deux rameaux, l'un supérieur, l'autre inférieur. Désormais le battement du cœur va mettre en mouvement tous les globules sanguins, la véritable circulation commence.

En effet, jusque-là les capillaires étaient sans circulation; le sang épais, dénué de sérum, réduit à ses globules, restait immobile; d'autre part, le cœur battait solitaire, sur un liquide séreux formé dans son intérieur et sans issue possible.

Mais ce qui doit attirer d'abord notre attention, c'est la *force de tension* qui, dès le début, caractérise les capillaires. Ce *tonus* vasculaire, indépendant de toute cause physico-chimique, est une des caractéristiques de la *vie*, en tant que force indépendante et personnelle. Cette *force attractive* va former et ouvrir les vaisseaux les uns dans les autres, puis former indéfiniment les capillaires à travers les tissus, de la circonférence au centre, jusqu'à ce qu'ils soient réunis à leur centre naturel qui est le cœur.

C'est ce même *tonus* qui, plus tard, prenant une autre forme, fera du réseau capillaire le modérateur et le frein du cœur.

Ce viscère, malgré son importance et la noblesse de ses fonctions, devra modeler et régler sa force et le nombre de ses pulsations sur la résistance plus ou moins grande que lui opposeront les capillaires et le sang.

Nous disons bien : les *capillaires* et le *sang*, car, il faut le répéter encore : le sang, en tant que globules, est d'abord étranger au cœur qui bat sur un sérum transparent, tandis que le sang, pendant la période embryonnaire, se forme au sein du protoplasma, de même qu'il s'y fixe et s'y déforme.

**Origine embryonnaire.** — Les diverses parties constituantes de l'embryon commencent à un certain moment à produire des îles de sang comparables à celles de l'aire vasculaire; leurs prolongements étoilés s'unissent pour former un réseau capillaire.

On comprendra facilement la similitude de formation des deux circulations, l'une *embryonnaire*, l'autre de l'*aire vasculaire*, si l'on veut bien considérer que l'embryon et le feuillet vasculaire ne sont, au début, qu'un seul et même organisme, un disque dont toutes les parties sont continues. Du reste, au début de la formation de l'être, tous les vaisseaux, même les plus considérables, les veines caves et les aortes commencent par être des capillaires. Et, d'autre part, il n'existe point encore de distinction entre les artères et les veines; mais, tandis que deux branches de la *veine primigéniale*, s'abouchant dans l'oreillette, vont former les veines caves, les artères de l'aire vasculaire seront les deux branches de terminaison des deux aortes descendantes, ou *artères Omphalo-mésentériques*. Mais la distinction fonctionnelle des deux ordres de vaisseaux n'apparaîtra que plus tard, lorsque la formation du placenta permettra une hématose; jusque-là elles ne se distinguent que par la place qu'elles occupent au cœur.

Développement des vaisseaux capillaires des tissus adultes. — *Ranvier*, qui a surtout étudié le développement des vaisseaux dans le grand épiploon du lapin, les a vus naître, au milieu de taches laiteuses, dans lesquelles se remarquent les cellules particulières, auxquelles il a donné le nom de *vaso-formatrices*, et dont une seule peut suffire à constituer un réseau capillaire étendu. Ce sont des corps irrégulièrement branchus, dont les prolongements s'anastomosent de manière à former un réseau. Les branches terminales sont munies de pointes comme les bourgeons terminaux des capillaires naissants.

Les réseaux sont pourvus de noyaux cylindriques, en forme de bâtonnets ou de bissac, ou déjà divisés en deux.

Quant à l'accroissement des vaisseaux sanguins, **Kölliker** pensait qu'il s'opérait par des prolongements qui allaient se confondre avec ceux des cellules étoilées du tissu conjonctif.

**Golubew** et **Ranvier** admettent que les vaisseaux s'accroissent aux dépens des bourgeons pleins, des cellules vaso-formatrices, ou de celles de la paroi vasculaire. Ces bourgeons se creusent peu à peu, pour former des canaux perméables au sang. Les anastomoses se font par des bourgeons qui se fusionnent, puis se transforment en canaux perméables.

Structure et distinction des divers ordres de capillaires. — La structure des vaisseaux capillaires est une découverte ré-

[1] Ranvier. *Développement et accroissement des vaisseaux sanguins*. Arch. de physiol. 1874.

cente. Le mérite doit en être rapporté à HOYER [1] et à KLEBS [2] de Prague.

AUERBACH, ÉBERTH, AEBY prirent à leur tour une large part à ces travaux ; enfin STRICKER paraît avoir donné le dernier mot de ce problème.

Mais il faut distinguer plusieurs ordres de capillaires.

**Capillaires de premier ordre.** — Ce sont les plus petits d'après *Stricker ;* le protoplasme qui les compose et dont ils tirent leur origine, est une substance sarcodique jouissant de toutes les propriétés que *Wirchow* attribue à la cellule.

Susceptible d'une contraction vermiculaire, elle se laisse aussi traverser par les éléments figurés du sang qui séparent ou devant lesquels se séparent les molécules de cette substance, suivant qu'on la considère comme passive ou active.

*Stricker* a vu des globules rouges emprisonnés dans la paroi des capillaires, d'autres sortis à moitié, d'autres enfin complètement libres.

De même que les premiers capillaires naissent directement du protoplasma qui se creuse pour les constituer, de même ceux-ci donnent naissance à d'autres par des appendices pleins d'abord et qui se creusent ensuite. *Stricker* l'a constaté sur les capillaires du cerveau dans le cas d'inflammation traumatique.

Poursuivant les travaux de *Hoyer* et de *Klebs*, ROUGET [4], de Montpellier, admet dans les premiers capillaires une membrane unique de *cellules* à *vacuoles*. C'est par l'intermédiaire de ces vacuoles que se creuse la cavité des vaisseaux nouveaux.

Les injections au nitrate d'argent à 1/2 pour 100 suivant la méthode de *Recklinghausen,* montrent les contours des cellules dessinés par le précipité argentique, cellules dont chacune renferme un des noyaux de la paroi capillaire. On les voit se continuer avec la paroi interne des artères et des veines, ce qui montre qu'il s'agit ici d'un faux épithélium, et que la cavité du capillaire représente un espace inter-cellulaire et non une cavité extrà-cellulaire.

Chez les mammifères adultes, la tunique propre de la mem-

[1] HOYER. Arch. f. anat. 1865.
[2] KLEBS. Wirch. arch., 1866, p. 175.
[3] STRICKER. *Recherch. histolog. sur la génèse et la structure des capillaires.*
[4] ROUGET. *Mém. sur le développement, la structure, les propriét. physiol. de capill. sanguins et lymph.* Arch. de physiol., 1873.

brane interne des capillaires présente la même structure que chez l'embryon. On retrouve ces détails, bien visibles, dans les petites branches de l'artère de la rétine humaine. On peut donc en conclure que *les vrais capillaires chez l'adulte ne sont que des vaisseaux permanents du type embryonnaire.*

Tels sont les capillaires de premier ordre; leur diamètre varie entre $0^{mm}007$, et $0^{mm}030$. L'acide acétique rend leurs noyaux plus manifestes, l'acide nitrique les fait au contraire disparaître[1].

Les artères et les veines se forment par l'adjonction de nouvelles couches, mais la couche protoplasmatique persiste.

**Capillaire de deuxième ordre avec tunique adventice.** — A côté des capillaires à paroi simple *Frey* et *Kölliker* en ont observé qui possèdent une *deuxième tunique adventice,* ce sont les plus volumineux. On les trouve même dans l'embryon, en examinant, par exemple, la membrane capsulo-pupillaire. Cette seconde couche celluleuse varie d'épaisseur suivant les vaisseaux : il en est auxquels elle ne donne qu'un revêtement incomplet. Ces éléments cellulaires sont en effet d'abord isolés et libres, plus tard ils se réunissent et se soudent.

Un détail curieux, découvert par Ch. *Rouget,* c'est que ces cellules sont fixées à la paroi vasculaire par des *prolongements amiboïdes.* On voit aussi des leucocytes, qui, échappés du vaisseau, rampent à sa surface, d'un mouvement lent, modifiant peu à peu leur forme, puis se fixant pour concourir à la formation de la tunique adventice.

Ainsi, comme intermédiaires entre les artères et les veines, il faut admettre deux classes de capillaires : les uns à *paroi double protoplasmique* et *adventice,* — les autres à *paroi simple protoplasmique.*

Arrivés à cette ténuité (premier ordre), leur calibre n'admet qu'un globule sanguin à la fois; cette disposition multiplie les contacts du sang, utilisant tous les globules pour les échanges et oxydations organiques.

Leur multiplicité dans toutes les directions détermine un véritable tourbillon, qui rend la circulation plus uniforme, moins pulsative. Le sang en contact plus intime et plus lent avec les tissus leur communique, par *exosmose,* les principes nutritifs; elle en reçoit par *endosmose* les résidus inutiles, c'est la *dialyse,*

[1] Robin. *Cours d'histologie,* 1870.

non point physique ou chimique, mais une dyalise de choix, de convenance; en un mot, c'est la *nutrition*, c'est l'*assimilation*.

Telles sont les fonctions du réseau capillaire en général. Celui qui fait suite à l'artère pulmonaire, offre mêmes divisions, même structure, mais ses fonctions d'hématose toutes spéciales le caractérisent et le différencient du premier.

**Capillaires de troisième ordre avec fibres musculaires lisses.** — Lorsque les capillaires atteignent un diamètre de $0^{mm}05$, on voit leurs parois se modifier, s'épaissir, et des fibres musculaires lisses s'ajouter à leur surface.

**Capillaires de quatrième ordre à fibres élastiques.** — Arrivés au diamètre de $0^{mm}07$ environ, il se forme, avec une troisième couche de tissu cellulaire, des fibres musculaires lisses et élastiques, soit étoilées, soit anastomosées. Ces capillaires de troisième et de quatrième ordre conservent encore leurs caractères artériel du côté des artères, veineux du côté des veines, et leurs parois musculeuses obéissent à l'action des *nervi-vasorum*. Il serait donc plus juste de réduire à deux les divers ordres de capillaires, c'est-à-dire à ceux qui n'ont pas de fibres musculaires et qui ne relèvent que du tonus contractile.

Rapport entre la richesse en capillaires et l'activité d'un organe. — Les capillaires, en s'anastomosant, forment des réseaux (*retia capillaria*) qui offrent dans chaque organe une forme particulière : ici, en réseaux arrondis ; là en mailles allongées ; leur forme est déterminée par l'élément organique autour duquel le vaisseau circule, pour le desservir. Plus l'organe est actif, plus le réseau capillaire sera abondant, et ses mailles serrées.

On ne peut en donner un plus bel exemple que le réseau de la pie-mère, dont la richesse extrême est en rapport avec les fonctions cérébrales.

Toute excitation normale ou pathologique tend à augmenter la vascularité de la partie sur laquelle le stimulant exerce son influence.

Probabilité d'existence d'un réseau vasculaire plus ténu. — Fuhrer [1] tend à établir que les capillaires sont en rapport avec un système de tubes encore plus fins, qui traversent les tissus. D'après ces idées, une portion des capillaires s'interposerait

[1] Fuhrer. *Arch. für physiol. Heilk*, et *Gaz. méd. de Paris*, p. 208.

entre les organes et deviendrait un élément essentiel de leur structure, une portion des capillaires et de leurs expansions organiques ne retournerait pas au système vasculaire sanguin, mais formerait le réseau d'origine des vaisseaux lymphatiques. En somme les artères, les veines et les lymphatiques ont un domaine capillaire commun, dans lequel s'anastomosent les diverses terminaisons vasculaires. Ainsi s'explique comment dans le cas d'obstacle à la circulation, ou de ligature vasculaire, les globules du sang peuvent passer pendant un certain temps dans les *lymphatiques* eux-mêmes.

LIMITES DU RÉSEAU CAPILLAIRE. — **Limite artérielle.** — La véritable limite du réseau capillaire nous est révélée par l'anatomie comparée. En effet, dans un grand nombre d'animaux ce réseau n'est représenté que par des espaces lacunaires. Or les travaux de M. GERBE ont montré que chez les phyllosomes ou larves de crustacés, aux points où les vaisseaux artériels s'ouvrent dans les espaces lacunaires, on trouve de petits anneaux musculaires, véritables sphincters, dont la contraction ou le relâchement facilitent ou entravent l'afflux du sang dans les lacunes organiques.

C'est là le résumé de ce qui se passe chez l'homme. Les parois, presque uniquement musculaires des petites artères, forment, comme l'a très bien exprimé *Claude Bernard* [1], un *sphincter diffus* qui règle l'apport du sang des artères dans les capillaires proprement dits, c'est-à-dire dans les vaisseaux où le sang mis à l'abri des irrégularités trop grandes de pression, par les sphincters artériels, et les vaso-moteurs restent libres d'exercer leurs fonctions de nutrition avec plus de calme et de précision.

**Limite veineuse.** Existe-t-il une limite entre les veines proprement dites et les capillaires ? Oui, il en est ainsi, et les travaux de RANVIER [2] nous montrent la veine qui se termine, ou, pour mieux dire, qui commence par une série de renflements ampullaires, auxquels viennent aboutir les capillaires primitifs. C'est là que se trouve la délimitation précise entre les veines et les capillaires proprement dits. Il y a donc une réforme de mots et de définitions à opérer en anatomie : au lieu de confondre en une même expression vague : *capillaires*, des vaisseaux aussi diffé-

[1] CLAUDE BERNARD. *Rev. scientif.* 1875, n$^{os}$ 31,33,36,39,42.47,50,52.
[2] RANVIER. *Du développement et de l'accroissement des vaisseaux sanguins.* Arch. de dhysiol. 1874.

rents, on pourrait conserver le nom de *capillaires artériels* et *veineux* aux chevelus des deux systèmes circulatoires, munis de plusieurs enveloppes, jusqu'aux limites que nous venons d'indiquer ; on donnerait le nom de *réseau nourricier* ou *fonctionnel*, aux capillaires à enveloppes simples et non musculeuses qui forment le réseau intermédiaire entre les deux circulations et auquel sont dévolues surtout les fonctions de nutrition intime.

**Réseau inter-capillaire des tissus érectiles.** — Dans la formation des tissus **érectiles** il existe entre les terminaisons artérielles et les origines veineuses un tissu spongieux intermédiaire formé de lacunes ou vacuoles, constituant un réservoir multiloculaire où la contractilité des radicules veineuses retiennent momentanément le sang ; nous les étudierons avec soin, en traitant des circulations organiques.

Rapport des capillaires veineux et lymphatiques. — Le réseau vraiment capillaire a donc cessé d'être artériel ; les derniers faisceaux musculaires se sont effacés, pour ne plus laisser qu'une enveloppe osmotique, mais encore contractile. C'est à ce moment que se produit la nutrition des tissus ; le sang cède son oxygène et ses produits actifs, il reprend les matériaux de rebut, la transformation de tissus, la *Stoffwechsel* s'opère et le sang est devenu insensiblement veineux. Mais l'absorption, quoique plus rapide, ne se fait pas exclusivement par les capillaires sanguins ; le réseau des lymphatiques, qui prend naissance dans les tissus et lacunes organiques, contribue pour sa part à l'absorption, et se trouve dans un rapport constant, dans une communauté d'action avec les capillaires.

Ainsi, lorsque sur un animal on dénude à la fois un tronc lymphatique et un tronc veineux dans la même région, on voit par suite de l'arrêt de la circulation veineuse, augmenter l'écoulement de la lymphe, et dès qu'on rétablit le cours du sang, la lymphe diminue d'abondance.

Ce sont donc là deux circulations collatérales et complémentaires, l'une *blanche*, l'autre *rouge*, mais concourant au même but, le *drainage* de la substance organique.

Contractilité propre des capillaires. Mouvements du sang dans les capillaires. — Plusieurs physiologistes pensent que les capillaires possèdent une force particulière de circulation, indépendante de celle du cœur. *Bichat*[1], par exemple, l'attribue à

[1] Bichat. *Anatomie générale*, t. I, p. 307.

la contractilité organique insensible des petits vaisseaux.

WILSON-PHILIP [1] regarde leur circulation comme indépendante de celle du cœur, s'appuyant sur ce fait, qu'après la ligature du cœur ou d'un gros tronc la circulation capillaire dure encore quelque temps.

Nous avons vu que les capillaires les plus fins sont formés aux dépens du protoplasma, mais ce protoplasma, d'après les recherches de *Max-Schulze*, de *Haekl*, de *Brenke* et de *Stricker*, est lui-même une substance contractile ; aussi ont-ils signalé dans les parois de ces capillaires une série de nodosités, qui se déplacent par contraction vermiculaire, produisant des resserrements et des dilatations successives. *Stricker* les attribue à une action vraiment vitale, car si la cause était simplement physique, on les observerait toujours au même endroit, tandis qu'elles changent sans cesse de place.

C'est en vain que d'autres observateurs ont voulu opposer à ces faits des raisonnements purement mécaniques, savoir :

Que la force d'impulsion du cœur s'accumule dans les parois élastiques des artères en les dilatant, et qu'en supprimant le centre d'impulsion, la force accumulée n'en continue pas moins de se dépenser jusqu'au bout. Les recherches les plus modernes ont démontré qu'il n'en était point ainsi, et que, le cœur cessant d'agir, quelques secondes seraient à peine nécessaires pour arrêter toute circulation, si d'autres causes n'intervenaient pour la continuer dans les capillaires. Ce qui le prouve encore, c'est que, dès qu'on diminue cette force personnelle des petits vaisseaux, comme, par exemple, en serrant un peu le doigt avec une ligature, le mouvement pulsatif du cœur vient aussitôt y remplacer la circulation continue des capillaires.

En 1875 DE GIOVANNI [2], en étudiant les phénomènes inflammatoires sur les capillaires de la langue de la grenouille, observa sur les parois de ces capillaires des mouvements analogues aux mouvements sarcodiques. Il en résultait des déformations du vaisseau, des étranglements avec un aspect moniliforme très irrégulier. Quoique l'auteur n'ait pas reconnu l'existence de ces mouvements pendant la circulation normale, il n'en résulte pas moins la démonstration des faits suivants :

[1] WILSON-PHILIP. *Some observations relating to the powers of circulation*. Med. chir. transact., 1823, t. XII, p. 401.

[2] DE GIOVANNI. *Faits relatifs à la contractilité des vaiss. capill. sanguins.* Rivist. clinic. di Bologna, avril 1875.

1° Les capillaires sanguins sont contractiles.

2° Leur contractilité est celle de la substance sarcodique.

3° Cette contractilité est soumise à des lois toutes différentes de celles des vaisseaux à fibres musculaires.

4° Il doit, par conséquent, exister une circulation particulière aux vaisseaux capillaires primitifs ; circulation *contractile* ou *vermiculaire*.

Je ne saurais mieux comparer cette circulation et cette contractilité qu'aux mouvements péristaltiques de l'intestin qui se dilate ou se resserre par des étranglements successifs pour faire circuler les aliments.

Et tandis que les capillaires généraux de troisième et de quatrième ordre sont des *modérateurs* de la circulation, les capillaires les plus ténus sont, pour ainsi dire, les *intestins* de chaque organe.

ASPECT DE LA CIRCULATION CAPILLAIRE. — Rien n'est beau à voir comme un réseau capillaire examiné au microscope. A *Malpighi* revient l'honneur d'avoir reconnu et démontré son existence, complétant ainsi la connaissance du circuit sanguin.

La palmure interdigitale, et mieux encore la langue de la grenouille, sont les points où l'on peut le mieux jouir du spectacle de la circulation du sang.

On reconnaît bientôt et le mode pulsatif des vaisseaux plus considérables, et la marche uniforme du sang dans les plus petits vaisseaux. On voit les globules innombrables du sang se presser et se fuir ; les anastomoses sont sans nombre, ce qui multiplie infiniment la surface vasculaire et lui donne l'aspect d'un labyrinthe où les courants se rencontrent, s'entrechoquent, pour se diriger enfin vers le lieu de moindre résistance, c'est-à-dire du côté des veines. Mais que certains capillaires soient comprimés, que la pression sanguine change de côté, et l'on voit le courant se renverser, le flot devenir rétrograde ; le sang veineux lui-même peut retourner dans les capillaires artériels, si la pression veineuse vient à augmenter aussi.

Ce caractère d'*oscillation* est un de ceux qui dominent la *circulation capillaire*, surtout lorsqu'elle devient *languissante*, comme l'a démontré *Spallanzani* [1].

ADHÉRENCE ENTRE LE SANG ET LES PAROIS VASCULAIRES. — *Mal-*

[1] SPALLANZANI. *Expér. sur la circulat.*, p. 147.

*pighi* et *Haller* [1] avaient observé au microscope le sang animé d'un courant plus rapide dans l'axe du vaisseau, de même que les rives d'un fleuve coulent moins vite que son milieu. Il s'établit, en effet, une certaine adhérence entre la surface du vaisseau et les molécules qui lui sont immédiates; cette adhérence diminue d'autant la force de projection et la vitesse de la première couche du liquide, celle-ci ralentit celle qui la touche, mais à un moindre degré, et ainsi de suite jusqu'au centre qui conserve presque toute sa vitesse initiale.

Les artères surtout, comme l'a bien signalé PENOT [2], ont leur première surface occupée par une couche presque fixe de *plasma*, en sorte que l'on pourrait dire que les globules circulent dans un tube liquide. Il en résulte ce grand avantage qu'il ne peut y avoir *usure* des parois, puisque le frottement est indirect. Souvent on voit des globules sanguins, surtout des leucocytes, plus mamelonnés et plus adhérents, s'arrêter un instant à ce contact, puis tournoyer et rentrer dans le torrent circulatoire.

On conçoit que dans les petits vaisseaux cette force d'adhérence doit singulièrement ralentir le cours du sang, surtout si l'on considère que le canal se rétrécissant peu à peu offre encore une série d'obstacles contre lesquels viennent se heurter les molécules. La limite de vitesse est obtenue dans les ramuscules capillaires terminaux.

*Poiseuille* [3] en a tiré cette loi d'hydraulique que, dans des tuyaux devenus capillaires, les produits d'écoulement sont, toutes choses égales d'ailleurs, en proportion inverse de la longueur du conduit. Et, pour exprimer cette loi d'une manière plus absolue, il ajoute que les produits de l'écoulement des liquides dans les tubes de très petit diamètre sont entre eux comme les quatrièmes puissances de ces diamètres. En sorte qu'un vaisseau capillaire de $\frac{1}{200^e}$ de millimètre de diamètre donnant 1 V de sang en T de temps, un vaisseau de $\frac{1}{100^e}$ de millimètre donnera 16 V de sang dans le même temps.

Toute dilatation artérielle capillaire tend donc à accélérer rapidement le cours du sang.

CAPACITÉ DU RÉSEAU CAPILLAIRE. — La capacité des capillaires

[1] HALLER. *Mém. sur le mouvement du sang*, p. 52.
[2] PENOT. *Dissert. de motu sanguinis in corpore humano*. Dorpat, 1814.
[3] POISEUILLE. *Rech. expériment. sur les mouvements des liquides dans les tubes de très petit diamètre*. Mém. de l'Acad. des sciences. sav. étrang. P. t. IX, p. 496.

augmente à mesure que l'on s'éloigne du cœur. L'ensemble des capillaires offre, en effet, un total de diamètre bien supérieur à celui de l'aorte au cœur.

Cette disposition neutralise jusqu'à un certain point la diminution trop rapide de l'écoulement dans les plus petits tuyaux. Mais il en résulte aussi une décroissance de pression des artères aux veines. En effet, les résistances se répartissent sur toute la longueur et éteignent graduellement la force d'impulsion que le sang a reçu du cœur.

Vitesse du sang dans les réseaux capillaires. — *Vierordt*[1] a cherché à mesurer la rapidité du courant capillaire en étudiant le phénomène du courant en réseau que présente la rétine humaine, lorsqu'on la comprime après avoir contemplé la lumière blanche et en calculant l'espace parcouru par l'image en un temps donné. Il évalue à $0^{mm}$ 6-9 la rapidité du sang dans les très petits capillaires; et pour les vaisseaux qui laissent passer plusieurs globules, une rapidité 2 à 5 fois plus grande. Le même observateur a mesuré directement au microscope la rapidité du cours du sang dans la palmure de la grenouille en observant le temps que met un globule à passer d'une ligne à l'autre d'un micromètre. Enfin il a eu recours à un ingénieux moyen pour préciser les résultats. Plaçant entre le réflecteur et le porte-objet un disque tournant percé de trous qui n'éclairent l'axe de l'instrument que pendant un instant très court, il a pu, en variant la vitesse, arriver à reconnaître le moment où l'éclairage est assez subit, assez court, pour que les globules du sang paraissent immobiles, et par là il a pu calculer la vitesse de leurs mouvements.

Mesure de la capacité du système capillaire. — C'est encore à *Vierordt* que l'on doit cet intéressant calcul. Etablissant d'une part l'aire de l'ouverture aortique et la rapidité de son courant sanguin, connaissant d'autre part la vitesse du sang dans les capillaires, il en a déduit la somme des aires de tous ces vaisseaux et a reconnu que la section du système capillaire artériel est à l'aire de l'aorte originelle comme 800 ou 850 est à 1.

*Donders*, reprenant ces calculs, réduit l'aire totale du système capillaire à 500 fois celle de l'entrée de l'aorte.

Perméabilité des capillaires. — Le passage des globules

[1] Vierordt. *Die erscheinungen und gesetze der stromgeschwindigkeiten des blutes*, p. 112.

rouges et blancs à travers les parois des capillaires, constaté par RECKLINGHAUSEN et COHNHEIM, est un fait considérable qui permet d'admettre également le passage des globules du pus et l'élimination de ce liquide par l'urine, comme *Robert de Latour* l'a interprété dans certains cas de péritonite avec exemples à l'appui en 1867. La transsudation des hématies à travers les capillaires, favorisée par l'injection de chlorure de sodium dans le sang, constatée par PRUSSAC, avec production d'hémorrhagies et d'un état scorbutique, ébranla bientôt la doctrine accréditée sur l'imperméabilité de ces vaisseaux. Enfin les nouvelles recherches de STRICKER de Vienne sur leur structure, renversent définitivement cette théorie pour y substituer celle de la **perméabilité.**

DE LA STASE SANGUINE. — **La stase sanguine** consiste dans l'*arrêt de la circulation dans les capillaires.*

Cet arrêt peut être *partiel* ou *général.*

**Général**, on ne le rencontre guère que dans la *syncope*, la mort apparente ou la mort réelle.

**Partiel**, il offre à l'observateur un sujet d'étude fécond et varié.

En effet, d'après les travaux de DONDERS et de GUNNING [1], sans l'intermédiaire des organes centraux, l'onde sanguine peut exercer sur une région donnée une influence immédiate par la contraction de la paroi musculaire des petits vaisseaux. Et c'est dans les vaisseaux capillaires qu'il faut chercher les points essentiels de l'*inflammation locale.*

C'est ainsi qu'après avoir coupé tous les nerfs et les branches qui se rendent à la palmure inter-digitale d'une jeune grenouille, *Gunning* reconnut encore au bout de quatorze jours les contractions rhythmiques des vaisseaux, comme dans l'oreille des lapins. Il y a donc *indépendance*. En appliquant sur la palmure de l'eau chaude à 40°, il vit augmenter la rapidité du courant sanguin sans dilalation du vaisseau.

Au contraire, sous l'influence des irritants et surtout des acides, il vit se produire la stase sanguine immédiate, sans modification des parois ni du calibre artériels.

**Onglée.** — Le phénomène de l'*onglée* est un de ceux qui démontrent le mieux la dilatation et la contraction alternative des vaisseaux capillaires sous l'impression du froid.

[1] GUNNING. *Untersuchungen über blutbewegung, und stasis.* Archiv. f. d. Holland. beitrage zur natur u. Heilkunde, v. Donders. u. Berlin Bd. 1. Heft. 4.

Au premier moment, et avec de vives douleurs, on voit les veines se dilater, la peau devenir violacée et donner tous les signes d'une congestion veineuse intense. C'est la période de *dilatation* ou de *parésie* veineuse. Les artères sont au contraire légèrement resserrées.

Puis, par une réaction nouvelle, tous les vaisseaux artériels et veineux se resserrent, se contractent à l'extrême, n'admettent plus de globules sanguins; alors la peau pâlit, la sensibilité s'éteint et le membre arrive à une mort apparente.

**Indication thérapeutique tirée du réseau capillaire pour la syncope et la mort apparente.** — L'importance du réseau capillaire sur la circulation se montre surtout dans les cas de *syncope* et de *mort apparente.* Là, tout semble arrêté : cœur, artères, veines, capillaires. La syncope est complète, absolue; tous les tissus sont contractés et vides. Il y a spasme de tous les vaso-moteurs, arrêt de l'orifice d'écoulement. Si cet état persiste, la mort sera bientôt réelle. Que fera le praticien? Cherchera-t-il à ranimer directement les battements du cœur? Il y a peu de moyens pour cela, et le principal, l'électricité, lui manque le plus souvent.

Non, il ne cherchera pas à augmenter la force d'impulsion de la source, il cherchera à *déboucher* l'orifice multiple d'écoulement, et, s'adressant à un moyen facile, immédiat, il pratiquera la **flagellation.**

Nul moyen n'est plus puissant pour rappeler la vie; il agit sur la large surface des tégumens, c'est-à-dire sur l'ensemble des vaisseaux capillaires, et, à la période d'excitation qui est très courte, succède la période de parésie, où les vaso-moteurs diminuant leur action, les capillaires se laissent dilater; leur vide faisant un *appel au sang*, la circulation recommence. Le cœur, dès lors, s'il n'est pas éteint, se vide par un suprême effort et se reprend à battre.

Voilà comment le plus simple des moyens devient entre les mains de la science un puissant moyen de salut, et ceci n'est pas seulement de la théorie, car LÉVY, dans le *Journal d'hygiène* (1877), a donné les détails de deux cas où les malades, en état de mort apparente, ont été sauvés par la *flagellation.*

---

# CHAPITRE V

## LES VEINES

Les veines et leur circulation. — Tout organe dans le corps humain doit contenir trois modes circulatoires :

1° Le mode **artériel**, *circulation afférente* ou *vivifiante*.

2° Le mode **capillaire**, *circulation fonctionnelle* ou *nutritive*.

3° Le mode **veineux**, *circulation déférente*, *régressive* ou *dépurative*.

Quand la première est entravée, il y a **anémie**.

Quand la deuxième s'opère mal, on observe d'abord : *dénutrition*, **atrophie**, puis *arrêt de fonction*, *gangrène*, *nécrobiose*.

Quand la troisième est arrêtée, il y a *congestion veineuse*, **stase sanguine**, **asphyxie**.

Il est donc bien important de connaître cette circulation veineuse, les différents modes par lesquels elle s'effectue, et les lois qui président à son fonctionnement.

Définition. — *Les veines, considérées en général, sont des conduits qui ramènent le sang noir des divers organes aux oreillettes du cœur, au foie et au poumon.*

Division. — Trois grands systèmes veineux se partagent l'organisme.

A. L'un, nommé **pulmonaire**, contient du sang noir, tout en gardant la structure artérielle de ses parois, et ramène le sang non hémastosé au poumon qui doit le régénérer, tandis que le sang rouge revient au cœur, par quatre vaisseaux de structure veineuse et d'un trajet fort court.

B. Le second, nommé **système veineux général**, contient du sang noir dans des vaisseaux de structure veineuse ; puis, après l'avoir rassemblé de toutes les extrémités, il le ramène par les deux veines caves à l'oreillette droite et au ventricule.

C'est là qu'un vaisseau *artériel* par structure, *veineux* par fonction, l'*artère* **Pulmonaire** reprend ce sang veineux pour le disséminer dans le poumon, où il doit s'hématoser avant de retourner aux veines pulmonaires.

C. Le troisième système veineux est **abdominal**; il est formé par la **veine Porte**; il tire son origine des organes digestifs, rassemble ses rameaux en un tronc simple et volumineux, puis pénètre dans le foie, où il se ramifie de nouveau comme une artère, formant à lui seul un arbre vasculaire complet, mais sans cœur ou agent impulsif direct, à sa partie moyenne.

On le voit, rien n'est plus varié que la disposition des veines. De tous les organes de l'économie, ce sont les plus souples, les plus disposés à s'accommoder aux difficultés de chaque situation. Elles font alternativement les fonctions d'artères et de veines; leur volume peut doubler, tripler de diamètre comme un réservoir élastique, suivant que le sang abonde plus ou moins; elles se logent dans les os, aussi bien que dans le tissu cellulaire, pour y trouver abri et protection.

Mais, douées de plus de délicatesse et de sensibilité que les autres vaisseaux, les veines sont aussi la portion de l'arbre circulatoire qui offre les plus fréquentes lésions, les plus nombreuses maladies, soit dans leurs parois, soit dans leur contenu sanguin.

Origine et formation des veines. — Les veines reconnaissent une double origine : l'une *périphérique* ou *vitelline;* l'autre *centrale* ou *embryonnaire*.

**Origines périphériques ou vitellines**. — Au début de la formation embryonnaire, lorsqu'apparaissent les îles de sang étoilées [*Blut inseln*], on ne peut distinguer ce qui deviendra artère ou veine. Mais bientôt le développement de l'aire vasculaire laisse entrevoir le *sinus terminal*, ou **veine primigéniale**; ce sinus circulaire, reconnaissable à son aspect bleuâtre, occupe le bord extérieur du feuillet vasculaire, et n'a qu'une existence transitoire; il disparaît bientôt pour laisser place à de véritables vaisseaux. Son procédé de formation paraît ainsi différer de celui des autres capillaires qui composent l'aire vasculaire.

D'après *Dareste*, la veine circulaire se formerait par anastomose directe d'un certain nombre de cellules, et non par la jonction de leurs prolongements ; peut-être même est-ce bien la **différentielle** qui existe entre la nature intime des artères et celle des veines. Les veines auraient une origine et une structure éminemment *cellulaire*, tandis que les artères trouveraient dans les *processus canaliculaires* le système nouveau de fibres élastiques de nouvelle formation, qui leur sera désormais indispensable.

La grande veine, qui forme au début le contour de l'aire vasculaire, envoie deux veines secondaires, l'une supérieure ou descendante, l'autre inférieure ou ascendante ; elles pénètrent dans les profondeurs du protoplasma, puis se plaçant l'une à droite, l'autre à gauche de l'embryon, elles marchent à la rencontre du cœur et viennent s'ouvrir aux deux orifices auriculaires pour former les *veines Caves.*

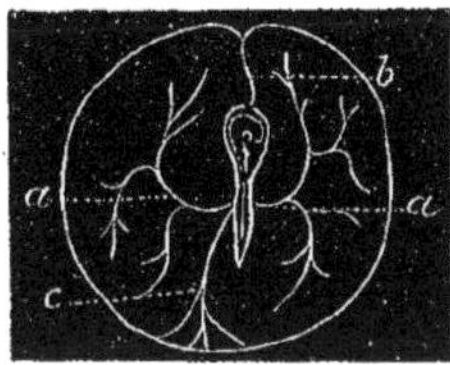


Fig. 77. — Disposition des veines dans l'aire vasculaire. — *b.* Veine descendante. *c.* Veine ascendante. — *a.* Artère omphalo-mésentérique.

De tous les vaisseaux, ce sont donc les premiers qui se mettent en rapport avec l'organe central de la circulation, et c'est par le système veineux d'une part, de l'autre c'est au moyen des oreillettes, que cette communication s'établit, et non par les artères ou le ventricule gauche, qui semblent bien plus importants.

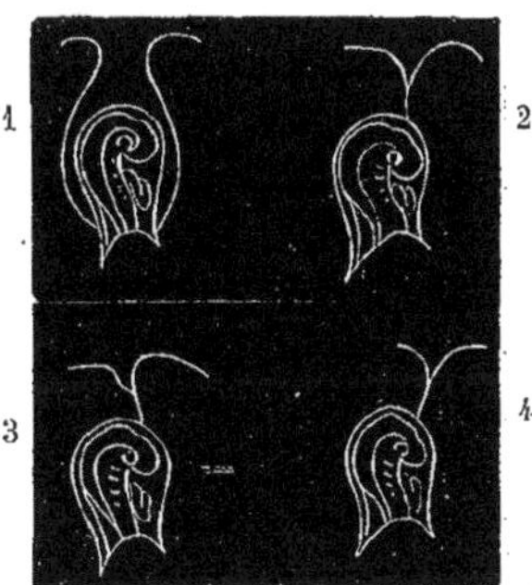


Fig. 78. — 1, Origines de la veine descendante et leurs variétés. — Deux veines distinctes. — 2, Veine descendante formée par deux branches de même calibre. — 3 et 4, Veine descendante formée par deux veines de calibre inégal.

DARESTE. *Tératogénie expériment.* p 198-199.

Le premier cœur est un cœur **auriculaire**, la première circulation vitelline est une circulation **veineuse**.

Origine embryonnaire des veines. — Nous venons de voir que dans l'embryon des vertébrés le sang veineux revient au cœur par deux paires vasculaires ou veines cardinales : l'une supérieure ou *veine céphalique*, l'autre inférieure ou *rachidienne*; les deux veines du même côté se réunissent en un tronc commun avant d'entrer au cœur, et les deux troncs résultant des quatre veines s'ouvrent dans l'oreillette droite.

Au moment où s'établit la circulation placentaire, les extrémités centrales des veines cardinales disparaissant, la veine cave se développe, les portions périphériques des veines cardinales s'anastomosent avec elles et deviennent les *veines Iliaques*.

Plus tard, le cœur changeant un peu de place, le tronc commun des veines caves se divisera, les deux veines se sépareront et entreront séparément dans l'oreillette.

Le bout central des veines antérieures cardinales s'oblitère, ainsi que le canal de Cuvier du côté gauche ; le canal de Cuvier droit forme la veine *Cave supérieure*.

Peu après la veine cave supérieure émigrera un peu vers la droite. La veine cave inférieure restera au milieu, mais la valvule d'Eustachi et le tubercule de Lower seront chargés de diriger le sang à gauche, pour que chaque veine cave déverse son sang dans une oreillette différente, la supérieure dans l'oreillette droite, l'inférieure dans l'oreillette gauche ; à la naissance le canal s'oblitère rapidement.

Telle est la charpente première du système veineux. Puis une foule de circulations veineuses particulières viennent se mettre en communication avec ces troncs fondamentaux. Ce sont les *veines viscérales* qui se rendent aux cardinales.

Mais, à mesure que les veines caves se constituent, les veines caves cardinales s'atrophient, un canal transversal s'établit vers la région cervicale inférieure, pour mettre en communication les deux veines céphaliques.

La portion antérieure des céphaliques constituera les *veines Jugulaires*.

La portion veineuse, située à droite au-dessous, se dilate pour recevoir tout le sang des régions supérieures, et formera le

[1] Rathke. *Ueber den bau und die entwickelung des venen system der wirbelthiere.* Dritter bericht über das naturwissenschaftliche seminar

tronc *Brachio-céphalique veineux*, tandis qu'au-dessous la veine *Cave antérieure* du côté *gauche* s'atrophie au contraire et disparaît, mais en laissant à sa place un canal nommé par *Marshall* : *Sinus coronaire du cœur*. On reconnaît les vestiges au lieu qu'avait occupé son ancienne embouchure dans l'oreillette.

Mode de formation des veines. — Quant au mode de formation des veines chez l'embryon, il paraît soumis à divers procédés :

**Spallanzani**[1] a vu chez le poussin les veines naître directement d'une artère, qui, après avoir fourni sa carrière, se replie brusquement, change de nature en même temps qu'elle change de direction, et devient veine, ramenant au cœur le sang qui d'abord s'en éloignait.

Souvent plusieurs artères ne produisent qu'une seule veine. (*Exp.* LII.)

Les unes s'implantent dans un vaisseau plus large, qui, étant situé à une égale distance du cœur, laisse en doute s'il est veineux ou artériel. (*Exp.* CXVI.)

D'autres encore se divisent en deux branches dont l'une garde le caractère artériel, tandis que l'autre prend le type nouveau et remplit les fonctions de veine.

La plupart se divisent ou, pour mieux dire, commencent par un grand nombre de ramuscules, d'où naît le réseau compliqué des capillaires, qu'on doit regarder comme le moyen d'union entre les artères et les veines. (*Exp.* LI-LXIII.)

Cycle évolutif de la circulation veineuse du fœtus. — Le sang émané du placenta remonte par la veine ombilicale jusqu'au fœtus et arrive au foie ; il y rencontre d'une part la *veine Porte*, de l'autre le *canal veineux* ; et par ces deux voies, partageant son cours, il arrive dans la veine cave inférieure, soit par l'intermédiaire des veines hépatiques (première voie), soit directement (deuxième voie).

La veine cave inférieure conduit le sang aux oreillettes, et, chose remarquable, il en passe d'autant plus dans l'oreillette gauche que le fœtus est plus jeune ; tandis que l'oreillette droite en reçoit plus quand le fœtus est plus âgé.

Arrivé dans l'oreillette droite, le sang de la veine cave inférieure se mélange à celui de la supérieure, puis rencontre dans l'oreillette gauche le sang des veines pulmonaires.

[1] Spallanzani. *Expériences sur la circulat.* p. 255.

Ainsi mélangé, il pénètre dans les ventricules qui le lancent dans les aortes [1].

## I

### LES VEINES. — STRUCTURE.

Structure des veines. — Les tissus des parois veineuses sont plus minces, moins serrés que ceux des artères.

Les trois membranes concourent néanmoins à former leur calibre, mais elles sont inégalement réparties.

Les membranes élastiques et le tissu connectif l'emportent sur le tissu musculaire.

Aussi devons-nous diviser les veines en trois classes :

Les unes avec *tunique musculeuse hypertrophique accidentelle.*

Les autres avec *tunique musculeuse naturelle.*

La troisième *sans tunique musculeuse.*

1° **Veines à tunique musculeuse hypertrophique adventice.** — De ce nombre sont les veines de l'*utérus gravide.* Les trois tuniques y contiennent des fibres musculeuses. Elles sont longitudinales dans la tunique externe. Une fois l'utérus libre, elles s'atrophient rapidement.

2° **Veines à tunique musculeuse naturelle.** — Parmi les grosses veines, la veine *Cave*, la *Splénique* et surtout la veine *Porte* offrent un véritable réseau ou sphincter musculeux. Elles sont très contractiles et très sensibles à l'excitation électrique, (Frerichs et Reichert).

Mais les petites veines sont toutes fort riches en fibres musculaires et concourent par leur contraction à former avec les capillaires cette pression de sang qui le fait pénétrer dans l'intimité des organes et que l'on nomme le *tonus vasculaire.*

3° **Veines à tuniques non musculeuses.** — De ce nombre il faut compter les veines du *Placenta maternel,* formées surtout de tissu conjonctif embryonnaire. — Les veines de la substance *cérébrale* et de la *Pie-mère.* — Les *sinus* de la *Dure-mère* et les veines *osseuses* de *Breschet.* — Les espaces veineux des *corps caverneux* et de la *Rate.* — Les veines de la *Rétine.* — Les *val-*

[1] Wundt. *Nouveaux Éléments de physiol. humaine.* Trad. par Bouchard. P. 1812 p. 605.

*vules* des veines, excepté dans les plus grosses, où *Wahlgreen* prétend avoir reconnu des fibres musculaires.

La membrane interne ou *endophlebs*, comme l'*endartère*, représente une séreuse à parois très minces laissant très facilement suinter le sérum du sang par *diapédèse* quand la pression sanguine dépasse les limites habituelles.

**Coefficient d'élasticité.** — D'après *Wundt* [1], le savant physiologiste de *Heidelberg*, le *coefficient* d'*élasticité* des veines est de 94 gr. 9 en longueur et de 4 gr. dans le sens transversal.

Leur *cohésion* est, suivant *Wertheim* [2], plus grande que celle des veines.

Mais voilà les veines formées, développées dans tout l'ensemble de l'organisme : comment et par quelles forces le sang pourra-t-il parcourir ces innombrables vaisseaux? C'est ce que nous allons examiner.

VALVULES DES VEINES. — Pour favoriser l'ascension du sang veineux souvent obligé de remonter contre les lois de la pesanteur, les veines sont munies de nombreuses valvules, de forme parabolique, flexibles dans un seul sens et faisant l'office de soupapes. Leur bord adhérent est consolidé par un bourrelet fibreux; elles sont constituées par une lame mince de tissu élastique, recouverte sur ses deux faces d'une couche d'épithélium. En s'abaissant, elles forment un creux valvulaire et s'opposent au reflux du sang. C'est leur mécanisme fonctionnel qui inspira l'idée de la circulation au célèbre Harvey.

A leur niveau, les parois veineuses amincies et bleuâtres sont dilatées en ampoule; elles apparaissent sur le trajet des veines superficielles comme des nodosités. Le meilleur travail fait sur les valvules est, sans contredit, la monographie du docteur HOUZÉ DE L'AULNOIT [3].

Le nombre de ces valvules, leur forme, leur position, leur importance varient beaucoup.

Les unes sont **ostiales**, c'est-à-dire siègent à l'embouchure d'un tronc veineux (*veine-cave*, — *azygos*, — *vertébrale*, — *jugulaire interne*, — *grande veine coronaire du cœur*.)

Les autres sont **pariétales**, disposées le long du tube, tantôt

[1] WUNDT. *Nouveaux éléments de physiol. humaine. Trad. par Bouchard.* P. Savy. 1872. 1 vol. in-8°, p. 254.
[2] WERTHEIM. *Ann. de chimie et de physiq.* 3e série, t. XXI.
[3] HOUZÉ DE L'AULNOIT. *Rech. sur les valv. vein.* Thèse. P. 1854.

*accouplées* par *paires*, tantôt *alternées*. Certaines veines ont beaucoup de valvules ; ce sont :

1° Celles qui ont le plus à supporter les effets de la pesanteur, comme les veines des membres inférieurs ; la *Saphène interne* en compte de 11 à 20, la *Saphène externe* de 9 à 13 ;

2° Celles qui ont à vaincre les effets de compression extrême, comme les veines des muscles. Les veinules intrà-musculaires sont remplies de valvules ; et les veines profondes de la langue en offrent un grand nombre, malgré leur très petit volume.

D'autres veines en ont très peu : l'*Azygos*, les *Thyroïdiennes*, les *Jugulaires*, les *Spermatiques*. Il en est quelques-unes dont les valvules sont disposées en sens opposé, dans la seconde moitié de leur trajet, par exemple : les *veines Intercostales*. Cette disposition a pour but de favoriser, en cas de nécessité, la circulation entre les vaisseaux internes et externes du thorax. Beaucoup de veines n'ont point de valvules : de ce nombre, il faut citer les *veines Pulmonaires*, la veine *Cave supérieure*, les deux *Brachio-céphaliques*, la *veine Porte*, les rameaux anastomotiques des veines profondes du *membre inférieur*, les veines du *Cerveau*, les *Rénales*, les *Utérines*. Toutes ces veines sont sujettes à des circulations rétrogrades, à des reflux, pour lesquels les valvules eussent été un obstacle considérable.

**Indication opératoire.** Notons encore ici la *veine Fémorale profonde*, qui, dans sa partie supérieure, n'a point de valvules. Il en résulte que le chirurgien, obligé de faire la désarticulation de la hanche, doit lier le bout cardiaque de la veine fémorale, sous peine d'exposer le malade à une hémorrhagie dangereuse par son abondance.

Enfin d'autres n'ont point de valvules, mais bien de nombreux filaments tendus au travers de leur calibre, tels sont les *sinus* et les *lacs sanguins* de la dure-mère.

**Insuffisances valvulaires.** — Quand les veines se dilatent outre mesure, leur diamètre augmente, mais la valvule diminue, distendue qu'elle est par cette augmentation de circonférence; il en résulte bientôt l'insuffisance du vaisseau. Deux mécanismes peuvent la produire :

1° Une *compression trop grande* par les muscles situés au-dessus. Cette compression agit de dehors en dedans et fait refluer le sang qui dilate le conduit.

2° Une *pression trop forte* du sang qui dilate l'artère de dedans en dehors, comme il arrive dans les congestions veineuses et les engorgements du cœur droit.

**Inconvénients des valvules.** — Si les avantages des valvules sont considérables, elles ont aussi parfois des inconvénients. Pour le chirurgien, par exemple, la ligature de la *veine Fémorale* au ligament de Poupart produit la gangrène de la jambe, parce que les valvules de la *veine circonflexe* empêchent le sang de rétablir sa circulation, ainsi que **BRAUNE** l'a démontré.

VEINES BÉANTES OU A PAROIS INCOMPRESSIBLES. — La paroi du plus grand nombre des veines est flasque; elle s'affaisse dès que le vaisseau est ouvert ou coupé transversalement. Mais un certain nombre d'entre elles offrent le caractère opposé : tranchées, elles restent béantes et gardent leur calibre presque entier. Il en est ainsi : 1° des canaux veineux du *Diploé*, dont les parois sont entièrement osseuses; 2° des *sinus* de la *Dure-mère*, dont les parois sont osseuses d'un côté, et les deux autres côtés de leur contour triangulaire doublés par la dure-mère; 3° enfin des sinus simplement fibreux, dont la dure-mère forme en entier les parois, comme la *veine* de la *faulx du cerveau*. Leur cavité est en même temps hérissée de trabécules qui servent à écarter les parois aussi bien qu'à les fixer.

Les veines qui occupent le sommet du thorax sont au nombre des veines presque incompressibles, par suite de leur adhérence aux aponévroses. Ainsi la *Jugulaire interne* ou profonde est recouverte par l'aponévrose cervicale, qui l'empêche de se déprimer complètement quand la poitrine se dilate.

Les veines *sous-Clavières* ont des rapports intimes avec l'aponévrose sous-claviculaire et la cervicale moyenne, qui leur forment une gaîne complète sur toute leur étendue et leur adhèrent intimement.

Aussi, le sang contenu dans leur cavité est-il soumis à l'aspiration du thorax; et, lorsqu'elles sont divisées dans le cours d'une opération, elles exercent sur l'air extérieur une succion qui l'attire, le mélange au sang veineux qui passe à l'état de mousse, et, entrant dans le cœur droit, en paralyse subitement les fonctions.

C'est ainsi que s'expliquent les cas de mort par introduction de l'air dans les veines, comme nous le verrons plus loin.

Mais il est d'autres veines adhérentes, pour lesquelles cet accident n'est point à craindre. Ce sont les veines *Hépatiques* qui sont intimement unies à la substance propre du foie. Ce caractère, outre leur direction différente, sert à les distinguer des rameaux de la veine porte, qui, peu adhérentes aux canaux que leur forme la capsule de Glisson, s'affaissent en partie sur elles-mêmes.

Les veines ou sinus *utérins* sont également béants par suite de leur adhérence au tissu de l'organe ; de là vient le danger des métrorrhagies en général, mais surtout pendant l'accouchement ou la délivrance, quand il y a décollement prématuré du placenta ou inertie utérine.

Enfin il existe certaines veines dont les parois sont si épaisses, qu'elles diffèrent peu de celles des artères ; difficiles à distinguer de celles-ci, à cause de la couleur jaunâtre de leur tissu, elles restent également ouvertes, quand on les coupe transversalement. Ce sont, entre autres, les veines profondes du membre inférieur, veines *Tibiales postérieures*, *Péronières*, *Poplitées*, etc.

**Indication thérapeutique.** — Il est souvent utile de faire la ligature des veines en cas d'amputation de la *jambe* car leur calibre ouvert peut devenir une cause active d'absorption des divers virus et ferments figurés.

## IMPORTANCE DES ANASTOMOSES VEINEUSES.

Les veines offrent un bien plus grand nombre d'anastomoses entre elles que les artères ; c'est que, destinées à être le réservoir général du sang et à le ramener au cœur, elles doivent arriver à leur but par tous les moyens possibles.

Aussi, lorsqu'une branche veineuse vient à s'oblitérer, quelle que soit sa grosseur, elle ne tarde pas à être suppléée par d'autres, qui, sous l'influence de la pression sanguine augmentée par l'arrêt du sang, se dilatent jusqu'à ce que l'équilibre soit rétabli dans leur parcours.

**Anastomoses des veines cérébrales.** — La circulation veineuse de l'encéphale est grandement facilitée par les nombreuses anastomoses qui existent, d'une part, entre les veines *jugulaires internes* et *externes*, puis entre les *jugulaires* et les *vertébrales*, les rameaux *cervicaux* des *sous-clavières*, et enfin les veines *intrà-rachidiennes*. Aussi la chirurgie a-t-elle pu pratiquer la ligature de la veine *jugulaire*, sans que la circulation encéphalique ait été affectée.

On doit à SIMMONS [1] deux cas de guérison par ligature de plaies faites à la jugulaire.

**Anastomoses extrà-crâniennes.** — De nombreuses communications mettent en rapport les *sinus-cérébraux* et les veines *extrà-crâniennes*. Les principales sont :

1° La veine *Mastoïdienne*, qui part du sinus latéral (*portion descendante*) et se rend à la veine *Occipitale* en passant par le trou mastoïdien du temporal.

2° La veine *Condylienne postérieure*, qui va de la partie terminale du même sinus à la veine *Cérébrale* à travers le trou condylien postérieur.

3° Les veines *émissaires* de *Santorini*, vaisseaux très petits qui passent à travers les trous pariétaux.

4° Les veines *Ophthalmiques*, qui d'une part s'anastomosent avec la *Faciale*, de l'autre avec le *sinus pétreux supérieur*.

5° Un certain nombre de veines *osseuses* ou *diploïques*, remarquables par l'extrême irrégularité de leur surface interne et leur calibre qui est en raison inverse de l'âge.

**Indication thérapeutique.** — Il en résulte que dans les affections *inflammatoires* ou *congestives* du *cerveau*, les points les plus favorables pour poser des sangsues sont : l'*apophyse mastoïde*, les *bosses pariétales* et le *front* lui-même, si en ce point les cicatrices ne devaient pas être évitées.

**Anastomoses intrà-cérébrales.** — Les sinus de la dure-mère, de la faux du cerveau et de la tente du cervelet sont munis de dilatations ampullaires, fort bien étudiées par FAIVRE [2], TROLARD et LABBÉ [3] sous le nom de : **lacs sanguins de dérivation** et dont les parois servent presque toujours de siège aux granulations de *Pacchioni*, ou mieux, de *Willis*, car ce fut lui qui les découvrit en 1676. Ces ampoules sont garnies d'une membrane à leur paroi supérieure ; l'inférieure est traversée par des mailles fibreuses, et l'ampoule communique avec le sinus, par un petit orifice arrondi ou ovale ou plus souvent, d'une manière indirecte, par un petit canal de 1 à 3 centimètres de longueur.

[1] SIMMONS. *Two cases of the successfull termination of wunds.* Med. facts and obs. 1800, t. VIII.

[2] FAIVRE. *Des granulations méningées.* Th. P. 1853.

[3] LABBÉ. *Note sur la circulation veineuse cérébrale.* Arch. de physiol., 1879. 135.

D'après le docteur DUPLAY, la plupart des tumeurs sanguines de la base du crâne sont dues à une atrophie primitive des os, et à leur perforation par un lac sanguin, qui fait hernie à leur intérieur. Ce sont, pour ainsi dire, des **varices osseuses.**

Les communications des veines cérébrales à la surface du cerveau sont générales.

Les veines supérieures communiquent avec les inférieures.

Les *sinus* de la *dure-mère* communiquent entre eux par les veines de la dure-mère et par les veines, *grande* et *petite anastomotiques* antérieure et postérieure. La grande veine anastomotique est surtout remarquable : elle nait de la partie moyenne du sinus pétreux supérieur, s'anastomose avec plusieurs veines cérébrales et va finir au tiers postérieur du sinus longitudinal supérieur, mettant ainsi en rapport les sinus de la base, les sinus de la convexité et la masse cérébrale.

Il existe aussi des communications d'un hémisphère à l'autre: par la veine *basilaire antérieure* [**Trolard**]; par les veines de *Galien*; par les veines *anastomotiques inter-hémisphériques* supérieures et inférieures.

Enfin les veines du *plexus Choroïde* sont chargées plus particulièrement de mettre en communication les *veines* du réseau *cortical* et celles des parties *centrales* du *cerveau.*

Ainsi toutes les parties constituantes du cerveau sont en communication les unes avec les autres par de puissantes anastomoses, qui empêchent soit la compression du cerveau, soit les embolies de faible volume, d'avoir un effet trop promptement funeste, et facilitent jusqu'à un certain point le rétablissement des fonctions.

**Anastomoses des veines émissaires mastoïdiennes.** — L'apophyse *mastoïde* est traversée par un certain nombre de *foramina*, qui donnent passage à autant de *veines émissaires* dont le rôle est important. Elles font communiquer les *sinus latéraux* de la dure-mère, avec les *veines des joues* [1].

Aussi les *inflammations* des *sinus* d'une part, les maladies des *oreilles* de l'autre, retentissent mutuellement les unes sur les autres, et le pronostic doit toujours être très réservé.

**Indication thérapeutique.** — Les *sangsues* posées *derrière*

[1] ORNE GREEN. *The foramina of the mastoïde emissary veins*. Americ. J. of otology. Avril 1884.

les *oreilles* sur l'apophyse *Mastoïde* sont très utiles contre les *congestions cérébrales* et les *méningites aiguës*.

**Anastomoses des veines pulmonaires.**—Les poumons ne sont point eux-mêmes tellement isolés dans la cage thoracique, qu'ils n'aient aucune connexion vasculaire avec les autres régions : ZUCKERLAND de Vienne [1], qui a étudié ce sujet avec le plus grand soin, a reconnu que les *veines Pulmonaires* s'anastomosent d'une part avec les *veines Bronchiques,* d'autre part avec le réseau veineux du *Médiastin.*

**Indications pronostiques.** — Ceci nous explique comment la *Bronchite grave* peut se compliquer facilement de points *pneumoniques* par propagation inflammatoire, et comment les *abcès du Médiastin* peuvent arriver parfois jusqu'au *Poumon* dont ils dissèquent les lobes, en suivant les gaînes des vaisseaux anastomotiques, pour passer de l'une à l'autre de ces régions.

**Anastomoses des veines Caves.** — Les anastomoses les plus remarquables sont celles qui existent entre les deux veines caves, puis entre la veine cave inférieure et la veine porte hépatique. La veine *Azygos* est principalement chargée de faire communiquer les deux veines *Caves;* aussi, dans un cas d'obstruction de la veine cave inférieure, *Morgagni* a trouvé l'azygos aussi volumineuse que le tronc qu'elle remplaçait. Le nom de *grande veine anastomotique* lui conviendrait parfaitement. Mais elle n'est pas la seule à remplir cet office ; les veines *rachidiennes* d'un côté, les veines *sous-cutanées abdominales* et *thoraciques* de l'autre, y contribuent; elles peuvent même remplacer l'azygos, si celle-ci vient également à s'oblitérer.

Et dans toutes ces veines le sang peut varier sa route, en prenant, s'il le faut, une marche rétrograde, du moins dans les branches principales.

**Anastomoses de la veine Porte.** — Elles sont bien évidentes chez le fœtus, où la veine ombilicale et le canal veineux, appartenant à la circulation générale, communiquent largement avec le système de la veine porte; mais chez l'adulte ces dispositions n'existent plus.

Les anciens anatomistes et plus récemment *Bichat*, *Bérard*, regardaient la veine porte comme constituant un système à part, indépendant du système veineux général.

[1] ZUCKERLAND. *Sitzungsberichte der K. Acad. der Wissensch.* Wien. vol. LXXXIV, fasc. 1.

Cependant *Claude Bernard* [1] affirme que plusieurs petits vaisseaux anastomotiques se retrouvent encore pour déverser le surplus du système veineux général dans la veine cave.

De même RETZIUS, [2] par d'habiles injections, a fait voir que la veine *Porte* communique avec la veine *Cave*, par un fin réseau de veines *sous-péritonéales*. On voit encore les veines *œsophagiennes*, d'origine *porte*, communiquer avec les veines *gastriques* d'origine *cave*.

**Diagnose.** — La communication des veines de l'*Œsophage* avec celles de la veine *Porte* n'est pas constante, mais existe assez souvent. Il en résulte que dans le cas de *Cirrhose du foie*, il survient des *dilatations* des *veines* de l'*œsophage* et que ces **varices œsophagiennes** deviennent alors un signe de la **cirrhose** [3] précieux à connaître.

FENWICK a signalé encore les rapports des veines du *ligament rond*, chez la femme, avec la veine *Porte* [4].

Enfin les veines *hémorrhoïdaires* communiquent aussi avec les deux systèmes; c'est ce qui explique le soulagement des affections de l'*intestin* et du *foie* sous l'influence des écoulements *hémorrhoïdaires*, ou des sangsues posées à l'anus.

**Anastomoses de la veine Azygos.** — La veine *Azygos* ou *impaire* prend naissance le long de la colonne lombaire à droite et va se jeter dans la veine *Cave supérieure* immédiatement au-dessus du péricarde, après avoir traversé les piliers du diaphragme.

La valvule située au point où la veine va former une crosse pour se jeter dans la veine cave, empêche le reflux sanguin de s'opérer dans l'azygos. Quoique cette veine se nomme : *sine pari*, il y a une seconde veine à gauche dont les origines sont analogues, mais qui, se jetant à moitié course dans la grande azygos, prend le nom de : *demi-azygos*.

Cette anastomose importante fait largement communiquer la circulation des deux moitiés similaires du corps.

Parfois la petite *azygos* se prolonge jusqu'en haut et va s'aboucher dans le tronc veineux *brachio-céphalique gauche*.

[1] CLAUDE BERNARD. *Note sur une nouvelle espèce d'anastomose vasculaire*. Comptes rendus de l'Acad des sc. 1850, t. XXX, p. 694.

[2] RETZIUS. *On anastomoser imellen port-hoy huulaaresystemet.* Tidschrift för läkare och pharmaceuter. H. 1. 1832.

[3] DUSAUSSAY. *Varices œsophagiennes.* Annuaire Garnier. 1877, p. 118.

[4] FENWICK. *Surgic. importance of the subcutaneous veins.* London medic. reports, 1881, p. 216.

Les veines *Azygos* mettent encore en communication les circulations veineuses *thoraciques* et *abdominales*, car elles reçoivent de nombreux vaisseaux venant de ces deux cavités. *Fenwick* a démontré notamment que les veines *Mammaires* communiquent avec l'*azygos* pour l'intermédiaire des *Intercostales*.

Enfin elles établissent, comme nous l'avons dit, une large communication entre les deux grands troncs des veines caves supérieure et inférieure, car les azygos reçoivent par leurs racines, sur toute la longueur de la colonne vertébrale, de nombreux rameaux s'ouvrant eux-mêmes dans la veine cave inférieure et dont les principaux sont les *veines lombaires ascendantes*, tandis que l'embouchure des azygos s'opère dans la veine cave supérieure.

Un dernier groupe d'anastomoses est encore à rappeler : c'est celui des veines *azygos* avec les veines *intrà* et *extrà-rachidiennes*.

Mais comme les veines rachidiennes communiquent largement aussi d'une part avec les iliaques et la portion inférieure de la veine cave inférieure, de l'autre avec les veines de la région supérieure du corps, elles forment en outre une seconde voie de communication entre les deux veines caves.

**Indication thérapeutique.** — De cette disposition toute particulière, il résulte ce fait important, que le chirurgien en cas d'*hémorrhagie* foudroyante *post partum*, peut largement et fortement comprimer l'aorte abdominale, sans craindre que la veine cave et l'azygos comprimées en même temps laissent interrompre entièrement le cours de circulation veineuse. Le sang reviendra par les veines rachidiennes.

**Anastomoses de la veine Ophthalmique** : la veine *Ophtalmique* ouverte en haut dans le *sinus caverneux* se distribue comme l'artère du même nom, par trois ordres de branches : 1° au globe de l'œil, — 2° aux organes accessoires du sens de la vue, — 3° à des parties plus éloignées et importantes, comme les veines *ethmoïdales* qu'elle reçoit, et la veine *faciale* avec laquelle elle s'anastomose largement par l'intermédiaire de la veine *frontale* ou *Préparate*.

**Indications diagnostiques et thérapeutiques.** — Il faut tirer de cette distribution anatomique plusieurs déductions importantes à connaître, ainsi :

1° Les rapports avec les veines *ethmoïdales* expliquent comment les affections du *nez* retentissent sur la *vue* et *vice versâ* et pourquoi les *sternutatoires*, les *errhins* ont pu dans certains cas guérir les *ophthalmies* ou l'*amaurose*.

2° L'anastomose avec la *frontale* met largement en communication les systèmes veineux intrà et extrà-crâniens. C'est pourquoi les *saignées* de la *frontale* peuvent agir efficacement sur les *congestions* de l'*œil* et du *cerveau*.

Rappelons encore que la *phlébite* de la veine *préparate* observée parfois dans les cas d'*Erysipèle facial* et d'*Anthrax* du front, peut se propager à l'*ophthalmique*, et produire l'*amaurose*, ou bien encore gagner les *sinus* de la dure-mère, en déterminant des thromboses avec accidents cérébraux rapides ; j'ai vu des cas analogues dans le service de *Blandin* à l'Hôtel-Dieu de Paris en 1848 et plus tard en 1870 pendant le siège de Paris.

**Anastomose des veines Épigastriques.** — La veine *Epigastrique* arrivée près de l'ombilic donne une branche qui pénètre dans l'intérieur de l'abdomen ; là elle s'unit à celle du côté opposé et leur tronc s'accole à la veine *ombilicale*, puis s'y jette quand celle-ci va pénétrer au foie.

**Indication thérapeutique.** — C'est aussi pour cela que les applications de sangsues ou de ventouses scarifiées à la région *épigastrique* peuvent souvent avoir une efficacité réelle dans le traitement des affections congestives du *foie*.

BAILLIE [1] a trouvé parfois encore des communications entre les veines *diaphragmatiques* et celles du *foie*.

IMPORTANCE DES CANAUX DE SURETÉ. — Toute veine communicante est un appareil de sûreté :

1° Pour les deux veines qu'elle réunit si elle est avalvulaire.

2° Pour l'une d'elle, si elle possède des valvules.

Les canaux de sûreté protègent les valvules des communicantes, dérivent l'onde rétrograde qu'entraîne le reflux veineux et rétablissent le cours du sang interrompu par l'excès de pression [2].

**Anastomose artério-veineuses.** — HOYER de Varsovie a constaté également la communication directe de petites *artères*, avec des ramifications vasculaires à caractère *veineux* ; on les

[1] BAILLIE. *Of uncommon appearances of disease im blood Wessels.* Transac. of a soc. for the improv. of med. and chir. Knowledge, t. I, p. 127.

[2] JARJAVAY. *Contribut. à l'étude du syst. vein. des canaux de sûreté.* Th. P. 1883.

[3] HOYER. *Rech. sur le passage des artères aux veines.* Berlin clin. Wochenschrift, 1874.

observe surtout chez l'homme, au niveau de la racine de l'*ongle*, vers les extrémités des doigts et des orteils, souvent même dans les *poumons*.

Ces petits vaisseaux anastomotiques conservent leur structure artérielle jusqu'au point d'insertion à la paroi veineuse; ils se dilatent un peu en entonnoir à ce niveau.

Ces anastomoses sont des appareils *de dérivation* pour les circulations locales, en même temps qu'elles joueraient un certain rôle dans la régularisation de la chaleur animale.

## II

### FORMES VARIÉES DE LA CIRCULATION VEINEUSE.

FORMES VARIÉES DE LA CIRCULATION VEINEUSE. — La multiplicité des moyens de propulsion du sang dans les vaisseaux veineux rend cette circulation la plus riche et la plus variée des trois. Elle présente, en effet, des types différents suivant les organes et les régions où on la considère. Et d'abord elle peut être *active* ou *passive*.

1° **Active.** — La veine devenant elle-même un centre d'impulsion. Elle présente ce caractère à l'embouchure des *veines caves* et probablement des veines *pulmonaires*, ainsi que dans le tronc de la *veine porte* et des veines *cardiaques*.

2° **Passive.** — Recevant ses mouvements d'une *vis à tergo*. C'est le cas le plus habituel, et cette circulation passive se montre à son tour :

A. **Uniforme** et **continue** dans le voisinage des capillaires.

B. **Pulsative** et **directe**, dans certaines veines superficielles largement anastomosées à des artères ou à des capillaires dilatés. (*Circulation dérivative.*)

C. **Pulsative** mais **alternante** ou inverse des battements artériels, dans tous les troncs veineux accolés à une artère. (*Circulation par influence.*) Circulation que nous décrirons à part à cause de son importance méconnue jusqu'ici.

D. **Rétrograde**, dans une foule de cas pathologiques, soit qu'il y ait régurgitation du cœur droit dans la jugulaire, soit que l'effort musculaire ou la toux fassent refouler le sang veineux dans la crurale, ou que le jet se divise pour refluer dans les deux sens en passant d'une artère dans une veine (*anévrisme artérioso-veineux*).

MOUVEMENT UNIFORME DU SANG DANS LES VEINES. — Règle générale : le mouvement intermittent du cœur et du sang artériel est en très grande partie transformé en mouvement uniforme par la résistance élastique des parois artérielles et des capillaires, et le sang veineux paraît couler en nappe continue. Mais une observation plus attentive démontre que cette uniformité n'est pas absolue ; une légère impulsion est toujours transmise à la veine, à chaque battement du cœur ou de l'artère.

Ainsi POISEUILLE [1] ayant placé son hémodynamomètre dans la veine humérale, puis dans la saphène d'un chien, vit la colonne mercurielle osciller et s'élever à chaque contraction du cœur.

Il faut aussi distinguer, pour chaque organe la circulation *passive* et *active* ou *fonctionnelle*.

La plupart des glandes en fonction voient leur circulation s'activer ; à ce moment le sang des veines lui-même devient rutilant et pulsatif, sortant par jet.

Pendant la période de repos, le sang veineux reste noir et coule uniformément.

INVERSION DU COURANT VEINEUX. — Quand une veine importante vient à s'oblitérer, le sang, pour revenir au cœur, prend souvent, à travers les anastomoses, une direction rétrograde ; il semble revenir sur ses pas.

Facile à effectuer dans les veines dépourvues de valvules, cette interversion du courant est plus pénible, quand les valvules existent ; mais la dilatation rapide du calibre veineux sous l'influence de la poussée latérale rend bientôt les valvules insuffisantes, et le sang finit par se frayer un passage vers le cœur.

L'inversion du courant veineux peut n'être que momentanée et n'occuper qu'un court espace, lorsque le sang est refoulé par un effort dans des veines sans valvules, comme les jugulaires, la veine cave supérieure, les innominées, la veine porte, les rénales, les branches anastomotiques des veines profondes du membre inférieur.

PULSATIONS VEINEUSES A LA FOIS DIRECTES ET RÉTROGRADES DANS L'ANÉVRISME ARTÉRIOSO-VEINEUX ET CIRSOÏDE. — Lorsqu'une

[1] POISEUILLE. *Rech. sur les causes du mouvement du sang dans les veines*. J. univers. et hebdomad. de méd. 1830, t. I.

artère et une veine simultanément blessées se mettent en communication, soit directement (anévrisme cirsoïde), soit par l'intermédiaire d'une cavité mitoyenne, une portion de sang artériel arrive avec l'impulsion acquise jusque dans la veine ; Le courant se divise alors en deux : l'un, *descendant*, suit la route régulière du sang veineux ; l'autre *ascendant* cherche à remonter le long de la veine. Il n'y parvient qu'à la longue, en dilatant le vaisseau en long et en large, rendant ainsi les valvules insuffisantes ; mais toutes ces pulsations offrent ce caractère particulier de n'occuper au début qu'une faible portion de l'arbre vasculaire et de s'éteindre à quelques centimètres de la communication morbide. Néanmoins, au bout d'un certain temps, les pulsations peuvent se prolonger au loin, et gagner soit tout un membre, soit toutes les jugulaires, comme l'a constaté le célèbre *Larrey*. Les pulsations propagées aux membres disparaissent quand le bras ou la jambe sont élevés en l'air. Les exemples d'anévrisme artérioso-veineux sont encore assez fréquents dans la science : communication du tronc *Brachio-céphalique* avec *la veine sous-Clavière* [*Letenneur*]. — *De l'artère Carotide interne* et du *sinus caverneux* [*Delens*]. — *De l'artère sous-Clavière et de la veine Axillaire*. [*Larrey*] [1].

Causes de la circulation veineuse. — Sept causes principales font circuler le sang dans les veines :

1° L'action directe du *cœur*.

2° La *contractilité veineuse*.

3° L'action *rhythmique* de certaines *veines* (cœurs veineux).

4° Les mouvements *musculaires*.

5° Les mouvements *respiratoires*.

6° La *pesanteur*.

7° L'influence des *systoles* et *diastoles* des *artères satellites*. (*Circulation par influence*.)

1° Impulsion directe du cœur. — **BICHAT** [2] regardait le sang veineux comme étant hors de l'influence du cœur, il ne devait son mouvement qu'au resserrement insensible du système capillaire.

**MAGENDIE** [3] fut le premier qui démontra péremptoirement que

[1] Larrey. (le baron D. J.), *Mém. de chir. milit.*, t. IV, p. 339.

[2] Bichat *Anatom. générale*, t. I, p. 384. 1818.

[3] Magendie. *Mém. sur l'action des artères dans la circulation*. Journ. de médec. 1817, t. XXXVIII, et Journ. de physiol. t. I. p. 100. 1818.

la cause principale de la circulation veineuse est dans l'*action du cœur*, que c'est elle qui par sa puissance force le passage du sang à travers les capillaires, et refoule à chaque coup de piston une portion du liquide dans les veines. Le savant physiologiste du collège de France fit cette preuve par l'expérience suivante :

Découvrant sur un chien la veine et l'artère crurales, il posa une ligature en amont, qui arrêtait le cours des deux sangs ; puis faisant une ponction au-dessous dans la veine, il vit le sang jaillir de celle-ci, tant que l'artère remplie put lui en fournir ; quand l'artère fut vide, la veine, quoique encore à moitié pleine, cessa de donner du sang.

En injectant alors de l'eau tiède dans l'artère, la veine recommença de couler, donnant d'abord le reste de son sang, puis de l'eau pure, et son jet grossissait ou s'amoindrissait suivant que l'injection pratiquée dans l'artère était poussée avec plus ou moins de force.

L'action directe du cœur est donc incontestable. C'est la première, la principale cause de la circulation veineuse ; mais elle est singulièrement aidée par l'existence des valvules, et par l'influence des anastomoses directes. Examinons, tour à tour, ces divers éléments :

1° Influences des valvules. — Elles sont disposées de façon à s'effacer quand le sang les presse par un courant centripète, à se rapprocher quand le sang arrive en sens inverse, remontant vers sa source.

Le sang ne peut donc y couler, du moins dans les veines douées de valvules, que dans une seule direction : des capillaires vers le cœur, et par là, le retour du sang au cœur est parfaitement assuré quelle que soit la cause de pression ou d'impulsion qui agisse sur la veine.

Dans l'état ordinaire des choses, les valvules ont peu de travail à faire, car le sang coule d'une manière continue et les valvules restent ouvertes. Mais il n'en est plus ainsi quand les muscles entrent en contraction. C'est une question que nous allons examiner bientôt.

2° Contraction tonique des veines. — Les veines sont contractiles aussi bien que les artères, et même à un plus haut degré, mais comme leur irritabilité est moindre, cette contractilité ne se manifeste que lentement.

Ainsi, sous l'influence du froid, les veines se resserrent, elles se gonflent au contraire par la chaleur; chacun peut constater ce fait en observant les veines sous-cutanées du dos de la main ou du pied, surtout lorsqu'on les plonge dans l'eau chaude.

VERSCHUIR[1], MARX[2] et HASTINGS[3] ont démontré que les veines se resserrent fortement dans le point où on les irrite, soit avec le scalpel, soit avec un acide; mais les petites et moyennes veines, comme la Mésentérique, la Jugulaire, ont paru plus sensibles que les très grosses veines, comme la veine Cave.

KÖLLIKER prouva la contractilité des veines par le moyen se l'électricité[4]. Le courant d'induction appliqué aux saphènes d'un membre récemment amputé permit de voir les parois se contracter lentement et se fermer au point de prendre l'apparence d'un cordon fibreux blanchâtre.

NYSTEN[5] avait aussi reconnu la contractilité de la veine cave par le galvanisme chez les suppliciés.

Plus récemment le professeur GUBLER[6] a démontré qu'il suffisait de percuter vivement les veines gonflées du dos de la main pour les voir se contracter, se rétrécir rapidement; puis au bout d'un instant le point percuté se dilate au contraire plus qu'avant. Cette petite expérience réussit mieux chez les jeunes gens que chez les vieillards.

DILATABILITÉ DES ARTÈRES. — Les veines sont infiniment plus dilatables que les artères; elles le sont au point qu'après la mort, les artères se vidant, les veines suffisent à contenir tout le sang.

Malgré cette dilatabilité, elles sont douées d'une grande force de résistance. HALES[7] a vu la jugulaire supporter sans rupture une pression égale à 148 pieds d'eau. WINTRINGHAM[8] expérimenta que la veine porte d'un bélier ne se rompit qu'à une pression de 6 atmosphères, tandis que l'artère aorte cédait à 5 atmos-

[1] VERSCHUIR. *Dissert. med. inaug. de arteriarum et venarum vi irritabili*. 1766.
[2] MARX. *Diatribe anatomico-physiologica de structurâ atque vitâ venarum*. 1819.
[3] HASTINGS. *On the inflammation of the mucous membrane of the lungs.*
[4] KÖLLIKER. *Zur lehre von der contractilitat menschlicher blut und lymphgefässe.* Zeitschr für wissensch. zool. 1845, t. I, p. 258.
[5] NYSTEN. *Recherches de chimie et de physiol. patholog.* p 333, 351.
[6] GUBLER, *Contractilité des veines.* Comptes rendus de la Société de biologie, 1849, t. I, p. 79.
[7] HALES. *Hémostatique*, p. 136.
[8] WINTRINGHAM. *Experimental inquiry of some parts of the human body*. 1740, p. 100.

phères, et cependant, d'après cet observateur, l'épaisseur relative des parois des deux vaisseaux est :: 9 : 154.

Élasticité des veines. — **Braune** [1] reconnut que la saphène interne, sans perdre son élasticité, a pu subir chez un garçon de 13 ans un allongement de 91.3 %, — chez un jeune homme de 15 ans, 61.1 %, — chez un homme de 58 ans un allongement de 5.6 %. L'allongement n'est proportionnel qu'au début; il devient bientôt très faible.

### CONTRACTILITÉ DES VEINES.

Cette propriété est très marquée sur les veines de l'homme dans l'état de santé; elle perd son énergie dans certaines maladies. Ainsi la saphène interne d'un garçon de 15 ans peut recevoir un poids de 1,000 grammes et revenir encore à sa longueur première; au contraire, chez un buveur de 46 ans, il suffisait de 75 grammes, et chez un tuberculeux de 50 ans il n'a fallu que 6 grammes pour diminuer sensiblement la rapidité de la rétraction.

3° Contractions rhythmiques. Certaines veines, du moins chez les animaux, sont douées, comme le cœur droit, de contractions rhythmiques. **Testa** décrivit cette propriété sous le nom d'*artériosité des veines*.

C'est ainsi que les veines sous-cutanées de l'aile de la chauve-souris donnent 8 à 10 pulsations par minute. **Wharton Jones** [2] a vu leur calibre diminuer pendant ces contractions de $\frac{1}{5}$ à $\frac{1}{4}$.

Il y a deux siècles déjà, **Walaeus** avait observé chez le chien la contraction pulsative de la veine *Cave* au voisinage du cœur; contraction bien spéciale au tissu veineux, car elle persistait après la résection des oreillettes et des ventricules.

**Lancisi** [3] compta chez le cheval 5 à 6 pulsations de la veine cave pour une pulsation du ventricule.

**Allison** [4] vit un tronçon de la *veine Pulmonaire* d'une tortue, d'un chat, d'un chien et d'un bœuf, lié aux deux bouts et séparé du corps, continuer à battre pendant 4 ou 5 heures. **Lander**,

[1] Braune W. *De l'élasticité des veines.* Contribut. à l'anatom. et physiol. Recueil offert à Carl. Ludwig par ses élèves, 1875.

[2] Wharton Jones *Discovery that the veins of the bat's wing are endowed with rhythmical contractility*, Philos. trans. 1852, p. 131.

[3] Lancisi. *De motu cordis et aneurismatibus*, p. 211.

[4] Allison. *Experiments proving the existence of a venous pulse indépendant of heart.* Americ J. 1838, n° 45, t. XXIII.

**BRUNTON** et **FAYRER** [1] ont observé la pulsation de la veine pulmonaire chez le chat. Elle battait 119 fois par minute, et ses battements n'étaient pas isochrones à ceux de l'oreillette.

Mais cette intervention active des gros vaisseaux veineux se retrouverait-elle chez l'homme? La question n'est pas résolue. Ce que l'on sait, c'est que la plupart des veines n'ont qu'une contractilité très lente et une irritabilité moindre que celle des artères. Nous verrons pourtant bientôt que les *veines pulmonaires*, la veine *porte* et les veines *caves* de l'homme paraissent douées de *contractilité* personnelle. *Brown-Séquard*, en 1880, a démontré également que les veines du *cœur* possédaient aussi un mouvement de contraction qui leur est propre.

CONTRACTILITÉ DE L'ANÉVRYSME VEINEUX. En dehors de l'anévrysme *cirsoïde* et *artérioso-veineux*, on peut en outre observer sur le trajet des veines de véritables anévrysmes. Quoique le fait soit rare, **VANS BEST** [2] en donne une observation complète et décisive. Sur une jeune fille de 14 ans, il rencontra une tumeur veineuse, plus grosse qu'une noix à léger battement ondulatoire et située au niveau de la veine radiale antérieure superficielle. Il en fit l'ablation après avoir lié la veine au-dessus et au-dessous.

Il la trouva formée d'un véritable anévrysme veineux dont les parois musculeuses hypertrophiées étaient susceptibles de contraction. Il n'y avait aucune trace de communication avec l'artère.

C'était donc une sorte de cœur veineux accessoire qui s'était formé, analogue à ceux que l'on observe chez certains animaux inférieurs.

4° MOUVEMENTS MUSCULAIRES. Les muscles, en se contractant, se gonflent, se durcissent, puis se relâchent à leur tour pour devenir mous et pénétrables.

Or les veines situées entre les muscles et dans leur épaisseur ou sous les aponévroses, sont comprimées par la contraction musculaire, et leur sang se trouve ainsi refoulé plus haut, vers le cœur; les valvules empêchent son reflux.

Puis, dès que le muscle se détend, la pression cesse et la veine restée vide un instant se remplit de nouveau. Mais les valvules

[1] LANDER, BRUNTON et PAYRER. Proceedings of the royal soc. t. XXV, p. 174, 1876.

[2] VANS BEST. *On venous aneurism, and adaptation of tissues.* The Lancet, 17 oct. 1 74, II, p. 550.

l'empêchant de recevoir du sang en aval, elle ne peut le recevoir que d'amont et concourt à le conduire de la périphérie au cœur.

Les muscles agissent ainsi de la même manière que le cœur, par systole et diastole, mais d'une manière irrégulière et non rhythmique. Aussi, tandis que leur action est nulle dans le repos, pendant le mouvement la quantité de sang déplacée est beaucoup plus considérable que celle qu'aurait déplacée le cœur dans le même temps.

Cette disposition est d'accord avec la nécessité où se trouve tout muscle en activité, de recevoir beaucoup plus de sang et de l'éliminer promptement, chargé des matériaux de déchet qui l'encombrent.

Mais parmi les muscles qui agissent sur la circulation veineuse, il en est un dont l'importance est toute particulière : c'est le *Diaphragme*. Ses analogies avec le cœur ont déjà été étudiées par BROWN-SÉQUARD. En effet, il représente pour ainsi dire un cœur fendu et étalé ; ses expansions fibreuses concourent à former le péricarde, mais nous devons surtout rappeler ici ses adhérences avec la veine cave inférieure, et ses prolongements ou piliers qui accompagnant la veine, l'enlacent d'un réseau musculo-fibreux.

Or, 1° par ses adhérences, le diaphragme empêche la veine cave de s'affaisser sous le poids de l'atmosphère et des organes abdominaux, surtout pendant l'expiration thoracique ; il la maintient donc en diastole.

2° Par la pression de ses piliers sur les parois de la veine, le diaphragme en se contractant détermine dans le vaisseau un mouvement de systole, avec progression du sang vers le cœur à chaque inspiration.

La contraction musculaire n'est pas toujours aussi favorable ; dans certains cas, elle fait obstacle au cours du sang, dilate la veine, rend ses valvules insuffisantes et détermine ainsi un reflux sanguin.

## INSUFFISANCE DE LA VALVULE DE LA VEINE CRURALE.

On observe cette insuffisance valvulaire à l'ampoule que forme la veine crurale vers le pli de l'aine. Là, se trouve une valvule importante qui sépare pour ainsi dire les deux circulations veineuses *crurale* et *abdominale*. Son importance est assez grande pour que l'on voie souvent s'arrêter à ce point les processus inflammatoires, les *phlébites*, les caillots obturateurs, *thromboses* ou *embolies*, qui, sans elle, pourraient remonter dans la veine cave et devenir mortels.

Ce fut en 1874 que le professeur FRIEDREICH [1] signala cette affection jusqu'alors ignorée.

Pour reconnaître cette insuffisance, il faut tourner la cuisse du malade en dehors et poser légèrement le doigt sur l'extrémité supérieure de la veine fémorale un peu au-dessous du ligament de Poupart. Un frémissement très marqué sous le doigt, qui se traduit au sthétoscope par un bruit de bourdonnement, est le signe pathognomonique. Il se manifeste surtout pendant les brèves secousses de la toux et à chaque contraction brusque des muscles abdominaux.

**Etiologie.** — *L'insuffisance valvulaire* est due à la double *pression dilatatrice* qu'exercent, d'une part : le *poids* des organes abdominaux sur la veine iliaque, de l'autre : les *contractions* musculaires des parois abdominales.

Une troisième cause intervient souvent, comme pour les varices, c'est la *station debout*, qui permet à la *pesanteur* d'exercer toute sa puissance sur les parois peu résistantes de la veine.

**Diagnostic.** — Cette disposition morbide de la veine crurale que j'ai rencontrée plusieurs fois peut conduire à une erreur de diagnostic sérieuse, en faisant croire à l'existence d'une hernie crurale fuyant sous le doigt et dont la toux ferait agiter le contenu liquide, sous forme d'un léger frémissement.

Si une hernie existe en même temps, on a beau l'avoir fait rentrer, il semble toujours qu'il en reste une portion qui crépite sous le doigt.

Mais la forme du frémissement qui descend le long de la veine, au lieu de remonter du côté du ventre, aidera à fixer le diagnostic.

**Pronostic.** — Une erreur de diagnostic aurait, dans ce cas, un résultat déplorable, car elle conduirait à comprimer le pli de l'aine et le canal crural avec un bandage herniaire de plus en plus serré, c'est-à-dire à rendre encore plus difficile le cours du sang veineux dans le vaisseau déjà trop dilaté.

[1] FRIEDREICH. Berlin. Klin. Wochenschr. 1874.

L'insuffisance de la veine crurale prédispose aux *varices*, à l'*œdème* des membres inférieurs et aux *hémorrhagies veineuses* en cas d'opérations. Lorsqu'il survient une *phlébite* de la saphène, l'*insuffisance* de la valvule crurale peut aussi faciliter la formation des caillots et leur propagation, toujours grave, dans les veines *iliaques*.

Les effets de refoulement produits par l'expiration et l'effort sur les veines crurales, concordent avec les expériences de *Poiseuille*, qui a démontré que pendant les blessures les plus graves il n'y a jamais *aspiration d'air* dans les veines pourtant si volumineuses des membres inférieurs.

5° INFLUENCE DE LA RESPIRATION SUR LA CIRCULATION VEINEUSE.

**Inspiration.** — Le thorax agit comme une pompe aspirante et foulante sur les organes contenus dans sa cavité, et de même qu'en se dilatant il exerce une sorte d'appel sur l'air qui pénètre dans la profondeur des poumons, il fait aussi sentir cet appel au cœur et aux gros vaisseaux, surtout aux vaisseaux veineux, dont les parois sont peu résistantes; les veines caves se gonflent alors sous l'influence de cette succion, et leur sang se précipite dans le cœur droit.

Ce fut *Valsalva* qui observa d'abord ce phénomène sur les veines jugulaires du chien, car cette action aspiratrice retentit sur la plupart des veines rapprochées du cœur.

**Rôle des aponévroses.** — Les recherches de BÉRARD [1] ont fait connaître une disposition particulière qui rend plus efficace l'action aspiratrice du thorax. C'est l'adhérence des gros troncs veineux de sa base et de son sommet aux aponévroses qu'ils traversent, surtout celle de la *veine cave* au diaphragme. Cette adhérence maintient béant le calibre de la veine, alors même que l'affaissement du thorax devrait tendre à l'oblitérer.

Les lames fibreuses de la base du cou offrent la même disposition anatomique. Elles adhèrent aux parois des veines et deviennent ainsi une cause grave d'introduction de l'air dans les veines.

**Expiration. — Influence refoulante du thorax.** — A côté de l'influence aspiratrice, il faut tenir compte de l'influence contraire; le thorax, en vidant le poumon pendant l'aspiration,

[1] BÉRARD. *Mém. sur un point d'anat. et de physiolog. du système veineux.* Arch. gén. de méd. 1830, t. XXIII, p. 69.

presse les gros vaisseaux veineux et refoule le sang qu'ils contiennent. Celui-ci se partage en deux courants contraires; la partie la plus voisine du cœur est chassée avec une rapidité plus grande dans l'oreillette. La portion plus éloignée, retardée dans sa course, est refoulée en arrière subissant un temps d'arrêt.

*Poiseuille* [1], dont les travaux sur la circulation ont été si remarquables, mesura au manomètre la force relative des deux mouvements respiratoires; dans les conditions ordinaires les effets d'aspiration étaient plus grands que ceux de la pression expiratoire, il en résulte une favorable influence sur le cours du sang veineux de la périphérie au centre.

### INTRODUCTION DE L'AIR DANS LES VEINES.

La sphère d'action de l'aspiration thoracique s'étend assez loin et se fait sentir partout où il y a de grosses veines. Tout chirurgien a été témoin de ces cas néfastes, où une veine entr'ouverte aspire l'air avec sifflement, amenant ainsi la syncope et la mort subite. Or cette entrée de l'air a toujours lieu pendant l'*inspiration*, ce qui montre que l'influence thoracique en est la cause principale; on l'a vue s'exercer non seulement sur les veines de la base du *cou*, mais sur les veines *faciales* et *axillaires*.

C'est à **WEPFER**, médecin suisse du XVII<sup>e</sup> siècle, et à **MÉRY**, [2] que l'on doit les premières données sur les effets funestes de l'air introduit subitement dans les veines. Mais le premier cas d'accident chirurgical mortel, pendant une opération, fut observé et reconnu par **MAGENDIE** [3] en 1818, à la suite de l'ouverture de la veine jugulaire externe à la base du cou. Plus tard, en 1839, **AMUSSAT** [4] résuma dans un beau mémoire les faits déjà nombreux recueillis à cette époque.

Les expériences de **BARRY** en 1825 et de **BÉRARD** en 1830 parurent limiter les régions dangereuses à la base du cou à la

[1] POISEUILLE. *Recherches sur les causes du mouvement du sang dans les veines.* J. hebdomadaire de méd. 1830, t. I.

[2] MÉRY. *Question physique.* Mém. de l'Acad. des sciences, 1707, p. 167.

[3] MAGENDIE. *Sur l'entrée accidentelle de l'air dans les veines et sur la mort subite qui en est l'effet.* J. de physiol. 1821, t. I, p. 190.

[4] AMUSSAT. *Recherches sur l'introduction de l'air dans les veines.* 1839. In-8°.

région thoracique : ROSAPELLY [1] en 1875 l'étendit à la région *hépatique* de la veine *cave inférieure.*

**Effet produit par l'entrée de l'air dans les veines.** — L'air en entrant dans les veines détermine un trouble primitif unique et constant. C'est l'*abaissement subit de la tension artérielle.*

S'il y a seulement quelques bulles d'air, cet état est encore compatible avec la vie ; mais si l'air continue de s'introduire, il pénètre dans les cavités droites du cœur, s'y accumule, les distend et diminue de plus en plus l'ondée pulmonaire ; les contractions du cœur droit affaibli compriment alors l'air, au lieu de le chasser ; le cœur se laisse dilater peu à peu, l'orifice tricuspide devient insuffisant, et l'on arrive à l'*asystolie*, avec toute la série des accidents encéphaliques. C'est aussi l'opinion du Dr PETIT [2], que la mort subite dans le cas de pénétration de l'air est due à une *syncope* avec brusque *asystolie.*

Les gaz formés dans les veines produisent les mêmes accidents que ceux qui entrent du dehors dans le vaisseau. C'est ce qui arrive par les décompositions trop subites dans la cloche à plongeur, ou les appareils à air comprimé.

**Indication thérapeutique.** — D'après le Dr *Couty* [3], la *saignée* pourrait servir à la fois pour l'expulsion des gaz et pour le rétablissement de la circulation sanguine. En faisant cesser la pression du sang dans les capillaires, elle contribuerait à rendre au cœur affaibli l'énergie suffisante pour rétablir son cours.

Selon moi, l'*inversion* du corps, en ramenant le sang au cerveau anémié, aurait aussi grande chance de concourir au rétablissement de la circulation.

Dans ces derniers temps, *Fr.* FRANCK [4] élargit le champ de la question ; il démontra que l'aspiration thoracique s'exerçait jusque dans les veines des *os du crâne* par l'intermédiaire des veines *vertébrales.* En effet, si on lie les jugulaires d'un animal et qu'on mette ensuite à nu le diploé de l'occipital en enlevant

[1] ROSAPELLY. *Recherches sur la circulat. du foie.* Th. P. 1876.

[2] PETIT. Société de biologie. 22 janvier 1875.

[3] COUTY. *Etude expérimentale sur l'entrée de l'air dans les veines et les gaz intra-vasculaires.* Thèse. P. 1875.

[4] FRANCK (F.). *La transmission de l'aspiration thoracique jusqu'aux canaux veineux des os du crâne, par l'intermédiaire des veines vertébrales.* Gaz. méd. P 18 juin 1881, p. 362.

la table externe de l'os sur une certaine étendue, on peut voir se produire tout aussi bien les accidents de l'entrée de l'air dans les veines que si les jugulaires étaient intactes : il suffit pour cela que l'animal exécute quelques mouvements inspiratoires assez énergiques.

On peut faire la contre-épreuve : 1° Si l'on comprime ou lie les deux veines vertébrales à la base du cou en laissant libres les jugulaires; l'air ne pénétrera pas dans le système veineux.

2° Si l'on met à nu l'une des veines vertébrales, qu'on la lie et qu'on ouvre l'autre, on ne trouve d'air que dans les canaux diploïques du côté correspondant.

**Indication thérapeutique.** — Le Dr Frank tire même cette déduction, que, dans l'opération du *trépan,* il est prudent de fermer avec de la cire à modeler les canaux osseux entamés, aussi bien pour parer aux *hémorrhagies veineuses* que pour éviter l'*entrée* de l'*air* dans les *veines.*

Nous ajouterons que pareil accident pourrait arriver en pratiquant la saignée du *sinus longitudinal supérieur;* saignée qui peut cependant se montrer si utile, si efficace dans le cours de la *méningite* et de l'*encéphalite*, chez les jeunes enfants dont les fontanelles sont encore accessibles à la lancette.

Effets de la respiration entravée sur la circulation veineuse. — Lorsqu'un obstacle vient entraver le libre accès de l'air dans les poumons pendant l'inspiration, le sang veineux afflue dans la poitrine.

Au contraire, lorsque le larynx se resserre pendant que les parois pectorales se contractent avec force, le sang reflue dans les veines extérieures. C'est là ce qui arrive à chaque effort musculaire, pendant le *cri*, le *chant* et même la *parole* soutenue, mais plus encore pendant les efforts nécessaires pour vaincre une résistance, plonger, ou soulever un fardeau.

**Bertin** [1] avait dès l'année 1758 parfaitement étudié ces divers phénomènes.

On les reconnaît facilement chez les personnes maigres, au gonflement des jugulaires et des veines de la face.

Lorsque ces efforts sont souvent répétés, ils peuvent amener une telle distension des veines, que les valvules devien-

[1] Bertin. *Mém. sur la principale cause du gonflem[t] et du dégonflem[t] alternatif des veines jugulaires, différent de celui qui est produit par la contract. de l'oreillette droite du cœur.* Mém. de l'Acad. des sciences, P. 1758, p. 260.

nent insuffisantes et que le sang reflue vers la périphérie, jusqu'à ce qu'une autre valvule mieux appareillée arrive à le contenir.

POISEUILLE [1] a voulu se rendre compte de ces phénomènes. Expérimentant avec un manomètre en siphon, dont la petite branche était remplie d'une solution de carbonate de soude pour empêcher le sang de se coaguler, il vit le sang osciller dans la jugulaire externe du chien ; pendant l'inspiration, elle donnait 70 à 90$^{mm}$, pendant l'expiration 60 à 85.

Si la respiration était plus agitée, on obtenait 150 pendant l'inspiration, 120 pendant l'expiration.

Sous l'influence d'efforts respiratoires extrêmes, les dépressions furent de 250$^{mm}$ et les ascensions de 155 au-dessus de zéro.

Variant les expériences, *Poiseuille* plaça un tube métallique à robinet dans la trachée artère.

Le tube étant ouvert, le manomètre marquait alternativement 70$^{mm}$ au-dessous et 80 au-dessus.

Puis, le robinet étant fermé après une expiration, les efforts que fit alors l'animal, impuissant pour aspirer l'air, aspirèrent à sa place le sang veineux qui descendit de 70$^{mm}$ au-dessus à 160$^{mm}$ au-dessous de zéro.

Enfin, le robinet, ouvert un instant, fut fermé au moment où l'animal venait de faire une grande inspiration. Sous l'influence des efforts d'expiration on vit alors le liquide monter jusqu'à 304$^{mm}$ au-dessus de zéro.

6° ACTION DE LA PESANTEUR. — Le sang veineux, ne recevant qu'une impulsion initiale très faible, ne peut entièrement se soustraire à l'action de la pesanteur. Le travail utile fourni par cette force, sera favorisé par la position déclive, — diminué au contraire lorsque le courant du sang devra vaincre les effets de la pesanteur. Il est facile de voir combien la main pâlit, et les veines de sa face dorsale disparaissent rapidement quand on élève le bras au-dessus de la tête.

Si, au contraire, on laisse le bras pendant le long du corps, le sang s'accumule dans les veines, on les aperçoit bleuâtres, gonflées, et la main entière finit par se gonfler aussi.

**Indication thérapeutique**. — C'est pourquoi il faut bien

[1] POISEUILLE. *Rech. sur les causes du mouvement du sang dans les veines*, p. 8.

éviter de laisser en position déclive un organe enflammé, congestionné, comme la main attaquée d'un *panari*, une jambe *œdémateuse*.

Les veines des membres inférieurs éprouvent les mêmes effets à un moindre degré, leur trajet étant en ligne droite, du moins pendant la station; mais si la station se prolonge, les pieds finissent encore par se gonfler. Du reste, quelle que soit leur résistance, elles faiblissent avec le temps et la dilatation de leurs parois les rend plus ou moins variqueuses.

Pourtant les véritables *varices*, celles surtout qui surviennent à la force de l'âge, exigent une autre condition pour se conduire; c'est l'*inflammation* et le *ramollissement* des parois qui leur enlève une grande partie de leur tonicité normale.

Après la mort, l'action de la pesanteur reprend tout son empire et détermine l'accumulation du sang veineux dans les parties déclives du cadavre; elles prennent alors une teinte violette, livide, qui tranche singulièrement sur la pâleur générale du corps.

Variation des pressions. — Tant que les variations de pression ne sont pas très considérables, leur répartition sur toute la surface du corps y maintient une sorte d'équilibre, qui en efface la première influence. Mais lorsque les variations sont fortes, comme dans l'ascension des hautes montagnes ou en ballon, l'équilibre est rompu; la pression de l'air sur les capillaires étant diminuée, les veines privées de ce point d'appui se laissent distendre par le cœur et les artères, dont les battements par la même cause sont devenus au contraire plus énergiques, puisque la compression subie par ces organes diminue.

Bientôt les petits vaisseaux veineux engorgés cèdent et se rompent, d'abord sur les muqueuses, en produisant des *hémorrhagies nasales*, *oculaires*, *auriculaires*, puis dans l'épaisseur des organes par de véritables *apoplexies pulmonaires* ou *cérébrales*.

Dans tous ces cas, les capillaires et les petites veines cèdent les premiers.

Lorsque la pression atmosphérique s'élève, les phénomènes ont lieu en sens contraire, mais le résultat est à peu près le même. En effet, la pression comprimant tous les capillaires, ceux-ci n'admettent presque plus de sang, mais le sang rejeté dans les gros vaisseaux les dilate parfois au point de les rompre.

C'est là une cause fréquente de rupture des veines, et d'apoplexies soit cérébrales, soit pulmonaires. Ainsi la marche des phénomènes est inverse dans les deux cas : dans le premier on observe : *congestion externe, rupture* des *capillaires veineux superficiels;* dans le deuxième cas, *anémie externe, dilatation* et *rupture* des troncs *veineux profonds.*

RUPTURES PARTIELLES D'ÉQUILIBRE. INDICATIONS THÉRAPEUTIQUES. — Mais l'équilibre de pression peut être rompu seulement sur un point, un organe, une région du corps. Et les effets sont alors extrêmement tranchés. C'est sur ce principe qu'est basée en partie la médication *révulsive.* L'emploi des *ventouses* communes peut déterminer une congestion locale, qui va quelquefois jusqu'à la rupture des petits vaisseaux avec large ecchymose, et l'emploi de la ventouse monstre de *Junod* produit le même effet sur un membre tout entier. En obtenant une accumulation considérable de sang dans un organe aussi volumineux que le bras ou la jambe, on détermine l'*anémie* des poumons, de l'encéphale et des autres organes internes; la thérapeutique peut donc en tirer un véritable profit, et l'on a trop abandonné son emploi, sans doute à cause de la difficulté de se procurer l'instrument.

**Indication thérapeutique de l'inversion du corps contre l'anémie cérébrale et bulbaire.** — Les médecins ont tiré d'utiles indications des effets produits par la pesanteur sur la circulation. Ainsi, dans les cas de *syncope,* on doit coucher le malade horizontalement, après avoir desserré tous ses vêtements, pour favoriser le retour du sang au cerveau. Et si le malade ne revenait pas à lui, on devrait pratiquer l'*inversion* du corps, la tête en bas, sur un plan fortement incliné.

La chirurgie à son tour préconise l'*inversion du corps*, pour combattre l'*anémie bulbaire*, qui cause parfois la mort subite, pendant la chloroformisation. La découverte en fut faite par les deux NÉLATON, père et fils; celui-ci, jeune encore, s'occupait à chloroformer des souris. Et quand elles paraissaient mortes, il en prenait quelques-unes par la queue, pour mieux les examiner; il observa que ces dernières revenaient presque toutes à la vie, tandis que les autres succombaient. Il fit part de ce fait curieux à son père, qui, par un éclair de génie, édifia sur ce fait la théorie de l'*anémie bulbaire*, cause de *mort subite* pendant la *chloroformi-*

*sation*, et de l'*inversion* du corps comme remède efficace pour sauver la vie.

Peu de temps après, il mit en pratique ce système dans une opération laborieuse qu'il fit avec *Demarquay* et *Marion Symes* sur une jeune femme qui parut morte à deux reprises entre leurs mains et ressuscita par deux inversions, qui ne durèrent pas moins de un quart d'heure, et par la respiration artificielle.

7° CIRCULATION VEINEUSE PAR INFLUENCE. — Parmi les causes multiples qui tendent à faire progresser le sang dans les veines, il en est une dont l'importance me paraît considérable et qui n'a pas encore été signalée par les anatomistes. *C'est l'influence qu'exerce sur toute veine satellite l'artère qui lui est conjuguée, d'où le nom* de CIRCULATION PAR INFLUENCE, donné à ce phénomène remarquable, que je découvris en 1877.

Mais je n'y insisterai pas ici, devant en faire la description complète au chapitre du pouls veineux.

Je dirai seulement que ce mode de circulation peut être regardé comme universel dans le corps humain, et que, s'il s'exerce plus directement, plus fortement sur les veines qui sont collatérales des artères, il vient également en aide aux troncs lymphatiques, aux réseaux si multiples de ces vaisseaux, et à la circulation lacunaire qui s'opère dans l'intimité des cellules organiques, en sorte que le corps humain est dans un mouvement d'oscillation perpétuelle, dont la pression intermittente doit singulièrement favoriser le transport et l'échange des matériaux organiques d'assimilation.

VITESSE DE LA CIRCULATION VEINEUSE. — Les lois de l'hydraulique nous font présumer d'avance que le courant veineux doit être plus lent que le courant artériel.

En effet, les veines sont à la fois plus grosses et plus nombreuses que les artères.

L'ensemble de leurs aires est plus considérable aussi, et le courant sanguin, trouvant une voie plus large pour débiter la même quantité de liquide, doit avancer avec moins de rapidité. **VOLKMANN**, [1] expérimentant sur la veine jugulaire du chien, trouva pour vitesse 225$^{mm}$ par seconde, tandis que la carotide donnait 329$^{mm}$.

Cette vitesse varie en outre beaucoup suivant les veines où se fait l'observation.

[1] VOLKMANN. *Die Hæmodynamik*, p. 195.

Elle est d'autant plus lente qu'elle circule dans une série de branches plus nombreuses offrant un diamètre plus large ; aussi, très lente dans les capillaires, elle s'accélère peu à peu jusqu'au cœur.

Il en est de même de la *veine ombilicale*, dont la circulation est plus lente en sortant du placenta qu'en arrivant à l'ombilic de l'enfant. Les veines sont donc des vaisseaux à *courant progressif*.

PRESSION DU SANG DANS LES VEINES. — La cause qui détermine la marche et la vitesse du sang dans les veines, c'est la *pression* du sang ; mais cette pression est extrêmement variable. Elle est originairement mesurée par la quantité de sang que les capillaires consentent à admettre à chaque instant, car ce sont eux qui sont chargés de régler la ration sanguine de chaque organe. En approchant du cœur, la pression devrait être moindre et le liquide couler moins vite, puisque toute poussée liquide diminue dans un tube inerte depuis le réservoir d'origine jusqu'à l'ouverture terminale. Mais, d'autre part, l'aire des veines caves étant inférieure à celle des petites veines, le sang y reprend quelque vitesse.

Enfin la poussée latérale du sang veineux est modifiée à chaque instant par la pesanteur, par le degré de réplétion des veines, par les mouvements respiratoires, par la systole et la diastole de l'oreillette droite, par une foule de résistances ou d'insistances dont les résultantes sont d'un calcul très complexe.

**Influence du cœur.** — Le cœur, pendant sa diastole ventriculaire, comprime les veines voisines, mais aspire largement le sang veineux des veines caves, la pression est presque nulle. Pendant sa systole, au contraire, le sang veineux refoulé dans les vaisseaux, ralentit sa marche de proche en proche.

INFLUENCE DE LA RÉPLÉTION DES VEINES. — La pression du sang varie encore suivant le degré de réplétion des vaisseaux veineux.

Sous l'influence de la saignée, le manomètre indique un fort abaissement de la pression veineuse, tandis qu'une ligature placée en aval augmente la pression du sang dans le vaisseau. Aussi doit-on blâmer l'usage des jarretières, dont la constriction sur les veines sous-cutanées de la jambe est très pernicieuse et produit trop souvent des varices. Il en est de même si l'on force une veine à recevoir tout le sang d'une région donnée : il se produit un état de pléthore dans cette veine et la pression y devient très forte.

MAGENDIE,[1] dans ses leçons au Collège de France, a démontré qu'en serrant ou relâchant tour à tour une ligature qui entravait le retour du sang veineux par les collatérales, l'hémodynamomètre placé dans le seul calibre veineux resté libre montait tellement, que sa pression équivalait à celle du sang dans l'artère correspondante, tandis qu'en relâchant la ligature, la pression sanguine redescendait aussitôt au degré normal.

INFUENCE DE LA PRESSION VEINEUSE SUR LA PRESSION ARTÉRIELLE. — Nous venons de voir combien varie la pression veineuse, mais la circulation tout entière étant en communication constante, chaque variation de la pression des veines s'impose peu à peu, comme une *vis a tergo*, aux capillaires d'abord, puis aux artères, puis au cœur gauche lui-même, en sorte que tout obstacle à la circulation exerce bientôt son retentissement sur la fonction entière, et c'est alors qu'apparaissent les symptômes généraux.

**Stase veineuse.** — Quand les deux pressions artérielles et veineuses se trouvent équivalentes au sein d'un organe, le sang après quelques oscillations s'arrête d'abord dans les capillaires, puis, comme les artères sont toujours plus contractiles, c'est dans les veines plus faibles, plus dilatables, que le sang séjourne en définitive, c'est la **stase veineuse.**

Cette **stase** comprend trois périodes, suivant qu'elle est *passagère, durable* ou *définitive*. — Quand elle est *passagère*, elle produit d'abord : *congestion* et *asphyxie*. — Si elle persiste, il se fait : *épanchement, transsudation*. — Si elle dure indéfiniment, il y a *régression* ou *atrophie*, soit d'un tissu, soit d'une région, soit d'un organe.

**Congestion.** — Cette première période, la seule que nous devions étudier ici, peut être plus ou moins longue, suivant les organes et leur richesse en vaisseaux capillaires, mais surtout suivant la pression qui s'exerce sur les parois vasculaires. A mesure que cette pression s'élève ou se prolonge, on voit les veines augmenter de volume et devenir turgescentes. La plupart des veines peuvent doubler, tripler de volume. — Il en est pour lesquelles cette mesure est dépassée.

[1] MAGENDIE. *Leçons sur les phén. phys. de la vie.* 1837, t. III, p. 181.

Le principal signe de la stase veineuse est la **cyanose**. Les tissus cutanés ou muqueux prennent une teinte livide et paraissent eux-mêmes d'autant plus gonflés, congestionnés, que les organes sont plus riches en réseaux veineux.

La *stase veineuse* peut être *partielle* ou *générale*.

Stase générale. Asphyxie.— Quand la *stase* devient générale, elle conduit progressivement à l'*asphyxie*.

L'**asphyxie** (ἀ privatif, φύσις vie) est la cessation de la vie, *apparente* d'abord, *réelle* plus tard, causée par l'*arrêt* de la circulation et de l'hématose. Cet arrêt peut provenir d'une cause externe ou interne.

La corde qui serre le cou du pendu arrête la circulation dans les jugulaires, la respiration dans les bronches et produit ainsi : *stase sanguine*, arrêt de l'*hématose*.

L'homme qui se noie, n'est soumis qu'à la seconde influence, la privation d'air, mais l'ensemble des capillaires se refusant à laisser passer le sang chargé d'acide carbonique, la circulation s'arrête, il y a *stase sanguine universelle*.

Pour la stase de cause interne, on ne saurait donner un plus bel exemple que celui du *choléra*, où la cyanose des muqueuses et des extrémités est si fortement prononcée. Dans ce cas, la stase est due à trois causes réunies :

1° La faiblesse progressive du cœur et de la circulation qui s'éteint,

2° L'épaississement graduel du sang, qui, privé de sérum, a presque cessé d'être liquide.

3° L'extrême insuffisance de l'hématose qui modifie la crase sanguine, laisse le sang chargé d'acide carbonique ; et l'on sait que le sang surchargé de $C^2$ $O^2$, ne traverse qu'avec une peine infinie les capillaires dont les vaso-constricteurs sont fortement excités par ce contact anti-physiologique.

Stase partielle ou locale. — La stase partielle se montre dans les cas de refroidissement extrême et précède la *congélation*. Tout le monde connaît la couleur violacée des ongles, qui précède les engelures. On retrouve encore cette stase très prononcée à la fin de la plupart des affections du cœur, où les obstacles à la circulation soit cardiaque, soit artérielle refoulent le sang dans les veines, surtout celles du poumon et celles des extrémités.

L'*asphyxie locale des extrémités*, cette affection nouvelle si bien décrite par *Maurice Raynaud*, présente encore le fait d'une stase plus partielle, bornée aux mains, aux orteils, au nez ou aux oreilles, sous l'influence d'un spasme des vaso-moteurs.

Un exemple important de stase partielle ou locale, c'est la **stase papillaire** de l'œil (*staung papille*). Accompagnée d'injection et de dilatation des veines rétiniennes, elle indique la présence *d'un liquide épanché dans les méninges*[1]. Mais le diagnostic ne doit point se borner à cette première donnée malgré son importance, car il faut savoir qu'on la trouve à la fois dans les lésions traumatiques du cerveau, *commotions, fractures, blessures* etc. et dans les *méningites*.

Compression des veines jugulaires ou sphagiasmus (de σφαγίτις *jugulaire*). **La compression des jugulaires** produit une augmentation de volume du cerveau ; l'organe diminue ensuite progressivement quand on cesse la compression, et devient pour quelques instants plus petit qu'avant l'expérience.

Cette compression peut être *instantanée, momentanée* ou *continue*.

**A**. — Elle est **instantanée**, quand elle est produite par un coup brusque donné sur la région jugulaire, surtout avec un instrument de petit volume, le tranchant de la main, une canne, un bâton ou la corde pour le pendu.

Le reflux du sang peut être assez brusque pour distendre la veine jusqu'à rupture, et pour produire du côté du cerveau l'étourdissement ou la perte de connaissance.

**B**. — Elle est **momentanée** quand un lien établi autour du cou fait gonfler les veines ; ainsi les vastes cravates du temps du Directoire et les cols de crin de 1830 comprimaient les veines du cou et produisaient des *céphalées*, des *congestions*, que le repos de la nuit ne parvenait pas toujours à faire cesser.

**C**. — Elle est **continue** dans un grand nombre de cas de tumeurs du cou, *goîtres*, tumeurs *kystiques*, engorgements ganglionnaires, *sarcomes* du cou, etc. Aussi le syndrome *asphyxie* vient-il ajouter son point noir au pronostic déjà si grave de la maladie primitive.

Stase veineuse traumatique. — Passage du sang dans les lymphatiques. — Sous l'influence d'un coup ou d'une chute,

[1] Panas. *Contribut. à l'étude des troubles circulat. visibles à l'ophthalmoscope dans les lésions traumatiques de l'encéphale*. Paris, 1876.

une veine est rompue ou déchirée. Quand, pour une raison thérapeutique, le chirurgien est obligé de faire la ligature d'une veine, il survient aussitôt une stase veineuse dans tous les tissus environnants.

Mais alors il se produit un phénomène singulier récemment étudié par LAULANIÉ [1]; c'est que les globules sanguins passent directement dans les vaisseaux lymphatiques, et ce passage continue pendant environ douze heures, temps nécessaire pour la dilatation suffisante des veines collatérales, destinées à remplacer le tronc principal.

Ainsi les lymphatiques peuvent, à un moment donné, suppléer la circulation veineuse et rétablir l'équilibre circulatoire.

THROMBOSES ET KYSTES VEINO-GAZEUX DU VAGIN. — Les papilles de la muqueuse vaginale sont parcourues par un réseau veineux facilement dilatable. Dans ces veines, souvent se développe une sorte d'état variqueux, et le sang, entravé dans sa marche, y forme des *thromboses*. L'intérieur de ces thromboses se décompose peu à peu et développe des gaz qui, dilatant l'enveloppe, forment autant de petits *kystes gazeux* qu'il y a de papilles atteintes. *Lebedeff* a le premier reconnu l'origine vasculaire de ces kystes singuliers; il a consigné ses remarques dans les *Archiv. für gynäcol.* Bd. XVIII, Heft, p. 132.

## INDICATIONS DIAGNOSTIQUES ET THÉRAPEUTIQUES TIRÉES DU SYSTÈME VEINEUX.

A. — En se guidant sur la distribution irrigatoire du système veineux, il conviendra de **saigner**, lorsque les symptômes l'exigeront, les veines suivantes :

1° Pour les maux de **Tête** et des **Yeux**: les veines **Humérale**, **Mastoïdienne** et **Frontale** ; ou les **Ethmoïdales**, en déterminant l'*épistaxis*.

2° Pour les maladies de **Poitrine**, la **Basilique interne**, les veines **Hémorrhoïdaires**, les veines du **pied**.

3° Pour celles du **bas ventre** et des **reins**, la **Saphène** ou la **Pédieuse**.

4° Pour celles du **Foie**, les veines **Hémorrhoïdaires** et les **Épigastriques**.

[1] LAULANIÉ. Acad. des sc. Paris, 1880, 27 décembre.

5° Pour les affections **Cérébrales** *graves* des jeunes enfants, le **Sinus longitudinal supérieur**, au niveau de la fontanelle.

6° Pour les **Angines** et les **Esquinancies**, il faut évacuer le sang par les *veines* **Ranines**.

Le traitement des angines inflammatoires par la saignée des veines ranines remonte à *Hippocrate*. *Ambroise Paré* l'employa également. Oubliée de nos jours, cette saignée a été remise en honneur par MM. *Mitivié*, *Aran*, *Chaparre* et *Charrier* de Vendée.

On doit éviter de l'employer contre l'angine couenneuse et gangréneuse. Mais les affections inflammatoires franches de la bouche, de la gorge, du larynx, du pharynx, en reçoivent un prompt soulagement [1].

B. — Chez les personnes adonnées aux plaisirs vénériens, les veines grossissent et s'amplifient; il survient facilement des **congestions veineuses**, qui sont pour elles le point d'origine d'une foule de maladies.

C. — Les jeunes gens qui commencent à abuser des plaisirs vénériens deviennent sujets aux **hémorrhagies** (*épistaxis, hémoptysies*).

D. — Toute dilatation veineuse, toute congestion, tout œdème, indiquent une gêne, un obstacle dans la circulation en retour.

E. — Si, chez un malade, on rencontre avec l'*œdème* ou l'*ascite* une **glycosurie alimentaire**, il faut diagnostiquer une **obstruction totale** de la **veine Porte** [2].

F. — La *ligature* des veines *Jugulaires* produit le *ralentissement* du pouls et l'*anémie artérielle*, en augmentant la pression du sang, et détermine la *pléthore* dans les autres vaisseaux.

G. — C'est à l'abondance des vaisseaux veineux dilatés derrière la papille atrophiée et devenue fibreuse, qu'il faut attribuer la *teinte verdâtre* de certaines *excoriations atrophiques* et *glaucomateuses* de l'œil.

H. — La **dilatation** considérable des veines des *parois abdominales* indique, lorsqu'elle est générale, une **oblitération de la veine Cave inférieure**.

I. — Lorsque cette **dilatation** est **partielle** et qu'elle occupe

[1] Gazet. méd., 1858, p. 263.
[2] Couturier (Léon). Th. P. 1875.

le bas ventre chez une femme, elle indique une **tumeur abdominale dure** (*ovarique, rétro-péritonéale* ou *utérine*) comprimant les plexus pampiniformes.

J. — Les *veines*, et principalement le système de la *veine Porte*, sont le point d'habitat de certains vers parasites nommés : **Distoma haematobion**, ou bien du nom de l'inventeur : **Bilharzia haematobia**; ils sont fréquents en *Egypte*, à *Natal*, etc. Le jour ils sont en repos, collés contre les parois des veines, et le malade éprouve une rémission. Le soir ils s'agitent dans le torrent circulatoire, et le malade éprouve l'aggravation fébrile.

MÉDICAMENTS A ÉLECTION VEINEUSE.

*Alcool*, — *Ambre gris*, — *Ammoniaque*, — *Arnica*, — *Berbérine*, — *Capsicum*, — *Chardon bénit*, — *Chloral*, — *Chlorate de potasse*, — *Chloroforme*, — *Chlorure de sodium*, — *Clématite*, — *Collinsonine*, — *Cyclamine*, — *Damiana*, — *Ergotine*, — *Fer*, — *Graphite*, — *Hamamelis de Virginie*, — *Hasaleine* (alcaloïde d'hamamelis), *huile ozonisée*, — *Inée*, — *Jaborandi*, — *Lycopode*, — *Mercure et sels mercuriaux*, — *Mille-feuille et Achilléine*, — *Noix vomique*, — *Opium et ses composés*, — *Platine et sels de platine*, — *Saponine*, — *Soufre et sulfures*, — *Thuya*, — *Zinc et sels de zinc*.

REMÈDES VASO-CONSTRICTEURS VEINEUX.

*Alcool* (première période), — *Arnica*, — *Arsenic*, — *Capsicum*, — *Chardon bénit*, — *Chloral et chloroforme* (id.), — *Clématite*, — *Collinsonine*, — *Ergotine*, — *Ether* (première période), — *Hamamelis* et *Hazaleine*, — *Mille-feuille* et *Achilléine*, — *Mercure et ses sels*, — *Platine et ses sels*, — *Pulsatille*, — *Saponine*, — *Soufre et sulfures* (première période), — *Spigélie*, — *Thuya*, — *Zinc et ses sels*.

REMÈDES VASO-DILATATEURS VEINEUX.

*Alcool* (deuxième période), — *Chloroforme* (id.), — *Daturine*, (id). — *Ether* (id.), — *Hyosciamine* (id.), — *Jaborandi*, — *Morphine*, — *Opium*, — *Quinine*, — *Soufre et sulfure* (deuxième période).

# CHAPITRE VI

## LES NERFS VASO-MOTEURS

### PROCÉDÉS D'EXPLORATION.

Il est bon d'indiquer d'avance, pour la clarté du sujet, les divers modes d'investigation employés par les expérimentateurs dans la recherche des nerfs vaso-moteurs. On en compte neuf principaux; ce sont :

1° La **méthode wallérienne**, ou mieux de *Nasse*, c'est-à-dire la *section* de la *moelle* et l'*excitation* successive des deux bouts : *central* et *périphérique*.

2° Le **modus électrique**, qui emploie, comme excitant, le *courant électrique* continu ou intermittent, fort ou faible, ascendant ou descendant.

3° Le **procédé de Goltz**, par *section successive* de la *moelle* et du *nerf*, en tronçons de plus en plus rapprochés de la périphérie.

4° La **méthode de Lépine**, ou méthode des **températures**; elle apprécie l'action nervo-vasculaire, en provoquant d'abord le *refroidissement* du membre qui fait mieux ressortir l'antithèse de son *réchauffement*.

5° Le **procédé de Dastre et Morat**, par l'*enregistrement* de la *pression artérielle* et *veineuse*, et l'emploi du *signal électrique* ou *méthode* **manométrique**.

6° La **preuve par dégénérescence**, proposée par *Kendal* et *Ostroumoff*, qui comparent le résultat de la *section* sur le *nerf* d'abord fraîchement coupé, puis plusieurs jours plus tard.

7° Le **procédé par embolie**, ou de *Hitzig* et *Ferrier*, qui isole un département limité du système nerveux, en *injectant* dans l'*artère* correspondante de la poudre de lycopode.

8° Le **procédé de Vulpian** par la variation de **pigmentation** de la peau, après l'extirpation du ganglion cervical supérieur.

9° La **méthode de Huizinga** et **Tarchanoff** ou **pharmacodynamique,** qui étudie les effets des substances vaso-motrices, et notamment du *nitrite d'Amyl* et du *Curare*, après la section de la moelle.

Ces procédés, une fois bien connus, nous aideront à comprendre les nombreux travaux entrepris pour l'étude si difficile des vaso-moteurs.

## LES NERFS VASCULAIRES.

Il y a longtemps déjà que les physiologistes avaient constaté que tout vaisseau présente, sous l'influence de certains agents, surtout le froid et la chaleur, de grandes différences de diamètre. On pouvait en conclure, *à priori*, qu'il peut se resserrer et se dilater, et qu'il devait y avoir pour cela deux ordres de nerfs, les uns *constricteurs*, les autres *dilatateurs*.

Il a fallu pourtant arriver jusqu'à l'époque la plus moderne pour assister à la découverte des **nerfs vaso-moteurs** ; encore ne fut-elle d'abord que partielle ; aussi devons-nous, pour plus de clarté, parler d'abord des **nerfs vaso-constricteurs**, et, dans un second chapitre, des **nerfs vaso-dilatateurs.**

## DÉCOUVERTE DES NERFS VASO-CONSTRICTEURS DANS LE CORDON CERVICAL DU GRAND SYMPATHIQUE.

Aux physiologistes français revient le principal honneur de la découverte des nervi-vasorum émanés du sympathique.

DUPUY en 1816, ayant pratiqué la section du ganglion cervical supérieur sur quatre chevaux, avec une portion du cordon lui-même, reconnut que cette opération était toujours suivie d'une calorification plus active, accompagnée de sueurs au front, à la nuque, aux oreilles et à la partie antérieure de la face ; mais il ne sut pas généraliser ce fait.

En 1839, NASSE, ayant opéré la section de la moelle dorsale, observa que cette lésion déterminait l'élévation de température des membres inférieurs, mais il ne sut en tirer l'induction légitime, ignorant l'existence des nerfs vaso-moteurs.

La science en resta là jusqu'en 1849 et 1851, où notre illustre physiologiste CLAUDE BERNARD reprit ses expériences sur le cordon cervical du grand sympathique, qui précisément se trouvait être le seul nerf vaso-moteur anatomiquement distinct, coïncidence heureuse qui favorisa sa découverte. Il reconnut que, outre l'action exercée par ce nerf sur la pupille, quand on opère sa section, il survient une dilatation des artères de la tête, avec rougeur de la peau et augmentation de chaleur de cette région ; généralisant aussitôt le fait, il en conclut qu'il devait avoir divisé un nerf régulateur du calibre vasculaire ; les nerfs *vaso-constricteurs* étaient trouvés. Mais il fallait démontrer que le fait n'était pas une exception ; il se remit donc à la tâche. En 1853, il reconnut les nerfs vaso-constricteurs de la *langue*, en pratiquant la section du nerf *lingual* et de l'*hypoglosse ;* puis ceux de la glande *sous-maxillaire*, en galvanisant le cordon cervical au niveau du ganglion cervical supérieur.

**BROWN-SÉQUARD**, à son tour, faisant l'expérience inverse, galvanisa le sympathique cervical, et, sous l'influence de cette excitation, il vit diminuer le calibre des artères, pâlir les tissus, et la chaleur vitale s'abaisser.

Que si, la dilatation artérielle étant obtenue par la section du nerf, on galvanise le bout périphérique, on fait encore disparaître promptement cet effet. C'était la contre-partie de l'expérience de Claude Bernard, c'était la vérification de l'existence des nerfs *vaso-constricteurs*. Dès lors se trouve expliquée l'importance de la découverte de *Cuvier*, *Henle* et *Kölliker*, lorsqu'ils démontrèrent dans les parois vasculaires la présence de nombreux éléments des muscles organiques, et leur abondance beaucoup plus grande dans les artères les plus petites.

Des muscles sans nerfs paraissaient alors une singulière exception ; l'exception s'efface maintenant devant la découverte des vaso-moteurs.

## EXISTENCE GÉNÉRALE DES VASO-MOTEURS.

Mais ces premières découvertes n'offraient encore que des jalons ; on avait découvert *trois* nerfs constricteurs. Etaient-ils seuls? ou devait-on admettre leur existence partout, puisqu'il y a des vaisseaux partout? Une foule de travaux surgirent alors, et l'activité des physiologistes trouva tellement matière à s'exercer sur ce sujet, qu'on l'appela : le *jardin des controverses*.

**DASTRE** [1], dans son excellent travail sur l'innervation des vais-

[1] DASTRE. *De l'innervation des vaisseaux*. Rev. des sc. méd. de Hayem, t. XII, 1878, p. 296.

seaux qui nous servira de guide, rappelle que SCHIFF de *Florence*, en 1853, démontra l'existence des vaso-moteurs dans la *langue*, en même temps que Cl. Bernard, par la section des nerfs lingual et hypoglosse, découverte qui fut confirmée par *Vulpian*, dont les belles recherches ont si fort contribué à faire avancer la science des vaso-moteurs. Mais l'on ne tarda pas à les retrouver aussi dans les organes internes.

### ACTION DES VASO-MOTEURS SUR LE CŒUR ET DU CŒUR SUR LES VAISSEAUX.

**Action des vaso-moteurs sur le cœur.** — LUDWIG et CYON, en électrisant le bout supérieur des nerfs dépresseurs (nerfs centripètes sensibles), produisirent un abaissement considérable de la pression intrà-artérielle avec *ralentissement* des mouvements du cœur. Cet abaissement de pression est dû à une dilatation de tous les capillaires du corps, par affaiblissement du tonus vasculaire, et le *ralentissement* cardiaque provient de l'affaiblissement du *tonus* du cœur lui-même. La théorie de Marey est ici battue en brèche, car il prétend que la dilatation des capillaires, en diminuant la pression du sang sur le cœur, doit augmenter le nombre de ses pulsations, tandis qu'ici nous les voyons se ralentir.

Il faut donc admettre avec VULPIAN, avec PIDOUX et autres célèbres physiologistes, que les modifications circulatoires ne sont pas seulement d'*ordre mécanique*, mais qu'elles proviennent de l'acte même de l'appareil innervant du cœur et des phénomènes d'innervation générale qui en résultent dans le bulbe rachidien; c'est-à-dire qu'elles relèvent de l'**ordre vital.**

Ainsi, par exemple: dans le cas où la tension du sang dans le cœur est augmentée, les extrémités endocardiaques des nerfs centripètes du cœur reçoivent une impression particulière qui est portée au bulbe, sans doute par le nerf vague; du bulbe, part alors une excitation centrifuge réflexe, qui est transmise au cœur par les nerfs *accélérateurs*.

**Nerfs vasculaires thoraciques.** — Nous connaissons encore bien peu de chose sur ce sujet, les recherches offrant de grandes difficultés.

Est-ce le *pneumo-gastrique*, le *cordon sympathique cervical* ou ses rameaux *thoraciques* qui fournissent les vaso-moteurs du *Poumon?*

D'où viennent ceux des *artères bronchiques?*

Quelle est la fonction du premier ganglion thoracique?

SAMUEL de Kœnigsberg appelle ce nerf un véritable *noli me tangere*[1]. Pourtant *Claude Bernard* a démontré la présence des vaso-moteurs dans la *plèvre* et le *poumon* par l'excitation du cordon thoracique. Il en est de même pour les nerfs vasculaires du *cœur*.

Rien de certain sur ce sujet.

PANUM a confirmé ce fait qu'une irritation du pneumo-gastrique produit la contraction des artères coronaires et que sa section les laisse dilatées. Mais comme le cœur lui-même était alors atteint et partageait le premier ces modifications, il est impossible de rien conclure encore à cet égard[2].

L'organe d'impulsion sanguine, le *cœur*, obéit aussi à deux ordres de nerfs : les uns *excitateurs*, *accélérateurs*, issus de la *moelle épinière;* les autres, *modérateurs*, émanant du *pneumogastrique*.

**Nerfs vasculaires des organes abdominaux. — Estomac.** — Le *nerf vague* paraît être le nerf vasculaire de l'*Estomac;* Claude Bernard examinant la muqueuse gastrique à travers une fistule stomacale, la vit fortement rougir par l'excitation, puis pâlir par la section du pneumo-gastrique dans la région du cou.

PIMUS reconnut que l'expérience réussissait bien mieux quand on faisait la section au-dessous du nœud œsophagien.

S'il en était ainsi, il faudrait en conclure que le pneumo-gastrique reçoit les filets sympathiques dans son passage à travers la cavité thoracique.

**Intestin.** — *Claude Bernard* a reconnu les vaso-moteurs du *mésentère* et de l'*intestin* en sectionnant les filets du *plexus solaire*. BUDGE répéta les mêmes expériences. *Samuel* de Kœnigsberg a observé que l'extirpation du plexus cœliaque déterminait une hypérémie tellement forte des muqueuses stomacale et intestinale qu'elles devenaient d'un pourpre foncé. Enfin *Vulpian*, à son tour, démontra l'existence des vaso-moteurs dans l'intestin et le mésentère, en électrisant le nerf splanch-

[1] SAMUEL. *Principes fondament. de l'hist. du syst. nerv. nutritif.* J. de physiol. 1860, t. III, p. 578.

[2] PANUM. *Untersuch. ü. o. momente die einfluss. auf die Herzbew. Haben.* Jahrb. c 148.

nique au-dessous du diaphragme. Le *splanchnique* est donc un nerf vasculaire de l'*intestin ;* il est pour lui ce que le nerf vague est pour la moelle allongée, le cœur et l'estomac.

**Foie.** — Quatre nerfs principaux paraissent fournir les vaso-moteurs du *Foie* :

Le *grand nerf splanchnique* (*Haffter*) [1].

Le *plexus cardiaque* (*Samuel*) [2].

Les *nerfs* et le *plexus splanchnique* (*Freilich*) [3].

Enfin le nerf *pneumo-gastrique ;* suivant *Claude Bernard*, l'excitation périphérique du bout divisé de ce nerf produit l'hypérémie du foie, sans doute par une action réflexe du nerf vague sur la moelle épinière.

**Rate.** — La *rate* reçoit ses vaso-moteurs du *plexus splénique.* En effet les extirpations de ce plexus pratiquées par JASCKOWITZ [4], ont donné lieu à un engorgement de la glande, avec surabondance de globules rouges, de granulations pigmentaires, et parfois production prédominante de globules blancs.

**Reins.** Les nervi vasorum des *Reins* ne sont point encore bien connus, car si les expériences de MULLER et de PEIPERS ont paru indiquer que les plexus rénaux en étaient l'origine, les travaux de *Pimus* sur le même sujet sont arrivés à un résultat négatif. Enfin c'est à *Claude Bernard* que l'on doit la démonstration des vaso-moteurs du *rein* par la section du nerf *petit Splanchnique.*

**Uterus.** — Ceux de l'*Utérus* viennent du nerf *Hypogastrique* (nerfs constricteurs) et du *plexus sacré* (nerfs dilatateurs) d'après les recherches de *Bach* et *Hoffmann* [5].

**Membres.** — En 1851, WHARTON JONES indiqua la présence des nerfs vasculaires dans le membre inférieur en sectionnant le nerf *Sciatique* qu'ils accompagnent toujours.

*Brown Séquard*, en 1854, reconnut également leur existence en électrisant les filets qui se portent des ganglions abdominaux aux membres.

*Claude Bernard*, de son côté, en galvanisant le plexus

[1] HAFFTER. Henle's,u. P's zeitschr. f. R. path. M. F. IV.
[2] SAMUEL. Klinik d. leberkrankh. abschnitt : Hyperämie.
[3] FREILICH. WIRCHOW's. Archiv. XI, p. 235.
[4] JASCKOWITZ. *Médic. centr. Zeit.* 1855, p. 68. 1856, p. 32.
[5] BACH et HOFFMANN. *Untersuchungen über die innervation des uterus und seiner gefasse.* Stricker's medicin. Jahrbücher. Heft IV, 1877.

*brachial*, trouva les nerfs vasculaires des membres antérieurs.

Les nerfs vasculaires des extrémités inférieures ont été suivis par SCHIFF et PFLUGER; ils paraissent dériver du nerf *Ischiatique*, du moins chez les animaux. Les nerfs des extrémités supérieures prendraient, suivant lui, leur origine à la fois dans les nerfs cérébro-spinaux et dans les ganglions du grand sympathique.

**Nerfs vasculaires du Cerveau.** — Le professeur DONDERS[1] a démontré l'action du grand sympathique sur les vaisseaux de la *Pie-mère*. Pour cela, après avoir sur l'animal trépané le crâne, enlevé la dure-mère et l'arachnoïde, il remplaça la paroi osseuse par un fragment de verre et put voir les vaisseaux de la pie-mère se dilater ou se contracter suivant qu'il coupait ou excitait la portion *cervicale* du *grand sympathique*.

On conçoit fort bien dès lors que certaines formes d'*épilepsie* puissent être dues à une contraction artérielle, amenant une anémie subite, car BROWN SÉQUARD[3] et après lui MARSHALL HALL, KUSMAUL et TENNER ont démontré qu'une anémie subite, une interruption brusque de la nutrition cérébrale produisaient des contractions toniques avec perte de connaissance, en un mot des convulsions épileptiformes.

Il faut savoir aussi que les fibres des rameaux communiquants qui se terminent à la périphérie avec les nerfs intercostaux ne viennent pas toutes du ganglion immédiatement placé au dessous de ces nerfs; elles peuvent émaner d'une partie de la moelle assez éloignée, soit au-dessus, soit au-dessous du ganglion d'où elles semblent naître.

L'expérimentation (*méthode Wallérienne*) par sections progressives de la moelle a permis à *Budge*, *Waller* et *Claude Bernard* de démontrer que les nerfs vaso-constricteurs de la tête émergent des trois premières paires dorsales, après qu'elles ont parcouru la région cervicale.

CYON, par la même méthode, reconnut l'origine des filets des membres thoraciques vers les premières paires dorsales, surtout la troisième à la septième.

STRICKER, d'autre part, suivit les origines divergentes des filets du membre inférieur qui se rapportent aux huit premières paires

[1] DONDERS. *Nederland Lancet*, p. 521.
[2] BROWN-SÉQUARD. *Researches on epilepsy*. Boston, 1857.

dorsales, surtout à la troisième et à la septième et aux premières lombaires.

**Indication diagnostique**. — Ces origines divergentes établissent une sympathie, un *consensus communis*, entre les divers organes, et servent à expliquer en pathologie bien des faits jusqu'alors incompris des médecins.

Ainsi nous voyons maintenant pourquoi, dans le **mal de Pott** ou la **carie vertébrale**, siégeant au niveau des troisièmes ou septièmes vertèbres dorsales, on observe des troubles circulatoires dans les vaisseaux des membres supérieurs, et ces *convulsions*, ces *contractures* momentanées si singulières dans des membres complètement paralysés.

La moelle servant d'origine aux nerfs constricteurs et aux dilatateurs vasculaires, il en résulte que les lésions médullaires par piqûre, section, hémisection, etc., peuvent déterminer les phénomènes les plus opposés, tantôt des constrictions, tantôt des dilatations vasculaires, dans les régions dont les nerfs sont en relation avec la région médullaire lésée.

C'est encore à une action vaso-motrice réflexe et éloignée qu'il faut attribuer les cas de mort subite chez l'homme, à la suite de coups sur l'abdomen ou de plaies pénétrantes de cette région.

*Brown-Séquard*, en 1856, a fait voir, en effet, qu'une brusque et forte excitation du plexus solaire peut produire l'arrêt du cœur.

*Goltz* a obtenu le même résultat, en frappant un coup brusque sur l'abdomen de la grenouille; la section du pneumo-gastrique empêchait le résultat d'être obtenu de nouveau.

*Vulpian*, mettant à nu sur la grenouille le cœur et les viscères abdominaux, a montré que la pression du doigt sur la masse intestinale produisait, au moment de la cessation, une dilatation rapide des vaisseaux, puis l'arrêt du cœur en diastole.

Ces phénomènes de constriction et de dilatation vasculaire peuvent se produire, soit directement, soit par action réflexe. C'est ainsi que *Gubler* a signalé la *rougeur des pommettes* dans la *pneumonie*, comme un exemple remarquable de dilatation vasculaire réflexe à distance.

En général, ces actions réflexes s'exercent par l'intermédiaire de la moelle épinière et du bulbe.

## ORIGINES DES NERFS VASO-MOTEURS.

Les nerfs vaso-moteurs font partie du grand sympathique ou système nerveux végétatif. Leur découverte a fait cesser l'énigme représentée par ce système, dont on ne pouvait reconnaître la fonction, malgré la généralité de sa distribution ; ils ont leurs origines principales :

1° **Dans la moelle épinière.**

2° **Dans le bulbe rachidien.**

3° **Dans la portion sus-bulbaire de l'Encéphale.**

4° **Dans les ganglions du Sympathique**, situés sur les cordons nerveux, et disséminés à la périphérie sur le trajet des fibres nerveuses et dans les tuniques vasculaires.

### 1° ORIGINES MÉDULLAIRES.

Ces origines paraissent émaner du bulbe d'abord, puis, en outre, de toute la longueur du cordon cérébro-médullaire. Tel est du moins le résultat des expériences de SCHIFF et COURVOISIER en 1866, et de celles de GIANUZZI en 1871. Voici le fait : si l'on coupe sur un animal les racines des nerfs se rendant à un membre, les vaisseaux de ce membre se *dilatent*.

Si l'on excite le bout périphérique des racines coupées, on fait *resserrer* les vaisseaux.

**Mode de sortie de la moelle.** — Les nerfs vaso-moteurs, en sortant de la moelle, s'unissent aux racines antérieures. *Vulpian* a prouvé qu'il existait aussi quelques fibres communiquant avec les racines postérieures; ceci explique pourquoi *Stricker* n'a pu constater parfois l'action des racines antérieures sur les vaso-moteurs des membres inférieurs.

Les vaso-moteurs se rendent ensuite aux vaisseaux, soit en s'unissant aux nerfs rachidiens et crâniens, soit en accompagnant les artères.

### 2° CENTRE VASO-MOTEUR BULBAIRE.

Mais si les racines vaso-motrices pénètrent dans l'axe médullaire, ne peut-on encore remonter plus haut pour chercher leurs origines?

C'est l'opinion de *Schiff;* il admet que tous les nerfs vaso-moteurs remontent par la moelle épinière jusqu'au bulbe rachidien, où se trouve leur origine première, le centre vaso-moteur général.

LUDWIG et THIRY, d'autre part, reconnurent en 1834 que l'électrisation de la portion supérieure de la moelle cervicale déterminait une constriction de tous les vaisseaux du corps.

En 1871, OWSJANIKOW soupçonna l'existence d'un centre vaso-moteur, situé au-dessous du plancher du quatrième ventricule, entre le bec du calamus et les tubercules quadrijumeaux.

Il parvint à le démontrer en électrisant le bulbe, comme l'avaient fait déjà KESSEL et SOBOROFF. C'est là que se trouverait, selon lui, le foyer principal des actions réflexes vaso-motrices, et le **centre du tonus vasculaire.**

**Centres multiples.** — Mais *Brown-Séquard*, en 1855, reconnut que cette localisation en un centre unique est inadmissible.

*Vulpian* [1] pense aussi que les origines vaso-motrices restent multiples, échelonnées dans la substance grise de la moelle comme les centres réflexes des nerfs moteurs musculaires. Un certain nombre de fibres remontent jusqu'à la protubérance, quelques-unes jusqu'au cervelet et à l'encéphale. Sa démonstration s'appuie sur ce fait, que s'il n'existait qu'un centre unique, la section de la moelle supérieure déterminerait une paralysie totale, absolue, tandis que la section du bulbe lui-même laisse encore aux vaisseaux un certain pouvoir contricteur. Ce qui le démontre, c'est que, si l'on aggrave la lésion en sectionnant la moelle en plusieurs points inférieurs, le pouvoir constricteur faiblit davantage encore. Dès l'année 1863, Goltz indiqua un résultat analogue; sectionnant sur un chien la portion lombaire supérieure de la moelle, il voyait les membres supérieurs s'échauffer; une fois l'équilibre rétabli, il détruisait au-dessous toute la moelle lombaire, et une nouvelle perte d'équilibre calorifique était accusée aussitôt.

Il existerait donc au moins un **centre lombaire** et un **centre cervico-dorsal.** Ainsi il faut admettre que le bulbe rachidien exerce sur les vaso-moteurs une influence d'*ensemble*, mais qu'il

[1] VULPIAN. *Revue des sciences méd. de Hayem*, t. III, p, 515.
[2] VULPIAN. *Expér. pour rechercher si tous les nerfs vasculaires ont leur foyer d'origine dans le bulbe rachidien.* Acad. des sc. P. 16 février 1874.

n'est pas le centre unique des actions vaso-motrices réflexes. Toute la colonne médullaire y concourt, comme elle le fait pour les actions réflexes qui se produisent par l'intermédiaire des nerfs musculo-moteurs. En outre, l'activité de chaque centre peut être directe ou réflexe.

### 3° ORIGINE ENCÉPHALIQUE.

L'origine encéphalique des vaso-moteurs a été moins étudiée, mais elle paraît cependant démontrée.

Sans compter les savantes expériences de *Donders*, que nous avons citées plus haut sur les vaso-moteurs de la pie-mère, nous avons celles de *Vulpian* et de *Philippeaux* traitant de l'influence des tubercules quadrijumeaux sur la température des membres.

**LÉPINE**, en 1875, en électrisant légèrement le gyrus post-frontal, a vu les membres inférieurs s'échauffer graduellement.

Les vaso-moteurs encéphaliques peuvent exercer à distance leur action sur l'*estomac* et l'*intestin*. Ainsi les lésions physiologiques ou pathologiques des couches optiques et des pédoncules cérébraux déterminent des stases sanguines veineuses, la contracture des artérioles, et enfin des ecchymoses par diapédèse, dans la muqueuse de l'estomac. A. *Ollivier* en 1874 a pu, sous l'influence de lésions de l'isthme de l'encéphale, déterminer chez le lapin des congestions pulmonaires et rénales. De même, pour l'*intestin*, *Vulpian* a démontré en 1861 que les lésions du plancher du quatrième ventricule produisaient aussi des altérations ecchymotiques de l'intestin. Enfin, A. **MOREAU** prouva que, lorsqu'on coupe tous les nerfs qui se rendent à une anse intestinale, il s'opère dans cette anse une abondante sécrétion de liquide ; de là une naturelle explication de certaines diarrhées *vaso-paralytiques*, et peut-être du *choléra*.

C'est dans la couche corticale des hémisphères qu'**EULEMBOURG** et **LANDOIS** ont décrit l'existence de centres vaso-moteurs, surtout à la portion latérale postérieure de la circonvolution post-frontale d'*Owen*.

Pourtant les expériences de **COUTY** (*Soc. de Biol.* 1876) sont restées en contradiction avec les précédentes. Usant du procédé par *embolie*, il observa les modifications produites sur la tension artérielle. Or il n'a observé ces modifications que lorsqu'i agissait sur le mésocéphale, qui souvent contiendrait les centres vaso-moteurs à l'exclusion du cerveau.

### 4° ORIGINES PÉRIPHÉRIQUES ET GANGLIONNAIRES.

A côté de ces origines centrales, il faut reconnaître pour les vaso-moteurs d'autres sources périphériques fort importantes. Les filets destinés à la couche musculaire des vaisseaux forment à leur terminaison plusieurs réseaux pourvus de ganglions microscopiques.

Les recherches récentes de **GOLTZ** ont conduit ce physiologiste à admettre l'existence de *centres toniques* situés à la périphérie de l'appareil vasculaire, et, à l'aide de ces centres et des fibres supérieures qui y aboutissent, il explique l'influence vaso-motrice immédiate des sections du sciatique.

A son tour *Vulpian* [1] l'a démontrée par de curieuses expériences, sur la *pigmentation* plus ou moins foncée de la peau de la grenouille, par le retrait des ramifications des cellules pigmentaires sous l'influence de l'extirpation du ganglion cervical supérieur.

De même les recherches de **HUIZINGA** faites en 1875 ont établi qu'un grand nombre de ces ganglions moteurs occupent la paroi même des vaisseaux. (*Centres toniques de Huizinga.*)

Huizinga sectionnait la moelle lombaire d'une grenouille, puis déposait une goutte de nitrite d'Amyl sur la membrane interdigitale, dont les vaisseaux se dilataient aussitôt. Or les voies centripètes étaient supprimées, l'action dilatatrice obtenue devait donc impliquer l'existence de centres toniques dans la paroi vasculaire.

Ce sont des amas de cellules nerveuses grises, réunies en nodules sur le trajet des nerfs vasculaires, surtout au niveau des trois plexus que forment ceux-ci sur les trois tuniques du vaisseau : *plexus fondamental* ou *externe*, — *plexus intermédiaire*, — *plexus intrà-musculaire*.

En Belgique, **MASIUS** et **VANLAIR**, reprenant l'étude de cet important sujet par la méthode *thermique*, ont démontré que sur le chien les quatre pattes sont constamment à des températures différentes, éloignées même de plusieurs degrés (1 à 12°). Ces différences varient à chaque instant et, en sectionnant la moelle, les

[1] VULPIAN, *op. cit.*

inégalités sont beaucoup moins marquées ; on peut donc en conclure légitimement qu'elles n'appartiennent point au centre du névraxe, mais bien à des centres périphériques.

Enfin deux physiologistes français **DASTRE** et **MORAT**, par leurs expériences sur le cordon sympathique cervical, ont apporté pour la démonstration de nouveaux éléments, en mesurant, non plus la pression artérielle seule, mais aussi celle des veines, et en nous faisant connaître pour les artères, la **sus-dilatation** qui s'opère par épuisement du nerf après une excitation forte ou prolongée, ou lorsque l'excitabilité du nerf a été modifiée.

Ils ont aussi observé des effets de **sommation** par lesquels des stimulations inefficaces, quand elles étaient isolées, deviennent actives par le fait d'une fréquente répétition.

### ENTRECROISEMENT DES NERFS VASO-MOTEURS.

**SCHIFF** de *Florence* croit avoir démontré que les nerfs vaso-moteurs *s'entrecroisent*, du moins partiellement, dans la moelle. Mais les expériences de *Vulpian* [1] et celles de *Philippeaux* de Lyon en 1858 ne permettent pas d'admettre l'existence de ce chiasma, car dans les cas d'hémisection de la moelle ou du bulbe, c'est du côté correspondant à la lésion que l'on observe une élévation de température, élévation qui peut aller jusqu'à 4°. Cependant on voit l'excitation du nerf sciatique d'un côté modifier le tonus vasculaire du côté opposé, mais l'on doit en conclure que la diminution du tonus vasculaire se fait par action réflexe et peut dès lors partir d'une région éloignée ou même d'un côté opposé.

Il paraît donc démontré que les nerfs *vaso-moteurs*, dans leur trajet à travers la moelle, restent dans la moitié où ils naissent. Au contraire l'influence des parties de l'encéphale situées en avant des tubercules quadrijumeaux est croisée.

### DISTINCTION DES VASO-CONSTRICTEURS ARTÉRIELS ET VEINEUX.

L'origine de ces nerfs est-elle différente pour les deux ordres de vaisseaux?

Plusieurs physiologistes l'affirment, et **MOILIN**[2], prétend que les vaso-moteurs *artériels* prennent naissance aux racines *anté-*

[1] Vulpian, *op. cit.*
[2] Moilin. Acad. des sc. de P. 1860, p. 1002.

*rieures* de la moelle et les vaso-moteurs *veineux* aux racines *postérieures*. Mais la question est encore trop en litige pour pouvoir être résolue ici.

### TONUS VASCULAIRE GÉNÉRAL. CONTRACTION MOYENNE.

Le vaste système des vaso-moteurs, comme le cœur lui-même, n'est jamais en repos. Son état normal est un certain degré d'excitation continue, comme s'il était constamment traversé par un léger courant électrique. Cette demi-contraction, les physiologistes la nomment : **Tonus vasculaire** ou **contraction moyenne**. Son rôle est de lutter sans cesse contre la pression du sang. Cette activité, lorsqu'elle est exagérée par l'influence d'un excitant (froid, électricité, douleur, etc.), détermine le resserrement des petits vaisseaux. C'est elle qui resserre les artères après la saignée, et qui va jusqu'à les vider après la mort. Mais, à ce moment, ce n'est plus simplement la demi-contraction, c'est une excitation générale et dernière de tout le système sympathique, qui se produit dans tous les organes, avec une grande énergie.

Quand ce tonus est diminué, les petits vaisseaux se dilatent. Mais comment ce tonus est-il diminué? Est-ce par une paralysie? Ou serait-ce par l'influence d'un autre ordre de nerfs, dont l'action deviendrait prépondérante? Là surgit une nouvelle question, celle de l'existence des nerfs *vaso-dilatateurs*.

### NERFS VASO-DILATATEURS.

Il semble inutile au premier abord d'admettre deux sortes de nerfs : les uns constricteurs, les autres dilatateurs. En effet, puisque les divers excitants peuvent provoquer la constriction des vaisseaux, ou bien la diminuer, puis l'épuiser jusqu'à la paralysie, le mécanisme en est tellement simple qu'il paraît vrai.

Mais l'expérimentation nous apprend que les choses se passent autrement. En effet, si l'influence exercée par les nerfs vaso-moteurs sur le calibre des vaisseaux est incontestable, on reconnaît bientôt que cette influence aboutit à deux effets antagonistes.

Parmi ces nerfs, les uns déterminent, quand ils sont irrités, la *constriction* des vaisseaux auxquels ils se distribuent, d'autres au contraire produisent par leur excitation un effet *dilatateur*. Ainsi s'expliquent les résultats souvent contradictoires, obtenus par les premiers observateurs.

Des fibres *vaso-constrictives*, et d'autres *vaso-dilatatrices*, sont probablement réunies dans le même nerf. De telle façon que l'action provoquée par un même excitant peut différer selon la prédominance de l'une ou de l'autre espèce de fibres, et donner un résultat variable qui déroute l'expérimentation.

### DÉCOUVERTE DES VASO-DILATATEURS.

C'est encore à notre grand physiologiste français CLAUDE BERNARD que l'on doit cette découverte. En 1858, expérimentant sur la *Corde du tympan*, qui se trouve précisément être un type de nerf vaso-dilatateur à fibres bien isolées, il observa que l'excitation du bout périphérique, au lieu de resserrer les capillaires de la glande sous-maxillaire, les dilatait immédiatement, au point de les rendre pulsatifs ; le tronc veineux lui-même se gonflait, présentait des battements isochrones à ceux des artères, donnait un sang rouge, et cette circulation plus active coïncidait avec un redoublement d'activité fonctionnelle de la glande. Il y avait donc là une action dilatatrice périphérique et le nerf excité était un nerf dilatateur, car en cessant cette excitation les dilatations vasculaires disparaissaient.

Nous avons dit : *action dilatatrice périphérique*. C'est qu'en effet nous devons, avec MM. *Dastre* et *Morat*, définir les nerfs *vaso-dilatateurs*, comme des filets nerveux *centrifuges* destinés à contrebalancer l'action des nerfs constricteurs, et à dilater les vaisseaux, sans l'intervention des centres nerveux.

D'autres cordons à marche centripète peuvent, sous l'influence d'un excitant, déterminer une dilatation vasculaire, comme le nerf de *Cyon* pour les organes splanchniques, mais le mécanisme serait ici bien différent, il aboutirait à un effet reflexe du névraxe avec *paralysie* consécutive des vaso-constricteurs.

Tout nerf vraiment *dilatateur* agit *périphériquement* d'*emblée*, par sa propre puissance.

ABSENCE D'ANTAGONISME DES NERFS VASO-DILATATEURS ET CONSTRICTEURS. — Jusqu'à présent, on ne peut admettre que les nerfs vaso-dilatateurs soient de véritables antagonistes des vaso-constricteurs. Ces derniers nerfs sont dans un état d'activité constante, pour l'entretien du tonus vasculaire. Si les vaso-dilatateurs étaient antagonistes, ils devraient avoir également une activité constante, en sorte que le tonus vasculaire fût constamment soumis à deux forces opposées, dont la dilatatrice l'emporterait sur l'autre.

Aussi dès que les fibres antagonistes n'agiraient plus, par suite de la section des fibres vaso-dilatatrices, on devrait provoquer une augmentation du resserrement tonique des vaisseaux. Mais les vaso-dilatateurs n'agissent que sous l'influence des excitants, et leur section ne détermine aucune modification dans les parties organiques correspondantes. *Vulpian* [1], après avoir coupé d'un côté sur un chien la corde du tympan, n'a vu se produire aucune modification ni dans le calibre des vaisseaux ni dans la teinte de la muqueuse de la moitié correspondante de la langue.

### SIÈGE ET DISTRIBUTION DES VASO-DILATATEURS.

Les vaso-dilatateurs sont-ils une règle ou une exception? Les retrouve-t-on seulement dans les organes glandulaires excréteurs, ou bien leur distribution est-elle générale dans l'économie?

*Vulpian* et *Loëb*, en 1869, reconnurent dans la *langue* (corde du tympan, du moins pour les deux tiers antérieurs, et glosso-pharyngien pour la région postérieure), la présence de vaso-dilatateurs.

*Claude Bernard* les affirma dans la glande *sublinguale* (corde du tympan), dans l'*oreille* (branche auriculo-temporale des trijumeaux), dans les *reins* (filets terminaux du pneumo-gastrique); *Schiff*, dans la glande *parotide* (petit nerf pétreux superficiel); *Laffont* et *Jolyet* [2] dans le nerf *maxillaire* supérieur.

Le nerf *sciatique* paraît très riche en vaso-dilatateurs; mais sont-ce de véritables *dilatateurs?*

*Kendall*, *Luchsinger* et *Ostroumoff* employèrent pour l'étudier la preuve par *dégénérescence*. On opère d'abord sur le sciatique frais, et l'on constate l'existence de nerfs constricteurs; on attend ensuite quelques jours, et quand le nerf commence à

[1] VULPIAN. *Expér. relativ. à la physiol. des nerfs vaso-dilat.* Arch. de physiol. 2e série 1874.

[2] LAFFONT et JOLYET. *Gaz. Méd.* 22 février 1879.

dégénérer, comme cette dégénérescence atteint les constricteurs avant les dilatateurs, une nouvelle excitation semble démontrer l'existence de ces derniers.

*Dastre* et *Morat* ont, dans ces derniers temps, repris l'étude si obscure du sciatique. Au moyen de méthodes plus parfaites, puis en agissant sur l'artère *pédieuse* et le nerf *plantaire* d'animaux de grande taille, nerf dont les filets centrifuges sont tous vaso-moteurs, ils ont pu mesurer les pressions artérielles et veineuses avec le sphygmoscope enregistreur, et l'excitation électrique si rapide du nerf avec le signal électrique inscripteur de Marcel Desprez. Par l'emploi de ces moyens, ils ont constaté :

1° Un effet *primitif* et très court (10 secondes) de *constriction.*

2° Un effet *consécutif* de *dilatation.*

Le *sciatique* est donc avant tout un nerf *vaso-constricteur*, car un *vrai nerf dilatateur* doit agir *d'emblée.* Une dilatation secondaire est une *parésie* des constricteurs.

D'autres physiologistes ont cherché à généraliser la question d'existence des vaso-dilatateurs ; *Bach* et *Hoffmann* [1] pensent avoir trouvé les origines de ceux de l'*utérus* dans le *plexus sacré.*

Enfin, en 1879, M. *Lafont* [2] a découvert un nouveau nerf franchement dilatateur, c'est le nerf *maxillaire supérieur.* Opérant par la méthode *manométrique*, il interposa entre deux sections de l'artère linguale un manomètre enregistreur de Ludwig, et, coupant ensuite le nerf, il reconnut que l'excitation électrique du bout périphérique déterminait une baisse immédiate de la pression vasculaire, puis en outre : chaleur, rougeur et gonflement des tissus correspondants.

Suivant ce physiologiste, ces filets dilatateurs émaneraient du ganglion sphéno-palatin, par l'intermédiaire du nerf vidien ou ptérygoïdien.

## MÉCANISME DE LA DILATATION VASCULAIRE.

Comment s'opère la dilatation des vaisseaux ? Cinq théories ont été émises à ce sujet.

1° *La dilatation est due à une action directe des nerfs dilatateurs*

[1] BACH et HOFFMANN. *Stricker's médicin Jahrbüch.* Heft. IV. 1877.

[2] LAFONT. *Contribut. à l'étude des nerfs vaso-dilatateurs.* Progrès méd. 1879, p. 560.

*sur les muscles des vaisseaux*. Là, il faut encore distinguer deux divisions :

A. *Schiff* et *Grünhagen* font agir les nerfs sur les fibres vasculaires par un allongement actif du muscle.

B. *Duchesne de Boulogne* enseigne leur action sur les fibres longitudinales qui se contracteraient. La dilatation, en un sens, ne serait donc que le résultat de la contraction en sens opposé. Il n'y aurait donc pas en réalité de nerfs dilatateurs.

2° *La dilatation serait due à une contraction simultanée des veinules*. Celles-ci se resserrant, le sang arrêté au passage s'accumulerait et dilaterait les artérioles. Mais l'expérimentation démontre qu'artères et veines se dilatent en même temps.

3° *La dilatation n'existerait pas en réalité, mais un mouvement péristaltique des tuniques artérielles, sous l'influence des excitants, accélérerait le cours du sang.*

4° *La dilatation agirait directement, non sur les vaisseaux, mais sur les tissus ambiants*, déterminant sur eux une fluxion nutritive, un appel énergique du sang, et par conséquent une dilatation des vaisseaux situés au-dessous. Mais cette théorie, soutenue par *Brown-Séquard*, *Prochaska* et *Weber*, a été ruinée par *Cl. Bernard*, *Heindenhain* et *Wittisch*, qui ont fait voir que la dilatation capillaire ne suivait pas, mais précédait le mouvement nutritif.

5° *La dilatation est due à l'action directe et primitive du nerf sur l'appareil ganglionnaire et nerveux terminal du vaisseau*. Mais tout démontre que cet appareil terminal est *vaso-constricteur* quand on expérimente sur lui seul. La dilatation vasculaire doit donc être *vaso-paralytique*, et le nerf dilatateur, puisque son existence est constatée (corde du tympan), doit finir au ganglion, dont il diminue, supprime ou modère un instant l'activité fonctionnelle.

En résumé, les *nerfs vaso-dilatateurs* existent, quoiqu'on n'en connaisse encore qu'un petit nombre. Mais la dilatation vasculaire peut se faire par deux procédés :

1° Par la *paralysie directe* de l'appareil terminal nervo-constricteur due à la suppression du stimulus nerveux du centre cérébro-spinal : action *centrale* ou générale.

2° Ou par *excitation* directe de filets vaso-dilatateurs : action *locale* et *paralysie consécutive* des centres périphériques.

Dans le premier cas, la dilatation est *passive;* dans le second elle est *active* d'abord, *passive* ensuite.

**Interférences nerveuses.** Mais comment, dans le premier

cas, une excitation portée sur l'appareil terminal peut-elle le paralyser, tandis qu'une autre doublera son action? *Claude Bernard* l'explique par une *interférence* nerveuse; deux causes d'activité, l'une naturelle (tonus), l'autre accidentelle (excitant), se trouvant agir sur le même appareil nerveux en sens différent, il en résulte une absence d'action.

Rapports des nerfs vasculaires avec les autres nerfs. — Les nerfs moteurs vasculaires ont avec les autres nerfs sensitifs les mêmes rapports d'action réflexe, que les nerfs moteurs ordinaires. **Snellen**, en irritant le nerf auriculaire, a provoqué d'abord la contraction, puis la dilatation consécutive des artères de l'oreille, avec congestion, rougeur et chaleur, comme après la section du grand sympathique.

Les nerfs moteurs vasculaires sont également unis au cerveau par des actions réflexes, et c'est ainsi que s'expliquent les rougeurs du visage par suite de l'émotion, la pâleur qu'amène la crainte, etc.

Action des vaso-moteurs sur le sang et la nutrition intime des tissus. — Les nerfs vaso-moteurs, par suite de l'action qu'ils exercent sur le calibre des vaisseaux, n'ont pas seulement le pouvoir de modifier la vitesse du courant sanguin, mais ils agissent aussi sur la tension vasculaire, de même que sur la température, la coloration et la composition du sang, de la lymphe et des liquides qui baignent immédiatement les tissus.

Ils interviennent également dans les phénomènes d'absorption, de nutrition et de sécrétion [1].

L'inactivité de ces fibres a pour résultat final l'accumulation de la lymphe et des globules blancs émigrés dans les espaces lymphatiques des tissus et dans les cavités séreuses, la concentration du sang et l'altération de la circulation.

Lorsque le système nerveux reprend son activité normale, tout rentre dans l'ordre.

## INDICATIONS DIAGNOSTIQUES ET THÉRAPEUTIQUES TIRÉES DE L'EXISTENCE DES VASO-MOTEURS.

Cette belle théorie des nerfs régulateurs de la circulation prend déjà une importance réelle dans la thérapeutique. Par

[1] J. Tarchanoff. *Influence du curare.* Arch. de physiol-1875, 2e série, t. II.

les nerfs *constricteurs*, elle explique l'action véritable de toute la série des *astringents*, que la science ancienne avait déja fort bien jugée avant de la comprendre. Par les nerfs *dilatateurs*, elle prépare la place d'une autre classe de corps, *dilatants* ou *parésiants*, dont l'action sera en sens inverse des premiers, comme le *nitrite d'Amyl*. Enfin elle permettra de localiser l'action des médicaments sur une région, un organe, un tissu déterminés.

**Congestions et inflammations vaso-motrices.** — Nous avons dit que la section du ganglion cervical produisait : *rougeur*, *chaleur* et *gonflement* ou *dilatation* vasculaire : ce sont bien les symptômes des congestions inflammatoires.

Pourtant ce n'est point encore l'inflammation, mais seulement une accumulation plus grande de sang artériel. En effet la température augmente sans doute dans la partie paralysée, cette augmentation peut aller à 4 ou 5 degrés dans les régions périphériques où, le rayonnement étant considérable, les différences deviennent plus sensibles ; mais jamais la température ne dépasse le degré normal du sang, comme cela arrive dans les véritables phlegmasies et encore plus dans les fièvres.

Néanmoins les parties correspondantes aux nerfs sectionnés restent beaucoup plus sujettes que les autres à être atteintes par les inflammations [1].

**Céphalée vaso-motrice.** — Quand un malade atteint de céphalalgie éprouve des pulsations dans toute la tête, ou toute une moitié de la tête, cela indique une **céphalalgie congestive** avec parésie vaso-motrice.

**Migraine vaso-motrice.** — HERVEZ DE CHÉGOIN [2] considère la **migraine** comme une névrose du grand sympathique, qui a pour effet d'amener la dilatation des vaisseaux artériels de l'encéphale et de la face pendant les accès, et produit la compression du cerveau.

**Hémophilie.** — De son côté *Fr.* SIMON regarde l'**hémophilie** comme une espèce de névrose paralytique des vaso-moteurs. Il fait observer la fréquence de phénomènes nerveux très marqués chez les hémophiles.

**Hystérie vaso-motrice.** — Il est une forme intermittente de l'**hystérie** où la malade éprouve, soit des accès de sommeil,

[1] SNELLEN. Arch. f. d. Hall. breit. 1 Jahrb. I, 100.
[2] HERVEZ DE CHÉGOIN. Gaz. des hôpit. 1874.

soit des congestions locales, soit des phénomènes d'asphyxie locale des extrémités.

Cette forme morbide, étudiée pour la première fois par le docteur ARMAINGAUD[1], paraît devoir être rattachée à une perturbation *vaso-motrice* ayant son origine dans la moelle épinière et constituer une forme particulière d'*hystérie*, forme *vaso-motrice*, dans laquelle les spasmes toniques, au lieu d'avoir pour siège les muscles de la vie de relation, se portent sur les muscles circulaires de certaines régions, les dilatent et déterminent ainsi des congestions locales.

**Epilepsie vaso-motrice.** — KUSMAUL et TENNER admettent que certaines formes d'**épilepsie** dépendent essentiellement du spasme des fibres musculaires des **artères cérébrales**, par suite de l'excitation du grand sympathique du cou. Suivant eux, il se produit alors dans les méninges une sorte de rougeur fugitive en même temps qu'une *anémie* subite du cerveau. Mais il reste toujours difficile d'expliquer par l'anémie locale, ou l'ischémie capillaire seule, à la fois la dépression de l'activité psychique et sensorielle de l'encéphale et l'exaltation évidente de l'innervation motrice. Suivant SPRING, il y aurait *anémie* de la convexité et du cerveau, *hypérémie* des méninges de la base, du bulbe, et des organes situés en arrière des couches optiques.

**Diarrhées vaso-motrices.** — Certaines **diarrhées** survenant chez les malades cachectiques sont évidemment sous la dépendance des nerfs vaso-dilatateurs. L'intestin sécrète son mucus, comme la glande salivaire donne sa salive, sous l'influence de l'excitation nerveuse; aussi voit-on le *seigle ergoté*, l'*ergotine*, l'*ergotinine*, réussir bien mieux que les astringents ou les opiacés.

**Sclérodermie vaso-motrice.** — Mais, de toutes les affections vaso-motrices, la plus curieuse est sans contredit celle que *Maurice* RAYNAUD a décrite le premier sous le nom de **sclérodermie.**

Ici l'on observe, non plus le relâchement des vaisseaux, mais au contraire leur resserrement extrême et continu ou presque continu. C'est le *tétanos* des petites artères, avec *anémie locale*.

Les doigts, les mains, les pieds, le nez, les lèvres deviennent progressivement exsangues, et avec le retrait du sang la nutrition s'amoindrit, la peau s'amincit et s'ulcère, les doigts sont cyanosés par place, immobilisés dans une flexion légère; toutes

[1] ARMAINGAUD. Gazett. hebdom. 1876, nos 33 et 35.

ces parties donnent au toucher la sensation de froid spéciale au cadavre; bientôt les extrémités phalangiennes se dessèchent, s'ulcèrent, puis tombent mortifiées par fragments, et tout cela parce qu'il y a spasme des nerfs vaso-constricteurs ou bien paralysie des vaso-dilatateurs.

Il est bon de remarquer, en outre, que dans les courts intervalles de relâchement on ne voit point apparaître la dilatation artérielle avec rougeur et chaleur des tissus ; il n'y a donc point dans l'intervalle des accès de parésie vasculaire consécutive, mais seulement un retour momentané à l'état normal.

**Dermatoses vaso-motrices.** — Un certain nombre d'affections de la peau sont maintenant rapportées à des névroses ou des névrites des nerfs vasculaires. Le *zona*, par exemple, et l'*hydroa pulsatif*, dernièrement décrit par le Dr *Dauchez*.

**Goitre exophthalmique.** — Citons comme dernier exemple cette maladie découverte par *Basedow*, et dont nous avons déjà parlé plus haut, affection si remarquable par sa triade symptomatique — *exophthalmie* — *palpitations* du *cœur* et des *carotides* : — *gonflement* de la *thyroïde*.

# TROISIÈME PARTIE

## LES INSTRUMENTS ENREGISTREURS, LA PULSATION ÉTUDIÉE AU SPHYGMOGRAPHE.

*Les difficultés et l'obscurité en chascune science, ne s'apperçoivent que par ceux qui y ont entrée.*

MONTAIGNE, *Essais*, livre III, chap. III.

# CHAPITRE PREMIER.

## INSTRUMENTS ENREGISTREURS.

### L'OBSERVATION PRÉCISE ET LES INSTRUMENTS ENREGISTREURS.

Toute l'œuvre du Créateur sur la terre a été faite avec *nombre*, *poids* et *mesure ;* il fallait donc, pour l'étudier avec fruit, construire des appareils précis, fidèles, qui pussent fixer ces trois caractères majeurs et permettre au savant d'en apprécier les nuances les plus intimes, pour en tirer des conclusions, des lois appelées à constituer la véritable science.

« *L'essence de la vraie philosophie,* a dit **NEWTON**, *consiste à raisonner sur les phénomènes, sans s'appuyer sur des hypothèses.* »

C'est là ce que *Claude Bernard* a désigné sous le nom de *déterminisme ;* mot nouveau, mais chose ancienne, car le déterminisme n'aspire qu'à fixer avec plus d'exactitude les conditions précises de l'expérimentation, qui est l'œuvre de tous les siècles. Mais quand les phénomènes nous échappent par leur infinie délicatesse, quand les sens ne suffisent plus, alors le rôle des agents mécaniques commence.

On prétend que la physique ouvrit les premières voies à suivre. En effet l'idée de construire un appareil inscripteur pour fixer l'image du mouvement remonte à 1734.

A cette époque, **ONS-EN-BRAY** [1] décrivit dans les mémoires de l'Académie des sciences un *anémographe*, écrivant sur une feuille de papier au moyen d'un cylindre tournant.

En 1795, **CHANGEUX** composa, sur le même plan, un *barométrographe.*

Vers 1734, **RUTHERFORT** employait un *thermométrographe* inscrivant sur papier noirci.

**WATT** inventait le *manométrographe*, pour inscrire le degré de tension de la vapeur.

*Thomas* **YOUNG** imagina d'imprimer au stylet un mouvement

[1] ONS-EN-BRAY. Mém. de l'Acad. des sciences. Paris, 1734.

de progression en *hélice* sur le cylindre pour obtenir un trait plus étendu que la simple circonférence.

Le Père SECCHI de Rome, à l'occasion de la grande exposition universelle de 1866, construisit un appareil enregistreur très parfait, donnant à la fois la température, le vent, l'humidité et la pression barométrique.

### PULSILOGE DE SANTORIO.

Mais, en réalité, la médecine avait devancé les sciences physiques dans cette voie positive. Dès l'année 1610, SANTORIO, le célèbre médecin de Venise, avait songé à rendre le pouls visible. Il inventa, dans ce but, un instrument nommé **Pulsilogium**, dont la description malheureusement ne nous a pas été conservée.

### SPHYGMOSCOPE DE HALES.

Un siècle et demi plus tard, en 1748, *Stephan* HALES renouvela cette tentative, introduisant un tube de verre dans l'artère carotide d'un cheval, pour étudier les pulsations. Ce fut le second **sphygmoscope**. Après lui, la science eut encore un temps d'arrêt ; près d'un siècle s'écoula avant que cette question des enregistreurs fût remise à l'étude.

### HÉMODYNAMOMÈTRE DE POISEUILLE.

POISEUILLE, en 1828, fit communiquer le tube plongé dans l'artère ou dans les cavités du cœur avec un manomètre, pour connaître la pression du sang et la force du cœur ; ce fut le premier **hémodynamomètre**.

### SPHYGMOMÈTRE DE HÉRISSON.

HÉRISSON, en 1837, construisit le **sphygmomètre**, tube rempli de liquide, et fermé à l'une de ses extrémités par une membrane peu tendue, appliquée sur l'artère. L'impulsion du sang imprimait à la membrane des mouvements qui se transmettaient au liquide avec leurs formes variées.

### KYMOGRAPHION DE LUDWIG ET VOLKMANN [1].

LUDWIG (professeur à Leipsig) perfectionna, en 1847, l'hémodynamomètre. Plaçant sur le mercure un flotteur à pinceau, il obtint l'inscription des mouvements sur un cylindre tournant. *Volkmann* nomma cet instrument modifié : **kymographion**; mais, le pinceau n'appuyant pas sur le cylindre d'une façon continue, l'image était fort incomplète; il assura la pression suffisante au moyen d'une petite balle de sureau, pendante dans le cylindre et rattachée au pinceau par un fil. Ce perfectionnement, tout ingénieux qu'il fût, devait, par ses frottements répétés, modifier beaucoup la libre inscription du tracé.

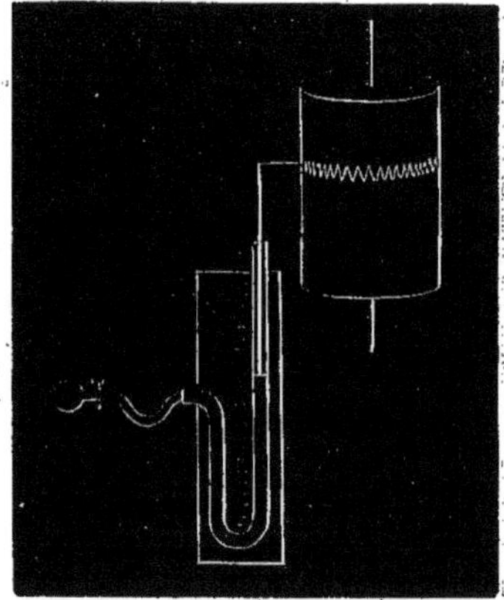

Fig. 79. — Kymographion de Ludwig. (Tiré de la *Physiologie* de Longet.)

L'instrument de *Lüdwig* et *Volkmann* leur servait encore à évaluer la pression moyenne des artères et la force de tension, en prenant la moyenne des maxima et des minima, ou en découpant les tracés, coupés par le milieu de la hauteur pour en peser les deux moitiés.

### SPHYGMOGRAPHE DE VIERORDT.

VIERORDT de *Tübingen* [1] fut l'un des premiers à chercher un point d'appui sur la *paroi élastique* de l'artère, au lieu de l'ou-

[1] LUDWIG. *Beitrage zur Kenntniss des einflusses der respirations bewegungen auf den blutlauf in aorten system.* Müller's archiv. für anat. und phys. 1847, p. 243.

vrir pour agir sur la colonne sanguine. Se défiant en outre des mouvements propres au mercure, il agit avec un levier inerte, appliqué sur le vaisseau, alternativement soulevé ou abaissé par lui, et dont la pointe fine écrivait sur un cylindre tournant.

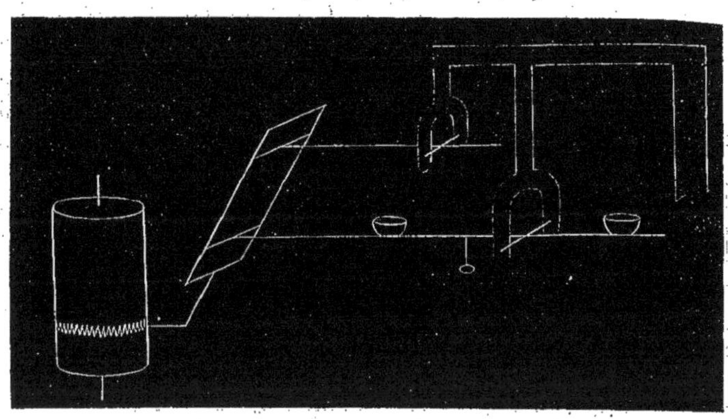

Fig. 80. — Sphygmographe de Vierordt (tiré de la *Physiologie* de Longet.)

Mais, craignant que levier ne décrivît une courbe et n'altérât le tracé du pouls, il compliqua son appareil d'un parallélogramme analogue à celui de Watt, qui paralysait l'effet délicat de la pulsation. *Vierordt* nomma cet instrument **sphygmographe**, nom qui fut conservé depuis, à travers mille modifications.

L'instrument de *Vierordt* était encore bien imparfait; les mouvements trop vifs de l'artère soulevaient le levier de telle sorte que, perdant son point d'appui, il n'inscrivait plus les ondulations suivantes; les ondulations trop faibles manquaient également; l'appareil était pesant, volumineux, peu sensible.

## SPHYGMOSCOPE DE KING ET DE POTAIN.

L'instrument de *Vierordt* était un perfectionnement de la méthode de KING, qui démontrait déjà, avant lui, les pulsations des veines du col, au moyen d'un fil de verre, sans poids appréciable, assujetti avec de la cire au devant du vaisseau, et rendant

[1] VIERORDT. *Die lehre vom arterienpuls in gesunden und kranken zustanden*. 1855, p. 21.

sensibles les plus faibles mouvements sous l'influence de la multiplication donnée par sa longueur.

Actuellement le professeur **POTAIN** emploie souvent un moyen analogue : il montre à ses élèves les mouvements du cœur ou des artères avec de simples leviers de papier, collés sur le travers de l'artère ondulante.

### SPHYGMOGRAPHE DE MAREY.

Vierordt avait eu l'idée de placer sur le pouls un ressort élastique très léger, chargé de transmettre le mouvement du pouls au sphygmographe.

**MAREY** [1], reprenant cette idée, construisit un instrument plus parfait, composé d'un ressort qui suit l'artère dans ses moindres évolutions. Le faible mouvement du ressort est transmis à un second levier, qui le grandit de 40 diamètres ; ce levier se termine en bec de plume, et le papier enregistreur passe le long du levier, mû par un mécanisme d'horlogerie fixé à la base de l'instrument ; l'ensemble est attaché au bras par un demi-bracelet lacé. L'appareil, très portatif, ne donnait que des tracés de 12 centimètres ; dans ces derniers temps, Marey a pu allonger ses tracés et les inscrire sur papier ordinaire.

### SPHYGMOGRAPHE DE BÉHIER.

**BÉHIER** [2] a perfectionné le sphygmographe de Marey, 1° en rendant, au moyen d'une vis à ailettes, le levier indépendant, ne portant plus sur le bras au moment où l'on applique l'appareil; il évite ainsi l'influence que cette pression pouvait ap-

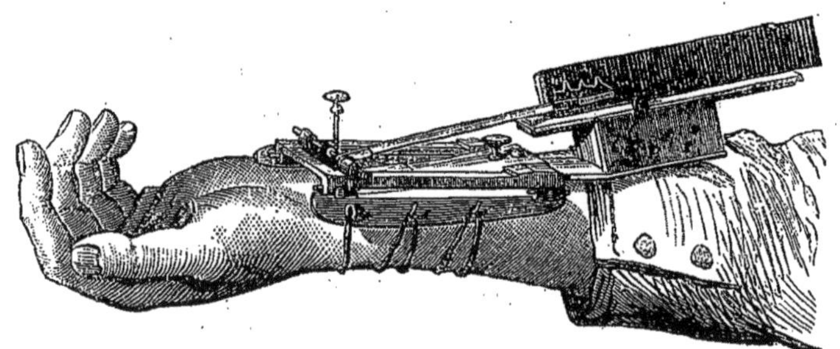

Fig. 81. — Sphygmographe de Marey [1] et Béhier [2].

[1] MAREY. *Physiolog. méd. de la circulat.* p. 170, 181.
[2] BÉHIER. *Descript. de modificat. apportées au sphygmogr.* Bullet. de l'Acad. de méd. 11 août 1868. t. XXXIII, p. 176.

porter au mouvement ; la graduation est aussi plus facile.

2° La vis à ailettes règle le plateau gradué ; elle permet de mesurer la pression du levier sur l'artère pour rendre les diverses expériences comparables entre elles.

3° Une tige à poulie en assure la course.

4° L'appareil est affermi sur le bras par un support plus immobile.

Cependant, à côté de cet instrument, devenu le principal, on a vu naître des idées nouvelles.

SPHYGMOGRAPHE A POULIE DE LONGUET.

Le D^r LONGUET[1] a présenté en 1868 un appareil nouveau : sur

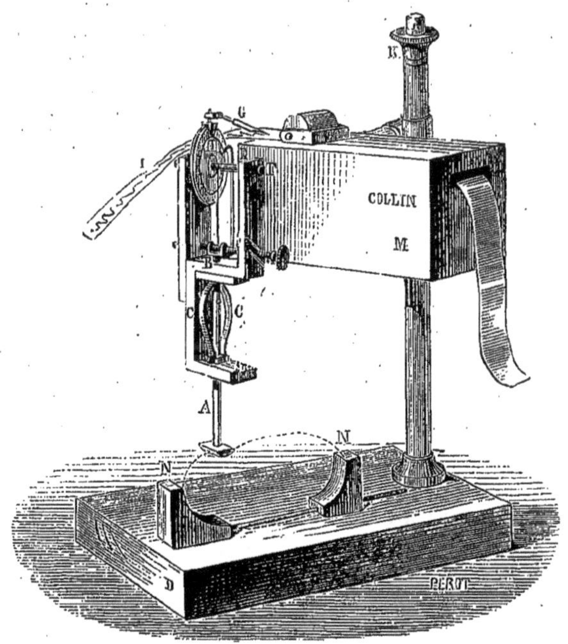


Fig. 82. — Sphygmographe de Longuet.

un support de bois, en forme de demi-cercle, vient s'encadrer le poignet du malade. D'une forte tige fixée au même support, contenant l'appareil curseur et terminée en potence, au sommet de laquelle est un axe tournant muni d'une large poulie, descend une petite tige dont le bouton terminal inférieur s'applique sur

[1] LONGUET. *Bullet. de l'Académie de médecine.* 1868, t. XXXIII, p. 982.

l'artère, tandis que la partie supérieure est reliée au reste de l'appareil par deux ressorts qui l'encadrent. Ces ressorts permettent à la tige d'osciller sur l'artère qui la pousse, et d'entraîner avec elle un fil attaché à son extrémité supérieure ; celui-ci, enroulé sur la poulie multiplicatrice du mouvement, lui fait à chaque pulsation décrire un arc de cercle ; ce mouvement est transmis à une plume située au sommet de la poulie et dont le va-et-vient inscrit horizontalement les pulsations sur un papier porcelaine de quatre centimètres de hauteur, qui se déroule avec une rapidité de deux centimètres par seconde. Une crémaillère à bouton permet d'abaisser la potence au point de l'artère où l'appareil doit presser. Cet instrument ingénieux n'est point portatif, ne s'appliquant qu'aux membres et exigeant de mettre le bras en supination complète, position pénible.

### SPHYGMOGRAPHES DE BAKER ET DE FORSTER.

Un nouveau système a été imaginé par M. BAKER de Holborn, et employé à l'hôpital de Westminster par le Dr *Anstie;* il ressemble à celui de Marey, mais l'emporte par la simplicité de sa construction et la sensibilité de son levier, agissant par la pression d'un poids. Les courbes obtenues sont plus déliées, car le mouvement diastolique de l'artère transmis directement au levier se multiplie seulement suivant la longueur de ce levier et non d'après trois leviers, comme dans celui de Marey. Mais ces courbes exactes ne peuvent être obtenues que par une main familiarisée avec cet instrument, qui occupe un long espace sur le membre à cause de la longueur du levier. [*British med. Journ.*, p. 604, *mai* 1867.]

Une autre modification a été imaginée par le Dr *Forster* de Birmingham. La vis de réglage de Marey est loin d'être toujours serrée uniformément, d'où résultent des variations que l'on met sur le compte du pouls. M. Forster a donc ajouté à la vis un cadran qui marque le degré de pression. C'est augmenter la précision de l'instrument. Afin qu'il occupe moins de place sur le bras, on l'applique transversalement, au lieu de le mettre en long. Mais son volume le rend encore facile à déranger.

### SPHYGMOGRAPHE A AIR COMPRIMÉ DE MEURISSE ET MATHIEU.

Analogue au cardiographe de Marey, il consiste en un tambour métallique, fermé d'un côté par une membrane du caoutchouc, doublée d'un petit disque métallique dans sa partie centrale. Ce disque sert à grandir le mouvement. Un bracelet appliqué sur le pouls y fixe un ressort à pointe extérieure. Un portique s'élevant du bracelet dirige, au moyen d'une vis, le tambour qui s'abaisse lentement sur la pointe du ressort. Le pouls, en faisant remonter cette pointe, lui fait presser le tambour à centre métallique et chasse l'air qu'il renferme, dans un tube de caoutchouc de un mètre de long. Celui-ci aboutit à un deuxième tambour plus petit, que l'air comprimé soulève à son tour. Or, au centre de la membrane de ce deuxième tambour, se trouve une petite tige qui soulève le levier servant de plume ; cette plume écrit horizontalement sur un papier porcelaine, glissant entre deux cylindres, que met en action un poids suspendu à une corde.

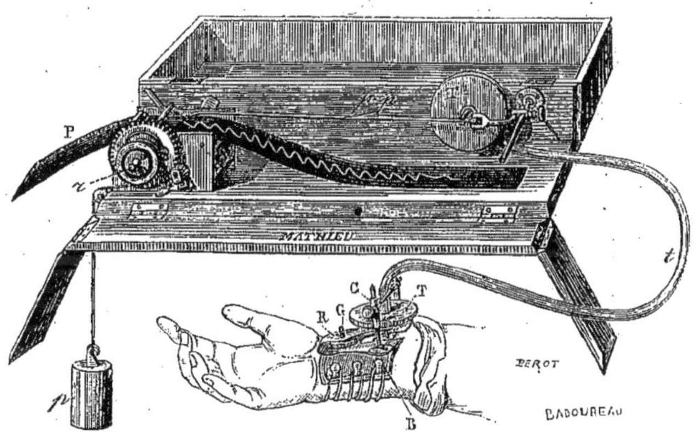


Fig. 83. — Sphygmographe de Meurisse et Mathieu.

Cet appareil fort ingénieux permet des mouvements étendus variés autour du malade. L'instrument peut marcher une minute et même plus, au moyen de deux poids successifs qui évitent l'emploi toujours coûteux de mécanismes d'horlogerie. La marche est d'environ deux centimètres par seconde, ce qui est un peu trop rapide.

### APPAREIL A ALCOOL DE NAUMANN.

Quelque temps auparavant **NAUMANN** avait déjà inventé un appareil moitié manomètre, moitié levier. C'était une sorte de petit entonnoir, rempli d'alcool et fermé d'une membrane sur sa partie large qu'on applique sur l'artère; les mouvements du liquide sont transmis à un levier léger qui les agrandit et les enregistre sur un cylindre. Je ne sache pas que cet appareil soit entré dans la pratique; l'alcool soutenant très mal le levier, l'image reste infidèle.

### SPHYGMOSCOPE DE POZNANSKY.

Vers 1870, **POZNANSKY** ressuscita le sphygmoscope de *Chélius*, dans des conditions meilleures; il tendit sur le réservoir une membrane de caoutchouc, le remplit de mercure, divisa le tube en centimètres pour montrer la force d'ascension du sang, et environna le tout d'une gaîne protectrice munie d'une seule fente, par laquelle on observait les oscillations du mercure. Cet appareil, avec son tube incliné sur le réservoir, a la forme d'une pipe; il n'a jamais été décrit, mais chacun a pu le voir chez le fabricant Mathieu il y a quelques années.

*Poznansky* en avait imaginé un premier modèle dix ans plus tôt, mais sans gaîne protectrice; son opercule en peau avait aussi l'inconvénient de laisser suinter le mercure et de se prêter moins fidèlement aux ondulations du sang.

### HORLOGE DU POULS ET SPHYGMOGRAPHE DE SOMMERBRODT [1] (1876).

C'est une modification de l'*angiographe* de *Landois*, mais au

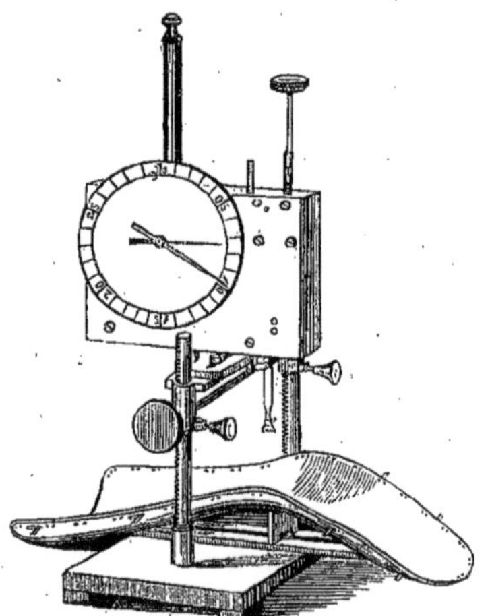

Fig. 84. — Sphygmographe de Sommerbrodt.

[1] SOMMERBRODT. *Ein neuer sphygmograph und neue beobachtungen an den puls curven der radial arterie.* Breslau, 187 .

lieu d'un levier à deux bras équilibrés il n'en existe qu'un; la pression sur l'artère est plus forte et deux tuteurs latéraux empêchent le déplacement de l'appareil.

Au moyen de son instrument, SOMMERBRODT a démontré que la ligne d'ascension comme la ligne de descente présente des courbes saillantes et rentrantes normales qui expriment les oscillations produites par la dilatation de la paroi élastique de l'artère radiale.

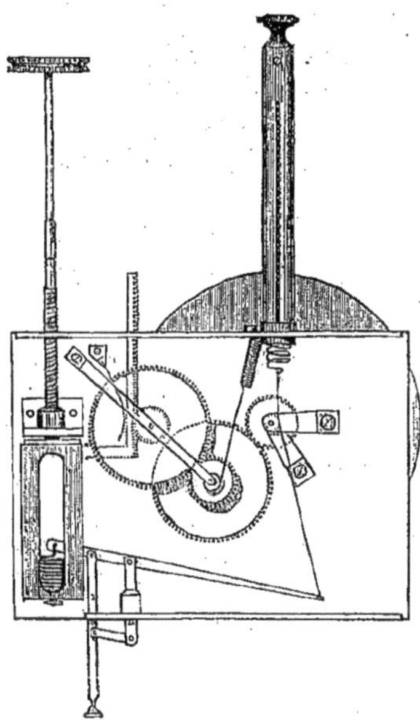

Fig. 84 *bis*. — Détails intérieurs.

Sommerbrodt a disposé l'un de ses appareils sous forme de montre; le levier indicateur, au lieu d'écrire le pouls, tourne circulairement autour d'un cadran, divisé en 30 degrés, comme une aiguille de montre indiquerait les heures.

C'est un instrument plus curieux qu'utile.

### SPHYGMOGRAPHE DE DUDGEON [1].

Ce sphygmographe, le plus petit que l'on puisse inventer, est cependant très complet; on peut l'appliquer debout, assis ou

[1] SCHLIEP. *Sur le sphygmographe de Dudgeon*. Berliner Klinische Wochensch. 1881. 27 décembre.

couché; il est muni d'un petit dynamomètre qui indique à la fois la pression du bracelet et la pression sanguine; il grandit les pulsations de cinquante diamètres. Son défaut est d'être un peu pesant, malgré sa petitesse, et comme il n'appuie que sur une base étroite, il se déplace facilement.

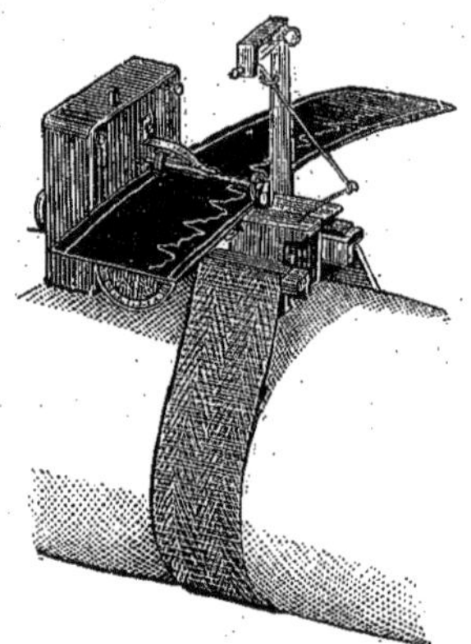

Fig. 85. — Sphygmographe de Dudgeon.

### SPHYGMOGRAPHE ET CARDIOGRAPHE PAR FICK ET ZADEK[1].

Zadek en donne la description suivante :

La partie essentielle de l'appareil consiste dans un petit tube en T renversé [⊥]; *a*, dont la branche verticale est enchâssée dans une bordure en métal et fermée par une membrane de caoutchouc très fine, lâchement tendue. Sur cette membrane repose une perle de verre, à laquelle est fixée une tige *c* qui traverse le long bras du levier *e*, levier dont l'axe est maintenu d'une manière mobile dans la cheville *f*. Le court bras du levier *d* porte à son extrémité un petit cylindre creux *g*, dans lequel vient s'ajuster le ressort en spirale *h*, qui peut être raccourci et tendu, au moyen de la vis *i*. — Grâce à ce ressort, le long bras du levier, de même que la tige *c*, peuvent être pressés sur la boule en verre et sur la membrane en caoutchouc fermant la branche verticale du tube en ⊥. Par cette disposition, les chocs qui affectent la membrane de caoutchouc, qui la font bomber, et qui sont

[1] Zadek (Ignatz). *Zeitschrift für Klinische medicin*. Berlin 1881, p. 509, 116.

transmis au levier par la perle de verre, sont perçus fidèlement; car le ressort en spirale tendu empêche les vibrations propres de

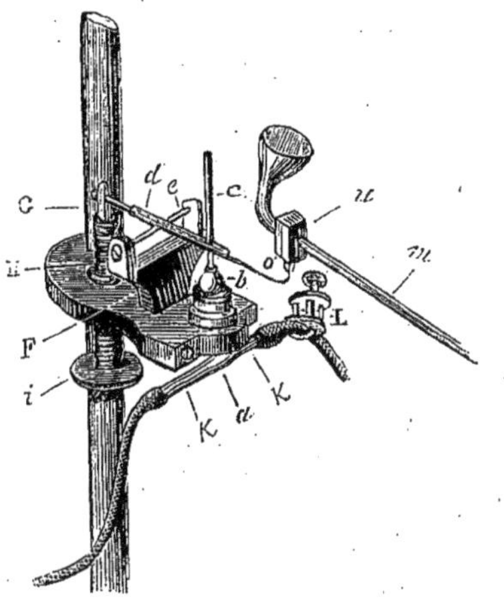


Fig. 86.

tous ces éléments en contact, et cela d'autant mieux que la tension donnée au ressort est plus grande. — Les extrémités de la branche horizontale du tube en ⊥ sont en communication avec des tuyaux en caoutchouc dur et épais, dont le plus court peut être fermé par une vis à pression *l*. Par ce tuyau court, on peut remplir d'eau tout l'appareil. On peut mettre le long tuyau en communication avec la lumière d'une artère, et faire servir ainsi l'appareil de manomètre.

Mais, pour enregistrer les pulsations d'une artère fermée, on a besoin d'un second appareil ; c'est une capsule recouverte également d'une membrane en caoutchouc, formant une espèce de tambour en rapport avec le long tuyau, et rempli d'eau comme tout le système. Il faut que la membrane en caoutchouc formant la capsule s'applique exactement sur le tissu, car sans cela, comme les artères sous-jacentes se dilatent pendant la diastole et que la membrane de caoutchouc se bombe, la partie non hermétiquement appliquée se bombera dans un sens contraire et la membrane qui ferme le tube en ⊥, ainsi que la perle de verre et la tige, seront beaucoup moins poussées en haut. En outre, si le ressort en spirale était trop fortement tendu, il ne se produirait pas de tracé. Il faut aussi veiller à ce que la tension ne devienne point trop considérable, et qu'ainsi la membrane du petit tube ne soit trop bombée. On y remédie en relâchant un peu la vis de pression du court tuyau. Pour épargner l'emplissage et l'évidage fréquents de l'appareil, on met le court tuyau en communication avec un entonnoir fermé par une membrane de caoutchouc. Cet entonnoir forme un réservoir dans lequel, lorsque la tension trop faible du système l'exige, on prend la quantité d'eau nécessaire, et qui reçoit, dans le cas contraire, la quantité d'eau excédante. Après avoir établi la tension nécessaire, on ferme la vis de pression, pour interrompre la communication du sphygmographe avec le réservoir. La transmission des pulsations se fait comme dans l'hémodynamomètre de *Naumann;* mais on peut aussi l'opérer en se servant d'un levier à ressort du pouls, au lieu de la capsule décrite plus haut; l'on transmet alors les mouvements du levier par la capsule du sphygmographe.

L'appareil est reproduit dans la figure 2; il est contruit d'après les principes de celui de Marey.

La table *a* sert à fixer la main. Elle porte non seulement le sphygmomètre, mais aussi le levier du pouls et la capsule de transmission. La colonne de laiton *d* sert de support au levier du pouls, elle est fixée sur la branche montante de la table. Sur cette colonne peut monter et descendre une éclisse fendue, *f;* une seconde, *g*, est fixée par une vis à la première. L'extrémité de cette seconde éclisse forme le support pour l'axe du levier, dont l'extrémité se termine verticalement en bas par une tige qui porte la pelote du pouls. En haut, le ressort en spirale *i* presse sur l'extrémité supérieure du levier, c'est-à-dire sur la pelotte du pouls. Ce ressort est donc situé entre l'extrémité inférieure du levier portant un petit cylindre creux, et la vis creuse *K;* il est traversé, ainsi que la vis *K*, par une tige *l*, se terminant par une plaque en haut, et en bas, mobile dans une charnière au fond du petit cylindre creux de l'extrémité du levier. Cette disposition rend verticales les excursions de la tige. La capsule *m*, que la plaque vient toucher par suite des oscillations de la tige, est en communication avec le sphygmographe par le tuyau *n*, et fixée d'une manière mobile à la colonne *o*, qui est supportée par l'éclisse *g*. La vis *p* sert au placement exact de la capsule.

Pour appliquer le levier du pouls, on fixe le bras entre

les deux branches de la table et l'on entoure la main d'un ruban en caoutchouc *B*. Il est avantageux de mettre dans la main un corps pesant. Après la fixation du bras, on porte la

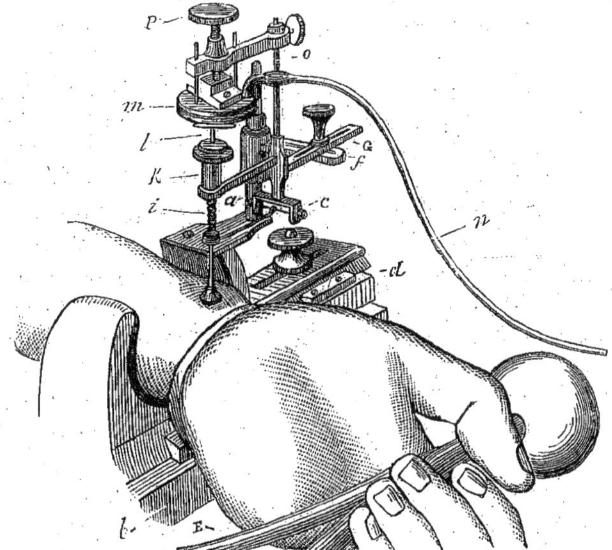


Fig. 87. — Sphygmographe de Fick et Zadek.

pelotte sur la partie correspondante à la meilleure position de l'artère et on la maintient en tournant la vis. On donne ensuite au ressort en spirale la tension nécessaire pour permettre au levier les plus grandes excursions. Si le ressort ne convient pas au cas donné, il faut desserrer la vis *K*, enlever le ressort et le remplacer par un plus fort ou plus faible. Pour que le choc contre la membrane soit perçu pleinement par le sphygmographe, il est nécessaire que la membrane de la capsule soit poussée par la plaque de la tige *l*, de manière que sa convexité soit tournée du côté du sphygmographe ; alors le volume de la capsule devenant plus petit, la membrane en caoutchouc du sphygmographe se bombera. Cette diminution de la capsule ne se produirait pas si la membrane qui la ferme était assez lâche pour permettre à la zone périphérique de se bomber à l'extérieur, tandis que la plaque de la tige la comprime au milieu. Pour éviter cet inconvénient, on recouvre la membrane de caoutchouc qui ferme la capsule *m* d'un tissu de soie ; cette soie empêche la proéminence latérale de la membrane et amortit ses vibrations propres. Quant aux vibrations du milieu de transmission, c'est-à dire de l'eau, il ne peut en être question, car cette eau est renfermée entre deux plaques dont les vibrations sont amorties pour l'une par un ressort tendu, et pour l'autre par la plaque de la tige et par la soie.

Pour obtenir un tracé assez grand, il faut allonger la courte branche du levier de la figure 1. On peut prendre le tracé au noir de fumée ou avec de l'encre.

On fait l'allongement du levier avec une plume en verre, ayant la forme d'une pipe *m* (figure 1) qu'on fixe d'une manière mobile de la façon suivante :

A l'extrémité du levier *d* (figure 1), on ajoute une mince tige courbée à angle droit, se terminant par un petit tube en verre *o*, sur lequel est fixé un dé de liège *n* que traverse la plume de verre. De cette manière, la plume est mobile sur la tige, et la moindre inclinaison de celle-ci fait que la plume de verre s'applique, par son propre poids, sur la surface qui reçoit le tracé.

Il est donc superflu de conduire la plume avec un fil à plomb, et par la plus petite inclinaison on réduit au minimum le frottement produit par l'écriture. L'extrémité de la plume en verre est recourbée également à angle droit pour que la pointe écrivante repose perpendiculairement sur la surface qui reçoit le tracé.

## II

Ce sphygmographe peut servir aussi à la démonstration graphique du choc du cœur. Si ce choc est perceptible, il suffit d'appliquer la capsule revêtue d'une membrane de caoutchouc sur la région cardiaque, et de la mettre en rapport avec le sphygmographe. Mais cette méthode n'est applicable qu'à un petit nombre de cas; elle présente en outre l'inconvénient que ce sont les mouvements d'une surface toujours plus large qui sont transmis au sphygmographe, et l'on n'est pas autorisé à considérer les courbes obtenues comme représentant les excursions de la pointe du cœur dans le sens réel du mot.

Cette considération engagea *Zadek* à construire un levier du cœur analogue au levier du pouls et approprié aux conditions locales. La figure 3 montre la construction de ce levier et la manière de le fixer au thorax.

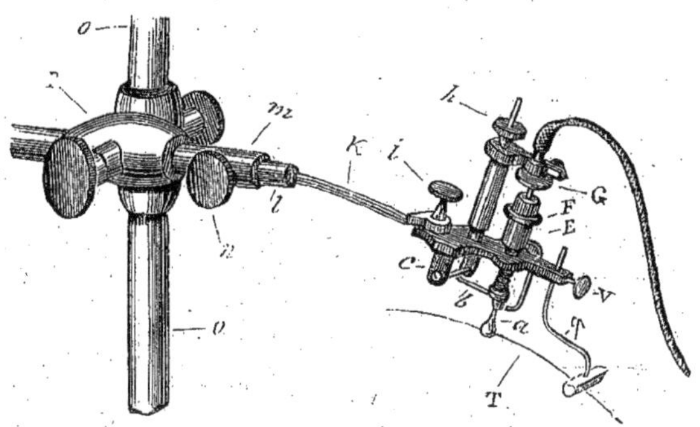

Fig. 88. — Cardiographe de Zadek.

La pelotte à appliquer sur l'endroit où le choc du cœur se fait sentir forme ici l'extrémité recourbée d'un levier à un bras, dont l'axe est fixé d'une manière mobile à la cheville *c*. Le levier est pressé également par un ressort en spirale, qui, pour la plus grande partie, est contenu dans la base *e*. Ce ressort peut être raccourci, c'est-à-dire tendu par la vis *f*. Comme dans le levier du pouls, une tige mobile surmontée d'une plaque traverse ce ressort, puis sa base cylindrique, et transmet ainsi les mouvements à la capsule dont la membrane en caoutchouc est recouverte de soie. La vis *h* sert à lui donner la position voulue. Ce levier du cœur est ajusté au moyen de la vis *i* à une lame à ressort assez solide, laquelle est fixée fortement à une tige en fer *l*. Cette dernière tige peut jouer dans une seconde en partie creuse *m*, et peut être fixée par la vis *n*. Enfin par le cylindre creux *p* qui peut glisser sur une troisième tige *o*, ou y être fixé, tout l'appareil est mobile dans le sens vertical et horizontal. La tige *o* doit être attachée à une chaise si le sujet est debout, au lit s'il est couché. La lame *k* sert à maintenir le levier sur le thorax, qui est représenté dans la figure 3 par la courbe *T*. Par la tension de cette lame, la tige recourbée *q*, qui porte à son extrémité une lame de caoutchouc, est pressée contre les côtes et suit, autant que cette tension le permet, les excursions du thorax.

La pelotte repose, sans déplacement, sur l'endroit où on l'a appliquée, et suit les chocs du cœur. Ce mode de fixation est plus sûr que celui des ligatures; il exige un seul point d'appui; les parties molles sous-jacentes restent dans leur situation naturelle.

Cylindre tournant. Le cylindre à 15 centimètres de hauteur sur 48 de circonférence; il est mis en action par un cordon venant d'un ressort d'horlogerie. La régularité du mouvement provient de ce que le tambour tourne avec très peu de frottement dans la cheville, et son poids corrige les petites irrégularités.

On peut changer la vitesse de rotation en modifiant la position ou la surface de l'aile régularisatrice.

### SPHYGMOGRAPHE A AIR DE GRÜNMACH [1].

En 1876 **GRÜNMACH** fit construire, par *Windler* de *Berlin*, un appareil ayant la plus grande analogie avec celui de Meurisse et Mathieu, mais dont le second tambour, au lieu d'être horizontal, est vertical; il communique le mouvement en sens contraire à la plume, qui, au lieu de se soulever avec peine et

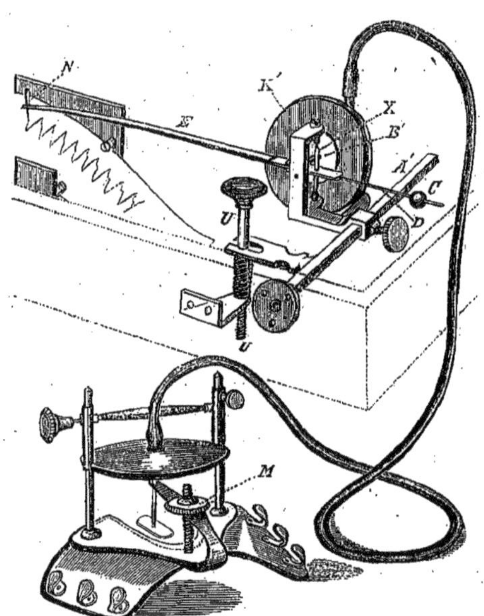


Fig 89. — Sphygmographe de Grünmach.

[1] Grünmach. *Ueber, den polygraphen*. Berlin. Klinic. Wochenschr. Jahrb. 18 : p. 473.

de retomber subitement par son propre poids, doit suivre plus facilement, plus régulièrement les mouvements de systole et de diastole en agissant sur une surface horizontale. — C'est là son principal mérite.

## HÆMARUMASCOPE DE WHITE.

*A.* WHITE donna en 1877 le nom d'**hæmarumascope** (Αἷμα *sang*, ῥύμα *circulation*, σκοπεῖν *regarder*), à un ingénieux petit appareil qui se compose d'un tube de petit calibre comme celui d'un thermomètre, recourbé deux fois sur lui-même et libre à ses deux extrémités. Celle qui est appliquée sur le vaisseau se termine en forme d'entonnoir. Le tube contient dans sa courbe inférieure une goutte d'alcool coloré avec du rouge d'aniline, et additionné d'un peu d'huile essentielle, pour faciliter le glissement. Cette goutte forme un *index*, dont le déplacement rend appréciable les plus faibles oscillations.

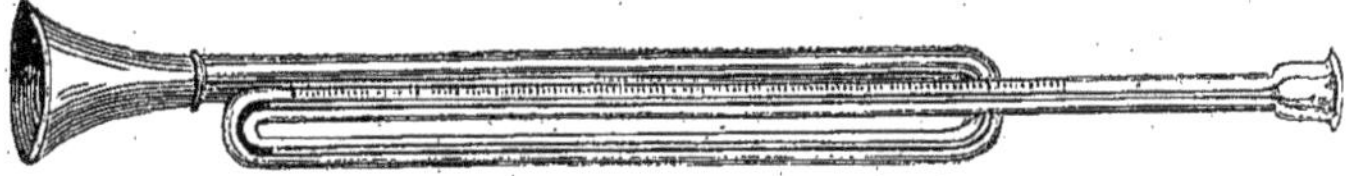

Fig. 90. — Hæmarumascope de White.

C'est un sphygmoscope réduit à sa plus simple expression, dont l'index ne s'écoule pas, à cause du petit diamètre et de la double flexion du tube, et dont l'ampoule voit sa membrane absente, remplacée par la peau même du malade sur laquelle on l'applique fortement. Cela est un avantage, car la membrane élastique offre toujours des résistances qui modifient le mouvement. Mais l'adhérence de l'index aux parois, c'est-à-dire son attraction capillaire, diminue sensiblement aussi la délicatesse de ses indications, surtout pour tout ce qui a rapport aux dicrotismes.

## SPHYGMOGRAPHE DE MAHOMED.

Le sphygmographe de MAHOMED est une modification de celui de Marey.

C'est celui qu'on préfère en Angleterre.

L'avantage de cet instrument est que le degré de pression employé peut être calculé très régulièrement. Il est enre-

[1] WHITE (Octav. A.) *The Hæmarumascope*. The americ Journ. of medic. science. Juillet 1877.

gistré sur un cadran. Et la pression est appliquée au ressort qui reste sur l'artère au moyen d'un excentrique.

Il est nécessaire, en employant l'instrument de Mahomed, de placer l'avant-bras sur une base rembourrée ; l'instrument est alors appliqué à l'avant-bras et retenu au moyen d'un ruban.

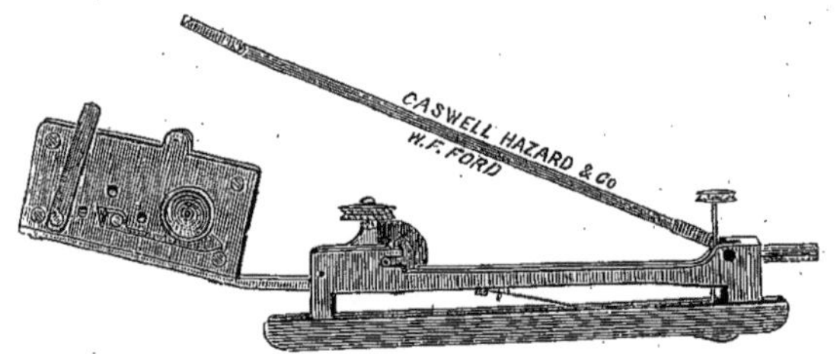


Fig. 91. — Sphygmographe de Mahomed.

## SPHYGMOGRAPHE DE KEYTH.

L'instrument employé par le docteur KEYTH a été inventé et publié par lui en 1876. Il consiste en deux sphygmographes uniformes et un chronographe combinés en un seul appareil, de manière que l'un écrit son résultat au-dessous de l'autre sur la même carte fumée.

Les sphygmographes reçoivent les pulsations au moyen de membranes élastiques et une colonne d'alcool soutenue entre deux membranes aboutit à un second tambour qui met en action le levier inscripteur.

Le chronographe marche par un mécanisme d'horlogerie, il inscrit des cinquièmes de secondes.

Par le moyen de ces instruments combinés, les pulsations de deux points différents peuvent être simultanément tracées, leurs caractères étudiés, comparés, et leurs relations de temps déterminées.

La figure 92 montre le principe de l'instrument; les détails de construction ont été, depuis, légèrement modifiés par l'inventeur. La description complète en a été donnée dans le *N. Y. med. Journ.* janvier 1876, p. 26, et février 1878.

Fig. 92. — *a*. Base. — *b*, Tube élastique. — *c*, 3 Cran d'arrêt et de marche. — *dd*, Tubes latéraux. — *e*, Coupe latérale. — *f*, Tube transversal en croix. — *g*, Réservoir. — *h*, Tube index. — *j*, Moyen pour joindre l'index au tube en croix. — *k*, Disque tête vissé sur la cupule latérale. — *l*, Aiguille, dont la tête est fixée au centre du disque et la pointe logée dans le cône creux. — *m*, Cône creux. — *n*, Levier traceur, mobile sur pignon *o*. — *o*, Pignon. — *p*, *r*. Ecrou pour l'ajustement horizontal et vertical du levier, — *s*, Ecrou pour l'ajustement horizontal du talon de l'aiguille. — *t*, Appareil du mouvement : 1 dévidoir. 2 détente. 3 régulateur de vitesse. — *u*, Appareil de course. — *v*, Glace noircie pour inscrire le tracé. — *w*, *x*, Colonnes de support. — *y*. Base de l'appareil.

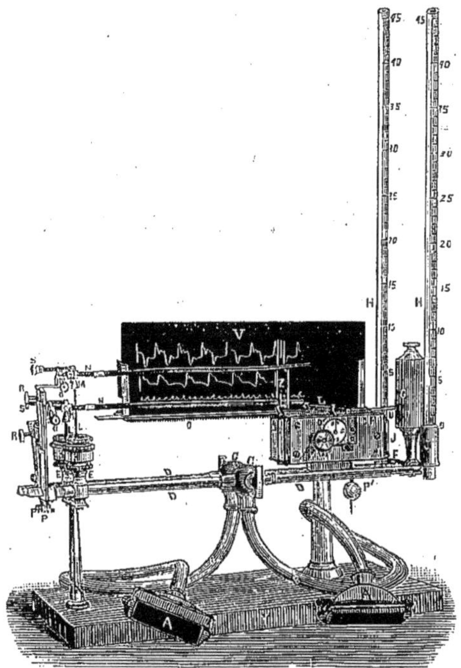

Fig. 92. — Sphygmographe de Keyth.

SPHYGMOGRAPHE PASSIF DE BRONDEL.

En 1878, **Brondel**, de Brest, médecin distingué de la marine, apporta d'importantes modifications au sphygmographe de Marey, dont il fit un appareil tout nouveau. Grâce à ces perfectionnements, l'auteur a remédié à plusieurs causes d'erreur ; ainsi le curseur, qui avait l'inconvénient de faire varier la pression exercée sur l'artère, a été supprimé et remplacé par deux cylindres verticaux, animés d'un mouvement de rotation constant et déterminé en vertu duquel la bande de papier peut se tendre et le tracé s'effectuer.

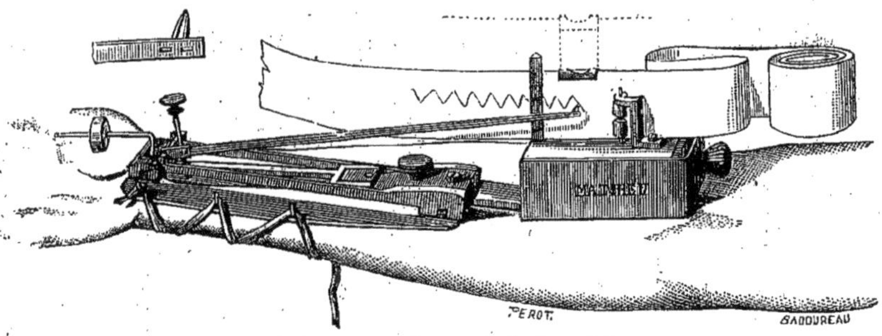


Fig. 93. — Sphygmographe passif de Brondel.

L'instrument déroule une bande de 45 centimètres. Enfin la plume se trouve remplacée par un tire-lignes en aluminium.

Une deuxième modification, véritable changement de principe, consiste dans la suppression du ressort artériel qui est remplacé par un levier inerte, n'obéissant qu'à la pesanteur et suivant passivement les mouvements de l'artère; un deuxième levier mobile et gradué, adapté en arrière du levier artériel, permet de faire varier la pression au moyen de curseurs dont le poids est connu et de l'évaluer en grammes, pour se mettre toujours dans les mêmes conditions.

L'absence de toute pression élastique a fait donner à l'instrument le nom de *sphygmographe passif*. L'auteur est arrivé aux résultats suivants : le pouls normal est *polycrote*, le *plateau athéromateux* n'existe pas [tricrotisme très accentué]; la forme élancée de la pulsation, dans le cas d'insuffisance aortique, n'acquiert de valeur diagnostique que si le ressaut dicrotique est en même temps très faible. Enfin la lecture des tracés permet d'apprécier très justement l'état d'innervation des vasomoteurs [1].

## UTILITÉ ET INCONVÉNIENTS DES SPHYGMOGRAPHES A RESSORT.

Mach [2] et Fick [3], en Allemagne, ont surtout bien étudié les difficultés et les avantages du sphygmographe de Marey

[1] Brondel. *Archiv. de méd. nav.* t. XXXI, février 1879, et t. XXXIV, novemb. et décemb.

[2] Mach. *Zur theorie der pulswellenzeichner*. Sitzungsber. der K. Academ. des Wissenschaften, Wien. 1863.

[3] Fick. *Die medicinische physik*. Braunschweig. 1866, p. 148.

au point de vue des conditions physiques et mathématiques.

A. Le déplacement du levier.

B. La régularité de son mouvement.

C. Les conditions d'équilibre, qui sont satisfaisantes jusqu'à 300 grammes.

D. Les vibrations propres du ressort qui montent à 130 par seconde [Mach].

E. L'inflexion du levier, qui est de $0^{mm},26$, pour une pression de 20 grammes.

F. Le grandissement de l'image produit par la longueur du levier et qui est de 50 diamètres.

Tous les instruments à levier ont deux grands défauts : 1° la *compression* de l'artère par une résistance qui va toujours croissant et l'empêche de donner son développement total; 2° les *frottements* et résistances des pinceaux et des plumes sur le papier; aussi a-t-on cherché à faire mieux encore, comme nous le verrons bientôt.

Force de propulsion du sang. — Quand le ressort, avec une pression d'environ 300 grammes, est soulevé par une force de 5 grammes, le levier s'élève à $5^{mm},3$; c'est la force d'une artère battant avec une force moyenne.

Or le levier éprouve le même déplacement par la pression d'une colonne de mercure de 60 millimètres dans un tube élastique de $4^{mm},5$ de diamètre.

Il faut en conclure qu'une artère telle que la *radiale* bat avec une *force* exprimée par une pression de $60^{mm}$ de mercure ou de 5 grammes de poids.

### SPHYGMOGRAPHE A TRANSMISSION DE MAREY.

Il présente l'avantage de laisser le sujet en expérience, libre de mouvoir le bras qui porte l'appareil, et permet ainsi d'obtenir des tracés de longue durée.

Les changements d'attitude n'amènent que des modifications prévues, comme l'élévation du tracé du pouls quand on baisse le bras, ou son abaissement quand on l'élève. La vis verticale reliée au ressort de pression reçoit les mouvements du pouls et s'engrène avec une pièce basculante, qui actionne la membrane d'un tambour à air.

Ce sphygmographe, presque semblable à celui de Meurisse et Mathieu, consiste en un tambour à air comprimé, disposé verticalement par rapport au bras sur lequel il est

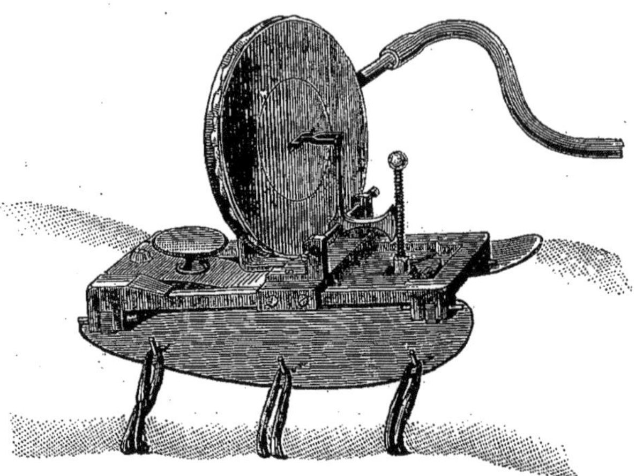

Fig. 94. — Sphygmographe à transmission de Marey. *Méthode graphique*, p. 284. 1878.

posé et communiquant, par un tube latéral de caoutchouc, avec un second tambour et un cylindre inscripteur.

### SPHYGMOGRAPHE DE POND.

Cet instrument, d'un très petit volume et d'une élégance extrême, dû à un médecin américain, le Dr *E. A.* **POND**, de *Rutland* (*Vermont*), a paru en 1878.

Il peut être facilement appliqué sur le poignet, avec ou sans bracelet ni support, et marque un véritable progrès sur les anciens modèles. Il consiste essentiellement en un tube de verre conique rempli d'eau et séparé de l'artère par une membrane de caoutchouc. L'autre extrémité du tube est également garnie d'une fine membrane; la colonne liquide agit sur deux leviers qui agrandissent le mouvement et qui se terminent par une pointe inscrivant le tracé sur une plaque de mica, de 12 centimètres, noircie à la fumée. La plaque avance au moyen d'un petit mouvement, grand comme une pièce de 5 fr. d'argent.

Cet appareil facile à appliquer, très portatif, donne des tracés d'une grande délicatesse.

Très commode pour la pratique usuelle, il ne se prête pas à

l'étude des hautes pulsations exécutées par les gros vaisseaux ou les anévrysmes et ne peut donner une longue inscription, comme il en faut pour les études physiologiques.

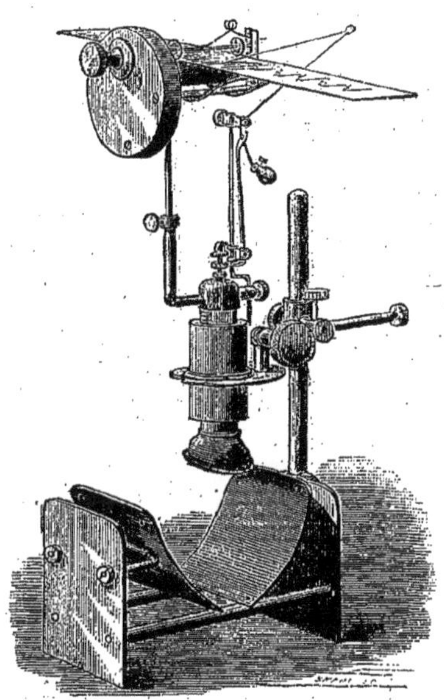

Fig. 95. — Sphygmographe de Pond.

La planche que nous donnons ici en dira plus que de longues descriptions.

POLYGRAPHE PERFECTIONNÉ DE ROTHE.

Il s'agit d'une modification du polygraphe de Meurisse et de Mathieu, imaginée par H. *Rothe* de *Prague*.

«Dans ce polygraphe» « dit-il, les vibrations du ressort agissent sur une surface hermétiquement couverte, ce qui n'est pas le cas pour la coquille de Marey, qui, dans son application sur le thorax d'individus maigres, peut donner lieu à des courbes trop petites ou défectueuses. Dans le sphygmographe à transmission décrit plus tard par Marey, cette imperfection n'existe plus, mais la forme de l'instrument le rend peu propre à être appliqué sur le thorax; il y a aussi des résistances de frottement dans la transmission des vibrations, défauts évités avec soin dans l'appareil de Meurisse et de Mathieu. »

« Cependant cet appareil présente des défauts dans la partie qui forme le tracé et dans celle qui reçoit les mouvements à enregistrer. »

« 1° Le tracé se fait difficilement sur papier noirci ; la fixation de la plume n'est possible qu'avec une vis relativement grossière pouvant imprimer des mouvements à la tige qui supporte le tambour enregistreur ; aussi les courbes doivent être tracées avec un frottement considérable. »

« 2° Le moteur qui abaisse et soulève le tambour d'air contre l'axe de la pelotte, s'use si vite, qu'il nécessite des réparations continuelles. »

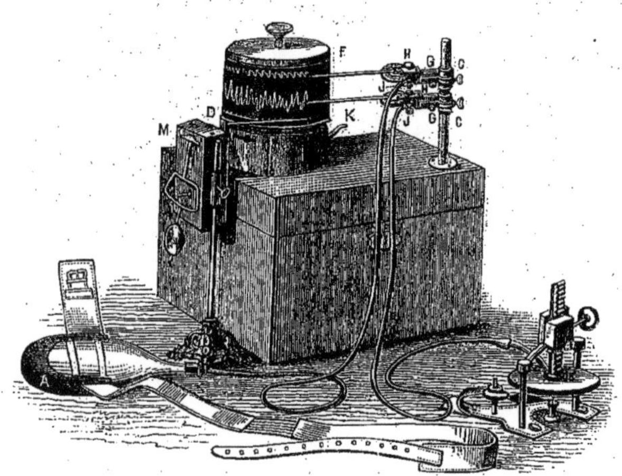


Fig. 96. — Polygraphe de Rothe.

« 3° Un défaut plus grand encore, c'est la fixation de l'appareil au moyen d'une manchette avec boutons et lanières, de sorte qu'il s'applique lâchement et peut vaciller sur le bras ou le thorax.

« 4° Il est en outre peu propre à la réception des battements du cœur, par suite de la courbure de sa plaque fondamentale qui croise les espaces intercostaux. »

H. Rothe a corrigé ces différentes imperfections et son appareil donne un tracé bien distinct, même lorsque les battements du cœur sont extrêmement faibles.

Au moyen de cet appareil on peut obtenir deux espèces

de tracés, ce qui est important lorsqu'on veut comparer les mouvements circulatoires à ceux de la respiration, ou les battements du pouls avec ceux du cœur, ou les battements du cœur dans deux points différents du cœur, ou enfin les pulsations du pouls dans deux artères symétriques.

Le polygraphe de Rothe est composé de trois instruments distincts pour recevoir les mouvements A et B [fig. 96] et A [fig. 97]. Puis de deux tambours enregistreurs de Marey GG [fig. 96]. Et enfin d'un cylindre mobile autour d'un axe perpendiculaire F [fig. 96], mis en mouvement par un travail d'horlogerie D [fig. 96] caché, et recevant le tracé par l'intermédiaire du levier de Marey. Les tambours de Marey ont un très petit diamètre 3.5 centim.; ils sont recouverts d'une membrane de caoutchouc très mince pour augmenter leur sensibilité. Le premier placement de leur levier écrivant (long de 10 centim.) se fait en lui imprimant un mouvement convenable autour d'une tige perpendiculaire; le placement plus délicat vis-à-vis du cylindre se fait au moyen de la vis C ; La position du levier écrivant peut être régularisée horizontalement par la vis H. Le tuyau aboutissant au tambour est pourvu d'un robinet J, qui sert à régler la tension de l'air renfermé dans le tambour.

Dans le cas de respiration profonde ou de battements du cœur exagérés, on peut obtenir des courbes moins élevées, sans altérer leur exactitude, en mettant, par l'intermédiaire d'un tube en caoutchouc, le tuyau en rapport avec une bouteille en verre, en partie remplie d'eau, fermée par un bouchon de caoutchouc traversé d'un tube en verre. On peut élargir ainsi l'espace d'air du tambour, d'autant plus que le niveau de l'eau dans la bouteille est plus bas. Le cylindre tournant possède une circonférence de 0 m. 30, et une hauteur de 0 m. 07; il accomplit une rotation en 50 secondes. A l'endroit K se trouve un manche d'arrêt et au point L un second pour commander le mouvement.

Le sac élastique A [fig. 96], en forme de bouteille, est destiné à recevoir les mouvements de la respiration; on l'attache autour du corps, dans la région supérieure de l'abdomen.

L'appareil destiné à recevoir les battements du cœur et du pouls B [fig. 96] A [fig. 97] est calqué sur le sphygmographe de Meurisse et Mathieu, perfectionné par Grünmach. D'une plaque fondamentale *p* [fig. 97] s'élève un ressort recourbé *f*, à l'extrémité libre duquel est fixée une petite pelotte métallique *pl*, dont l'axe se dirige perpendiculairement en haut et transmet les mouvements de la pelotte à l'air d'un tambour *L* de 4 centim. de diamètre, placé horizontalement et fermé par une mince membrane de caoutchouc. Ce tambour est muni d'un tuyau *r*, qui le met en rapport avec un tambour enregistreur ; il est mobile au moyen d'une roue dentée sur une tige à crémaillère perpendiculaire à la plaque fondamentale du sphygmographe [fig. 96]. Une vis *t* régularise la tension du ressort *f*.

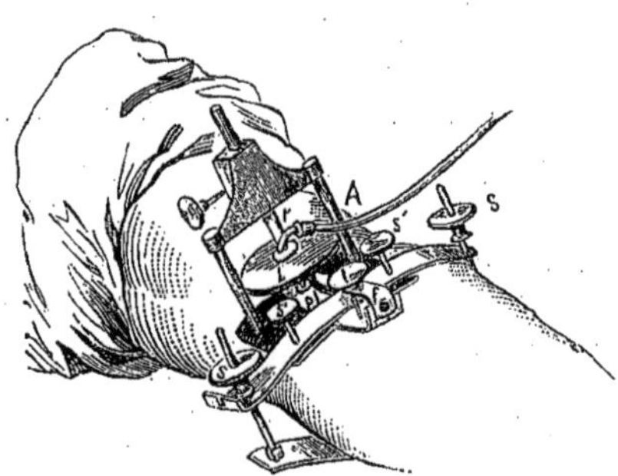


Fig. 97. — Sphygmographe de Rothe.

Pour obtenir le battement du cœur, on attache une courroie à la plaque fondamentale recouverte à sa face inférieure de cuir mince, dans le sens de son grand diamètre. Une lanière élastique munie de boucles, qui, après l'application du sphygmographe au thorax, est enlacée autour de celui-ci, en passant au-dessus de la tige dentée, sert à maintenir la pelotte pressée dans l'espace intercostal.

Pour appliquer au pouls l'appareil de réception B [fig. 96], on le fixe au bras du sujet, au moyen d'une double vis *s*. Les deux rubans de ces vis métalliques, sont appropriés pour des bras très forts, mais on peut les employer aussi chez des enfants en interposant un coussin ; ils sont courbés, et la courbure de l'un est plus forte [fig. 97]. Le ruban le moins courbé est fendu pour pouvoir enlever ou placer la vis, qui est mobile dans une charnière. Alors le ruban fendu est passé sous le ressort; et, en serrant la vis SS, la plaque fondamentale est fixée sur le bras. Les vis S'S' servent à assurer la fixité dans le cas où la forme du bras exige que le ruban fendu ne repose que sur une moitié de la plaque fondamentale.

L'endroit le plus convenable pour l'application du sphygmographe est l'articulation du coude à cause de l'étendue de la surface extérieure et de l'existence d'un plan résistant au dessous de l'artère cubitale. Dans la région de l'artère radiale les résistances sont trop grandes.

En serrant ou desserrant les vis, on régularise la tension du ressort du sphygmographe, mais, si l'on serre trop la vis, on peut changer considérablement les conditions de circulation.

### SPHYGMOGRAPHES PHOTOGRAPHIQUES DE CZERMAK ET STEIN.

A. **Appareil par occultation.** — En 18..., CZERMAK [1] mettant un index, sans poids appréciable, sur l'artère qu'il voulait explorer, en recevait la *tranche* oscillante, à travers la fente verticale d'un appareil où circulait un papier collodioné. La lumière du jour, concentrée par une lentille biconvexe, achevait l'œuvre, et, inscrivant la lumière partout où ne passait pas l'index, déterminait une courbe qui était celle du pouls.

B. **Appareil par réflexion.** — Essayant encore d'un autre mode, CZERMAK recevait l'image des mouvements de l'artère sur un miroir qui les réfléchissait sur un écran en marche.

Mais ces essais sont restés à l'état de pure expérience jusqu'à ce jour, parce que, sous cette forme, ils n'étaient point applicables à toutes les artères, et que, n'appuyant pas fermement sur le vaisseau, on ne pouvait en reconnaître la véritable expression, souvent masquée par les tissus épais qui le recouvrent.

**Appareil photographique à levier de Stein.** — Au congrès médical de Bruxelles en 1876, le docteur STEIN de Francfort a montré un nouveau sphygmographe photographique, très analogue à l'index de Czermak. Il se compose d'un sphygmographe à levier, terminé par une rondelle de papier noirci; cette rondelle est percée au centre d'une petite fente à travers laquelle passe un filet de lumière, qui est reçu sur un papier sensibilisé. Le levier, mis en mouvement, fait osciller la lumière, et le papier sensibilisé en reproduit photographiquement les oscillations [2].

[1] CZERMAK. Sitzungsber. der K. K. Académie der Wischenschaft, Jahrg. 47, p. 438.

[2] STEIN. *Ein photosphygmographische Studie*, Vogel's photographische mittheilungen, Jahr XII, Heft 67. — Berlin Klin. Wochenschr. 1876, p. 157,

## SPHYGMOGRAPHE PHOTOGRAPHIQUE DE WINTERNISS ET ULZMANN.

**WINTERNISS** et **ULZMANN** [1] inventèrent de leur côté, en 1875, un appareil très analogue au mien pour obtenir l'expression du pouls par la photographie. L'ampoule est remplie d'eau colorée en rouge. Mais l'adhérence de l'eau qui mouille et colore les parois du verre rend cet appareil inférieur au mien, qui du reste conserve la priorité, puisqu'il obtint une médaille à l'exposition photographique de Paris en 1876, fut présenté à l'Académie des sciences le 19 août 1867.

Mais, bien loin de croire que l'on est arrivé à la perfection, il faut reconnaître que les instruments enregistreurs naissent à peine, et que longtemps encore on devra les perfectionner. Ainsi l'instrument de *Marey*, le plus connu, le plus utilisé de tous, ne peut s'appliquer qu'à un petit nombre d'artères; il peut bien difficilement servir pour les enfants; — sa marche est souvent inégale; — son levier, trop puissant, écrase l'artère, et marque très souvent un plateau qui simule un rétrécissement, là où il n'y a d'autre obstacle que celui causé par la pression du ressort. En outre, une forte impulsion chasse parfois le levier inscripteur hors du champ de travail, et, dans cette ascension trop élevée, il cesse d'être en rapport avec le ressort.

## POLYGRAPHE DE CANTALAMESSA.

En 1881, **CANTALAMESSA** de *Bologne* décrivit dans la *Rivista clinica* [2] un nouveau polygraphe; cet instrument, quoique imaginé par un autre auteur et dans un autre pays, n'est qu'un analogue du *chimographe* de *Rothe* il n'en diffère que par de légers détails.

Il consiste en deux cylindres, parfois trois, autour desquels circule un papier sans fin noirci à la fumée, et qui, maintenu ainsi bien tendu à distance, peut fournir des tracés de plusieurs mètres de longueur. Nous n'en donnerons pas ici de description plus détaillée, renvoyant aux sources.

Cantalamessa attribue de sérieux inconvénients aux appa-

[1] WINTERNISS et ULZMANN. *Ueber eine neue méthode des sphygmographische.* Berliner clinic Wochenschr. Jahrb. 1876, p. 742.

[2] CANTALAMESSA. *Nuovo Polygrapho.* Rivist. clinic. med. di Bologna, p. 321, 1881.

reils munis d'un traceur à l'encre. « Le tracé », dit-il, « manque « de finesse, exige une pression plus forte, glisse sur un point « graisseux sans marquer, empâte les contours, tandis que la « pointe, traçant sur le noir de fumée, imprime les formes avec « une délicatesse infinie en blanc sur fond noir. »

Pour fixer les images prises au noir de fumée, une excellente formule a été donnée par *Venturi*, le savant pharmacien de l'hôpital Sainte-Ursule; la voici :

| | |
|---|---|
| Alcool à 36° Baumé | 1000 grammes. |
| Gomme mastic | 6 id. |

Faire macérer 6 ou 8 jours jusqu'à saturation; — filtrer; — ajouter à chaud :

Essence de térébenthine, 50 grammes.

On baigne le tracé dans ce mélange et l'on fait sécher; puis on le frotte avec un tampon de coton cardé pour le rendre brillant.

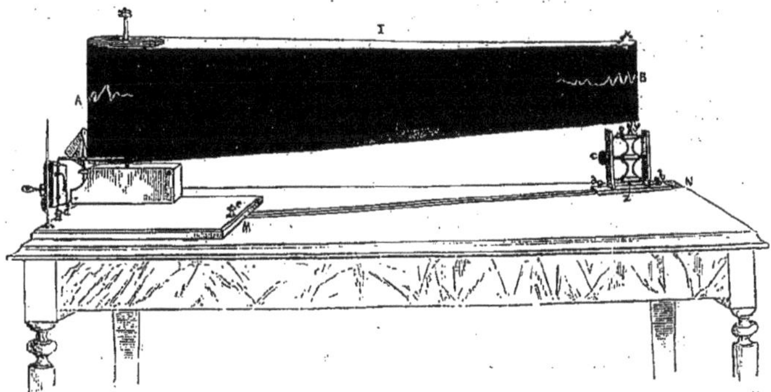

Fig. 98. Polygraphe de Cantalamessa.

### SPHYGMOGRAPHE NATUREL FOURNI PAR L'ORGANISME (OZANAM).

Lorsque dans la position assise on vient à croiser une jambe sur l'autre, de telle façon que le creux poplité de l'une appuyée sur le genou de l'autre, on ne tarde pas à voir la jambe restée suspendue s'agiter d'un mouvement rhythmique. Et si l'on observe attentivement la pointe du pied, on reconnaît à chaque fois, qu'elle s'élève en donnant une grande pulsation, suivie de deux petites.

Or nous avons ici tous les éléments d'un sphygmographe naturel.

L'artère comprimée contre le genou est la *Poplitée*. Et la force d'impulsion du cœur y est telle qu'elle se communique au membre entier.

Mais la jambe offre un levier d'une grande longueur, qui multiplie la hauteur de l'ondulation, au point de la rendre visible à l'œil. Et, si disposant une plume à la pointe du pied, l'on approche un cylindre inscripteur, on peut obtenir un fidèle tracé de la pulsation artérielle accompagnée de ses dicrotismes et tel que celui-ci :

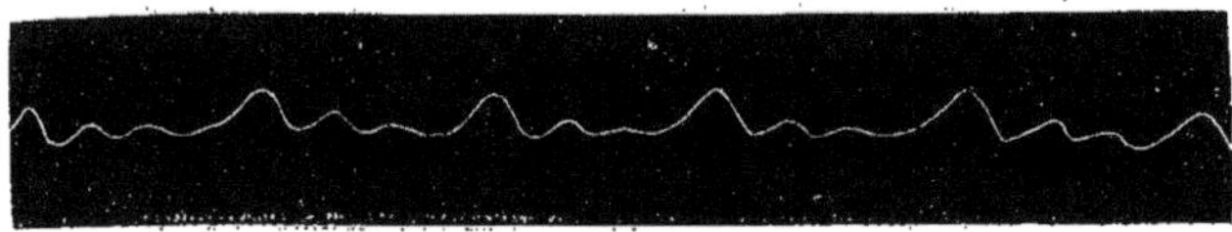

Fig. 99. — Artère proplitée.

Je me rappelle avoir fait souvent cette observation dans ma jeunesse, et je m'étonne qu'elle n'ait pas conduit plutôt à la découverte du sphygmographe à levier.

## SPHYGMOGRAPHE TÉLÉGRAPHIQUE DU DOCTEUR UPHAM.

A la dernière assemblée de l'*American Science Association* de *Salem*, le docteur UPHAM, après une leçon sur les battements du cœur, exhiba aux yeux de l'auditeur étonné les battements du cœur de plusieurs médecins et malades des hôpitaux de *Boston*, ville distante de 14 milles. — Voici comment s'était réalisé ce fait curieux : un fil du télégraphe électrique *Franklin* correspondait entre les deux localités, et tandis qu'une extrémité était mise en rapport avec le cœur ou le pouls des malades à *Boston*, les battements en étaient transmis automatiquement à travers le fil et rendus visibles à *Salem* au moyen d'un rayon de lumière de magnésium, qui vibrait sur le mur de la salle plongée dans l'obscurité. On appliqua d'abord l'appareil à l'artère d'un homme bien portant, l'endroit éclairé vibra 60 fois à la minute ; puis ce fut celle d'un individu très excitable, et les vibrations se répétèrent 90 fois. On eut successivement deux malades atteints l'un de *pneumonie*, l'autre d'une affection organique du *cœur ;* le premier donna 112 battements; sous l'influence du second, le rayon se mit à osciller de la manière la plus irrégulière.

### FLAMMES MANOMÉTRIQUES SENSIBLES DE KŒNIG.

Quand on place l'appareil KŒNIG[1] au niveau de la pointe du cœur, on voit, au moment de la systole, la flamme s'élever d'abord brusquement, puis plus lentement. Au moment de la diastole, elle s'abaisse lentement d'abord, et tout d'un coup très rapidement, au moment de cette même diastole. Cet abaissement terminal et brusque survient au moment de la contraction des oreillettes.

**Indication diagnostique.** — GÉRARDT[2], qui le premier appliqua cette méthode, s'en est servi pour déterminer la signification du *double souffle crural* de l'*insuffisance aortique*.

Parfois le premier de ces souffles cruraux, celui qui correspond à la diastole artérielle, est dédoublé. Dans ce cas Gérardt a pu constater que la systole artérielle se fait en deux temps. L'insuffisance aortique paraît favoriser cette altération du rhythme cardiaque.

### SPHYGMOPHONE DE STEIN.

On désigne sous ce nom un appareil muni d'un téléphone, avec lequel on entend les battements du pouls et du cœur, aussi bien de loin que de près, avec toutes ses nuances.

L'inventeur de cet appareil est le docteur S. Th. STEIN[3], de Frankfort-sur-le-Mein. — Il se fait fort, par ce moyen, de reconnaître les moindres signes de vie dans le corps humain. Il peut encore, dit-il, faire apprécier les plus légères altérations du type normal, et donner ainsi un aide puissant à la clinique médicale.

Pour faire entendre le pouls radial, il fixe sur le trajet de l'artère un dispositif composé d'un contact de platine, établi par le pouls lui-même, entre deux boutons métalliques, dont l'inférieur appliqué sur le vaisseau est en rapport avec le pôle positif d'un élément de pile, tandis que le supérieur est relié au pôle négatif. Un téléphone est établi dans le circuit de la pile.

[1] KOENIG (R). *Annales de Poggendorf*. 1872, p. 161.

[2] GERARDT. *De l'emploi de la flamme sensible pour le diagnostic*. Deutsch. Arch. f. Klin. med. vol. XVI, p. 1:

[3] STEIN. *Das sphygmophon ; ein neuer electrotelephonischer apparat, zur diagnose der herz und puls Wegung*. Berl. Klinisch. Wochenschr. n° 49, p. 723. 1878.

### SPHYGMOMÈTRES VOLUMÉTRIQUES.

C'est à POISEUILLE et à PIÉGU [1] qu'appartient (1846) l'idée d'enregistrer, non plus le mouvement d'une artère, mais le pouls de totalité transmis par le changement de volume d'un organe. Ils exploraient ainsi des membres entiers, la main, le bras, la jambe, renfermés dans un manchon plein de liquide, terminé par un tube de verre, où l'eau montait ou descendait suivant l'impulsion du cœur.

CHÉLIUS reprit cette idée en 1850, puis le professeur BUISSON [2] de Montpellier en 1862.

Deux ans après, FICK [3] donnait la description d'un appareil analogue, mais plus complet, dans lequel la branche libre, remplie de mercure, était surmontée d'un flotteur articulé, muni d'un crayon écrivant sur un cylindre.

Enfin, dès l'année 1869, MOSSO commença ses intéressantes recherches avec l'instrument de précision qu'il nomma *Pléthysmographe* et que nous allons étudier.

### PLÉTHYSMOGRAPHE DE MOSSO.

Le principe duquel part le docteur MOSSO est simple. Il s'agit de fermer par un anneau de caoutchouc un membre, l'avant-bras, par exemple, dans un cylindre en verre, de remplir la cavité avec de l'eau tiède, et de mesurer, au moyen d'un appareil spécial, la quantité d'eau qui, suivant l'augmentation ou la diminution du volume de l'organe, sort par une ouverture ménagée à cet effet.

Le cylindre contenant le bras est appuyé sur une planche suspendue à la voûte de la chambre, au moyen d'une corde, afin d'éviter que les petits mouvements involontaires du corps produisent un déplacement du bras dans ce cylindre.

La seconde partie de cet appareil résout le problème de mesurer et d'écrire les changements de volume d'un corps soumis à une pression toujours égale.

L'ouverture du manchon se trouve en communication avec

[1] PIÉGU. *Note sur les doubles mouvements observés aux membres sous la dépendance du cœur et de la resp.* Acad. des sc. P. 1846, t. XXII.

[2] BUISSON. *Quelques recherch. sur la circulat. à l'aide d'appareils enregistreurs.* Th. P. 1862, n° 67.

[3] FICK. *Ein blutwellen Zeichner.* Arch. für anat. und physiol. 1864.

un tube de verre, lequel se repliant à angle droit descend perpendiculairement jusqu'au niveau. Une éprouvette cylindrique et graduée est suspendue à une double poulie très sensible, et tenue en équilibre au moyen d'un contre-poids auquel est attachée une plume pour écrire sur une bande de papier qui se déroule par un mouvement régulier.

L'éprouvette est suspendue de telle façon que le tube vertical en verre se trouve exactement dans son axe.

En supposant que le vase, placé au-dessous de l'éprouvette, soit rempli d'eau et que les vaisseaux de l'avant-bras dilaté augmentent le volume, une quantité correspondante d'eau sortira du cylindre et passera dans l'éprouvette.

Celle-ci, ayant augmenté de poids, s'enfoncera dans le vase sous-jacent, et déplacera une quantité d'eau égale à celle qui est reçue. Le contre-poids suivra en montant ce mouvement. De même, quand il y aura contraction des vaisseaux, le volume de l'avant-bras diminuera; une certaine quantité d'eau rentrant dans le cylindre, l'éprouvette, devenue plus légère, remontera de nouveau, pendant que le contre-poids avec sa plume suivra un mouvement inverse.

Pour que la pression dans le cylindre soit constante, il faut que le niveau de l'eau dans l'éprouvette reste toujours dans le plan de la surface du liquide contenu dans le vase.

Pour éviter les déplacements de ces deux niveaux, Mosso emploie un vase très grand, rempli d'un mélange d'alcool et d'eau d'une densité plus faible que l'eau pure; on peut trouver facilement la densité convenable pour chaque éprouvette. Avec ces précautions, l'éprouvette pourra se remplir, se vider, monter, descendre, sans que les variations de son poids puissent avoir une action sur le niveau du liquide contenu dans son intérieur ; les deux liquides resteront toujours au même niveau, et, malgré les variations de volume, la pression dans le cylindre sera invariable.

Une burette sert à ajouter ou à enlever de l'eau dans l'éprouvette. Sur une bande de papier haute de 20 centimètres, qui se déroule au-devant des appareils enregistreurs, Mosso inscrivait, au moyen de deux pléthysmographes, le *volume* de l'avant-bras droit et gauche, les mouvements *respiratoires*, le *pouls* de la carotide, le *temps* évalué en secondes, pendant que d'autres plumes écrivaient les autres indications accessoires, telles que l'*abscisse*, les *irritations électriques*, etc., et cela pendant des heures entières, même pendant le sommeil.

Cet appareil permet d'aborder des questions ayant un intérêt général, pour la physiologie de la pensée, l'activité cérébrale et la conscience humaine.

C'est ainsi que Mosso a fait des recherches intéressantes sur les causes du sommeil et sur l'action des substances qui peuvent le favoriser ou l'empêcher. Il a ouvert un nouveau champ à la pharmacologie expérimentale en nous donnant un moyen sûr pour étudier directement l'action des remèdes sur l'économie. Il résulte déjà des premières recherches, que les plus petites émotions se traduisent par une modification dans l'état des vaisseaux sanguins. La seule entrée d'une personne qui nous intéresse pendant l'expérience produit une diminution de 4 à 15 cc dans le volume de l'avant-bras. — Le travail du cerveau, pendant la solution d'un problème ou la lecture d'un morceau difficile, est accompagné par une contraction des vaisseaux du bras, proportionnelle à l'effort de la pensée, à l'activité cérébrale où se porte le sang. Enfin Mosso a remarqué que ses tracés indiquaient de loin en loin des modifications de volume de courte durée qui paraissent correspondre à des mouvements spontanés des vaisseaux, analogues à ceux qu'avait décrits *Schiff* dans les vaisseaux de l'oreille du lapin.

### PLÉTHYSMOGRAPHE DE BOWDITSCH.

Tout récemment, en 1879, **BOWDITSCH**, en Amérique, a repris le travail de Mosso et a fait construire, pour ses expérimentations, un nouveau pléthysmographe plus parfait, de forme différente; cet appareil a été décrit dans les comptes rendus de l'Académie des arts et sciences d'Amérique, année 1879 [1]. Nous n'avons pas pu nous le procurer.

[1] BOWDITSCH. *Nouvelle Forme de pléthysmographe.* Proceeding of the amer. Acad. of arts and science 1879.

## CHAPITRE II

### SPYGMOGRAPHES DU Dr OZANAM.

Après avoir décrit les différents instruments enregistreurs connus dans la science, qu'il nous soit permis de décrire maintenant nos nouveaux appareils.

L'un fonctionne avec une plume, le second par la photographie.

L'emploi d'un aimant comme attracteur efficace de la plume nous a paru surtout constituer une découverte, un progrès véritable, car on n'avait jamais songé, jusqu'à ce jour, à se servir de ce moyen si délicat et si fidèle.

Le nouveau sphygmographe, que je propose à la science médicale, a fait ses preuves depuis plus de quinze ans. Il se compose de trois éléments distincts :

A. Un **moteur**.

B. Un **cylindre**.

C. Un **sphygmoscope** *à mercure*.

Etudions séparément chacun de ces appareils.

A. **Moteur**. Celui-ci se compose :

1° D'un **pied** conique solidement établi, support de l'instrument.

2° D'un **mouvement** d'horlogerie fournissant une demi-minute de course, soutenu verticalement sur le pied précédemment décrit. En arrière du mouvement se trouve la *détente*, qui commande la marche ou l'arrête à volonté par une simple pression.

3° D'une **pince** mobile virant horizontalement autour d'une tige qui s'élève à côté du mouvement. Elle permet d'approcher à volonté du cylindre le tube de verre du sphygmoscope. On peut ajouter une deuxième ou une troisième pince et soutenir deux ou trois tubes, si l'on veut faire agir deux ou trois instruments à la fois sur les deux radiales d'un même malade, ou pour explorer le cœur et le pouls simultanément.

Des rainures triangulaires indiquent sur la pince la place

des tubes de verre et les fixent d'une manière solide au moyen d'une *vis*.

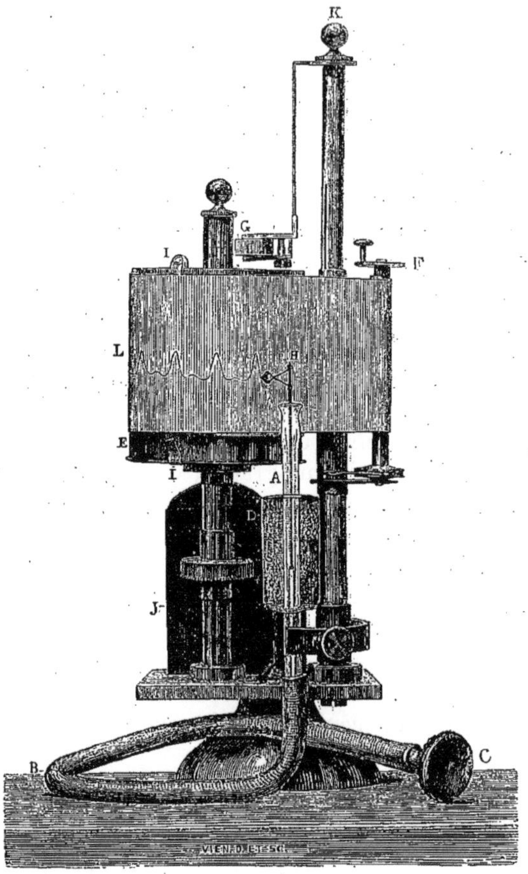


Fig. 100. Sphygmographe Ozanam. — *A*. Tube de verre. — *B*, Tube de caoutchouc, — *C*, Ampoule à mercure. — *D*, Index dynamomètre. — *E*, Cylindre — *F*. Bobine. — *G*. Aimant. — *H*, Aiguille. — *I*, Ressort tenant le papier. — *J*, Mouvement. — *K*, Tige glissante pour l'aimant. — *L*, Papier. — *M*, Tracé.

Du côté opposé à la vis se trouve un *remontoir* qui permet de remonter le mouvement pendant sa marche et de la rendre aussi longue qu'on peut le désirer pour les expériences de physiologie.

B. **Cylindre**. — Il comprend :

1° Un **cylindre** principal de cinq centimètres de hauteur sur

4 de diamètre, creux à l'intérieur, mais muni au centre d'un tube creux tournant sur une longue pointe d'acier, qui, fixée sur le pied, pénètre dans toute la longueur du tube. Cette disposition permet de faire mouvoir un cylindre assez lourd avec un mouvement très délicat, le poids étant soutenu par le pivot d'acier. Cette invention est due à un habile ingénieur, M. *Perrot*, qui a bien voulu m'aider de ses conseils.

Au-dessous du cylindre, une petite roue dentée verticale se met en communication avec le moteur qui lui imprime la rotation par l'intermédiaire d'un pignon horizontal également denté.

La vitesse est d'environ quinze millimètres par seconde, un mètre par minute.

2° Un **aimant** vertical, soutenu par une pince, plonge dans le grand cylindre, restant libre de tourner horizontalement et de prendre la direction préférée; on peut l'élever ou l'abaisser, car il tient à une tige qui se meut à frottement dans le tube déjà chargé de soutenir la pince.

Cet aimant est une des parties les plus importantes de l'appareil; il est destiné à attirer à travers les parois l'aiguille d'acier, qui viendra osciller à la surface du cylindre, l'attirant assez pour lui permettre d'écrire, pas assez pour l'immobiliser.

3° Une **bobine** destinée à enrouler le papier inscripteur, située derrière le cylindre. Elle est soutenue par une tige coudée à angle droit et fixée aux parois du tube principal.

On peut ôter cette bobine lorsque l'on ne se sert que d'un papier court.

C. Le **sphygmoscope**, ou baromètre de la circulation, mesure toutes les variations, toutes les nuances de la marée sanguine.

Il se compose de neuf parties : 1° une **ampoule** ; — 2° un **régulateur** ; — 3° un **tube** de **caoutchouc** ; — 4° un **tube** de **verre** ; — 5° une **fermeture** ; — 6° un **bracelet** ; — 7° un **liquide** ; — 8° un **flotteur** ; — 9° une **plume**.

Passons rapidement en revue ces éléments divers :

1° L'**ampoule** ou *réservoir* mesure un diamètre interne de 0m15 sur 0m010 de hauteur. Elle peut être en *verre*, en *acier* ou en *cuivre nickelé;* elle se ferme à sa large ouverture par une membrane de *caoutchouc* très mince, l'autre extrémité s'effile en un *tube* de 0m004 de diamètre interne sur 4 centimètres de longueur.

2° Le **régulateur** est formé par un *tube* à spirale extérieure très allongée, qui, tournant librement autour du tube métallique, fait monter ou descendre à volonté un *écrou* qui soutient le bracelet et permet ainsi de donner la tension désirée.

3° Le **tube de caoutchouc,** de 0m,30 de longueur sur 0m002 de diamètre interne et à fortes parois, vient d'une part s'attacher au tube de l'ampoule au-dessus de la vis ; de l'autre il reçoit le tube de verre. Ses mouvements souples permettent de diriger l'ampoule dans tous les sens, de l'appliquer sur tous les organes dans toutes les positions sans difficulté ; c'est là un des grands avantages de notre instrument.

4° Le **tube de verre,** qui fait suite à celui de caoutchouc, sert d'*indicateur ;* il permet de voir onduler le liquide, comme si le sang lui-même était visible à travers une artère transparente. Sa longueur est de 0m08 ; son diamètre interne de 0m,002 ; il pénètre de 0m01 dans le tube de caoutchouc et se fixe entre les mors de la pince. Une dilatation en entonnoir occupe son extrémité supérieure ; elle remplit deux buts : le premier, de pouvoir recueillir dans l'appareil les molécules de mercure qui s'élèvent séparées du reste de la colonne quand on chasse l'air introduit par mégarde, c'est un *diverticulum;* — le deuxième but est de servir de support à la *fermeture.*

5° La **fermeture.** — Elle consiste en une petite *vis de pressoir,* dont le cône vient s'enfoncer dans l'ouverture centrale d'une cupule d'acier qui recouvre le diverticulum d'une petite calotte protectrice.

6° Le **bracelet.** — On le fabrique simplement avec le tissu de caoutchouc dont on fait les jarretières. Longueur: 0m30, largeur: 0m025 ; — à 6 centimètres de son extrémité, une boutonnière s'ouvre, destinée à recevoir l'écrou de la vis régulatrice ; plus près encore du bout, se trouve fixée une boucle destinée à serrer le bracelet, une fois l'ampoule convenablement posée. L'élasticité du bracelet permet encore de déplacer l'ampoule, en la soulevant lorsque la position n'a pas été normalement prise. Elle a aussi l'avantage de ne point interrompre la circulation dans les vaisseaux du bras.

7° Le **liquide.** — Nous avons choisi le *mercure,* à cause de sa densité, qui lui permet de supporter un flotteur ; il laisse au tube sa *transparence.* — Son *incompressibilité,* nous l'a fait préférer à l'air, qui, pour des mouvements d'une telle délicatesse, perd sa fidélité, lorsqu'il doit transmettre les mouvements entre les deux membranes qui lui servent de cloison. On introduit facilement le mercure dans l'appareil en faisant le vide par une pression de la pulpe du doigt sur la membrane qui ferme l'ampoule, tandis que l'orifice est plongé dans un vase de mercure, et la juste mesure se reconnaît sans peine, lorsque, le tube de caoutchouc étant plié en deux, l'ampoule affleurant l'autre bout du tube de gomme élastique, on aperçoit le mercure commençant à paraître à travers le tube de verre.

8° Le **flotteur**. — Il se compose d'une tige droite et rigide, de 0m 06 de longueur sur 0m 001 de diamètre; une perle s'enchâsse à l'extrémité destinée à flotter sur le mercure, tandis qu'à l'autre bout vient s'attacher la plume. La tige peut être faite en paille, en roseau, ou mieux encore en fibres du palmier *Piassaba* (Attalea funifera: *Martins*), dont on fait les brosses de balayeuses mécaniques. Ces fibres élastiques et droites offrent toutes les qualités réunies.

9° La **plume**. Elle se compose d'une lamelle d'acier extrêmement mince de 0m 015 de longueur, attachée par un bout à la tige et taillée en angle à base inférieure à l'autre extrémité. Sur cette lame, on colle avec une goutte de collodion un petit triangle de sureau ou de peau très fine, le côté dépoli tourné en dehors, la pointe dépassant un peu le triangle d'acier.

Cette aiguille, lorsqu'elle flotte librement sur le mercure, est attirée par l'aimant, à travers l'épaisseur du papier et du cylindre, et imprime sur le papier le tracé du pouls de la manière la plus élégante, la plus parfaite.

**Encre**.—Toute espèce d'encre peut servir, pourvu qu'elle soit bien fluide ; mais il est préférable d'employer des encres noire, violette ou bleue d'*aniline*, à cause de leur fluidité parfaite et parce qu'elles ne rouillent pas les plumes.

Quand un triangle de peau trop durci ou trop usé n'écrit plus, on le remplace par un autre, sans dépense appréciable.

**Papier**.—Tout papier peut servir, mais il est bon de le prendre bien lisse. Il est inutile d'avoir recours au papier porcelaine si coûteux, nécessaire aux anciens sphygmographes.

RÉSUMÉ.

Pour se servir de l'appareil, il faut :

A. —Poser la boîte sur une table ou un plan horizontal, puis mettre l'instrument sur la boîte, car il doit être plus élevé que le bras sur lequel on agit, et visser le tube de verre dans la pince, la fermeture étant débouchée.

B. — Préparer la bande de papier sur le cylindre.

C. — Placer le malade assis, l'avant-bras écarté du corps, et reposant sur la table devant l'appareil, la main lui tournant sa face dorsale et le poing fermé.

D. — Mettre l'ampoule sur l'artère et boucler le bracelet autour du poignet.

E. — Faire agir la vis du régulateur jusqu'à ce qu'on ait déterminé la plus belle pulsation.

F. — Poser délicatement la plume chargée d'encre dans le tube de verre.

G. — Rapprocher la pince du papier, juste assez pour que la pointe de la plume en effleure le bord.

H. — Tourner l'aimant en face de la plume.

I. — Lâcher la détente pour arrêter ensuite quand on a obtenu la longueur de tracé que l'on désire.

### EXCEPTIONS ET DIFFICULTÉS.

**Fractionnement de la colonne de mercure par l'air.** — Si une certaine quantité d'air s'infiltre à travers la colonne de mercure au moment où l'on pose l'appareil, il suffit de relever l'ampoule, jusqu'à ce que la masse arrive au petit réservoir supérieur, l'air s'échappe et les molécules de mercure se rejoignent.

**Infiltration du mercure le long du flotteur.** — Si le mercure s'infiltre et passe au-dessus de la perle, il faut retirer le flotteur, puis le remettre ensuite; dans l'intervalle, les globules de mercure retombent et rejoignent la masse commune.

**Précautions à prendre pour marquer deux tracés simultanés.** — Si l'on doit examiner le pouls de deux côtés ensemble, il faut avoir deux tubes armés de deux plumes, dont l'une ait sa tige et sa lame d'acier de un centimètre plus longues, pour qu'elles commencent le tracé juste au même point, l'une au-dessus de l'autre; cette lame d'acier doit être choisie moins épaisse, pour ne pas augmenter le poids de l'aiguille; les deux images se trouvent ainsi superposées et non confondues entre elles.

**Fissure de la membrane de caoutchouc.** — Si la fissure est vaste, si elle est survenue dans une membrane usée, il vaut mieux la remplacer, la dépense en est si faible!

Mais lorsqu'il n'y a qu'une seule fissure, il suffit, pour parer à cet accident, de verser dessus une goutte de collodion. L'éther, qui est un dissolvant du caoutchouc, agglutine les bords; le collodion, en se desséchant, les consolide, et la membrane peut encore servir longtemps.

### APPAREIL SPHYGMGO-PHOTOGRAPHIQUE DU DOCTEUR OZANAM.

La précision mathématique avec laquelle la lumière fixe instantanément la forme des objets m'avait fait désirer depuis

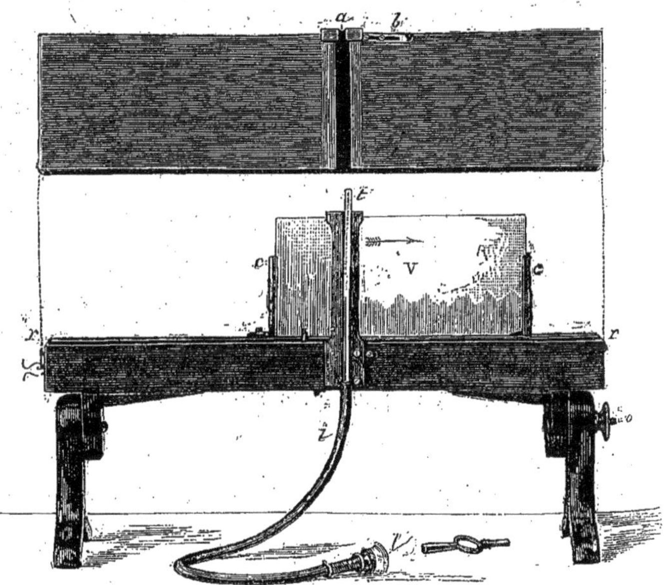


Fig. 101. Sphygmographe photographique d'Ozanam.

longtemps d'appliquer la photographie à la reproduction fidèle du cours du sang dans les vaisseaux du corps humain.

Je vais expliquer en peu de mots par quels moyens j'ai réussi à réaliser cette idée, à l'aide d'un nouvel appareil enregistreur, que je fis exécuter par le savant *Bréguet* vers l'année 1866.

Il fallait remplir quatre conditions pour arriver au but désiré:

1° **Reproduire** artificiellement l'**artère** par un tube dont les parois transparentes pussent laisser passer librement la lumière et le regard.

2° **Imiter le sang** par une colonne liquide, dont le niveau pût être influencé à chaque instant par l'impulsion sanguine, et qui, s'élevant ou s'abaissant dans le tube, lui laissât néanmoins toute sa transparence.

3° **Inscrire** la ligne ondulante au moyen d'un appareil *curseur*, portant un papier ou verre prêt à recevoir l'impression de la lumière partout où le niveau du liquide lui permettrait de parvenir.

4° Renfermer ces divers éléments dans une **chambre noire** convenablement disposée.

Ces quatre conditions ont été obtenues dans l'appareil suivant :

Une petite chambre noire portative de 35 centimètres de long sur 12 de haut et 4 d'épaisseur renferme tout l'instrument. Elle est divisée à moitié de hauteur, comme le couvercle d'une boîte et laisse à jour pendant la préparation tous les éléments de l'appareil.

Vers le milieu de la longueur, un tube de cuivre *tournant*, couvre et découvre à volonté une fente longitudinale, verticale, linéaire, par laquelle seule la lumière doit pénétrer.

Le long de cette fente se place l'artère transparente, composée d'un tube de verre renfermant du mercure, et dont le petit réservoir pyramidal muni d'un tube élastique s'applique directement sur l'artère ou sur le cœur. La forme cylindrique du tube de verre produit l'effet d'une loupe et favorise la concentration de la lumière.

Dispositions diverses de l'appareil. — On peut varier de plusieurs manières la disposition de l'instrument.

1° **Appareil à flotteur.** — En se servant d'un *flotteur* qui dépasse le tube de verre abaissé et qui vienne faire *écran* devant la fente de la chambre noire ; il n'y a, dès lors, aucun intermédiaire entre la lumière et l'écran, l'impression lumineuse est plus nette. C'est un avantage qui compense la moindre sensibilité que le flotteur imprime au mercure.

2° **Photographie linéaire**. — Si, au lieu d'une photographie à fond plein, on voulait une *photographie linéaire*, comme celle de l'écriture, il suffirait de placer le tube sur le côté de la fente lumineuse, et de terminer le flotteur par un fil de fer coudé à angle droit, dont la faible épaisseur s'interposerait seule aux rayons lumineux. Dans ce cas, un seul point du champ d'action échappe à la lumière ; on obtient une ligne noire sur un fond blanc. Nous avons recueilli, sous cette forme, l'image des tremblements musculaires chez un homme atteint de sclérose de la moelle ; l'inscription a été parfaite.

Mais ces procédés sont, je crois, inférieurs au premier, dans lequel le mercure, n'ayant à soulever aucun poids, oscille en liberté.

3° **Appareil circulaire.** — On peut encore employer, comme je l'ai fait autrefois, un *cylindre tournant*, muni d'une plaque ou d'un papier sensible ; dans ce cas, un second cylindre enveloppe le premier et sert de chambre noire n'ayant qu'une fente pour recevoir le tube de mercure. Mais la difficulté de se servir d'un papier souvent trop peu sensible rend ce procédé moins maniable que le premier, et j'ai dû y renoncer.

4° **Grossissement de l'image.** — Enfin, on peut obtenir la photographie du pouls par le *microscope solaire* ou à *gaz oxy-hydrogène*, en mettant le tube oscillant au foyer, et recevant l'image contre un panorama, tournant à une courte distance et recouvert d'une chambre noire à une seule fente verticale.

On produit ainsi des projections très étendues et on les grossit facilement de 10 à 15 diamètres, si on le désire.

Par cet artifice on transforme, on multiplie le *temps* par l'*espace;* aussi l'œil pourra-t-il apprécier facilement les modifications survenues dans un centième d'ondulation pendant un centième de seconde, puisque chacune d'elles occupera encore sur l'image une étendue d'un millimètre.

Il y a, dans ce procédé, de quoi répondre à toutes les exigences de la science exacte [1].

[1] Notre appareil est supporté par deux pieds, autour desquels il peut s'incliner à frottement, afin de pouvoir par cette inclinaison suivre celle du soleil et recevoir ainsi la plénitude de ses rayons. Une vis le fixe alors dans la position reconnue la meilleure.

Ces deux instruments sont actuellement construits par CH. ETIENNE, 11, avenue d'Orléans, à Montrouge.

# CHAPITRE III

## LA PULSATION ÉTUDIÉE AU SPHYGMOGRAPHE.

## DICROTISME. — POLYCROTISME. — SOMMET ET PLATEAU.

### DICROTISME.

DÉFINITION. — Le **dicrotisme** *est la double pulsation que donne un vaisseau, sous l'influence d'un battement simple du cœur.*

Il peut être *artériel* ou *veineux*.

**Dicrotisme artériel**. — Les anciens avaient déjà constaté son existence; ils l'appelaient : *pulsus bis-feriens. Galien* en fait plusieurs fois mention, mais le considère comme un état morbide, parce qu'il est plus marqué dans certaines maladies.

**Dicrotisme normal**. — Le savant chirurgien de Heidelberg, CHÉLIUS [1], découvrit en 1850 le dicrotisme normal. Il se servait d'un sphygmoscope en verre à colonne mercurielle.

Quelques années plus tard, *Vierordt* [2] constata le fait, mais il voulut l'expliquer par les sursauts du mercure sur la membrane élastique; celle-ci peut, en effet, amplifier les ondulations, mais ne les produit que dans les mêmes circonstances où les vaisseaux les produisent eux-mêmes.

*Marey* ayant reconnu l'existence du dicrotisme avec son appareil à ressort d'acier, il fallut renoncer aux premières objections. Mais *Fick* et *Meissner* [3] attribuèrent alors le dicrotisme à une oscillation, provenant de l'élasticité du ressort. Un fait suffit à montrer l'inanité de ces objections, ce sont les cas de grandes pulsations sans dicrotisme, qu'on obtient avec les instruments, quels qu'ils soient, dans certaines circonstances, tandis que de fort petites ondulations seront suivies d'un polycrotisme accentué. Il n'y a donc pas toujours de proportion

[1] CHÉLIUS. *Prager Vierteljahrschrift*, 1850. Bd XXI.
[2] VIERORDT. *Die lehre vom arterienpuls in gesunden und krankhaften zustanden*, 1855.
[3] FICK ET MEISSNER. *Jahresbericht über die fortschnitte der anat. und physiol.* 1859.

entre la grandeur ou la force de la pulsation et celle du dicrotisme.

Théories sur le dicrotisme. — On ne saurait croire combien de théories différentes ont été proposées pour expliquer le dicrotisme, et combien ce petit champ d'observation a exercé la sagacité des physiologistes modernes.

1° **Renforcement des vibrations**. — *Galien* attribuait le dicrotisme aux *vibrations* intenses que, pendant la fièvre, produirait un *afflux de sang plus grand* dans les parois artérielles.

2° **Double pulsation du cœur**. — *Albers* voulut l'expliquer par une *double pulsation* du *ventricule* à courte distance, mais ni l'auscultation attentive, ni l'observation directe du cœur mis à nu sur l'animal ne viennent confirmer cette explication.

3° **Système des ondes doubles**. — *Volkmann* soutint que la contraction du cœur produit un effet plus rapide au centre que près des parois. De là naissent pour le liquide sanguin deux systèmes d'ondes et *deux ondulations* successives de la paroi artérielle.

4° **Redressement des artères**. — *Parry* et *Hammernick* avancèrent alors que la première pulsation se produit pendant la *systole*, et que la seconde est due au déplacement des artères et à leur redressement pendant la *diastole*.

5° **Choc en retour du sang**. — *Marey* songea d'abord à expliquer le dicrotisme par une *réflexion* de la *colonne sanguine* à l'angle de bifurcation de l'artère *aorte*, donnant pour preuve qu'à dater des iliaques on ne perçoit plus le dicrotisme.

Mais les observations nouvelles démontrent, les siennes comme les miennes, que la crurale possède un puissant dicrotisme. En voici un exemple :

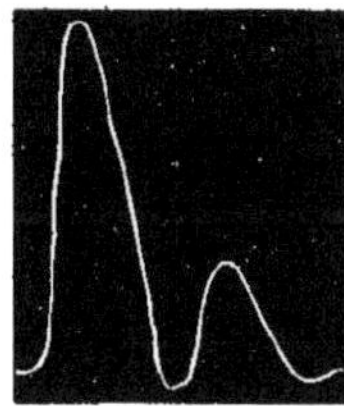

Fig. 102. — Artère crurale avec son dicrotisme au pli de l'aine.

6° **Elasticité des parois vasculaires**. — D'après *Ludwig*, la deuxième élévation du double battement est une suite de l'*action élastique* provoquée par le premier.

Suivant *Ducheck*, le *dicrotisme* est un phénomène qui prend naissance non point au centre cardiaque, mais à la circonférence. Il réside dans le vaisseau et résulte des propriétés des tubes élastiques. Il dépend : 1° de la *vitesse* du sang ; 2° de l'*élasticité* des vaisseaux.

Il annonce un rapide écoulement par les capillaires.

En effet, si l'on vient à ralentir cet écoulement en comprimant l'artère crurale, le dicrotisme disparaît. Il reparaît si, tout en conservant la compression, on accélère l'écoulement par les capillaires, au moyen de la *sueur*, de la *chaleur*, de la *saignée*, etc.

7° **Interférence des ondées sanguines.** — *Vierordt* regarde le dicrotisme comme l'expression des mouvements ondulatoires produits par l'*interférence* des ondées sanguines qui se succèdent et qui sont transmises à la paroi élastique de l'artère.

8° **Vitesse acquise du sang.** — *Marey* eut recours à la *vitesse acquise* du sang pour expliquer le *dicrotisme*. Cette vitesse rencontrant résistance à la périphérie de la part des capillaires, reflue vers le centre, où, trouvant un point d'appui sur les valvules aortiques, elle change sa direction et rejaillit en ondée directe nouvelle. Mais, suivant lui, le dicrotisme serait plus grand dans les artères éloignées du cœur, car la vitesse acquise croît en raison de la masse mise en mouvement.

9° **Dédoublement de la veine fluide.** — *Buisson* explique par un *dédoublement*, une *césure* de la veine fluide, le phénomène du *dicrotisme*. Le ventricule par sa contraction envoie dans les artères une ondée périphérique, qui dilate tous les vaisseaux. Ceux-ci, se contractant à leur tour, partagent le liquide en deux parts : l'une qui pénètre en avant, dans les profondeurs des capillaires ; l'autre qui retourne en arrière vers le cœur ; là, rencontrant les valvules aortiques, elle *reflue*, comme la première ondée positive, vers la périphérie, et double la pulsation. Cette explication est parfaitement juste.

10° **Modifications de la colonne liquide.** — *Maragliano* [1] a fourni, en 1875, une excellente étude sur le dicrotisme. — Suivant cet auteur, le dicrotisme n'est point détruit par la mauvaise application de l'appareil, ni par l'action du ressort, la position

[1] MARAGLIANO. *Il dicrotismo e il polycrotismo*. Rivist. clin. di Bologna. 1875.

du membre, ou les mouvements respiratoires; toutes ces circonstances ne lui font subir que de faibles altérations.

Le dicrotisme ne dépend pas d'une force centrale, car on l'observerait alors dans toutes les artères en même temps, tandis qu'il peut exister dans l'une et manquer dans l'autre au même moment.

Sa cause d'existence doit se trouver dans les artères périphériques. Mais dépend-elle de l'ondée liquide ou des parois vasculaires? et quelle est la part de chacun de ces éléments?

Or l'expérimentation apprend qu'une colonne liquide, à pression intermittente, s'écoulant librement par un tuyau élastique non fermé, ne dénote jamais au sphygmographe un dicrotisme quelconque. Mais si un obstacle surgit en aval, il y a oscillation *secondaire de retour*, il y a *dicrotisme*. Ces oscillations augmentent avec la force d'impulsion, c'est-à-dire, avec la rapidité de l'ondée et la pression qu'elle supporte.

Le dicrotisme dépend donc uniquement des modifications de la colonne liquide, de son degré de pression, de la rapidité et du volume de l'ondée sanguine et des obstacles qui peuvent surgir sur son passage. Modifiez la pression, vous modifierez le dicrotisme ; comprimez la crurale, la carotide, et le dicrotisme augmente.

Quant aux parois, leur rôle est secondaire, mais important : si elles sont élastiques elles répètent fidèlement l'impulsion multiple qu'elles reçoivent ; le dicrotisme devient visible.

Si elles ne sont plus élastiques, elles ressentent le choc, mais y résistent ; le dicrotisme reste latent ou interne.

11° **Dicrotisme par ondes secondaires directes.** — Dans une nouvelle série d'expériences, entreprises en 1876, *Marey*[1] souleva une nouvelle théorie.

Voici la question : quand l'afflux du liquide dans un tube est bref et énergique, il se fait sous l'influence de cette seule impulsion une série d'ondes les unes à la suite des autres ; ce sont les *ondes secondaires*.

Lorsque le tube où se forment les ondes est fermé ou rétréci, à son extrémité il se forme des *ondes réfléchies* qui reviennent à l'origine du tube. A laquelle des deux ondes appartient la *pulsation dicrote?*

[1] Marey. *Etude du mouvement des ondes liquides pour servir à la théorie du pouls.* Travaux du laboratoire de Marey, 1876.

Les ondes réfléchies se distinguent des secondaires directes, en ce que la compression du tube en aval du point exploré augmente l'intensité des ondes directes et supprime les ondes réfléchies. Or le pouls dicrote offrirait tous les caractères d'une onde secondaire directe.

L'aorte aurait ses ondes propres, qu'elle enverrait dans toutes les artères, où elles se transformeraient plus ou moins, mais elle éteint et absorbe, comme un réservoir élastique, les ondes que chaque artère lui apporte, et ne les envoie pas à d'autres.

Étude expérimentale du dicrotisme. — *Naumann* le premier, puis *Koschlakoff*, de Saint-Pétersbourg, et plus tard, à leur exemple, *Marey*, en France, ont reproduit dans des appareils en caoutchouc tous les phénomènes de la circulation humaine.

Ces recherches de contrôle étaient faites avec une pompe aspirante et foulante, injectant constamment la même quantité de liquide dans un cœur de caoutchouc, muni de valvules et d'une aorte élastique, sur laquelle venait se greffer un ensemble de tuyaux imitant les réseaux vasculaires. Elles ont conduit aux résultats suivants :

Toutes les formes du pouls physiologique ou pathologique se rapportent à deux classes : *Pouls simple, Pouls dicrote ;* d'où les subdivisions suivantes :

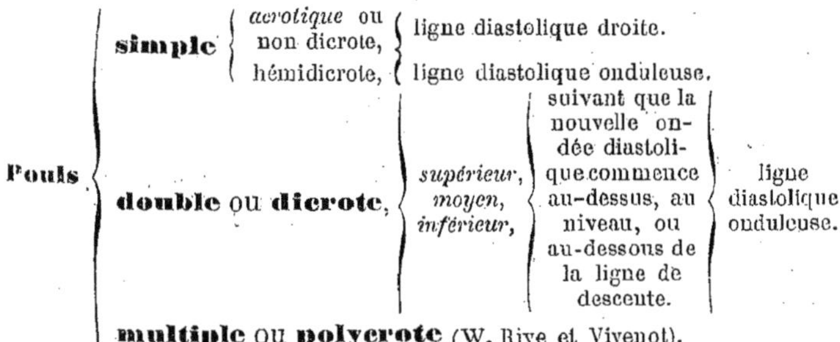


*Koschlakoff* [1] a pu constamment rendre à volonté le pouls non dicrote, en rétrécissant le calibre de l'artère, c'est-à-dire en augmentant la résistance à l'orifice de sortie ; et le rendre de nouveau dicrote en augmentant la force, et surtout la rapidité

[1] Koschlakoff. *Untersuchungen über den puls.* Wirchows. Arch. für pathol. anat. Bd XX. Heft. 1, 2. p. 149-176.

d'impulsion du cœur. Plus celle-ci est grande et surtout rapide, plus la ligne d'ascension systolique est verticale.

Mais comment une systole plus rapide produit-elle un double battement? Les lois de propagation du mouvement à travers les tuyaux élastiques en donnent toute la clef. Par une systole rapide, l'équilibre est troublé dans le tuyau élastique. L'élasticité n'a pas le temps d'entrer en action; le tube, livré à l'inertie, se laisse dilater rapidement et outre mesure, mais bientôt l'élasticité intervenant produit une réaction proportionnelle, puis des dilatations et rétrécissements successifs jusqu'à ce que l'équilibre soit rétabli. Quand la systole est lente, l'équilibre se rétablit à mesure et sans secousse; il n'y a donc pas de dicrotisme.

Si un tuyau latéral est greffé à angle sur le tube principal, l'ondulation change de forme par suite d'un autre genre de perturbation de l'équilibre; et dans l'espace intermédiaire entre l'ondée systolique et la première ondée diastolique une petite ondée vient à se montrer. Cette perturbation est due à la contraction plus énergique de l'orifice du tuyau latéral qui résiste avant de fournir les grandes ondées, et cette petite ondulation se retrouve fidèlement dans toute la longueur du tuyau.

Le pouls dicrote chez l'homme doit donc avoir sur la ligne diastolique deux ondes de forme différente.

L'une, la première, *plus petite*, qui provient des artères de la *tête* et des extrémités *supérieures*.

L'autre *plus grande* qui vient des artères des membres *inférieurs*.

*Bordeu* aurait donc eu parfaitement le droit de diviser le pouls en pouls *supérieur* et pouls *inférieur*: les expériences du physiologiste russe lui donneraient raison, sinon pour la forme de la pulsation première, comme il le croyait, du moins pour les formes du dicrotisme.

## SÉMÉIOTIQUE DU DICROTISME.

En résumé, pour que le dicrotisme soit très prononcé, il faut avec *Naumann* [1] réunir trois conditions :

1° Une **forte action du cœur**, se manifestant par une ligne

[1] NAUMANN. *Zeitschrift für rationelle medicin*. Band. XVIII.

d'ascension très verticale ; systole subite et très brusque, cessant aussi rapidement par diastole subite.

2° Une **grande élasticité** des vaisseaux, pour qu'ils puissent revenir sur eux-mêmes.

3° Une **faible dilatation** de leurs parois par le sang, ce qui veut dire *faible tension vasculaire.*

Avec une systole lente, malgré une grande force de projection, on n'obtient qu'un faible dicrotisme ; car l'équilibre a le temps de s'établir sur le trajet du tuyau.

Quand les *systoles* sont *rapides* mais *éloignées*, on observe le dicrotisme *supérieur* ou le *polycrotisme*, le tube ayant le temps d'achever ses oscillations d'équilibre.

Le **dicrotisme** doit donc **augmenter** dans les circonstances suivantes :

A. — Quand la quantité de sang *diminue* par la *saignée*, les *hémorrhagies* ou autre cause affaiblissante, car alors la tension diminue.

B. — Quand l'*élasticité* des parois vasculaires *augmente*, comme cela arrive après le repas, sous l'influence des excitants, *thé*, *café*, et de la *chaleur* soit artificielle soit morbide, comme on le voit dans les *fièvres*.

C. — Quand le cœur bat plus fort, sous l'influence des mêmes causes ou par *hypertrophie*.

Le **dicrotisme** doit **diminuer** :

A. — Quand la puissance cardiaque devient insuffisante pour contre-balancer les obstacles périphériques, comme il arrive dans certaines affections du cœur [cœur graisseux, atrophie].

B. — Quand les artères ont perdu leur élasticité, or elles peuvent la perdre :

1° Par *tonus vasculaire*, par le froid, ou dans l'état de jeûne et dans l'*anémie* où le vaisseau rétracté sur lui-même devient rigide.

2° Par *compression* interne ou externe.

3° Par *athérome*, lorsque les parois deviennent graisseuses.

4° Par *sclérose*, chez les paralytiques dont les artères fibreuses perdent en grande partie leurs éléments musculaires atrophiés.

5° Par *excès* de *tension* vasculaire, comme on le voit dans l'état congestif, où les artères trop pleines sont arrivées à leur limite d'élasticité, et ne peuvent ni se dilater davantage, ni réagir à leur tour.

Chez les personnes *grasses*, et par conséquent chez la plupart des femmes, on trouve rarement le pouls dicrote, à cause de la forte pression qu'il faut exercer pour trouver le pouls. L'*œdème*, l'*anasarque*, la *sclérose cutanée* diminuent également, et même font disparaître le dicrotisme par leur pression sur les vaisseaux.

Quand les *systoles* sont *rapides* et *très fréquentes*, le tuyau ne peut osciller qu'une fois ou une demi-fois; de là un pouls *demi-dicrote* ou *double-inférieur*. On observe souvent ces variétés chez les gymnasiarques et les faiseurs de tours.

Enfin si les *systoles* se suivent avant que le tube ait oscillé, on aura une ligne uniforme d'ascension et de descente continue, sans dicrotisme ; ce *pouls* indique une *augmentation* de *résistance dans la circulation du sang*, ou une *diminution* de la force du cœur.

Dans tous ces cas, c'est la *rapidité* ou la *lenteur* de la projection, bien plus que la *pression latérale*, qui régit le *dicrotisme*.

*Ducheck* approfondit beaucoup la question du dicrotisme, montrant par des expériences décisives qu'il existait même après la destruction des valvules aortiques.

Ducheck signala encore le dicrotisme assez fort, particulier aux *anémiques*.

*Landois* [1], examinant à son tour les phénomènes du dicrotisme sur les tubes élastiques, eut l'ingénieuse idée d'intercaler au milieu un tube de verre où était suspendue une lame d'or.

On put voir en effet, à chaque fois qu'il produisait son ondée avec un étau de cuivre, ouvert et fermé alternativement, la feuille d'or, portée par le premier courant vers la périphérie, puis retournant au centre, enfin, repoussée par une nouvelle oscillation très petite vers la circonférence.

*Landois* reconnut que le pouls pouvait être *tricrote* et que le dicrotisme pouvait se montrer dans l'*ascension* comme dans la *descente* de la *pulsation*. Il proposa les divisions et dénominations suivantes :

**Pouls:**
- **simple**, non dicrote.
- **dicrote**,
  - *catacrotique* ou avec ondulation de la ligne de descente.
  - *anacrotique* ou avec ondulation de la ligne d'ascension.

Chacun des deux derniers peut être *dicrotique* ou *tricrotique*.

Polycrotisme. — Cependant l'on commençait à entrevoir

que l'oscillation du sang dans les artères pouvait être non seulement double ou triple, mais plus multiple encore, tantôt par la production de plusieurs oscillations nouvelles, tantôt par la scission d'une des oscillations, ce qui constitue le *dicrotisme coupé*.

*Traube* et *Wolf* reconnurent dans la radiale l'existence du *tricrotisme*. *Wolf* remarqua que le pouls devenait surtout dicrote quand il était fort accéléré. De plus, suivant lui, une artère peut être dicrote, une autre au même instant ne point l'être, en sorte que le dicrotisme serait toujours irrégulier et variable.

Ces ondulations du pouls sont parfois perceptibles à l'oreille. *Wolf*, appliquant le stéthoscope sur la radiale, y reconnut un triple murmure, un long et deux courts; ces bruits s'entendaient mieux encore sur la *cubitale*. On reconnaît parfois à la vue les trois mouvements sur l'artère radiale chez les personnes maigres dont l'artère est très superficielle.

### DICROTISME DANS LES CAPILLAIRES.

Les capillaires, malgré leur petitesse, ont-ils aussi leur dicrotisme? Il est impossible de le vérifier directement. L'instrument ne peut ni les atteindre, ni les mesurer. Mais si, au lieu de les prendre au détail on les prend en masse, et que l'on cherche le dicrotisme total d'un organe, d'une région, la pulpe des doigts par exemple :

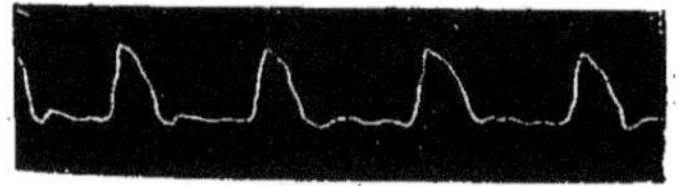

Fig. 103.

Pouls de la pulpe du pouce avec son dicrotisme.

on le trouve extrêmement accentué, et l'on doit en conclure que chaque vaisseau, même des plus petits, y contribue pour sa part, et que, le dicrotisme étant pour ainsi dire universel, le corps humain tout entier est dans un perpétuel mouvement d'oscillation, d'attraction et de répulsion, qui doit avoir une importance toute particulière au point de vue des échanges moléculaires organiques, et de la production soit de la chaleur soit de l'électricité vitales.

Etudions maintenant les nuances *du dicrotisme* à l'aide de notre sphygmographe; nous pourrons y reconnaître une foule de variétés dont plusieurs n'ont point été décrites.

Division. — Il faut diviser le *dicrotisme* en *ascendant*, *descendant*, *double* et *horizontal*. Les deux premiers sont situés sur les deux versants de la pulsation.

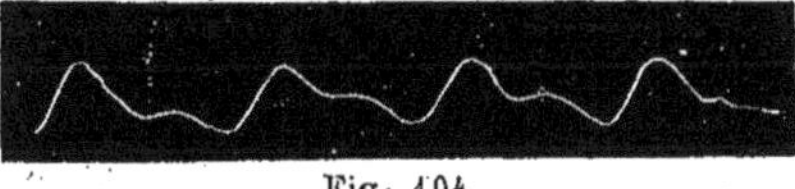

Fig. 104. Dicrotisme *descendant*.

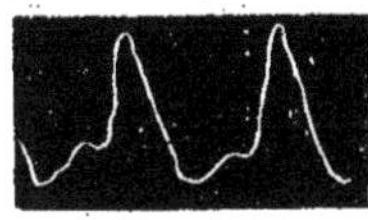

Fig. 105. Dicrotisme *ascendant*.

Le premier est le plus naturel, le plus habituel. Le second ne survient que sous l'influence d'une violente impulsion du cœur, qui éloigne le retour de l'onde jusqu'à la pulsation suivante.

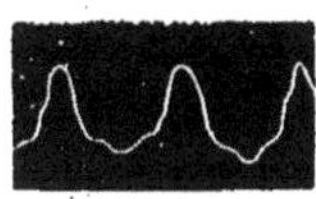

Fig. 106. Dicrotisme *ascendant* et *descendant*, en *berceau*.

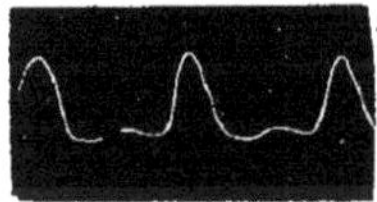

Fig. 107. Dicrotisme *horizontal*.

Tous ces dicrotismes peuvent être simples, doubles, triples et même très multiples, suivant les cas :

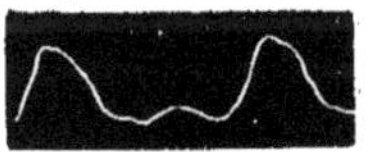

Fig. 108. Dicrotisme simple.

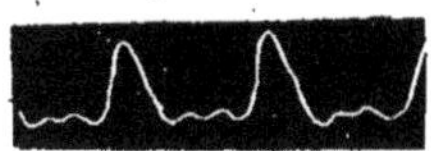

Fig. 109. Dicrotisme double.

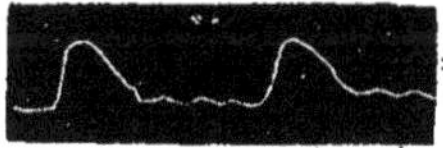

Fig. 110. Tricrotisme.

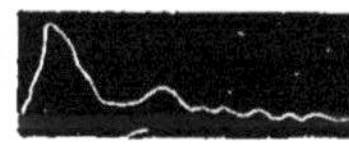

Fig. 111. Polycrotisme.

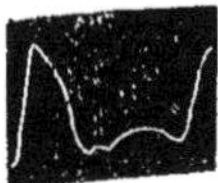
Fig. 112.

Un petit dicrotisme avant le plus grand.

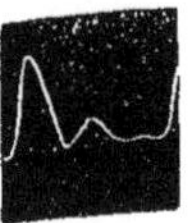
Fig. 113.

Un grand avant le petit.

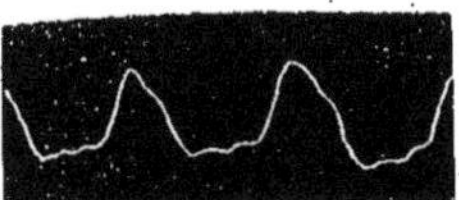
Fig. 114.

Parfois ils sont tous égaux.

Les ondulations du *dicrotisme* peuvent elles-mêmes se diviser en ondulations secondaires ; c'est le *dicrotisme coupé* de *Koschlakoff*.

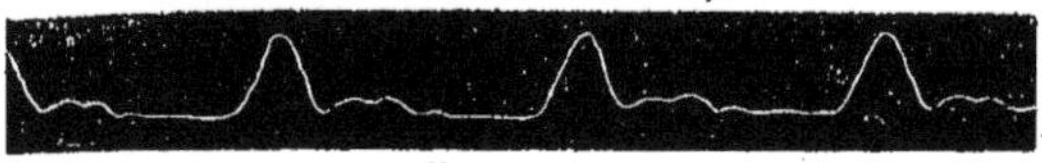

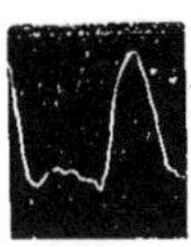
Fig. 115.

Et de plus, dans le dicrotisme coupé, les ondulations secondaires peuvent être *horizontales*,

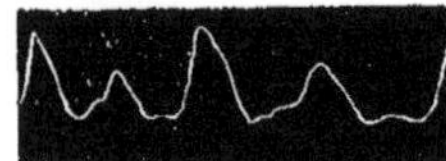
Fig. 116.

*ascendantes*,

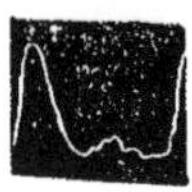
Fig. 117.

*descendantes* ou dans les *deux sens*.

Fig. 118.

Si maintenant nous considérons les rapports du dicrotisme avec la ligne de *tension*, nous observons :

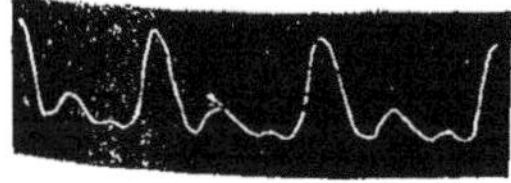
Fig. 119.

Un dicrotisme *horizontal*,

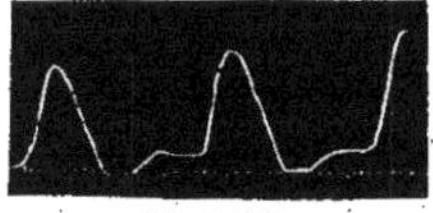

Fig. 120.

Un dicrotisme *supérieur*,

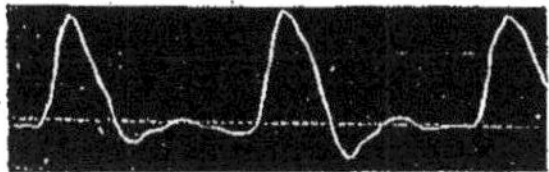

Fig. 121.

Un dicrotisme *inférieur*,

suivant que l'ondulation *suit la ligne de tension régulière*, ou s'en *écarte*, en s'élevant au-dessus ou s'abaissant au-dessous.

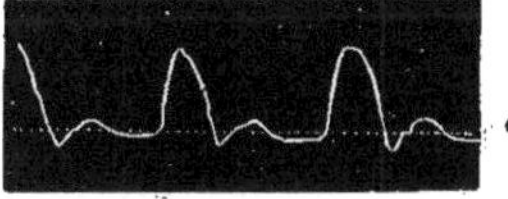

Fig. 122.

Cette infériorité peut se manifester au *commencement* de la pulsation,

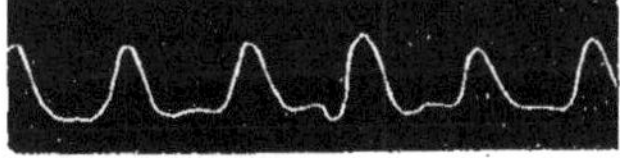

Fig. 123.

à la fin de la *diastole*,

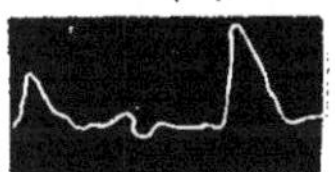

Fig. 124.

ou bien encore au *milieu*.

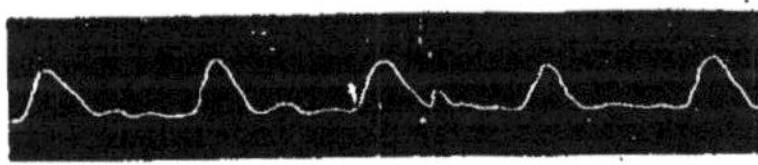

Fig 125.

Enfin le dicrotisme peut affecter une forme *aiguë*,

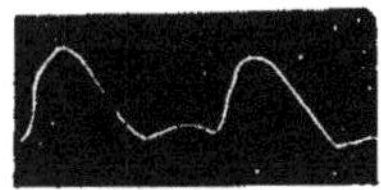

Fig. 126.

une forme *arrondie*,

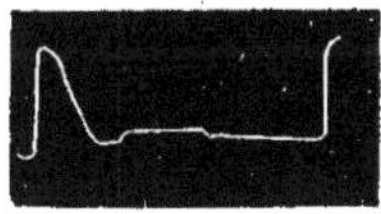

Fig. 127.

ou bien offrir un *plateau*, alors même que la pulsation mère n'en produit aucun.

Rien n'est donc plus variable que le dicrotisme : car tantôt vous le voyez garder la même forme à toutes les pulsations,

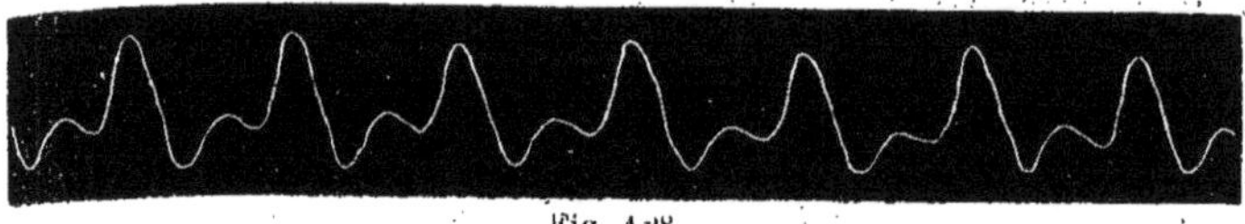

Fig. 128.

tantôt il varie autant que ces pulsations elles-mêmes.

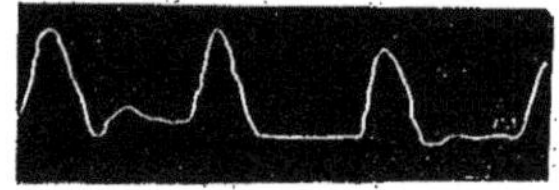

Fig. 129.

Suppression apparente du dicrotisme. — Quand le pouls devient trop rapide et trop fort à la fois, le dicrotisme n'a pas le temps de se produire. Avant que l'onde réfléchie ait pu revenir sur elle-même, une nouvelle onde directe est déjà survenue, qui, par son énergie, anéantit les précédentes, entraînant le sang dans une direction nouvelle.

Le dicrotisme ne disparaît alors que parce qu'il est détruit. On peut souvent le retrouver avec le sphygmographe, en augmentant la tension du bracelet, jusqu'à ce que les pulsations secondaires arrivent à n'être plus cachées par la principale, ainsi diminuée.

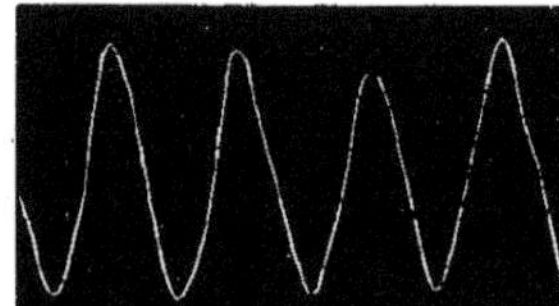

Fig. 130. — Dicrotisme supprimé.

Le dicrotisme ascendant est l'acheminement vers la suppression du dicrotisme : car, s'il tardait encore,il serait remplacé par la pulsation suivante, qui se confondrait avec lui. Dans ce cas particulier, la trop grande élasticité de l'artère en est souvent la cause.

Suppression réelle du dicrotisme. — Le *dicrotisme* et le *polycrotisme* peuvent être *supprimés* de deux manières :

1° Avec *conservation* du repos diastolique.

2° Avec *suppression* de ce repos.

1° Dans le premier cas, on voit le repos diastolique s'annoncer par un plateau absolu, sans aucune ondulation, quelle que soit la hauteur de la pulsation principale. Cela indique une artère à parois rigides ; le cœur a pu en triompher pour produire une pulsation nécessaire à la vie, mais les reflux secondaires du liquide sont impuissants à distendre ces fibres trop peu élastiques.

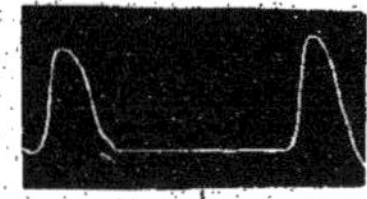

Fig. 131.

2° Dans le deuxième cas, la forme même de la pulsation nous montre bien qu'il n'y a plus de repos diastolique ; à peine la première pulsation a-t-elle fini que la seconde commence.

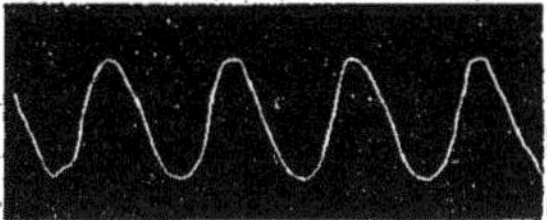

Fig. 132.

Mais, pourquoi n'y a-t-il pas de dicrotisme? Sans doute parce que l'artère ne cède que progressivement et suit si bien le mouvement du sang qu'il ne fait qu'un avec elle, sans rebondir sur sa paroi résistante.

INFLUENCE DE LA CHALEUR VITALE. — En 1877, *Frantz* RIEGEL démontra par de nombreux tracés, pris à différentes heures, chez des sujets atteints de *fièvre intermittente*, qu'il existe un parallélisme complet entre l'*élévation* de la *température* du corps et le *dicrotisme* du *pouls*.

C'est bien ce dernier phénomène qui se trouve sous la dépendance du premier ; car l'accroissement de température, indépendamment des autres symptômes fébriles, suffit pour produire un dicrotisme très marqué du pouls.

## DICROTISME VEINEUX.

Toutes les fois que les veines reçoivent une impulsion pulsative et non continue, elles peuvent offrir le dicrotisme.

Ses formes sont presque aussi variées que celles des artères ; comme elles, les veines peuvent avoir un dicrotisme *ascendant* ou *descendant* d'origine pathologique, mais elles offrent de plus, à l'état *physiologique*, un dicrotisme communiqué par l'artère collatérale et constituant la *circulation par influence* que nous étudierons bientôt.

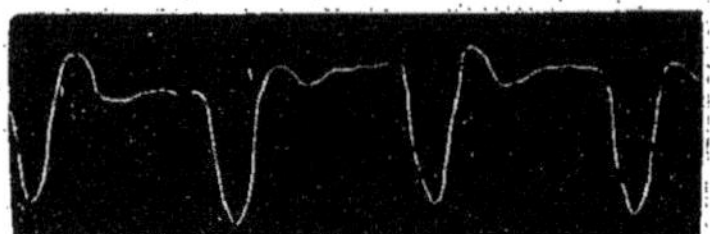

Fig. 133. Veine crurale, dicrotisme par influence.

DICROTISMES DU CŒUR. — LEUR IMPORTANCE POUR LE DIAGNOSTIC.

Les artères ne sont pas seules à présenter le phénomène du dicrotisme. Le cœur possède aussi les siens, ou, pour mieux dire, il répète comme un écho fidèle les chocs en retour du sang de l'*aorte*, de l'*artère pulmonaire* et des valvules *auriculo-ventriculaires*. Aussi l'étude de ce dernier dicrotisme devient-elle un précieux moyen pour reconnaître les affections commençantes du *cœur droit*.

L'analogie du dicrotisme artériel et de celui du cœur a permis au docteur *Pidoux* de caractériser le pouls dicrote en l'appelant *pouls cordiforme*.

Les dicrotismes du cœur, que *Ott* et *Haas* appellent aussi *vagues de retour*, ont acquis une grande valeur pour le diagnostic de l'état du cœur, lorsqu'on les recherche avec le cardiographe ; voici les conclusions de ces auteurs :

« Règle générale, **ces dicrotismes sont en raison inverse de la pression sanguine**. Aussi l'acte respiratoire exerce sur eux une influence très marquée. Ils sont moins forts, moins accentués pendant l'inspiration que pendant l'expiration. »

« Le *dicrotisme* ou choc en retour des valvules *aortiques* se produit le premier ; celui de l'*artère pulmonaire* vient ensuite ; puis la première vague *auriculaire*, qui est en rapport avec la matité auriculaire ; la seconde existe toujours quand il y a *hypertrophie cardiaque*. Ces deux dernières sont ascendantes. »

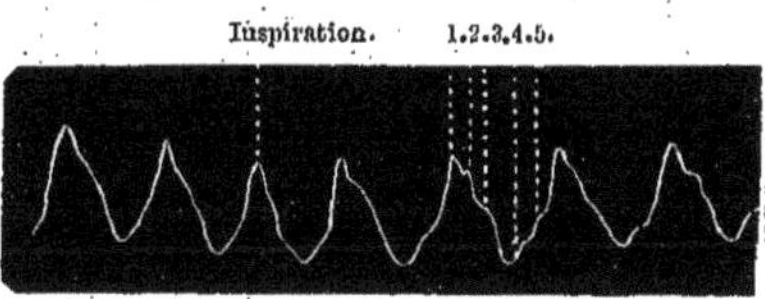


Fig. 134. — Cœur. — Dicrotismes. — 1. Systole ventriculaire. — 2. Dicrotisme des valvules mitrale et aortiques. — 3. Artère pulmonaire. — 4 et 5. Vagues auriculaires.

## SIGNES TIRÉS DU DICROTISME.

Nous n'avons encore qu'un petit nombre de signes tirés du dicrotisme, mais tout porte à croire qu'une étude attentive multipliera bientôt ce nombre. En voici quelques-uns :

A. — **Chaleur exagérée.** — Un *dicrotisme trop fort* indique une *chaleur exagérée*, qu'il importe de diminuer par les applications froides, l'*Antipyrine*, ou la *Cinchonamine*.

B. — **Phthisie et fièvre typhoïde.** — Le *dicrotisme persiste* dans la *fièvre typhoïde*, non seulement au *début*, mais dans le cours de la maladie.

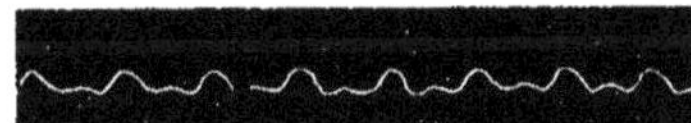

Fig. 135. — Fièvre typhoïde, dicrotisme accentué.

Le pouls de la **phthisie** ne donnera, au contraire, qu'un *dicrotisme* très *faible*, ou même point. De là, un signe précieux pour distinguer la *phthisie aiguë* de la *fièvre typhoïde*.

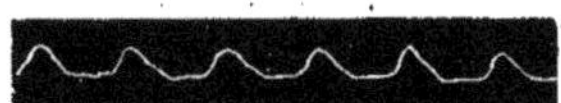

Fig. 136. — Phtisie aiguë, absence de dicrotisme.

Il est pourtant des cas très graves où le pouls du typhoïde ne donnera pas le dicrotisme : c'est quand il y a *apausie* ou absence de repos du cœur ; les pulsations se succèdent alors sans trêve ni relâche.

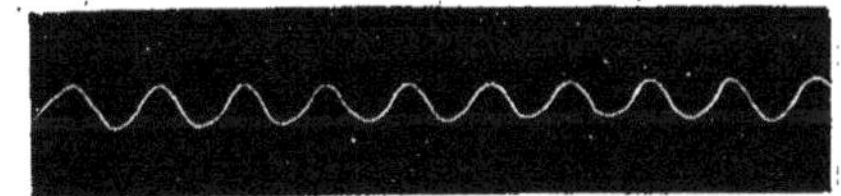

Fig. 137. — Fièvre typhoïde adynamique, apausie.

C. — **Fièvre éphémère, synoque et typhoïde.** — Dans le courant des trois fièvres continues, le dicrotisme est très prononcé. Il ne pourrait servir au diagnostic de ces fièvres entre elles pendant les premiers jours, car il se trouve aussi bien dans la fièvre éphémère que dans la typhoïde.

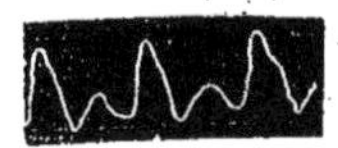

Fig. 138. — Jeune homme de 22 ans, fièvre éphémère.

Dicrotisme des radiales.

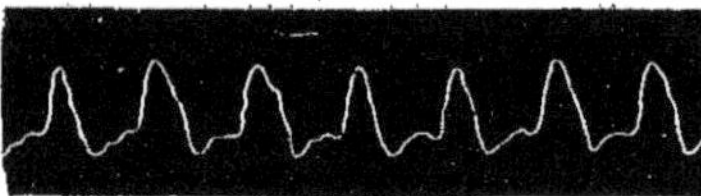

Fig. 139. — Fièvre typhoïde

Ce dicrotisme est surtout très prononcé, le soir, à l'heure du redoublement; et, s'il est bien marqué aux radiales, il l'est également aux carotides.

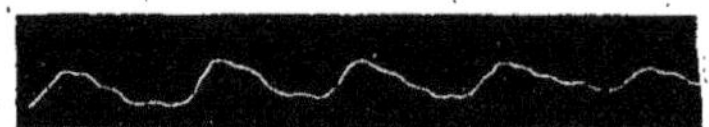

Fig. 140. — Dicrotisme de la carotide, fièvre typhoïde.

Les anciens n'avaient pas laissé échapper cette observation, et leur sagacité avait fort bien indiqué le double battement des carotides dans les fièvres continues.

D. — **Fièvre intermittente.** — Lorsqu'un malade offre pendant l'apyrexie un pouls *lent* à *forte tension*, et que ce pouls est néanmoins plus *dicrote* ou *polycrote* qu'à l'état de santé, vous pouvez annoncer que ce malade est atteint de *fièvre intermittente*, et que l'accès aura lieu le lendemain.

## AFFECTIONS DU CŒUR, ET DES GROS VAISSEAUX.

E. — **Insuffisance aortique.** — Le *dicrotisme* est très accentué dans l'*insuffisance aortique absolue;* il commence d'autant plus bas que l'insuffisance est plus complète, et il peut remonter au sommet de la courbe.

Au point de vue du *pronostic*, on peut juger de l'intensité de l'affection par la hauteur et le moment d'apparition de cette vague de retour.

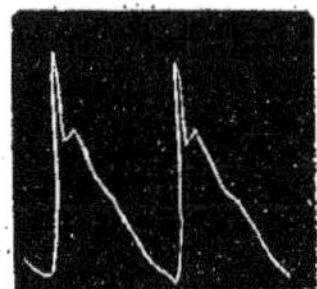

Fig. 141. — Dicrotisme de l'insuffisance aortique.

F. — **Affections mitrales.** — A une période avancée des *affections mitrales*, les *dicrotismes* de l'*oreillette* sont augmentés et coïncident avec l'augmentation de la matité transversale, signe de l'*ectasie auriculaire*. L'ascension ventriculaire est alors également plus forte.

G. — **Affections des valvules tricuspides.** — « Quand le choc en retour de l'*artère pulmonaire augmente*, c'est un signe, et souvent le premier qui apparaisse, d'une affection des *valvules tricuspides*. On le rencontre aussi plus *fort* dans les *affections mitrales*, ce qui annonce la stase sanguine dans la petite circulation. »

H. — **Anévrismes.** — Quand un *anévrisme* a pris un développement considérable, ses parois amincies se laissent dilater outre mesure à chaque pulsation, et l'ondulation secondaire donne un *dicrotisme presque aussi fort* que la *pulsation* elle-même.

**Pronostic** : On peut juger par la *hauteur* de ce *dicrotisme* quels sont l'*étendue* et l'*amincissement* de la *poche anévrysmatique*; et plus il *augmente*, plus l'*anévrisme* est *près* de se *rompre*.

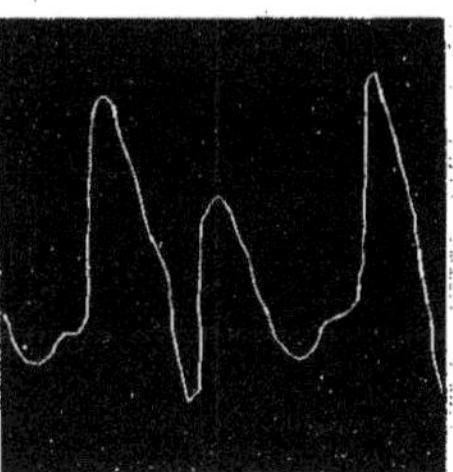

Fig. 142. — Anévrysme de la sous-clavière. Dicrotisme exagéré.

Ce dicrotisme ne se fait pas sentir seulement sur la poche elle-même, il retentit sur tous les vaisseaux qui font suite à l'artère malade.

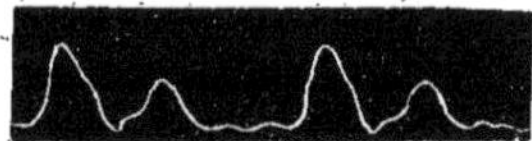

Fig. 143. — Anévrysme de la sous-clavière, pouls radial, même sujet.

SIGNES TIRÉS DU DICROTISME VEINEUX PATHOLOGIQUE.

En 1843, *Gendrin*, *Bamberger*, *Geigel* et *Friedreich* donnèrent une grande importance au pouls *anacrotique* ou en *systole ascendante*, qu'ils étudièrent dans les *veines* du *cou* comme signe d'affection *du cœur droit*.

I. — Quand il est *ascendant* ou *anacrotique* et qu'il se manifeste seulement aux veines de la *face* et du *cou*, c'est un signe précieux de l'**insuffisance de l'orifice de la veine cave supérieure.**

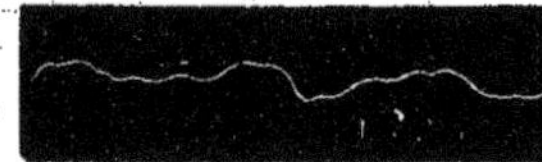

Fig. 144. — Dicrotisme veineux de la jugulaire.

J. — S'il se manifeste au *foie* ou aux veines des *membres inférieurs*, il indique une **insuffisance de la valvule d'Eustachi** [veine cave inférieure].

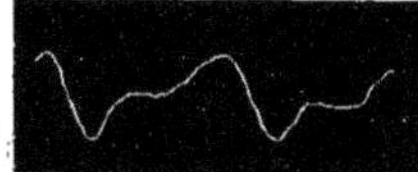

Fig. 145. — Dicrotisme veineux hépatique.

On peut observer encore le *dicrotisme veineux* toutes les fois que la tension capillaire diminue notablement. Ainsi pendant la *saignée* (*dicrotisme veineux systolique*), après la section du *ganglion cervical supérieur*, et dans les anévrysmes *artérioso-veineux*.

SOMMET.

DÉFINITION : — *On nomme :* **sommet**, *la partie culminante du tracé*. Sa *force*, son *élévation*, indiquent d'une part la force d'action du cœur, d'autre part le degré de pénétrabilité ou d'élasticité de l'artère. Son *volume* et l'*inclinaison* des plans qui le délimitent indiquent la vitesse ou la lenteur de la systole, c'est-à-dire qu'ils mesurent le temps d'action du cœur. Sa partie la plus élevée peut être *arrondie*, *pointue* ou *plate*, ou bien encore *bifide*.

Le **sommet** légèrement **arrondi** indique l'état physiologique et que les mouvements du cœur s'exécutent avec calme et régularité.

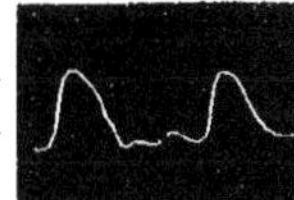

Fig. 146. — Sommet légèrement arrondi.

Un peu plus arrondi, il n'annonce encore que la prolongation de la systole normale.

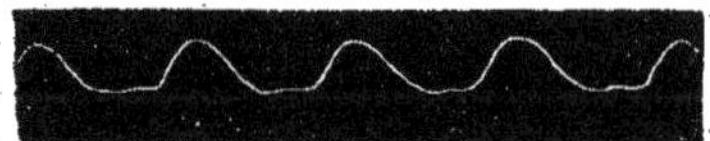

Fig. 147. — Sommet fortement arrondi.

Quand le **sommet** est **aigu**, il indique une contraction vive et subite du ventricule, suivie d'une diastole subite et aussi prompte. Cette disposition peut être normale et survient alors surtout après l'usage du café, du thé, des alcooliques, des excitants en général, ainsi que des passions fortes.

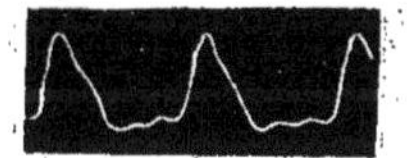

Fig. 148. — Sommet aigu.

Mais, lorsque la pulsation devient tellement aiguë qu'elle ressemble à un fuseau ou à un fil, c'est qu'il existe ou bien un **rétrécissement** qui ne laisse passer qu'un filet de sang, ou le plus souvent une **insuffisance aortique** qui laisse retomber le sang aussitôt après l'avoir lancé dans l'aorte, de façon que les artères ont à peine le temps de se dilater un peu et d'en recevoir la minime partie.

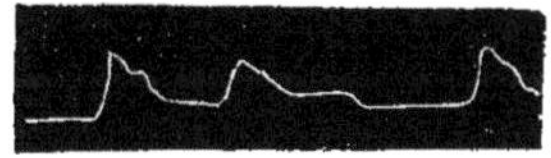

Fig. 149. — Sommet très aigu.

Il faut en conclure que la pointe ou crochet n'est pas un caractère suffisant pour signaler à elle seule, l'**insuffisance aortique**.

Avec *Ducheck*, j'explique ce crochet surtout par la violence de l'impulsion donnée par le ventricule hypertrophié. Il doit donc manquer en grande partie au début du mal, alors que l'impulsion est encore peu vive, ou quand le malade est couché au repos complet, le matin à jeûn, ainsi qu'à la fin de la maladie, lorsque le cœur a perdu son ressort ; il doit se retrouver dans toutes les circonstances où une trop grande violence vient modifier le caractère de la pulsation. On doit le rencontrer enfin dans les cas où un obstacle retient la pulsation, sur une partie du contour de l'orifice, en laissant le reste libre ; c'est-à-dire dans les cas de *rétrécissement partiel ;* car alors le sang se précipite avec plus de force à travers l'ouverture étroite, et, trouvant ensuite un espace trop large, il retombe rapidement, produisant ainsi la pointe ou le crochet par un mécanisme qui rappelle celui de la véritable insuffisance.

Ce qui le prouve, c'est qu'on obtient le même crochet en inscrivant la courbe de la *toux*, c'est-à-dire de cette contraction de la glotte qui empêche la sortie de l'air, excepté un instant, et par un orifice très étroit, sous l'influence d'un effort violent et subit.

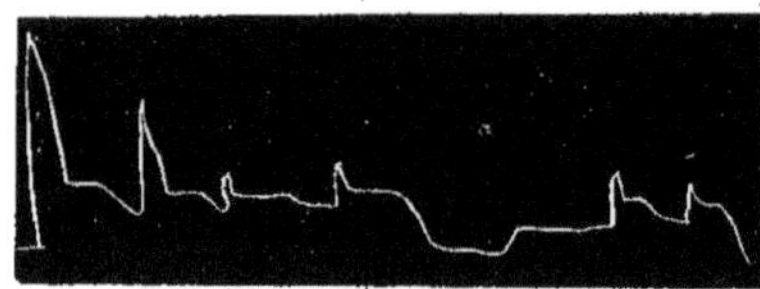

Fig. 150. — Crochet de la toux. — Tracé obtenu avec notre instrument.

## PLATEAU.

Définition. — *On nomme :* **plateau**, *la portion plus ou moins horizontale du tracé qui prolonge parfois le sommet de la systole avant que la diastole ne recommence à faire abaisser la courbe.*

Le *plateau* indique toujours un effort prolongé dans la contraction du ventricule, et peut, dans certains cas, être *physiologique*, mais le plus souvent il est *pathologique ;* cet effort prolongé n'existe que par suite d'un obstacle à vaincre, d'un rétrécissement qui empêche le ventricule de chasser avec sa rapidité habituelle le sang qu'il contient.

Le *plateau* peut offrir plusieurs dispositions :

Il peut être : *horizontal ; — ascendant ; — descendant ; — dicrote* ou *bifide ; — arrondi.*

Le **plateau horizontal** signifie que l'*afflux* et l'*écoulement* du sang artériel sont *équilibrés* par la prolongation de l'effort; il signifie aussi qu'il y a *rétrécissement*, mais ce rétrécissement peut siéger à l'artère même ou bien au cœur, et dès lors l'examen du cœur est nécessaire.

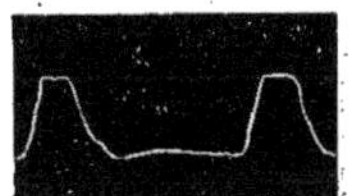

Fig. 151. — Plateau horizontal.

Le **plateau ascendant** indique la prédominance de l'*afflux*, c'est-à-dire un obstacle plus grand, mais on le rencontre très rarement.

Le **plateau descendant** indique la prédominance de l'*écoulement*, un obstacle moindre.

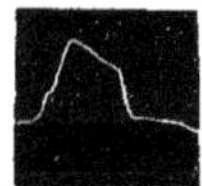

Fig. 152. — Plateau descendant.

Le **plateau dicrote** ou **bifide** signifie, suivant les uns, le défaut de simultanéité dans la contraction des deux cœurs, ou bien la double contraction du ventricule affaibli, qui cherche par ce moyen à assurer un écoulement plus complet du sang.

Cette bifidité peut provenir encore de ce que le plateau se trouve partagé en deux par l'onde refluante que produit l'occlusion des valvules sigmoïdes.

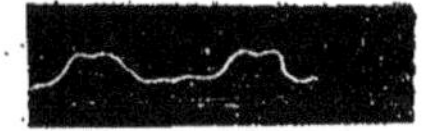

Fig. 153. — Plateau dicrote.

On le rencontre surtout dans le tracé du pouls chez les vieillards, dont les artères athéromateuses sont presque dépourvues de force d'expansion et offrent dès lors le plateau du rétrécissement aortique, sans en avoir cependant toute la rigidité.

Dans ces cas le crochet concourt à former la portion oblique ou descendante des sommets, qu'il peut d'autres fois dépasser en hauteur.

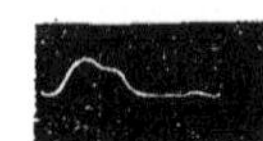

Fig. 154. — Plateau dicrote oblique.

Le **plateau arrondi** annonce une systole du cœur molle et prolongée ; c'est celle des nouveau-nés, des enfants faibles et des vieillards, dont le cœur, sans être absolument scléreux, est appauvri en fibres musculaires.

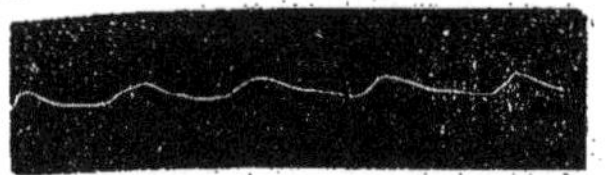

Plateaux arrondis.

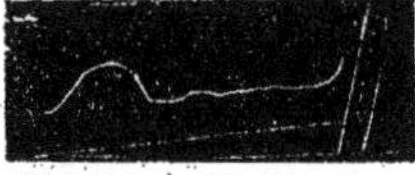

Fig. 155. — Garçon de 7 ans très faible.. Fig. 156. — Vieillard.

**Plateaux de la pulsation cardiaque.** — La pulsation du cœur offre également les variétés du sommet et du plateau. Les formes aiguës, arrondies, bifides, horizontales s'y retrouvent successivement. Mais ici la pulsation bigéminée est presque toujours physiologique ; on l'observe surtout bien sur le cœur des jeunes enfants, plus facilement explorable au cardiographe. Elle est due à la fermeture des valvules pulmonaires et aortiques, qui se fait si rapidement que son onde de retour se confond presque avec la pulsation du cœur lui-même.

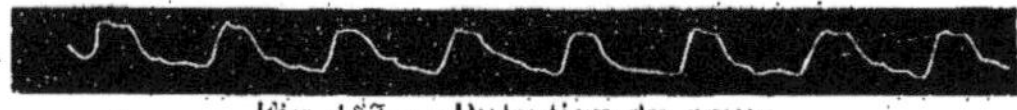

Fig. 157. — Pulsation du cœur.

Mais, dans les cas de *rétrécissement extrême de l'orifice aortique*, on voit quelquefois des plateaux larges, bifides ou trifides, c'est-à-dire sur lesquels s'exécutent toutes les ondes aortiques et pulmonaires, avant le début de la diastole.

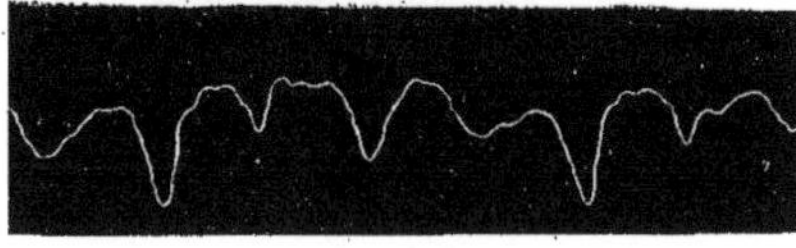

Fig. 158. Rétrécissement aortique Polycrotisme en plateau.

# CHAPITRE IV

## LA TENSION VASCULAIRE ET LA LIGNE D'ENSEMBLE ÉTUDIÉES AU SPHYMOGRAPHE.

### LA TENSION VASCULAIRE ET LA LIGNE D'ENSEMBLE.

DÉFINITION. — *On désigne sous le nom de :* **tension**, *la force avec laquelle le sang, poussé par la contraction du cœur, pénètre et dilate les vaisseaux, avant de pouvoir se faire jour par les capillaires.*

Il faut, en effet, ces trois circonstances pour déterminer la tension vasculaire, savoir : 1° un système de **canaux élastiques**, remplis de liquide, et à leurs extrémités deux forces musculaires, qui sont : 2° le **cœur** qui **presse**, 3° les **capillaires** qui **résistent**.

On donne le nom de **ligne d'ensemble**, en allemand : *gemeinsame linie*, à la ligne du tracé qui représente cette tension, sinon dans sa totalité, du moins à l'extrémité de l'un de ses rayons. En effet, cette ligne exprime à chaque instant le degré de la distension vasculaire, et d'une manière toute différente de la force que peut indiquer une pulsation isolée.

### CAUSES DES OSCILLATIONS DE LA TENSION VASCULAIRE.

1° **Intermittence d'action du cœur.** — WEBER démontra, le premier, que le rôle le plus important dans la circulation n'appartient point à la force développée par le cœur, mais dépend de l'*inégalité de pression*, déterminée par la contraction et la dilatation cardiaques ; inégalité qui tend constamment à s'égaliser. Mais si l'égalisation s'établissait, toute circulation cesserait, aussi bien par une pression continue que par une absence de pression.

Quand la systole du cœur augmente la pression artérielle, le sang y arrive, et une quantité égale de sang déjà parvenu aux extrémités artérielles passe alors dans les tissus ; une partie y est absorbée, le reste arrive aux veines qui le ramènent au cœur.

2° **Fréquence et intensité des battements du cœur.** — Après l'*intermittence* d'action du cœur, source première de toute circulation, la *fréquence* et l'*intensité* des contractions cardiaques sont les deux grands facteurs qui font osciller la *pression sanguine* dans les artères.

Quand les mouvements du cœur sont lents et énergiques, les maxima et minima de la pression sont extrêmes; car l'artère se remplit au summum et se vide entièrement. Aussi, quand les contractions cardiaques sont très lentes, les pulsations peuvent se faire sentir même dans les capillaires et les veines.

Quand les battements sont très fréquents, les maxima et minima de la pression s'écartent moins de la moyenne. Mais celle-ci, même avec des contractions peu énergiques, est supérieure à celle qui se produit avec les battements cardiaques lents, et le *point de tension constante* se rapproche davantage de celui du cœur. La pulsation monte aussi haut, mais elle descend moins bas, rencontrant en route une deuxième pulsation naissante qui arrête son évolution rétrograde et la rapproche de la ligne droite.

Variation de la pression du sang dans les ventricules et les vaisseaux. — La pression sanguine est à son summum au ventricule, puisque c'est là le point d'origine de la force impulsive.

De là, elle va en diminuant dans les artères, à mesure qu'on s'éloigne du cœur; au niveau des capillaires, la pression peut s'estimer à la *moitié* de la force totale. Elle faiblit encore lorsque le sang remonte dans les veines; et, dans celles-ci, la pression varie en sens contraire de la pression des artères. Elle diminue, à mesure qu'on se rapproche du ventricule droit. Au niveau de l'oreillette, elle s'accuse à peine par 4 ou 5$^{mm}$ HG.

Faculté d'accommodation de la tension sanguine. — La *pression* du sang dans le vaisseau est une cause de stimulus pour la *contractilité* vasculaire. Lorsqu'une cause étrangère vient à modifier la pression des vaisseaux, la contractilité de ceux-ci se proportionne rapidement aux nécessités de la situation, et l'équilibre se rétablit. Ainsi les sujets qui, après une longue maladie passée dans la position horizontale, se lèvent pour la première fois, éprouvent la *syncope* des *convalescents,* parce que les artères ont perdu la force nécessaire pour ramener le sang au cerveau. De là aussi l'enflure des pieds qui survient chez eux, accidents qui cessent d'eux-mêmes au bout de peu de temps.

De même la contractilité des vaisseaux, réduite subitement par une pression extérieure, reste quelque temps affaiblie, mais ce temps peut être très court. A la suite d'une *ligature*, les *anastomoses* rétablissent parfois en 10 minutes la circulation interrompue. Leur dilatation s'arrête quand les diamètres sont devenus suffisants pour laisser passer tout le courant sanguin; c'est le *point d'équilibre* de la *tension générale.*

Loi d'équilibre des deux circulations aortique et pulmonaire. — C'est également la tension vasculaire qui règle la quantité de sang qui traverse, dans un temps donné, les deux appareils de la grande et de la petite circulation ; car nulle stase sanguine un peu durable ne serait compatible avec la vie. L'inégalité de *diamètre* et de *débit* de l'artère pulmonaire et aortique est compensée, d'un côté, par l'*élasticité* de leur tissu,qui proportionne à chaque instant les diamètres aux nécessités de la dépense ; d'autre part, au moyen du trajet plus court de la circulation pulmonaire qui permet au sang d'arriver plus vite.

**Indications thérapeutiques.** — De ces considérations, on doit conclure que *la circulation du sang est liée à sa pression et causée par elle.* Si quelque cause vient à la diminuer, le cerveau, incomplètement pénétré par le liquide excitateur, devient *anémique*, il cesse de fonctionner ; la *syncope* se produisant, amène la mort rapide ou même subite, comme il arrive souvent pour l'*insuffisance aortique.* Au contraire, si quelque cause augmente la tension, il y a *congestion sanguine*, compression des éléments nerveux, puis *asphyxie*, paralysie et mort. L'état normal se trouve compris entre ces deux extrêmes, il est caractérisé par la *limite des pressions compatibles avec la vie* et avec l'*exercice des fonctions* d'*absorption* et de *sécrétion.*

C'est ce que l'on pourrait appeler la *zone maniable des pressions sanguines*, zone importante à connaître, soit pour le médecin qui la diminue en *saignant* un malade, soit pour le chirurgien qui l'augmente en pratiquant la *transfusion.*

Rapport qui existe entre la tension et la pulsation. — La *tension* et la *pulsation* exercent constamment l'une sur l'autre une action qu'il importe de bien connaître, pour éviter plusieurs erreurs. En effet, une tension plus ou moins grande doit faire varier beaucoup la nature des lignes d'ascension et de descente du pouls. C'est ainsi qu'un *pouls plein* et *dur* donnera, sous le doigt, une ondulation courte, basse; il devra paraître petit ou faible au médecin qui l'explore. C'est que la plénitude de l'artère dilatée approche des limites extrêmes. Dès lors son élasticité ne lui permet plus qu'une oscillation fort limitée. Au contraire, ce que nous désignerions sous le nom de pouls plein et fort, en ne considérant que la hauteur de la pulsation, se trouve exprimer en réalité une circulation dans des artères peu remplies; car, si l'effort du sang peut les dilater au point de donner une ascension aussi élevée à chaque pulsation, c'est que l'artère, revenue sur elle-même et presque vide, jouissait de toute son élasticité. Le schema suivant rend bien compte de ces phénomènes et de l'erreur qui peut en résulter pour le praticien.

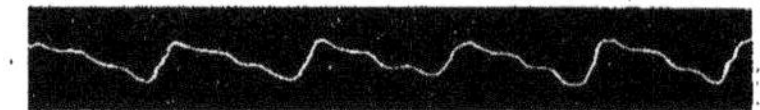

Fig. 157. — Homme adulte. Pouls plein et dur (albuminurie artérielle).

Vitesse du sang. — La vitesse du sang est d'autant plus grande, que les résistances sont moindres. Or la résistance est à la sortie, donc les capillaires sont le frein, et ce n'est point le cœur qui règle le mouvement, ou du moins il n'est point seul à le régler. — Quant au *pouls*, il est l'intermédiaire entre le cœur et les capillaires, et donne le résultat de la tension artérielle, mais non de la vitesse.

Cette loi nous explique comment il était nécessaire que le cœur fût à peu près au centre du corps, pour qu'un équilibre naturel existât, et que la pression exercée par le sang des artères ascendantes se trouvât diminuée dans les artères descendantes.

Si le cœur se fût trouvé placé plus haut, vers l'encéphale, il eût développé trop d'effort dans la position couchée, pas assez dans la station debout, et la circulation eût éprouvé des alternatives trop grandes de vitesse ou de ralentissement. On peut donc établir comme un fait absolu, que la **tension moyenne des artères va en diminuant en s'éloignant du cœur.**

Mais quand les capillaires se contractent, le sang passe moins vite, la tension cherche à s'équilibrer; donc la *tension* et la *vitesse* du sang sont dans un rapport inverse : aussi *Marey* a-t-il proposé la loi suivante comme expression générale des faits : *le cœur bat d'autant plus vite, qu'il a moins de peine à se vider, c'est-à-dire que la tension est moindre.*

Suivant cet habile physiologiste, le cœur serait comme un moteur mécanique, d'une valeur constante, fournissant toujours la même somme de travail, marchant comme le piston d'une machine, allant plus vite quand le frein des capillaires se relâche, ralentissant sa marche quand le frein lui oppose une résistance plus grande, travaillant sans repos ni trêve, offrant seulement deux points morts aux changements de direction.

Cette théorie est trop mécanique. Sans doute le cœur est bien une véritable pompe hydraulique aspirante et foulante ; mais cette pompe est vivante. Il faut donc faire, comme nous le verrons bientôt, une large part à l'innervation du cœur, à la variabilité de son action, influence totalement indépendante de celle des capillaires.

TRANSFORMATION DE LA PRESSION SANGUINE EN CHALEUR DANS LES CAPILLAIRES. — Si la pression diminue ainsi progressivement, où est le siège, où est la cause de cette diminution? Ce ne peut être que dans les *capillaires*, qui représentent l'orifice multiple d'écoulement plus ou moins libre. N'est-ce pas là en effet que le sang perd sa couleur, ses vertus, et complète ses échanges, ses oxydations organiques? Arrivée à ces dernières limites, la pression diminue rapidement : — 1° par *écoulement* à travers les orifices ; — 2° par *absorption ;* — 3° par *transformation* de la pression en chaleur.

1° L'**écoulement** est bien connu, nous n'y reviendrons pas.

2° L'**absorption**. — Ces échanges, qui ont lieu par *dialyse,* exigent une certaine pression ; de plus, à mesure que l'absorption s'opère, l'abondance du liquide diminue ainsi que la pression elle-même.

3° **Transformation.** — Sous l'influence du resserrement plus ou moins grand des vaisseaux, le sang cède de la pression, c'est-à-dire du mouvement, et par la corrélation des forces, si bien démontrée par *Groves,* ce mouvement, cette pression se change en **chaleur.** *Telle est une des grandes sources de la chaleur vitale,* et l'on voit, en même temps que son importance, sa liaison complète avec la tension vasculaire. On en pourrait tirer cette déduction :

A. *Plus la tension vasculaire est forte, plus la chaleur vitale est développée.*

B. *Plus la pression faiblit, plus la chaleur diminue.*

C. Les phénomènes de *chaleur brûlante*, ressentis localement par les malades, sur un *point limité* ou dans un *organe enflammé*, indiquent toujours un *excès de pression capillaire*, qui, ne pouvant se faire jour, *se transforme en chaleur*.

Eléments anatomiques de la tension vasculaire. — Deux ordres de muscles, deux ordres de nerfs en constituent les éléments. Les muscles sont : d'une part, ceux du cœur avec leur rhythme absolu ; d'autre part, ceux des capillaires, avec leur contractilité si variable. Les éléments nerveux sont : le grand sympathique et les centres cérébro-médullaires.

Remarquons ici que les conclusions indiquées ci-dessus, savoir que : *plus* la *tension augmente plus la chaleur* vitale *se développe*, sont loin d'exprimer une loi absolue.

Vraie peut-être au point de vue physiologique, elle est, pour la pathologie, en opposition formelle avec la loi des températures, exprimée par *Spring : Plus la chaleur est forte dans le cours d'une fièvre, plus le pouls est fréquent*. (V. *Symptomatologie*, p. 529.)

Or, le *pouls* d'après *Marey* serait d'autant *plus fréquent* que la *pression* est moindre, et, d'autre part, *la chaleur abaisse la pression.*

La fièvre, dont le premier élément est la chaleur, devrait donc être ou à forte pression, avec chaleur mais lenteur du pouls, puisqu'une forte tension en abaisse le chiffre, ou avec faible pression, et alors pouls fréquent et sans chaleur, puisque celle-ci diminuerait avec la tension.

En face de ces contradictions, il reste donc une inconnue à dégager pour arriver à la vérité.

Aussi, nous admettons bien, avec *Marey*, qu'il n'y a dans la circulation qu'une seule force en jeu : la *contractilité* disposée aux deux extrémités de l'arbre circulatoire : cœur et capillaires. Nous admettons aussi que le travail du cœur et la marche du sang varient suivant la tension déterminée par les capillaires ; que ces deux termes : *tension artérielle* et *vitesse du sang*, sont en rapport inverse. Mais nous ne regardons pas le cœur comme une force brute mécanique et uniforme. Nous réservons une part à sa *spontanéité*, qui influe par ses variations personnelles sur tout l'acte circulatoire. Plusieurs physiologistes modernes partagent notre opinion. C'est ainsi que TSCHIRJEW [1], tout en confirmant la loi de Marey, la complète avec une grande justesse; car si, d'une part, il admet que le nombre des battements du cœur est en raison inverse de la tension, il y ajoute la part due à l'influence de l'excitation ou de la paralysie des nerfs accélérateurs ou modérateurs du cœur. HUIZINGA [2] se rapproche beaucoup de cette doctrine; d'après lui, le tonus et les mouvements physiologiques des vaisseaux sont sous la dépendance de deux centres, un *centre médullaire* ou *central*, — *un centre vasculaire* ou *périphérique* siégeant sur les parois des vaisseaux.

Les mouvements vasculaires sont aussi de deux ordres: les *mouvements rhythmiques*, qui dépendent de la *moelle*, car le *curare* les abolit et la *strychnine* les exagère; — *les autres mouvements*, qui sont soumis aux *deux centres* simultanément.

Le **tonus vasculaire** serait la résultante des actions combinées des centres médullaires périphériques. Les premiers ont une action plus puissante que les seconds, de telle sorte que, s'ils sont lésés ou si leurs voies de communication sont détruites, il se fait une dilatation immédiate.

**Diagnose.** — C'est là ce qui explique pourquoi les *affections cérébrales* graves sont accompagnées d'alternatives de *rougeur* et de *pâleur* de la face, suivant que les centres vaso-moteurs sont simplement irrités ou bien paralysés.

Dans l'état physiologique, les irritations légères de la surface des téguments mettent seulement en jeu les centres périphériques. Les irritations fortes au contraire agissent sur les centres médullaires.

## MESURE DE LA TENSION ARTÉRIELLE.

La tension artérielle est difficile à étudier; nos instruments, ne touchant aux vaisseaux que par un point, ne peuvent juger de leur plénitude d'une manière absolue, mais bien seulement lorsque la ligne d'ensemble vient à varier pendant l'observation. Il faudrait, pour que le jugement fût complet, que

[1] TSCHIRJEW. *Infl. de la pression du sang sur le rhythme cardiaque.* Arch. de physiol. de Dubois Reymond. 1873. Berlin.

[2] HUIZINGA. *Untersuchungen ueber die innervation gefasse in der schwimmhaut des brosches.* Pflüger's archiv. Bd. IX. Heft. 4-5, p. 207.

l'on pût prendre le tracé sur les deux points opposés du diamètre, afin d'apprécier l'amplitude réelle du vaisseau.

Le doigt de l'observateur, une fois prévenu, arrive souvent à une appréciation plus juste que celle de l'instrument, car il peut jusqu'à un certain point se modeler sur le calibre du vaisseau qu'il explore, reconnaître son volume et juger si la pulsation faible vient d'une petite artère qui se vide librement, ou d'un gros vaisseau qui ne peut se dilater davantage.

Mais, pour les expériences de physiologie, les vivisections permettent une appréciation plus absolue encore ; on mesure alors la tension vasculaire avec un manomètre introduit dans la lumière du vaisseau.

HALES fut le premier à mesurer sur la carotide du cheval la pression sanguine, à l'aide d'un tube de verre coudé et rempli d'eau.

Il y a peu d'années, FAIVRE *de Lyon* institua une expérience plus directe sur l'homme.

Mesurant la pression du sang avec un manomètre introduit à travers les parois de la *crurale* chez les *amputés*, il trouva que la pression moyenne du sang dans les grosses artères de l'homme est de 110 à 120$^{mm}$ HG.

On n'a pu jusqu'à présent déterminer la pression dans les petites artères, ni dans les petites veines, ni dans les capillaires ; mais le rapport qui existe entre la vitesse et la pression montre que celle-ci, depuis le cœur jusqu'aux petites artères, ne varie que dans le rapport :: 1,2 : 1 ; tandis que depuis les petites artères jusqu'aux grosses veines elle varie :: 20 : 1.

Les principaux instruments dont on s'est servi pour ces expériences sont :

Le manomètre de *Poiseuille*, — l'hémomètre de *Magendie*, — le manomètre différentiel de *Claude Bernard*.

Puis, ceux de *Marey*, de *Chauveau* et de *Scheltzenow*, l'un des meilleurs.

Enfin, dernièrement, en 1881, *Basch* de Berlin a fait construire un appareil appelé *sphygmo-manomètre*, qui mérite une mention particulière. L'auteur part aussi de ce principe que la tension du sang peut se déterminer par la colonne de liquide capable de fermer la lumière du vaisseau. Or la tension dans une artère se compose d'une *pression latérale* à un endroit donné et de la *tension* de la paroi artérielle ; et comme cette dernière tension a été trouvée très faible : 1 ½ à 2mm HG. sur les cadavres frais et 5mm chez les scléreux, *Basch* pense pouvoir la négliger et considérer ainsi la pression extérieure capable d'effacer le pouls, ou de fermer l'artère comme équivalente à la pression intérieure.

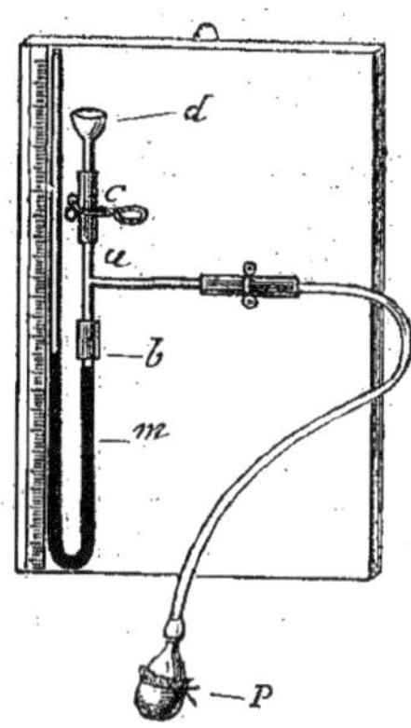

Fig. 158. — Sphygmo-manomètre de Basch.

Son appareil est un manomètre à mercure à deux branches M qui est en communication, au moyen d'un tube en caoutchouc rempli d'eau, avec la pelotte P appliquée sur le vaisseau. Cette pelotte est formée d'un entonnoir en verre recouvert d'une membrane de caoutchouc à laquelle on superpose un tissu de soie ou de toile formant une enveloppe de surface beaucoup moins grande ; ainsi lorsque le tissu de toile ou de soie sera très tendu, la membrane de caoutchouc sous-jacente sera encore plissée. Au point *a*, se trouve un tube en T, qui communique par l'anneau de caoutchouc *b* avec le manomètre, et par le caoutchouc *c* avec l'entonnoir de verre *d*, entonnoir qu'on peut séparer, par un robinet, de l'appareil rempli d'eau. Cette disposition permet, lorsque le niveau du mercure change dans le manomètre, de le ramener au *o*, en ouvrant le robinet, et de rétablir ainsi la tension de la pelotte. Pour déterminer, avec exactitude, le moment précis où la pelotte appliquée sur l'artère la ferme, *Basch* applique un morceau de liège sur le vaisseau au moyen d'un anneau en caoutchouc, et pique sur ce morceau de liège une aiguille surmontée d'un petit indicateur. Périphériquement à l'anneau de caoutchouc, l'avant-bras est fortement serré par un tube élastique. Cette dernière disposition est nécessaire, car autrement il peut se développer une circulation collatérale, qui décèle une pulsation à l'indicateur, quand l'artère radiale seule est comprimée. De cette manière on provoque la cessation immédiate du battement du pouls.

*Basch* s'est convaincu de la précision de son appareil par la concordance de ses résultats avec ceux obtenus en mesurant manométriquement la tension sanguine sur des artères mises à nu.

Pourtant, je ne sais si l'on peut admettre, avec *Basch*, que la peau recouvrant l'artère ne change pas les résultats obtenus, vu que le panicule adipeux est si différemment développé chez les divers sujets.

Je crois que ces résistances ne peuvent passer inaperçues, et j'en conclus que l'appareil ne donne pas la valeur absolue de la tension sanguine, mais une valeur probablement un peu plus grande, et d'autant plus exacte que les couches superficielles seront plus minces, en supposant un plan solide sous l'artère. Pour comparer la pression sanguine chez des personnes différentes, l'appareil ne peut être employé qu'avec réserve, par suite de la résistance différente des parties molles.

« Des expériences faites avec l'appareil de *Basch*, il résulte que la *tension* sanguine dans la *radiale* est en moyenne de 70 à 130$^{mm}$ HG., mais dans le plus grand nombre des cas les limites sont plus restreintes, c'est-à-dire 100 à 130$^{mm}$. Les chiffres pathologiques les plus élevés sont 160 à 180$^{mm}$. dans l'*hypertrophie du cœur* et la *sclérose* des *artères*; les plus bas sont 43 et 50$^{mm}$ pendant la *crise* de maladies *fébriles* graves. Les femmes donnent une tension sanguine plus considérable, à cause de la densité plus grande de leur panicule adipeux; cependant elle ne surpasse pas, chez elles, 140 à 150$^{mm}$ HG. »

« Si l'appareil de *Basch* est incomplet pour comparer les tensions sanguines de différents sujets, il est au contraire très recommandable pour déterminer leurs fluctuations chez la même personne; car, bien que le chiffre en lui-même ne soit pas exact, ses changements donneront la mesure des changements survenus dans la tension, puisque les conditions dans lesquelles on opère sont toujours identiques. Aussi, pour obtenir des résultats

[1] Basch. *Zeitschrift für die Klinische medicin.* Berlin 1881. B$^{d}$. 2, p. 657.

certains, il est nécessaire d'appliquer l'appareil de la même manière au même point, et dans une position semblable de flexion ou d'extension, de pronation ou de supination.

« Pour le même sujet sain dans la même position, la tension sanguine varie très peu.

« Pour bien faire, la radiale doit reposer sur un plan solide, et les couches qui la recouvrent doivent être minces. On obtient ce double résultat en étendant fortement la main. De cette manière, les tendons des fléchisseurs forment un plan résistant, l'artère radiale apparaît plus superficielle. Mais la peau, étant très tendue dans ces conditions, peut exercer une certaine pression sur l'artère, et alors il faudrait une colonne de mercure moindre pour la fermer. Aussi, lorsque la peau est fine, et que l'artère repose sur l'os, on ne fait pas ou peu d'extension; dans le cas contraire, on étend fortement la main. »

### INFLUENCES QUI FONT VARIER LA PRESSION SANGUINE.

Ces influences sont : les unes *physiologiques*, les autres *morbides*.

#### INFLUENCES PHYSIOLOGIQUES.

**Variations diverses de la tension artérielle.** — La tension des artères, et par conséquent leur diamètre, varie aux différentes heures du jour; à l'instar du pouls, de la sécrétion de l'urée et de l'acide carbonique.

VIERORDT [1] et ABERLE [2] ont démontré expérimentalement que la radiale est plus large le soir que le matin. La différence de diamètre peut aller jusqu'au double, le plus souvent elle n'est que de $\frac{1}{4}$ ou $\frac{1}{5}$. Basch a obtenu des résultats analogues.

Le **froid** augmente la pression sanguine, en resserrant les capillaires et rejetant une portion du sang dans les autres vaisseaux.

Ainsi une grenouille refroidie, au lieu de 60 pulsations à la minute, finit par n'en donner que six.

La **chaleur**, au contraire, abaisse la pression. Fleury a vu

[1] VIERORDT. Archiv. für physiol. Heilkunde. 1856. t. XV, p. 574.

[2] ABERLE. *Die messung der arteriendurchmesser am lebenden mensche*. Tübingue, 1856.

dans l'étuve le pouls monter de 48 à 145. La circulation suit les mêmes oscillations.

Tous les **efforts**, la *toux*, la *course*, la *gymnastique* augmentent la dépense du sang et diminuent d'autant la tension vasculaire; le pouls devient plus fréquent.

**Toute compression** diminue, même momentanément, la résistance des capillaires; aussi, quand on cesse la compression d'une artère, les pulsations deviennent plus fortes qu'avant l'expérience; mais cette augmentation d'amplitude ne se produit que dans le département vasculaire qui a été temporairement anémié.

La compression de toute grosse artère, mais surtout de l'aorte ou des deux fémorales, augmente la tension vasculaire, en rejetant dans le torrent circulatoire tout le sang qui devait traverser ces vaisseaux. Le pouls se ralentit.

CHAUVEAU, expérimentant sur le cheval, comprima l'aorte avec la main introduite dans le rectum et vit le pouls baisser de 50 à 35 pulsations.

L'**attitude** exerce encore une grande influence sur la tension vasculaire. C'est ainsi qu'un homme debout donnera 79 pulsations, assis 70, et couché seulement 67.

La **déclivité** accélère le pouls, en diminuant la pression de toute l'action de la pesanteur.

## FLUCTUATIONS PATHOLOGIQUES.

**Abaissement de la tension dans les organes enflammés.**

A. — *Alison* [1] a fait voir que la force élastique des artères est moins grande dans les parties atteintes d'inflammation; aussi ces artères se laissent-elles distendre par le sang, la tension y devient très faible et se traduit par une pulsation sensible, douloureuse, et parfois visible.

B. — Dans l'opération de la **transfusion du sang**, la tension artérielle augmente, le pouls devient plus calme, mais il arrive des transsudations d'*hémoglobine* dans les urines [2].

C. — Dans le syndrome de l'**oppression des forces**, il y a

[1] ALISON. *Notice of some experiments on the vital properties of arteries, leading to inflamed parts.* Edimb. med. and surg. Journ. 1836. t. XLV, p. 100.

[2] Med. and surg. Society. Annuaire Garnier, 1874, p. 11.

[3] L'hémoglobine se reconnaît sans peine dans l'urine à la couleur verdâtre qu'elle prend en y versant deux ou trois gouttes d'éther ozoné, et de teinture de gayac.

tension grande du sang; et le pouls paraît très petit; cela tient à ce que le sang, circulant mal dans les organes enflammés, s'accumule dans le reste des vaisseaux. Dans ce cas, la *saignée* rétablit l'équilibre et ramène le calme.

D. — Toute **saignée**, toute **hémorrhagie**, en diminuant la quantité de sang, diminue la tension, abaisse le niveau de la ligne d'ensemble et rend le pouls plus fréquent. *Hales*, en saignant un cheval, observa que son pouls montait de 40 à 100 pulsations.

E. — **Fièvre.** — Beaucoup d'auteurs admettent que pendant la *fièvre* il existe une *diminution* de la *tension* sanguine. Les uns l'expliquent par un affaiblissement du travail du cœur et par un relâchement des parois artérielles, tandis que d'autres l'attribuent à l'excès de chaleur du corps qui produit la parésie des vaso-moteurs, de sorte que l'affaiblissement de la tension et l'accroissement de la fièvre marcheraient toujours de pair. Certains auteurs au contraire prétendent qu'il y a dans la fièvre une augmentation de tension due à un surcroît d'activité du cœur tant que la nutrition des muscles n'a pas trop souffert. Pour trancher la question on a fait avec l'appareil de Basch de nombreuses recherches dont voici les résultats :

1° Dans deux cas de **fièvres intermittentes**, la tension sanguine *augmenta* dans le stade de chaleur, plus ou moins parallèlement avec la chaleur et le pouls; elle augmenta plus rapidement encore dans le stade de sueurs.

2° Sur cinq cas de **fièvres récurrentes** observés, la tension a augmenté avec la température dans trois cas et s'est comportée inversement dans les deux autres cas.

3° Dans quatre cas de **Typhus abdominal**, la tension a marché parallèlement avec la température et la fréquence du pouls.

4° Dans trois cas de **Pneumonie fibrineuse** la température, le pouls et la tension diminuent en même temps.

F. — **Asystolie**. — L'*asystolie*, qui survient à la fin des affections du cœur, *renverse* les conditions normales de la *tension* vasculaire. La tension artérielle cesse d'être plus grande que celle des veines et des capillaires; il en résulte une *stagnation* du sang et une filtration du sérum à travers les parois avec *œdème* et *anasarque*.

G. — **Albuminurie veineuse.** — Si une *albuminurie* se manifeste avec une *tension artérielle faible* et sans hémoglobine dans l'urine, elle est simplement veineuse. C'est celle qui survient après les *fièvres intenses*, la *pneumonie*, dans les *maladies du cœur*. Dans ces cas le pronostic est moins grave.

H. — **Albuminurie artérielle.** — Si l'*albuminurie* s'annonce avec une *très forte tension*, tension qui fait transsuder l'*hémoglobine* dans l'urine, c'est qu'il s'agit d'une *albuminurie artérielle* avec tendances aux complications les plus fâcheuses, *éclampsie*, *urémie*, etc., comme cela s'observe à la suite des *maladies infectieuses*, *Scarlatine*, *Érysipèle*, *Goutte anomale* et de la maladie de *Bright chronique* ; aussi cette période de tension qui précède la maladie peut être appelée : *stade préalbuminurique*, et le pronostic est *grave*.

I. — La *sub-intrance* des pulsations est une cause de *petitesse* du pouls.

J. — Règle générale, l'activité circulatoire ne dépend pas d'un surcroît de force impulsive, mais d'une diminution de résistance dans le réseau capillaire ; aussi l'*accroissement du pouls* comme *force* ou comme *fréquence* dans les maladies n'indique pas *accroissement de force* mais *faiblesse*.

K. — Le pouls exploré sur une grosse artère paraît plus fort, sans l'être en réalité, puisque la force impulsive d'une part et la résistance de l'autre n'ont pas changé.

L. — La **polyurie** tient toujours à un *excès* de *pression* intràvasculaire. Soit que cet excès de pression vienne d'une altération du rein, d'un altération du sang ou des troubles circulatoires.

M. — Dans la **Scarlatine**, le sphygmographe, en révélant l'augmentation de *tension*, présage au médecin l'imminence de l'*Urémie* ou de l'*Eclampsie*.

N. — Il en est de même dans les derniers mois de la **grossesse** ; la tension progressive et forte précède et annonce les *convulsions*.

O. — Dans la première période de la **paralysie générale** l'*affaiblissement* de la *tension* vasculaire vient éclairer le pronostic.

P. — Dans la constitution **apoplectique**, cette même *tension* donne encore au médecin des indications précieuses, soit qu'elle *augmente* en offrant le plateau de résistance scléreux, soit qu'elle *diminue* au point que les vaisseaux ne puissent plus résister à l'effort d'un cœur hypertrophié.

Q. — La constatation d'une *faible tension* dans la *Chlorose*, l'*Anémie*, la *Démence*, la *Mélancolie*, l'*Hystérie*, est de grande importance pour le pronostic et le traitement.

R. — L'**hyper-dicrotisme continu**, signe de *tension affaiblie*, est un signe grave dans les maladies aiguës (*fièvres continues*, *pneumonie*, *diphtérie*), et chaque jour de plus ajoute à la gravité.

### ÉTUDE DE LA LIGNE DE TENSION AU SPHYGMOGRAPHE.

Notre sphygmographe, qui offre une grande ressemblance avec l'instrument de Basch, peut aussi jusqu'à un certain point rendre compte des variations de pression par les variations qu'il indique dans la ligne d'ensemble que nous avons vue naguère si régulière. Cette ligne de tension moyenne peut en effet : 1° *s'élever*, — 2° *s'abaisser*. — Tantôt la ligne d'ensemble ne fléchit qu'en un point; — tantôt cette inflexion s'exerce sur un groupe de pulsations.

Si une seule pulsation fléchit, cela peut être au début ou à la

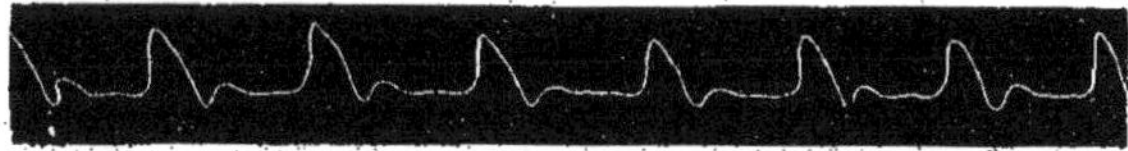

Fig. 159. — Tension basse au début de la pulsation.

fin de la diastole; si c'est au début, cela indique que l'artère s'est vidée rapidement, entièrement, et même subitement;

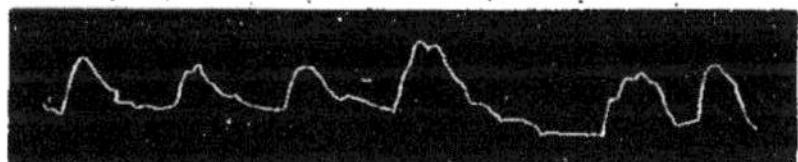

Fig. 160. — Tension basse à la fin.

si c'est à la fin de la diastole; il faut en induire que l'artère se vide très complètement, mais péniblement et lentement avant de recevoir assez de sang pour recommencer, et, comme diagnostic, il s'agit ordinairement d'un *rétrécissement*.

De même, la ligne de tension peut rester élevée au début de la diastole, ne baissant qu'avec peine, ce qui indique un *pouls tendu* ;

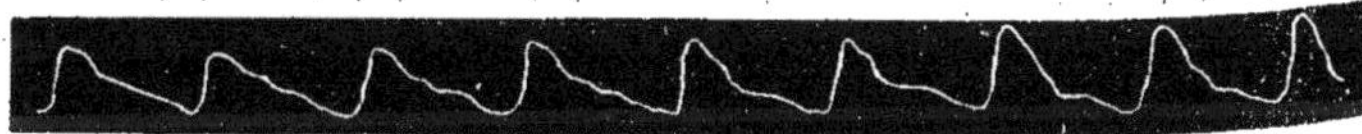

Fig. 161. — Ligne d'ensemble progressivement descendante.

ou se relever depuis ce point jusqu'à la systole suivante :

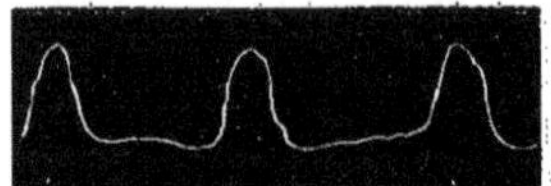

Fig. 162. — Ligne d'ensemble ascendante.

ou bien encore rester élevée pendant tout l'intervalle d'une pulsation, ne tendant à baisser qu'à la pulsation suivante, ou même après plusieurs pulsations.

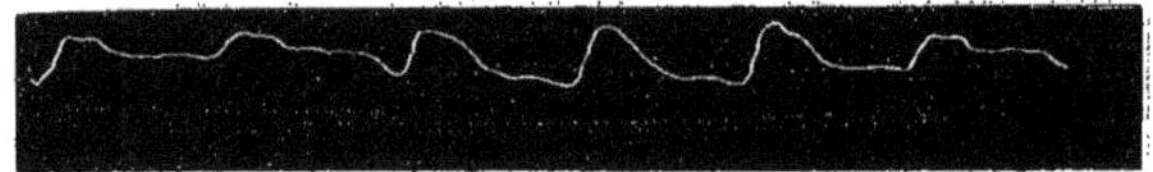

Fig. 163. — Ligne d'ensemble soutenue.

On observe surtout cette tension soutenue pendant l'effort intense qui oblige à retenir la respiration, et dans tous les cas où les capillaires se vident péniblement. C'est une *courbe hématosique ou asphyxique*.

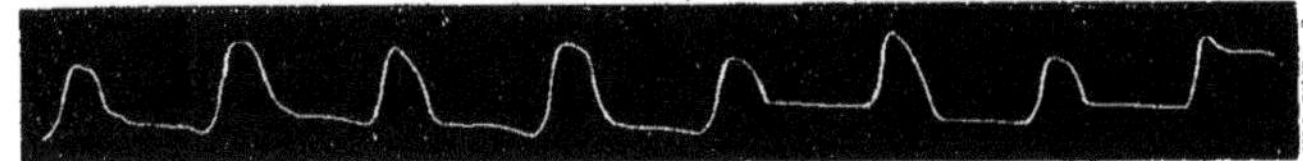

Fig. 164. — Tension de l'effort.

Mais il est toute une série de cas où la *ligne de tension* fléchit ou s'élève sur une étendue plus ou moins vaste ; leur importance est grande, car il s'agit toujours de troubles graves, aigus ou chroniques, à la fois dans l'*hématose* et dans le fonctionnement organique du cœur, surtout du *cœur gauche ;* les tracés ci-dessus (fig. 160 — 163) en sont des exemples frappants.

### TENSION SANGUINE TOXIQUE OU MÉDICAMENTEUSE.

Tous les médicaments, tous les poisons ont une action plus ou moins directe sur la tension sanguine.

Les uns l'augmentent, la prolongent jusqu'à l'arrêt du cœur en *systole*.

Les autres la diminuent ou l'abolissent jusqu'à l'arrêt du cœur en *diastole*. Règle générale : pour un même agent, les doses faibles ou moyennes augmentent la tension, les doses toxiques la diminuent ; de même, l'effet primitif sera de l'augmenter, l'effet consécutif de le diminuer, mais il y a des exceptions.

### SUBSTANCES AUGMENTANT LA TENSION ARTÉRIELLE.

*Acide arsénieux* (petites doses), — *Acide carbonique*, — *Ahovai*, — *Aconitine*, — *Alcool* (première période), — *Apocynum cannabinum*, — *Atropine* [dose faible], — *Caféine*, — *Camphre*, — *Chloroforme* (première période), — *Cocaïne*, — *Daturine* (première période), — *Digitale* (dose moyenne), — *Ergotine*, — *Ether* [inhalations modérées], — *Froid*, — *Huile ozonisée*, — *Hyoscyamine* (première période), — *Helléborine*, — *Inée*, — *Massage*, — *Opium* (période chronique), — *Quinine* (action rapide mais passagère), — *Saponine* [contraction veineuse et artérielle], — *Sinapisme* (deuxième période), — *Strophantine*, — *Thanghin*, — *Upas antiar* (doses faibles), — *Vératrine*, — *Venin du crapaud* (Cargulamine).

De ce nombre il en est plusieurs qui augmentent la tension, sans diminuer la fréquence, tels sont : *acide Arsénieux*, — *Belladone*, — *Seigle ergoté*, — *sulfate de Quinine*.

### SUBSTANCES DIMINUANT LA TENSION ARTÉRIELLE.

*Alcool* (deuxième période), — *Atropine* [dose forte], — *Assa fœtida* [dose moyenne], — *Chaleur*, — *Chloral* (dose forte), — *Daturine* (deuxième période dose forte), — *Ether*, — *Hyoscyamine* (dose forte), — *Digitale* (dose toxique), — *Jaborandi* (dose forte), — *Sels de Manganèse* (dose toxique), — *Opium* (dose forte), — *Muscarine*, — *Nitrite d'amyl*, — *Nitro-glycérine*, — *Quinine*, — *Plomb* (dose toxique), — *Sinapisme* (deuxième période), — *Sulfate de cuivre*, — *sulfate de mercure*, — *Sulfo-cyanure de potassium*, — *Tanghin* (dose forte). — Thyroïdectomie, — *Upas antiar* (dose forte), — *Vanadium*.

Quand on connaîtra bien ces actions physiologiques, il deviendra aisé d'agir sur la tension vasculaire dans les maladies et de la modifier dans le sens de la guérison, comme on le fait déjà pour la chaleur animale avec les bains froids et l'*Antipyrine*.

# QUATRIÈME PARTIE

## PHYSIOLOGIE DU POULS

*De tous les signes diagnostics, les plus importants sont les signes physiques directs.*

PIORRY.

# CHAPITRE PREMIER.

## LE POULS PHYSIOLOGIQUE AUX DIFFÉRENTS AGES.

### LE POULS PHYSIOLOGIQUE.

Étymologie. — **Pouls.** — Latin *Pulsus.* — Grec Σφυγμος. — Norwégien, dan. suéd. allemand *Puls.* — Anglais *Pulse.* — Italien *Polso.* — Espagnol *Pulso.* — Finnois *Tykytys* (*pulsation*), *Suonén Iskeja* (*artère battante*).

Définition. — Le **Pouls** *est le mouvement de dilatation et de contraction successif, que l'ondée sanguine chassée par la systole du cœur imprime à tout l'arbre artériel.*

Nous disons : *dilatation* et *contraction*, car pendant la *diastole* du cœur, l'artère, ne recevant plus d'impulsion, revient sur elle-même par son élasticité naturelle. Ainsi, comme le fait remarquer *Weber*, l'essence du *pouls* n'est pas absolument la même que celle de la *circulation.* La **circulation**, c'est la **progression** du sang : *materia progrediens.* Le **pouls**, c'est la **forme** que cette progression imprime aux parois vasculaires : *forma materiæ progredientis.* Et cette forme dépend de cinq circonstances ou qualités définies : le **temps**, l'**espace**, la **force**, le **nombre**, le **rhythme** ou la *mesure ;* nous les étudierons tour à tour.

Choix de l'artère. Toutes les artères donnent une pulsation, mais on ne peut explorer convenablement que les fortes artères, celles qui sont disposées sur un plan résistant et qui ne fuient pas trop devant le doigt explorateur.

Pour cela, il faut qu'elles occupent une région facile à palper. L'artère **radiale**, réunissant la plupart de ces qualités, a été choisie de tout temps pour explorer les battements artériels, et c'est là ce qu'on appelle : **tâter le pouls.** Par exception, on peut explorer la *brachiale*, la *cubitale*, la *temporale*, la *faciale*, les *nasales*, l'*occipitale*, la *crurale*, la *carotide* ou même l'*aorte abdominale*, enfin les *vaisseaux capillaires* ou les *tissus érectiles.* Ce que nous allons dire s'applique donc avant tout à la *radiale ;* nous indiquerons plus tard les spécialités de chaque vaisseau.

Définition du pouls normal. — *Le* **pouls normal** *est celui qui donne au chronomètre* 60 *à* 70 *pulsations par minute pour l'homme adulte.*

Il est toujours modérément développé, ni trop dur, ni trop mou, d'une force moyenne, d'une égalité parfaite, soit dans ses ondulations, soit dans leurs intervalles.

Il varie infiniment suivant les circonstances météorologiques et les actes physiologiques, suivant les âges et les sexes; il varie surtout beaucoup dans l'état pathologique, et ces variations servent à éclairer le diagnostic et le pronostic. C'était autrefois le principal guide du praticien, alors que l'auscultation et la percussion étaient inconnues.

Règles pour tater le pouls radial. — 1° Pour tâter le pouls **radial**, le médecin dispose sur le trajet de cette artère, à trois centimètres environ au dessus du poignet, en dedans du tendon de l'abducteur du pouce, les trois doigts *indicateur*, *médius* et *annulaire*, réunis doucement et sans effort. *L'indicateur* sera placé le plus bas près du carpe, un peu au-dessus de l'apophyse styloïde du radius, et leur pulpe sera située sur la même ligne, pour qu'ils puissent explorer simultanément l'artère. Il est bon de laisser un petit intervalle entre l'indicateur et le médius, pour que le tact soit plus libre.

2° Le pouce du médecin, tourné à la partie postérieure du bras, y prend un point d'appui, qui permet de comprimer plus ou moins l'artère, et de juger ainsi de la fermeté de ses parois, de la tension artérielle et des diverses modifications de l'acte propulseur.

3° Il ne faudrait pas renverser les positions, soutenir le dos du bras, des quatre doigts, et appliquer le pouce sur l'artère radiale; en effet, les collatérales du pouce étant assez fortes, leur pulsation perçue par le médecin pourrait l'induire en erreur; et, ajoutant leur chiffre à celui de l'artère du malade, il trouverait 120 pulsations au lieu de 60, par exemple, sans compter un pouls fort irrégulier, les deux cœurs ne battant pas à l'unisson.

4° Pendant que l'on tâte le pouls, il faut varier à trois reprises les pressions que l'on exerce sur l'artère: par la *première*, on *effleure* à peine la peau, pour examiner le **pouls superficiel**; par la *deuxième*, on *appuie* sur l'artère, de manière à la faire céder, pour étudier le **pouls moyen**; par la *troisième*, on comprime fortement, pour oblitérer presque le calibre de l'artère, et l'on explore le **pouls profond**; on reconnaît ainsi la **tension** vasculaire, et ce qu'il faut lui opposer de force pour empêcher le sang de traverser sous les doigts.

5° On aura soin encore de presser alternativement avec un, deux, trois ou quatre doigts; on voit par là sous quel doigt la pulsation s'arrêtera après avoir soulevé les autres, et l'on juge de sa **pénétration.**

6° Deux doigts réunis peuvent encore servir à étudier le **dicrotisme**: car au moment où la grande pulsation, après avoir pénétré sous le premier doigt, vient frapper le second, le premier éprouve une seconde impulsion plus faible; c'est le choc en retour.

7° Le bras du malade doit être appuyé sur le lit, l'avant-bras à demi fléchi sur le bras, pour relâcher les muscles. Le sujet ne doit pas remuer ses doigts, parce qu'alors les tendons fléchisseurs mêlent leur choc aux pulsations du pouls.

8° Il faut en outre considérer si l'on a affaire à un homme, une femme, un enfant, un vieillard. Tenir compte de l'émotion, du réveil, s'informer si le malade vient de s'agiter ou de manger, s'il a pris un purgatif, un vomitif, ou quelque autre remède, s'il a été saigné, toutes causes d'affaiblissement du pouls. Quand on a fait la part de ces diverses circonstances, on peut admettre que le pouls qu'on explore est le pouls naturel du sujet.

9° Le médecin devra examiner le pouls aux deux bras, afin de juger de leurs différences; il explorera le *pouls droit* avec la main *gauche*, et le *pouls gauche* avec la main *droite*, pour que l'indicateur reçoive le principal choc artériel qui est au niveau de l'apophyse styloïde et pour qu'une habitude uniforme donne plus de sûreté à l'examen.

10° Le médecin comptera le pouls durant une demi-minute, et même une minute entière. En se bornant à quelques pulsations on risquerait de manquer les irrégularités qui souvent forment le signe pathognomonique de la maladie, Si le pouls s'arrête par moments, il faut encore noter après quel nombre de battements survient cette pause, et si l'arrêt est périodique.

Après s'être familiarisé avec l'étude de la pulsation, l'homme de l'art doit apprendre les rapports du pouls avec toutes les fonctions du corps.

11° **Rapports avec la respiration**, savoir: combien de pulsations se produisent pendant une *respiration* (*inspiration et expira-*

*tion comprises*). Dans l'état de santé, une respiration correspond à 4 ou 5 pulsations. Il faut reconnaître si son rhythme est changé, si par exemple, pendant l'inspiration, le pouls bat moins vite ou moins fort que pendant l'expiration (signe qui, dans le *croup*, indique l'*asphyxie* terminale).

12° **Rapports avec la musculation** : — remarquer si les faibles mouvements accélèrent singulièrement le pouls, comme on l'observe chez les enfants nerveux et dans la *méningite granuleuse*.

13° **Rapports avec la digestion** : — remarquer si le pouls grandit par la nourriture, ou s'accélère seulement; s'il faiblit beaucoup pendant et après les évacuations urinaires et alvines.

14° **Rapports avec la circulation** : — observer si l'un des deux pouls donne moins de *force* ou d'*amplitude*, s'il est en *retard* sur l'autre, ou sur le battement du cœur, ce qui peut devenir un signe d'obstacle, de rétrécissement et même d'*anévrysme*.

Que le médecin s'informe encore s'il n'y a pas eu autrefois quelque *blessure de la région radiale* ou des tissus environnant l'artère, car l'amplitude de son battement reste moindre, même après guérison.

15° Enfin l'étude des **anomalies artérielles** est indispensable; si l'on ne veut tomber plus d'une fois dans l'erreur, il faut connaître les exceptions.

16° Au point de vue **nosologique**, le médecin doit, en explorant le *pouls*, observer s'il appartient :

A, *à une maladie* **aiguë**,

B, *à une maladie* **chronique**,

C, *ou à une* **affection du cœur**,

D, enfin à une action **médicamenteuse** ou un **empoisonnement**, car le diagnostic, le pronostic, l'indication thérapeutique, devront toujours se tirer de l'un de ces quatre éléments.

A. Pour les **maladies aiguës**, il faut prêter grande attention à la **période** de la maladie; reconnaître si l'on est à la période *d'augment*, à celle *d'état* où les symptômes sont stationnaires, ou dans la période *de déclin*, dans laquelle s'opèrent les changements par *crises* et *métastases*. Il faut encore tenir compte des jours et des heures de la maladie. On distingue le *pouls de la rémission* de celui du *paroxysme*.

B. Dans les **maladies chroniques**, il y a souvent un jour de *rémission*, un jour de *redoublement*; le pouls de la *rémission* est le vrai pouls de la maladie chronique, le pouls du *redoublement* est souvent celui des *complications* (*inflammation partielle*, tendance à la *suppuration* ou *ramollissement* etc.).

C. Dans les **affections du cœur,** le pouls est sous l'influence de la lésion cardiaque ; dès lors, pour obtenir un *pronostic* plus sûr, il faut l'établir d'après la lésion du cœur, et non d'après le pouls seul, qui n'est que le serviteur de l'organe principal.

Mais avec le sphygmographe, le pouls reconquiert ici sa valeur, surtout pour le *diagnostic;* car le cœur lui communique des caractères tellement précis qu'on reconnaît presque toujours d'emblée la lésion qui est en cause.

17° L'art de tâter le pouls est un art délicat et difficile ; il faut compter sur un an d'étude avant d'y avoir familiarisé les élèves.

## POULS DE L'ENFANT NAISSANT.

Le pouls, au moment de la naissance, se manifeste au sphygmographe, comme au doigt explorateur, par une simple ondulation uniforme, où la ligne d'ascension est aussi douce, aussi inclinée que la ligne de descente. C'est que le cœur de l'enfant naissant est encore peu riche en fibres musculaires. Son impulsion a moins d'énergie, sa hauteur moins de subitanéité, sa dilatation moins de rapidité. Ceci explique la faible impression qu'il produit sous le doigt, mais il en résulte aussi que le pouls des nouveau-nés est moins petit qu'il ne le paraît.

Cette forme particulière de la pulsation tient encore à une autre cause, c'est *la plus grande résistance des parois aortiques*, qui ne se laissent dilater que peu à peu et comme progressivement, car nous n'apercevons en aucun cas le *dicrotisme*, ou pouls *artériel.* Si nous recherchons pourquoi les artères au premier âge ne se laissent ainsi dilater que très progressivement, nous y trouvons une vue providentielle, une précaution de la nature, pour ne pas chasser trop vivement le sang dans les organes si délicats de l'enfant nouveau-né.

La fréquence du pouls aux débuts de la vie est assez grande; je l'ai trouvée de 160 sur le même sujet, qui, deux heures avant de naître, ne donnait à l'auscultation que 130 battements. L'impression première de l'*air extérieur*, de la *lumière*, l'*agitation*, le *mouvement,* les *cris* du nouveau-né suffisent pour expliquer cette variabilité, et du reste on voit dans le premier âge le pouls baisser beaucoup dans le *sommeil*, tandis que pendant la veille et le mouvement il peut monter très haut.

Au moment de la naissance, avant que la section du cordon ombilical ait été faite, le Dr LEDIBERDER aurait observé que le pouls ne donnait que 70 à 100 pulsations (*moyenne* 83) ; il attribue ce ralentissement à la brusque impression du froid sur la surface entière de la peau. Au bout de trois ou quatre minutes, une réaction s'opère et le pouls monte à 160.

Je n'ai point observé ce ralentissement, car voici le pouls de naissance avant même la section du cordon, il compte 140 pulsations.

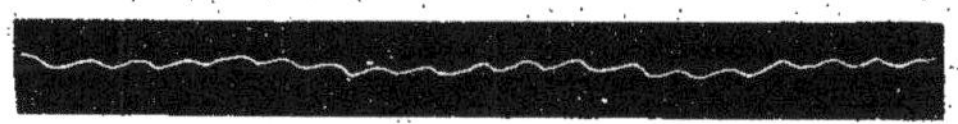

Fig. 165. — Pouls de l'enfant naissant.

Après la naissance, l'enfant étant endormi, seul moyen d'avoir le calme absolu, la moyenne m'a paru de 120, c'est juste le double du chiffre de l'homme adulte et sain. Le Dr SMITH, médecin de l'asile des orphelins à New-York a fait de nombreuses, investigations sur plus de cinquante-six enfants. Il a trouvé comme moyenne : 136 au bout d'une demi-minute de naissance, 152 dans le troisième quart et 145 dans le quatrième quart de la première minute ; c'est-à-dire 143 en moyenne dans la première minute; la moyenne de la deuxième minute a donné 132, de la troisième à la dixième le pouls a varié de 125 à 164, moyenne : 145; et pendant les 20 minutes suivantes de 100 à 156, moyenne : 130. C'est ici le cas de faire observer avec *Pline* que les mouvements vitaux dans les êtres paraissent s'exécuter avec une rapidité en raison inverse du volume de l'être vivant. « La nature, dit-il, a plus d'énergie lorsque la sphère de son activité est plus bornée, et ce que les animaux gagnent en force et en masse, ils le perdent en agilité et en finesse. »

FLOYER, l'un des premiers qui aient compté le pouls des nouveau-nés, indique comme chiffre ordinaire 134 pulsations. *Haller*[1] et *Bryan-Robinson* l'évaluaient à 140.

## POULS DES PREMIERS JOURS ET DES PREMIERS MOIS.

Dans le cours du premier mois qui suit la naissance, le pouls

[1] HALLER. *Elementa physiol.* t. I, p. 25.

varie beaucoup de fréquence, il se développe comme force et comme ampleur.

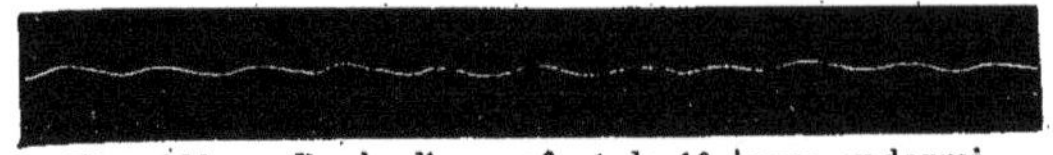

Fig. 166. — Pouls d'un enfant de 10 jours endormi.

MIGNOT [1], expérimentant sur des sujets de 4 à 7 jours, a observé comme extrêmes 108 et 134, moyenne 125.

Chez 16 enfants n'ayant pas encore un jour accompli, le Dr GORHAM [2], de Londres, a trouvé de 100 à 160, moyenne 123. Expérimentant de nouveau sur 42 enfants âgés de 1 à 7 jours, il a retrouvé les mêmes chiffres : 96 et 160 comme extrêmes, mais la moyenne était de 128; elle s'est élevée à 135 chez les sujets examinés ayant 2, 3 et 4 semaines de vie. Il en conclut que pour les enfants, depuis la naissance jusqu'à un mois, la moyenne serait de 135.

QUETELET [3] à Bruxelles est arrivé à des résultats analogues: sur 36 cas réunis, il a observé 104-165 comme extrêmes, 125 comme moyenne.

TROUSSEAU [4], expérimentant sur des enfants de 15 à 30 jours, a trouvé pour moyenne 137 pulsations. Pour les sujets âgés de 1 à 2 mois, ce chiffre s'abaissait à 132; de 2 à 6 mois, il tombait à 128; de 6 mois à 1 an, il nota 120 pulsations par minute, et de 1 an à 21 mois seulement 118.

*Gorham* faisant les mêmes expériences a déduit une moyenne de 130 pulsations chez les enfants de 5 mois à 2 ans.

Le Dr SEUX [5], de Marseille, a expérimenté à son tour en tenant grand compte de la santé de l'enfant et pendant le calme complet. Il a trouvé de 130 à 140 pulsations par minute, pendant que les extrêmes s'étendaient de 80 à 164. Mais le pouls dépassait 160 plus souvent qu'ils ne s'abaissaient au-dessous de 100.

[1] MIGNOT. *Recherch. sur les phénomènes normaux et morbides de la circulation chez les nouveau-nés.* Th. p. 1851, p. 10.

[2] GORHAM. *Obs. on the pulses of infants.* London med. Gaz. 1837, t. XXXI, p. 324.

[3] QUÉTELET. *Sur l'homme et le développement phys. de ses facultés.* 1835; t. II, p. 84.

[4] TROUSSEAU. *Lettre à Bretonneau sur le pouls des enfants à la mamelle.* J. des connaiss. méd. chir., 1841, p. 28.

[5] ROGER. *Rapport sur un travail de M. Seux sur le pouls des nouveau-nés.* Union méd. 1853, t. IX, p. 522.

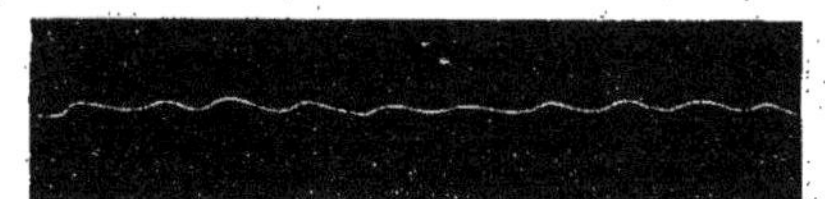

Fig. 167. — Pouls d'un enfant de 3 mois endormi.

CARACTÈRES SPHYGMOGRAPHIQUES.

Les caractères sphygmographiques restent les mêmes depuis la naissance jusqu'à l'âge d'un an. On y reconnaît la même mollesse de la systole, la même retenue progressive de la diastole, chaque pulsation représente une ondulation régulière, dont le sommet de la systole occupe le milieu. C'est bien la mesure à deux temps dont a parlé Rufus d'Ephèse.

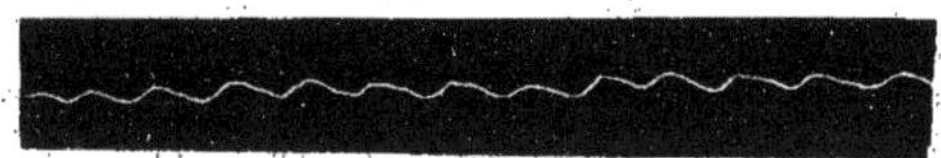

Fig. 168. — Pouls d'un enfant de 10 mois.

Après l'âge d'un an, la systole commence à prendre plus de vigueur, elle est plus subite, plus verticale et dure moins longtemps, mais la diastole ne s'opère toujours que d'une manière progressive et laisse peu de place au repos. Enfin il n'est point encore question de dicrotisme.

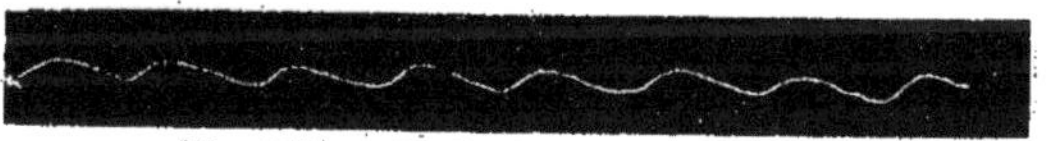

Fig. 169. — Pouls d'un enfant de 2 ans.

Dès la seconde année de la vie, le pouls commence à se ralentir et le nombre des battements diminue d'une manière régulière jusqu'à l'âge adulte.

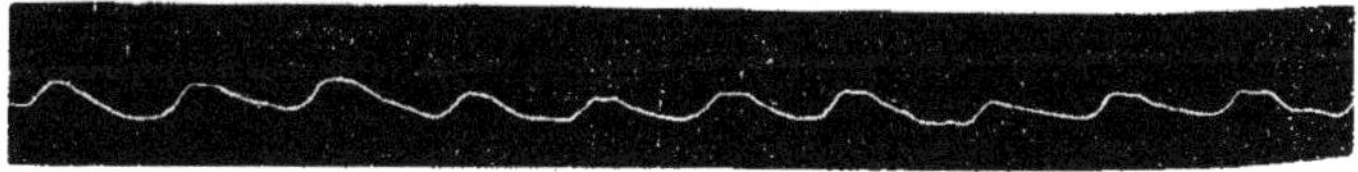

Fig. 170. — Pouls d'un enfant de 3 ans.

Tous les auteurs qui se sont occupés de statistique sont d'accord sur ce fait, mais ils n'en ont point encore trouvé la loi. D'après *Quételet*, la moyenne, qui est de 136 à la naissance, devient de 88 à 5 ans, 78 de 10 à 15 ans, 70 à 20 ans. VOLKMANN en a dressé une table plus complète encore.

| *Ages :* | *Nombres moyens :* |
|---|---|
| De 0 à 1 an | 134 |
| 1 à 2 | 110.6 |
| 2 à 3 | 108 |
| 3 à 4 | 108 |
| 4 à 5 | 103 |
| 9 à 10 | 90.6 |
| 14 à 15 | 83 |
| 19 à 20 | 71 |

SECONDE ENFANCE ET JEUNESSE.

A mesure que l'enfant se développe, le pouls grandit aussi. L'ondulation produite par la contraction ventriculaire devient plus subite et plus *élevée*, ce qui montre que le ventricule gauche s'enrichit de fibres musculaires.

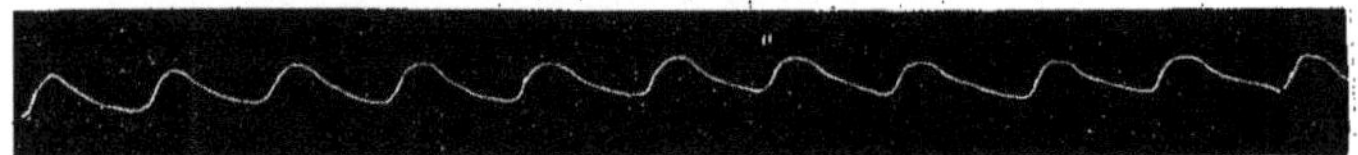

Fig. 171. — Pouls d'un enfant de 8 ans.

Mais si la *systole* est plus forte, plus rapide, plus élevée, la *diastole* se fait encore lentement, progressivement ; c'est que la résistance protectrice des parois artérielles est toujours assez grande ; il en résulte une inclinaison très douce de la ligne de descente jusqu'au point où recommence une nouvelle systole. Parfois même, au sommet de la pulsation, on aperçoit un petit plateau, comme si l'orifice aortique ou le vaisseau lui-même étaient naturellement un peu rétrécis et que le cœur eût besoin de prolonger sa contraction pour faire passer le sang.

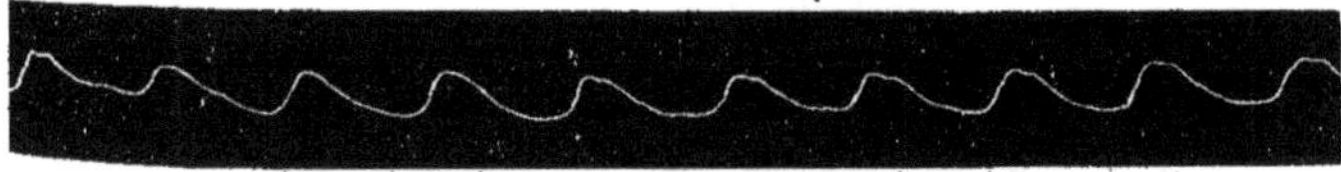

Fig. 172. — Pouls d'un garçon de 10 ans.

J'ai rencontré cette disposition si fréquemment, surtout de 5 à 18 ans, que je dois la considérer comme un léger *arrêt de développement* de l'orifice artériel ou du vaisseau lui-même, survenant surtout chez les enfants délicats et lymphatiques ; il s'accompagne, comme phénomène morbide, de faiblesse, de pâleur, d'un certain degré d'*anémie* du *cerveau*, le sang pénétrant avec peine dans les capillaires trop résistants, et disparaît plus tard, quand le développement de la poitrine se complète.

C'est dans la première jeunesse aussi que le pouls de l'homme et de la femme commencent à se différencier. Celui du jeune homme est plus fort, la systole plus énergique.

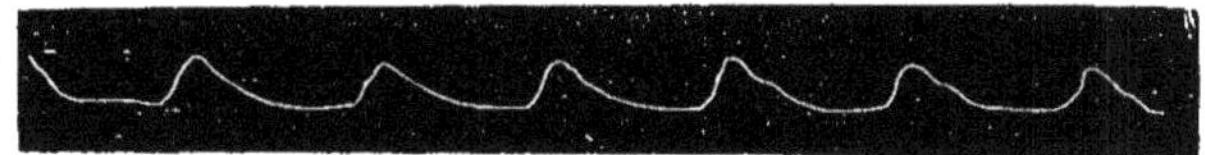

Fig. 173. — Pouls d'un jeune homme de 15 ans.

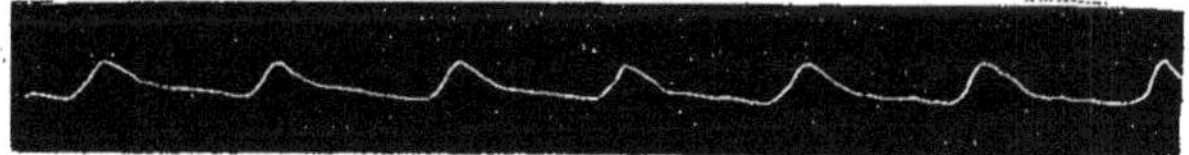

Fig. 174. — Pouls d'une jeune fille de 15 ans.

AGE ADULTE.

Arrivé au sommet de l'âge, le pouls prend une ampleur plus grande, une énergie supérieure.

La *systole* surtout est ferme, subite, presque verticale.

La *diastole* offre les mêmes caractères, et la durée totale des deux mouvements est d'un tiers de seconde environ, les deux autres tiers appartiennent au repos des ventricules.

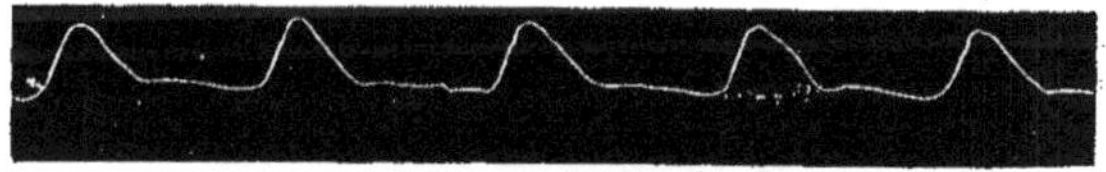

Fig. 175. — Homme de 20 ans.

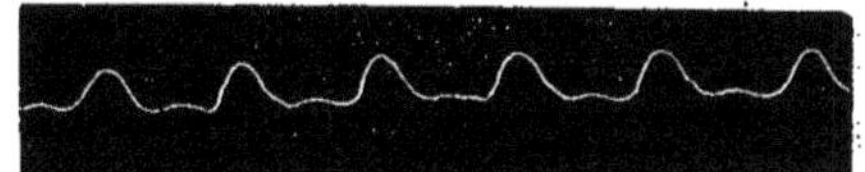

Fig. 176. — Femme de 20 ans.

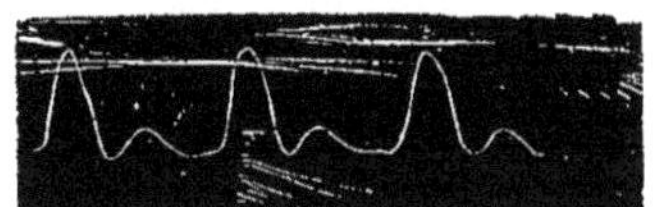

Fig. 177. — Homme de 30 ans.

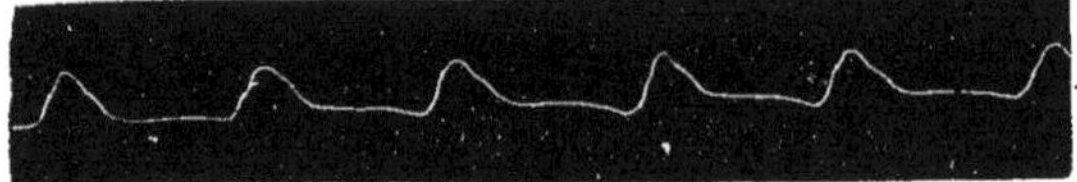

Fig. 178. — Femme de 30 ans.

Ainsi le cœur, cet organe dont l'action continue est nécessaire à la vie, jouit néanmoins d'un repos aussi grand que celui des autres muscles.

En effet, la somme du travail des ventricules est représentée par 8 heures sur 24, soit 16 heures de repos, et sur ce temps la contraction véritablement active du ventricule, la *systole*, n'occupe que la moitié, soit 4 heures par jour.

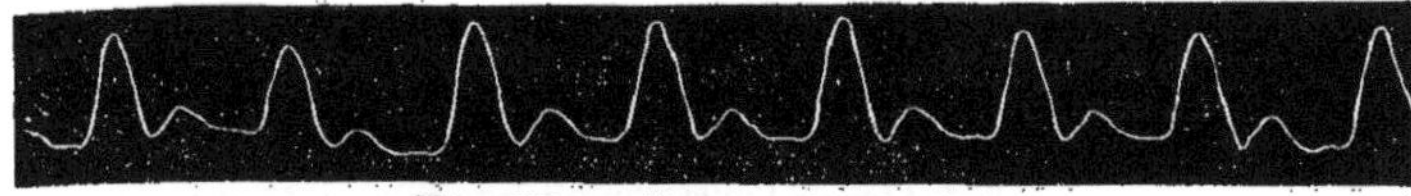

Fig. 179. — Homme de 40 ans.

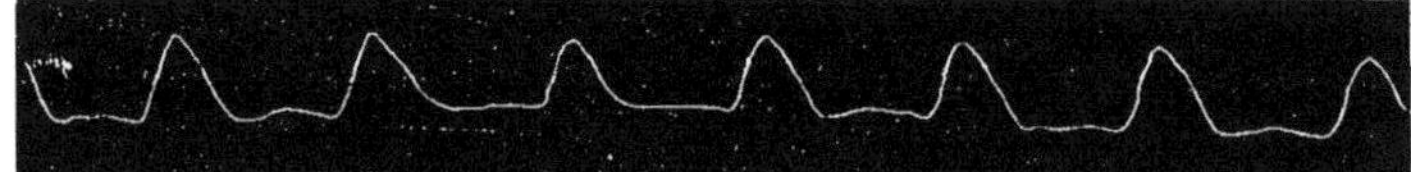

Fig. 180. — Femme de 40 ans.

Mais, à peine le *pouls ventriculaire* a-t-il terminé son action, que commence le *pouls artériel*, dont le retentissement constitue le *dicrotisme* et dure $\frac{1}{4}$ à $\frac{1}{3}$ de pulsation. Enfin le troisième tiers, parfois la moitié, est constitué par les petites contractions souvent invisibles qui tiennent à l'élasticité artérielle.

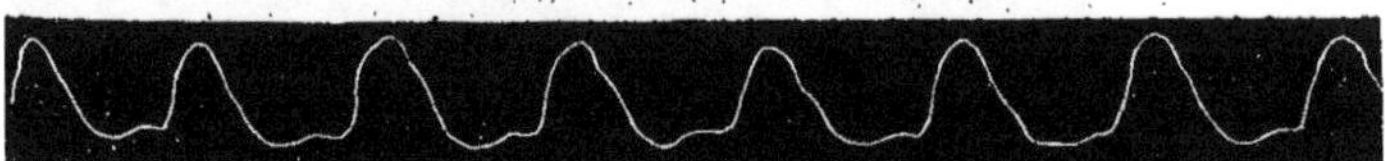

Fig. 181. — Homme de 50 ans.

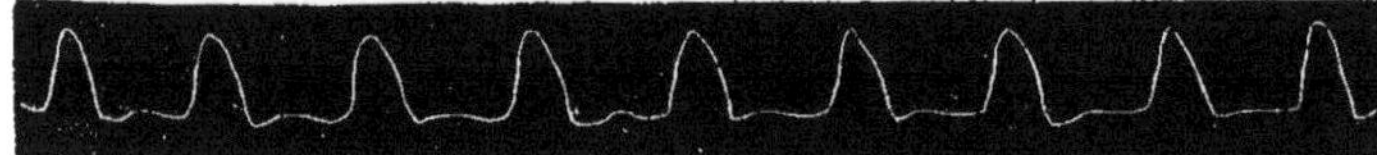

Fig. 182. — Femme de 50 ans.

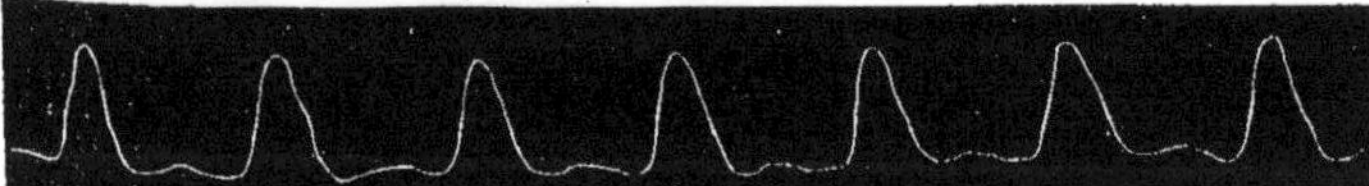

Fig. 183. — Homme de 60 ans.

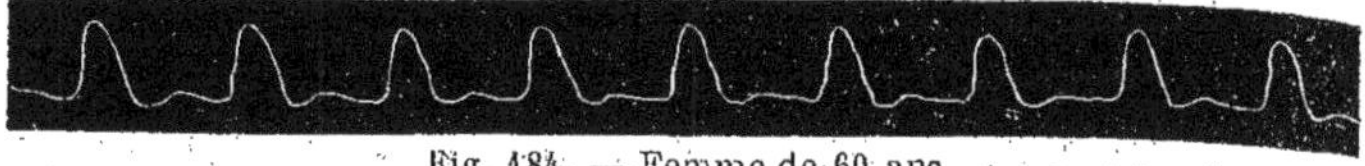

Fig. 184. — Femme de 60 ans.

## VIEILLESSE.

Quand l'homme arrive à un certain âge, le pouls commence à se déformer peu à peu, comme tous les organes de l'économie.

Dès lors, l'équilibre se détruit lentement entre la force d'impulsion du cœur et la force de résistance des artères ; et, suivant que l'une ou l'autre prend le dessus, le pouls devient *exagéré* comme *tension*, ou bien il *s'affaiblit* progressivement.

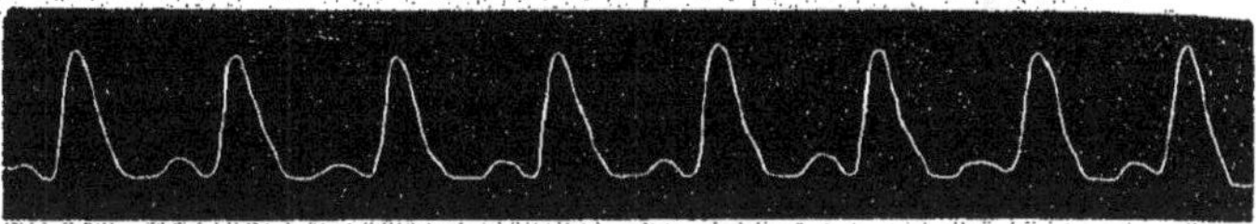

Fig. 185. — Homme de 70 ans.

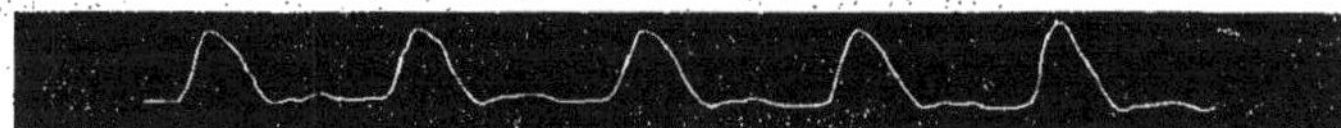

Fig. 186. — Femme de 70 ans.

Le premier type, *hyperdynamique*, s'observe surtout chez les personnes fortes et vigoureuses, ayant les attributs d'une belle vieillesse, une grande résistance vitale, car chez elles le cœur continue de grossir jusqu'à un âge avancé.

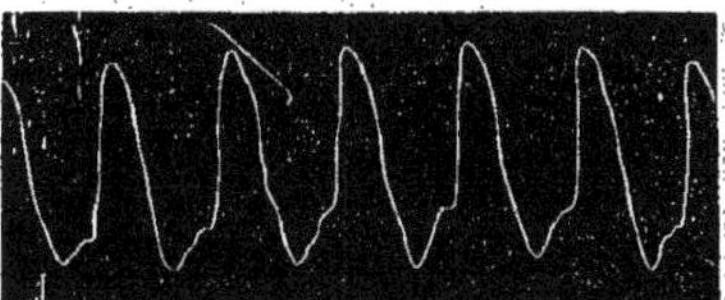

Fig. 187. — Homme de 85 ans.

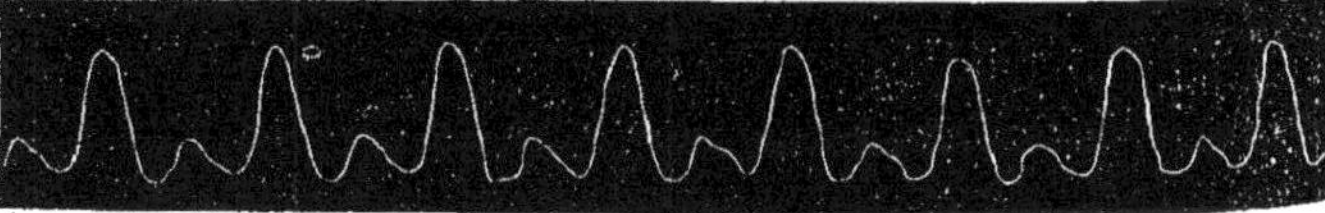

Fig. 188. — Femme de 85 ans.

Parfois, ce redoublement d'énergie paraît se produire plutôt dans l'artère que dans le cœur, car tandis que sous le doigt le pouls semble dur et résistant, le cœur ne fait entendre que des battements fort ordinaires.

Dans ce cas, la tunique musculeuse des artères, leurs fibres élastiques, amincies, se laissent dilater plus librement et permettent au sang de rebondir avec plus de force sous l'influence du cœur.

Le deuxième type, *sénile*, est le plus fréquent. Le pouls faiblit, s'abaisse, s'épaissit, s'arrondit au sommet et revêt tous les caractères de celui de l'enfance, sauf la régularité qui manque souvent. Ce type annonce l'*atrophie* des fibres musculaires, la *sclérose* ou bien la dégénérescence graisseuse progressive des parois du cœur et la rigidité consécutive des vaisseaux.

Nous avons eu l'occasion assez rare de conduire cette étude du pouls jusqu'aux dernières limites de la vie, jusqu'à 100 ans et 8 mois. Ce dernier tracé a été pris en 1870 sur le nommé *Léger*, demeurant rue Mazagran à Plaisance, né le 8 janvier 1769. Ce pauvre homme mourut quelques mois après, à l'hôpital Necker, des suites d'une chute sur la tête.

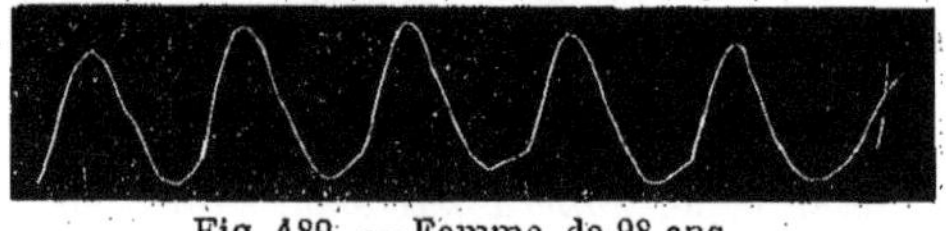

Fig. 189. — Femme de 98 ans.

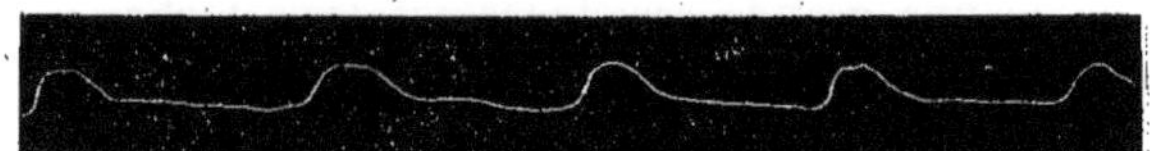

Fig. 190. — Pouls d'un homme de 100 ans.

Chacun remarquera sans peine la ressemblance qui existe entre les extrêmes des âges, et que rien ne ressemble plus au pouls d'un enfant de 3 ou 4 ans que le pouls d'un vieillard de 100 ans. Le premier soulève à peine la ligne horizontale, le dernier est sur le point de se confondre avec elle.

### LE TRAVAIL DU CŒUR.

Le docteur **Guyot de Tromarcy** a calculé avec soin quelle

était la somme énorme de travail fournie par le cœur pendant une vie d'homme de cent ans :

| | | |
|---|---|---|
| Première année | 63,072,000 | pulsations. |
| Les deux premières années | 120,096,000 | — |
| Les huit premières | 435,456.000 | — |
| Les quatorze premières | 698,256,000 | — |
| Une des années de l'âge mûr | 34,164,000 | — |
| Les trente-six années de quinze inclusivement à cinquante ans | 1,229,904,000 | — |
| Une vie de cinquante ans | 1,928,160,000 | — |
| de soixante ans | 2,369,800,000 | — |
| de quatre-vingts ans | 3,007,040,000 | — |
| La vie fœtale | 27,216,000 | — |
| Une vie de cent ans | 3,792,550,000 | — |

## ACCÉLÉRATION DU POULS CHEZ LES VIEILLARDS.

*Galien* [2] avait dit que le pouls était plus rapide dans la première enfance, plus lent dans la vieillesse. Cette opinion était restée dans la science, et *Sœmerring* [3] en avait donné les mesures suivantes :

| | |
|---|---|
| Naissance | 130-140. |
| 1re année | 120 |
| 7 ans | 85 |
| Puberté | 80 |
| Age viril | 75 |
| Vieillesse | 70 |

Mais, d'après nos expériences personnelles, le pouls des vieillards ne va pas toujours en se ralentissant jusqu'à la fin de la vie. Chez les uns, il reste au niveau des personnes d'âge adulte ; chez les autres, il s'accélère notablement.

**LEURET** et **MITIVIÉ** [4], à l'hospice de Bicêtre, l'ont trouvé de 74 pour les hommes, et 77 pour les femmes, chez un ensemble de vieillards dont l'âge était de 71 ans en moyenne.

**CHARLTON** [5] observa 200 vieillards bien portants. La moyenne était de 70, mais les extrêmes étaient remarquables par leur éloignement ; plusieurs n'avaient que 40 pulsations par minute, d'autres jusqu'à 100.

**PENNOCK** en Amérique est arrivé à des résultats à peu près sem-

[1] Guyot de Tromarey. *Nombre de pulsations du cœur pendant la vie.* Rev. méd. Paris, 1878.

[2] Galien. *De pulsibus ad tirones libellus.* Op. omnia, t. III, p. 44.

[3] Soemmerring. *De corporis humani fabrica*, t. V, p. 100.

[4] Leuret et Mitivié. *Fréquence du pouls chez les aliénés.* In-8°. 1832.

[5] Charlton. *De la pneumonie chez les vieillards*, Th. p 1845, n° 71, p. 16.

blables sur les vieillards. Il a trouvé 72-75 pour les hommes, 78 pour les femmes [1] à 67 ans.

HOURMANN et DECHAMBRE [2], expérimentant à la Salpêtrière sur 255 vieilles femmes, ont compté une moyenne de 82 pulsations.

Mais à quelle époque commence cette accélération? La plupart des auteurs admettent que c'est seulement dans la vieillesse, tandis que *Volkmann* prétend qu'elle débute dès l'âge de 24 ans. Ce serait de 20 à 24 ans que l'homme aurait le pouls le plus lent; passé cette époque, il s'accélérerait, très doucement il est vrai, pendant l'âge mur, puis plus rapidement dans la vieillesse.

Ainsi, jusqu'à 25 ans, la moyenne reste au-dessous de 72; puis, de 55 à 65, elle passe à 74, et au-dessus à 75 pulsations par minute.

### ANTAGONISME ET LUTTE DU CŒUR ET DES VAISSEAUX.

« Un double appareil, » dit *Claude Bernard*, « préside au mouvement du sang : l'un placé à la périphérie, régulateur des résistances ; l'autre au centre, créateur et régulateur de l'impulsion sanguine ».

Or il existe pendant toute la vie, un équilibre instable entre l'action du cœur et la résistance des artères ; entre le *moteur* et le *frein;* puis, à un moment donné, l'équilibre se détruit à l'une des deux extrémités de l'arbre vasculaire, et l'individu périt, tantôt par la défaillance du *cœur*, tantôt par celle de l'*artère* ou des *capillaires*. Si c'est par le *cœur*, celui-ci devenu *scléreux* s'affaiblit et cesse d'agir par *épuisement* ou *asystolie*. Ou bien il cède, se dilate, s'amincit et devient *anévrysmatique*, avec tous les accidents qui s'en suivent.

Si c'est par l'*artère*, vous voyez naître les *anévrysmes vasculaires* et les *dilatations* (*sclérectasies*). Enfin, si ce sont les derniers réseaux *capillaires* qui cèdent à l'effort du cœur, et c'est bien le cas le plus fréquent, vous retrouvez les *anévrysmes miliaires*, les *congestions*, *ruptures* et *hémorragies* du *cerveau* ou du *poumon*, fin dernière d'un grand nombre de malades ; aussi a-t-on pu dire avec justesse qu'on a l'*âge de ses vaisseaux*.

[1] PENNOCK. *Note on the frequency of the pulse of the aged.* Amer. Journ. of med. science, 1847.

[2] HOURMANN et DECHAMBRE. *Recherch. clin. pour servir à l'histoire des malad. des vieillards.* Arch. gén. de méd. 2e série, t. IX, p. 353.

Telle est la *lutte pour la vie* (*struggle for life*), si bien décrite par *Darwin*, quand il s'agit d'espèces diverses et que l'on retrouve existant au fond de tout être. Chaque individu finit par devenir son propre adversaire, et périt le plus souvent par l'antagonisme des deux fonctions circulatoires, *impulsion* et *frein*, dont l'équilibre est rompu pour toujours.

## DIFFÉRENCE DU POULS SUIVANT LES SEXES.

Avant la naissance, l'auscultation fait souvent reconnaître une différence de 5 à 10 pulsations entre les deux sexes. Cette différence disparaît presque entièrement après la naissance, et les recherches de QUÉTELET sur l'enfant nouveau-né accusent une distance d'un seul battement entre les deux sexes : 136 pour les filles, 135 pour les garçons.

Voici les principaux résultats d'une statistique comprenant 273 cas, dus à différents auteurs :

| | | |
|---|---|---|
| Au dessous de 2 ans. | Garçons 110. | Filles 114. |
| de 2 à 5 ans. | — 101 | — 103 |
| de 5 à 8 ans. | — 85 | — 93 |
| de 8 à 12 ans. | — 79 | — 92 |

M. *Guy*[1] a spécialement approfondi ces questions, dans l'article *Pulse* de l'encyclopédie de *Todd;* il les a résumées dans le tableau suivant, qui montre que c'est vers l'âge de puberté que la différence se manifeste plus grande.

| *Ages.* | *Hommes.* Terme moyen. | *Femmes.* Terme moyen. |
|---|---|---|
| de 2 à 7 ans. | 97 | 98 |
| 8 14 | 84 | 94 |
| 14 21 | 76 | 82 |
| 21 28 | 73 | 80 |
| 28 35 | 70 | 78 |
| 35 42 | 68 | 78 |
| 42 49 | 70 | 77 |
| 49 56 | 67 | 76 |
| 63 | 68 | 77 |
| 70 | 70 | 78 |
| 77 | 67 | 81 |
| 84 | 71 | 82 |

Ces distinctions ne disparaissent pas, lorsqu'on examine des sujets d'un âge avancé, et dès lors on ne peut attribuer aux fonctions de reproduction la fréquence plus grande du pouls

[1] GUY. *Art. Pulse. Todd's encyclop. of anatomy and physiol.* t. IV, p. 184.

chez la femme. Il faut plutôt la regarder comme le résultat d'une organisation plus délicate, d'une taille moins élevée que celle de l'homme.

### VITESSE DE PROPAGATION DU POULS.

Cette question, fort controversée, a été étudiée par *Veitbrecht* et *Weber* en 1834, par *Donders* en 1850, *Marey* en 1863, puis encore par *Onimus*, *Vity*, *Landois* et *Czermack*, enfin par *Grünmach* [1] en 1879.

D'après ce dernier, la vitesse avec laquelle se propage l'ondée sanguine qui part du cœur est une fonction numérique de la pression du sang dans le système artériel.

Elle est chez le chien de $4^m,746$ par seconde.

Chez l'homme, la vitesse est plus considérable du cœur aux pieds = $5^m486$, que du cœur à la tête et au bras = $3^m636$.

L'abaissement de la pression sanguine diminue la vitesse de l'ondée artérielle.

L'élévation de pression augmente au contraire la vitesse du sang.

### LOI CHRONALE DU POULS.

C'est au Dr MAC-BRIDE que l'on doit la découverte de cette loi qui paraît régir l'organisme entier.

*Mc Bride* rapporte que, ayant trouvé uniformément le pouls à 90 chez l'homme et à 108 chez les femmes atteintes de *fièvre des marais*, ayant ensuite constaté que le pouls à l'état de santé et de maladie est en général un multiple de 12, en tira la conclusion qu'il existe une loi exacte de graduation du pouls. Il fit alors une série d'expériences, dont voici les conclusions :

1° *Le nombre des pulsations est de* 60 *par minute chez l'homme,* 72 *chez la femme, dans l'état de santé et de repos.* Le pouls de la femme est donc de $\frac{1}{6}$ plus fréquent que celui de l'homme.

2° *Les déviations accidentelles des multiples de* 12 *sont plus fréquentes à l'état de santé que dans la fièvre.*

3° *Le pouls dans la fièvre, quand il est régulier, est à* 72, 84, 96, 108, 120, 132, 144, 156 *pulsations.*

[1] GRÜNMACH (E.). *Ueber die fortplanzungeschwindigkeit der puls Wellen.* Arch. f. anat. und physiol. 1879.

[2] MAC-BRIDE. The Cincinnati lancet and observer. 1860.

4° *Le pouls peut n'être pas à ces nombres, quand le malade est soumis à une excitation temporaire morale et physique.*

5° *Le pouls des personnes à l'état de santé peut offrir deux sous-graduations : dans l'une être un multiple de 6, et dans l'autre, qui est plus transitoire : de 2 ou de 4.*

---

# CHAPITRE II

## ACTION DES AGENTS PHYSIQUES ET MÉTÉOROLOGIQUES SUR LE POULS ET LA CIRCULATION.

### I

### VARIATIONS DIURNES ET NOCTURNES DU POULS.

KEIL[1] a posé l'aphorisme suivant : *Pulsus nocturnus matutino multò celerior est*[1]. Ses tableaux numériques indiquent : pour le matin, 80.5; pour le soir, 89.7.

BRYAN ROBINSON[2], de Dublin, continuant les mêmes recherches, trouva en moyenne 70 pulsations de 8 heures du matin à 2 heures de l'après-midi, et 76 de 3 à 11 heures du soir. Il semblait donc établi que le cœur s'accélère à mesure que le jour s'avance.

NICK[3] obtint des résultats très variables, suivant qu'il appréciait ou négligeait l'excitation produite par les repas, la fatigue musculaire, le travail d'esprit, etc. Lorsque aucune cause particulière n'est venue modifier l'individu pendant la nuit précédente, c'est le *matin* que le pouls a le *plus* de *fréquence*. Pendant la journée, elle diminue un peu, mais seulement quand le sujet reste couché et tranquille. C'est de *minuit* à 2 *heures* que le pouls est le *plus lent*. Sur le matin, il devient un peu plus fréquent. Au moment du réveil, il y a une ou deux pulsations de moins, mais si le réveil a lieu en sursaut ou brusquement, on observe une augmentation subite de 5 à 15 pulsations.

Les variations que les physiologistes attribuent à la révolution diurne dépendent, en réalité, de circonstances accidentelles : *repos*, *occupations*, *position* du corps, *vêtements*, *chaleur*, etc. Le pouls n'éprouve aucun changement vers le milieu du jour, il paraît seulement un peu plus dur le matin que le soir.

[1] KEIL. *Tentamina medico-physica quibus accedet medicina statica Britannica.* 1730, p. 178.

[2] ROBINSON. *A Treatise on the animal economy.* 1734.

[3] NICK. *Beobachtungen über die bedingungen unter denen die Haüfigkeit des pulses im gesunden Zustand verandert Wird.* Tübingen, 1826.

D'après *Double*[1], le pouls serait sujet à des oscillations diurnes; très tranquille le matin, il s'accélère de midi à 2 heures, puis diminue de force et de vitesse jusqu'à 8 heures, où il se relève un peu jusqu'à l'heure du coucher. Il se ralentit pendant le premier sommeil, puis se développe progressivement pour grandir surtout au moment des repas.

**KNOX**[2], d'Edimbourg, avait également étudié les relations qui existent entre les moments de la journée et les diverses fonctions. Son pouls marquait 68 le matin à jeun, 64 à minuit après un léger souper. Il y a donc une faible diminution vers la fin du jour.

**HOHL**[3] a constaté cette même diminution chez les femmes enceintes.

**HARDEN**[4] n'a trouvé que deux pulsations de différence.

*Knox* insiste sur la diminution de l'irritabilité du cœur à la suite de la fatigue du jour. Et **GUY**[5] l'a démontrée en faisant voir que les mêmes aliments ou boissons excitantes produisaient, au repas du matin, une accélération plus grande qu'à celui du soir, accélération qui durait aussi plus longtemps. Ces deux auteurs ont remarqué que les variations produites par les changements de position du corps sont aussi plus intenses le matin; *Nick* inscrit, pour l'homme examiné debout, puis couché, une différence de 10 pulsations le matin, de 8 vers midi, de 9 le soir.

Dans un travail publié en 1867, le docteur *Prompt*[6] a observé sur lui-même que l'homme adulte présente dans son pouls trois ou même quatre oscillations *diurnes*.

Un *maximum* à l'heure du *réveil*.

Un *maximum* après chaque *repas*.

Suivant cet auteur, ils sont dus à l'augmentation de la force du cœur par le repos et par la reconstitution nutritive. Chaque maximum est suivi d'un *minimum*.

*Baërensprung*, comparant ces maxima avec la température animale, fait observer qu'à chaque *maximum du pouls* correspond

[1] DOUBLE. *Séméiotique*.
[2] KNOX. *Physiologic. obs. on the pulsat. of the heart*. Edimburgh med. and surg. Journ. 1837, t. XLVII, p. 358.
[3] HOHL. *Op. cit.*
[4] HARDEN. *Obs. on the pulse and respirat.* Americ. Journ. of med. science, 1843, vol. V.
[5] GUY. *Op. cit.*
[6] PROMPT. Arch. de méd., 1867.

un *maximum de température*, comme le démontre le thermomètre placé au creux de l'aisselle [1].

Mais si les oscillations sont peu marquées dans l'état de santé, elles sont beaucoup plus nettement accusées dans les maladies aiguës ou fébriles; il est habituel alors d'observer une rémission dans la matinée, une exacerbation dans l'après-midi; d'où cette règle posée par nos anciens maîtres, qu'il faut explorer le pouls durant les deux périodes de *redoublement* et de *rémission*, sinon, l'on pourrait croire la maladie guérie, alors que le redoublement du soir dénoterait encore sa présence.

Quelquefois les périodes sont inverses et l'exacerbation a lieu le matin; ce signe acquiert de l'importance quand il sert à distinguer la **phtisie aiguë** de la **fièvre typhoïde**, où l'exacerbation a toujours lieu le soir.

Dans les *fièvres intermittentes*, le médecin soigneux devra noter les différences du pouls aux trois périodes de *frisson*, *chaleur* et *sueur*.

### DIFFÉRENCE DE TENSION DU SANG ET DE DIAMÈTRE DES ARTÈRES AUX DIFFÉRENTS INSTANTS DU JOUR.

La tension du sang dans les vaisseaux varie à chaque instant, et par conséquent l'élasticité, la contractilité des parois varient aussi.

*Vierordt* et *Aberle* [2] ont reconnu que le diamètre artériel est plus grand le soir que le matin.

Ils choisirent la radiale comme plus superficielle et située sur un plan résistant. Puis, à l'aide d'une plaque, ils la déprimèrent, l'aplatirent, et purent ainsi mesurer son diamètre. Ils reconnurent par ce procédé que telle artère, qui le matin offrait une largeur de 2.92, avait le soir 3.44. Dans un cas même, ils notèrent : matin, 1.74; soir, 2.45.

## II

### INFLUENCE DES ALTITUDES SUR LE POULS, COMPRESSION ET DÉCOMPRESSION.

Le *pouls* s'*accélère* dans les *altitudes* et se *ralentit* dans les *profondeurs* terrestres.

[1] BAERENSPRUNG. Arch. de méd. Oct. et nov. 1867.

[2] ABERLE. *Die messung der arterienduzchmesser am lebenden menschen.* Tübingue. 1856. Vierordt's archiv. für phys. heilk. 1856, XV, 574.

On peut également l'accélérer par la décompression artificielle, le ralentir par le séjour dans un air comprimé.

Or, ces variations tiennent à deux causes :

1° **Pression plus ou moins grande de l'air.**

2° **Oxygénation plus ou moins complète.**

La première cause est toute mécanique; la seconde à la fois physiologique et chimique. Toutes deux sont dignes d'une sérieuse étude, car chacune représente une part de la vérité.

## THÉORIE DE LA DÉCOMPRESSION.

*Le pouls est un véritable baromètre.* A mesure qu'on s'élève sur de hauts plateaux, la pression atmosphérique diminue, et comme c'est elle qui s'oppose à l'expansion des liquides à la surface du corps, par suite de la poussée cardiaque, si la pression atmosphérique diminue, le cœur, rencontrant moins d'obstacles, répète ses battements avec plus de fréquence pour dépenser sa force d'action.

DE SAUSSURE [1], opérant sa grande ascension du mont Blanc, observa son pouls et nota 72 battements à Chamounix dans la vallée, tandis qu'au *col du Géant*, à la hauteur de 4,000 mètres, après 4 heures de repos, destinées à faire la part de l'agitation et de la fatigue musculaire, il trouva 110. Parmi ses guides, l'un, qui avait 60 pulsations au départ, en comptait 112 à la station d'arrivée ; l'autre avait passé de 49 à 98.

GAY-LUSSAC [2] fit des observations analogues lorsqu'il s'éleva en ballon à 8,000 mètres de hauteur.

PARROT [3] en 1826, dans un voyage aux Pyrénées, expérimenta sur lui-même et trouva pour son pouls :

| | | | |
|---|---|---|---|
| Au niveau de la mer, | | 70 pulsations | par minute |
| à 1,000 | mètres, | 75 | — |
| à 1.500 | — | 82 | — |
| à 2,000 | — | 90 | — |
| à 2,500 | — | 95 | — |
| à 3,000 | — | 100 | — |
| à 4,000 | — | 110 | — |

Le pouls serait donc un *baromètre* naturel, d'une délicatesse mer-

[1] DE SAUSSURE. *Voyage dans les Alpes*, t. IV, p. 207.

[2] GAY-LUSSAC. *Relation d'un voyage aérostatiq.* Ann. de chim., t. LII, p. 89, an III.

[3] PARROT. *Ueber die beschleunigung des menschlichen pulses nach maasgabe der erhöhung des standpunktes über der meeresflache. Froriep's notizen*, 1826, t. X, p. 216.

veilleuse; il monte avec l'élévation des lieux, dans la proportion de *une* pulsation pour 100 mètres, 10 pulsations pour 1,000 mètres, sauf la variante proportionnelle que l'âge, le sexe ou le mouvement peuvent introduire dans le calcul. Les voyageurs qui montaient le ballon le *Zénith*, *Gaston Tissandier*, *Crocé Spinelli* et *Syvel*, sont arrivés très probablement à une altitude très rapprochée de 10,000 mètres. Or leur pouls, à cette hauteur, devait, d'après la progression connue, battre 165 fois par minute, et cette fréquence, chez un adulte, est déjà difficilement compatible avec la vie. Mais, en outre, ils devaient éprouver tous les effets de la *décompression* qui congestionne les organes, paralyse le cerveau, et laisse échapper du sang, les gaz dissous, qui dès lors forment écume, s'opposant à la circulation dans les capillaires aussi bien que l'entrée de l'air dans les veines.

De même dans la grande ascension où *Glaisher* s'est élevé à 8,840 mètres, la pression n'était plus que de 240 mm HG, au lieu de 760, et le pouls devait nombrer 158 par minute.

Cependant, à côté de ces résultats si positifs, il est juste de citer les observations de ROULIN [1] qui, dans son voyage à Santa-Fé de Bogota, dont l'altitude est de 2,643 mètres, ne trouva pas son pouls ni celui de ses compagnons plus rapide qu'à Paris (69 pulsations). Mais, sans doute, il s'était déjà acclimaté et avait dû subir une période d'*accommodation* fonctionnelle.

### THÉORIE DE LA DÉSOXYGÉNATION.

A côté de la doctrine mécanique de la *décompression*, nous devons parler de la théorie chimique de la *désoxygénation* soutenue par *de Saussure*, *Martins*, *Jourdanet* et *Paul Bert*. Il résulterait de leurs travaux, que les accidents attribués à la décompression seraient dus à la moindre quantité d'*oxygène* contenue dans le sang. *Paul Bert* a expérimenté sur lui et sur *Crocé Spinelli*, au moyen d'une chambre à air raréfié, et, après avoir éprouvé tous les effets de la décompression, notamment l'accélération de la respiration et du pouls, ces expérimentateurs ont vu tous les accidents s'amender, et le pouls se calmer aussitôt qu'ils respiraient l'oxygène contenu dans un sac; ils se reproduisaient lorsqu'on revenait à l'air ordinaire.

[1] ROULIN. *Obs. sur la vitesse du pouls à différents degrés de pression atmosphérique et de températ.* J. de physiol. de Magendie, 1826, t. VI, p. 1.

Ainsi *l'accélération du pouls dans l'air déprimé serait due à l'asphyxie progressive par désoxygénation*, et *le pouls deviendrait un nouveau moyen d'analyse*, dont le *chiffre* pourrait *nombrer* à la fois l'*altitude*, et la *proportion d'oxygène à chaque hauteur donnée de l'atmosphère*.

Mais, sans qu'il soit besoin d'aucun appareil, l'homme arrive par l'habitude, l'exercice et l'hérédité, cette seconde nature, à tolérer ce qui paraissait d'abord impossible à son organisation.

Les habitants du pays de *Quito* vivent à une altitude de 4000 mètres, sans connaître ni mal de montagne, ni oppression, ni palpitations, ni vertiges ; chez eux, par suite d'une moindre pression atmosphérique et sans doute aussi sous l'influence d'une gymnastique naturelle, les poumons ont gagné plus d'ampleur, la poitrine plus de capacité ; elle se bombe en avant, les épaules se relèvent, il s'établit une *accommodation* entre le *volume* de l'*organe* et la *quantité d'air* nécessaire à l'existence du sujet. Dès lors la fréquence du pouls n'est plus la même, et l'on comprend pourquoi *Milne-Edwards*, parlant de ce fait, a voulu expliquer le mal de montagnes par la fatigue musculaire, au lieu de la décompression atmosphérique. Mais les épistaxis, les ecchymoses des yeux qui surviennent dans toute ascension un peu élevée chez les sujets inaccoutumés montrent assez que cette cause doit être aussi grandement prise en considération.

## PROFONDEURS ET COMPRESSIONS DE L'AIR.

Si le pouls s'accélère par l'altitude, il se *ralentit* dans les *profondeurs* terrestres et par la *compression* de l'air.

En 1845, HUTCHINSON [1] en fit l'expérience dans une mine de 455 mètres de profondeur, où six hommes furent descendus. Or, malgré une élévation de température de 6 degrés, le pouls fut ralenti chez trois d'entre eux, deux n'éprouvèrent aucun effet ; le dernier fut accéléré. Ces résultats inégaux tiennent aux éléments multiples introduits dans la question par la chaleur plus grande et l'insuffisance de l'air non renouvelé au fond des mines, car là aussi l'on retrouve les effets de la *désoxygénation*, tandis qu'à l'air libre il y aurait *suroxygénation*.

Ces causes multiples ont un avantage, c'est de se combattre

[1] HUTCHINSON. *On the capacity of the lungs.* Med. chir. trans. 1846, t. XXIX, p. 228.

mutuellement et de ramener ainsi dans l'organisme une sorte d'équilibre instable, qui lui permet de résister plus longtemps aux agents qui entraveraient ses fonctions.

De nouvelles expériences sont encore nécessaires pour connaître la loi de *régression* du *pouls*, sous l'influence de la *pesanteur* de l'air ; mais, en admettant qu'elle fût la même que celle des altitudes, 10 pulsations pour 1000 mètres, il est douteux que l'homme puisse pénétrer à une profondeur de plus de 5000 mètres, car le pouls n'y donnerait plus que 10 à 20 pulsations par minute : à 6000 mètres, le cœur ne fournirait plus que 5-10 battements ; à 7000 mètres, la pression atmosphérique serait assez forte pour empêcher tout battement et ferait équilibre à la force du cœur.

Le docteur *Marey* a démontré d'une manière fort ingénieuse que la rapidité des mouvements du cœur dépend de la pression qu'il supporte, car en surmontant le cœur d'une tortue d'un tube plein de mercure, il l'a vu battre très vite, sous une faible pression, puis se ralentir et enfin s'arrêter, sous une pression progressivement plus forte.

Ainsi : 5 *kilomètres en profondeur*, 12 *kilomètres en hauteur*, telles sont les *dernières limites* que l'homme peut explorer en deçà ou au delà de l'écorce terrestre ; et ces limites, c'est le *pouls* qui les *impose* ; en même temps qu'il donne par son chiffre progressif ou régressif la hauteur exacte où l'homme se trouve placé dans l'atmosphère ambiante.

Nous avions donc raison de le dire en commençant : le *pouls est un baromètre vivant*. Et, malgré sa variabilité sur chaque sujet, il sera toujours facile à chaque observateur, au bout de deux ou trois ascensions, de remarquer assez nettement le rapport de fréquence de son pouls avec une altitude connue, pour pouvoir ensuite s'en servir avec facilité, aussi bien que d'un baromètre anéroïde ou mercuriel, pourvu qu'au moment de l'épreuve il se maintienne dans un calme absolu.

## POSSIBILITÉ POUR LA SCIENCE DE RECULER L'OBSTACLE LIMITE.

Quant à l'impuissance pour l'homme de monter ou de redescendre plus bas que les chiffres indiqués, je dois ajouter, qu'il s'agit de l'homme abandonné à ses seules forces naturelles. Mais la science pourra reculer toujours un peu ces limites, et de même qu'elle ajoute maintenant l'*oxygène* à l'atmosphère délétère ou trop raréfiée pour la rendre respirable, de même elle pourra, revêtant l'homme d'un nouveau scaphandre, ou le maintenant dans une petite chambre à air soit comprimé soit raréfié, rétablir pour lui les conditions normales de son existence, et lui permettre de les dépasser un peu par ses ascensions, ou ses descentes dans les profondeurs inexplorées jusqu'ici.

## COMPRESSIONS ET DÉCOMPRESSIONS ARTIFICIELLES.

Etudions maintenant ce que la science a tenté pour les compressions et décompressions artificielles au moyen des *bains d'air*, et leur influence sur la circulation.

**Bain d'air comprimé.** Le docteur PRAVAZ [1] père, de Lyon, fut le premier, en 1850, à construire des appareils pour utiliser les bains d'air comprimé; il assure avoir trouvé quelquefois une réduction de $\frac{2}{5}$ dans la fréquence du pouls.

*Bertin* [2], en 1855, prétendait qu'un seul bain d'air peut quelquefois abaisser le pouls de 12 à 15 pulsations, parfois même 30 ou 36. Et ce ralentissement persiste assez longtemps après la sortie du bain d'air. Cela prouve que la pression de l'air n'est point la seule cause qui agit alors pour ralentir le cœur, car, s'il en était ainsi, l'effet devrait cesser en même temps que la cause. *Von Vivenot* [3] a fait de nombreuses recherches à ce sujet en 1864, dans l'établissement à air comprimé de *Johannisberg;* pendant trois mois il expérimenta sur 609 cas, dont 423 lui sont personnels. La compression fut poussée jusqu'à 1060$^{mm}$ H. G. en variant d'une foule de manières les conditions : tour à tour le *matin*, au *lit*, après le *repas*, *pendant la pression progressive*, *au sommet de pression*, *pendant la descente;* et de cet ensemble de données il résulte :

1° *Que l'air comprimé ralentit le pouls, non seulement pendant la compression, mais même après.*

2° *Que le ralentissement est proportionné à la fréquence que le pouls possédait avant.*

3° *Que la hauteur de la courbe sphygmique décroît, tandis que le polycrotisme disparaît peu à peu, remplacé par la ligne droite.*

[1] PRAVAZ. *Essai sur l'emploi médicinal de l'air comprimé.* 1850, p. 37.

[2] BERTIN. *Etude clinique de l'emploi et des effets de l'air comprimé*, 1855, p. 34.

[3] VON VIVENOT. *Ueber den einfluss verstaëkten und vermind. luftdrückes*, etc. Med. Jahrbücher der KK. gesellchaft der aerzte zu Wien. Heft III, seite 207, 1866.

Le docteur *Pravaz* fils [1], de Lyon, est arrivé en 1875 à des résultats analogues. Expérimentant avec les appareils à compression de son père, il s'est soumis à des pressions qui ont varié entre 700 et 760$^{mm}$., O étant la pression normale. Il a constaté, comme *Vivenot*, l'augmentation de la tension artérielle et le ralentissement des pulsations cardiaques. Mais il a signalé un fait encore inconnu : c'est, d'une part, l'*accélération* du *pouls* dans les *premiers moments* du séjour dans l'appareil, accélération causée sans doute par l'*augmentation* de *température*, puis, d'autre part, sur le tracé sphygmographique, la ligne d'ascension qui devient de plus en plus oblique, et se trouve remplacée en partie par un *plateau* analogue à celui de l'athérome artériel. Ce plateau paraît dû à l'obstacle que la pression apporte à la dilatation artérielle, c'est une sorte de *rétrécissement artificiel.*

Ainsi quand la vie s'éteint sous l'influence de compressions atmosphériques trop fortes, ce n'est pas seulement par suite de la diminution progressive du nombre des battements du cœur, mais aussi par l'affaissement de l'organe, qui ne peut plus opérer une diastole suffisante pour se remplir de sang.

*Waldenburg* et Paul *Bert* affirment que, dans l'*air comprimé*, la pression sanguine augmente dans les *carotides* sous l'influence de la pression du gaz.

*Embrodt* soutient l'opinion contraire ; après lui *Pamus*, *Jacobson* et *Lazarus* [2], enfin *Basch* [3], en dernier lieu, ont vérifié la réalité de l'abaissement de pression dans les artères. Les uns expérimentèrent sur la *carotide* et l'*aorte* des chiens ; les autres, avec le sphygmographe, sur l'artère *radiale*. Les pulsations deviennent de plus en plus petites, imperceptibles, mais à la fin de la séance d'inhalation, les battements reprennent leur forme normale, comme si le cœur avait reconquis la force de pression qui lui manquait et s'était rétabli dans une sorte d'équilibre fonctionnel.

## THÉORIE DE L'HYPEROXYGÉNATION ET DE L'HYPERCARBONISATION.

Des troubles se produisent quand la pression de l'air augmente. On les observe surtout chez les *plongeurs* et ceux qui

[1] PRAVAZ FILS, J. C. T. *Recherch. expérim. sur les effets physiol. de l'augmentat. de la press. atmosph.* Th. Paris, 1875.

[2] JACOBSON et LAZARUS. *Influence du séjour dans l'air comprimé sur la pression sanguine.* Centralbl. f. med Wissensch nº 5, p. 93, 1877.

[3] BASCH. *Ueber den einfluss der athmung von comprimirter und verdünter luf auf den blutdruck der menschen.* Med. Jahrbücher von Stricker heft. 4, p. 489, 1877.

travaillent aux constructions sous-marines. Ils se rattachent à une *dissolution d'oxygène* dans le sang, plus grande qu'à l'état normal.

Le sang artériel, dans les actes normaux de la respiration, ne se sature jamais complètement d'oxygène, il n'arrive à saturation que sous la pression de trois atmosphères. A partir de ce degré de pression, l'hématose est complète et l'oxygène s'ajoute ensuite au sang, suivant une progression qui se rapproche de la loi de *Dalton*. Mais ce n'est plus une combinaison oxy-hémoglobique, ce n'est que l'oxygène dissous. C'est lui qui, d'après *P. Bert*[1], fait sentir ses effets délétères à l'organisme, surtout par des convulsions dues à l'exagération du pouvoir excito-moteur de la moelle.

Mais, à côté de l'augmentation d'oxygène dans le sang artériel, il faut tenir compte aussi de l'*augmentation* de l'*acide carbonique* en dissolution surtout dans le sang veineux. Sous l'influence des *pressions forcées*, il s'accumule en bien plus grande proportion que l'oxygène, car il est bien plus soluble, et je suis très porté à croire que c'est à lui en grande partie que sont dus les accidents convulsifs ; c'est une *hypercarbonisation*.

On observe en même temps la diminution du nombre des pulsations du cœur, et l'ampliation de la capacité pulmonaire au maximum. Cette amplitude est due au refoulement du diahragme et à la compression des gaz intestinaux. Mais la quantité de gaz en volume qui traverse le poumon dans un temps donné ne change pas notablement dans l'air comprimé.

**Indications thérapeutiques.** — Les affections cardiaques dans lesquelles il est bon de donner de l'air comprimé sont celles de l'*orifice aortique*, le *rétrécissement* et surtout l'*insuffisance*; parce que les altérations d'élasticité pulmonaire sont généralement moins avancées que dans les affections de l'orifice mitral.

**Bains d'air raréfié.** — L'*inhalation* d'un *air raréfié* produit une dyspnée intense, la respiration ne s'exécute qu'à l'aide de toutes les puissances inspiratoires.

Dans ces conditions, on observe une augmentation dans la pression artérielle.

La décompression trop rapide détermine aussi de nombreux

[1] P. Bert *op. cit.*

accidents : *congestions, hémorrhagies, paralysies;* la généralité des physiologistes les attribuent à l'abord trop brusque du sang dans les vaisseaux capillaires. Mais, comme nous l'avons vu (p. 505), une nouvelle opinion tend à se faire jour : tous les accidents qui accompagnent la décompression brusque depuis les plus faibles jusqu'à ceux qui entraînent la mort subite seraient, d'après les travaux de *P. Bert*, la conséquence du dégagement des bulles d'oxygène dans le sang et même dans les tissus, quand la compression a duré un temps suffisant. Il a reconnu que la quantité de gaz dissous est en rapport avec la pression.

A 6 atmosphères, les effets fâcheux se font sentir.

A 20 atmosphères, il y a des accidents convulsifs.

A 25, la mort survient très rapidement.

L'analyse démontre que la mort arrive dès que la proportion d'oxygène a augmenté de 1 tiers dans le sang artériel, et les troubles fonctionnels se montrent dès qu'il a augmenté de 3 volumes.

Ces phénomènes seraient déterminés non par la pression atmosphérique, mais par la tension de l'oxygène ambiant.

## III

### DU POULS, SUIVANT LES CLIMATS ET LES LATITUDES.

**Règle générale**, *le pouls est plus fréquent dans les pays chauds que dans les pays froids.*

C'est à nous, Français, qui habitons la contrée la plus tempérée, qu'appartient le meilleur climat et par conséquent le tempérament le mieux équilibré, le pouls le plus normal. A Paris, c'est-à-dire à une altitude de 50 à 60 mètres, — latitude de 49° environ, un homme de taille moyenne compte 60 à 70 pulsations et 18 respirations par minute.

Chez les peuples du nord, le pouls se ralentit, et, d'après *Blumenbach* [1], *le pouls des Groënlandais ne donnerait que* 30 *ou* 40 *pulsations par minute.*

Un médecin anglais, J. FLOYER, poussant plus loin l'analyse, a formulé une table des battements du pouls chez l'homme sain, depuis l'équateur jusqu'au pôle. Il a établi que le pouls battait 120 fois

[1] BLUMENBACH. *Institutions physiol.* 1797, p. 57.

par minute à l'équateur; qu'il diminuait ensuite de 1 pulsation par degré, donnant ainsi la proportion suivante :

| | | | | |
|---|---|---|---|---|
| A l'Equateur ou 0 degré | | 120 pulsations par minute. | | |
| A 5 degrés | | 115 | — | |
| 10 | — | 110 | — | |
| 15 | — | 105 | — | |
| 20 | — | 100 | — | |
| 25 | — | 95 | — | |
| 30 | — | 90 | — | |
| 35 | — | 85 | — | |
| 40 | — | 80 | — | |
| 45 | — | 75 | — | |
| 50 | — | 70 | — | |
| 55 | — | 65 | — | |
| 60 | — | 60 | — | |
| 65 | — | 55 | — | |
| 70 | — | 50 | — | |
| 75 | — | 45 | — | |
| 80 | — | 40 | — | |
| 85 | — | 35 ? | — | théoriquement. |
| 90 | — | 30 ? | — | théoriquement. |

Si cette progression était véritable, si elle n'était pas le fruit d'une imagination trop féconde, il faudrait admettre que les battements sont en raison inverse des degrés de latitude. Le pouls le plus naturel devrait être celui du 45°; or c'est le climat de la France, en particulier de notre ville de *Tours*, qui se trouve à moitié chemin de l'équateur au pôle.

Les résultats concordent assez avec ceux de **BLUMENBACH**, puisque le Groënland occupant de 60 à 80° latitude nord, ses habitants, suivant la théorie, devraient avoir 50 à 30 pulsations.

Une pareille observation, si elle se montrait entourée de toutes les garanties scientifiques, serait fort importante, car l'homme, à l'état de repos complet se trouverait constituer le plus simple instrument d'orientation générale. Il indiquerait par le battement de son cœur la place qu'il occupe au nord ou au centre du sphéroïde terrestre.

Un médecin de la marine, le docteur **JOUSSET** de Lille, durant ses voyages aux Antilles, aux Indes, en Indo-Chine, a fait des observations multipliées sur des marins *européens*, *créoles*, *mulâtres* des Antilles, sur des *nègres* du *Congo* et du *Sénégal*, *Condolfs*, *Bambarras* du *rio Pongo* et des îles *Boussagots*, sur des *Chinois* et des *Cochinchinois*. Il a étudié les modifications physiologiques les plus importantes que le passage d'un pays tempéré dans un pays chaud apporte dans les fonctions de l'économie. Il a reconnu l'accélération du rythme du pouls au moment de l'arrivée, son ralentissement dans la suite, mais ralentissement relatif, car il reste toujours plus élevé que dans les régions tempérées ; enfin l'exagération de la température du corps, exagération qui persiste parfois pendant plusieurs mois après le retour dans des zones tempérées. »

Mais nous sommes loin de posséder encore les éléments nécessaires pour résoudre cette question si compliquée de *l'influence des climats tropicaux sur le pouls*.

RATTRAY[1] entreprit sur ce sujet des recherches dans un voyage qu'il fit d'Angleterre à Bahia (lat. 51° N. à lat. 11° S.) et retour, en croisant l'équateur. Les observations furent faites trois fois par jour, dans la position debout. Ses résultats paraissent d'abord contradictoires avec ceux de *Floyer*. En effet, il constata que le pouls le plus élevé du jour est celui du matin. La proportion sous les tropiques est plus basse de 2 battements ½ que sous les zones tempérées : 87 ½ au lieu de 90. La circulation est aussi plus faible.

Voici le résumé de ses observations :

| | TROPIQUES | | | | | ZONES TEMPÉRÉES | |
|---|---|---|---|---|---|---|---|
| Chiffre plus bas | 66. | Plus haut. | 112. | Moyenne | 86,4. | Moyenne | 91,7. |
| | 68. | | 108. | | 88,8. | | 88,1. |
| | 73. | | 110. | | 87,5. | | 90,3. |
| | Moyennes générales | | | | 87,5. | — | 90,1. |

Ainsi la question n'est point encore résolue, car d'une part je trouve que la moyenne de 90, indiquée par *Rattray*, exprime un chiffre trop élevé pour des adultes vigoureux dans nos zones tempérées, où elle n'atteint guère que 60 à 70 d'après mes observations personnelles, et d'autre part nous voyons le pouls normal monter à 108 et 112, ce qui correspond bien au pouls que *Floyer* attribue à l'homme dans les pays chauds, du 5e au 10e degré de latitude.

Quoi qu'il en soit, la température du corps sous les tropiques paraît être en relation directe avec le pouls ; ces deux éléments offrent les mêmes coïncidences, les mêmes variations.

[1] RATTRAY. *Influence des climats extrêmes sur la respirat. et le pouls.* Arch. de méd. navale. Juin 1872.

### RAPPORTS ENTRE LES ALTITUDES, LES LATITUDES ET LA TEMPÉRATURE.

Mais il est à propos de faire ressortir ici les effets semblables produits par la *latitude*, l'*altitude* et la *chaleur*.

Le *pouls* est **ralenti** par une *latitude élevée*,<br>
par le *froid*,<br>
par une *altitude inférieure*.

Le *pouls* est **accéléré** par une *latitude basse*.<br>
par la *chaleur*.<br>
par une *altitude croissante*.

Mais comme les latitudes élevées sont de plus en plus froides, comme les latitudes basses sont de plus en plus chaudes, ces deux causes, **latitude** et **température**, se trouvent concourir au même but, sans qu'on puisse définir la part de chacune d'une manière absolue.

### APLATISSEMENT DE LA TERRE AUX POLES, CAUSE DU RALENTISSEMENT DU POULS DES RÉGIONS BORÉALES.

Cependant il est reconnu que le froid, du moins quand il n'est pas subit, n'a qu'une faible action ; il ne pourrait donc suffire à lui seul pour expliquer la lenteur du pouls des régions boréales. Une autre cause doit donc influer sur l'activité cardiaque. Cette cause est de nature tellurique et atmosphérique; c'est l'*aplatissement de la terre*. En effet, si le cœur bat plus lentement près du pôle, c'est qu'il supporte un plus grand poids. Ce poids doit provenir de l'aplatissement de la terre. L'aplatissement du globe est de 1,200 mètres environ à chaque pôle. Or l'atmosphère, que son élasticité rend forcément sphérique, a donc 1,200 mètres d'épaisseur de plus dans les régions polaires ; c'est donc une diminution de 12 pulsations environ que le pouls doit subir, puisque nous l'avons vu s'accélérer d'une pulsation par 100 mètres d'élévation. Ici, ce n'est pas une ascension, mais une descente à l'air libre, puisque c'est la terre qui s'abaisse.

Pour que le calcul fût plus précis, il faudrait encore tenir compte de la densité plus grande de l'air dans les terres glaciales, densité qui doit augmenter la pression.

C'est ainsi que l'homme, destiné à vivre sur la terre, éprouve au contact de tout ce qui existe des modifications infinies pour chacune de ses fonctions vitales.

## IV

### ÉTAT MÉTÉOROLOGIQUE DE L'ATMOSPHÈRE.

**Pressions barométriques.** — L'état météorologique ne paraît pas avoir grande influence sur le pouls. Les pressions barométriques varient trop lentement pour que leur influence soit bien appréciable ; les plus grandes variations étant de 50 à 60$^{mm}$ correspondraient pourtant à une différence de huit à dix pulsations.

**Orages.** — Quant aux *orages*, *Nick* a remarqué un peu plus de fréquence du pouls à leur approche, fréquence qui persistait pendant la durée du météore et disparaissait avec lui.

**Vents.** — Le vent agit comme le bain d'air comprimé ; quand il est fort, il suffoque, entrave la respiration, ralentit un peu le pouls, le rend irrégulier par suite de sa propre irrégularité et diminue la hauteur de la pulsation en amoindrissant sa courbe.

**Magnétisme terrestre.** — Le centre magnétique qui siège presqu'au pôle ne doit pas être sans influence sur le ralentissement du pouls observé dans les régions arctiques. Son attraction agit sans doute comme agent modérateur sur l'organe central de la circulation, ainsi que sur le sang lui-même, dont les globules sont imprégnés d'oxyde de fer magnétique.

## V

### INFLUENCE DE LA TEMPÉRATURE EXTÉRIEURE SUR LA CIRCULATION.

**Pouls des saisons.** — La température ambiante manifeste une puissante influence sur l'action du cœur. La chaleur l'accélère, le froid la ralentit. Les saisons doivent donc exercer une influence notable.

LEURET et MITIVIÉ [1] ont vu chez les aliénés le pouls à 78 en hiver, 82 en été. Les changements brusques de température ont une influence plus forte. Si dans un jour chaud de l'été on descend

[1] LEURET et MITIVIÉ. *Fréquence du pouls chez les aliénés.* 1839.

dans une cave, ou que l'on s'expose à un courant d'air froid, le pouls baisse de plusieurs degrés.

LISLE [1] a constaté chez les enfants des différences encore plus marquées.

Mais, en somme, nous n'avons que fort peu de renseignements sur les variations saisonnières du pouls; il est probable que la succession des saisons reste sans grande valeur, parce qu'elle s'exécute très lentement.

**Chaleur artificielle.** Dès l'année 1806, DELAROCHE [2] avait tenté des expériences sur les effets qu'une forte chaleur produit sur l'économie animale. Au bout de quelques minutes passées dans une étuve à 65°, il trouva son pouls monté à 160.

CALLIBURCÈS [3] en 1857 expérimenta sur le cœur de la grenouille et reconnut que des applications chaudes faites même sur une partie du corps éloignée, sur la patte postérieure par exemple, accéléraient rapidement le pouls, et le faisaient passer de 40 à 80. L'influence du système nerveux cérébro-spinal paraissait n'y être pour rien, car l'effet se produisait après avoir détruit l'encéphale et la moelle ou en paralysant les nerfs moteurs avec le curare.

L'application directe de la chaleur sur le cœur produit les mêmes effets. Ainsi le cœur extirpé, ne battant que 18 par minute, donnait 94 après son immersion dans de l'eau à 40°.

## INFLUENCE DES BAINS SUR LE POULS ET LA CIRCULATION.

Ces effets ont été bien étudiés par MARCARD, et pour cela, il a distingué les bains *froids, tièdes, chauds, très chauds.*

Les **bains frais** ont peu d'action sur le pouls de l'homme sain; ils paraissent pourtant diminuer légèrement sa fréquence; sur l'homme malade, cette diminution est plus prononcée, car elle se manifeste sur un pouls déjà doublé de fréquence, et cette diminution, qui persiste pendant plusieurs heures, donne souvent au malade le repos et le sommeil.

Le **bain chaud**, c'est-à-dire de 29 à 36 degrés centi-

[1] LISLE. *Note sur la fréquence du pouls chez les enfants.* Gaz. méd. 1837, t. V, p. 689.

[2] DELAROCHE. *Expér. sur les effets qu'une forte chaleur produit sur l'économie animale.* Th. Paris, 1806, p. 33.

[3] CALLIBURCÈS. *Influence de la chaleur sur l'activité du cœur.* Gaz. hebd. de méd. 1857, t. IV, p. 468.

grades, est celui qui paraît avoir la plus haute faculté de ralentir le pouls; il agit de deux façons : 1° Il augmente par le poids momentané de l'eau la pression intrà-vasculaire et porte ainsi le cœur à ralentir sa marche.

2° Il tempère par sa tiédeur le degré de tension des nerfs vaso-moteurs, et le ramène à un juste équilibre, diminuant en même temps la chaleur animale si elle est trop élevée.

**Bains très chauds.** Si le bain est pris à une température assez haute pour agir rapidement sur les capillaires, le premier effet produit est *la dilatation rapide des vaisseaux*, par suite de la suspension d'action des nerfs vaso-constricteurs. Le pouls se développe, le cœur bat avec force, sa fréquence augmente ; une certaine irrégularité des pulsations ne tarde pas à annoncer la période sudorale, qui, se confondant avec les liquides du bain, ne peut être appréciable que sur les régions du corps restées hors de l'eau : visage, col, mains.

**Diagnose.** — *Cette irrégularité du pouls est donc bien inhérente à la fonction : sueur;* et non pas seulement pathognomonique des *crises sudorales*, comme l'avaient avancé *Fouquet* et *Bordeu*.

**Bains chauds refroidis graduellement.** Cet effet est semblable à celui des bains froids d'emblée, mais il est mieux toléré par l'organisme. C'est, dans tous les cas, le ralentissement rapide du pouls, coïncidant avec l'abaissement de la température.

**Importance particulière des bains froids.** Nos connaissances sur les effets physiologiques des bains froids datent des travaux de BÉGIN en 1819. Par une série de bains froids pris dans la Moselle, au mois d'octobre, il analysa et décrivit les effets qu'ils produisent sur le *pouls*, la respiration, la chaleur, les téguments, les muscles, etc.

Plus tard, CHOSSAT, cité par *Michel Lévy*, montra que dans un bain frais, le pouls peut descendre de 60 à 38. RÉCAMIER adopta en France, vers 1830, cette méthode dans la thérapeutique des maladies aiguës. Il traitait les *fièvres typhoïdes*, les *pneumonies délirantes*, par les *affusions froides*, et obtenait ainsi de très grands succès, en modérant la chaleur et le pouls.

Cette méthode délaissée a repris une nouvelle impulsion depuis 1870, où *Brandt*, médecin militaire pendant la guerre avec la Prusse, traita comme nous l'avons dit un nombre considérable de fièvres typhoïdes et les guérit pour la plupart avec le bain froid répété. Dans cette maladie où le pouls est ordinairement à 120, on voit par la méthode des bains froids son chiffre tomber de 10, 15, 20, 30 pulsations. Il devient en même temps plus fort, plus plein.

Le *dicrotisme* qui est l'indice d'une faible tension artérielle diminue ou disparaît pour 2 ou 3 heures.

De là cette importance extrême qu'a prise de nos jours la méthode de *Brandt*, qui, nous devons le rappeler à l'honneur de la France, n'est autre que celle du professeur *Récamier*, complétée dans ses détails.

Une demi-heure après le bain froid, le sphygmographe indique l'aplatissement du sommet de la pulsation, ce qui est en rapport avec la contraction vaso-motrice périphérique qui accompagne le refroidissement cutané.

**Indication thérapeutique.** — Nous pouvons formuler ainsi l'indication générale des bains froids :

*Toutes les fois que le pouls et la chaleur prennent un accroissement extrême, le bain frais ou légèrement tiède est indiqué comme vaso-constricteur, pour ralentir la circulation et calmer l'organisme.*

Le résultat est tellement prononcé que l'indication thérapeutique du bain froid devient évidente du moment où ces deux phénomènes se trouvent réunis : **élévation du pouls et de la température.** Le Dr *Blachez* [1] y recourut chez une dame de trente ans, prise d'un rhumatisme articulaire aigu, avec douleurs très vives et sueurs abondantes. Ayant présenté le cinquième jour de l'agitation, du délire croissant suivi de coma, simultanément avec la disparition des douleurs ; la température axillaire était de 41°,6 et la mort paraissait imminente. Un premier bain à 23 degrés, abaissé rapidement à 20 degrés avec la glace, étant donné, le pouls de 156 tombe à 96, la température à 38°. Le bain est renouvelé toutes les fois que la température axillaire dépasse 38°,5. Douze bains sont ainsi donnés du 21 au 24 janvier, dont 5 le premier jour, 3 le second et 2 les jours suivants. La température reste à 37°,4 après le dernier, et la malade guérit.

**Influence des clystères d'eau froide sur la fréquence du pouls.** — Mais les grands bains froids chez les typhoïdes ont parfois des inconvénients graves. Pourrait-on, par un refroi-

[1] Blachez, Gazet. hebdom. nos 7 et 8.

dissement interne au moyen de lavements, remplacer le bain et ralentir le pouls? Cette question, étudiée il y a dix ans par le Dr *Foltz*[1], de Lyon, offre des résultats pleins d'intérêt. En prenant le matin 6 à 8 lavements de 1 litre à 8°, qu'il gardait chacun 5 minutes, l'auteur vit son pouls descendre de 65 à 46 pulsations, avec sentiment de force et de bien être. Chaque lavement abaisse à son tour le pouls. Ainsi dans une deuxième expérience faite avec 6 lavements, le pouls baisse de 70 à 66-62-60-58-56-54 pulsations. La température du corps baisse aussi de 2 degrés. Mais la température et la quantité d'eau employée ont également leur importance. Ainsi un lavement de 1 litre d'eau de 0 à 10° fait tomber le pouls de 12 pulsations en moyenne.

De 10 à 20 degrés il le fait baisser de 6 pulsations.
De 20 à 30 — il le ralentit de 3.
De 30 à 38 — il peut encore le ralentir de 1 ou 2 pulsations.

Un lavement d'un demi-litre pour un adulte ne produirait que la moitié du résultat. Plusieurs lavements administrés successivement donneraient des effets accumulés, mais avec d'autant plus de résistance de la part du cœur que l'on éloignerait davantage leurs intervalles.

Les effets produits par le *lavement froid* sur la chaleur animale sont tout à fait analogues à ceux qu'il produit sur le pouls.

| A | | | |
|---|---|---|---|
| 5 degrés | il diminue la chaleur du corps de | 0 | degré 62 |
| 10 — | — | 0 | — 52 |
| 14 — | — | 0 | — 35 |
| 20 — | — | 0 | — 29 |
| 32 — | — | 0 | — 14 |
| 38 — | — | 0 | — 06 |

Et les effets sont aussi en raison directe du volume d'eau injectée. Ainsi un litre d'eau à 10° abaisse la température de 0°52. Un demi-litre à 9° l'abaisse de 0°25.

**Indication thérapeutique.**—Il résulte de cette comparaison, que le pouls et la température vitale sont dans un rapport presque constant; la nouvelle méthode préconisée par *Wunderlich* d'inscrire les courbes thermométriques comme guide général du médecin, toute bonne qu'elle est, n'est donc point préférable aux données fournies par le *pouls*, et celles-ci sont bien plus simples, plus rapides à obtenir.

[1] FOLTZ. *Du lavement froid, action physiolog. et emploi thérapeutique dans la fièvre typhoïde.* Lyon. méd. 1874, p. 1.

*La connaissance du pouls*, disons-le hautement, *restera toujours la véritable pierre de touche du vrai médecin.*

PNEUMO-THÉRAPIE PAR INSPIRATIONS ET EXPIRATIONS. — La *pneumo-thérapie* a été mise en honneur depuis peu d'années par *Waldenburg* [1], *Schnitzler*, de Vienne, *Hanck* et *Geigel* en Allemagne ; en France par *Bert* et *Jolyet, Lambert* et *Ducrocq* [2].

Ce procédé diffère des bains d'air comprimé ; c'est un mode de traitement, par lequel on agit mécaniquement sur une seule phase de la respiration, par des *inspirations* d'air comprimé ou raréfié, ou bien encore par des *expirations* d'air raréfié, pendant que le corps reste dans l'atmosphère normale.

Ce fut *Waldenburg* qui le premier composa des appareils propres à ce mode de médication. Ce qui nous importe ici, c'est de connaître ses effets sur le cœur et la circulation.

**Inspirations d'air comprimé, expirations dans l'atmosphère normale.** — L'homme, plongé dans un air comprimé, éprouve les effets d'une pression qui porte sur l'organisme entier ; il y a équilibre entre la pression intrà-pulmonaire et la pression extérieure.

Au contraire, lorsqu'on insuffle dans les poumons de l'air comprimé, l'atmosphère extérieure restant la même, l'équilibre est rompu et les effets produits sont absolument différents. On reconnaît alors que cet air comprimé apporte une gêne considérable à la *respiration* en annihilant l'élasticité du poumon et le vide inter-pleural. L'inspiration devient brusque, courte ; l'expiration longue, pénible, incomplète. Sur la *circulation*, les effets sont encore plus marqués, et l'on observe :

A. — *Abaissement* de la *pression* vasculaire artérielle.

B. — *Diminution* de l'*afflux* sanguin dans les *artères*, avec rapport moindre de sang au cœur gauche.

C. — *Arrêt* plus ou moins complet de la *circulation pulmonaire*, avec *anémie pulmonaire*, le sang fuyant devant l'air qui comprime le vaisseau. L'aspiration du cœur droit ne peut vaincre la pression que supportent les capillaires du poumon, son fonctionnement devient impossible.

D. — *Augmentation* extrême de l'*afflux veineux* au cœur *droit*.

E. — Le sang s'accumule dans le cœur droit devenu impuis-

[1] WALDENBURG. *Pneumatische behandlung*. Berlin, 1876.

[2] DUCROCQ. *Rech. expérim. sur l'action physiolog. de la respiration de l'air comprimé*. P. Delahaye. 1875.

sant, et les veines thoraciques, les jugulaires sont gonflées; il y a *sphagiasmus*, pour me servir de l'expression des anciens.

F. — La fréquence du pouls peut être grande quand la pression de l'air insufflé n'est pas forte ; elle est ralentie si la pression est de plus de 50mm HG.

**Indications thérapeutiques.** La respiration d'*air comprimé diminue* l'*hématose*, au lieu de l'augmenter.

Elle est plus nuisible qu'utile dans les affections organiques du cœur.

On peut l'employer avec quelque avantage dans le traitement de l'*asthme nerveux*, en ayant la précaution de ne laisser les poumons en contact avec l'air comprimé que pendant un temps égal à la durée moyenne d'une inspiration normale.

**Effets de l'inspiration d'air comprimé et d'expiration dans l'air raréfié, et vice versâ.** — Le docteur *Schnitzler*, au moyen d'un appareil particulier, mais qui n'est autre que celui de *Waldenburg* perfectionné, démontra que les inspirations d'air comprimé suivies d'expirations dans l'air raréfié, pouvaient avoir une influence réelle sur le cœur et la circulation, tandis qu'il n'y a rien à espérer comme valeur thérapeutique de la méthode inverse, où l'on inspire dans l'air raréfié pour expirer ensuite dans l'air comprimé.

Dans la première méthode, la pression négative que supporte continuellement le cœur est fort diminuée par l'inspiration d'air comprimé; elle peut être, sous l'influence de ce moyen, changée en pression positive.

La conséquence de ce changement serait un surcroît d'impulsion du cœur; le sang est chassé dans les artères avec plus d'énergie; mais, d'autre part, le reflux du sang veineux dans le cœur droit est plus ou moins entravé.

L'effet général de l'inspiration d'air comprimé avec expiration dans l'air raréfié est donc :

1° D'*augmenter* la quantité de *sang* dans la *grande circulation*.

2° De la *diminuer* dans la *petite*.

3° De *ralentir* le *pouls*.

**Indications thérapeutiques.** — Les inspirations d'air raréfié améliorent souvent l'*asthme* et l'*emphysème*. Les inspirations d'air comprimé conviennent dans les *maladies du cœur*, à toutes les périodes où l'écoulement du sang des poumons ou du ventricule gauche subit des entraves : *affections du cœur gauche*, *insuffisance tricuspide* et des *valvules sigmoïdes pulmonaires*; enfin dans les *rétrécissements correspondants*.

Quand arrive l'*asystolie*, on peut faire alterner ces inspirations avec des expirations dans l'air raréfié.

Les inspirations d'air comprimé sont encore utiles dans la *pleurésie*, la *congestion pulmonaire*, la *phtisie*. Elles sont contre indiquées par l'*état fébrile* trop prononcé.

**Inspirations d'air raréfié, expirations dans l'atmosphère libre.** — L'*inspiration d'air raréfié*, au contraire, *augmente* la *pression négative* du *cœur* et diminue la *pression* dans le système *aortique*.

Le *pouls* devient plus *petit*, moins *tendu*; les veines du cou s'affaissent par suite d'une aspiration plus énergique du sang veineux dans le cœur droit. En somme, l'inspiration d'air raréfié donne pour résultat :

1° Une *diminution* du *sang* dans la *grande circulation*.

2° Une *augmentation* dans la *petite circulation* et dans les *poumons*.

3° Une *accélération* du *pouls*.

**Indications thérapeutiques.** — Les inspirations d'air raréfié sont indiquées théoriquement dans les *affections* du *cœur droit* comme facilitant la circulation veineuse, mais elles exigent tant d'efforts du côté des organes respiratoires que leur emploi paraît peu prudent [1]. On en est encore à la théorie.

En résumé, les aspirations d'air comprimé ou raréfié fournissent un moyen *infaillible* de modifier l'équilibre de la circulation dans deux directions opposées.

Au moyen de l'*air comprimé*, on *anémie* les *poumons* et toute la partie artérielle de la grande circulation, et on *surcharge* de *sang* le système *veineux* général. On obtient : *anémie pulmonaire et artérielle*, *hypérémie veineuse*.

Avec l'air *raréfié*, on *hypérémie* la *petite circulation* et la partie *artérielle* de la grande, le tout aux dépens de sa partie *veineuse* qui se trouve *anémiée*. Lorsque la raréfaction devient très forte, l'hypérémie pulmonaire continue d'augmenter, tandis que l'hypérémie artérielle générale tend à diminuer.

**Phénomène de l'accumulation d'action.** — Ce qu'il y a

[1] Revue des sc. méd. 15 janvier 1876.

de très important à considérer, c'est que l'influence d'un traitement mécanique, régulièrement suivi, n'est pas limitée à la durée de chaque séance. Les effets s'accumulent ; après une séance d'inspiration dans l'air comprimé, le pouls garde pendant un certain temps les caractères acquis. La contraction ventriculaire reste plus complète et plus efficace et combat ainsi les causes si fréquentes qui altèrent la systole du cœur. Les effets accumulés de l'air raréfié déterminent, comme nous l'avons dit, l'hypérémie pulmonaire, et celle-ci traduit ses effets sur le cœur, par une augmentation réflexe de l'énergie de la systole. Ce sont des conditions propres à produire l'*hypertrophie*, à *forcer le cœur* comme on dit. On aura donc peu de cas où l'air raréfié puisse être employé utilement, nous ne voyons guère que le cas assez rare d'*atrophie du cœur*. Encore faudrait-il employer de bien faibles dépressions, car de l'air raréfié à 15 millimètres a déjà produit de l'*asystolie* dans les expériences au laboratoire de M. Bert.

### HYGROMÉTRIE, INFLUENCE DE L'HUMIDITÉ ET DE LA SÉCHERESSE SUR LE POULS.

Bien peu d'expériences ont été faites sur ce sujet ; pourtant *Homme*, dans ses *Principes de médecine*, p. 89, remarque que le *pouls est plus tardif* dans les *temps humides* que dans les *temps secs*. Il est probable que l'influence de l'humidité est analogue à celle de l'eau et du froid. L'on sait qu'il y a quelques années, *Mathieu de la Drôme* avait remplacé les bassins d'immersion par l'*hydrofère* ou *poudroiement* de l'eau, car en somme, dans l'immersion, il n'y a que la couche immédiatement placée sur la peau qui agisse comme liquide ; le reste agit comme *pression* et *conductibilité*.

## VI

### RAPPORTS DU POULS ET DE LA TEMPÉRATURE DU CORPS.

Cet intéressant sujet a été mis à l'ordre du jour, il y a une dizaine d'années, par *Wunderlich*. Il posa cette loi : *qu'il existe, à l'état de santé, entre le pouls et la température du corps, un rapport constant, appréciable par la direction identique des deux courbes.*

*Cyon*[1], de Saint-Pétersbourg, dans les expériences fort intéressantes qu'il entreprit en 1866, démontra que : *chaque variation ascendante de la température produit une excitation des ganglions moteurs.*

A l'état *physiologique*, le pouls éprouve les mêmes oscillations diurnes que la température du corps humain, s'élevant et s'abaissant comme elle : le minimum s'observe le matin vers 9 heures; le maximum dans la soirée.

Dans les maladies, ce rapport varie suivant les cas.

Ces variations physiologiques se retrouvent et même plus caractérisées dans le cours des **pyrexies**. Elles y déterminent ce que le clinicien appelle le *redoublement fébrile du soir*.

Dans la **pneumonie**, quand cette affection suit sa marche normale et régulière, les rapports du pouls et de la température du corps restent fort unis.

Les deux courbes restent parallèles à toutes les périodes. Mais dans les *formes graves*, qui doivent se terminer par la mort, le *désaccord* devient complet, et le médecin doit en tirer un *pronostic funeste.*

Dans la **fièvre typhoïde**, il existe presque toujours de grandes différences entre la *chaleur* et le *pouls;* l'on n'en peut tirer de conclusion bien certaine, ni pour le diagnostic ni pour le pronostic. Cependant, *si le pouls et la chaleur s'élèvent en même temps, le pronostic sera défavorable.*

Dans la **variole** et la **varioloïde**, il y a *concordance* complète entre les deux courbes.

Dans les **fièvres intermittentes régulières**, la *concordance* existe pour les deux stades de *frisson* et de *sueur*, il y a *désaccord* au contraire dans le stade de *chaleur*[2].

*Smoles*[3], qui a tout particulièrement approfondi ce sujet, arrive aux conclusions pratiques suivantes :

1° Pour apprécier la réaction fébrile, les mensurations thermométriques donnent des renseignements plus précis que l'exploration du pouls.

[1] CYON (E.). *Einfluss der temperaturœnderungen etc.* Berichte der sachsische gesellschaft der Wissenschaften, 1866.

[2] BELUGON. Thèse Montpel.. 1874.

[3] SMOLES. *Relations réciproques entre la fréq. du pouls et de la respirat. et la températ. du corps dans quelques malad. aiguës.* Virteljahrschrift für praktische Heilkunde, 1860, t. III.

2° Le maximum de température ne coïncide pas toujours avec la plus grande fréquence du pouls.

3° Pourtant la température est rarement très élevée dans les cas où le pouls n'est pas très fréquent.

4° L'*élévation anormale* de la *température persiste* souvent assez longuement *après* que le *pouls* est *revenu* à son chiffre normal.

5° *Un abaissement rapide de température*, s'il n'est pas *suivi* bientôt d'*un ralentissement du pouls*, est d'un *mauvais augure*.

**Développement du dicrotisme par la chaleur, son importance pour la diagnose.** — D'autre part, *Wolf* [1], comparant l'état du pouls aux différents degrés de chaleur où se trouve plongé le corps humain, a démontré qu'au dessous de 38°6 centigr., il n'y avait qu'un *dicrotisme incomplet*. De 39°8 à 40°5, *dicrotisme complet*, et au-dessus de ce chiffre, *hyperdicrotisme*.

Ainsi le *dicrotisme* paraîtrait en rapport direct avec la *calorification*, augmentant avec elle ou diminuant, suivant les cas, et serait peut-être plus utile à constater que la fréquence du pouls lui-même.

**Fièvre typhoïde.** Dès lors, on comprend sans peine que la *fièvre typhoïde*, où la chaleur animale est très élevée, se manifeste avec un *dicrotisme* si prononcé, qu'il peut entrer comme élément sérieux pour le diagnostic.

**Fièvre intermittente.** Franz *Riegel* [2], à son tour, par de nombreux tracés sphygmographiques, pris à différentes heures, sur des sujets atteints de *fièvre intermittente*, a montré que, dans cette affection, il existe un *parallélisme* complet entre l'*élévation* de la *température* du corps et le *dicrotisme* du pouls. Ce dernier phénomène est sous la dépendance du premier.

**Sclérose des nouveau-nés.** Dans la *sclérose* des nouveau-nés, [3] l'endurcissement du tissu cellulaire s'accompagne d'un refroidissement extrême du corps, et l'on voit, comme l'a constaté M. *Mignot* [4], le pouls descendre de 130 à 80 et même à 50, le *dicrotisme disparaît* en même temps, mais alors il y a une double influence, celle du refroidissement et celle de la compression des tissus.

[1] WOLF. *Characteristik des arterienpuls*. Leipsig. 1865.
[2] RIEGEL. (Franz). *Ueber die einwirkung erhoter temperaturen auf den pulz*. Berlin Klin. Wochensch. n° 34, p. 481. 1877.
[3] SMITH. *Op. cit.* Brit. and foreing med. chir. Rewiew, 1856, t. XVIII, p. 475.
[4] MIGNOT. *Rech. sur les phénom. normaux et morbides de la circulat. chez les nouveau-nés*. 1857, p. 22.

**Effets de la chaleur extérieure sur la circulation chez les malades.** — Dans le courant des maladies, les effets de température influent rapidement sur l'activité du cœur. Ainsi les *phthisiques*, comme l'a constaté *Smith*, présentent une augmentation rapide du pouls, si l'on augmente la température de leur chambre.

**Indication thérapeutique.** — Or, comme ces malades ont déjà une grande tendance à avoir le pouls fréquent et la peau brûlante, on pourrait en conclure que les climats du nord devraient être préférables pour eux à ceux du midi, si la pluie, la neige, le brouillard ne venaient compliquer la question défavorablement. Cette théorie est presque justifiée par les guérisons obtenues dans le séjour montagneux et froid mais abrité de *Davos* en Suisse.

## DÉSACCORD ENTRE LA TEMPÉRATURE ET LE POULS.

Pourtant il est des maladies qui s'accompagnent de refroidissement au lieu de chaleur et dans lesquelles le pouls arrive néanmoins a une grande fréquence.

**Fièvre ataxique.** — J'ai vu la *fièvre typhoïde* ataxique compliquée de graves hémorrhagies intestinales donner 170 pulsations et 36 degrés seulement de chaleur.

**Péritonite latente.** Dans la *péritonite latente* par *perforation*, il y a antithèse entre la fréquence du pouls et la calorification; le pouls monte à 120-150, la chaleur baisse à 36°. C'est là un signe diagnostique fort important.

**Méningite granuleuse.** — D'autres fois, c'est l'inverse que l'on observe : la température est très élevée, le pouls très lent. Et cette antithèse peut encore servir au diagnostic. Un des meilleurs exemples que nous puissions en donner est celui de la *méningite tuberculeuse* ou *granulie*, si bien étudiée par le docteur *Siredey*[1].

Quand il existe, dit-il, un *désaccord excessif* entre le chiffre du *pouls* et celui de la *température vitale;* quand avec un *pouls lent* ou *très mobile* on trouve une *température très élevée*, 46 ou 46.50 (températ. rectale), on peut être sûr que le petit malade est atteint de *méningite granuleuse* à sa première ou deuxième période, et le pronostic est le plus souvent mortel.

[1] SIREDEY. *De la granulose*. P. 1877.

**Désaccord des chaleurs locales.** — Il est des cas où il importe de constater les variations de la chaleur locale d'une région ou d'un vaisseau pour fixer un diagnostic.

**Embolies.** — Ainsi quand une *embolie* se produit dans les *artères des membres*, le *maximum* de *température* se manifeste au *niveau* de l'*embolie* par suite de la circulation collatérale qui se rétablit.

Pour l'*embolie cérébrale*, par exemple, dans l'*oblitération* de la sylvienne gauche, la température s'abaisse du lobe *temporal* et s'accroît dans le lobe *frontal* et l'*occipital*. Et comme le docteur *Broca* nous a enseigné à recueillir cette température locale avec un thermomètre approprié, on peut porter le diagnostic suivant :

*Quand, chez une personne frappée d'hémiplégie on trouve un abaissement de température bien net au niveau d'un lobe cérébral comparé au lobe correspondant, on doit conclure à l'existence d'une embolie.*

Mais il faut se rappeler, pour éviter toute erreur, que, même à l'état normal, l'hémisphère gauche compte $\frac{1}{10}$ de degré de plus que le droit, et que le lobe frontal est plus chaud que le temporal et l'occipital.

## VII

### INFLUENCE DE L'ÉLECTRICITÉ SUR LA CIRCULATION.

Les effets de l'*électrisation* varient suivant qu'on emploie les courants *interrompus* ou *continus* [1].

**Courants interrompus.** — Quand on emploie les *courants interrompus*, l'excitation du *grand sympathique* produit un resserrement spasmodique des fibres-cellules des vaisseaux, surtout des capillaires artériels; la pâleur et le refroidissement des parties qui reçoivent les filets sympathiques excités. C'est l'*excitation tétanique*, bientôt suivie, quand on cesse l'électrisation, d'une grande activité réactionnelle de la *circulation* capillaire.

**Courants continus.** Mais si l'on emploie les *courants continus* faibles pour électriser le grand sympathique et le pneumogastrique (10 à 14 éléments Remack), on obtient un résultat

[1] Robin et Hiffelsheim. *Applicat. médic. de la pile de Volta.* J. de Robin. 1861, p. 11.

opposé : la *contraction péristaltique des vaisseaux*. En effet, ces courants augmentent la circulation, en dilatant le calibre artériel et en exagérant les pulsations, d'où résulte une vascularité plus grande, mais avec circulation régulière, uniforme. Non seulement les courants continus doux accélèrent la circulation normale, mais ils activent la circulation languissante dans les cas de congestion ou d'inflammation, et rétablissent même la circulation arrêtée, du moins tant que les globules rouges ne sont pas encore agglutinés.

Mais ce résultat doit-il être attribué à une *paralysie des nerfs vaso-constricteurs*, ou à la *contractilité* artérielle *augmentée?* La physiologie nous démontre qu'il n'y a pas de paralysie vaso-motrice, car dans ce cas la température du côté électrisé resterait plus haute, ce qui n'arrive pas.

Tout ce que nous venons de dire s'applique aux courants faibles ou de force moyenne. Les courants très forts agissent comme les courants intermittents, à moins qu'ils ne manifestent leurs propriétés chimiques en décomposant les tissus.

### INFLUENCE DE LA DIRECTION DES COURANTS CONTINUS SUR LA CIRCULATION.

Est-il indifférent pour la circulation de faire agir le courant en sens direct ou opposé? Non, car l'expérimentation vient prouver qu'ils agissent en sens contraire.

A. — Si l'on emploie le *courant centrifuge*, il *augmentera* le *diamètre* artériel, et *accélérera* la *circulation*.

B. — Si l'on fait agir le *courant centripète*, il *diminuera* les *diamètres*, *rétrécira* les vaisseaux artériels et *ralentira* la *circulation*. Son action est en outre bien plus douloureuse.

C. — Une curieuse expérience due à *Legros* et *Onimus* montre ces applications d'une manière plus pratique.

Si l'on pose deux vésicatoires sur le bras d'un homme et qu'on laisse écouler la sérosité, puis que l'on fasse agir pendant quelques minutes le pôle + sur l'un des vésicatoires, le pôle — sur l'autre, dix minutes après l'électrisation le vésicatoire en contact avec le pôle positif est sec, tandis qu'une nouvelle ampoule s'est formée, pleine de sérosité, sur le vésicatoire en contact avec le pôle négatif. La guérison est aussi plus rapide pour ce deuxième.

## INFLUENCE DES DIVERS COURANTS ÉLECTRIQUES SUR LES TENSIONS ARTÉRIELLES ET VEINEUSES.

1° **Courants induits interrompus. — Tension artérielle.** — Au premier abord, les courants d'induction élèvent rapidement la *tension artérielle* de plusieurs centimètres, mais au bout de peu de temps cette *tension s'abaisse* progressivement.

**Tension veineuse.** — Il en est de même pour *les veines*, mais l'élévation est moindre, et l'abaissement descend au-dessous de la normale.

2° **Courants continus.** — Quand les courants continus sont fournis par une faible pile on observe les faits suivants :

A. **Tension artérielle.** — Les *courants* **centrifuges**, pendant leur action, font *monter la tension;* elle *s'abaisse* ensuite lorsqu'on *cesse* l'électrisation.

B. Les *courants* **centripètes** font *baisser la tension*. Mais quand leur action *cesse*, la pression reprend sa tension primitive.

**Tension veineuse.** — *Les courants* **centrifuges** appliqués au grand sympathique (*pôle positif sur le sympathique*, *négatif sur l'oreille*, *pression prise dans la veine jugulaire*) déterminent une *élévation* constante et progressive de la *tensions veineuse*.

Les *courants* **centripètes** (*disposition inverse*) apportent peu de changement dans la pression ; elle reste à peu près normale, augmente un peu parfois, descend plus souvent.

**Indications thérapeutiques.** — Les courants **continus** facilitent la circulation en favorisant la contraction vasculaire péristaltique ; ils provoquent l'*afflux sanguin*, ils augmentent les *hémorrhagies*.

Les courants **interrompus** diminuent la circulation en produisant la contraction *spasmodique* ou *tétanique* des vaisseaux ; ils arrêtent les *hémorrhagies* et les *congestions*.

Nous devons à *Mosso* d'intéressants détails sur les effets de l'électricité :

Avec des courants faibles, il faut au moins 5 ou 6 minutes avant qu'il se produise une contraction des vaisseaux dans le membre électrisé.

Dans le bras opposé la contraction des vaisseaux se manifeste beaucoup plus tard.

En outre le rétrécissement des vaisseaux augmente pendant quelques secondes, même lorsque l'excitation est passée.

Avec un courant plus fort, la contraction du bras excité arrive beaucoup plus vite, et la contraction réflexe des vaisseaux du côté opposé est plus forte.

Puis, quand on arrête l'excitation, à la contraction succède une dilatation rapide du volume du côté excité.

Cette élévation est presque entièrement due aux veines qui se remplissent instantanément.

Du côté opposé au contraire le mouvement réflexe de contraction augmente encore, mais reprend ensuite avec de lentes oscillations le niveau primitif.

---

# CHAPITRE III

## INFLUENCE DES DIVERSES FONCTIONS DE L'ORGANISME SUR LE POULS ET LA CIRCULATION.

### I

### VARIATIONS DU POULS DANS LA SÉRIE ANIMALE.

Le pouls est le pendule de la vie, le balancier qui mesure, pour elle, l'existence et le temps.

C'est sur le battement du cœur de l'homme qu'a été pris le *type* qui sert à mesurer la plus petite fraction du temps, la *seconde*, de même que le *siècle* a été basé sur l'évolution d'une vie humaine entière.

D'après mes observations, soixante pulsations par minute, telle est la mesure parfaite pour l'homme adulte, de haute taille, au repos, et dans nos contrées tempérées.

La femme adulte marque $\frac{1}{7}$ de plus, 70 pulsations.

Mais il ne sera pas sans intérêt de comparer un instant le pouls des autres créatures vivantes à celui de l'homme pour mieux juger de leurs analogies.

*Vierordt*, *Milne Edwards* et surtout *Dubois d'Amiens* [1] nous en fourniront les éléments :

| | | |
|---|---|---|
| **Oiseaux :** | *Aigle* | 150 |
| | *Canard* | 160 |
| | *Corbeau* | 280 |
| | *Hibou* | 110 |
| | *Poule* | 140 |
| | *Poulet de 15 jours* | 350 |

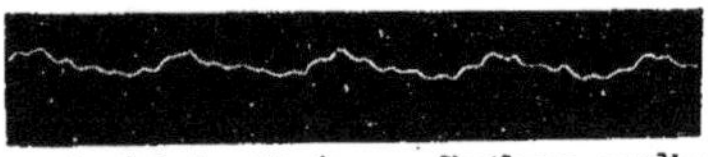

Fig. 191. — Cœur. — Poulet de 15 jours. Rythme cardiaque et respiratoire. — Tracé pris avec notre sphygmographe.

[1] Dubois d'Amiens. *Du pouls dans la série animale.* Bullet. de l'Acad. de méd. P. 1840.

| | |
|---|---|
| Ane | 60 |
| Bœuf | 50 |
| Cabiai | 230 |
| Chat | 150 |

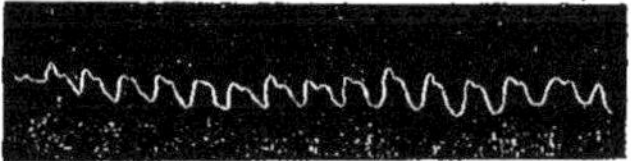

Fig. 192. — Cœur de chat.

| | | |
|---|---|---|
| Cheval | 40 | |
| Chèvre | 80 | |
| Chien | 90 | |
| Chauve-souris | 200 | en été. |
| | 28 | en hiver. |
| Dromadaire | 60 | |
| Ecureuil | 320 | |
| Girafe | 60 | |
| Lapin | 150 | |
| Hérisson [1] | 75 | en été. |
| | 25 | en hiver. |
| Hyène | 58 | |
| Lion | 40 | |
| Loup | 96 | |
| Marmotte [2] | 90 | en été. |
| | 12 | en hiver. |
| Ours | 38 | |
| Panthère | 60 | |
| Singe | 92 | |
| Tapir | 60 | |
| Tigre | 96 | |
| Salamandre | 60 | |
| Grenouille | 80 | |
| Ecrevisse | 76 | |
| Homard | 76 | |
| Chenilles | 36 | |
| Papillon | 60 | |

Il a été impossible de sentir les battements du cœur et ceux des artères de l'*éléphant* et du *rhinocéros*, de l'*hippopotame* et de divers autres animaux; l'épaisseur du derme et la petitesse des vaisseaux circulatoires y mettent un obstacle insurmontable.

Dans ces recherches, ce qui frappe le plus, c'est la grande uniformité des battements circulatoires pour des êtres d'organisation si différente. On reconnaît que tout a été coordonné sur un même plan providentiel, dont l'homme occuperait le centre: car, pendant que son cœur bat de 60 à 75 fois par minute, le

[1] SAISSY. *Rech. expérim. sur la phys. des animaux hibernants.* 1808, p. 42.
[2] MARSHALL. HALL. *Art. Hibernation.* Todd's cyclopæd. t. II, p. 777.

pouls le plus rapide des petits animaux ne bat guère que le double ou le triple, et les pouls les plus lents donnent 30 ondulations, c'est-à-dire la moitié du chiffre du corps humain.

## II

### DU POULS SUIVANT LES TEMPÉRAMENTS.

De tous les auteurs, BOERRHAAVE est celui qui s'est le plus préoccupé de cette question : il avait signalé d'abord le pouls faible et la capacité moindre des vaisseaux chez les personnes obèses. C'était par les formes du pouls qu'il caractérisait les tempéraments.

« Les tempéraments, » dit *Boerrhaave,* sont basés sur l'*équilibre* de *deux agents :* la *force* et l'*irritabilité*, et les quatre espèces de tempéraments sont établies sur la part égale ou inégale de ces deux principes d'action dans l'homme.

Au tempérament *sanguin*, *force* sans *irritabilité.* — Au *bilieux*, *force* avec *irritabilité.* — Au *mélancolique*, *moins de force*, *plus d'irritabilité.* — Au *flegmatique*, *faiblesse* sans *irritabilité.*

Le **tempérament sanguin (chaud et humide des anciens)** se manifeste par un pouls *régulier* et *fort.*

Le **tempérament bilieux (chaud et sec)** donne un pouls *ferme, dur* et *saccadé.*

Le **tempérament mélancolique (froid et sec)** a le pouls assez *fort*, mais *lent*, *serré* et *dur.*

Le **tempérament flegmatique (froid et humide)** possède un pouls petit, *lent* et *mou.*

GRAUVOGL de Berlin a produit dernièrement une nouvelle théorie sur les tempéraments; théorie chimique d'après laquelle les constitutions seraient au nombre de trois : **hydrogénoïde**, — **carbo-nitrogénoïde,** — **oxygénoïde**, suivant la prédominance d'un de ces principes dans l'organisme humain.

Ce travail intéressant n'a point encore été vérifié.

### DU POULS DANS LES DIFFÉRENTES RACES.

Le docteur WEISBACH a fait une étude attentive du pouls dans les différentes races qui couvrent la terre; il a expérimenté sur 19 peuples différents et sur plus de 200 sujets.

Voici les conclusions auxquelles il est arrivé :

| | | |
|---|---|---|
| *Nègres Congo* | 62 | pulsations par minute. |
| *Hottentots* | 64 | — |
| *Roumains* | 64 | — |
| *Zingaris* | 66 | — |
| *Magyars* | 70 | — |
| *Cafres* | 70 | — |
| *Esclavons du Nord* | 72 | — |
| *Siamois* | 74 | — |
| *Insulaires des îles de la Sonde et îles Sandwich* | 78 | — |
| *Javanais-Bagis* | 77 | — |
| *Habitants d'Amboine* | 78 | — |
| *Japonais* | 79 | — |
| *Chinois* | 79 | — |
| *Tagals* | 80 | — |
| *Maduré, îles Nikolov* | 84 | — |

Ces observations ont leur importance ; elles semblent démontrer, en effet, que la longitude et la chaleur climatérique n'ont point, chez les habitants des divers pays, l'influence accélératrice que nous avons signalée dans nos premières études, puisque le *nègre* du *Congo*, sous l'équateur, n'aurait que 62 pulsations, tandis que les *Magyars* (Hongrois) en auraient 70. Mais il manque à ce travail un élément de conviction fort important, c'est de savoir si le docteur *Weisbach* a expérimenté dans ses voyages, en chacune de ces régions, aux heures chaudes du jour et sur des hommes seulement, ou si, restant chez lui, il s'est contenté d'observer les nombreux voyageurs qu'il a pu rencontrer.

Dans le premier cas, il faudrait admettre une véritable accommodation du sujet aux conditions climatériques; dans le second, rien d'étonnant à ce que les diverses nations, se rencontrant sur un même territoire, ne donnent qu'un écart peu considérable du pouls [1].

## III

### INFLUENCE DE LA TAILLE SUR LE POULS.

Règle générale, le pouls ressemble à la personne.

Les personnes *petites* et délicates ont ordinairement un pouls *petit*.

Les hommes *grands* ont le pouls *grand* et *fort*.

[1] WEISBACH (A). *Fréquence du pouls chez les différents peuples.* London med. report, 1881, p. 210.

Or, comme dans le Nord les hommes sont grands, on peut dire que le climat et la taille ont tous deux une influence analogue sur le pouls. Dans ses études de médecine clinique, *Lorrain*[1] donne le tracé d'un homme de six pieds, dont le pouls était aussi géant que la personne.

Mais, en même temps que la relation de *grandeur*, on remarque une seconde relation entre la *taille* et la *fréquence* du pouls.

Les personnes petites, les enfants, les femmes ont le pouls plus *rapide*. Les hommes, à mesure que leur taille s'élève, ont un pouls plus *lent*. Cela se comprend sans peine, puisqu'il faut alors plus de temps pour que le sang parvienne aux extrémités.

*Sénac* [2] établit que les hommes de six pieds n'ont que 60 pulsations par minute. Les individus qui mesurent cinq pieds en ont 70, les sujets de quatre pieds, 90, et ceux de deux pieds, 100 pulsations.

Mais dans cette énumération, pour obtenir un résultat vraiment comparable, il aurait fallu tenir compte de l'âge des sujets.

**BRYAN-ROBINSON** [3], le premier, en 1734, voulut établir mathématiquement que *le temps d'un battement du cœur doit être proportionnel à la longueur du corps*. Il calcula, d'après cette donnée, quel serait le nombre des pulsations suivant les tailles, mais il vit qu'en prenant 65 pour sommet de la série, on arrivait à des nombres beaucoup trop forts, lorsqu'il s'agissait de conclure à des tailles inférieures.

Ces recherches furent reprises en 1834 par deux savants : **RAMEAUX** de Strasbourg et **SARRUS** [4]. Ils expérimentèrent sur 64 soldats d'âge sensiblement égal, mais de taille différente, et reconnurent que les variations individuelles dans la fréquence des pulsations pouvaient être exprimées par la loi suivante :

*Etant donnés deux individus de taille : L et L', et dont les cœurs battent : N et N', ces nombres sont, toutes choses égales d'ailleurs, en raison inverse des racines carrées des tailles,* $N = N'\sqrt{\frac{d'}{d}}$

En 1857, *Rameaux* [5] est revenu sur son premier travail ; il a exposé la loi suivant laquelle les dimensions du corps, du moins

[1] LORRAIN. *Etudes de méd. clin.* P. 1878. 1 vol. in-8°.
[2] SÉNAC. *Traité du cœur*, t. II, p. 214.
[3] BRYAN ROBINSON. *A treatise of animal economy*, p. 136, 2e édit. 1734.
[4] RAMEAUX et SARRUS. *Sur le rapport entre la taille et le nombre des pulsat. chez l'homme.* Bull. de l'Acad. de Bruxelles, 1839, p. 121.
[5] RAMEAUX. Mém. couronnés de l'académie de Bruxelles, 1857, t. XXIX.

chez l'homme et les animaux à sang chaud, depuis le cheval jusqu'au lapin, déterminent la capacité et les mouvements fonctionnels des poumons et du cœur. Cette loi n'est plus aussi juste quand il s'agit des animaux à sang froid. Mais à quoi tient cette diminution du nombre des pulsations cardiaques? très probablement à l'*accroissement géométrique* des *résistances*, pendant que la force primitive (cœur) ne s'accroît qu'arithmétiquement.

D'autres facteurs peuvent encore entrer en ligne de compte : ainsi, le *refroidissement* qui s'opère sur une plus large surface; le *mouvement* du cœur qui s'effectue par des fibres plus allongées, car plus un levier est long, plus ses mouvements sont lents à se produire. On voit combien toutes ces questions physiologiques sont complexes et difficiles à résoudre.

Pourtant les conclusions de *Rameaux* ont été vivement combattues par GUY [1], lequel n'aperçoit aucune relation entre ces deux ordres de faits.

Mais VOLKMANN [2], dans son traité d'*Hémodynamique*, a saisi la question sous une autre forme; il a groupé par catégories de tailles les sujets dont il avait déterminé le nombre des pulsations; puis, comparant les résultats obtenus avec ceux que donne le calcul théorique pour ces mêmes tailles, il a démontré que la théorie et les faits devenaient assez complètement d'accord.

Suivant lui, *la fréquence du pouls est en raison inverse de la longueur du corps, élevée à la puissance* $\frac{5}{9}$.

Voici le tableau comparatif de l'ensemble de ses résultats :

| TAILLE MOYENNE | FRÉQUENCE DU POULS EXPÉRIENCE | FRÉQUENCE DU POULS THÉORIE |
|---|---|---|
| Moins de 500mm | 151,5 | 149,2 |
| 500 à 600 | 139,8 | 138,3 |
| 1,000 à 1,100 | 101,5 | 96,6 |
| 1,500 à 1,600 | 77,3 | 77,8 |
| Au-dessus de 2,000 | 71,3 | 66,6 |

Mais à ces éléments viennent s'en joindre d'autres qui deviennent causes d'irrégularité ; ce sont ceux de l'*âge* et du *sexe*. En faisant des séries à part pour ces différentes catégories, *Volkmann* a constamment trouvé, à taille égale, le pouls plus fréquent chez les jeunes gens que chez les vieillards, chez les femmes que chez les hommes.

[1] GUY. *Art. pulse*. Todd's cyclopœd., t. IV, p. 185.
[2] VOLKMANN. *Die Hæmodynamik*. 1850, p. 430.

## IV

### INFLUENCE DU REPOS ET DU MOUVEMENT.

De toutes les causes qui agissent sur le pouls, la plus puissante est le *mouvement ;* c'est aussi la cause dont l'influence persiste le moins. Le *repos* complet *ralentit* et abaisse un peu le pouls, voilà pourquoi il est si calme pendant le sommeil. Le *mouvement* l'*accélère* aussitôt. De 60 pulsations, le cœur passe rapidement à 80-90. Il prend aussi de la force, de l'énergie. Plus le mouvement est fort ou rapide, plus le pouls s'accélère; dans la *course*, dans l'*essoufflement*, ces caractères sont portés à un haut degré, comme on peut le voir en comparant les deux tracés suivants :.

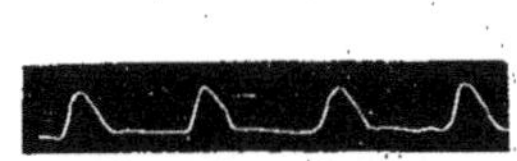

Fig. 193. — Repos. Fig. 194. — Course.
Pris sur le même sujet.

Ils offrent, en outre, un caractère d'irrégularité, en rapport avec la cause irrégulière qui les produit, baissant dès qu'elle diminue, s'élevant dès qu'elle augmente. *Sauvages* rapporte qu'un homme, dont les pulsations n'étaient que de 34 par minute, soit 2,000 à l'heure, quand il était en repos, devenaient 5 fois plus fréquentes, quand il avait couru, et montaient à 150 par minute ou 9,000 à l'heure.

**Dicrotisme ascendant.** — Pendant ces périodes d'activité extrême, le dicrotisme est aussi fort accusé; il change même de direction et, de descendant ou d'horizontal qu'il était, il devient ascendant (fig. 194). Cette modification est due au retard du dicrotisme et à son *amplitude* : il y a *retard*, parce que l'impulsion du ventricule étant forte maintient l'artère dilatée plus longtemps; — *amplitude*, parce que l'artère fortement dilatée ne revient sur elle-même qu'au moment où la pulsation suivante est déjà commencée.

NICK étudia l'influence du *mouvement* dans ses moindres détails; il a reconnu que le mouvement passif, le *transport* dans une *voiture* douce ou sur un *brancard*, ne change guère le rythme du pouls [1].

L'*équitation* au *pas* l'augmente de 10 à 15 pulsations ; — au *trot*, de 40 à 45, pourvu que cette allure soit continuée au moins un quart d'heure, mais dès que ce mouvement cesse, le pouls baisse rapidement.

*La marche* sur un plan *horizontal*, à raison de 60 à 70 pas à la minute, accélère le pouls de 6 à 8 pulsations ; si l'on double le pas, le pouls s'élève de 10 à 16 pulsations, et de 26 à 28, si la marche est continuée plus d'une demi-heure. *La marche* à raison de 100 pas par minute détermine 30 à 35 pulsations de plus.

*L'ascension lente* d'une colline (environ 90 pas à la minute) produit accélération de 40 battements. En parcourant le même espace moitié plus vite (36 secondes), l'accélération monte à 80 ; si l'on monte la colline en *courant*, le pouls devient si rapide que c'est à peine si l'on peut le compter.

**Intermittence du pouls de marche.** — *Nick* a fait en outre une curieuse remarque : après une marche d'une demi-heure, le pouls présente toutes les 10, 15 ou 20 minutes une *intermittence* très sensible, même chez les sujets qui dans l'état de santé n'offrent rien de pareil.

La *descente* accélère le pouls, mais à un moindre degré que la montée. La *danse*, la *valse* surtout, et la *natation* augmentent de 40 à 50 le nombre des pulsations. L'action de *parler*, quand elle s'exécute sans animation, est presque sans effet. Mais une conversation animée, un discours prononcé avec vivacité, accélèrent le pouls de 6 à 10 battements. Les grands marcheurs présentent une immunité sous le rapport du pouls ; chez eux il ne s'accélère que de 4 ou 5 pulsations, même à la fin des marches les plus longues et les plus pénibles. On peut avoir ainsi, dans la fréquence du pouls, le moyen de reconnaître si un sujet est apte aux marches forcées.

## V

### INFLUENCE DU TRAVAIL. — ACTIVITÉS MUSCULAIRES ET INTELLECTUELLES.

Après un exercice musculaire intense, le pouls devient très rapide, les artères battent avec force, et le cœur lui-même

[1] NICK. *Archiv. de méd.* t. XXIV, p. 112. 1831.

bondit dans la poitrine. C'est que tout mouvement musculaire est une source de chaleur. Aussi le mouvement musculaire accélère le pouls, comme le fait la chaleur elle-même. De plus les contractions musculaires, en comprimant veines et artères, font circuler le sang avec une rapidité plus grande, à laquelle le cœur répond par des battements plus fréquents, puisque la tension artérielle se trouve abaissée. Enfin le cœur n'a pas seulement un rôle passif dans l'effort et la course, car alors il pourrait bien battre avec grande fréquence comme ne trouvant aucune résistance, mais il battrait mollement et ne se ferait pas sentir, tandis qu'à la suite d'une course un peu forte les battements cardiaques sont si violents qu'ils se font entendre, voir, et semblent briser la poitrine.

Ici, comme toujours, les variations circulatoires dépendent du rapport préétabli entre ces deux termes :

**Cœur**, force primitive, active.

**Résistance** ou tension, force secondaire, passive.

HIRN[1] a montré par un calcul très net que la fréquence du pouls qui accompagne les contractions musculaires est due à l'augmentation de carbone brûlé, c'est-à-dire à l'augmentation de la force initiale.

L'observateur marchant dans un calorimètre, de manière à produire le même travail que s'il montait de 450 mètres en une heure, le *pouls* s'élevait de 80 à 140 par minute.

Les *inspirations* passaient de 18 à 30.

Le *volume d'air* inspiré et expiré s'élevait de 700 à 2300 litres par heure.

L'*oxygène* consommé passait de 30 grammes par heure (état de repos) à 132 grammes.

Le *travail* est donc une *combustion* et le cœur se presse pour fournir le combustible suffisant au travail.

**Influence du travail mécanique.** — A côté de l'activité toute *vitale* du cœur, dans le travail musculaire, il faut tenir compte de l'influence *mécanique* du *travail*.

BÉCLARD a démontré que : 1° Tout muscle qui, en se contractant soulève un poids, subit un *abaissement* de température.

2° Le muscle qui cède lentement au poids et revient à sa position d'équilibre ou de repos, éprouve un *refroidissement*.

[1] HIRN. *Esquisse élément. de la théor. mécanique de la chaleur.* Colmar, 1864.

3° Le muscle qui se meut horizontalement, sans soutenir de poids, ne change point de température.

Ainsi toute personne qui fournit un travail externe positif, absorbe de la chaleur en proportion du travail produit : si elle donne un travail négatif, elle dégage de la chaleur dans la même proportion et se refroidit.

Le cœur et le pouls sont encore ici en parfait accord avec la théorie mécanique de la chaleur.

Lorsqu'on *soulève* un poids à une certaine hauteur, les battements du cœur offrent 4 ou 10 battements de moins que lorsqu'on fait le même mouvement et les mêmes contractions sans soulever de poids.

Mais, pour que l'expérience réussisse, il faut qu'elle soit faite sur des sujets habitués à un travail manuel et qui ne mélangent pas les deux séries de faits, comme celles qui, agissant pour la première fois, contractent au hasard bien des muscles inutiles.

**Travail intellectuel.** — Il agit également sur le pouls; la tension vasculaire diminue, par l'afflux du sang au cerveau, qui vide les autres vaisseaux; la pulsation prend de la hauteur et devient d'autant plus fréquente que l'on se livre à des travaux plus difficiles ou dont on a moins l'habitude, c'est-à-dire qui exigent plus d'efforts d'intelligence; nous en verrons bientôt les résultats en étudiant le pouls organique du cerveau. La seule différence est dans les produits ultimes de régression, qui sont : pour le travail *manuel : acide carbonique* et *vapeur d'eau;* pour le travail *intellectuel : urée* et *cholestérine;* la cholestérine surtout, qui mesure le degré d'usure du cerveau dont elle forme le véritable déchet organique.

## INFLUENCE DE LA MUSIQUE SUR LA CIRCULATION.

Cette question a été spécialement étudiée par le Dr *Dogrès*[1] sur l'animal (chiens, chats, conils) avec le kymographe, sur l'homme avec le pléthysmographe. Les courbes donnent un pouls plus ou moins accéléré, il peut croître de 6 à 55 pulsations.

La *pression sanguine augmente* et peut aller jusqu'au *double* de la normale; l'action du cœur est donc augmentée.

**Indication thérapeutique.** La musique n'est donc pas

[1] DOGRÈS. *Influence de la musique sur la circulation du sang.* Archiv. de Dubois Reymond, 1880.

favorable aux personnes atteintes d'*anévrysme*. Car le renforcement de la pression peut amener la rupture vasculaire.

## VI

### INFLUENCE DES ATTITUDES SUR LE POULS.

BRYAN ROBINSON [1] fut le premier à reconnaître cette influence, que l'on peut résumer en trois mots : le cœur bat plus *rapidement* quand on est *debout* que lorsque l'on est *assis :* il se ralentit plus encore lorsqu'on est *couché*.

Les différences sont assez marquées dans certains cas pour atteindre le sixième du nombre total. Ainsi dans les expériences de *Guy* [2] auquel on doit les principales observations faites sur 79 hommes d'âge moyen entre 20 et 50 ans, bien portants et dans un état de calme parfait, on obtint comme moyenne : debout, 79 ; assis, 70 ; couché, 66.

Il y avait donc 12 pulsations de différence entre les deux positions extrêmes. Mais les différences peuvent, suivant les sujets, se borner à 3 ou 4 pulsations, ou bien au contraire monter à 26. *Robinson* avait trouvé : *debout*, 73 ; *assis*, 68; *couché*, 64. Mais *Guy* a reconnu qu'une foule de circonstances secondaires venaient modifier les résultats en plus ou en moins : si le sujet, en restant debout, s'appuie contre un mur, ou bien si, étant assis, au lieu de rester en équilibre il appuie son dos sur le dossier de la chaise, le chiffre des pulsations diminue; de même si un sujet est placé horizontalement, soutenu sur deux chaises, obligé à un effort pour se maintenir, son pouls marque 80, mais si une troisième chaise le retient sans effort, le pouls tombe à 66 ; c'est donc l'effort musculaire qui accélère ici le pouls.

GRAVES [3] de Dublin expérimenta dans de nouvelles conditions, employant toujours le même sujet, qu'il soumettait à diverses attitudes, après l'avoir fixé sur une planche à bascule, à laquelle on pouvait donner toutes les inclinaisons voulues, sans mettre

[1] BRYAN ROBINSON. *A treatise of the animal economy*, 1734, p. 180.
[2] GUY. *Art. Pulse.* Todd's cyclopæd. t. IV, p. 189.
[3] GUY. *On the effects produced upon the pulse by change of posture*. Guy's hospit. reports, 1838. t. III, p. 92.
[4] GRAVES. *On the effects produced upon the pulse by change of posture.* Guy's Hospit. reports. 1838. t. III. p. 92.

en jeu les efforts musculaires du sujet. Il nota une différence de 6 à 15 pulsations entre les positions droite et couchée.

MAREY [1] dans plus de quarante expériences nota des variations qui s'étendaient de 2 à 14 pulsations, le summum de fréquence s'élevait, le sujet étant debout les bras baissés, à 94 pulsations, les bras étant levés, le pouls tombait à 87.

Mais encore avec *Onimus* faudrait-il distinguer deux cas : 1° si les bras levés sont soutenus par un aide, sans effort personnel, le pouls baisse; — 2° si le sujet maintient ses bras levés avec effort, le pouls s'accélère, car un second élément, le travail musculaire, vient contrebalancer l'effet de la pesanteur.

*Graves* et *Guy* ont poussé plus loin encore l'analyse. *Graves* a reconnu que l'*influence de l'attitude sur le pouls est d'autant plus marquée que le patient a le pouls plus fréquent, alors que l'expérience commence.*

*Guy* a cherché la *proportion* suivant laquelle cette accélération s'opère. — Quand le sujet assis avait le pouls à 60, il avait 66 debout. — Si le sujet assis donnait 80, la proportion était de 12. — S'il comptait 100 pulsations, la progression devenait de 15. — Et pour 120 pulsations elle était de 18. Les nombres théoriques de la progression auraient dû être 15, 27 et 39.

L'influence accélératrice des attitudes est plus considérable chez l'enfant que chez l'adulte, chez la femme que chez l'homme [2]. Elle est plus sensible le matin qu'au milieu du jour, et à cette dernière époque que le soir.

Lorsque le pouls a été très excité par une marche forcée, la position horizontale lui donne un ralentissement compensateur plus grand; on le voit alors baisser de 130 à 56.

Le professeur *Graves* ajoute que, dans les cas de fièvre ou d'affaiblissement par maladie antérieure, la différence est fort tranchée; on peut alors trouver 30, 40 et même 50 pulsations de plus dans la position droite que dans l'horizontale. Allant plus loin encore, il voulut établir cette *loi* que, *lorsqu'il n'y a pas de différence dans le nombre des battements assis, debout ou couché, c'est qu'il existe une lésion cardiaque; ordinairement, c'est une hypertrophie du viscère avec dilatation de la cavité.* « Je n'ai trouvé », dit-il dans sa *Clinique*, « que six cas faisant exception « à la loi des attitudes, ou positions, et ces six cas se sont pré-

[1] MAREY. *Physiologie de la circulation*, p. 214.
[2] HOHL. *Die geburtshülfliche exploration*, 1855.

« sentés chez des individus atteints d'hypertrophie du cœur « accompagnée de dilatation de l'organe ; l'autopsie l'a démon« tré. »

Mais cette loi n'est point aussi absolue que *Graves* l'a cru d'abord ; elle peut être interprétée de plusieurs manières, et dernièrement le docteur *Smith*[1] prétendait y puiser un diagnostic certain pour reconnaître si une personne était *tuberculeuse*. En effet, d'après un ensemble de plus de 1,500 phtisiques, il a trouvé que ces malades, couchés, avaient en moyenne 87 pulsations ; — assis, ils en marquaient 95,5 ; — debout on en comptait 104. La différence a donc été, pour les deux premières positions, de 8 ½, et pour le malade couché, puis debout, de 17. En sortant des calculs de moyenne, on a vu cette différence s'élever à 44 pour un malade examiné successivement couché et debout.

Le savant *de Haën*, qui connaissait fort bien toutes ces variations des mouvements circulatoires, avait depuis longtemps formulé ce précepte, d'explorer le pouls des malades : *debout, assis* et *couché ;* « car, » dit-il, « *sedentibus aut in lecto aut in sedili pulsus quam jacentibus celerius est, plus quidem minusve, semper autem notabiliter*. » Respectons donc beaucoup nos vieux maîtres, car ils en savaient beaucoup, avec des moyens d'observation bien moins parfaits que les nôtres.

Nous verrons plus tard, en étudiant le *pouls lent*, quel parti le médecin sagace peut tirer de ce ralentissement pour le traitement des *anévrysmes thoraciques*.

**Influence directrice.** — Mais l'*attitude* a encore une autre influence facile à constater, c'est de diriger le sang plus ou moins fortement vers une région donnée, en disposant en sa faveur ou contre elle les lois de la pesanteur. Ainsi, dans l'*attitude verticale*, le sang monte moins complètement aux régions supérieures, la *face pâlit*. Les *jambes*, au contraire, se *congestionnent*. Ces phénomènes s'observent surtout chez les personnes très affaiblies ; les malades tenus longtemps au lit, lorsqu'on les lève pour la première fois, éprouvent facilement la *syncope* par *anémie* du *cerveau*. Un lapin laissé cinq ou six heures dans la position verticale, succombe presque toujours.

Les personnes qui, par profession, doivent rester longtemps debout, deviennent sujettes aux congestions des jambes, et

[1] Smith. *On the rate of pulsation and respiration in phtisis.* British and foreing med. and chirurg. Review 1856, t. XVII, p. 475.

comme les veines éprouvent une plus grande peine à ramener le sang contre les lois de la pesanteur, leurs parois se laissent dilater et forment des *varices.*

La puissance de l'habitude amoindrit beaucoup les effets de la pesanteur sur l'attitude ; ainsi les athlètes, les acrobates, peuvent supporter sans peine des positions qui seraient mortelles pour d'autres personnes.

### EXPLICATION PHYSIOLOGIQUE DES VARIATIONS DU POULS SUIVANT LES ATTITUDES.

Certains physiologistes, comme BLACKLEY [1], attribuent l'accélération du pouls dans l'attitude verticale à la direction que le cœur et les valvules prennent alors. *Falconer* [2], *Knox*, *Robinson* et *Guy* en accusent l'action musculaire inévitable en pareil cas. *Marey* invoque la pression plus ou moins grande de la colonne sanguine sur le cœur, pression qui ralentit les battements quand elle augmente et leur permet de s'accélérer quand elle diminue. On admet généralement cette dernière théorie comme la plus naturelle.

De toutes les expériences instituées, on peut déduire cette règle générale : *Toute déclivité accélère le pouls ; toute pression ou compression le ralentit*, et cela s'explique par cette autre formule très simple : *tout ce qui facilite le cours du sang accélère les battements du cœur, tout ce qui lui fait obstacle les ralentit.*

### INFLUENCE DES ATTITUDES INCLINÉES.

Mais il est un autre genre d'attitudes dont l'importance est grande et qu'il faut connaître ; ce sont celles où, en repliant, en contournant une région du corps, l'artère comprimée, tordue, entrave la circulation de toute cette région.

*Inclinaison et torsion du col.* — Ainsi, quand un malade dont on examine le pouls tend fortement le col sur le côté, les pulsations deviennent pour un moment irrégulières de forme, de force et de fréquence ; et, si le sujet retient en même temps sa respiration, le pouls finit par disparaître complètement pour quelques instants.

[1] BLACKLEY. *On the cause of the pulse being affected by the position of the body.* Dublin Journ. of med. and chir. sciences, 1834.

[2] FALCONER. *Observations respecting the pulse*, 1796, p. 34.

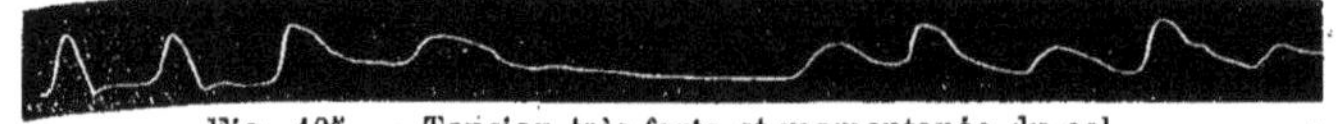

Fig. 195. — Tension très forte et momentanée du col.

**Indication diagnostique.** — Il en résulte un point très important, c'est que, lorsqu'on ausculte le cœur d'un malade, il faut avoir grand soin d'empêcher le mouvement, si naturel, par lequel le sujet relève fortement la tête et la porte de côté pour faciliter au médecin l'application de l'oreille sur le haut de la poitrine; car alors, non seulement on pourrait entendre des bruits de souffle provoqués artificiellement, mais le cœur pourrait, lui aussi, offrir des irrégularités dont l'attitude serait seule responsable.

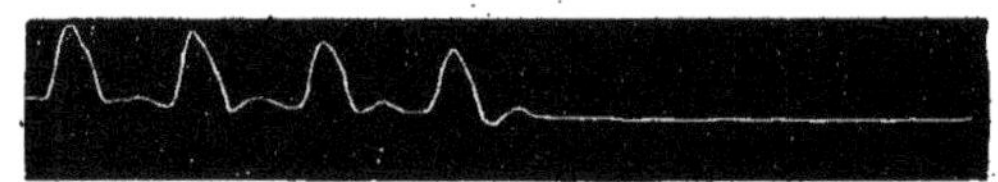

Fig. 196. — Tension continue du col, arrêt du pouls du même côté.

**Flexion forcée des artères.** — Dans ces attitudes, les artères brachiale et crurale, fortement repliées sur elles-mêmes, diminuent ou même entravent complètement la circulation dans toute la section inférieure du membre.

C'est au pli du coude que ce résultat s'obtient le plus facilement; il peut devenir un puissant moyen de guérison dans le cas de blessure ou d'anévrysme des artères radiale ou cubitale.

## INFLUENCE DE LA POSITION DU CORPS SUR LA FRÉQUENCE ET SUR L'ÉNERGIE DES CONTRACTIONS DU CŒUR.

Le médecin peut trouver des éléments de diagnostic pour les affections organiques et les altérations fonctionnelles du cœur, en comparant les variations de fréquence du pouls dans les stations *verticales* et *horizontales*.

Ainsi *Graves* a démontré que chez les individus sains la différence est de 6-8 battements de cœur en *plus*, lorsque le sujet est en station *verticale*, et son pouls étant à 60. Si, par un exercice modéré, le pouls est monté à 100 pulsations, la différence peut s'élever à 20-30 battements lorsqu'on fait varier la position du sujet. C'est dans la position *horizontale* que le pouls est le plus fort et que se rencontrent ainsi le *maximum* de *force* et le *minimum* de fréquence.

**Indications diagnostiques et thérapeutiques** : — 1° — L'augmentation de force du pouls dans la position *horizontale* explique l'efficacité de cette position dans les cas de *syncope*.

2° — L'influence de la position sur le pouls est beaucoup moins marquée dans les cas d'*hypertrophie* du cœur que pour un cœur normal. Le docteur *Graves* l'a vue manquer dans six cas d'hypertrophie avec dilatation.

3° — Chez les individus très débilités et chez les malades atteints de la fièvre, les différences sont au contraire très marquées ; elles peuvent être de 30-40 et même 50 pulsations par minute, suivant que le malade est couché ou debout.

4° — Mais, au bout d'un quart d'heure, cette différence diminue notablement, l'équilibre tend à s'établir.

5° — Lorsque le malade reprend la position *horizontale*, le pouls retombe promptement à son chiffre primitif [1].

**Positions élevées du bras et de la jambe.** — Lorsqu'on relève le bras au-dessus de la tête, le sang obligé de remonter contre son propre poids diminue d'autant l'impulsion du cœur, et le pouls apparaît plus faible à la radiale. En même temps les capillaires se vident, car, si d'une part les artères leur apportent moins de sang, les veines, favorisées au contraire par la position nouvelle, qui est déclive pour leur circulation, leur enlève le sang avec rapidité.

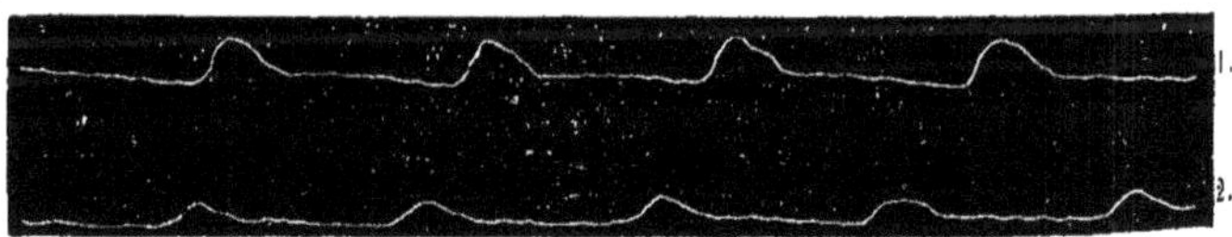


Fig. 197. — 1. Bras baissé. — 2. Bras levé.

**Indication thérapeutique.** — Il convient de donner cette position élevée au membre supérieur, lorsque l'on traite un *phlegmon*, un *panari*, un *abcès* de la main ou de la jambe ; pour celle-ci surtout le résultat est important, car la position relevée diminue d'une part la circulation artérielle et favorise en même temps les circulations capillaire et veineuse, rétablissant ainsi l'équilibre interrompu.

[1] STOCKES. *Maladies du cœur*, p. 544.

L'influence remarquable de la position sur la fréquence du pouls a été étudiée par de *Humboldt* et *Baër* [1] dans des circonstances toutes particulières.

De *Humboldt*, agissant sur un cœur de grenouille séparé des gros vaisseaux et sorti du corps, le plaça horizontalement sur un plateau de verre.

Après 12 minutes, le chiffre des contractions était descendu à 12 par minutes. Le cœur fut alors suspendu perpendiculairement, et deux minutes après le nombre des pulsations était remonté à 20.

BAËR fit une curieuse remarque : si dans l'incubation artificielle, on place les œufs sur un bout, le germe ne tarde pas à périr et leur forme ovale parait précisément destinée à empêcher le fœtus de prendre cette position fatale. A quoi tient cette différence? Très probablement à ce que dans la position verticale la circulation est trop accélérée ou trop ralentie, suivant le côté où l'embryon se trouve tourné; il se produit alors *congestion* ou *anémie* des diverses régions. Le fœtus humain pendant la grossesse parait moins sensible aux différences de position, car il peut survivre dans tous les cas, mais il en est une qui paraît plus naturelle et plus profitable, c'est la position renversée ou demi-renversée, la tête en bas, position qui au contraire ne pourrait être longtemps supportée par l'adulte.

## VII

### INFLUENCE DE LA NOURRITURE SUR LE POULS.

**Aliments.** — D'après le Dr *Nick*, une des causes qui agit le plus sur la fréquence des pulsations, ce sont les aliments, les boissons; mais il faut en même temps tenir compte de la température à laquelle on prend les aliments.

Un morceau de *pain*, mangé le matin dans le lit, augmente le pouls de 2 ou 3 battements. La *viande froide* produit le même effet. Mais, lorsqu'on la prend avec du vinaigre, cet effet n'a plus lieu; et l'on voit même se prononcer un léger ralentissement. L'ingestion du *lait caillé* ou des *fruits* conduit au même résultat.

**Indication thérapeutique.** — Il y a donc ici une sorte

[1] BAËR. *Ueber entwickelung's geschichte der thiere.*

d'effet thérapeutique, savoir : que les *acides* ou du moins les *acides végétaux* tendent à *ralentir* le pouls et le cœur, ainsi s'explique leur usage si fréquent dans les *fièvres*.

Mais si l'aliment dont on fait usage est *chaud*, le nombre des pulsations augmente aussitôt de 4 à 6 par minute. Une dizaine de cuillerées de *soupe très chaude* détermine une augmentation de 9 à 10 battements.

Dans un dîner, le potage chaud accélère le pouls, la viande bouillie le maintient au même chiffre, les légumes chauds l'accélèrent. A la fin du repas, le sujet compte environ 12 pulsations de plus qu'à jeûn. Cette accélération se maintient 2 ou 3 heures, suivant que le repas a été plus ou moins copieux et les aliments plus ou moins digestibles. Elle diminue ensuite; au bout de cinq heures il n'en reste plus de trace.

Lorsqu'on se couche immédiatement après dîner, le pouls reprend plus vite son état normal.

Au contraire, si l'on reste debout ou si l'on marche, le nombre des pulsations augmente encore, mais en somme l'accélération ne dure pas plus qu'à l'ordinaire.

A la suite d'un repas *froid*, les pulsations commencent à s'accélérer, mais elles n'atteignent leur maximum qu'au bout d'une demi-heure ou une heure; cet effet aurait été immédiat, si le dîner avait été chaud.

**Boissons.** — L'*eau* fraîche bue en petites quantités, à différentes reprises, n'a pas d'action sensible sur le pouls. Prise en grande quantité, elle le ralentit de 2 à 4 pulsations, et cet effet se prolonge environ une demi-heure. Après avoir mangé de la viande au repas, si l'on boit un ou deux verres d'eau ou de vin léger, le pouls perd 1 à 4 des pulsations données par le potage chaud. Cette influence retardatrice dure un quart d'heure ou une demi-heure, après quoi le pouls reprend sa fréquence.

Pour le *vin*, le ralentissement se prolonge d'autant moins que le vin aura plus de force ; avec un vin alcoolique, le pouls donne à la fin du repas 2 pulsations de plus qu'avec un dîner où l'on n'aura bu que de l'eau. L'action des liqueurs et de l'alcool est encore plus prononcée, il ne faut souvent pas plus de trois minutes pour qu'on puisse la constater.

La *bière* fraîche agit d'abord comme l'eau, mais le ralentissement dure moins longtemps.

Le *thé* ou le *café* chauds, pris en certaine quantité, élèvent le pouls de 6 à 12 pulsations par minute; mais cette accélération disparaît au bout d'une demi-heure ou d'une heure.

L'usage du *tabac*, même chez les personnes les plus accoutumées, produit une *accélération* particulière du pouls; ainsi une pipe fumée le matin peut augmenter de 15 à 20 pulsations les battements du cœur, et cet état dure une heure [1].

Après les recherches de *Haller*, de *Nick*, de *Schwencke*, de *Robinson* et de *Floyer*, il faut encore citer celles que *Lichtenfels* et *Frölich* [2] ont faites sur eux-mêmes, en prenant les précautions les plus minutieuses. Suivant eux, au moment du lever, 7 heures, le pouls est très lent. Dans l'heure qui s'écoule après le *déjeuner* (café au lait), le pouls monte de huit pulsations. Pendant les six heures suivantes passées sans nourriture, le pouls se ralentit peu à peu et revient au point de départ.

Un léger *dîner* à deux heures accélère le pouls de 6 battements, un peu moins que le matin, puis nouvel abaissement plus rapide que le premier; il s'interrompt à la suite du goûter, reprend ensuite, et onze heures du soir marquent le point le plus calme. Aussi, pour bien des personnes, les dernières heures du soir constituent le meilleur moment de la journée.

D'après *Lichtenfels* et *Frölich*, un jeûne de vingt heures a ralenti le pouls de 10 battements, mais il est remarquable qu'aux heures habituelles où se prenaient les repas, il y avait toujours une légère augmentation sous l'influence de l'habitude. L'accélération du cœur est plus rapide avec les aliments azotés qu'avec les farineux. Mais les amylacés proprement dits, en revanche, déterminent des effets plus considérables et plus prolongés.

Les boissons *fermentées* ralentissent d'abord le mouvement du cœur, puis l'*accélèrent* un peu, mais le *café* bien plus encore : on peut compter jusqu'à 17 battements de plus.

**Action des aliments maigres.** — Mais, outre l'effet immédiat de l'alimentation, il faut connaître encore l'effet chronique ou consécutif. Or *Volkmann* a démontré que l'usage presque exclusif des aliments *maigres* tend à *ralentir* l'action du

[1] Nick. *op. cit.*

[2] Lichtenfels et Frölich. Mémoires de l'Acad. de Vienne, t. III, 2e partie, p. 121.

*cœur* [1], tandis que l'usage trop exclusif de la viande agit comme *excitant*.

**Indication thérapeutique.** — Il importe donc de soumettre au *régime maigre*, autant du moins qu'il est possible de le faire, les personnes atteintes d'une *hypertrophie du cœur*, d'un *anévrysme* ou d'une affection organique avec grande fréquence du pouls, comme la *phtisie*.

### ACTION DE LA QUANTITÉ DE NOURRITURE ET DU JEUNE SUR LA FORCE DU POULS ET SUR LE DICROTISME.

L'artère de l'homme à jeûn ne bat pas seulement avec plus de lenteur, elle bat moins fortement : la systole chasse le sang avec plus de ménagement, comme si en face du déficit elle voulait égaliser la dépense. En même temps l'artère perd de son élasticité, devient plus rigide, et les dicrotismes s'affaiblissent d'abord sensiblement, pour disparaître bientôt.

Au contraire, après le repas, les vaso-moteurs se relâchent, l'artère prend de la souplesse, le pouls rebondit plus haut. Enfin les *dicrotismes s'accentuent*.

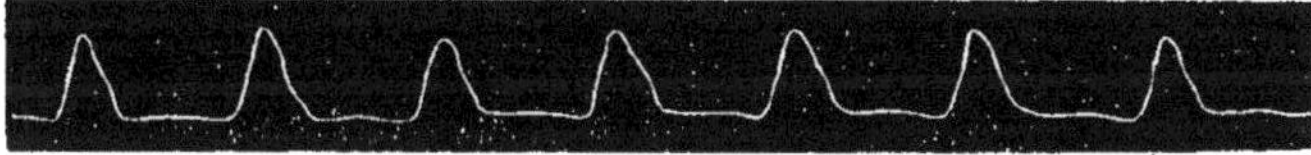

Fig. 197. — Homme adulte à jeûn. — Absence de dicrotisme.

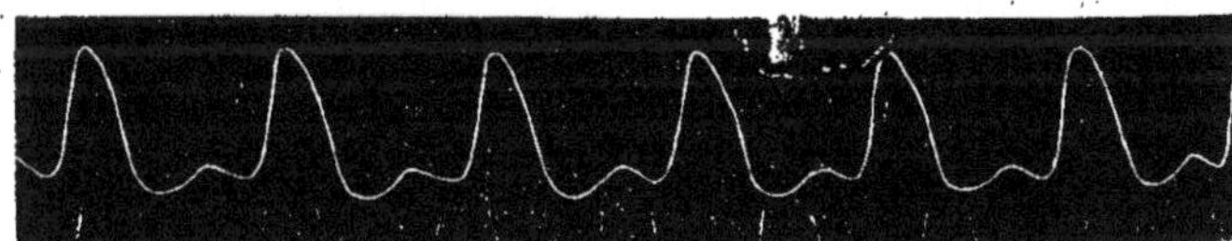

Fig. 198. — Même sujet ; après le repas.

Très souvent alors, le dicrotisme devient fort, un peu tardif et par là même ascendant. De là ces battements que l'on ressent au pouls, aux tempes et même par tout le corps. Les anciens physiologistes avaient nommé cet état : *Febris à prandio*. Elle est surtout remarquable lorsqu'on prend du thé, du café, des liqueurs ; et, comme les vraies fièvres, elle commence souvent par un léger frisson.

[1] VOLKMANN, *Hæmodynamik*, p. 435.

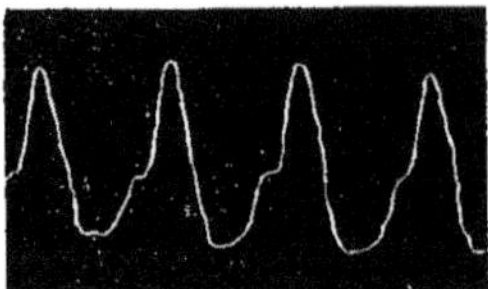

Fig. 199. — Homme de 50 ans. — Le pouls après un grand repas.

**Indication thérapeutique.** — On comprend dès lors l'efficacité du traitement de *Valsalva* contre les *anévrysmes*. Le *repos absolu* abaissait la force d'impulsion de l'artère, et le *jeûne* en resserrant les vaisseaux devait favoriser puissamment la rétraction de la poche.

## VIII

### DU POULS PENDANT LE SOMMEIL ET LA VEILLE.

Sommeil et repos sont presque synonymes. Pendant le sommeil, tous les organes se réparent, et ceux-là même dont l'action continue paraît indispensable à la vie, le *cœur* et la *respiration*, agissent avec un calme, une lenteur qui constitue un repos suffisant pour eux. Le pouls est donc plus *lent* pendant le *sommeil;* il est aussi plus *faible*, suivant l'aphorisme de BOERRHAAVE : « *Pulsus dormientium manifestè tardior seu lentior est.* »

*Morgan* et *Brown* avaient affirmé le contraire et prétendaient que le pouls montait de 70 à 83, et chez quelques-uns de 80 à 95. Mais cela ne peut être vrai que par exception : par exemple, chez des personnes se couchant peu après l'excitation d'un repas ou d'une conversation trop animée, ou bien encore sous l'influence d'un rêve violent, d'un cauchemar ; enfin lorsqu'on ne prend pas son repos dans la *position horizontale*, car la position est pour beaucoup dans le repos du cœur.

Ajoutons ici que l'*ivresse rend le pouls agité pendant le sommeil.* Elle agit donc contre les lois de la santé.

Suivant *Boerrhaave, la lenteur du pouls pendant le sommeil augmente en raison de sa durée plus prolongée.*

*Haller* admet d'après *Hamberger*, chez l'homme en santé, 10 pulsations de différence.

*Quételet* trouve 16 pulsations de moins chez un garçon, 10 chez une fille.

*Nick* admet une différence de 3 pulsations seulement.

*Hohl* la porte à 10 chez l'adulte et à 20 ou 30 chez l'enfant; le sommeil de la mère, suivant lui, retentit sur le fœtus, qui éprouverait aussi un ralentissement des battements de son cœur.

GORHAM [1] a compté chez des enfants nouveau-nés 20 pulsations de moins pendant le sommeil.

TROUSSEAU [2], spécifiant davantage, a reconnu que chez les nouveau-nés ayant moins de 30 jours il y avait en moyenne 140 pendant la veille, 121 pendant le sommeil, et chez les enfants de 6 à 21 mois le chiffre était de 128 et 112.

## IX

### INFLUENCE DE LA DOULEUR SUR LA CIRCULATION.

**Ralentissement et arrêt du pouls par la douleur physique.** — Pareil sujet avait déjà préoccupé les médecins de l'antiquité. *Actuarius* [3] lui a consacré un chapitre spécial dans son livre : *De pulsuum examine.* Chez les auteurs modernes, le sphygmographe n'a point encore été employé dans ce cas pour marquer les résultats, mais le professeur MANTEGAZZA [4] a fait de nombreuses expériences sur les animaux pendant les *vivisections.* Une douleur violente, chez le *lapin*, a fait baisser le pouls en 10 minutes de 228 pulsations à 84 ; — chez le *rat* de 132 pulsations à 96 ; — sur la *poule* de 108 à 72.

*Mantegazza* a même constaté chez les petits oiseaux la mort rapide par *syncope*, en quelques secondes, sous l'influence de la douleur.

Le ralentissement du pouls est dû à un effet réflexe, à l'excitation des nerfs sensibles qui réagissent sur le cœur et la circulation. On peut l'anéantir par la section des pneumo-gastriques ou en paralysant leur action par l'anesthésie, et c'est là un des plus grands bienfaits de cette méthode. La suppression de la douleur par les anesthésiques entraîne la suppression de la réaction cardiaque, parce que l'instrument de la réaction fait

[1] GORHAM. *Obs. on the pulses of infants.* London med. gazet. 1837, t. XXI, p. 335.

[2] TROUSSEAU. *Lettre sur le pouls des enfants à la mamelle.* J. des conn. méd. chir. 1841, p. 23 et 128.

[3] ACTUARIUS. *Meth. med. lib.* I *de pulsuum examine*, cap. 9.

[4] MANTEGAZZA. *Dell'azione del dolore sulla calorificazione e su'i moti del cuore.* Gazz. med. lombarda, n^os^ 26029. 1866.

défaut, les nerfs pneumo-gastriques étant paralysés. Mais la section de la moelle est sans résultat.

*Arloing* et *Tripier* ont en outre démontré qu'une systole brusque et violente succède souvent à l'excitation douloureuse par suite d'une action réflexe sur le bulbe.

**Douleur morale.** — La douleur *morale* agit identiquement comme la douleur physique. Suivant le degré et la nature de l'impression subie, il survient : *systole* brusque et *palpitation*, ou bien, à un degré plus fort, la douleur produit la *syncope* et peut aller jusqu'à *tuer* par *arrêt du cœur*. Il y a peu d'années le docteur *Deleau* de Paris mourut de douleur quelques heures après la mort de sa fille. C'est que la perception cérébrale est aussi une cause d'arrêt du cœur, et cela, « soit qu'elle vienne s'ajouter à la douleur, cause première, soit qu'en l'absence de douleur on fasse subir d'emblée la secousse aux hémisphères cérébraux, par une émotion soudaine, sans impressionner les nerfs périphériques » (Franck).

**Pouls des passions.** — Les passions sont des souffrances morales qui font dévier l'organisme de cet état moyen qui caractérise la santé. Un de leurs premiers effets, c'est de ralentir sur le cœur.

*Le pouls de la* **joie** est *vif* et *animé ;* il suit dans son développement l'état de l'âme, à ce point qu'il produit des *palpitations* et qu'à un degré extrême subit il peut arriver au spasme, à la *syncope*, même à la *mort subite*. Ainsi périt *Sophocle*, le grand poète grec.

*Le pouls de la* **surprise** est *petit*, *lent*, et cette lenteur peut, dans la surprise extrême, joie ou peine, arriver aussi jusqu'à la *syncope* et à la *mort subite*. Il y a donc alors spasme absolu du cœur.

*Le pouls de* l'**émotion** est *vif*, *subit ;* il s'*accélère* de 10 à 20 pulsations et s'accompagne, en outre, de la dilatation ou du resserrement du réseau *capillaire*, avec rougeur ou pâleur des joues.

Dans le style de conversation, on dit volontiers : *Le cœur lui bat*, pour signifier : *il a peur*. La science parfois se fait ainsi populaire.

Il est remarquable que le pouls de l'*émotion* se retrouve jusque chez l'animal.

COUTY et CHARPENTIER [1] ont, sur des chiens curarisés, constaté

[1] COUTY et CHARPENTIER, *op. cit.*

que les caresses faites à un autre chien devant les premiers, ou bien encore les douleurs vives amenant les cris de douleur, faisaient naître chez d'autres chiens, même curarisés, des modifications cardio-vasculaires, indiquant qu'ils partageaient, on pourrait presque dire moralement, les impressions physiques du premier animal.

**Indications pronostiques.** — De tout ce que nous venons de développer, on peut tirer les conclusions suivantes :

1° *La douleur diminue rapidement la fréquence du pouls par épuisement et action reflexe.*

2° *Ce ralentissement du pouls est en rapport avec l'intensité de la douleur et peut servir au pronostic.*

3° *Une douleur trop atroce peut amener la syncope et la mort subite par arrêt du cœur indépendamment de toute lésion.*

**Indications thérapeutiques.** — *Calmer, quand il ne peut guérir, tel est le devoir du médecin. Calmer, c'est encore prolonger la vie; l'anesthésie* est le moyen le plus sûr, le plus rapide pour remplir cette indication, soit qu'on la produise par l'*éther*, le *chloroforme* ou la *cocaïne,* quand la douleur doit être passagère, comme celle d'une opération, soit qu'on emploie les injections de *morphine*, dont l'action se prolonge plus longtemps.

## X

### DU POULS PENDANT LA MENSTRUATION.

Cette question a été traitée d'abord par RABUTEAU, puis par HENNING en 1872, à la société obstétricale de *Leipsig* [1]. Dans une première communication, faite deux ans auparavant, *Henning* avait déjà étudié la température pendant les règles ; dans la deuxième, il confirme la réalité de l'observation de *Rabuteau* sur *la diminution régulière de la fréquence du pouls pendant la période menstruelle.*

Ce fait est d'autant plus important à connaître que, d'après la théorie de *Marey*, généralement adoptée, l'hémorrhagie déterminée par la menstruation, venant à diminuer la pression générale du sang, le cœur, s'il n'obéissait qu'aux lois physiques de l'écoulement des liquides, devrait s'accélérer.

[1] HENNING. *Archiv. für gynæcologie*, Bd. IV, Heft II.

Nous devons en conclure que les sources d'impulsion du cœur sont multiples, et que, s'il faut tenir compte des lois physiques, les lois vitales revendiquent aussi leurs droits dans une large proportion et s'imposent parfois aux premières, dont elles modifient ou transforment les résultats.

## XI

### MICTION. — DÉFÉCATION.

L'émission des urines, celle des garde-robes rendent le pouls plus *lent* de quelques pulsations, mais ce ralentissement ne dure qu'un quart d'heure ou une demi-heure; il est dû, sans doute, aux efforts qui entravent la respiration et compriment un peu le cœur. En outre, quand il y a *constipation*, les vaisseaux sont plus remplis, et la ligne d'ensemble se trouve plus élevée, par suite de la *compression* des *veines rectales*. Après la garde-robe, les vaisseaux intestinaux et hémorrhoïdaux redeviennent libres, le sang y circule avec plus de liberté et la ligne d'ensemble s'abaisse légèrement.

**Indication thérapeutique.** — Il importe donc de tenir le ventre bien libre chez les personnes disposées à l'*apoplexie*, à l'*hémoptysie*, aux *congestions*, car c'est moins la force de la pulsation que la distension générale des vaisseaux qui détermine leur rupture, et cette distension est exprimée nettement par l'élévation de la ligne d'ensemble, qui mesure, pour ainsi dire, le calibre vasculaire, tandis que la hauteur de la pulsation représente la souplesse et l'élasticité.

## XII

### INFLUENCE DE LA RESPIRATION SUR LA CIRCULATION.

Les variabilités de pression qui se produisent à chaque instant dans la cage thoracique, pendant les mouvements respiratoires, impriment au sang, soit artériel soit veineux, une impulsion très prononcée.

Cette impulsion se propage jusqu'à la carotide et à la radiale, où l'on peut encore parfois étudier, reconnaître le pouls organique pulmonaire.

Nous devons, pour éclaircir le sujet, étudier avec *Donders*, *Ludwig*, *Jacobson*, *Faivre*, *Einbrandt* etc., les trois états possibles du thorax : *neutre*, *actif* ou *passif*.

### 1° REPOS OU ÉTAT NEUTRE.

Quand le thorax est au repos, dans l'intervalle inter-respiratoire, deux forces agissent encore sur le cœur et les gros vaisseaux intrà-thoraciques :

A. — La **pression atmosphérique**, transmise à travers le réseau broncho-pulmonaire.

B. — La **force élastique** de la substance pulmonaire, qui agit en sens contraire de la précédente.

La différence qui existe entre ces deux pressions constitue la force qui presse sur le cœur et les gros vaisseaux dans l'intérieur du thorax. Tandis que les vaisseaux extrà-thoraciques ne sont soumis qu'à une seule force, la *pression atmosphérique*.

Or celle-ci est de 760$^{mm}$ HG. La force élastique des poumons, après une expiration ordinaire, est, d'après *Donders*, de 7,5$^{mm}$ HG.

Il se produit donc même pendant le repos du thorax une aspiration vers les vaisseaux intrà-thoraciques par laquelle ils se dilatent jusqu'à ce que l'élasticité de leurs parois fasse équilibre à cette force d'aspiration.

Mais comme les artères ont des parois bien plus épaisses et moins extensibles que les veines, et comme les veines ont un calibre bien plus grand, c'est sur les veines surtout que doit agir la force d'aspiration.

Elle vient ainsi en aide à la force expulsive du cœur.

### 2° INSPIRATION OU ÉTAT ACTIF.

**Action sur le poumon.** — L'*inspiration* élargit le thorax, dilate les poumons, accroît leur élasticité. Celle-ci passe de 7,5$^{mm}$ HG., force moyenne, à 9$^{mm}$ pour l'inspiration normale, et peut monter à 30$^{mm}$ dans l'inspiration forcée.

**Action sur le cœur.** — Au moment où l'on aspire l'air atmosphérique, les poumons dilatés compriment un peu le cœur, tandis que le diaphragme, augmentant sa courbe, vient le presser aussi par le bas.

Il en résulte que le cœur ne peut ni se contracter, ni se dilater avec la même aisance, le sang est poussé avec moins de force dans l'aorte.

Le cœur comprimé réagit en prolongeant un peu sa diastole. Il éprouve ainsi un léger retard pendant l'inspiration. *Vierordt* [1] a donné la mesure de ce retard : la pulsation d'*expiration* étant représentée par 1,000, celle de l'inspiration est de 987.

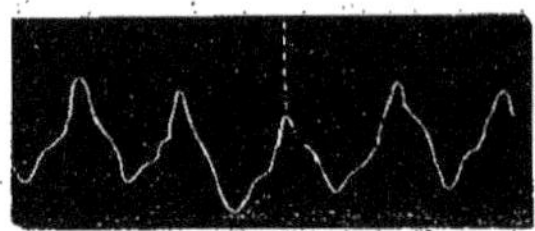

Fig. 200. — Cœur d'un jeune homme de 13 ans. Effets de l'inspiration, impulsion moindre du cœur.

**Action sur les artères.** — Les artères éprouvent une pression vasculaire variable, car si l'effet inspirateur les comprime aussi, d'autre part le cœur comprimé leur envoie moins de sang. En résumé, la tension artérielle diminue, et cet effet peut être apprécié jusqu'à la radiale, où le sphygmographe montre une pulsation abaissée.

**Action sur les veines.** — Elle se produit en sens contraire de celle des artères. Les veines plus remplies augmentent de tension et de volume. Leur écoulement est entravé, et, lorsque les mouvements inspiratoires sont très puissants, l'entrée du sang veineux dans la cavité thoracique se trouve interrompue. En somme, chaque inspiration apporte un léger retard à la circulation veineuse.

Mais l'influence respiratoire ne se borne pas aux gros vaisseaux du thorax; dès qu'il survient une gêne un peu marquée de la respiration, elle retentit aussitôt sur les veines périphériques, celles du cou d'abord, puis celles de l'abdomen, par l'intermédiaire du diaphragme qui s'abaisse, et augmente ainsi la pression abdominale en diminuant l'étendue de la cavité.

Pour reconnaître les effets des mouvements respiratoires sur le cours du sang veineux, on ouvre une des veines des membres sur un animal vivant et on observe les rapports qui se manifestent entre la grandeur du jet sanguin et l'énergie des contractions de la poitrine; on reconnaîtra que chaque expiration accé-

[1] Vierordt. *Die lehre vom arterienpuls.* 1855, p. 193.

lère le mouvement du liquide, et si l'animal pousse des cris, le jet grandit encore[1].

### 3° EXPIRATION OU ÉTAT PASSIF.

**Action sur le poumon.** — L'expiration *resserre* les *diamètres* du thorax, *comprime* les *poumons*, et, chassant l'air qu'ils contiennent, diminue leur élasticité.

**Action sur le cœur.** — Par l'expiration, le cœur devenu plus libre, aidé dans son expansion, se dilate et se remplit davantage ; il doit en même temps accélérer sa marche.

**Action sur les artères.** — Les artères éprouvent une pression vasculaire croissante, car le cœur plus libre chasse plus de sang dans leurs canaux.

**Action sur les veines.** — Les veines au contraire éprouvent une pression plus faible, car leur sang entre largement dans le cœur droit.

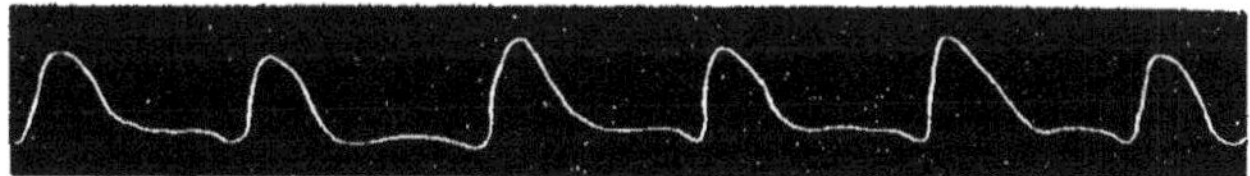

Fig. 201. — Ligne de tension régulière. — Respiration libre.

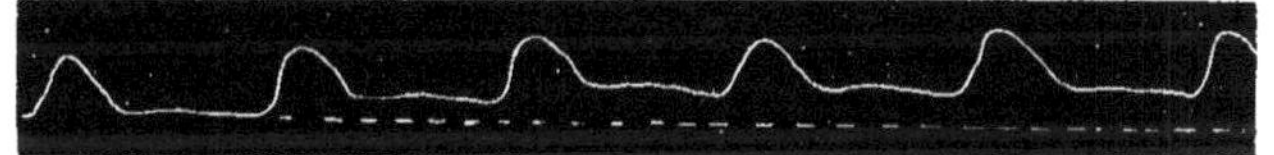

Fig. 202. — Ligne de tension augmentée. — Respiration empêchée, gênée.

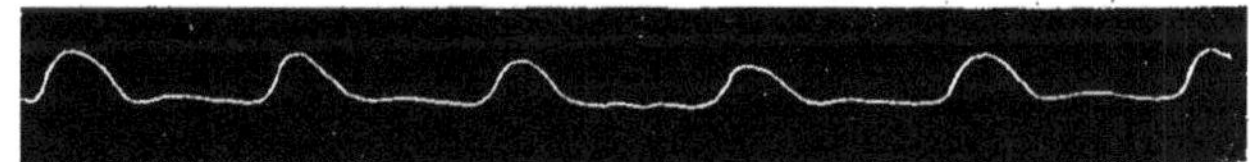

Fig. 203. — Ligne de tension abaissée. — Respiration exagérée.

### DILATATION DES ALVÉOLES, ÉLONGATION DES VAISSEAUX PENDANT L'INSPIRATION.

O. *Funke* et *Latschenberger* [2] ont introduit dernièrement l'étude d'un nouvel élément dans la question du pouls res-

[1] MAGENDIE. *Influence des mouvements de la poitrine et des efforts sur la circulat. du sang.* J. de physiol. 1821, t. I, p. 136.

[2] FUNKE et LATSCHENBERGER. *Ueber die ursachen der respiratorischen blutdruckschankungen in aorten system.* Archiv. für gesammten physiol. von Pflüger. t. XV, p. 405.

piratoire. Enregistrant à la fois la pression carotidienne et les mouvements de la respiration, ils établissent qu'à chaque inspiration pulmonaire la dilatation des alvéoles détermine l'*élongation* des vaisseaux, dans le réseau capillaire, et la *diminution* de leur *diamètre*. Il y a donc compression du sang, puis obstacle à la contraction du cœur droit.

L'*expiration*, au contraire, coïncide avec l'*élargissement* des vaisseaux et leur *raccourcissement ;* la pression est diminuée dans les vaisseaux, puis dans le cœur gauche, et de là dans l'aorte.

Ainsi l'une des principales causes des oscillations respiratoires de la pression aortique, c'est le *changement de capacité des capillaires pulmonaires*, sous l'influence de l'ampliation et du retrait du poumon.

**Indications pronostiques et thérapeutiques. — Anesthésie par inspirations forcées.** — Il est donc parfaitement démontré que la tension aortique diminue dans l'inspiration, puis augmente dans l'expiration, et que les artères les plus éloignées en ressentent le contre-coup. On voit ainsi une ou plusieurs fortes inspirations diminuer très notablement l'amplitude des ondulations du cerveau.

Dès lors on comprendra pourquoi certaines personnes ont des *vertiges*, après avoir fait plusieurs inspirations profondes qui mettent le cerveau dans un état d'*anémie* relatif. De là il n'y avait qu'un pas, pour imaginer un système d'*anesthésie générale* basée sur la *respiration profonde* et *accélérée*, soutenue pendant une minute, procédé qui peut réussir en effet, mais dont l'application est fatigante et difficile pour beaucoup de personnes.

**Anévrysmes.** — Mais c'est pour le traitement des **anévrysmes** surtout que le pouls thoracique est à considérer.

Dans les cas d'**anévrysme de l'aorte** ou des gros vaisseaux thoraciques, quand les parois d'une artère sont amincies, le médecin doit défendre au malade tout effort musculaire, car, pendant l'effort, les muscles constricteurs de la glotte et les muscles expirateurs se contractent en même temps, comprimant tout le contenu du thorax : poumon, air, sang, vaisseaux, et le sang s'élance avec une impulsion plus forte dans l'artère amincie ou fragile. Le premier des traitements, en cas d'*anévrysme*, est donc le *repos absolu*.

### INFLUENCE DU VIDE PLEURAL, DE L'ÉLASTICITÉ PULMONAIRE ET DE L'INSUFFLATION ARTIFICIELLE.

*Bourdon* [1] et *Donders* [2] ont fort bien analysé les effets des mouvements respiratoires sur la circulation dans l'état pathologique. Mais ce fut *Ludwig* [3] qui étudia le premier au point de vue physiologique, l'influence du vide pleural sur la circulation. Il se servait pour cela de deux manomètres enregistreurs, l'un communiquant avec l'artère ou le cœur, l'autre avec la cavité de la plèvre, au moyen d'un petit sac rempli d'eau, insinué entre les parois, et qui, par la sortie ou la rentrée d'une portion de liquide, imprime au manomètre une ondulation que répète l'appareil inscripteur ; la comparaison des deux courbes recueillies simultanément permet de constater la part de chacune de ces forces.

*Quinke* et *Pfeiffer* [4] démontrèrent plus tard que le cours du sang est accéléré lorsque, par une aspiration pleurale, on fait autour du poumon un vide relatif. Pendant la dilatation trachéale ou la respiration artificielle, le courant sanguin est au contraire ralenti, suspendu.

*Gréhant* [5] a constaté à son tour que, sur un animal dont le thorax est ouvert, le sang traverse facilement les poumons et pénètre abondamment dans l'oreillette, mais qu'il cesse, au contraire, d'arriver à l'oreillette gauche, dès qu'on insuffle de l'air dans la trachée, car alors non seulement il n'y a pas d'aspiration pleurale, mais compression des cellules pulmonaires.

Enfin *Heyer* [6] dans ses derniers travaux au laboratoire de Marey a pu établir les lois suivantes :

1° *Sous une même pression dans l'artère pulmonaire, la quantité de sang qui traverse les poumons est d'autant plus considérable qu'ils sont plus dilatés par le vide pleural.*

2° *Sous une même pression dans l'artère pulmonaire, la quantité de sang qui traverse les poumons est d'autant plus petite qu'ils sont plus dilatés par l'insufflation trachéale.*

[1] BOURDON. *Rech. sur le mécanisme de la respirat. et sur la circulat. du sang.* 1820, p. 70.

[2] DONDERS. *Bjidrage tot het mechanisme van ademhaling en Bloedsomloop.* Nederlandsch. Lancet. 1849. 2e série, t. V, p. 354.

[3] LUDWIG. *Beitrage zur Kenntniss des einflusses der respirations bewegungen auf den blutlauf im aorten-systeme.* Müller's Archiv. 1847, p. 242.

[4] QUINCKE et PFEIFFER. Reichert und d. Reymond's Archiv. 1871.

[5] GRÉHANT. Académie des sciences P. 1871, p. 274.

[6] HEYER. Gaz. hebdom. 1877. p. 118.

3° *Le sang est attiré dans les vaisseaux pulmonaires, pendant l'inspiration, et refoulé pendant l'expiration.*

4° *Les mouvements mécaniques de la respiration facilitent la circulation pulmonaire et l'hématose elle-même.*

Le *vide pleural* est un grand élément de ressort pour l'élasticité pulmonaire. *D'Arsonval*[1] a fortement insisté sur son importance et montré que son étude a singulièrement modifié l'idée que, depuis *Haller*, on se faisait du fonctionnement normal du poumon.

Sous l'influence de l'aspiration produite par le vide pleural et ressentie directement par les lobules pariétaux, indirectement par les autres, les cellules pulmonaires et les réseaux vasculaires sont maintenus dilatés et béants, par aspiration excentrique de leurs parois; l'air et le sang se précipitent au-devant l'un de l'autre, et plus le poumon contient d'air, plus il contient de sang.

Quelle est la *cause* du *vide pleural?* La *rétractilité* du poumon, due à l'élasticité et à la tonicité des nombreuses fibres musculaires (fibres lisses de *Reisseissen*) qui entourent les dernières radicules bronchiques, y contribue pour une large part. Ces muscles sont innervés par le *pneumo-gastrique*, aussi la section de ce nerf diminue de moitié le vide pleural en moins d'une heure.

Cette élasticité du poumon en fait comme un ressort qui soulève le diaphragme et dilate les oreillettes, leur permettant ainsi d'exercer une succion pendant leur diastole. Voilà pourquoi une aspiration thoracique exagérée, une forte inspiration avec la glotte immédiatement fermée, peuvent empêcher l'oreillette gauche d'opérer sa systole et produisent l'*intermittence respiratoire du pouls* ou *pouls paradoxal* des Allemands.

**Indication thérapeutique.** — De cette étude sur l'influence du vide pleural, il résulte ce fait important que la véritable respiration physiologique, en cas d'**asphyxie**, doit être opérée par l'**aspiration pleurale** et **diaphragmatique**, c'est-à-dire par l'*extension* et le *soulèvement des bras* et la *pression épigastrique*, suivant les procédés de SYLVESTER et de PACINI.

L'insufflation trachéale, opérée seule, trouble au contraire complètement le cours normal du sang, en comprimant les

[1] D'ARSONVAL. *Recherch. théor. et expérim. sur le rôle de l'élasticité du poumon dans les phénom. de la circulat.* Th. Paris, 1877.

lobules pulmonaires qu'elle *anémie*, et quand elle est pratiquée pendant un certain temps, sous une pression assez forte, elle favorise la production d'un *œdème* consécutif (*F. Franck*). Avis important pour l'accoucheur qui doit si souvent ranimer la respiration chez l'enfant nouveau-né.

RAPPORT ENTRE LA FRÉQUENCE DU POULS ET LA RESPIRATION.

Il est certain qu'il existe un rapport, une harmonie nécessaire entre les deux fonctions, puisque l'une (la respiration) est chargée de fournir l'oxygène indispensable à l'autre ; mais cette harmonie n'est point absolue.

En général, plus le mouvement respiratoire est étendu et les poumons pénétrés par l'air atmosphérique, moins le nombre des mouvements respiratoires doit être considérable.

Lorsque l'appareil respiratoire est puissant, d'après *Schræber*, la normale par minute chez l'homme sain, à l'état de calme et loin du repas, est :

| | | | | | |
|---|---|---|---|---|---|
| Entre 7 et 10 ans.... | 15 | respirations | pour | 86 | pulsations. |
| Entre 12 et 16 ans.... | 14 | — | — | 80 | — |
| Homme adulte....... | 10 | — | — | 70 | — |
| Femme adulte....... | 13 | — | — | 74 | — |
| Vieillards.......... | 9 | — | — | 60 | — |

Ce qui donne une respiration pour 6 ou 7 pulsations, tandis que dans les poitrines faibles il en faut une pour 3 ou 4 pulsations.

Mais une foule de circonstances feront varier ces chiffres; ainsi *Guy* [1] et *Harden* [2] ont reconnu qu'à nombre égal de pulsations les mouvements respiratoires sont plus fréquents le soir que le matin.

La position du corps exerce aussi son influence. Pour 64 pulsations, dans chacune des positions, *Guy* a trouvé :

| | | | | | |
|---|---|---|---|---|---|
| Debout.......... | 2.9 | pulsations | pour | 1 | respiration. |
| Assis........... | 3.3 | — | | 1 | — |
| Couché......... | 4.9 | — | | 1 | — |

*Harden* et *Pennock* [3] ont obtenu des résultats analogues.

Pendant le sommeil, le rapport entre les deux fonctions dimi-

[1] GUY. *Art. pulse.* Todd's Cyclopœd. t. IV, p. 193.
[2] HARDEN. *Obs. on the pulse and respirat.* Americ Journ. 1843, t. V, p. 340.
[3] PENNOCK. *On the frequency of the pulse and respirat. of the aged.* Americ. J. 1847.

me de fréquence. D'après *Quételet* [1], il est moindre aussi chez la femme que chez l'homme. D'après *Marcé* [2], la moyenne paraît être : pour l'homme, 19 inspirations pour 69 pulsations; pour la femme, 23 inspirations contre 77 pulsations. *Schrœber* a trouvé des chiffres bien moins élevés.

La proportion s'abaisse encore à mesure que le pouls acquiert une grande fréquence ; ainsi pour un pouls à :

| | | | | |
|---|---|---|---|---|
| 50 ou 60 | on compte | 2.7 | pulsations contre | 1 inspiration. |
| 80 90 | id. | 3.7 | id. | id. |
| 140 | id. | 4.0 | id. | id. |

**Ecart du pouls et de la respiration par le mouvement.** — VAN GHERT a démontré qu'à la suite de mouvements violents, la *fréquence* de *respiration devance* celle des *battements* du cœur. Et pendant le repos consécutif l'*accélération* du *pouls cesse plus tard* que celle de la *respiration.*

Mais ici la désharmonie n'est qu'apparente ; elle indique seulement que, des deux fonctions, la *circulation* doit être *subordonnée* à la *respiration*. Celle-ci s'accélère la première providentiellement pour accumuler la provision d'oxygène que doit brûler la seconde.

Une fois le repos arrivé, le pouls continue de rester accéléré, tant qu'il n'a pas épuisé l'oxygène accumulé par la respiration.

Nous ne voyons dans le fait de *Van Ghert* qu'un *ordre de succession, remplaçant un ordre de simultanéité.*

## ÉCART DU POULS ET DE LA RESPIRATION DANS CERTAINS EMPOISONNEMENTS.

**Empoisonnements par le sang. — Upas antiar.** — L'*Upas antiar* introduit dans une plaie, ou injecté dans le sang, produit, comme l'a démontré sir B. BRODIE [3], le ralentissement et l'irrégularité du cœur, tandis que les mouvements respiratoires restent dans l'état normal ; et quand l'animal tombe mort, son cœur a cessé de battre, quoiqu'il puisse faire encore plusieurs mouvements respiratoires. Il s'est produit un *isolement* des deux actes fonctionnels.

**Empoisonnements par la respiration. — Chloroforme et méthylène.** — Le disparate entre le cœur et la respiration

[1] QUÉTELET. *Sur l'homme et le développement de ses facultés*, t. II, p. 86.

[2] MARCÉ. *Recherches sur les rapports numériques qui existent chez l'adulte entre le pouls et la respiration.* Archiv. de méd. 1855, 5e série, t. II, p. 72.

[3] BRODIE (B.). *Further obs. and experim. in the action of poisons on the animal system.* Philos. trans. 1812, et Physiol. researches, p. 60.

caractérise encore les deux substances anesthésiques, habituellement employées en chirurgie, le *chloroforme* et le *bichlorure de méthylène* ou *butyl-méthyl*. La seule différence chimique entre ces deux corps, c'est que l'un est fait avec de l'alcool de vin, le second avec de l'alcool de mélasse ou de betteraves. Leurs effets sont pourtant opposés.

Le *Chloroforme arrête le cœur avant la respiration* et la mort est pour ainsi dire immédiate. Le *Méthylène arrête la respiration avant le cœur*, et la respiration artificielle peut encore rétablir les fonctions vitales.

**Indication thérapeutique.** — Il est donc fort important de préconiser l'emploi du *bichlorure de Méthylène* pour les opérations, si l'on veut éviter les morts subites, auxquelles nous expose le *Chloroforme*, et c'est l'étude de la circulation dans ses rapports avec l'acte respiratoire qui a conduit la science à cette heureuse conclusion.

**Écart du pouls et de la respiration dans les maladies.** — Dans certaines maladies, comme la **méningite**, le **typhus**, et la **pneumonie**, l'on observe un écart des deux courbes *cardiaque* et *respiratoire;* c'est un sujet encore neuf à traiter et plein de promesses, car il touche à la pathologie du nœud vital et du nerf vague. A l'exemple de *Moleschott* [1], le docteur RABUTEAU a fait sur l'isolement des deux fonctions des expériences intéressantes.

Il s'est basé sur les données nouvelles par lesquelles *Traube*, *Aubert*, *Tschischwitz* et *Rosenthal* ont appris à arrêter le diaphragme tantôt en *contraction* (pendant l'inspiration), en excitant le moignon central du nerf vague bien isolé, à l'aide d'électrodes appliqués loin du nerf laryngé supérieur; tantôt dans l'état de *relâchement* (expiration) en approchant l'un des électrodes du nerf laryngé supérieur.

En opérant ainsi, il a constaté que les deux états peuvent s'accompagner d'augmentation de la *fréquence* du *pouls*.

De plus, cette fréquence peut s'accompagner d'un abaissement dans le nombre des mouvements respiratoires.

Enfin, d'autres fois l'expérience donne des battements cardiaques rares avec une respiration rapide.

Il n'existe donc pas, suivant *Rabuteau*, d'harmonie nécessaire

[1] MOLESCHOTT et MORIGGIA. *Intorno ai cambiamenti disparati nella frequenza delle respirazioni e del polso*. Pisæ. 1864. In-8°.

absolue entre les mouvements du cœur et ceux du diaphragme ou du thorax, rapports en vertu desquels l'excitation des centres nerveux produirait des variations concordantes entre la fréquence du pouls et celle de la respiration. Mais une pareille conclusion me paraît exagérée ; cette expérience indique seulement que l'influence électrique appliquée sur des nerfs *coupés* peut modifier, pour un temps très court, l'harmonie des deux fonctions.

### LA VEINOSITÉ CONSIDÉRÉE COMME PREMIÈRE CAUSE DES MOUVEMENTS RESPIRATOIRES.

D'après *Rosenthal* et *Rosenbach* [1], les mouvements respiratoires sont déterminés par un changement d'état (veinosité) du sang dans les vaisseaux de la moelle allongée.

L'excitation centrale produit un mouvement d'inspiration ; l'expiration n'est jamais active, elle est la conséquence de l'interruption de l'excitation inspiratoire centrale, c'est un retour à l'état de repos. Le nerf vague avec ses branches est un nerf d'arrêt inspiratoire ; il agit probablement en resserrant les vaisseaux de la moelle allongée, vaisseaux dont le sang provoque les mouvements inspiratoires ; c'est un nerf *vaso-moteur constricteur*. Le nerf vague, comme nerf centrifuge, a sur le cœur une action semblable à celle qu'il a sur la moelle allongée comme nerf centripète ; il est le nerf *vaso-moteur constricteur du cœur et de ses artères coronaires.*

Le resserrement des vaisseaux de la moelle allongée ou la diminution de leur veinosité produit une excitation moindre du nerf vague cardiaque ; aussi, au *commencement* de l'*expiration*, le pouls s'*accélère ;* il s'*accélère* également pendant l'*apnée*. L'*oxygène change* l'*excitation qualitativement*, le *resserrement* des vaisseaux *quantitativement.*

### CAUSES DU RETARD DU CŒUR PENDANT L'INSPIRATION.

Les efforts *respiratoires* exercent une *influence retardatrice* sur les *mouvements* du cœur.

Ce fait, signalé chez l'homme par *Müller*, *Donders* [2] et *Mitchell* [3], avait été rapporté à des causes mécaniques, telles que la compression du cœur par les poumons dilatés. **BROWN SÉQUARD**

[1] OTTOMAR ROSENBACH. *Lyon méd.* 1877, p. 429.
[2] BROWN SÉQUARD. J. de physiol. 1858. p. 512.
[3] DONDERS. Henle's und Pfeuffen Zeitschrift, IV F., 1852, vol. IV, p. 241
[4] MITCHELL. Americ. Journ. of medic. scienc. Avril 1854, p. 3?7.

admet une influence toute spéciale des nerfs *vagues*; si on les coupe sur un animal, on ne peut plus, même en dilatant les poumons, obtenir de ralentissement du cœur. D'après ce savant physiologiste, une excitation part du centre cérébro-spinal, et se propage au cœur à chaque inspiration; quand l'action nerveuse sort de ce centre pour gagner les muscles dilatateurs du thorax, elle se jette également sur les fibres cardiaques du nerf vague, et va produire dans le cœur une suspension ou une diminution de mouvement.

### INFLUENCE DE L'ARRÊT RESPIRATOIRE SUR LA PRESSION SANGUINE. COURBE DE TRAUBE.

Pendant l'*apnée volontaire,* le pouls s'accélère et passe de 60 à 68. En même temps la pression du sang est diminuée. Mais on observe quelquefois aussi le ralentissement momentané du pouls; c'est au moment de l'inspiration et immédiatement après que l'on voit se prononcer l'accélération.

L'*arrêt* momentané de la *respiration*, en dehors de l'apnée volontaire, produit une *élévation* marquée de la *pression* sanguine.

D'après les expériences de STEFANI [1] sur les animaux, le degré de cette pression varie de 110 à 194$^{mm}$. Le début de la pression n'est pas immédiat; mais, d'après *Schiff* et *Traube*, plus le sang est oxygéné, plus la pression est lente à se produire.

L'augmentation de la pression ne se fait pas d'une manière régulière et progressive; elle se traduit par une ligne ondulée, qui démontre que la pression sanguine est soumise à des oscillations indépendantes des actions mécaniques de la respiration, et qui proviennent très probablement du degré de l'*hématose* et de la variation de calibre des vaisseaux. Ces oscillations ont été spécialement étudiées par *Traube;* elles portent le nom de: **courbe de Traube.**

Mais, tout en augmentant la pression sanguine, la suspension de l'acte respiratoire développe au premier moment l'ampleur et la fréquence des pulsations du cœur, par excitation des centres d'origine des pneumo-gastriques; puis cette ampleur diminue et le pouls devient de plus en plus petit, jusqu'à l'arrêt complet.

[1] STEFANI, *Influenza della respirat. sulla press. sanguine*. Rivist. clin. di Bologna. 1876.

Cette pression croissante doit être rapportée en partie à l'obstruction du cœur droit ; d'où : *congestion veineuse générale* d'abord, puis *congestion artérielle consécutive*.

Mais, si telle est l'explication mécanique du fait, en remontant plus haut dans l'étude des causes, on reconnaît que l'excès de pression est bien dû à l'*accumulation* de l'*acide carbonique* ou à la *diminution* de l'*oxygène*. La première opinion paraît même la plus probable, quoique les deux faits se tiennent intimement ; car, en faisant absorber à un organe séparé du corps de l'*acide carbonique* suivant la méthode d'*Austin Flint* et de *Mosso*, on voit aussitôt la *tension augmenter* et les capillaires se refuser à admettre le sang qui en est chargé. Ici pourtant le système nerveux central ne peut être en question, il faut donc admettre une influence directe du système nerveux périphérique *vaso-moteur*, qui resserre ou dilate tour à tour les capillaires.

Il faut aussi reconnaître que l'*oxygène* et le *carbone* (acide carbonique) sont les deux *pôles* de la *vie* : l'un, le *carbone*, agit comme *excitant* suprême des *nerfs végétatifs*; avant de devenir *stupéfiant* des *centres nerveux*, il *resserre* les capillaires et congestionne les veines ; l'autre, l'*oxygène*, agit comme *dilatateur* des vaisseaux capillaires et modérateur des effets trop violents du premier ; il est *anesthésique* des *nerfs végétatifs*, *excitant* au contraire des *centres cérébraux*.

La juste pondération de ces deux corps, dans l'organisme, modère ou active dans une juste mesure tous les phénomènes vitaux.

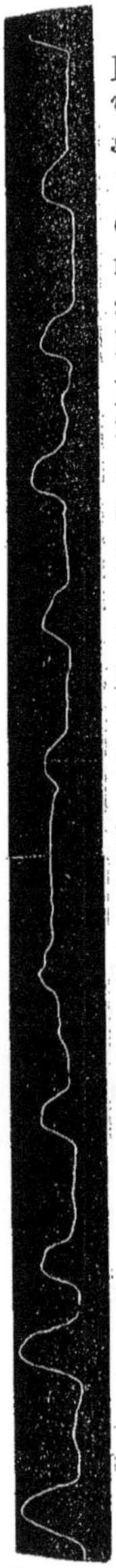

### INFLUENCE DE L'EFFORT PROLONGÉ AVEC ARRÊT DE LA RESPIRATION SUR LE CŒUR ET LE POULS.

Quand on contracte à la fois la glotte et les parois du thorax, après avoir aspiré l'air, comme on le fait dans un effort pour plonger ou soulever un

Fig. 204. — Courbe de Traube, ou courbe hématosique.

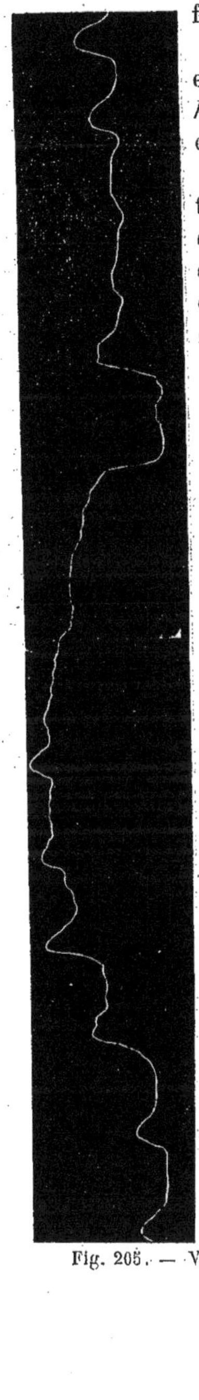

fardeau, voici les phénomènes qui se succèdent :

1° Le cœur comprimé se vide en grande partie, et l'artère plus remplie accuse une *tension plus haute*, plus continue, qui dure autant que l'effort et cède brusquement avec lui.

Les pulsations du cœur deviennent fort petites, du moins celles du ventricule, tandis que les dicrotismes s'accentuent, comme si leurs efforts secondaires cherchaient à compléter ce que la grande circulation pouvait avoir d'incomplet.

3° Les battements du cœur deviennent plus rares et peuvent même s'arrêter complètement.

4° Quand l'effort vient à cesser, la tension s'abaisse rapidement même au-dessous de la normale, avant de reprendre son niveau; et le pouls offre en même temps une grande irrégularité.

E. F. WEBER [1], expérimentant sur lui-même, a vu par l'effort les battements du cœur faiblir jusqu'à la syncope complète, sous l'influence de la contraction violente du thorax.

*Eugène* GROUX, atteint d'exstrophie du cœur, parvenait à suspendre les battements de l'organe, sans amener de syncope, en retenant sa respiration avec énergie.

De nos jours, un cas semblable s'est présenté. Le nègre *Thomas*, cité par le *Mouvement médical* [2], possède la faculté de déplacer son cœur, en abaissant le diaphragme, en sorte qu'il paraît descendu dans l'abdomen ; puis, avec une nouvelle inspiration profonde, il suspend complètement sa respiration ; dès lors le cœur cesse de battre et le pouls radial disparaît entièrement.

[1] WEBER (E. F.). *Ueber ein verfahrenden Kreislauf des blutes und die function des herzens. etc.* Arch. gén. de méd. 1853. 5e série, t. I, p. 399.

[2] Mouvement médical. Août 1879.

Fig. 205. — Variations du pouls, pendant un effort prolongé.

Mais il n'est point question du temps que *Thomas* pouvait rester en pareil état, ni du moyen qu'il prenait pour ranimer la circulation.

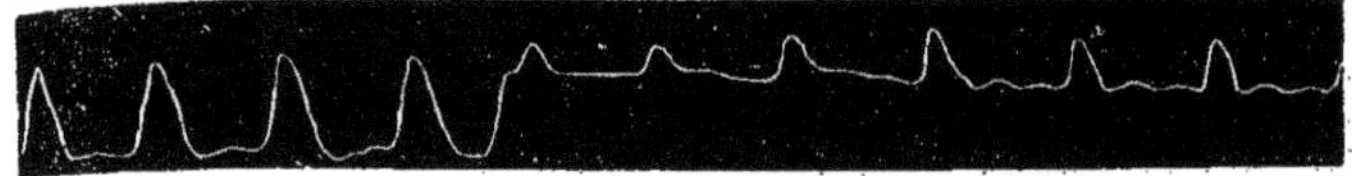

Fig. 206. — Arrêt partiel du cœur par l'effort violent.

## ARRÊT DES PULSATIONS DU CŒUR SOUS L'INFLUENCE DE LA VOLONTÉ.

CHEYNE [1], dans son livre sur la maladie anglaise, raconte un fait plus étonnant, où l'arrêt du cœur était volontaire, durait longtemps et simulait la mort. Cette observation est trop intéressante pour que nous ne la citions pas ici, car elle rentre complètement dans notre sujet.

**Le cas de l'honorable colonel Townsend.** Le colonel *Townsend*, gentilhomme d'excellent naturel, homme d'honneur et d'intégrité, avait été pendant plusieurs années affligé d'une douleur néphrétique, avec vomissements constants, qui avaient rendu sa vie douloureuse et misérable... Sa maladie augmentant, il se rendit de Bristol aux bains. Le docteur Baynard et moi le vîmes deux fois par jour pendant une semaine; mais, ses vomissements continuant toujours et résistant aux remèdes, nous désespérâmes de le guérir. Tandis qu'il était dans cet état, il nous envoya chercher de bonne heure, le matin; nous arrivâmes près de lui, avec M. Skrine, son pharmacien. Nous trouvâmes ses sens clairs et son esprit calme; plusieurs serviteurs étaient auprès de lui. Il nous dit qu'il nous avait fait appeler, pour que nous lui donnions quelques explications sur un état extraordinaire qu'il avait parfois observé et ressenti, à savoir : que, se recueillant en lui-même, il pouvait expirer ou mourir quand il lui plaisait; et qu'ensuite, par un effort ou autrement, il pouvait revenir à la vie, ce qu'il avait essayé plusieurs fois avant de nous envoyer chercher. Nous entendîmes ce récit avec surprise; pouvant difficilement croire que tout se passait comme il le racontait, encore moins en donner l'explication, à moins qu'il ne voulût faire l'expérience devant nous, ce que nous ne désirions guère dans l'état de faiblesse où il était, craignant qu'il ne la poussât trop loin.

Il continua de parler distinctement et sensément, à peu près un quart d'heure, sur son état, et insista si fortement pour faire cette épreuve devant nous que nous fûmes obligés d'y adhérer.

Tous les trois, nous constatâmes d'abord son pouls; il était distinct quoique petit et filiforme. Le cœur avait son battement habituel.

Il se disposa lui-même sur le dos, et resta dans la même position pendant quelque temps. Tandis que je tenais sa main droite, le docteur *Baynard* posa la main sur son cœur, et M. *Skrine* plaçait un miroir brillant contre sa bouche.

Son pouls disparaissait graduellement, jusqu'à ce qu'enfin je ne le sentis plus;

[1] CHEYNE. *The english malady or a treatise of nervous diseases*, 1733, p. 307. London, 1733.

Le Dr Baynard ne trouvait plus le moindre battement à son cœur, et M. Skrine la moindre trace du souffle sur le miroir approché de la bouche.

Chacun de nous, à son tour, examina le bras, le cœur et la poitrine, mais personne ne put reconnaître en lui le plus léger signe de vie.

Nous raisonnâmes pendant longtemps sur ces phénomènes extraordinaires, inexplicables. Voyant qu'il restait en cet état, nous commençâmes à conclure qu'il avait porté l'expérience trop loin, et, convaincus qu'il était actuellement mort, nous étions prêts à le quitter. Cela continua environ une demi-heure. Comme nous allions partir, nous observâmes quelques mouvements sur le corps, puis nous trouvâmes son pouls et le mouvement de son cœur revenant d'une manière progressive.

Il commença à respirer doucement et à parler. Nous étions étonnés au dernier point de ce changement inattendu, et, après quelque conversation soit avec lui soit entre nous, nous partîmes pleinement satisfaits de ce que nous avions vu, mais incapables d'en donner aucune explication raisonnable.

Bientôt après il appela son notaire, fit quelques legs à ses serviteurs, reçut les sacrements, et expira très calme vers les 5 ou 6 heures du soir.

Le lendemain il fut ouvert, comme il l'avait ordonné ; son corps était le plus sain, le mieux fait que j'eusse jamais vu. Mais nous trouvâmes le rein droit quatre fois trop gros, décomposé et rempli d'une bouillie crayeuse, qui me fit donner à cette maladie le nom de cancer du rein.

### ACCÉLÉRATION DU CŒUR SOUS L'INFLUENCE DE LA VOLONTÉ.

**TARCHANOFF** [1] observa l'an dernier à Saint-Pétersbourg un nommé *Eugène Salomé*, qui avait la singulière faculté d'accélérer les battements de son cœur par l'effort de sa volonté, indépendamment de toute influence de la respiration ou des mouvements musculaires; le pouls montait de 96 à 126. Le pléthysmographe indiquait un *dicrotisme plus fort*, et la *diminution* de *volume*, du *pied* et de la *main*, par suite du resserrement périphérique des vaisseaux et de l'augmentation de l'acte cérébral.

Le sphygmo-manomètre de *Basch* signalait à la radiale une *pression ascendante* de 2 à $10^{mm}$ HG.

Ces faits sont moins rares qu'on ne le pense, car en explorant les élèves assistants, *Tarchanoff* en trouva un, qui, par acte de volonté, fit monter son pouls de 85 à 160.

Il est probable que dans les cas d'accélération volontaire, comme dans ceux d'arrêt volontaire des pulsations cardiaques, il y a transposition fonctionnelle, et que les hémisphères cérébraux partagent les fonctions du bulbe ou du nerf vague.

Mais l'épuisement de cette fonction supplémentaire est rapide,

[1] TARCHANOFF. *Sur l'accélérat. volont. des pulsat. cardiaq. chez l'homme.* Archiv. f. d. gesammte physiol. Bd XXXV, p. 109.

le sujet peut difficilement recommencer deux fois l'expérience de suite, quel que soit l'effort de sa volonté.

### INFLUENCE DES EFFORTS MUSCULAIRES SUCCESSIFS ET PROLONGÉS SUR LE CŒUR ET LE POULS.

L'influence de l'effort musculaire, quand cet effort est successif et habituel, comme cela arrive pour les professions pénibles (*gymnasiarques*, *forgerons*, *charrons*, etc.) est importante à connaître. *Tout effort*, comme nous l'avons dit, en comprimant le thorax et le diaphragme, en dilatant le poumon, *entrave* plus ou moins les *mouvements du cœur* et affaiblit le pouls.

Loi de compensation. — Mais, en compensation, le cœur, étant un muscle, participe à la contraction musculaire générale engendrée par l'effort, et, d'après *Colin*[1], *au moment des violents efforts musculaires*, *la force du ventricule gauche s'accroît* d'un *cinquième*, d'un *quart*, d'un *tiers* et même d'une *moitié* de son intensité moyenne.

Celle du *ventricule droit* s'élève parfois au *double*, et même au *triple* de son chiffre normal; compensation nécessaire, car là se trouvait le point faible de l'organisme. Le manomètre démontre en effet que tous les efforts, pressant et vidant le cœur et les grosses artères, entravent bien plus la circulation capillaire que la circulation générale, et comme le sang veineux, encombrant de plus en plus les vaisseaux, reflue dans le cœur droit, celui-ci doit employer une force plus grande pour accomplir son œuvre.

**Indications thérapeutiques.** — Tous ces efforts musculaires doivent être supprimés chez les personnes atteintes d'*anévrysme* ou d'*affection* du *cœur*. On doit surtout éviter chez elles l'exercice forcé du *bras gauche*; — les ouvriers *gauchers* sont facilement atteints d'affection du cœur.

### INFLUENCE DE LA TOUX SUR LE POULS.

La *toux* est un effort compresseur des côtes et du diaphragme, qui, par l'occlusion intermittente de la glotte, comprime l'air dans la poitrine et le chasse ensuite avec violence par une détente subite et saccadée.

[1] Colin. *Acad. des sciences*. P. 1865.

Aussi doit-elle imprimer au pouls correspondant le type de la **respiration thoracique**. Le tracé suivant indique, en effet, que la ligne d'ensemble, abaissée d'abord par l'inspiration forcée, monte brusquement, et, comme la tension devient alors extrême, les pulsations se développent à peine et seulement par intervalle.

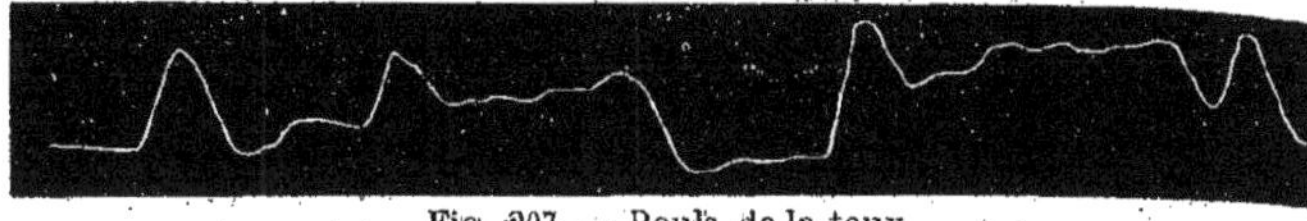

Fig. 207. — Pouls de la toux.

**Indications pronostiques.** — La *toux* chez les *vieillards*, en *augmentant* la *tension* artérielle et veineuse, doit prédisposer aux *congestions*, aux *hémorrhagies* par rupture des capillaires devenus scléreux, surtout ceux du cœur et du poumon.

INFLUENCE DU HOQUET SUR LE POULS.

Le *hoquet* est le contraire de la toux ; c'est un *appel subit* que la contraction involontaire et brusque du *diaphragme* exerce sur l'air extérieur pour le faire entrer dans les poumons, où cette contraction opère le vide jusqu'à ce que l'occlusion de la glotte s'y oppose.

Aussi nous l'indiquons comme le type de la *respiration* et du *pouls abdominal*. Le vide produit détermine une dilatation des grosses artères et la *chute* brusque de la *tension* vasculaire périphérique. Le tracé offre à la fois un *abaissement* de la ligne d'ensemble et de la *force* des pulsations.

**Dicrotisme intermittent.** — Le *hoquet*, d'après nos expériences, offre en outre un **renforcement du dicrotisme**. Pour le démontrer, il faut agir sur un sujet qui ait un dicrotisme très faible ou même nul, par exemple sur un sujet à jeûn depuis longtemps ; alors, à chaque hoquet, on voit le dicrotisme naître, au milieu de l'espace presque horizontal qui sépare les deux pulsations, tandis qu'il manque dans les pulsations intermédiaires.

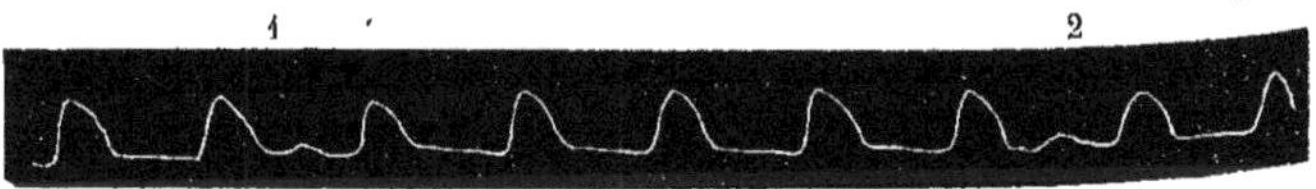


Fig. 208. — Pouls du hoquet.

### INFLUENCE DES COMPRESSIONS MORBIDES DU THORAX SUR LA CIRCULATION.

La gêne respiratoire imprime son cachet de tension vasculaire à un grand nombre de maladies.

Les unes agissent comme cause indirecte ; l'on retrouve souvent cette forme du pouls chez les femmes à la fin de la **grossesse**, ou lorsqu'elles sont affectées d'un **kyste** volumineux de l'**ovaire,** ou bien encore chez les **hydropiques** dont le ventre refoule le diaphragme et comprime les poumons.

Les autres ont une action plus directe; telles sont la plupart des maladies un peu avancées du *poumon* et de la *plèvre.* Le docteur *Cornil* a constaté, par des tracés sphygmographiques, que le pouls est en général faible et dicrote, quand la respiration est gênée par une **pneumonie, des tubercules,** un **épanchement pleurétique,** etc. Dans tous ces cas, le summum de hauteur de la diastole artérielle est peu élevé, et le tracé présente des ondulations correspondant à chaque mouvement respiratoire.

Mais on observe ces modifications du pouls à un degré plus tranché dans le **croup** arrivé à la période asphyxique, et dans le **goître suffoquant** ou **sous-sternal** ; le pouls prend alors une forme intermittente toute particulière que nous étudierons plus tard sous le nom de *pouls oscillant* ou *paradoxal.*

### ÉTAT DU POULS PENDANT LES DEUX PÉRIODES DE LA RESPIRATION CHEYNE-STOCKES.

L'expression de **Cheyne-Stockes** a été formée du nom des deux médecins qui l'ont découvert, pour exprimer un type particulier de **respiration**[1] caractérisé par une *irrégularité périodique* avec succession des *pauses* suivantes :

A. **Apnée** ou *pause.* — B. **Reprise** *graduelle* des mouvements respiratoires, qui grandissent rapidement et dépassent l'état normal. — C. **Summum.** — D. **Atténuation** *graduelle* des mouvements respiratoires.

Que devient le *pouls* durant ce syndrome ?

[1] Biot (Camille). *Étude sur la respirat. de Cheyne-Stockes.* P, 1878. Baillère. Br. in-8°.

1° Pendant les **pauses**, il y a *diminution* de la *tension artérielle*, *accélération* du *pouls*, pâleur de la face, et des muqueuses, obnubilation intellectuelle, insensibilité générale, rétrécissement de la pupille.

Tous ces phénomènes se rattachent à une *anémie bulbaire*.

2° Pendant la phase **respiratoire**, il y a *augmentation* de la *tension artérielle*, *ralentissement* du *pouls*, *cyanose* des mains et des pieds, *dilatation pupillaire*.

De tels signes appartiennent à la **congestion veineuse bulbaire**. Ils indiquent l'*irrégularité* et l'*insuffisance* de l'*irrigation* artérielle du *bulbe* et se rapportent aux maladies du cœur qui la produisent le plus souvent, savoir : l'**insuffisance aortique**, et la **dégénérescence graisseuse du cœur ou des grosses artères**. Le *pronostic* est toujours très grave, ordinairement la mort arrive sous peu de jours.

**Indication thérapeutique.** — Cette indication est plutôt *négative* que *positive*, car on connaît peu de moyens d'arrêter le syndrome *cheyne-stockes*. Mais tout médicament qui *diminue* l'*excitabilité* des centres nerveux ou qui *anémie* le *bulbe*, tous les modérateurs du pouvoir réflexe, *opium*, *bromure*, *chloral*, doivent être laissés de côté, du moins les doses fortes, lors même que leur usage paraîtrait indiqué par l'insomnie ou la douleur.

Au contraire, le *Thé*, le *Café*, la *Coca*, la *Convallamarine*, l'*Éther* en injection hypodermique et en boisson, la noix de *Kola*, la *liqueur anodyne d'Hoffmann*, le *vin vieux* et généreux, peuvent donner soulagement au malade et arrêter momentanément le phénomène.

## SUBSTANCES QUI, A DOSE TOXIQUE, PRODUISENT LA RESPIRATION CHEYNE-STOKES.

*Badiaga* (*éponge fluviatile*), — *bromure de Potassium*, — *carbonate d'Ammoniaque*, — *Créatine*, — *gaz acide Sulfhydrique*, — *Vanadium*.

# CHAPITRE IV.

## LA CIRCULATION PAR INFLUENCE.

Ce mode de circulation si général et si naturel était resté inconnu jusqu'ici : ce fut en 1875 que j'en fis la découverte. Le 11 juin 1877, je déposai un paquet cacheté à l'Académie des sciences pour prendre date et établir ma priorité.

En 1881 j'envoyai une note très complète, le même fait venant d'être signalé par le Dr Fr. FRANCK, et depuis lors, dans un intéressant travail, un de ses élèves dont le nom m'échappe a consacré le terme de *circulation par influence.*

DÉFINITION. — La **circulation veineuse par influence** *est celle qui est due aux* **artères collatérales** *dont les contractions entraînent les* **veines** *dans une série opposée de mouvements :* **diastole** *pour* **systole**, **systole** *pour* **diastole**, *en sorte que chacune des* **artères** *peut être considérée comme un* **veino-moteur.**

### DÉMONSTRATION DE LA CIRCULATION PAR INFLUENCE AU MOYEN DU SPHYGMOGRAPHE.

Voici comment j'ai été mis sur la voie de cette intéressante découverte, car nous commençons ici un chapitre nouveau dans la science : En mai 1875, prenant avec mon sphygmographe à ampoule de mercure le tracé de l'*artère crurale,* au niveau du pli de l'aîne, et sur un sujet fort maigre, je remarquai que l'image s'y traçait parfois en creux, au lieu d'être en relief, comme cela a toujours lieu pour les artères. Je restai longtemps avant de comprendre cette exception, l'attribuant à une imperfection de l'appareil. Mais, voyant le phénomène se reproduire et m'apercevant qu'il était surtout marqué lorsque l'instrument glissait et s'appliquait au côté interne de l'artère, sur le calibre de la veine, je compris qu'il s'agissait là d'un phénomène *veineux*.

Je disposai alors deux ampoules sur le même sphygmographe, et, appliquant l'une sur l'artère, l'autre à côté de la première, mais en dedans, sur la veine, je vis alterner au même moment les deux ondulations artérielle et veineuse s'opérant en sens inverse.

Fig. 209. — Artère crurale. Homme 56 ans.

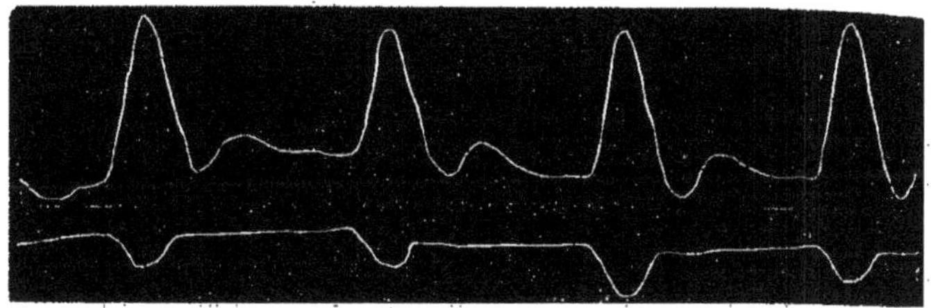

Fig. 210. — Veine crurale. — Même sujet.

La plupart des grosses veines sont en effet unies aux artères correspondantes par un tissu connectif très serré; souvent même elles sont renfermées dans une gaîne celluleuse commune.

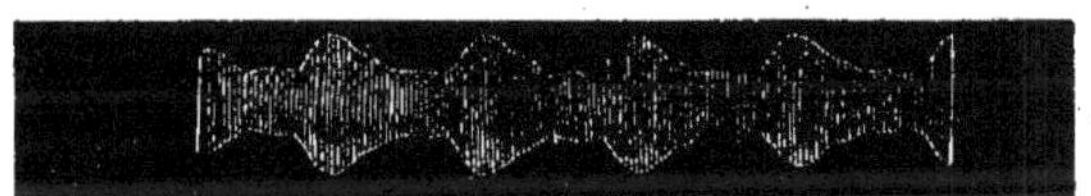

Fig. 211. — Coupe du calibre complet d'une artère en mouvement.

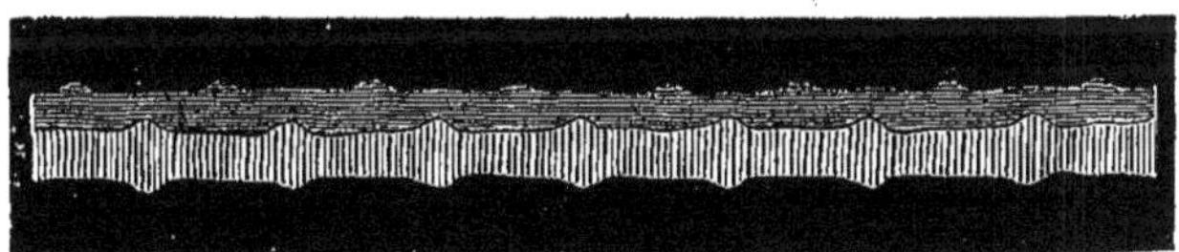

Fig. 212. — Union de l'artère avec la veine.

Les parois veineuses doivent donc forcément ressentir le contre-coup des mouvements artériels, et c'est bien là ce qui arrive réellement.

Mais le volume plus considérable de veines leur rendait plus nécessaire l'application directe et immédiate de cette propulsion hydraulique toute particulière.

Il eût été insuffisant, pour une démonstration, de constater ce résultat sur la seule artère crurale. Le phénomène était-il habituel? étais-je en présence d'une loi générale de la circulation, ou bien n'était-ce qu'une exception applicable seulement à un petit nombre d'artères privilégiées?

J'expérimentai donc alternativement sur de très grosses artères et sur de très petites.

La **veine cave inférieure**, au creux épigastrique, me transmit fidèlement l'action de l'**aorte abdominale** ; image très affaiblie à cause de l'épaisseur des tissus interposés.

La **sous-clavière** me donna l'impression de l'*artère correspondante*, avec l'impression très marquée de l'influence *respiratoire.*

Et parmi les petites veines, la **pédieuse** surtout inscrivit parfaitement en creux l'impulsion donnée par *son artère* pourtant bien petite, mais soutenue par un plan osseux fixe et résistant.

Nous étions donc en présence d'un phénomène très général, savoir : que l'*impulsion de l'artère se transmet en temps inverse à la veine et fait circuler le sang noir*, artères et veines agissant ainsi comme les deux corps de pompe d'une machine pneumatique.

Mais il est des veines sur lesquelles on ne peut obtenir le schema désiré que par exception. La **radiale**, par exemple, est placée de telle sorte qu'on ne peut disposer favorablement l'instrument sur la veine ; pourtant j'ai obtenu ce tracé chez un vieillard dont le pouls était bien disposé.

L'**humérale**, la **crurale**, examinées au milieu du bras et de la cuisse, situées au centre de tissus mous, fuient devant la compression du sphygmographe et leur transmission à la veine ne peut être étudiée favorablement.

Enfin, un grand nombre de veines superficielles des membres, du cou et de la tête, n'ont point d'artères collatérales et par conséquent ne subissent pas l'impulsion par influence de ces **veinomoteurs**.

Au contraire, les *veines* de la région *faciale* la reçoivent plus immédiatement encore, par suite d'anastomoses directes avec des rameaux artériels, ainsi que l'a démontré le Dr SUQUET, et il en est souvent de même pour les veines des membres inférieurs et supérieurs, aux mains et aux pieds. Là donc, le procédé circulatoire que nous décrivons eût été superflu, puisque l'action pulsative était transmise d'une manière plus directe encore par l'osculation immédiate d'artère à veine.

C'est le mécanisme de l'anévrysme artérioso-veineux passé dans l'ordre physiologique.

Mais il diffère encore de celui que nous décrivons sous le nom de circulation par influence, en ce que, dans celle-ci, les systoles et diastoles s'exécutent en sens inverse dans l'artère et la veine, tandis que pour les anastomoses directes l'impulsion veineuse continue exactement l'impulsion artérielle.

Mais il est d'autres organes, d'autres régions où la *circulation par influence* se manifeste plus complète et que nous allons examiner tour à tour pour donner une démonstration pleine et entière de notre sujet.

### LA CIRCULATION PAR INFLUENCE CONSIDÉRÉE DANS LE CŒUR.

1° **Influence de la cloison interventriculaire**. — Les parois musculaires qui agissent directement pour contracter le ventricule veineux sont bien moins puissantes que celles du ventricule artériel et la circulation devrait y être bien plus languissante. Mais, ici encore, la circulation par influence vient apporter son appoint. En effet, lorsqu'on ouvre largement les deux ventricules de manière à mettre en évidence la direction de la *cloison interventriculaire*, on reconnaît que celle-ci n'offre point une surface plane, mais qu'elle décrit un arc de cercle ou mieux un segment de sphère, dont la convexité fait saillie dans le ventricule veineux. Il en résulte qu'à chaque contraction du cœur la cloison repoussée par l'énergique pression du ventricule gauche rempli de sang vient faire saillie dans le ventricule droit et l'aider à se débarrasser du sang veineux qui le remplit, comme la paroi artérielle pressant la paroi veineuse. Sans doute, ici, cette impulsion n'est point la principale force, elle n'est que complémentaire, ce n'est qu'une *influence*, mais tout complément peut être regardé comme nécessaire, quand il agit à chaque instant, à chaque seconde ; et toute *influence* doit être regardée comme *obligatoire*, quand elle est bienfaisante et qu'elle se renouvelle sans cesse pour le service de l'organisme.

2° **Influence des ventricules sur leurs veines**. — Si nous considérons maintenant les *veines* propres du *cœur*, nous y reconnaissons encore l'influence du viscère; car à chaque systole le cœur resserre tous ses tissus, comprime ses veines et en chasse le sang pour un moment. Les troncs principaux des veines coronaires situés dans les sillons paraissent échapper à cette action, mais toutes leurs branches en subissent l'influence.

### CIRCULATION PAR INFLUENCE CONSIDÉRÉE A L'ARTÈRE AORTE ET AUX VEINES CAVES SUPÉRIEURES.

**Importance physiologique de la crosse de l'aorte.** — La **veine cave supérieure**, plus que toute autre, reçoit de l'**aorte** une influence particulière et favorable; cette influence est même double : *impulsive* d'une part et *modératrice* ou *répulsive* de l'autre.

En effet, 1° comme les autres veines, elle éprouve la double impression de la systole et de la diastole artérielle qui repousse et attire le sang alternativement.

2° Elle reçoit, en outre, le choc de *recul de la crosse aortique*, dont l'effet encore mal étudié consiste, d'après mes recherches, à partager, à dédoubler pour ainsi dire la colonne veineuse à chaque pulsation produisant ainsi un double résultat : *impulsion* et *répulsion* ou *modération.*

A.—L'**impulsion** se fait sentir en favorisant l'écoulement du sang veineux déjà parvenu dans le segment vasculaire, situé au-dessous de la crosse, entre l'arc aortique et le cœur.

B. — La **répulsion** ou **modération** se fait sentir sur la portion de la colonne liquide située encore au-dessus de la crosse aortique. En effet, le recul artériel arrête en partie sa marche et modère par une douce pression l'écoulement trop rapide du sang veineux qui se précipite vers l'oreillette non seulement par la progression naturelle du sang, mais aussi par la loi de la pesanteur; aussi les anévrysmes de la crosse aortique, en exagérant cette compression, amènent des dilatations et congestions de la veine cave et des veines de la région supérieure du corps. Telle est la double influence de cette disposition organique demi-circulaire appelée : *crosse ou arc aortique* sur la circulation veineuse des plus gros vaisseaux de l'économie.

### CIRCULATION PAR INFLUENCE CONSIDÉRÉE DANS LES VEINES ET SINUS CÉRÉBRAUX.

Il est un certain nombre d'organes dans lesquels les veines, restant adhérentes au tissu organique et perdant leur forme arrondie, prennent le nom de *sinus* ou de *tissu caverneux*. C'est dans ces sinus que le sang éprouve le plus de peine à circuler; c'est là aussi que la circulation par influence est la plus évidente.

**Pouls veineux des fontanelles.** — Le *pouls veineux des fontanelles* en constitue l'une des plus belles expressions. La fontanelle antérieure, étant la plus grande, donne aussi les battements les plus prononcés. Mais cette étude ne peut se faire que chez les jeunes sujets. Passé l'âge de trois ans, l'ossification des cartilages est trop avancée pour que le courant veineux puisse encore les soulever. Aussi, contrairement à ce qui arrive pour les autres artères, les battements sont-ils perçus en raison inverse de l'âge. Plus l'enfant est jeune, plus les tracés sont élevés. Comme il est facile de le voir, le tracé des fontanelles est tout différent de celui des artères et même des autres veines; il consiste en une simple ondulation où la ligne d'ascension et celle de descente se ressemblent et offrent les mêmes inclinaisons. La diastole n'est pas suivie d'un temps de repos; il y a *apausie*.

**Absence de dicrotisme des fontanelles.** — En définitive, l'encéphale produit l'effet d'un intermédiaire volumineux et doué d'une certaine résistance élastique qui explique pourquoi l'ondulation donnée par les sinus est uniforme, dans ses périodes ascendantes et descendantes. On ne peut y constater ce dicrotisme habituel à tout vaisseau formé de parois élastiques recevant un liquide avec une force d'impulsion suffisante intermittente et directe : c'est un pouls *anacrote*.

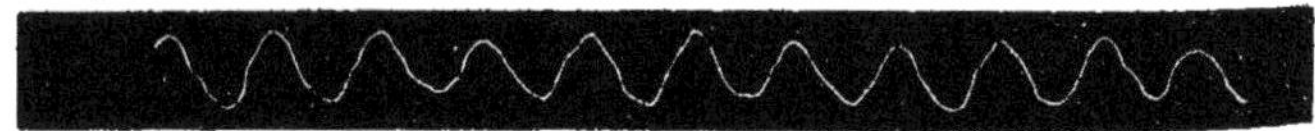

Fig. 213. — Fontanelle antérieure. Enfant de 14 mois.

C'est qu'en effet la propulsion du sang dans les sinus reconnaît pour principales causes :

1° Le mouvement de **soulèvement** que le cerveau éprouve à chaque battement des artères de la base du crâne; 2° l'**expansion** générale produite par le réseau artériel qui le pénètre et gonfle, à chaque diastole, ses circonvolutions. C'est à la fois un **pouls d'influence** et un **pouls de totalité** qui se transmettent aux canaux veineux périphériques.

D'après les recherches de **SALATHÉ** [1] pendant le sommeil, les mouvements de la fontanelle, liés à l'action du cœur, offrent une excursion plus développée que pendant la veille, ce qui indique diminution de la tension intra-crânienne et de la turgescence de l'encéphale, une *anémie* légère du cerveau qui serait la *cause* du *sommeil.*

La tension de la fontanelle est en outre d'autant plus grande que l'attitude de la tête est plus basse.

L'effort, la respiration, la toux y font sentir leur présence, mais la respiration ne donne une courbe sensible que lorsqu'elle est exagérée, ondulation bien distincte des pulsations, car celles-ci sont au nombre de 100 ou 120 par minute, tandis que l'ondulation respiratoire ne dépasse pas 30 dans le même temps.

Le battement des fontanelles n'est donc pas causé par une contraction de la dure-mère, comme l'avait avancé **BAGLIVI** [2] ou par une influence respiratoire et thoracique, comme l'affirmait **BASSIÈRE DE LA MURE** [3]; mais il est bien dû à l'*influence* des *artères cérébrales* transmise jusqu'aux sinus de la dure-mère par l'intermédiaire de la masse encéphalique.

### CIRCULATION PAR INFLUENCE DANS LES VEINES VERTÉBRALES.

Les **veines vertébrales**, situées des deux côtés du cou, dans les canaux du même nom, nous offrent une structure spéciale, éminemment propre à démontrer les bons effets de la *circulation par influence*. Elles sont en effet disposées de telle sorte qu'elles se moulent sur le cylindre des **artères vertébrales** et les entourent aux deux tiers d'une gaîne veineuse.

Ces veines, placées ainsi entre le canal osseux résistant et le vaisseau artériel ondulant, reçoivent mieux que toute autre l'impulsion et l'aspiration des artères vertébrales qui occupent leur centre, disposition toute particulière, extrêmement favorable pour la circulation veineuse du cerveau.

[1] SALATHÉ. *Recherches sur les mouvements du cerveau*. Th. P. 1877.
[2] BAGLIVI. *De fibrâ motricâ*. Op. omn. p. 220.
[3] BASSIÈRE DE LA MURE. *Mém. sur la cause des mouvements du cerveau*. Mém. de l'Académie des sciences. 1749. p. 541.

## CIRCULATION PAR INFLUENCE DANS LES VEINES DU CORDON OMBILICAL.

Pendant la vie intrà-utérine, le fœtus est uni à la mère par le *placenta,* dont le sang ne possède aucune force initiale et par une veine très longue et très libre, la *veine ombilicale,* qui ne renferme dans ses parois que fort peu d'éléments contractiles. Cette veine mesure 30 à 60 centimètres de longueur. Placée en dehors du tronc fœtal, pliée, repliée en tous sens, parfois même nouée, elle doit éprouver souvent une grande peine à laisser circuler le sang veineux depuis le fœtus jusqu'au placenta. Mais, ici encore, s'observe une disposition favorable des artères qui vient en aide à la fonction. Voici comment :

Tandis que la **veine ombilicale**, beaucoup moins longue et moins flexueuse que les artères, occupe l'**axe** du cordon, les **artères s'enroulent** uniformément autour d'elle en forme de **spirale.**

En outre, l'ensemble de ces vaisseaux se *contourne* comme les brins d'osier qui forment l'anse d'un panier. La veine se trouve donc, pour ainsi dire, plongée dans un tube artériel, et toutes les pulsations, toutes les diastoles de ce tube artériel doivent retentir sur les parois veineuses, faisant ainsi progresser le sang qu'elles renferment. Ainsi nous voyons la nature arriver au même but par les deux voies les plus opposées :

Dans le **canal vertébral**, les veines très élargies forment une gouttière où se *loge* l'*artère* correspondante.

Dans le **cordon ombilical**, les *deux artères* conjuguées forment un *tube spiroïde* qui *entoure la veine* de ses anneaux multiples pour en exprimer le contenu.

Dans les deux cas, le résultat est le même, le mouvement *artériel direct* fait progresser *indirectement* le sang des *veines ;* il y a donc encore ici une *circulation par influence* de grande valeur et d'un type tout particulier.

## CIRCULATION PAR INFLUENCE DANS LES VEINES ET SINUS UTÉRINS.

Les nombreux sinus veineux de l'utérus pendant la gestation, avec leurs adhérences aux tissus de l'organe, avec leurs formes irrégulières, offriraient au sang noir une circulation bien difficile, bien languissante, sans le secours de l'impulsion artérielle collatérale; aussi ce mode de propulsion y est-il fort accentué.

En effet, les artères très nombreuses, roulées en *spirales* ou en *arcs de cercle,* adossent à chaque instant leurs convexités contre les parois veineuses et les forcent à se vider, par la double influence : 1° de leur *dilatation* qui s'opère aux dépens de celle des veines; 2° du *recul* auquel les soumettent les courbes multiples de leur trajet.

Ce recul, en effet, doit résulter du choc de la colonne sanguine sur chaque courbe qui lui fait obstacle, et les veines en reçoivent le contre-coup.

L'influence de cette disposition anatomique peut facilement être constatée, lorsqu'à l'exemple de *Rouget* de *Montpellier*, on injecte avec soin les artères et les plexus utérins, un ou deux mois après la grossesse. Si alors on vient à fendre les sinus veineux dans leur longueur, on voit que les artères utérines y font de continuelles saillies, repoussant à l'intérieur sous forme de bosselures la paroi interne du sinus veineux correspondant.

## CIRCULATION PAR INFLUENCE DANS LA VEINE CENTRALE DE LA RÉTINE.

Quand on comprime l'œil avec le doigt placé à l'angle externe de la paupière supérieure, ou lorsque le globe subit une pression un peu forte, qu'elle soit intrà ou extrà-oculaire, on voit bientôt la **veine centrale** de la **rétine** et les branches qui naissent de sa bifurcation échanger leur circulation uniforme contre une circulation pulsative. L'artère elle-même, qui à l'état normal est sans pulsation, devient bientôt pulsative à son tour. La cause en est, pour elle, dans la parésie des nerfs vaso-moteurs, qui permet aux pulsations du cœur de retentir jusque-là, tandis qu'à l'état normal ils modèrent et annulent ce premier élan. Mais pour la veine la cause est double : car, d'une part, la paralysie de ses nerfs laisse propager jusqu'à elle le mouvement ondulatoire des sinus cérébraux; de l'autre, le battement de l'artère centrale de la rétine, qui chemine comme elle au centre du nerf optique, doit se communiquer à la veine et lui céder une portion de son mouvement; c'est une *circulation double, par impulsion et par influence.*

### NOUVELLE PREUVE DE L'EXISTENCE DES NERFS VASO-CONSTRICTEURS VEINEUX.

Nous devons faire ici une observation anatomique importante : Dans cette transformation de l'acte circulatoire, c'est la veine qui paraît la première animée de mouvement, l'artère ne devient pulsative que par une pression plus forte. L'artère centrale n'est donc point indispensable et ne fait, plus tard, qu'augmenter l'impulsion commencée ; les mouvements de la veine viennent donc primitivement du reflux des sinus veineux. Mais alors, pourquoi la veine centrale rétinienne n'a-t-elle pas *toujours* une pulsation apparente comme celle des sinus eux-mêmes ? Ce ne peut être que parce qu'elle possède un frein, un modérateur, tout aussi bien que l'artère, et dès lors on est autorisé à admettre scientifiquement l'*existence de nerfs vaso-constricteurs* pour les veines aussi bien que pour les artères.

Cette induction donne l'explication de bien des faits encore obscurs, et notamment de la *formation des varices* par la *parésie* des *vaso-moteurs veineux* et de la *guérison* possible de cette maladie par un traitement *vaso-constricteur* sans opération ; par exemple, avec les injections sous-cutanées d'**ergotine** ou d'extrait d'**hamamelis**, au voisinage des troncs veineux, sans pénétrer dans leur cavité.

### CIRCULATION PAR INFLUENCE DANS LES VEINES SOUS-CLAVIÈRE ET BRACHIALE.

Je n'insisterai point ici sur la communication de mouvement que la **veine sous-clavière** reçoit de son voisinage artériel, elle

Fig. 244. — Artère sous-clavière.

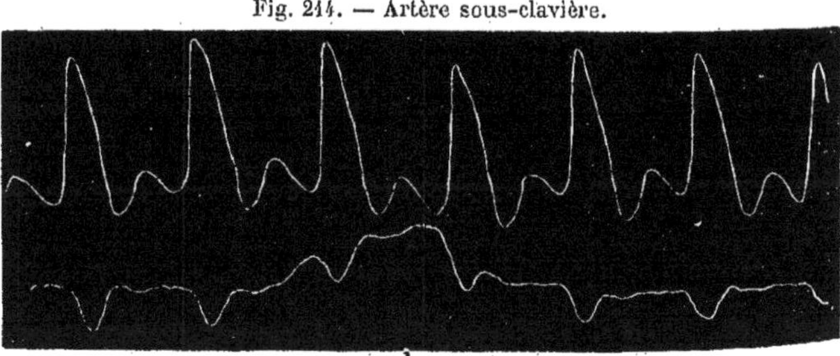

Fig. 245. — Veine sous-clavière. — 1. Aspiration veineuse.

est trop évidente. La ceinture semi-osseuse qui l'entoure, quoiqu'à distance, facilite encore sa compression et rend ses ondulations plus commodes à percevoir par l'instrument inscripteur.

Au bras, les choses se passent différemment ; un mécanisme particulier vient souvent, non pas toujours, aider à la transmission du mouvement. Et d'abord les veines **humérales** sont doubles, accompagnant comme deux satellites l'artère du même nom. Mais la laxité des tissus, le défaut de point d'appui, annuleraient bien vite l'effort transmis de l'artère à la veine, s'il n'existait pas de distance en distance une, deux ou trois veines transverses, très courtes, volumineuses, qui, jetées comme des arcades au-dessus de l'artère, font communiquer les deux veines, les retiennent appliquées contre le vaisseau et leur transmettent ainsi bien plus activement les moindres variations de pression.

Grâce à cette ingénieuse disposition, la circulation par influence doit exister très nette dans les deux veines humérales, et cette influence n'est point à dédaigner dans une région où le cours veineux doit remonter contre son propre poids et subir de nombreuses inflexions.

### CIRCULATION PAR INFLUENCE DANS LA VEINE RADIALE.

La **veine radiale** n'a pas toujours un trajet uniforme ; tantôt elle accompagne l'artère siégeant à côté d'elle, tantôt elle est située plus profondément, et reste peu accessible, ou bien elle se divise prématurément en deux branches ; mais dans tous les cas son faible volume ou sa position particulière la rendent difficile à examiner. Pourtant, en m'adressant à un vieillard qui avait le pouls très fort et les veines très grosses, j'ai pu obtenir simultanément le pouls direct de l'artère radiale, et le pouls inverse de la veine correspondante. Voici les tracés recueillis par mon instrument :

Fig. 216. — Artère radiale.

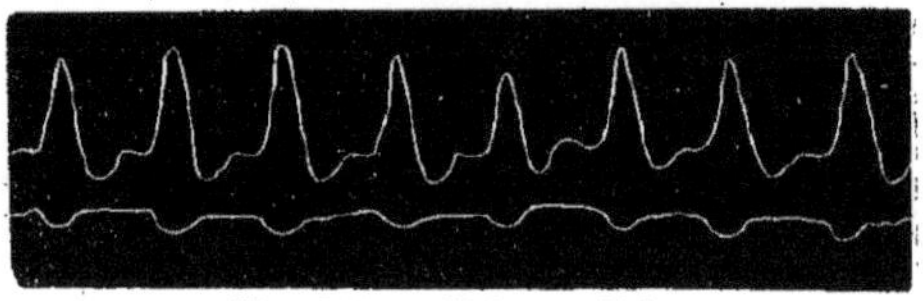

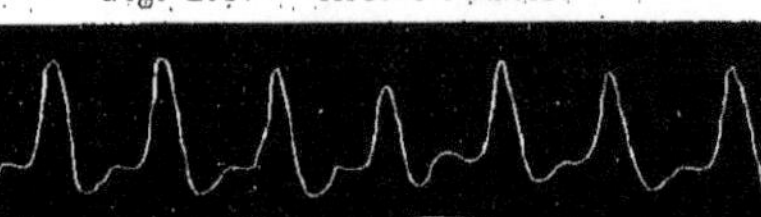

Fig. 217. — Veine radiale.

## CIRCULATION PAR INFLUENCE DANS LA VEINE CRURALE.

L'**artère crurale** au pli de l'aîne, reposant sur des tissus solides, y prend un point d'appui qui lui permet de développer toute l'ampleur de sa pulsation au dehors ; ainsi nulle région ne pouvait être plus favorable à la découverte de la circulation par influence.

La **veine crurale** très volumineuse se prêtait aussi à l'évolution marquée du sang.

C'est donc vers cette région que nous avons recueilli les plus beaux tracés dont voici deux spécimens :

Fig. 218. — Artère crurale au pli de l'aîne.

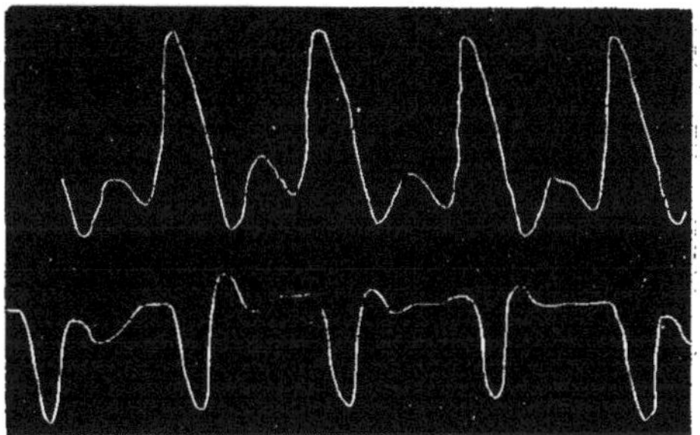

Fig. 219. — Veine crurale.

## OBJECTION.

L'on pourrait m'objecter que cette aspiration des artères, tout en existant réellement, ne s'exerce pas sur les veines, mais bien sur tout le tissu cellulaire environnant, qui est alternativement repoussé et attiré.

Fig. 220. — Artère crurale.

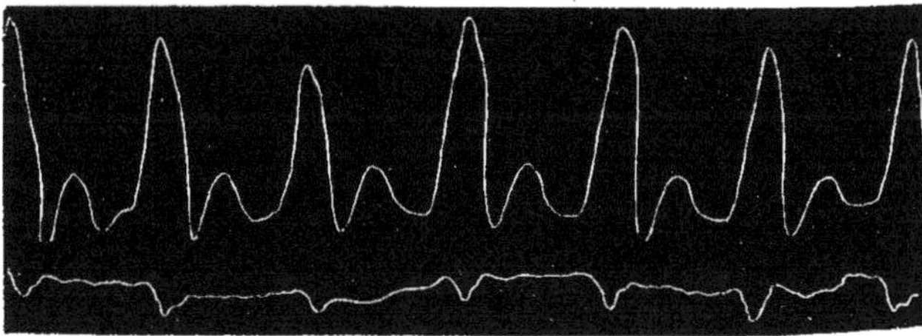

Fig. 221. — Aspiration exercée sur les tissus externes.

Oui, cette attraction existe et se fait sentir sur toute la région, influençant ainsi les vaisseaux capillaires et même les tissus blancs les plus ténus.

Mais l'influence sur la veine est infiniment plus accentuée, et l'on peut en juger en comparant le schéma précédent (218-219), qui représente la veine crurale, avec le suivant (220-221) qui a été pris en mettant le sphygmographe au côté externe de l'artère crurale sur les tissus celluleux du même sujet.

### CIRCULATION PAR INFLUENCE DANS LA VEINE PÉDIEUSE.

Enfin les plus petites artères, quand elles sont soutenues par un plan osseux, donnent encore à leurs satellites veineux l'impulsion inverse qui doit faciliter le cours du sang. On peut en juger par les tracés suivants, qui représentent l'*artère* et la *veine pédieuse*.

Fig. 222. — Artère pédieuse.

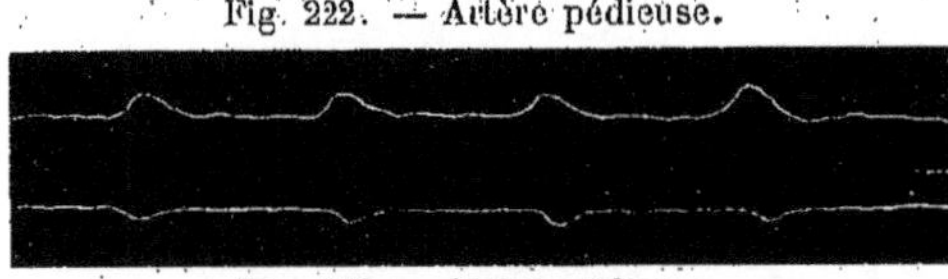

Fig. 223. — Veine pédieuse.

### CIRCULATION PAR INFLUENCE DANS LES VEINES ARTÉRIEUSES PULMONAIRES.

De tous les grands viscères, le *poumon* est le plus remarquable comme circulation. Là doit passer en un temps fort court tout le sang de la grande circulation. Là, tout l'ordre naturel est renversé ! Les artères lancent du sang veineux, les veines ramènent du sang artériel. C'est donc sur le **sang artériel** que va s'exercer cette fois la **circulation par influence**.

Comment pourrait-on nier dans cet organe l'influence impulsive des artères sur les veines, quand on voit que toute grosse et moyenne veine y est accompagnée d'une artère, et que ces vaisseaux croisent très souvent leur calibre, se comprimant ainsi mutuellement ?

Si l'on considère la masse de l'organe pris dans son ensemble, on reconnaît que le tissu pulmonaire forme à peine la moitié du volume de l'organe; un troisième quart est constitué par les artères, un quatrième par les veines; on voit donc quel vide doit produire dans le poumon la systole simultanée de toutes ces artères réunies, et quel appel puissant elle doit exercer sur l'ensemble des veines pour les dilater et les remplir.

Il est donc juste de reconnaître dans cette influence un précieux complément de la circulation veineuse. Ce complément a d'autant plus d'importance, que le sang ne reçoit point ici comme aux membres le secours direct de la contraction musculaire, pour venir en aide à sa propre impulsion; notons pourtant que l'acte respiratoire y contribue pour une part considérable.

En dehors du poumon, mais avant d'arriver au cœur, les veines pulmonaires, surtout celles du côté droit, avant de s'ouvrir dans l'oreillette gauche, passent sous l'artère pulmonaire et sous la crosse de l'aorte, dont la puissante impulsion doit également retentir sur elles une dernière fois.

Le mouvement pulsatif du sang dans les veines pulmonaires avait été entrevu par quelques anatomistes, mais la cause en était restée douteuse, et l'on avait cru devoir admettre une force systolique particulière à ces veines. Notre explication nouvelle viendra, nous l'espérons, éclairer d'un nouveau jour cette question intéressante.

### DIFFÉRENCE ENTRE LA CIRCULATION VEINEUSE PAR INFLUENCE ET LE POULS VEINEUX RÉTROGRADE.

Ces deux modes de circulation pulsative des veines sont en apparence parfaitement semblables ; en réalité ils diffèrent complètement et s'opèrent en sens contraire.

En effet, 1° la **source d'impulsion est différente.** — La circulation par *influence* procède de l'impulsion *artérielle*, dont elle est le *moule* en *creux*, pendant que l'*artère* représente le *relief*.

Au contraire la circulation veineuse *rétrograde* procède du *cœur*. Elle prend son origine dans l'*oreillette droite*, qui fait refluer dans les veines cave supérieure, jugulaires et autres, le sang surabondant qu'elle ne peut contenir.

2° L'**impulsion se fait en sens contraire.** — Elle est *directe* dans le premier cas, identique à la direction physiologique du sang veineux ; — elle est *rétrograde* dans le deuxième cas, et antiphysiologique, c'est-à-dire, s'opposant à la circulation habituelle du sang noir, d'où la dilatation des veines et la congestion des organes.

3° **Son expression schématique diffère** dans les deux cas, en ce que la pulsation dans la circulation par influence se fait en *creux*, tandis que la *circulation rétrograde* veineuse garde encore la forme des pulsations artérielles.

### ANALOGIE DE LA CIRCULATION PAR INFLUENCE DES VEINES ET DES VAISSEAUX LYMPHATIQUES.

Il existe une grande analogie d'impulsion entre les veines et les vaisseaux lymphatiques. Les deux systèmes circulatoires éprouvent en effet l'influence des mouvements artériels, et cette influence résulte nécessairement de leur juxtaposition. En effet les vaisseaux lymphatiques sont tantôt groupés autour des artères qu'ils entourent d'une sorte de réseau, comme on le voit sur les artères crurales et iliaques; tantôt profondément placés entre l'artère et la veine, comme on l'observe pour les gros vaisseaux lymphatiques situés entre l'artère aorte descendante et la veine cave inférieure. Le **canal thoracique** est pressé entre la crosse de l'aorte et la veine cave supérieure, tandis que le **réservoir** de **Pecquet** se trouve entre l'artère carotide et la veine sous-clavière, qui peuvent toutes les deux le comprimer.

Enfin, nous l'avons vu déjà, le professeur ROBIN et le D^r HIS, de Dublin, ont décrit, le premier en 1873, le deuxième en 1874, les **canaux lymphoïdes périvasculaires**, qui entourent d'une **gaîne complète** une partie des vaisseaux capillaires de l'*encéphale* et de la *moelle épinière;* tout porte à croire que le principal but de cette disposition spéciale est de faire circuler avec plus de rapidité et de régularité les liquides lymphatiques encéphalo-rachidiens. En un mot, nous pouvons affirmer, comme complément de notre première découverte, que la circulation par influence n'est pas bornée aux veines, elle est généralisée aux **vaisseaux** et aux **liquides lymphatiques**.

### APPRÉCIATION MATHÉMATIQUE DE LA CIRCULATION PAR INFLUENCE.

Il ne serait même point impossible d'apprécier par des procédés physiques, la *quantité d'influence* agissant sur un organe ou un système de l'économie. Prenons, par exemple, un organe, le *foie* : après l'avoir complètement anémié par des lavages répétés, on le pèse, puis on injecte fortement les artères, et on pèse de nouveau : la différence indique la quantité de sang admise dans les artères.

On injecte ensuite par une faible pression la veine porte, qui, ayant son calibre diminué par la pression des artères dilatées, n'admet qu'une petite quantité d'injection ; on note ce troisième poids, c'est le poids du sang veineux. Sur un second foie de même volume, on fera les mêmes opérations en sens contraire. Les veines injectées les premières avec force pourront prendre toute leur dilatation. On ne donnera au contraire qu'une faible pression à l'injection artérielle, pression égale à celle qui avait été exercée sur la veine. Puis, comparant ces deux séries, on pourra conclure de leur différence, le volume cubique, ou le poids en *grammes* du sang veineux, qui est chassé des veines à chaque coup de piston des artères, comme aussi le poids de celui qui est aspiré à chaque systole par la succion des parois artérielles.

### LA CIRCULATION PAR INFLUENCE RENDUE VISIBLE.

A l'état physiologique, et dans le repos complet, ce mode circulatoire n'est pas tellement accentué dans les grosses veines, qu'il en résulte un jet saccadé du sang quand on vient à ouvrir la veine. Mais, outre la démonstration par le sphygmographe donnée plus haut, deux ordres de preuves servent à établir sa véritable existence. Ces preuves sont : les unes *pathologiques*, les autres *physiologiques*.

**Preuve pathologique.** — Les mêmes veines dont le jet paraissait continu dans l'état normal, peuvent prendre un jet intermittent, lorsque les artères battent avec force et leur transmettent une plus grande somme d'impulsion. C'est ainsi que le Dr MOUGEOT [1] a démontré, en 1858, que dans les *fièvres intermittentes à accès violents,* quand le pouls est dur et vibrant, on voit, en saignant la veine médiane basilique, le sang jaillir rouge et à jet saccadé, comme celui d'une artère ; ce phénomène pathologique n'est donc en réalité que l'exagération du phénomène physiologique correspondant.

[1] MOUGEOT. Acad. des sciences, Paris, 1858, p. 34.

**Preuve physiologique.** — Une expérience plus décisive encore nous est donnée par les *vivisections,* en examinant pour mieux grandir les résultats l'action d'une grosse artère sur une très petite veine. Pour cela, suivant l'exemple de *Spallanzani,* dans ses recherches sur la circulation languissante, l'on ouvre l'abdomen d'une grenouille ou d'une salamandre, et l'on cherche le long de l'aorte quelque point où se ramifient sur ses parois des *venæ vasorum.* On peut alors facilement voir, à chaque dilatation de l'aorte, pâlir et s'affaisser les veines capillaires qui entourent ses parois. Puis, pendant la systole aortique, ces radicules veineuses n'étant plus comprimées se dilatent à leur tour et se remplissent de sang noir.

C'est donc bien sous l'influence de l'action aortique que le mouvement circulatoire se complète dans ces veines capillaires, et leur petit volume, rendant l'action de l'aorte énorme pour elles, l'effet produit va jusqu'à l'oblitération momentanée de la lumière du vaisseau, qui devient complètement anémique ; c'est là un des plus beaux exemples de la circulation par influence, et l'on voit qu'elle ne se borne pas aux gros vaisseaux, mais que son action s'étend formellement aussi aux capillaires veineux.

Ce phénomène, fut observé pour la première fois par Spallanzani, mais il n'en comprit pas la véritable valeur et se contenta de le noter comme un symptôme curieux.

Or ce que nous observons d'une manière visible sur les *venæ vasorum* de l'*aorte* doit exister sur toute l'étendue des capillaires veineux situés dans un voisinage artériel; et partout où un vaisseau artériel se contracte ou se dilate, il aspire par succion ou chasse par compression le sang veineux voisin, car il ne peut y avoir de vide dans les organes, ni dans les canaux vasculaires.

Nous croyons donc avoir démontré dans ce chapitre :

1° L'**existence et la généralité de la circulation par influence pour les veines.**

2° **La variété grande de son expression fonctionnelle.**

3° **Son existense également importante pour les vaisseaux lymphatiques et les liquides céphalo-rachidiens.**

# CHAPITRE V

## LES CIRCULATIONS ET LES POULS ORGANIQUES

### I

### DES POULS ORGANIQUES ET DES CIRCULATIONS LOCALES EN GÉNÉRAL.

Théophile BORDEU avait raison quand il enseignait qu'il devait exister **autant de pouls différents que d'organes**; mais, tout en avançant ce théorème admirable, il se doutait bien peu de l'ensemble des découvertes qui seraient nécessaires pour le démontrer, et sa démonstration était fausse. La pulsation radiale, seule connue alors, n'était qu'un des éléments nécessaires pour résoudre la question.

Nous reconnaissons maintenant que chaque organe, parfois même une région ou bien un territoire, possède une circulation locale et un pouls spécial en rapport avec ses usages et ses fonctions.

Tout en recevant son sang de la source générale, et le lui restituant, cette circulation personnelle reste pourtant maîtresse de son œuvre, et, jusqu'à un certain point, indépendante et libre.

Chacune d'elles se compose au moins de trois éléments :

A. *La pulsation émanée du cœur.* — Courbe **cardiaque.**

B. *La tension vasculaire générale.* — Courbe **vaso-motrice.**

C. *La tension organique spéciale.* — Courbe **fonctionnelle.**

### ROLE PARTICULIER DE CHAQUE ÉLÉMENT.

Dans tout organe, ces trois éléments sont constamment en jeu, et leur rôle particulier est parfaitement assigné.

A. — **Pulsation cordiforme.** — La *pulsation cardiaque*, avec ses éléments et ses caractères particuliers de dicrotisme, de rythme, etc., a pour rôle la *circulation*, la *transmission*, la *pé-*

nétration du sang dans les tissus. Elle représente la part du cœur et l'élasticité des vaisseaux.

B. — **Tension vasculaire générale.** — Elle est régie par les nerfs *vaso-moteurs.* C'est grâce à eux que l'afflux du sang augmente ou diminue dans une région ou un organe; ils sont les régulateurs de son activité, de son absorption, de ses sécrétions. Leur action varie à chaque instant, et la courbe qu'ils impriment au tracé du pouls, étudiée au pléthysmographe, a pris le nom de *courbe de Mosso.* Quand ils agissent sur une vaste surface, ils impriment à la circulation totale un cachet *sui generis*, dont les trois types particuliers sont : l'**anémie**, — l'**asphyxie veineuse**, — l'**hypérémie artérielle.**

C. — **Tension organique spéciale.** — Elle est due à l'action de l'enveloppe contractile de chaque organe, et parfois aussi à l'action de sa trame organique ou de ses trabécules.

Elle règle le mode suivant lequel la circulation devra s'opérer dans l'organe, si elle sera pulsative ou continue par exemple.

Elle représente pour l'organe ce que l'iris est pour l'œil, pour la lumière ; ce que le tympan doit être pour le son dans l'oreille interne, c'est-à-dire un écran, un modérateur, un accommodateur, qui apprécie, par un instinct physiologique, la part de force cardiaque dont chaque organe a besoin ou qu'il peut supporter sans inconvénient.

Elle lui permet, en un mot, de proportionner aux nécessités de son fonctionnement la quantité de sang qui doit être utilisée.

Cette fonction est très analogue à celle des nerfs vaso-moteurs, mais elle en diffère et la complète.

Elle en diffère *anatomiquement* en ce qu'elle n'émane pas de la tunique vasculaire elle-même, mais d'un appareil membraneux contractile ou musculaire, séparé et distinct.

Elle en diffère *physiologiquement* en ce qu'elle est *spécifique*, c'est-à-dire bornée à l'organe lui-même, tandis que l'action des vaso-moteurs est le plus souvent générale ou du moins régionnaire, comme on le voit pour les circulations dérivatives. C'est que, pour régulariser les fonctions importantes, la nature tend à son but par plusieurs moyens ; elle y arrive par plusieurs routes. Ne voit-on pas l'œil avoir deux modérateurs de la lumière, les paupières d'abord, l'iris ensuite?

Ainsi : le *cœur*, le *réseau capillaire*, l'*organe* ont chacun leur part dans cette circulation, mais ils agissent dans une harmonie incomparable, dans une parfaite union fonctionnelle avec le reste de l'organisme. Telle est la théorie générale des *pouls organiques* que nous proposons aujourd'hui à la science.

### LOI D'INDÉPENDANCE PATHOLOGIQUE DES ORGANES.

L'indépendance fonctionnelle entraîne après elle l'indépendance pathologique.

De même que chaque organe doit avoir sa circulation locale en rapport avec son rôle ou sa fonction, de même il doit avoir ses altérations personnelles, ses *anémies*, ses *congestions*, ses *inflammations artérielles* ou *veineuses*, ses *hémorrhagies*, ses *asphyxies*, ses *gangrènes*.

De là tout un champ nouveau d'étude ouvert à l'observation, et dont le premier, le plus beau spécimen, a été la découverte de l'**asphyxie locale des extrémités**, si bien étudiée par *Maurice* RAYNAUD et *Benjamin* BALL.

Un second exemple, bien remarquable, nous est encore fourni par le **goître exophthalmique**, qui reconnaît bien évidemment pour cause une lésion vaso-motrice d'une circulation locale.

### ÉTUDE DES CIRCULATIONS ORGANIQUES DANS LES ORGANES ISOLÉS.

Quand on sacrifie un animal par hémorrhagie et qu'on sépare de son corps un organe, celui-ci ne meurt pas de suite, mais continue de vivre pendant plusieurs heures, si l'on fait circuler dans ses vaisseaux du sang frais rendu incoagulable par le battage. Cette méthode a permis aux physiologistes modernes, à *Ludwig* de *Leipsig*, à *Brown-Séquard*, *Mosso*, *Céradini*, *Héger*, *Gréhant*, *Quinke*, *Pfeiffer*, *Betz*, *F. Franck*, etc., d'analyser les fonctions des tissus vivants, et, en particulier, *leur circulation particulière*, leur *respiration intime*.

En effet, chez l'être vivant chaque organe respire, empruntant son oxygène au sang artériel, le brûle, puis expulse l'acide carbonique qui en résulte, dissous dans le sang veineux.

Tous ces phénomènes, ces combustions interstitielles se reproduisent encore, pendant un certain temps, au sein des organes isolés ; les fonctions continuent : le foie sécrète de la bile comme auparavant; le cœur bat avec un rhythme parfait, du moins chez certains animaux, comme l'*anguille*, le *requin*, la *tortue*. Mais ce qu'on reconnaît surtout, c'est la résistance toute particulière qu'opposent les organes à la pénétration dans leur tissu de certains poisons, comme l'*acide carbonique*, en resserrant leurs vaisseaux, en ralentissant leur circulation propre, comme si un instinct les avertissait du danger.

En général, les agents toxiques agissent sur les organes isolés, comme ils le font sur les animaux eux-mêmes.

Il résulte des expériences de *Héger*[1] que les troubles produits par un grand nombre de substances toxiques et dont on avait localisé, jusqu'ici, l'action sur les centres nerveux, doivent être rapportés à la circulation capillaire et périphérique, à l'action organique spéciale.

## CIRCULATIONS LOCALES.

Mais il est des organes importants et volumineux, comme le *cerveau*, dont les fonctions sont tellement étendues et multiples, que plusieurs circulations différentes s'y manifestent séparément sans se confondre. Elles constituent les *circulations locales*.

Elles sont très différentes des circulations organiques et n'offrent le plus souvent aucun rapport entre la configuration extérieure et le territoire vasculaire.

*Claude* BERNARD a, le premier, signalé l'indépendance de certaines circulations locales sous l'influence de l'action vasomotrice.

Leur étude a été continuée, surtout pour le cerveau, par *Ferrier*[2], *Duret*[3], *Cadiat*[4] et *François Franck*[5].

Elle a déjà conduit à des résultats importants.

On expérimente par la méthode **d'embolie**, préconisée par VULPIAN, en injectant dans un vaisseau limité la poudre de lycopode, méthode qui **anémie** toute la région vascularisée par une branche artérielle donnée. C'est ainsi que DURET est arrivé à

[1] HÉGER. *Congrès de Bruxelles*. 1875. — Circulations artificielles.
[2] FERRIER (D.). *Les fonctions du cerveau*, trad. par Varigny. P.-G. Baillère, 1878.
[3] DURET. *Note sur la circul. cérébr.* Société de biolog. Janv. 1877.
[4] CADIAT. *Note sur la circulat. cérébr.* Société de biolog. Novembre 1876.
[5] FRANCK (F.). *Des circulat. locales dans leur rapport avec la circulat. générale*. P. 1880.

reconnaître que l'artère **Sylvienne** du cerveau pourrait être nommée : artère **motrice corticale**, car elle correspond à la région motrice décrite par *Ferrier* sur l'homme, le chien, le chat et le lapin. — L'artère **Cérébrale antérieure** pourrait être dénommée : artère des **régions intellectuelles**, car elle répond à cette partie du lobe frontal, dont l'ablation, chez un singe, a déterminé un affaiblissement de l'intelligence.

L'artère **Cérébrale postérieure** paraît occuper les parties de l'écorce des hémisphères dont la cautérisation par Ferrier détermina l'**hémianesthésie**.

INDICATIONS DIAGNOSTIQUES. — Les savants travaux du docteur DURET[1] sur les artères nourricières du *bulbe*, et les circulations locales conduisent également à un diagnostic important et précis.

A. — Si un malade est atteint brusquement de **paralysie labio-glosso-pharyngée**, c'est qu'un **caillot** siège dans une **artère Vertébrale**. Il interrompt la circulation dans l'artère spinale antérieure et par conséquent dans les artères médianes qui en partent, c'est-à-dire dans les vaisseaux nourriciers des noyaux du *spinal* de l'*hypoglosse* et du *facial inférieur*.

B. — Si un sujet éprouve des **troubles oculaires**, du *strabisme à début rapide*, avec *ptosis* et *paralysie* de la partie *supérieure* de la *face*, c'est qu'une **embolie** a franchi le **tronc Basilaire** plus large qu'une vertébrale et qu'elle s'est arrêtée à sa partie supérieure. Or c'est de ce point que partent principalement les artères des noyaux du *moteur commun*, du *moteur externe* et du *facial supérieur*.

C. — Si la **mort** a été **subite** ou du moins **très rapide**, c'est que le **caillot** occupe la *partie inférieure* du **tronc Basilaire**, il *anémie* les artères sous-protubérantielles et celles des noyaux du *nerf vague*.

Les derniers travaux de F. FRANCK ont apporté de nouvelles lumières dans la question, en montrant la part des *nerfs organiques* dans les *circulations locales*.

Il a expérimenté sur les circulations périphériques de l'artère *carotide*, de la *vertébrale* et de la *fémorale*.

Après avoir lié l'artère dont il voulait étudier la circulation, il appliquait au bout périphérique un manomètre enregistreur. En opérant ainsi, il a pu constater des variations de pres-

[1] DURET. *Artères nourricières du bulbe*. Archiv. de physiol. t. V. 1878, p. 197.

sion dans le bout périphérique. Ces variations se maintiennent même après la section des nerfs vasculaires de la région, c'est-à-dire du ganglion supérieur du grand sympathique pour l'artère carotide.

François *Franck* en déduit que les circulations locales qui existent indépendantes pour la plupart des organes, sont réglées par des appareils nerveux périphériques. Ainsi, d'après ce savant physiologiste, il y a indépendance complète entre la *Vertébrale* et la *Carotide*.

L'étude des circulations locales ouvre donc à la science toute une voie nouvelle, mais elle n'est, en somme, que le complément et la localisation des pouls organiques et fonctionnels dont nous allons entreprendre l'étude.

### INFLUENCE DES POULS ORGANIQUES LES UNS SUR LES AUTRES.

Sur ce point encore, le génie de *Bordeu*, en admettant des *pouls organiques composés*, l'avait bien servi, du moins quant à l'idée générale.

En effet, tous ces pouls que nous décrivons, toutes ces circulations locales, particulières à chaque organe, influent en outre les unes sur les autres.

*Mosso* a démontré, avec son pléthysmographe, que l'avant-bras étant placé dans le manchon, il suffisait que le sujet occupât son cerveau à un travail de tête pour que la tension du sang baissât à l'avant-bras, le sang se portant vers l'organe en action.

C'est la *courbe cérébrale fonctionnelle* de *Mosso*.

Mais de toutes les fonctions celle qui prime, c'est la **respiration**. De tous les organes, celui qui, après le cœur, influe le plus énergiquement sur la circulation, c'est le **poumon**. Aussi, c'est par la respiration que nous commencerons cette étude des pouls fonctionnels et organiques, et, quel que soit l'organe que nous examinerons, nous y retrouverons toujours, à certains moments, outre la **courbe organique fonctionnelle**, les courbes additionnelles que nous venons de signaler : — **courbe cérébrale**, — **courbe respiratoire** ou **pulmonaire**.

Et dans celle-ci nous aurons encore à distinguer : — 1° la **courbe** de **tension respiratoire**, due à la liberté plus ou moins grande des deux actes d'inspiration et d'expiration ; — 2° la courbe de Traube, qui indique l'**hématose** plus ou moins complète, c'est-à-dire l'état du sang.

La science, du reste, commence à peine à s'occuper de ce beau sujet d'études, et nous sommes loin de pouvoir lui consacrer tout le développement qu'il mériterait.

## POULS ORGANIQUES VEINEUX.

Mais les artères ne sont pas seules à subir ces diverses influences, les veines ont aussi leurs pouls organiques, et nous les signalerons toutes les fois qu'il nous sera possible.

## DIVISION DES POULS ORGANIQUES.

Nous étudierons successivement ici les 19 circulations principales, et les pouls organiques qui en dérivent.

**Circulations et pouls organiques :**

de la POITRINE.
du CERVEAU.
du CŒUR.
de L'ŒIL.
de la FACE.
de la VEINE CAVE INFÉRIEURE.
de la RATE.
du FOIE.
des REINS.
des glandes SALIVAIRES.
du RECTUM.
des organes ÉRECTILES.
des MUSCLES.
des MEMBRES.
de la MAIN et du PIED.
de la PEAU et des MUQUEUSES.
du PLACENTA.
du CORDON OMBILICAL.
du FŒTUS.

# I

## CIRCULATION ET POULS ORGANIQUE DE LA POITRINE. — POULS PECTORAL.

De tous les pouls organiques, le **pouls Pectoral** est le plus évident, le plus caractéristique. Non seulement il existe dans l'organe lui-même, mais il retentit dans la circulation entière et vient mêler sa courbe personnelle à celle des autres pouls organiques.

Etudions les éléments multiples dont il est formé :

### 1° COURBES RESPIRATOIRES NORMALES.

L'aspiration thoracique est si considérable qu'elle détermine à chaque fois l'afflux ou le reflux d'une portion du sang contenu dans tous les vaisseaux.

Il en résulte que la ligne générale de tension vasculaire éprouve une hausse ou une baisse, et décrit une courbe qui constitue l'**oscillation respiratoire.**

On peut, à son aide, calculer, sans peine, le rapport numérique qui existe entre le pouls et la respiration d'un sujet donné.

Ce caractère n'existe pourtant pas constamment. Dans l'état de santé et de repos complet, on ne peut l'apercevoir sur les artères, rarement sur les veines, excepté aux fontanelles chez l'enfant.

**Double type du pouls respiratoire.** — Mais que la respiration se trouble ou s'embarrasse, aussitôt on le voit apparaître, et de même que l'anatomiste étudie pour la respiration deux actes principaux, l'*inspiration,* — l'*expiration*, et que l'on reconnaît en physiologie deux types respiratoires : l'un **abdominal** dû aux contractions énergiques du diaphragme, et qui n'a lieu que dans les grandes *inspirations*, l'autre **thoracique**, dû de préférence aux muscles intercostaux et qui caractérise plutôt l'*expiration* difficile, de même il faut, dans l'art sphygmographique, reconnaître deux pouls respiratoires : l'un **abdominal**, l'autre **thoracique.**

Sous l'empire du premier, la *pression diminue* pendant l'*inspiration*, *augmente* pendant l'*expiration*. Sous l'influence du second, les effets sont contraires.

Toute gêne au *passage* de l'*air* dans les voies *respiratoires*, produit une augmentation des influences thoraciques et détermine l'*ascension* de la ligne d'ensemble du tracé pendant l'*expiration*, sa *descente* pendant l'*inspiration*.

Toute gêne à l'*ampliation* de l'*abdomen* produira l'effet inverse : *ascension* de la ligne d'ensemble, au moment de l'*inspiration*; *descente* pendant l'*expiration*.

**Indication diagnostique générale.** — Le tracé sphygmographique peut donc indiquer *où siège l'obstacle respiratoire* et nous dire si c'est dans le *thorax* ou dans l'*abdomen*. C'est là une donnée importante dans certains cas, et la médecine peut en tirer grand profit. Le tracé régulier et horizontal, obtenu dans l'état normal, indique en outre l'équilibre des deux forces : thoracique et diaphragmatique, dont les influences égales contiennent la ligne d'ensemble dans une tension moyenne, régulière, qui est à la fois l'état de repos et de santé.

### 2° COURBE CARDIAQUE.

Les petites oscillations doivent être rapportées à l'action du cœur, avec lequel leurs pulsations sont isochrones; c'est le **pouls** proprement dit. Mais ces pulsations elles-mêmes reçoivent de l'acte respiratoire des caractères tout particuliers, qu'il nous faut étudier avec soin.

1° **Altération de fréquence et de force des pulsations.** — Dans les deux types, plus la *tension augmente*, plus la *pulsation diminue* de hauteur et tend à s'effacer.

C'est ce que nous avons vu déjà, quand nous avons étudié l'effort; c'est ce que nous a montré surtout l'étude de la suspension de l'acte respiratoire.

L'*arrêt de la respiration*, selon P. *Dupuy*, *multiplie* le *nombre* des pulsations, mais ces pulsations sont d'autant moins *amples* qu'elles sont plus *fréquentes*.

*Marey* affirme, au contraire, que l'arrêt de la respiration produit un *ralentissement* des battements du cœur et une *diminution de leur intensité* [1].

Les expériences directes que j'ai instituées à ce sujet m'ont démontré qu'il faut distinguer deux temps : dans le premier,

[1] MAREY. *Physiologie de la circulation*, p. 291.

l'arrêt de la respiration produit d'abord peu d'effet, tant que la provision d'air accumulée par le poumon n'est pas épuisée; mais, quand l'épuisement commence, le pouls *augmente de fréquence, baisse* rapidement de hauteur, et la *ligne d'ensemble remonte,* indiquant par sa tension plus grande qu'un obstacle s'oppose à la libre circulation du fluide vital. Puis, au moment où la respiration recouvre sa liberté, les battements du pouls reprennent de l'ampleur, se ralentissent, et, après quelques irrégularités, la ligne d'ensemble redescend même un peu plus bas qu'au début.

Les observations de *Paul* DUPUY me paraissent donc plus justes, plus précises, et se trouvent parfaitement contrôlées par les miennes.

2° **Aberration de forme des pulsations.** — Cette aberration porte sur la *pulsation* d'abord, puis sur le *dicrotisme.* En même temps que la pulsation devient plus fréquente et moins forte, pendant l'arrêt respiratoire elle change aussi de forme, s'aplatit au sommet, et devient un peu semblable au pouls que l'on observe dans les cas de rétrécissement aortique. L'immobilité de tout l'appareil respiratoire doit en effet diminuer de beaucoup l'élasticité artérielle; et alors, le sang éprouvant plus d'obstacle à s'écouler, la systole cardiaque se prolonge au sommet sous forme de plateau. Le *dicrotisme* diminue de hauteur quand l'asphyxie est prochaine; il reprend son ampleur et renaît avec des incisures très marquées quand la respiration reprend ses droits.

Ainsi l'acte respiratoire, dans ses différentes manifestations, modifie profondément les caractères du pouls, mais ce n'est pas tout encore.

### 3° COURBE DE TRAUBE OU HÉMATOSIQUE.

L'hématose est la grande fin que se propose l'acte respiratoire. Aussi, quand cet acte se trouve entravé, les capillaires du poumon se refusent à laisser passer un sang non oxygéné, il en résulte une nouvelle courbe de tension étudiée par *Traube.* Cette courbe est bien déterminée par l'irritation des centres vaso-moteurs du cerveau et de la périphérie, sous l'influence de l'excès de $CO^2$ ou du défaut de O dans le sang.

DUPUY (Paul). *Rapports généraux des mécanismes respiratoire et circulatoire.* Gaz. méd. de Paris, 1867.

Nous savons, en effet, depuis les travaux de *Traube*, de *Flint* et de *Mosso*, que l'acide carbonique constitue l'excitant spécial de ce centre, et que pendant l'*apnée* la tension vasculaire diminue singulièrement.

On peut faire disparaître entièrement ces oscillations de Traube, en élevant la quantité de O dans le sang artériel, ou en diminuant celle de $CO^2$ ; ces deux phénomènes sont connexes.

La courbe de *Traube* est complètement distincte de la courbe respiratoire, car dans un grand nombre d'affections asphyxiques la respiration garde toute sa liberté et n'est nullement entravée, comme par exemple dans l'asphyxie, par les gaz irrespirables, et la courbe hématosique existe seule dans ces cas. Mais souvent aussi les deux courbes se mêlent et se confondent, alors que la respiration et l'hématose sont également empêchées.

CYON [1], dans un savant mémoire publié en 1874, a démontré l'existence de la courbe de *Traube*, en produisant artificiellement sur l'animal la saturation oxygénée du sang, par des insufflations forcées d'air et d'oxygène, et il a toujours vu, sous leur influence, la pression du sang baisser considérablement.

### 4° COURBE DE MOSSO OU VASO-MOTRICE.

Cette courbe ne peut être étudiée qu'avec le pléthysmographe mais elle est intéressante par les variations sans nombre qu'elle introduit dans la question, suivant l'état moral ou passionnel du sujet. L'attention, la distraction, l'occupation, le travail, ont chacun une influence particulière, comme nous le verrons, surtout en étudiant la circulation du cerveau, et toutes ces alternances viennent de la plus ou moins grande dilatation des nerfs vaso-moteurs de la région en travail ; le sang de la poitrine y reflue aussitôt, et le pouls pectoral se trouve influencé. Sa ligne de tension s'abaisse ou s'élève ainsi, suivant le plus ou moins d'activité que prend tel ou tel organe voisin, car ce que nous disons du cœur peut s'appliquer également aux autres organes.

### 5° POULS FONCTIONNEL DU POUMON.

Pendant que la plupart des veines ont une circulation uni-

[1] CYON. *Contribution à la physiologie du centre nerveux vasculaire*, Pflügers archiv. t. IX, p. 499.

forme et continue, les véritables veines du poumon sont douées d'une circulation saccadée et pulsative des plus remarquables, puisqu'elles ont une texture artérielle (*artère pulmonaire ou veineuse*); le sang artériel au contraire circule dans des vaisseaux de texture veineuse (*veines artérieuses*), et reçoit son impulsion de la *vis à tergo*, des *ondulations respiratoires* qui sont parfois assez fortes pour le rendre *oscillant*, et de la circulation par influence.

C'est donc une **inversion fonctionnelle complète** qui forme le caractère du pouls organique pulmonaire.

Il présente en outre ce type personnel, d'avoir des *anastomoses* si *nombreuses*, si *larges*, que l'oblitération d'une branche vasculaire n'arrête point complètement la circulation. Le poumon se rapproche ainsi de la texture des *organes érectiles*.

En résumé, le **pouls pectoral** est parfaitement défini.

Il se manifeste par six courbes distinctes :

1° Les **pulsations cordiformes**, qui donnent le chiffre du pouls en harmonie avec les battements du cœur.

2° Les **ondulations respiratoires**, qui apprécient le rapport entre le chiffre du pouls et la respiration, et qui, suivant que le type est abdominal ou thoracique, déterminent le siège et la force de l'obstacle opposé à la circulation.

3° La **courbe de Traube**, qui manifeste le degré de force ou de faiblesse de l'*hématose*.

4° La **courbe de Mosso**, qui indique toutes les variabilités que subit la ligne de *tension* des vaisseaux pulmonaires, suivant l'état d'activité ou de repos des nerfs vasculaires des autres organes.

5° Le **pouls pectoral** se particularise encore par l'**inversion fonctionnelle** de ses *artères* et de ses *veines* et par ses *réseaux anastomotiques* innombrables.

6° Le **pouls pectoral** des **veines artérieuses**, est remarquable par ses **ondulations respiratoires** qui vont jusqu'au **pouls oscillant**.

---

## II

## CIRCULATION ET POULS ORGANIQUE DU CERVEAU. — POULS CÉRÉBRAL.

**MOSCHION**, surnommé le réformateur [ὁ διορθωτής], parce qu'il avait corrigé quelques points de la doctrine d'*Asclépiade*, comprenait les méninges dans la définition du pouls.

Il croyait que ces membranes jouissaient d'un mouvement sphygmique, comme les artères [1].

**GALIEN** [2] lui-même, dans ses définitions médicales, dit aussi : *le pouls est un mouvement involontaire et naturel de diastole et de systole, du cœur, des artères, du cerveau et des méninges.*

On reconnut plus tard que les ondulations du cerveau n'étaient que des mouvements communiqués par les artères, et l'on cessa de s'en occuper comme d'une circulation à part.

Mais, de nos jours, les travaux remarquables de *Mosso* et *Giacomini* [3], de *Salathé* [4], de *François Franck* [5] viennent démontrer que le cerveau, outre sa participation à la grande circulation générale, possède un mode de circulation qui lui est personnel et qu'il existe véritablement un **pouls Cérébral**.

Avant d'entrer dans le cœur de la question, rappelons, en quelques mots, la structure particulière des vaisseaux du cerveau.

Les capillaires du cerveau offrent ce type particulier d'être environnés d'une double enveloppe lymphatique et de circuler ainsi, comme un tuyau de volume variable plongé dans un manchon plein d'eau, lequel serait lui-même entouré d'un second manchon liquide.

La première courbe lymphatique, celle de **ROBIN** et **WIRCHÖW**, est située entre les tuniques musculaire et adventice des vaisseaux. Les espaces lymphatiques, signalés par **HIS**, sont en dehors des précédents. Ces deux bains lymphatiques obéissent à toutes les variations de pression possibles.

[1] GALIEN. *De diff. puls.* VII, 16, p. 758, t. VIII.
[2] GALIEN. Def. II, p. 375, t. XIX.
[3] GIACOMINI et MOSSO. *Etude sphygmogr. des mouvements du cerveau.* Acad. des sc. P. 1877.
[4] SALATHÉ. *Rech. sur les mouvem. du cerveau.* P. th. 1877.
[5] FRANCK (F.) *Rech. sur les mouvem. alternatifs du cerveau.* J. d'anat. et de physiol. Mai 1877.

La couche lymphatique *interne* correspond surtout aux variations *sanguines;* dès que les vaisseaux sanguins se vident, les canaux lymphatiques se remplissent; dès que les premiers se gonflent, les seconds se vident à leur tour. C'est un bel exemple de cette *circulation par influence, qui est aussi vraie pour les lymphatiques que pour les veines.*

La couche lymphatique *externe*, tout en obéissant aux mêmes influences, correspond surtout à la *nutrition* du cerveau et de la moelle. Aussi, tant qu il y a équilibre entre la recette et la dépense, on n'aperçoit que les espaces de *Robin.*

Mais si l'équilibre des matériaux nutritifs vient à se rompre, si, par exemple, l'importation devient trop grande, aussitôt apparaissent les espaces de *His.* Les sucs nutritifs stagnant le long des vaisseaux refoulent les tissus et forment autour des tubes vasculaires de larges espaces qui s'étendent et se terminent sous la pie-mère sans communiquer avec elle. Toutes ces précautions étaient nécessaires pour un organe mou qui, limité par une boîte osseuse, ne peut se dilater dans aucun sens ni supporter sans préjudice aucune pression.

Ainsi, le premier caractère de la circulation capillaire cérébrale c'est d'être protégée par un double manchon liquide; c'est aussi de communiquer une *circulation par influence*, non seulement aux *veines*, mais aux *lymphatiques*, qui, pour mieux en ressentir l'action, les engaînent comme une épée dans son fourreau.

### 1° COURBE D'EXPANSION CÉRÉBRALE PRODUITE PAR LA SYSTOLE CARDIAQUE.

Le **pouls cérébral** est *double : artériel* et *veineux*. Le *pouls artériel* ne peut être étudié sur les grosses artères cachées à la base du cerveau, mais l'organe est tellement rempli de vaisseaux, qu'il donne des *pulsations* de *totalité* comme les tumeurs érectiles.

En quelque point du cerveau que l'on pose le sphygmoscope à mercure, on voit les battements artériels reproduits, mais on les voit encore mieux si l'on pose l'instrument sur les fontanelles d'un jeune enfant, et là ils constituent un **pouls veineux**. En effet, les sinus veineux, adhérents à la dure-mère, dénués de fibres musculaires, laisseraient avec peine circuler le sang s'ils n'éprouvaient le salutaire effet de la *circulation par influence*. Ici l'influence ne vient pas d'une seule artère collatérale, elle est communiquée par le cerveau entier et par les milliers de vaisseaux pulsatifs qu'il renferme et qui le font gonfler à chaque systole.

Caractères spéciaux de la pulsation cérébrale. — Mais ces pulsations, *transmises* aux *sinus veineux* par la masse cérébrale, n'offrent pas les caractères habituels que donnent au sphygmographe les autres vaisseaux.

1° La *systole* et la *diastole* occupent des temps à peu près *égaux*.

2° Il n'y a *pas* de *dicrotisme* apparent, sans doute à cause du peu d'élasticité des parois fibreuses des sinus et de leur adhérence aux os.

Les effets de la pression sanguine se font sentir au cerveau d'une manière très marquée, à cause de la fixité de sa boîte osseuse, et c'est bien à l'impulsion du cœur qu'il faut rapporter le mouvement d'expansion cérébrale. En voici la démonstration :

A. — Pendant la **compression** des **carotides**, les *pulsations synchrones* à celles du *cœur disparaissent* presque complètement *du cerveau;* puis, lorsque la circulation artérielle se rétablit, les **pulsations augmentent en hauteur,** et le cerveau, après un rapide accroissement de volume, présente une *contraction* qui subsiste avec des pulsations beaucoup plus fortes qu'auparavant.

B. — En **comprimant** les **veines jugulaires**, on produit une *augmentation de volume du cerveau*. Après vingt ou trente secondes de congestion veineuse, le volume de cet organe commence à diminuer. Pendant la congestion veineuse du cerveau, les *pulsations augmentent très considérablement en hauteur*, et cette augmentation persiste pendant un temps assez long, même après le rétablissement de la circulation veineuse normale.

C. — Pendant l'**occlusion** des **artères fémorales**, les *pulsations cérébrales* apparaissent *plus aiguës* et plus *élevées;* au moment où la circulation du sang se rétablit, on voit une diminution rapide de la hauteur des pulsations.

2° COURBE RESPIRATOIRE.

Nulle part le **pouls respiratoire** ne se fait ressentir avec plus de force qu'au cerveau. Toute la ligne d'ensemble oscille avec une précision remarquable, et, suivant que l'acte respiratoire fonctionne plus ou moins rapide, les ondulations correspondantes se reflètent avec leurs moindres nuances.

Les sinus veineux expriment également ces caractères avec une fidélité remarquable. Les tracés obtenus, même quand la respiration est normale et peu profonde, présentent des oscillations évidentes.

Pendant le **sommeil profond,** avec **ronflement,** il se produit une *augmentation* très considérable dans la *hauteur* des *pulsations* cérébrales : les *oscillations respiratoires* deviennent beaucoup plus prononcées.

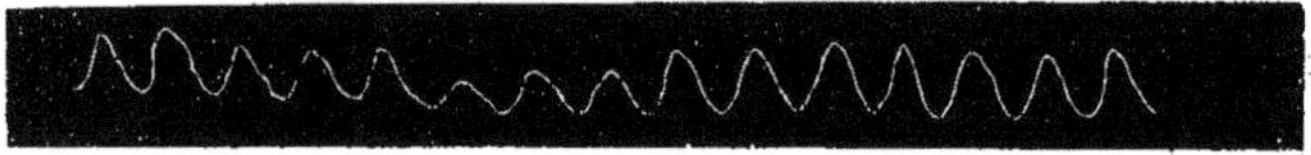

Fontanelle. Enfant de 8 mois. — Courbe respiratoire.

3° COURBE FONCTIONNELLE DU POULS CÉRÉBRAL. — CONDITIONS PHYSIOLOGIQUES DE LA PENSÉE.

La circulation cérébrale éprouve encore un troisième genre de mouvements étudiés par *Mosso* et *Giacomini* sous le nom d'*ondulations* et que nous désignerons sous le nom de **courbe fonctionnelle cérébrale** ; ce sont ceux que subit le sang contenu dans un organe entier, sous l'influence d'un acte physiologique.

Le premier mémoire des deux savants italiens sur les *mouvements du cerveau* donne une idée de l'importance que peut acquérir cette séméiotique nouvelle. Voici à quelle occasion leur travail fut entrepris ; on y verra qu'ils n'ont point laissé échapper l'*occasio præceps*, dont parle le vieillard de Cos au début de ses aphorismes.

En 1876, MM. GIACOMINI et MOSSO présentèrent à l'Académie des sciences de Paris la photographie d'une femme de trente-sept ans, qui, à la suite d'une affection syphilitique des parois crâniennes, avait perdu une grande partie de l'os frontal et des deux pariétaux. Pour étudier les mouvements du cerveau par la méthode graphique, on adapta sur l'ouverture du crâne un tambour explorateur, mis en communication avec un tambour à levier par le moyen d'un tuyau de caoutchouc.

Les recherches furent commencées au mois de janvier 1876. Les tracés prouvèrent qu'il y a dans le cerveau de l'homme, *même pendant le repos le plus absolu de l'esprit et du corps*, trois espèces différentes de mouvements :

1° Des **pulsations** qui se produisent à chaque contraction du cœur;

2° Des **oscillations** qui correspondent aux mouvements de la respiration ;

3° Des **ondulations** qui sont des courbes plus amples dues aux mouvements des vaisseaux pendant l'*attention*, l'*activité cérébrale*, le *sommeil* et d'autres causes qui, jusqu'à ce jour, nous sont encore inconnues.

Pour étudier les rapports existant entre les mouvements du cerveau, ceux du cœur, de la respiration, les changements de volume de l'avant-bras, les auteurs adaptèrent trois appareils inscripteurs sur leur malade, savoir : le tambour explorateur à l'ouverture du crâne, le pneumographe, et le pléthysmographe de Mosso pour le thorax et l'avant-bras.

Chaque mouvement du corps, chaque travail intellectuel se réfléchit sur le cerveau, qui subit une modification visible dans son volume et dans la forme de ses pulsations.

A son tour, cette ondulation cérébrale retentit jusqu'aux extrémités du corps, et l'avant-bras, la main d'un homme varie de volume et de dilatation vasculaire, selon que le cerveau est à l'état de repos ou d'action.

De là, le nom de **courbe cérébrale fonctionnelle** ou *courbe de Mosso* donné à cette ondulation.

Le docteur GLEY (Eug.) [1] s'est tout spécialement occupé de cette question intéressante, en perfectionnant les expériences de *Mosso*.

Le *travail intellectuel* augmente le nombre des battements du cœur, en raison directe de l'intensité de l'attention ; ainsi, l'on

[1] GLEY (Eug.). *Essai critique sur les condil. physiol. de la pensée, état du pouls carotidien pendant le travail intellectuel.* Arch. de physiol, 1881, p. 742, et Thèse Nancy 1881.

observe la *dilatation* de l'artère carotide et le *dicrotisme* plus marqué du pouls de cette artère.

A la radiale, les phénomènes sont inverses, sauf le nombre des pulsations qui ne peut changer, mais la radiale est plutôt resserrée et son dicrotisme diminué.

Mais ce qu'il y a de remarquable à noter, c'est que ces phénomènes persistent alors que l'activité cérébrale a cessé. Le pouls reste assez longtemps rapide après le travail, et l'*insomnie* en est d'ordinaire la conséquence.

En résumé : le sang abandonne les organes inférieurs pour affluer au cerveau, et ces variations s'opèrent, non sous l'influence directe du cœur ou de la respiration, mais par celle des nerfs vaso-moteurs et surtout des *vaso-dilatateurs*.

En 1877, sur un homme de 24 ans, qui avait eu une partie de la voûte crânienne enlevée par un coup de feu, M. OUDIN [1], avec un sphysmoscope à mercure, vérifia l'existence des battements isochrones au pouls et les oscillations respiratoires.

Il vérifia, en outre, que toutes ces oscillations diminuent aussi bien que les pulsations pendant le sommeil *chloralique*.

Si la colonne mercurielle s'élève à la fin des grandes inspirations, cela est dû à la dilatation forcée du thorax, qui amène la compression subite des sinus veineux extrà-rachidiens qui communiquent avec les veines intrà-rachidiennes, d'où l'ascension du liquide céphalo-rachidien et la tension de la dure-mère.

Tout dernièrement, *François* FRANCK, dans des circonstances absolument semblables, renouvela les observations de Mosso.

Il reconnut aussi trois ordres de mouvements dans le cerveau:

1° Les **pulsations** correspondant aux *battements artériels*.

2° Les **oscillations**, mouvements plus étendus produits par la *respiration*.

3° Les **ondulations**, mouvements de variation lente qui paraissent subordonnés aux *contractions rhythmiques* des vaisseaux *capillaires*. Pendant le *sommeil*, il vit *disparaître* les *oscillations respiratoires* à cause du calme de la respiration. Il reconnut, en même temps, une amplitude plus grande des pulsations artérielles, assez difficile à expliquer. En effet, cette amplitude ne peut tenir qu'à une tension moindre de la masse encépha-

[1] OUDIN. *Perforat. de la voûte crânienne par coup de feu, expér. sur les batt. du cerveau.* Rev. mens. de méd. et chir. Décembre 1877.

lique pendant le sommeil. Il y aurait donc *anémie* du cerveau, contrairement à l'aphorisme d'Hippocrate.

Mais cette anémie ne peut s'expliquer par un resserrement actif des vaisseaux. *Mosso* a résolu le problème en montrant avec son appareil, que pendant le sommeil il s'opère une dérivation sanguine vers les parties périphériques, et que la main, par exemple, augmente de volume. Chacun, en effet, a pu éprouver qu'au moment du lever on se sent la main tellement gonflée, que les doigts se plient avec peine.

Quant aux modifications qui s'opèrent pendant le travail intellectuel, les expériences de *François Franck* ont constaté, en effet, une élévation remarquable de la courbe des mouvements cérébraux, mais le sujet modifie en même temps son type respiratoire; il prend la respiration artificielle et incomplète des personnes dont l'attention est fixée et qui retiennent en partie leur souffle. Il en résulte dans la circulation intrà-crânienne un changement de tension dont il faut aussi tenir compte.

**Effets de la ventouse Junod.** — Sous l'influence de cette immense ventouse, qui opère le vide sur la surface de tout un membre, les courbes cérébrales devraient se modifier et annoncer l'*anémie;* il n'en est rien pourtant, et la courbe n'offre pas d'abaissement marqué ; *François Franck*, à qui l'on doit cette expérience, n'en conclut pas à la non existence de l'anémie, mais bien au rétablissement de l'équilibre de pression par l'afflux compensateur du liquide sous-arachnoïdien spinal.

**Indication thérapeutique.** — Nous pouvons en déduire que cet appareil doit être surtout avantageux pour combattre les *congestions* de la *moelle épinière.*

**Effets cardiaques et vasculaires de la commotion et de la compression du cerveau.** — A l'aide d'expériences sur les animaux, *F. Franck* [1] a pu étudier également les effets déterminés par le **choc cérébral.**

Il se produit, quelques secondes après le choc, un arrêt plus ou moins prolongé du cœur et de la respiration.

Du côté opposé à la commotion, le cerveau diminue de volume. Le resserrement réflexe des vaisseaux encéphaliques s'opère et produit l'*anémie.* Et ce qui le démontre, c'est que l'arrêt du cœur ne survient plus, si l'on a soin de produire d'avance la paralysie vaso-motrice par le *curare*, le *chloroforme* ou le *chloral.*

[1] FRANCK (Fr.). Soc. de biol. 3 novembre 1877.

**Indication thérapeutique.** — Il est donc certain qu'il existe un rapport entre le **choc cérébral**, l'**arrêt du cœur** et l'**anémie cérébrale**. Le chirurgien doit en conclure que, pour sauver la vie et rétablir les fonctions dans la **commotion cérébrale**, il faut mettre le blessé dans la position déclive, ou même pratiquer l'**inversion** jusqu'au retour des battements du cœur, et donner en même temps le **chloroforme** en inhalations légères ou le **curare** en injections hypodermiques.

En résumé, le *cerveau* présente cinq mouvements bien distincts :

1° **Pouls artériel** *de totalité ou d'expansion.*

2° **Pouls veineux** des *sinus* communiqué par *influence.*

3° **Pouls lymphatique** par *influence* des canaux de *Robin* et des lacunes de *His.*

4° **Courbe** ou **oscillation respiratoire.**

5° **Courbe fonctionnelle** de *Mosso,* ou *vaso-motrice.*

## III

## CIRCULATION ET POULS ORGANIQUE DU CŒUR.

Tout *muscle*, pour agir, doit avoir sa provision de sang en réserve ; il doit être **hypérémié** et à *forte tension*. Au contraire, un *muscle* **anémié** interrompt forcément son action, ou du moins la laisse faiblir. Or, le **cœur**, plus que tout autre, exprime nettement cette loi fonctionnelle, et, phénomène remarquable, il en est la **cause** en même temps qu'il en éprouve les **effets**.

Voici comment : le cœur, pris dans son ensemble, est un organe à contractions rhythmiques ; il divise ses actes en *deux temps* et *deux rhythmes*, comme il se divise lui-même en *deux cœurs* complètement séparés, *cœur ventriculaire, cœur auriculaire*. Leurs temps et leurs rhythmes sont alternés par étages, et fonctionnent dans une dépendance parfaite ; dès que l'un finit, l'autre commence.

Or, sous l'influence de la contraction puissante des ventricules, tout le sang veineux et même artériel se trouve chassé des artères et veines coronaires ; le cylindre contracté devient **ischémique** et cesse aussitôt son action, mais pendant cette systole le sang chassé des ventricules a été refoulé dans les oreillettes ; celles-ci, remplies du sang qui est leur stimulant naturel, se contractent à leur tour et viennent remplir de nouveau les ventricules en diastole ; mais la contraction des oreillettes chasse le sang contenu dans leurs artères et veines nourricières et produit l'*ischémie* de leurs parois. A leur tour elles cessent d'agir, et le rhythme du cœur se trouve ainsi constamment entretenu par une série indéfinie de *contractions anémiantes* et de *dilatations hypérémiantes* des deux étages cardiaques.

Ce n'est point là un simple raisonnement *à priori ;* ces variations extrêmes sont aussi visibles à l'œil ; tous les physiologistes ont vu pendant les vivisections les différentes parties constituantes du cœur *pâlir* pendant leur *systole*, *brunir* pendant leur *diastole*. Et ce qui facilite singulièrement pour le cœur la transition mutuelle de ces deux états de plénitude et de vacuité, c'est que ses veines n'ont point de valvules, à l'exception de celle de *Thébésius*, qui ferme incomplètement l'embouchure de la grande *coronaire*, et que le sang peut y être refoulé des deux côtés avec une facilité égale.

BRUCKE a fort bien observé en outre que les artères *coronaires* ne peuvent pas recevoir de sang pendant la *systole*, car leur insertion est recouverte par les valvules sygmoïdes de l'aorte pendant la contraction du ventricule. Si cette artère restait remplie pendant la systole, elle gênerait la contraction du cœur par son développement, tandis qu'en recevant le liquide pendant la diastole, elle ne nuit point au jeu de l'organe.

Remarquons en outre que les muscles à fibres lisses du cœur, implantés sur les fibro-cartilages circulaires des orifices, n'emprisonnent point transversalement ses capillaires, comme le font les faisceaux musculaires et les gaînes aponévrotiques des muscles ordinaires, mais compriment les vaisseaux et les vident dans leur totalité, à l'exception des gros troncs protégés par les sillons.

La circulation veineuse des *oreillettes*, surtout la *droite*, diffère de celle des ventricules, en ce que leurs veines sont indépendantes de celles des ventricules; puis les canaux d'union des *foramina*, assez nombreux dans l'*oreillette droite* et l'*auricule*, canaux dans lesquels se jettent un grand nombre de petites veines du cœur, sont formés, ainsi que l'a démontré le docteur *Lannelongue* [1], d'une simple couche endothéliale, parois inertes, dues à une réflexion de l'endocarde, et la couche musculeuse qui manque à ces canaux est remplacée par leur *adhérence* aux *parois cardiaques*, absolument comme il en est pour l'utérus en gestation; ce sont donc les fibres musculaires de l'oreillette, au milieu desquelles ils sont plongés, qui font l'office de tunique contractile pour les vaisseaux, et la direction de ces faisceaux musculaires est devenue *perpendiculaire* aux *conduits*. Aussi, tandis que la systole de l'oreillette chasse le sang de ses propres veines, ce sang trouve un certain diverticulum dans les canaux ou *foramina* que la contraction circulaire des fibres musculeuses perpendiculaires *élargit* au lieu de comprimer; mais cette particularité anatomique ne constitue qu'un réservoir de sûreté, un *diverticulum*, et n'empêche point la vérité de la loi générale par laquelle on peut exprimer le plan de la circu-

[1] LANNELONGUE. *Rech. sur la circulat. des parois du cœur*. Archiv. de physiol. 1868. Paris, p. 22-28.

lation et du pouls organique du cœur, loi que l'on peut formuler en deux termes :

| | |
|---|---|
| La systole *auriculaire* produit | *Ischémie* auriculaire.<br>*Hypérémie* des vaisseaux ventriculaires. |
| La systole *ventriculaire* produit | *Ischémie* ventriculaire.<br>*Hypérémie* des vaisseaux auriculaires. |

Nous sommes loin cependant de dire que cette alternance soit la seule cause du rhythme cardiaque. En effet, quoique les expériences de *Brown-Séquart* aient démontré l'influence *excitante* et *régulatrice* du *sang veineux* injecté dans les parois du cœur, d'autres faits prouvent que le cœur de la tortue, et surtout celui du requin, peuvent battre des heures entières hors de la poitrine et privés de sang.

La cause première du rhythme cardiaque sera donc toujours à chercher dans le *système nerveux végétatif*, dont les nombreux ganglions sont pour ainsi dire pétris, moulés avec l'organe. Mais il n'en résulte pas moins que, chez l'homme surtout, la circulation particulière du cœur apporte un contingent sérieux à la régularisation si nécessaire des mouvements de cet organe.

Chaque *étage* du cœur *avertit*, pour ainsi dire, le suivant d'avoir à commencer son œuvre, en lui envoyant, avec le *sang* qui pénètre son tissu, et la *nutrition* intime et le *stimulant* fonctionnel.

## PARTICULARITÉS DU POULS ARTÉRIEL CORONAIRE.

Ce pouls particulier ou organique du cœur est encore remarquable en ce que chacune de ses évolutions, soit artérielle, soit veineuse, accuse une **double évolution**, l'une *directe*, l'autre *rétrograde*, dont les temps sont opposés à ceux des autres artères.

Analysons, en effet, un battement de cœur, en commençant à la *systole* et en étudiant la marche du sang dans les *artères*, puis dans les *veines* de ce viscère.

**Artères.** — La *systole ventriculaire* en resserrant tous les tissus cardiaques, repousse le sang des vaisseaux coronaires vers le tronc aortique.

C'est la première impulsion, elle est *rétrograde*.

Mais, dès que la systole vient à cesser, la colonne sanguine aortique retombe; elle écarte les valvules sigmoïdes, pénètre dans les vaisseaux coronaires, et cette seconde impulsion rend au sang artériel son évolution *directe* dans le tissu du cœur.

Le pouls coronaire a donc lieu en *temps opposé* à celui des autres artères. Il est en réalité **diastolique**, puisque c'est pendant la **diastole** du *cœur* que le sang peut parcourir ces vaisseaux ; le **cœur** ne fait que les **vider**, *il ne les* **remplit jamais**. C'est la seule artère qui nous offre un pareil type ; et c'est l'**aorte** qui joue pour elle le rôle du cœur, en lui renvoyant par son élasticité le sang dont elle est pleine [1].

PARTICULARITÉS DU POULS VEINEUX CORONAIRE.

**Veines.** — La circulation veineuse du cœur offre des caractères encore plus spéciaux. Elle est **pulsative**, chose rare pour les veines ; et doublement pulsative, puisqu'elle reçoit successivement deux impulsions, l'une *directe*, l'autre *rétrograde*, comme celles que nous venons de signaler pour les artères du ventricule.

Elle est **directe**, c'est-à-dire s'exerçant des capillaires au centre, suivant la direction normale des veines ; le ventricule en effet, comprimant les veines coronaires, leur imprime une *première pulsation* et les vide dans l'oreillette, mais il n'y vide que ses propres veines, qui sont indépendantes et sans communication avec celles de l'oreillette.

Elle est **rétrograde**, car l'oreillette de son côté rend au ventricule ce sang veineux dès qu'elle se contracte, déterminant ainsi dans les veines coronaires privées de valvules une pulsation de retour ou *rétrograde*.

A son tour, l'**oreillette** décharge les siennes, pendant sa systole, dans les réservoirs ou *foramina* restés ouverts ; d'où elles s'écoulent dans sa cavité, dès qu'elle cesse de se contracter. Si les ventricules n'ont pas de *foramina* ou réservoirs veineux, c'est que les oreillettes leur en tiennent lieu, en restant libres pendant que les ventricules se contractent.

En résumé, il faut donc admettre :

Pour les ventricules ; — **Pouls artériel** alternativement

[1] Les recherches toutes nouvelles de Novi paraissent démontrer que, pendant la *systole*, les capillaires transversaux du cœur seraient seuls comprimés ; les autres, compris dans l'espace situé entre les fibres musculaires et leurs anastomoses, seraient dilatées par la contraction du myocarde. (Rivist. clinic. di Bologna 1884.)

*rétrograde* et *direct* à chaque pulsation et exerçant ses fonctions en *temps opposé* à ceux des autres artères.

**Pouls veineux pulsatif**, alternativement *direct*, puis *rétrograde*, oscillant du ventricule à l'oreillette, de l'oreillette au ventricule.

Pour les oreillettes : — **Pouls veineux** *distinct et séparé de celui des ventricules.*

**Ampoules** *des* **foramina** *servant de réservoir et* **se remplissant** *alors que toutes les autres veines se vident dans l'oreillette ; puis* **se vidant** *alors que celles-ci se remplissent.*

Telle est la circulation intime du cœur.

En voilà bien assez pour faire du *pouls organique* du cœur un des plus curieux et des plus extraordinaires. Mais le viscère en valait la peine, et *Bordeu* tressaillirait d'aise dans son tombeau, s'il pouvait voir le développement naturel et sublime à la fois de sa grande conception des *pouls organiques*.

---

# IV

## CIRCULATION ET POULS ORGANIQUE DE L'ŒIL.

### CIRCULATION NON PULSATIVE DES ARTÈRES DE L'ŒIL.

Il fallait à l'œil, dont la membrane rétinienne, si délicate, doit percevoir les ondulations lumineuses, une circulation régulière, non saccadée. Aussi le sang qui arrive du cœur dans les artères *ciliaires*, est-il obligé de parcourir les sinuosités nombreuses qu'elles présentent et qui diminuent son impulsion. Dès son entrée dans la membrane vasculaire de l'œil, l'ondée sanguine *n'est plus rhythmée;* le mouvement se régularise encore, grâce à la richesse de la tunique musculaire des vaisseaux qui vont distribuer le sang à tout l'organe.

De plus, le segment postérieur de la choroïde, immobilisé, comme nous le démontre l'anatomie, n'est pas exposé aux plissements qui existent dans la région antérieure et qui pourraient entraver l'entrée du sang.

Par suite de cette disposition remarquable, le fonctionnement circulatoire du fond de l'œil se trouve aussi bien assuré que sa nutrition.

### 1° COURBE DE TENSION VASCULAIRE ORGANIQUE DE L'ŒIL.

La **choroïde**, dont la vascularisation si riche régularise la nutrition et la caléfaction de l'œil, doit encore remplir une fonction importante à l'égard de sa circulation [1].

Elle *règle* la **tension organique**.

En effet, il faut admettre pour l'œil deux organes *tenseurs* ou *régulateurs :* le **muscle ciliaire** et le **musculus choroïdæ**.

Un troisième régulateur plus indirect se trouve constitué *par* l'**écoulement gradué** *de l'humeur* **aqueuse** [2].

[1] Pour mesurer exactement chez les animaux les changements de tension survenus dans le globe oculaire, on a fait usage de manomètres introduits dans la chambre antérieure. L'excès ou la diminution de pression étaient indiqués par les déplacements de la colonne mercurielle. Chez les chiens, chats, lapins, la tension intrà-oculaire normale oscille entre 20 et 30 mm HG.

[2] COURSSERANT. *Etude sur la choroïdite antérieure*. Paris. 1877. p. 17.

**Le muscle ciliaire, premier régulateur de la tension artérielle de l'œil.** — LEBERT a démontré qu'un certain nombre de rameaux des artères *ciliaires* traversent l'épaisseur du muscle de ce nom, tandis que les veines *choroïdiennes* passent en dehors.

Il en résulte qu'au moment de l'*accommodation*, le *muscle ciliaire* comprime ces artères et diminue d'autant la circulation de la zone choroïdienne antérieure.

Ce muscle est donc un *régulateur* de la circulation oculaire, aussi bien que de la vision; et si, d'une part, son action est favorable pour empêcher la *congestion* facile des membranes profondes de l'œil, d'autre part, son action exagérée, son spasme, peut amener un état d'*anémie* de ces régions, et un certain degré d'*amblyopie* correspondante. Mais, dans tous les cas, l'action du muscle ciliaire ne s'exerce que sur les *artères* et *laisse* complètement *libres* les *veines*, [1] qui, passant en dehors, ne supportent aucune pression.

Mais, si l'on tient compte de l'insuffisance déjà notée des ciliaires postérieures, on comprendra aisément pourquoi la partie antérieure de la choroïde est exposée à des variations continuelles dans la quantité de sang reçue. Aussi la nutrition de la région choroïdienne antérieure est-elle moins bien assurée que celle du pôle postérieur. Il en résulte que, toutes les fois qu'un processus pathologique se développera dans cette région, il y trouvera un terrain tout préparé, car sa structure semble lui créer une imminence morbide.

**Le musculus choroïdæ, second régulateur de la tension vasculaire de l'œil.** — Un fait capital dans l'étude physiologique de la choroïde, ce sont les mouvements constatés dans cette membrane.

HENSEN et WOLKERS ont prouvé le déplacement spontané de la choroïde, dans toute la région de cette membrane située en avant de l'équateur de l'œil. Nous ne décrirons pas ici leurs expériences suffisamment connues. Elles ont été, d'autre part, vérifiées par nombre d'observateurs et complétées par la récente découverte de *Konrad* HALLSTEN et de *Robert* KIGERSTEDT.

Ces deux savants physiologistes, par des injections de nitrate

[1] Disons cependant ici que, d'après plusieurs physiologistes modernes, les contractions du *muscle ciliaire et de l'iris* paraissent exercer peu d'influence sur la tension intrà-oculaire. *Donders*, au moyen de l'ophthalmotonomètre, a cherché à démontrer également que chez l'homme les *efforts de convergence et d'accommodation* étaient sans influence sur la distension du globe.

d'argent au $\frac{1}{100}$, ont pu mettre en évidence les éléments musculaires de la choroïde, et ont démontré que le *musculus choroïdæ* s'étendait du *foramen opticum* à l'*ora serrata* [1].

*Hensen* et *Wolkers* ont, en outre, observé que le déplacement choroïdien, qui se produit dans le phénomène de l'*accommodation*, pouvait aussi se montrer en dehors de la contraction du muscle ciliaire [2].

Ainsi la *choroïde* possède une *auto-contraction*, pendant laquelle sa courbe tend à se redresser; or, cette contraction ne peut rester sans influence sur les vaisseaux qui lui sont soumis, elle doit à tour de rôle *modérer* ou *activer* l'afflux sanguin dans l'intérieur de l'organe; c'est un *régulateur de tension*.

Des expériences délicates ont démontré, du reste, que la *section* de la *choroïde* entraîne une *diminution* considérable de la *tension* oculaire.

**L'écoulement de l'humeur aqueuse, troisième régulateur de la tension vasculaire.** — L'écoulement continu de l'humeur aqueuse est plus ou moins rapide, suivant l'apport du sang. Il contribue donc aussi, pour une bonne part, au balancement de la tension vasculaire.

Si cet écoulement ne s'opère plus avec régularité, les liquides s'accumulent dans les cavités oculaires, y produisent la *parésie* vaso-motrice des *artères* et des *veines* qui laissent alors retentir jusqu'au fond de l'œil les pulsations transmises du cœur aux artères, et l'on voit se développer tous les signes du **glaucome**.

**Le muscle orbitaire, quatrième régulateur de la tension vasculaire. — Tension et courbe vaso-motrice.** — L'action du *grand sympathique* est incontestable; son irritation produit des phénomènes de tension dans la circulation générale, et il existe un rapport direct entre celle-ci et la tension intrà-oculaire.

Pour WAGNER et ADAMUCK, l'irritation du tronc nerveux dans la région cervicale produit une faible élévation de la tension intrà-oculaire. Appuyés sur ces expériences, ils voulurent y chercher l'origine du *glaucome*. Pourtant, l'excitation du grand sympathique au cou détermine une diminution de calibre des vaisseaux du crâne, et, par suite de l'œil, la tension intrà-oculaire devrait donc diminuer : comment se fait-il qu'elle augmente?

[1] PANAS. Leçons sur les Kératites, 1877.
[2] NORDISKT. Médicin. archiv. B 14, 1877.

**HIPPEL** et **GRÜNHAGEN** ont trouvé la cause de ces résultats inexplicables en apparence. Il existe dans l'orbite, chez les animaux, un système de fibres musculaires lisses, dont l'ensemble est désigné par quelques anatomistes sous le nom de *muscle orbitaire* et qui paraissent destinées à régulariser la sortie du sang de l'orbite. Ces fibres sont sous la dépendance du grand sympathique : en irritant ce tronc nerveux, elles se contractent, s'*opposent* à la *sortie* du *sang* de l'*orbite,* et, par voie rétrograde, provoquent la *congestion* du globe *oculaire.* L'augmentation de tension (indirecte), ainsi produite, l'emportant sur la diminution (directe) due à la contraction des vaisseaux de l'œil, il en résulte finalement une légère augmentation qui se traduit par une élévation de 20 mm dans la colonne manométrique. Si l'on parvient à annihiler l'action du muscle orbitaire en sectionnant ses fibres, l'irritation du grand sympathique produit constamment une diminution de tension.

Chez l'homme, l'influence du grand sympathique n'est pas aussi nettement établie. Pourtant *Horner* a signalé des cas de paralysie du grand sympathique qui étaient accompagnés d'une diminution de la tension intrà-oculaire.

A côté de cette circulation organique toute spéciale, l'œil éprouve encore le retentissement des autres circulations. Ainsi la *tension intrà-oculaire* dépend, dans une certaine mesure, du système nerveux central et de la *tension vasculaire générale.*

**Action du nerf trijumeau sur la pression oculo-vasculaire.** — Pour mettre en évidence l'*action du trijumeau*, *Hippel* et *Grünhagen* firent la section du grand sympathique, après avoir curarisé l'animal, puis irritèrent le tronc nerveux de la cinquième paire, à son origine dans le crâne. La colonne manométrique s'éleva subitement de 30mm à 200, et l'œil du côté opposé (quand l'irritation portait sur le milieu de la protubérance annulaire) devint dur comme une bille de marbre.

On peut faire disparaître ce *glaucome aigu expérimental* par la *paracentèse*, puis le reproduire en renouvelant l'irritation ; celle-ci est-elle supprimée, la tension reste toujours plus grande qu'avant l'expérience (100 mm *au lieu de* 30).

Chez l'homme, l'observation clinique a démontré également l'influence manifeste du *trijumeau* sur la *tension* intrà-oculaire. *Donders* a constaté sa diminution à la suite de la paralysie de la cinquième paire. *Horner* a noté le même symptôme dans le *zona* ophthalmique.

Enfin, les observations sont nombreuses où l'on a vu de véritables *glaucomes* survenir à la suite de *névralgies* intenses du *trijumeau*. Dans tous ces cas, le premier phénomène observé est la *parésie* vaso-motrice et l'apparition de *pulsations artérielles* et *veineuses*.

**Action de la ligature de la carotide.** — La *ligature de la carotide fait descendre* la colonne mercurielle de 6 à 8$^{mm}$ du côté correspondant; elle est sans influence sur le côté opposé. Nous avons vu néanmoins que la ligature de la carotide n'apporte aucun changement dans l'aspect ohthalmoscopique du fond de l'œil, dont la coloration rougeâtre ne varie pas, mais cela prouve simplement que la mensuration manométrique de la tension oculaire fournit des renseignements plus précis que l'examen du fond de l'œil sur l'état de plénitude des vaisseaux de la choroïde.

Les mêmes effets s'observent dans l'empoisonnement par l'*opium*, la *quinine*, la *digitale*, où la tension artérielle, par suite de la dilatation des petits vaisseaux de la surface cutanée, diminue considérablement. La section de la moelle, entre l'atlas et l'axis, en détruisant à leur origine les nerfs vaso-moteurs qui se rendent aux vaisseaux de l'abdomen, et en amenant ainsi la dilatation des vaisseaux de ces régions, détermine également une diminution sensible de la tension oculaire.

Réciproquement, la tension oculaire *augmente* à mesure que la *tension vasculaire s'élève;* ainsi l'on observe un excès de tension après la ligature de l'*aorte abdominale*. L'excès de tension se produit encore, bien que d'une façon momentanée, après la *ligature* des *veines jugulaires;* mais elle n'est alors que passagère et peu accentuée; elle devient, au contraire, très manifeste et *persiste* longtemps après la ligature des *vasa vorticosa*. Ce fait démontre bien l'existence des circulations organiques, puisque l'arrêt circulatoire de ces petits vaisseaux produit plus d'effet que celui de la grande veine jugulaire.

Chez l'homme, l'influence habituelle de la tension artérielle sur la tension oculaire, beaucoup moins manifeste que chez les animaux, est tellement faible, qu'elle échappe à nos moyens d'appréciation.

### 2° COURBE RESPIRATOIRE.

La tension intrà-oculaire, et par conséquent la circulation interne de l'œil, sont influencées par les *mouvements respiratoires*. Lorsque l'on suspend la respiration artificielle chez un animal empoisonné par le *curare* et dont la *poitrine n'est pas ouverte*, on voit la colonne manométrique s'élever aussitôt.

**Indication thérapeutique.** — Ce fait est intéressant à connaître au point de vue pratique ; il prouve que, pour éviter, pendant une opération de *cataracte* par *extraction*, des changements de tension qui favoriseraient l'issue du corps vitré, le malade devra *respirer* aussi *largement* que possible, au lieu de retenir sa respiration comme il arrive le plus souvent sous l'influence de la vive préoccupation du sujet.

### 3° COURBE DE PRESSION MUSCULAIRE EXTERNE.

L'œil, entouré dans tous les sens par des muscles, ne peut exécuter un mouvement sans que l'effort musculaire fasse varier sa pression interne et par conséquent la pression du sang dans ses vaisseaux.

Peu sensible pour les artères, cette pression l'est beaucoup *plus* dans les *veines*, et c'est pour y remédier sans doute qu'elles se replient en spirales innombrables (*vasa vorticosa*), dont la dilatation doit constituer une sorte de réservoir naturel, au moins trois fois plus étendu que ne le serait un vaisseau rectiligne.

**Uniformité de la tension oculaire.** — Mais c'est en étudiant la circulation oculaire dans les maladies que nous jugerons de l'importance de la tension organique. Nulle part il n'était plus nécessaire d'obtenir une tension uniforme, et nulle part elle n'a été mieux équilibrée. Grâce à ces différents appareils qui se prêtent un mutuel appui, on voit la tension oculaire garder une moyenne très remarquable. Ainsi dans la période *asphyxique* du *choléra*, où le ralentissement de la circulation est si accusé et dans laquelle la tension artérielle est si faible, *De Graëfe* n'a remarqué aucun changement dans la tension artérielle intrà-oculaire.

Il n'existe pas, non plus, de différence bien appréciable dans la tension intrà-oculaire, chez l'individu tombé en *syncope*, dont le pouls est filiforme, et chez le *pléthorique*, dont le pouls est large et bondissant.

En résumé, la circulation oculaire est l'une des plus complexes. Elle correspond parfaitement aux pouls organiques composés de Bordeu. Tous les pouls des organes voisins viennent s'y répercuter, et de plus elle offre en elle-même des éléments tout spéciaux de stabilité, d'uniforme débit, par le calme de ses artères, enfin par le soin tout particulier avec lequel l'œil peut régler sa circulation et sa nutrition au moyen de quatre systèmes bien différents :

1° Par l'**écoulement** graduel de son **humeur aqueuse.**

2° Au moyen de trois muscles **régulateurs** dont les deux premiers correspondent à la *tension organique*, savoir :

**Muscle ciliaire** qui agit sur les *artères* seulement;

**Muscle tenseur de la choroïde** qui agit sur les *artères* et les *veines*.

**Muscle orbitaire** qui correspond principalement à la *tension vaso-motrice* (chez l'animal seulement).

Ajoutons à cela :

3° La **courbe** ou **pulsation cardiaque**, **artérielle** et **veineuse** pathologiques, des vaisseaux rétiniens.

4° La **courbe vaso-motrice.**

5° La **courbe respiratoire.**

5° Les **courbes** de **pression musculaire extérieure.**

Tel est l'ensemble des inflexions que doit subir la circulation oculaire.

Cette circulation est surtout *veineuse ;* les *artères* sont *fort petites*, les *veines volumineuses*, anastomosées en *réseaux*, munies d'un *canal dérivateur* (canal de Schlemm).

## V

## CIRCULATION ET POULS ORGANIQUE DE LA FACE.

Le caractère particulier de la circulation **faciale** est d'être **artérioso-veineuse** et **dérivative**.

Tandis que dans le reste du corps (sauf cependant les extrémités, qui ont une circulation analogue), les artères et les veines cheminent séparément, n'ayant de communication que par l'intermédiaire du réseau capillaire le plus ténu, à la face il existe des communications beaucoup plus larges et directes entre les deux systèmes circulatoires, au moyen de vaisseaux plus considérables. Ces communications nous ont été révélées par les beaux travaux du Dr SUCQUET, sur la *circulation dérivative*[1].

De semblables communications faciles existent entre les artères et les veines, au *nez*, au *front* et aux *oreilles*.

Les injections poussées par la carotide primitive, dans les artères *faciale*, *ophthalmique* et *auriculaire*, après la mort, entrent dans les veines *faciale*, *méningée moyenne* et *auriculaire*, tandis que les veines des organes divers qui composent la tête restent vides partout ailleurs.

Ainsi, il se fait pendant la vie, par les veines indiquées, une circulation particulière, remarquable en outre par ses **intermittences**; quelquefois *nulle*, d'autres fois très *abondante*, éprouvant tous les degrés possibles entre la suppression et la turgescence, suivant que le cœur lance le sang avec faiblesse ou force, et que les vaso-moteurs cèdent ou résistent. Cette circulation **artérioso-veineuse** donne un sang mélangé, moins noir que le sang veineux ordinaire, et parfois complètement artériel dans les moments de congestion active. C'est une dérivation des *crues* du sang artériel, dont le trop-plein, brusquement projeté dans les organes cérébraux, aurait pu leur nuire.

Et tandis que cette circulation dérivative, locale, intermittente, s'opère à l'*extérieur*, superficiellement, avec surexcitation fréquente et variations constantes, la circulation profonde et

[1] SUCQUET. *De la circulat. dans les membres et dans la tête chez l'homme*. Acad. de méd. de Paris. 17 avril 1860.

nutritive opère son travail intime avec le calme et la régularité nécessaires.

Les veines, ainsi dilatées par le sang artériel, ont parfois un pouls apparent, quoique le fait soit rare. On l'observe surtout quand il y a une excitation fonctionnelle ; ainsi pendant la *mastication*, la *digestion*, la *marche* soutenue, la *course* etc., ce pouls veineux est alors *direct* au lieu d'être par *influence*, puisque le sang passe directement de l'artère dans la veine, au lieu d'agir par l'intermédiaire des parois collatérales. Aussi coïncide-t-il systole pour systole avec celui de l'artère correspondante.

De toutes les parties du corps, la face est celle qui est le plus soumise aux variations vaso-motrices. Ce sont en effet ces variantes qui donnent au *teint* les alternatives de pâleur et de rougeur, qui forment le charme de la physionomie. On peut y lire toutes les souffrances du corps, aussi bien que toutes les passions de l'âme et cette variété infinie d'expressions et de nuances, suivant la dilatabilité des capillaires, aurait dû mettre depuis longtemps sur la voie de la découverte des nerfs vasculaires.

En résumé, la **face** contient pour sa part :

1° Un **pouls cardiaque**, comme tout autre organe.

2° Une circulation **artérioso-veineuse et dérivative**, avec un sang veineux également mélangé.

3° Un **pouls veineux direct**, rarement visible, mais du moins apparent chez certains individus et dans certaines circonstances d'excitation.

4° Enfin, une **courbe vaso-motrice**, plus prononcée que partout ailleurs.

5° Dans les cas d'*asphyxie* la face se gonfle énormément, et la **courbe de Traube** doit y être fortement accentuée.

---

## VI

## CIRCULATION ET POULS ORGANIQUE DE LA VEINE CAVE INFÉRIEURE.

### CONTRACTIONS RHYTHMIQUES DE LA VEINE CAVE.

Tandis que la plus grande partie du chyle recueilli par la veine porte entre dans le foie, pour être soumis à son influence dépuratrice, avant de se mêler au courant de la circulation générale, une portion du sang du même vaisseau passe directement par les anastomoses dans la veine cave ascendante. Or ce sang doit aussi être purifié par une influence glandulaire, avant de se répandre dans l'économie.

D'après *Claude* **BERNARD**[1], il y a dans la portion inférieure de la *veine cave*, derrière et au dessous des orifices des veines hépatiques, une tunique musculaire, d'une épaisseur considérable, et dont les contractions déterminent des pulsations dans la veine cave et dans les veines rénales, *pulsations qui ne sont* **pas isochrones** *avec celles du cœur*.

En outre, chez le cheval du moins, la veine cave présente deux valvules, attachées à sa paroi, immédiatement au dessous des orifices des veines rénales.

Cette disposition a pour but de permettre que par la contraction de la veine *cave inférieure*, contraction qui survient *pendant la* **digestion** *seulement*, le sang ne pouvant retourner en arrière, puisqu'il est retenu par les valvules, remonte à droite et à gauche par les veines rénales, pour aller se purifier dans les reins, qui éliminent les matériaux superflus ou nuisibles en produisant l'urine des aliments[2].

Pendant ce temps, la circulation est changée par la clôture des valvules de la veine cave, qui arrêtent le sang venant des membres inférieurs ; mais la veine *azygos* intervient alors comme une vaste anastomose, pour porter le surplus de sang dévié à la veine cave supérieure.

Le professeur **MAC DONNEL**[3], de Carmichaël School, à Dublin, a

[1] CLAUDE BERNARD. *Arch. de médecine*, t. XXIII.
[2] FRANCHESCHI. *Gazette médicale de Paris*. 1859, p. 832.
[3] DONNEL (Mac). *Recherches sur les valvules rénales et hépatiques et sur la circulation hépatico-rénale*. Journ. de physiologie, 1859, p. 300.

nié l'existence de cette circulation particulière, mais les expériences de *Claude Bernard* en ont mis la démonstration hors de doute.

On a vu aussi, quoique rarement, la veine cave, douée d'un battement rhythmique, suppléer à l'insuffisance de la circulation, et entretenir la vie, alors que les battements du cœur paraissaient arrêtés.

En résumé, le pouls organique de la veine cave consiste :

1° En **pulsations rhythmiques**, pouvant se développer, dans certaines circonstances, comme *suppléance* du *cœur*.

2° En une série de **contractions** qui surviennent pendant la digestion seulement, contractions **non isochrones** au pouls, et qui forcent le sang à passer par le *foie* ou par les *reins*, pour s'épurer avant de revenir au cœur. C'est la **courbe fonctionnelle**.

3° Elle éprouve à un haut degré, comme nous le verrons pour la veine porte, les effets de la *respiration pulmonaire* et surtout *diaphragmatique*. — **Courbe respiratoire**.

4° Comme toutes les grosses veines, elle ressent les effets de la **circulation** par **influence** que lui communique l'*aorte*.

---

## VII

## CIRCULATION ET POULS VEINEUX HÉPATIQUE.

Le vaisseau principal du *foie* est la **veine Porte**.

Cette veine est disposée d'après un double plan anatomique, parce qu'elle est destinée à remplir un double office.

1° Elle ramène le sang des intestins et des autres organes, où elle prend naissance par une série de branches secondaires et de ramuscules se réunissant en un tronc commun, comme le ferait une veine ordinaire.

2° Elle entre ensuite dans le foie et s'y ramifie de nouveau, comme le ferait une artère.

Elle offre donc, à elle seule, l'image d'une circulation complète.

### COURBE RESPIRATOIRE A TYPE DIAPHRAGMATIQUE.

Mais, comme cette seconde moitié de circulation n'a point pour pénétrer dans les capillaires le secours de la contraction cardiaque, ni de la circulation par influence, le sang y circulerait d'une manière lente et incomplète, si le **diaphragme** ne venait à son aide, en lui imprimant un mouvement de systole et de diastole. Voici comment :

A chaque inspiration, la voûte du diaphragme s'abaisse. Aussitôt, le foie et les organes abdominaux sont comprimés, et cette pression tend à éliminer de leurs veines le sang contenu dans leur tissu.

Mais du côté des veines des membres inférieurs, les valvules empêchent le retour. Leur sang ne peut donc avancer que dans la veine *cave*, du côté du cœur, et dans la veine *porte* vers les rameaux hépatiques, où il pénètre sans peine, vu l'absence de valvules [1].

Pendant l'expiration, le *diaphragme* se *relâchant remonte* vers le thorax et le sang *veineux* du *foie* se trouve *aspiré* doublement: par ce mouvement d'abord, qui fait un premier vide, puis par la dilatation du thorax, qui exerce une seconde aspiration, ainsi que l'a parfaitement démontré POISEUILLE [2].

[1] BROWN SÉQUARD. J. de physiol. 1859, p. 149.

[2] POISEUILLE. *Rech. sur les causes du mouvemt. du sang dans les veines*. J. hebdom. de méd. 1830, t. I.

Le diaphragme fait donc ici l'office d'un cœur secondaire, et l'on peut dire que le rhythme respiratoire artériel et veineux est soumis à son influence maîtresse dans toute la région abdominale.

En effet, la veine porte et les veines hépatiques doivent forcément exprimer l'action du diaphragme, et si l'on pouvait les explorer au sphygmographe, on obtiendrait le tracé respiratoire, non point momentanément, comme dans certaines artères ou certaines veines, mais comme type régulier, normal et continu.

Les recherches de BROWN-SÉQUARD viennent à l'appui de ce que nous avons annoncé sur le rôle de cœur secondaire attribué au diaphragme. Il a démontré, en effet, que le diaphragme peut, comme ce viscère, se mouvoir d'une façon rhythmique, bien que séparé des centres nerveux.

Comme le cœur, il forme deux moitiés, qui agissent en général simultanément, de même que les deux oreillettes ou les deux ventricules.

Le sang veineux paraît être la cause excitatrice de ces mouvements.

Le cœur a donc un analogue dans le diaphragme, surtout si l'on considère que les piliers prolongés de ce muscle, qui occupent un espace de 3 à 4 centimètres, constituent une sorte de canal ou de ventricule, que traversent les plus gros vaisseaux de l'économie : artère *Aorte*, veine *Cave inférieure*, veine *Azygos*, dont le diaphragme se trouve être ainsi l'organe modérateur et accélérateur alternativement par ses systoles et ses diastoles.

## CIRCULATION RÉTROGRADE DE LA VEINE PORTE.

La veine *Porte* n'ayant pour ainsi dire pas de valvules, les pressions exercées sur elle, soit directement, soit en sens contraire, peuvent faire circuler le sang dans tous les sens, et le reflux peut s'établir dans les veines du *foie* ou dans celles de l'*intestin*, comme il arrive lorsqu'une pression trop grande s'oppose au fonctionnement régulier de l'organe.

Plusieurs anatomistes ont nié l'existence de cette circulation en partie double, mais *Claude Bernard*[1] a parfaitement vu ce

[1] BERNARD (Cl.). *Origine du sucre dans l'économie*. Arch. gén. de méd. 1848, 4e série, t. XVIII, p. 309.

phénomène s'opérer sur un chien dont il avait ouvert l'abdomen. Le doute n'est donc plus permis.

### CONTRACTILITÉ PROPRE DE LA VEINE PORTE.

Outre le mouvement général de la circulation, et l'action du diaphragme, la veine porte paraît agir sur la circulation hépatique par la contraction qui lui est propre.

**KÖLLIKER** et **WIRCHOW** [1] ont constaté cette contraction sur le cadavre d'un supplicié. Mais la faiblesse de son expression ne paraît pas lui assigner un rôle bien important csmme agent circulatoire.

Pourtant cette contractilité personnelle doit imprimer à la circulation hépatique une tension différente et produire une courbe particulière dont il faut tenir compte.

**Circulation nutritive.** — Considérée dans son ensemble, la circulation *fonctionnelle* ou organique du **foie** est avant tout **veineuse.**

Mais, à côté de cette circulation *fonctionnelle*, se trouve une circulation *nutritive*, parfaitement distincte et séparée.

Elle est formée par les artères et les veines *sus-hépatiques* émanées de l'aorte et de la veine cave.

Ces vaisseaux, du moins les veines, subissent les mêmes influences que les vaisseaux *porte* de la part de la respiration diaphragmatique, de l'enveloppe contractile du foie, et des contractions propres de la veine porte.

### CONTRACTILITÉ DE L'ENVELOPPE ORGANIQUE.

La trame organique du *foie*, comme celle de la rate, quoique à un moindre degré, est capable de *contractions*.

Ces contractions se manifestent sous l'influence des agents physiques ou chimiques ; on peut les constater sans peine en électrisant l'organe, dont la surface se ride aussitôt, se plisse et se déplisse.

Chacune de ces contractions accélère la circulation organique et imprime à la courbe de tension, soit artérielle, soit veineuse,

[1] KÖLLIKER. *Ueber einige an der leiche eines hingerischtatten angenstelle versuche und beobachtungen.* Zeitschr. für Wissensch. Zoologie 1851, t. III, p. 40.

une ondulation à périodes plus ou moins fréquentes, qui vient se joindre aux autres courbes déjà signalées.

En résumé : — 1° Le **pouls organique** du **foie** est surtout **veineux**.

2° A l'état normal, la **veine porte** offre deux modes circulatoires, l'un *direct*, l'autre *rétrograde*.

Dans le premier, elle fait avancer le sang par trois impulsions différentes :

*A* — La **vis à tergo** [*courant continu du sang des capillaires*].

*B* — La contraction du **diaphragme**. — **Courbe respiratoire**.

*C* — Les contractions propres à la **veine**. — **Courbe de la veine porte**.

Dans le cas de circulation *rétrogade physiologique*, une nouvelle force entre en jeu, c'est la contractilité de l'**enveloppe** du foie, qui, pressant les rameaux de la veine porte, en exprime le sang et le fait circuler dans le tronc principal [**courbe organique**].

On doit à VULPIAN [1] d'avoir mis hors de doute cette force contractile de l'enveloppe organique du foie.

Les contraction de la *rate*, en refoulant le sang veineux dans le foie, font éprouver par moments à ses vaisseaux la **courbe splénique**.

3° Le **pouls artériel** du *foie* est moins important il est simplement nutritif et reste inapparent dans l'état de santé.

4° A l'état pathologique, **artères** et **veines** peuvent offrir des **pulsations**.

[1] Vulpian. Gaz. méd. 1858, p. 302.

## VIII

### CIRCULATION ET POULS ORGANIQUE DE LA RATE. POULS SPLÉNIQUE OU LIÉNIQUE.

La *Rate* est une glande vasculaire sanguine ; physiologiquement elle est l'homologue du *foie*, qui sert, comme elle, à l'hématopoièse.

Si l'on extirpe la rate, le foie la supplée ; aussi peut-on l'enlever en cas de maladie. Cette opération a été faite avec succès par *Péan*, il y a quelques années, pour la première fois.

La rate appartient plus particulièrement **au système veineux.**

SPIGEL [1] observe que les personnes qui ont cet organe volumineux ont le *système veineux fort développé ;* elles sont aussi plus sujettes aux *hémorrhagies.*

La **rate** paraît être l'organe **destructeur des globules du sang**, et **formateur de la fibrine** ; c'est ce que nous a appris la belle découverte de J. BÉCLARD en 1847, découverte confirmée par *Kölliker*, *Moleschott* et *Gray*, et dont voici la conclusion :

Lorsque l'artère splénique fait arriver dans la rate 150 parties de globules pour 1000 p. de sang, et seulement 2 p. de fibrine, la veine splénique élimine seulement 136 p. de globules, mais 5 p. de fibrine pour 1000 de sang, le surplus étant produit par la décomposition des globules.

Un des caractères remarquables de la fonction de la rate, c'est de n'agir que par *intermittence*, et l'on observe que l'organe possède pour cela des fibres contractiles, qui lui permettent de se resserrer ou de se dilater sous l'influence de l'action des centres nerveux.

Nous pouvons donc annoncer d'avance que la rate possède une circulation, un pouls particulier.

La *ligne d'ensemble* doit y être à chaque instant modifiée, non seulement par l'action des vaso-moteurs, mais par celle des éléments trabéculaires, qui, la traversant dans tous les sens, font varier sa tension, et la circulation de l'organe entier.

[1] SPIGEL. V. in *Sepulchretum* de Bonnet.

En effet, à l'état normal, la rate est constamment sollicitée par deux forces antagonistes. D'une part, elle est distendue par l'ondée sanguine venue du cœur, qui entre dans ses artères, remplit ses capillaires et ses veines.

D'autre part, d'après VULPIAN [1] et FICK [2], les fibres musculaires de la rate, capsule, fibres lisses du tissu splénique et fibres des vaisseaux, innervés par le grand sympathique, sont dans un état de contraction moyenne.

La rate est donc alors dans un double état de *tonus splénique* et de *tonus vasculaire;* c'est une lutte contre la pression sanguine exercée par le cœur, lutte qui s'oppose à la distension de l'organe. Si l'équilibre entre ces deux forces vient à être rompu, l'état de la rate est modifié.

Quand les nerfs liéniques sont paralysés, coupés ou liés, la contraction tonique musculaire cesse, la fluxion veineuse s'accuse de plus en plus, distend les espaces vasculaires et détermine le gonflement de la rate. C'est ce qu'on observe à chaque accès de fièvre intermittente, et le résultat final est: l'**hypertrophie de l'organe.**

*Fick* considère la circulation de la rate d'une manière différente. Suivant lui, la contractilité de la capsule et celle des trabécules en sont bien le principal instrument; mais les artères peu adhérentes aux trabécules glissent le long des parois et échappent en grande partie à la pression. Les veines, au contraire, adhérentes aux trabécules, en éprouvent tout l'effet comprimant, et la contraction de ces éléments exprime le sang veineux de la rate comme d'une éponge pleine.

L'adhérence des parois veineuses les assimile ainsi aux lacunes et aux sinus utérins, et fait de la circulation du sang noir splénique une fonction complètement dépendante des contractions liéniques.

**Circulation lacunaire de la rate.** — Il résulte des recherches microscopiques d'*Olga Stoff* et de *S. Hasse* [3], à Zurich, que les artères et les veines de la rate communiquent entre elles, non pas directement de capillaire à capillaire, mais par l'intermédiaire de **lacunes** sans parois propres.

Sur les coupes des pièces préparées, on a pu constater que les

[1] VULPIAN. Rev. des sciences méd. de Hayem, t. III, p. 515.
[2] FICK. Archiv. für anatom. 1859, n° 1, p. 8.
[3] STOFF et HASSE. *Uber die circulations verhältnisse der milz.* Centralblatt 9 novembre 1872.

globules rouges et blancs sont **libres** dans les mailles du reticulum de la pulpe splénique.

Le reticulum des corpuscules de Malpighi ne contient pas de globules rouges. C'est surtout au moyen de pièces injectées à la gélatine transparente que la démonstration paraît complète. Les *espaces lacunaires* sont facilement remplis, et l'on y voit aboutir les terminaisons artérielles d'une part, les origines veineuses de l'autre. Jamais on ne voit un capillaire établir communication directe entre les artérioles et les veinules.

**Contractilité de la rate**. — [*Enveloppe et trabécules*]. DEFERMON [1] a reconnu que si l'on fait prendre de la strychnine à un chien dont on a ouvert l'abdomen, on voit la rate qui est plate se rouler en spirale et présenter d'énergiques contractions avec une dureté extrême.

*Wagner* [2] et *Stinska* [3] ont constaté le même fait au moyen de l'électricité. Sous l'influence d'un courant intense, la rate se raccourcissait de deux ou trois centimètres, et aussi bien dans le sens transversal que dans le sens longitudinal.

Dans ces dernières années MM. BOCHEFONTAINE [4] et de TARSCHANOFF [5] ont étudié de nouveau le phénomène de la *contraction* de la *rate*. Suivant ce dernier, la contraction maximum de la rate ne dépasse pas deux centimètres et demi ; mais, d'après *Bochefontaine*, elle peut atteindre 12 à 13 centimètres dans le diamètre transverse; et, si l'on considère le volume au lieu des surfaces, une rate de chien peut expulser par sa contraction un volume de 160 centimètres cubes de sang. Cet habile physiologiste a provoqué l'excitation de la rate en électrisant le plexus liénique et le grand splanchnique.

On peut obtenir aussi la contraction réflexe, par l'excitation du nerf pneumo-gastrique ou de la région bulbaire de la moelle allongée, qui paraît être le lieu d'origine de son action nerveuse, du nerf sciatique, du nerf médian et de la paroi abdominale. La rate se contracte énergiquement, se ratatine et se durcit par action réflexe, dans la *pneumatose stomacale*, les *nausées*, le *vomisse-*

[1] DEFERMON. Bullet. des sciences méd. de Férussac, 1-2, 1824, p. 114.

[2] WAGNER. *Unters. über die contractil. des milz. nach. u. d. gothlinger gelehrten, anzeigen*... 1849.

[3] STINSKA. *Commentat. physiol. de functione lienis.* Leide 1859, p. 141-146.

[4] BOCHEFONTAINE. *Contribut. à l'étude de la physiol. de la rate.* Arch. de physiol. 1873.

[5] DE TARSCHANOFF. Pflüger's archiv. 1873. VIII. 98.

ment. Enfin la rate se resserre avec une énergie extrême, pendant la *syncope*, et au moment de la mort, par suite de l'exaltation des centres bulbo-médullaires.

La rate est donc un organe éminemment *dilatable* et *contractile*. Par sa première propriété, elle doit servir de **diverticulum** pour l'ensemble du sang, toutes les fois que ce liquide tend à encombrer quelque région de l'économie, c'est-à-dire dans les cas de *pléthore;* sous ce rapport la **rate** est donc un **régulateur de la ligne de tension de la circulation générale**, qu'elle maintient dans une moyenne nécessaire. Par sa seconde propriété, elle tend au même but, c'est un *centre d'impulsion* qui peut concourir à pousser le sang de la veine *porte* vers le *foie*. C'est une sorte de **cœur veineux accessoire** en même temps qu'une **glande hématopoiétique**.

Aussi la voit-on se *gonfler* pour recevoir le trop-plein du sang pendant la *course*, l'*essoufflement* pendant les forts accès de *fièvre intermittente;* là son volume dépasse de beaucoup l'état normal, pouvant admettre parfois 5 à 600 grammes de sang de plus.

Au contraire, dans l'état **anémique**, **lypothymique** et **syncopal**, elle rétablit l'équilibre, en rejetant dans le torrent circulatoire jusqu'à 160 grammes de sang; s'il s'agit d'une *syncope hémorrhagique,* ce sang devient reconstituant, absolument comme le ferait une transfusion directe. S'il s'agit d'un état simplement *syncopal*, le sang nouveau tend à ranimer les fonctions du cœur, à faire cesser l'anémie bulbaire, et à presser par cette excitation nouvelle, par ce nouvel effort, le rétablissement de la circulation sanguine.

La **rate** agit donc comme un **cœur accessoire**, et pendant que le cœur ordinaire projette à chaque fois son onde variable, souvent trop abondante, ou bien insuffisante, la rate vient régler la quotité de sang qui doit remplir les vaisseaux et la pression sous laquelle ils doivent agir.

Un dernier fait vient à l'appui de cette théorie; c'est qu'au moment de la mort apparente, si l'on ouvre un animal, on observe une contraction énergique de la rate, et un ratatinement complet de cet organe, coïncidant avec l'affaiblissement ou l'arrêt des pulsations artérielles et cardiaques.

C'est, pour ainsi dire, le dernier effort de l'organisme, pour rétablir la circulation et restituer aux vaisseaux la tonicité qui leur est nécessaire, afin que le sang puisse partout pénétrer, partout agir et maintenir la vie défaillante.

Les nerfs qui entourent de leur réseau les vaisseaux spléniques, sont de deux sortes : *centrifuges* et *centripètes*.

**Nerf centripète.** — Sectionné, il donne par l'excitation du bout central une forte contraction générale de la rate.

L'excitation du bout périphérique ne provoque rien.

**Nerf centrifuge.** — L'excitation du bout central ne provoque rien.

L'excitation du bout périphérique produit une contraction dans le district d'innervation du nerf.

**Nerf centripète.** — Sa section n'amène aucune modification de la rate.

**Nerf centrifuge.** — Sa section amène un gonflement local circonscrit de l'organe avec coloration bleue.

**Electrisation générale.** — L'application des électrodes sur la surface de la rate produit une *contraction* localisée à l'intervalle séparant les pôles. D'abord sa surface pâlit, puis devient granuleuse ; puis la rate devient plus petite, plus dure, d'un gris ardoisé. Si on cesse l'électrisation, elle devient rouge, lisse, puis retourne lentement à l'état normal.

DROSDORFF et BUTSCHKAROFF[2] ont en outre constaté que l'excitation des extrémités périphériques des nerfs, en faisant *contracter la rate*, font en même temps *gonfler le foie*, et qu'après chaque contraction de la rate on trouve dans le *foie* le nombre des *globules blancs* singulièrement *augmenté*.

Enfin, toute *stimulation* de la *rate augmente* la *pression* du sang dans la *veine rénale* dont la circulation représente alors un des pouls composés de Bordeu.

CONCLUSION : — 1° La **rate**, outre les autres fonctions qu'on pourrait lui attribuer, doit être considérée comme un centre d'action, un organe *complémentaire du cœur*. Comme lui, elle contribue à la formation du sang ; comme lui, elle contribue à le diriger ; mais, tandis que le *cœur* donne la *pulsation* et la *tension artérielle*, la **rate** complète surtout la **tension veineuse et lymphatique** tantôt retenant en elle, tantôt refoulant de fortes quantités de sang veineux et de globules blancs dans le

[1] BULGAK (J.). *Ueber die contraction und die innervation der milz*. Centralblatt. p. 577. 1876.

[2] DROSDORFF et BUTSCHKAROFF. Centralbl. f. d. med. Wissensch. n° 5, 1878.

torrent circulatoire. Il est de fait qu'après l'extirpation de la rate on observe une forte congestion de tous les organes, mais surtout des vaisseaux lymphatiques, le sang n'ayant plus son diverticulum naturel.

2° **Pouls artériel** commun à toutes les glandes.

3° Pouls artériel plus actif pendant son fonctionnement, (**courbe vaso-motrice.**)

4° Une *circulation* **lacunaire.**

5° Elle est douée encore d'une **courbe fonctionnelle veineuse** *directe*, *intermittente dans son expression et sa durée*, et qui doit son impulsion à la *contractilité extrême de l'enveloppe et des trabécules spléniques.*

Tel est l'ensemble des *courbes* qui constituent le **pouls organique** de la *rate*, sur lequel doivent aussi retentir la **courbe respiratoire diaphragmatique** et les **courbes, cave**, et **hépatico-rénale.**

## IX

## CIRCULATION ET POULS ORGANIQUE RÉNAL.

Une grande analogie existe entre les circulations et fonctions *hépatiques* et *rénales*. Les deux organes sont des émonctoires de l'organisme, et le sang pour s'épurer des matériaux de déchet [*stoffwechsel*] dont il est surchargé, surtout de sa fibrine, semble passer avec une égale facilité de l'un à l'autre, constituant ainsi le système **hépatico-rénal**, dont *Claude Bernard* a si bien étudié le mécanisme et les fonctions.

### CONTRACTILITÉ DES REINS.

Et d'abord les *reins*, comme le *foie*, jouissent d'une propriété qui leur est généralement refusée : c'est la **contractilité**.

Elle a son siège, ainsi que l'a démontré VULPIAN, non dans les éléments glanduleux, mais dans les tissus interposés à ces éléments.

Sous l'influence de l'électricité, ou plus simplement d'une pointe d'épingle promenée sur la surface, on détermine une contraction avec rougeur de la partie ; puis les tissus pâlissent, et il se forme une sorte de colline ou d'élevure qui persiste assez longtemps.

On conçoit que cette contractilité doit, quand elle s'exerce, donner à la tension vasculaire une courbe spéciale, c'est la **courbe organique du rein**.

### CIRCULATION RÉTROGRADE DES VEINES RÉNALES.

Une disposition toute spéciale des veines rénales favorise la **rétrocession** du sang. En effet, ces veines sont *dépourvues de valvules*. Le sang qui revient des reins par ces veines, n'est donc point retenu forcément dans une voie absolue ; il peut alternativement avancer vers le cœur, ou rétrograder vers les reins, pour y accroître rapidement la sécrétion urinaire.

Ainsi la circulation organique rénale offre des caractères tout particuliers, mais qui n'apparaissent que lorsque les organes entrent en fonction. On y reconnaît alors :

1° Un **pouls cardiaque** artériel.

2° Une **courbe fonctionnelle**, due à la **trame contractile** qui fait varier la tension du sang et vient ajouter sa courbe lente à celle des autres pulsations.

3° Une **circulation veineuse**, tantôt *directe*, tantôt *inverse* et *rétrograde*, qui ramène le sang noir dans les organes et l'en éloigne alternativement suivant les nécessités fonctionnelles.

Je dis : *sang noir*, il vaut mieux dire *sang veineux*, car, si ce sang est noir dans le repos de la fonction, il coule rouge e dépouillé de fibrine, chaque fois que l'organe travaille et tan qu'il y a sécrétion d'urine, que celle-ci soit acide ou alcaline.

Ce sang *rouge* est *diffluent* et *ne donne pas de caillot*, bien différent en cela du sang veineux, si noir, si fibrineux, qui sort du muscle en activité.

C'est qu'en effet, comme l'a parfaitement exprimé le docteur *Pidoux* dans son savant ouvrage sur les lois de la circulation, le sang n'est point un liquide uniforme rouge d'abord, noir ensuite, mais **chaque organe fait son sang**, et le sang veineux du rein est presque dénué de fibrine.

4° La circulation rénale éprouve encore les effets de la respiration diaphragmatique : **courbe respiratoire.**

5° Les **courbes de la veine cave** et de la veine **porte** y font éprouver leur retentissement.

---

## XI

## CIRCULATION ET POULS ORGANIQUE DES GLANDES SALIVAIRES.

Le pouls organique des glandes salivaires est basé sur le type le plus simple.

En 1845, *Claude* BERNARD[1] découvrit que le sang veineux de ces organes restait noir tant qu'ils étaient au repos, mais qu'il devenait rouge, sortant avec plus de force, coulant plus abondant et avec un jet saccadé, isochrone au pouls, quand la glande entrait en action.

Il survient donc, dans la glande en fonction, une tension plus grande; et, pour que le sang y pénètre plus fortement, il faut que la résistance des *vaso-constricteurs* capillaires soit subitement entravée, ou celle des *vaso-dilatateurs* augmentée.

Comment s'opèrent ces phénomènes? L'étude du système nerveux nous en donne la clef, nous n'aurons qu'à suivre l'illustre physiologiste français dans sa démonstration, en prenant pour exemple la glande sous-maxillaire.

La glande **sous-maxillaire** reçoit des éléments nerveux de deux sources distinctes : les uns du nerf *facial* par la *corde du tympan;* les autres du *grand sympathique* par le filet du *ganglion cervical supérieur*. Les actions de ces deux nerfs sont démontrées essentiellement différentes, quant à la sécrétion et à la circulation.

Etant établi qu'à l'état normal la veine dépendante de la glande donne une certaine quantité de sang noir pourvu que l'organe soit au repos, voici ce qui arrive :

1° Si l'on excite la *corde du tympan*, on remarque une activité plus grande de la circulation, selon un mode de *pulsation* identique à celui que présentent les artères ;

2° Si l'on suspend l'excitation, les choses rentrent dans l'état normal ;

3° Si, au contraire, on agit sur le filet du *grand sympathique*,

[1] BERNARD (Claude). *Variations de couleur dans le sang veineux, des organes glandulaires, suivant leur état de fonction ou de repos.* Journ. de physiol. 1858, t. I, p. 241.

la quantité de sang qui sort de la veine diminue et il devient de plus en plus noir; à un certain moment même, il n'y a plus d'écoulement.

4° Enfin, si, au lieu d'irriter le grand sympathique et d'augmenter ainsi son action, on vient à le couper ou à le lier, le sang recommence à couler avec plus d'abondance des veines glandulaires et offre une teinte merveille.

Cette teinte rouge, est-elle due à l'activité plus grande de la circulation qui laisse traverser dans les veines du sang encore hématosé, ou bien vient-elle de ce que la fonction glandulaire *épure* le sang en lui enlevant certains produits excrémentitiels? La question est encore débattue. La deuxième opinion paraît pourtant plus probable, lorsque l'on considère que ce sang rutilant est presque entièrement privé de fibrine.

Ainsi le nerf, qui rend le sang **rouge**, est le **tympanico-lingual**; son action est *intermittente* et en rapport avec la fonction; il élargit les vaisseaux dont le jet devient saccadé. C'est un *vaso-dilatateur*, en même temps qu'un *nerf fonctionnel.*

Le nerf, qui rend le sang **noir**, est le **grand sympathique**; son action est *continue;* sa fonction consiste à resserrer les vaisseaux; c'est un *vaso-constricteur*.

Grâce à ces deux ordres de nerfs, les glandes sub-linguales ont une circulation individuelle, qui, dans ses variations, est indépendante de la circulation générale, quoique restant sous l'influence commune de la pression artérielle et de l'impulsion cardiaque.

Tout ce que nous avons dit s'applique également à la glande **parotide.**

En résumé, le **pouls organique** des *glandes salivaires* offre les caractères suivants :

1° Le **pouls artériel** est *faible* pendant le *repos;* il est *fort* et devient tendu pendant l'*activité* glandulaire.

2° Le **pouls veineux** forme un courant *faible* et *continu;* pendant le *repos*, il donne du sang *noir*.

Au contraire, il reçoit une impulsion semblable à celle des artères pendant la fonction glandulaire et paraît *isochrone* avec le pouls radial, fournissant, pendant cette période, du sang *rouge*, hématosique et *défibriné*.

Jusqu'à présent, l'on n'a point étudié ni reconnu d'action propre sur la circulation à l'enveloppe et à la trame organique de ces glandes, ces tissus ne paraissent pas contractiles.

## XI

## CIRCULATION ET POULS ORGANIQUE DU RECTUM ET DES VEINES HÉMORRHOIDAIRES.

Les hémorrhoïdes sont dues à des formations érectiles accidentelles dans le tissu musculo-vasculaire de l'extrémité inférieure du rectum. Toute cette région est pourvue de muscles constricteurs : les uns, disposés comme des **diaphragmes** à fibres radiées [*releveur de l'anus*]; les autres, formant des **anneaux** [*sphincter*]. Des vaisseaux nombreux recourbés en anse passent à chaque instant d'une face à l'autre de ces faisceaux musculaires entrecroisés.

Qu'arrive-t-il? C'est que chaque contraction de ces fibres efface le calibre des veines, comme le ferait une ligature; une masse sanguine assez considérable est retenue, refoulée dans ces vaisseaux, les dilate, et peu à peu leurs parois s'hypertrophient. Au début, il n'y a le plus souvent que distension, gonflement des veines, érection momentanée des tumeurs sans écoulement du sang. Puis, la dilatation gagnant graduellement jusqu'aux capillaires de la muqueuse, le spasme qui comprime les troncs veineux, disposés dans l'épaisseur des tuniques musculeuses, deviendra assez fort pour amener la rupture des vaisseaux superficiels, et dès lors l'érection des hémorrhoïdes est régulièrement suivie d'hémorrhagie. Cette hémorrhagie soulage souvent beaucoup en faisant cesser la tension. Là, comme dans les tissus érectiles physiologiques, c'est la *tension organique* qui est la clef du phénomène ; mais cette tension est ici *morbide*, et *non fonctionnelle*, et la dilatation extrême qui survient, souvent accompagnée de petites ruptures irritant les parois vasculaires, les fait passer à l'état de tumeurs inflammatoires et douloureuses.

**Indication thérapeutique.** — De ces considérations il résulte que l'affection *hémorrhoïdale* est moins une disposition *diathésique* qu'une disposition *anatomique exagérée*, et par là devenue *morbide ;* qu'il n'est donc pas dangereux de les guérir, et que pour les guérir le moyen le plus sûr c'est la **dilatation anale forcée.**

Celle-ci agit de deux manières :

1° Tantôt, en **déchirant** les fibres musculaires, elle fait cesser la tension perpétuelle et l'étranglement, auxquels sont soumises, souvent depuis bien des années, les veines rectales et ano-coccygiennes ;

2° Tantôt il n'y a point de déchirure ; le chirurgien n'éprouve sous le doigt qui opère aucun craquement, mais il pratique l'**élongation** des muscles, l'**étirement** des nerfs, comme on le fait pour le nerf sciatique, dans les névralgies rebelles.

Par cette simple opération, on fait cesser à la fois et la douleur et le spasme qui tenait le sang emprisonné dans ses lacunes. Cette seconde opération, que j'ai souvent exécutée avec succès, m'a été inspirée par la pratique même de la première, en reconnaissant qu'il était inutile, pour obtenir la réussite, de pousser la dilatation jusqu'à la déchirure.

Dans tous les cas, le soulagement est immédiat, la guérison radicale, et l'étude des pouls organiques, l'examen des circulations locales, nous donne parfaitement raison.

Résumé :

1° **Pouls artériel cardiaque.**

2° **Courbe veineuse** de pression **musculaire.**

3° **Tension organique veineuse** souvent **exagérée.**

Tels sont les trois caractères du **pouls organique rectal.**

4° Les **pouls hépatique**, **diaphragmatique**, **porte** et **splénique** ont aussi leur retentissement sur **ces courbes veineuses.** (*Pouls composés de Bordeu.*)

## XII

## CIRCULATION ET POULS ORGANIQUE DES ORGANES ÉRECTILES.

*Erection*, *turgescence*, *congestion*, sont des termes regardés comme synonymes par beaucoup de médecins ; pourtant il n'en est rien.

Ces états divers ont certains points de ressemblance : par exemple, l'*arrêt* plus considérable du *sang* sur un point donné de l'arbre circulatoire, — l'*augmentation* momentanée de la capacité des *réservoirs*, — une *tension* vasculaire plus *grande*.

Mais tandis que la **turgescence** et la **congestion** peuvent s'opérer dans tous les organes, qu'elles n'occupent que les vaisseaux ordinaires et constituent un état pathologique, l'**érection** n'a lieu que dans les organes de la copulation et leurs accessoires, et se trouve mise en jeu, non par une simple diminution de tension vaso-motrice, mais par une disposition anatomique spéciale, qui constitue les appareils *spongieux* ou *érectiles*.

KOBELT [1], TRAËR [2] et ROUGET [3] ont bien étudié ces tissus. *Rouget* surtout a élucidé bien des points difficiles.

*Kobelt* admettait un **cœur génital**, donnant ce nom aux muscles *constricteurs*, qui jouent, dit-il, le rôle de *cœur veineux accessoire*, poussant et retenant le sang veineux dans les plexus caverneux et spongieux.

D'après *Rouget*, tout organe érectile est en réalité un organe **musculaire**, dans lequel le sang apporté par les artères peut être temporairement retenu dans les capillaires ou les veines, transformées en *sinus caverneux*, en *plexus rétiformes*.

Ainsi chez l'homme le corps *caverneux* peut être considéré comme un *tube fibreux* dont l'intérieur est traversé par des cordes musculaires tendues [*trabécules*] d'une paroi à l'autre. Et cette trame est remplie par des artères et des veines à réseaux très multiples. L'érection est due à l'élargissement des aréoles,

[1] KOBELT. *Die männlichen und Weiblichen Wollust organ's.* — Freiburg, 1844.

[2] TRAËR (James). *Sur l'arrangement des veines de l'ovaire.* Bullet. de la Société anat. 1857 ; p. 43.

[3] ROUGET. *Rech. sur les organes érectiles de la femme.* J. de physiol. t. I. 1858, p. 735.

du corps caverneux extrêmement dilatées par le sang qui ne peut s'échapper. La cause immédiate de l'érection est donc un obstacle temporaire à la sortie du sang par les veines. Quel est cet obstacle ?

Il consiste dans la **contraction des faisceaux musculaires**, qui en sont partie intégrante et qui agissent comme des *sphincters*.

Mais comment cette contraction des trabécules, qui, lorsqu'elle se manifeste sous l'influence du froid, chasse le sang des corps caverneux et diminue le volume de la verge, peut-elle produire un effet diamétralement opposé pendant l'érection physiologique, à savoir : la rétention du sang dans les sinus, et l'augmentation du volume de l'organe ? C'est que la contraction, au lieu d'être simultanée dans tout l'appareil, comme celle que produit le froid, débute par la *base* de l'organe, grâce aux muscles *constricteurs* [cœur génital de *Kobelt*], dont l'action vient s'ajouter à celle des trabécules.

Cette contraction se transmet ensuite de proche en proche, et retient la plus grande partie du sang qui a rempli l'organe. Ainsi, chez l'homme, c'est à la région des *vésicules séminales*, dont la distension est la cause première de l'érection naturelle, que débute le *spasme* qui se développe dans l'appareil musculaire du sinus *uro-génital* [fibres musculaires de la prostate], dans celui de la portion membraneuse de l'urèthre [muscles de Wilson], etc. L'obstacle apporté au cours du sang dans les veines du plexus de *Santorini* dilate aussitôt le corps caverneux, jusqu'à ce que, le spasme génital étant éteint, la tension du sang l'emporte sur la contraction musculaire ; le sang alors est chassé des vaisseaux et la verge revient à ses dimensions naturelles.

Ainsi, d'une part, dans les organes érectiles, les faisceaux musculaires embrassent dans les mailles de leur réseau les canaux de retour du sang ; d'autre part, les dimensions et le nombre des canaux vasculaires sont tels que ceux-ci constituent plus de la moitié du volume total de l'organe ; de là turgescence, augmentation de volume. C'est surtout au développement énorme des capillaires de distribution et des veines de retour que sont dus les *plexus rétiformes*, et ces sinus largement anastomosés dont se compose l'organe érectile.

On connaît, depuis J. *Müller*, la marche particulière des artères *hélicines* dans le pénis ; mais, outre cet *enroulement spi-*

*roïde, Rouget* a *démontré* qu'on voit à chaque instant, au lieu de la division dichotomique artérielle, des bouquets de ramuscules se détacher du tronc principal, au nombre de 10 à 15, et se subdiviser en réseaux admirables.

Il reconnut en outre que cette disposition érectile s'étend à un plus grand nombre d'organes qu'on ne le pensait.

Chez l'*homme*, elle comprend la portion membraneuse de l'urèthre, l'épaisseur de la prostate, autour des vésicules séminales, l'épididyme et le testicule.

Chez la *femme*, on la rencontre au niveau du hile de l'ovaire, où se trouve annexé un bulbe érectile : dans le parenchyme même de cet organe, dans les trompes et les ligaments larges, et surtout dans le corps de l'utérus, qui offre la structure d'un corps spongieux.

Dans tous ces organes, *Rouget* décrivit les deux éléments fondamentaux et entrelacés des organes érectiles ; riches *plexus, sinus veineux*, avec *trabécules* musculaires les enserrant dans leurs mailles contractiles. Le système artériel utérin [artère *utéro-ovarienne*] envoie peu de branches le long du col, mais au voisinage des trompes il émet 12 à 18 bouquets d'artères spiroïdes à rameaux nombreux, et si l'on ouvre les *sinus veineux utérins*, on trouve que les *spirales artérielles compriment* et *repoussent* leurs *parois* à l'*intérieur*. Il en est de même des *artères hélicines* par rapport aux *aréoles* du corps *caverneux*.

Or cette disposition est parfaitement en rapport avec la nouvelle fonction circulatoire veineuse que nous avons découverte et que nous avons nommée *circulation par influence*.

En effet le système veineux de l'ovaire de l'utérus et celui des corps caverneux sont formés de canaux si nombreux, si fréquemment anastomosés, de plexus si considérables, enfin d'un tissu érectile si étendu, que chacun de ces appareils, séparément injecté, représente en quelque sorte le moule de l'organe. Les veines en outre, unies au corps de l'organe par un tissu connectif rare et ferme, sont presque sans contractilité.

En de telles circonstances, on conçoit que le courant veineux, n'ayant qu'une faible impulsion, et brisé à chaque angle de rencontre par le courant voisin, ne pourrait sortir de ce labyrinthe et circuler librement, s'il ne recevait, outre la *vis à tergo* de la circulation générale, une impulsion plus immédiate et plus vive de la part des artères, qui, refoulant leurs parois et les dilatant tour à tour, y font circuler le sang par *influence : aspiration* pour le faire *affluer*, *refoulement* pour le faire *progresser*.

C'est surtout dans l'épaisseur des organes parenchymateux que cette alliance des artères et des veines est nécessaire, pour accélérer et compléter la circulation, qui sans cela resterait languissante.

### ORGANES ÉRECTILES DE LA FEMME PENDANT LA MENSTRUATION.

A l'époque de l'évolution périodique des vésicules de Graaf, les sinus veineux qui traversent les mailles des faisceaux entrecroisés au niveau du hile de l'ovaire, subissent une compression partielle dont le résultat est la distension, l'érection du bulbe de l'ovaire.

Cette accumulation de sang dans le corps spongieux, et de là dans tous les vaisseaux de la glande, n'est pas sans influence sur l'évolution de la vésicule ; elle hâte la maturation de l'ovule.

La circulation utérine partage ces modifications circulatoires de l'ovaire.

Les communications des plexus utérins avec les veines ovariques sont tellement larges et nombreuses que le *plexus pampiniforme* doit être considéré comme une des *voies de décharge* des corps spongieux de l'*utérus*, et que pour les deux organes l'érection reconnaît la même cause.

La menstruation coïncidant avec l'ovulation, il est juste de la considérer comme la conséquence de l'érection de l'utérus.

Mais, tandis que, sous l'influence de la tension sanguine que produit l'érection, la mince membrane à noyaux de la paroi des capillaires cède et se rompt, pour donner le sang menstruel, l'érection de l'ovaire ne s'accompagne pas d'hémorrhagie, car la tunique albuginée et le stroma de l'ovaire sont plus résistants que la muqueuse utérine.

**Indication diagnostique.** — Cependant la tension peut arriver à les rompre dans certains cas pathologiques ; c'est l'origine d'un grand nombre d'*hématocèles rétro-utérines*, soit qu'il y ait *rupture* des *vaisseaux* du *pédicule* d'une *vésicule* de *Graaf*, soit une *hémorrhagie* d'un *corps jaune* récemment formé, avec *déchirure* de la *couche péritonéale*, soit encore *rupture* des *sinus pampiniformes* dans le *ligament large*, soit enfin une *rupture* des *corps spongieux*.

En sorte que l'on voit la *fonction* devenir *maladie*, dès qu'elle s'éloigne de son siège d'élection, ou qu'elle dépasse la juste proportion qui lui est dévolue.

C'est ainsi que les hémorrhagies accidentelles de l'ovaire ou rétro-utérines sont produites par la même cause et le même mécanisme que l'hémorrhagie menstruelle, savoir : l'*érection, avec élévation de la ligne de tension vasculaire poussée jusqu'à la rupture.*

La contraction de l'appareil musculaire tubo-ovarien persistant pendant toute la période de l'ovulation, il en résulte que l'obstacle à la sortie du sang, ainsi que l'érection des corps spongieux de l'utérus et de l'ovaire qui en est le résultat, ont la même durée.

Lorsque l'expulsion de l'ovule amène la détente de tout l'appareil musculaire, le cours du sang redevient libre dans les sinus, la distension des corps érectiles diminue peu à peu et l'hémorrhagie de la muqueuse s'arrête.

Voilà donc des organes qui, pendant 5 à 10 jours chaque mois, ont une circulation particulière, une *tension pulsative* qui leur est propre, un *pouls organique* personnel, distinct et indépendant de tous les autres. Vraiment *Bordeu* avait raison !

## ÉTAT DE LA CIRCULATION PENDANT L'ÉRECTION.

La circulation n'est pas complètement interrompue pendant l'érection. Les *artères,* à parois plus fermes que les veines, *surmontent l'obstacle,* et continuent à pousser un peu de sang dans le corps spongieux qui se distend, et dont le surplus, seul, s'échappe par les canaux veineux d'expulsion, lorsque la tension de leur calibre arrive à dominer la contraction érectile des muscles.

On comprend, dès lors, l'ingénieuse idée de **KOBELT**, lorsqu'il admettait des centres de contraction musculaire qu'il nommait **cœurs sexuels.**

Mais si une telle formule n'est pas admissible, il n'en résulte pas moins que cette circulation organique spéciale, s'équilibre ainsi peu à peu d'elle-même, et continue de fonctionner sans entraver la nutrition, tant que dure la fonction érectile.

En résumé : la **circulation** et le **pouls** offrent des caractères tout spéciaux dans les organes **érectiles.**

1° — Le premier caractère est une élévation de la *gemeine linie*, une **tension** très forte des organes vasculaires de l'organe [*artères et veines*] sous l'influence de *sphincters musculaires ;* tension plus considérable qu'en aucun autre organe, et qui, pour l'ovaire et l'utérus, va jusqu'à la rupture des vaisseaux.

2° — Un deuxième caractère, c'est la **persévérance** *de cette tension* pendant un temps plus ou moins long, mais qui peut durer 10 ou 15 jours chez la femme, par le moyen des trabécules, qui modèrent l'écoulement et conservent les veines dilatées tant que dure leur propre tonicité.

3° — Le troisième, c'est la **circulation par influence** du sang veineux, qui est ici plus prononcée que partout ailleurs, les artères enlaçant les veines sous toutes les faces, et repoussant latéralement leurs parois, à chaque pulsation, pour obliger le sang à circuler.

4° Enfin, le volume considérable de sang qui se rend à ces organes doit, par son arrêt ou par son retour presque subit à la circulation générale, faire varier brusquement la rapidité des battements du cœur. Ainsi peuvent s'expliquer physiologiquement les **palpitations** qui accompagnent ou suivent, surtout chez les personnes nerveuses, l'érection, la copulation, et même la menstruation.

---

## XIII

## CIRCULATION ET POULS ORGANIQUE DES MUSCLES.

Rien de plus variable que l'état d'un muscle ; tantôt dans un repos, un relâchement complet, il suit les lois de la commune circulation; tantôt, contracté par l'effort, il entre en fonction, et cette fonction violente semble faire chez lui obstacle à la circulation normale.

Pourtant le sang lui est nécessaire pour vivre, et plus nécessaire encore pour entretenir ses fonctions, pendant lesquelles la dépense et l'usure sont doublées.

Il doit donc y avoir un mode de circulation et de pulsation particulier au muscle ; quel est-il?

Ce sont surtout les recherches du professeur RANVIER qui nous guideront dans cette étude, et nous y ajouterons nos observations personnelles.

L'observation directe démontre que tout muscle contracté ne laisse plus pénétrer de sang nouveau dans son intérieur, car les gros vaisseaux sont comprimés, et le sang retenu dans les capillaires ne peut s'écouler dans les veines. Remarquons, en outre, que celles-ci contiennent un sang tantôt rouge, tantôt noir.

Au moment où la *contraction s'arrête*, la veine du muscle laisse écouler un sang *noir* en abondance; au contraire, pendant le *repos* du muscle, le sang de la veine coule *rouge* et d'un jet continu.

Voilà donc une circulation **veineuse** d'un ordre particulier, tantôt continue, suivant les lois ordinaires de la circulation, mais chargée d'un sang encore artériel, tantôt saccadée, irrégulière, intermittente, et ne donnant son jet de sang bruni que sous l'influence des *contractions musculaires*. Ainsi, lorsqu'on excite le muscle par un courant électrique interrompu, c'est seulement dans l'intervalle très court de relâchement de la fibre musculaire, quand le courant cesse, que le sang coule noir et plus abondamment.

Le sang est donc arrêté dans le muscle pendant sa contraction, il s'y transforme en sang noir en abandonnant son oxy-

[1] BERNARD (Claude). *Liquides de l'organisme*, t. I, p. 326.

gène; aussi la provision du sang doit-elle être plus considérable dans les muscles dont la contraction a une durée plus grande.

C'est ce qu'a démontré *Ranvier*[1] pour les muscles rouges qui se contractent lentement et avec persistance; ils possèdent des vaisseaux sanguins, dont la forme et les distributions s'éloignent beaucoup du type habituel. Les mailles sont, en beaucoup de points, presqu'aussi larges que longues. Les branches longitudinales forment des sinuosités, et les branches transversales offrent des dilatations fusiformes qui les rapprochent des organes érectiles. Veinules et capillaires offrent ces caractères, mais les dilatations se montrent surtout aux angles d'anastomose.

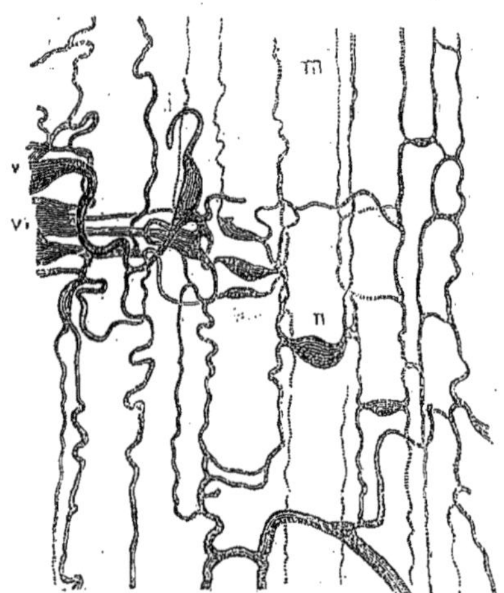


Fig. 225. Tirée du mém. de Ranvier. — Lacs sanguins des muscles.

Ainsi, non seulement les muscles possèdent des capillaires volumineux et sinueux, mais ces capillaires présentent de nombreuses dilatations veineuses comme anévrysmatiques, qui forment autant de réservoirs ou lacs sanguins.

### RÔLE DE L'APONÉVROSE COMME RÉGULATEUR DE LA TENSION VASCULAIRE DU MUSCLE.

Mais toutes ces conditions ne suffiraient pas à retenir dans le muscle le sang nécessaire pour alimenter son action; et c'est

[1] Ranvier. *Note sur les vaisseaux sanguins, et la circulat. dans les muscles rouges.* Arch. de physiol. série II, 1874, p. 446, et planche.

sur ce point particulier que je me permettrai d'ajouter ici le fruit de mon observation personnelle. En effet, au moment où le muscle se contracte, il devrait chasser de son intérieur tout le sang qu'il contient dans ses petits vaisseaux et réservoirs, de même qu'il interdit alors aux artères plus grosses d'introduire de nouvelles quantités de liquide. Comment donc le muscle peut-il retenir, à une pression si haute, pendant sa période d'action, autant et plus de sang que d'habitude? C'est qu'il existe aussi pour le muscle un *appareil régulateur de la tension*, appareil qui modère et empêche la sortie du sang; c'est l'**aponévrose**.

Dès que le muscle se contracte, ses fibres, prenant leur point d'appui sur l'aponévrose, la raidissent dans tous les sens.

Mais la résultante de ces actions multiples aboutit aux deux extrémités tendineuses qui seules sont absolument fixes, et qui, résistant à leur tour, transforment toutes les ouvertures vasculaires de l'aponévrose en autant de boutonnières tendues, ou mieux de sphincters qui resserrent et effacent, pour un temps, la lumière des vaisseaux.

Or, comme la tension du muscle doit commencer au voisinage de ses points d'appui, elle commence nécessairement par les tendons et par toute la circonférence aponévrotique extérieure, en sorte que les vaisseaux de l'intérieur sont emprisonnés, encore pleins de sang, gorgés même, car la veine s'arrête la première, le sang veineux cesse de s'écouler, alors que l'artère à parois plus résistantes envoie du sang pendant un instant, avant d'être elle-même resserrée par l'étreinte de l'aponévrose.

Tel est le rôle véritable de l'aponévrose dans l'acte circulatoire, et l'on est en droit de dire que *toute aponévrose est un sphincter à fibres internes, un tenseur, un régulateur de la circulation des muscles;* c'est un véritable **cœur musculaire**, laissant échapper alternativement un sang noir ou un sang rouge, selon qu'il travaille ou se repose.

### CAUSE DE LA COULEUR FONCÉE DU SANG PENDANT L'ACTION MUSCULAIRE.

Mais d'où vient que le sang veineux, qui, dans les appareils glandulaires en activité, devient rutilant, sort au contraire presque noir après la contraction musculaire? Nous en avons trouvé l'explication dans ce fait anatomique, de la rétention du sang dans les ampoules veineuses inter-musculaires, par suite de la contraction des aponévroses.

Tandis que dans les glandes la circulation s'active, elle se ralentit dans le muscle en action, et le sang veineux a le temps de perdre son oxygène pour se charger d'*acide carbonique.*

Mais cette circonstance même lui est favorable, car le *carbone* a pour premier effet de favoriser la contraction du muscle, en imprimant aux fibres une excitation très vive. Dans les deux cas, l'état du sang est donc en relation directe avec la fonction qui est en jeu, il en favorise l'accomplissement.

Mais, pendant que le muscle retient et enserre pour ainsi dire dans ses mailles le liquide nourricier, que devient le sang des vaisseaux restés plus libres dans les espaces inter-musculaires?

Le sang, chassé par les muscles au moment de leur contraction, produit sur la circulation des effets très multiples, que nous devons étudier isolément dans les *artères* et dans les *veines.*

1° **Dans les artères.** — Le sang, repoussé des espaces inter-musculaires, reflue dans le vaisseau et se partage en deux veines fluides, à direction opposée.

*A.* — L'une se propage, suivant la direction normale des vaisseaux, et augmente d'autant la force circulatrice et la tension du côté des capillaires. Néanmoins c'est la plus petite portion.

*B.* — L'autre se propage en sens inverse et reflue dans l'artère du côté du cœur. Celle-ci entrave momentanément la circulation de proche en proche, augmente la tension du côté du cœur, et cette tension peut être poussée assez loin, quand l'effort musculaire est général, pour rendre les battements cardiaques faibles et presque nuls.

Lorsque l'effort est moindre, la somme des deux actions, dont l'une accélère et l'autre entrave la circulation, doit être sensiblement égale, et l'équilibre circulatoire se trouve ainsi maintenu dans les limites physiologiques, pendant l'effort musculaire, sans qu'il en résulte d'accident. Néanmoins, l'hémodromètre de Chauveau indique toujours un certain *ralentissement* de la circulation *artérielle* pendant l'*effort musculaire.*

2° **Dans les veines.** — Le sang, chassé des espaces inter-musculaires dans la veine, se divise également en deux éléments de direction opposée : l'un qui suit le cours du sang veineux, l'autre qui rétrograde.

Mais cette dernière portion est toujours faible, puisque les valvules veineuses s'y opposent bientôt.

C'est donc dans la direction physiologique que s'opère le départ; la pression augmente, la circulation s'accélère, et les veines se vident sans les capillaires.

Les chirurgiens ont mis à profit cette disposition : dans la saignée, après avoir ouvert la veine, ils donnent au malade un rouleau qu'il presse par secousses, et l'on voit le sang veineux accélérer son jet en pulsations correspondantes aux contractions musculaires.

De même, l'hémodromètre de Chauveau, appliqué sur la veine, indique une certaine *accélération* du sang.

Ainsi, pendant le *travail musculaire*, 1° le sang *veineux* revient *plus vite* au poumon pour se réparer.

2° Le sang *artériel* circule un peu plus *lentement* pour donner plus longtemps son appui à la fonction en jeu.

3° Et le *muscle*, à chaque contraction, *emmagasine* sous une forte pression, dans ses *capillaires moniliformes*, la part du sang nécessaire à sa nutrition et à son travail augmenté.

4° Le sang, entré *rouge* dans le muscle, en ressort *noir* quand le muscle a fini son action.

Telle est, dans son ensemble, la circulation imposée, et son pouls doit varier comme elle : à la fois *artériel* et *veineux*, tantôt *direct*, tantôt *rétrograde*, tantôt à *tension faible*, tantôt à *tension forte*, exagéré, irrégulier, et subissant à chaque fois une *courbe* en rapport avec l'*intensité* de la *contraction*. Cette **courbe fonctionnelle** est la principale caractéristique du pouls musculaire.

## POULS MUSCULAIRE MORBIDE.

**Pouls du tremblement.** — Si la contraction musculaire vient à se modifier sous l'influence d'une affection soit locale, soit des centres nerveux, aussitôt le pouls en éprouve le retentissement, et son expression sphygmographique se trouve modifiée. Ainsi, dans les diverses espèces de tremblement **sénile**, — **scléreux**, — ou de **paralysis agitans**, le pouls normal voit sa ligne, ordinairement si nette, transformée en ligne serratique, dont on peut même compter le nombre de vibrations par seconde.

Il en est de même du pouls **hystérique**.

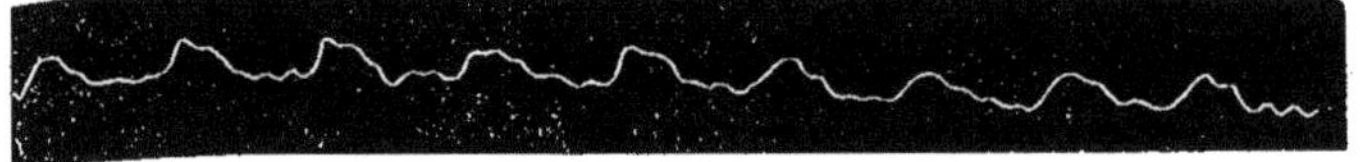

Fig. 226. Pouls du tremblement hystérique.

Mais dans celui-ci, l'effet du tremblement s'unit à la courbe de l'effort musculaire, à cause des contractions toniques, si fréquentes chez les hystériques.

En somme : la fonction musculaire détermine une activité plus grande dans la circulation. Ainsi, dans le **muscle**, tout est subordonné à la **fonction de contraction** : — *circulation*, — *pouls*, — *tension veineuse.*

C'est l'**organe** qui se **mesure** lui-même sa part du liquide nourricier, faisant ses provisions pour l'action, ou se mettant à la **diète** dès qu'il **n'agit plus.** C'est l'**organe** qui retient ou chasse le sang à son gré, comme un **cœur local**, dans ses **lacs sanguins.** — **L'aponévrose**, ses *cloisons et ses tendons constituent l'appareil d'***accommodation.**

C'est bien là une circulation et un pouls organique au premier chef.

---

# XV

## CIRCULATION ET POULS ORGANIQUE DES MEMBRES.

PIÉGU fut le premier à étudier les doubles mouvements d'expansion et de contraction des membres pendant un cycle circulatoire.

Après lui, *Chélius*, *Eick*, *Ch. Buisson*, *Mosso* et *Franck* abordèrent tour à tour cette intéressante question.

Le pouls organique des membres se présente avec une quadruple expression :

1° POULS ARTÉRIEL D'EXPANSION ou de **totalité.**

2° POULS RESPIRATOIRE ou de **tension.**

3° POULS CÉRÉBRAL ou de **dérivation.**

4° POULS FONCTIONNEL MUSCULAIRE ou de **pression.**

### 1° POULS ARTÉRIEL DE TOTALITÉ.

A chaque systole du cœur, les membres subissent un mouvement d'*expansion* ou de totalité qui est synchrone avec la pulsation de l'artère principale de ce membre et qui augmente sensiblement son volume. Au mouvement d'expansion succède un mouvement de *retrait* correspondant à la *systole* de l'artère du membre.

Ainsi sur l'être vivant, tant que le cœur bat, les membres et le tronc sont dans un état continuel de gonflement et de resserrement, de systole et de diastole trop légères, sans doute, pour être aperçues à l'œil, mais faciles à démontrer par l'expérience.

En effet, si, à l'exemple du docteur *Piégu* et de *Mosso*, on enferme un membre dans un manchon de verre plein d'eau et muni d'un tube manométrique, on verra à chaque pulsation artérielle l'eau s'élever dans le tube, parce que le membre occupe plus de place, puis redescendre pendant la période de repos.

Ce mouvement n'est point dû seulement à la dilatation des gros troncs artériels ; il est surtout le résultat de la dilatation infiniment petite, mais infiniment nombreuse, de tous les réseaux artériels d'ordre secondaire, jusqu'aux capillaires de troisième ordre.

A ces limites s'arrêtent ordinairement les pulsations; mais, sous l'influence d'une foule de circonstances, elles peuvent se propager; on le remarque dès qu'un effort, un obstacle quelconque, une inflammation, une ligature, en paralysant les vaso-constricteurs, rend les vaisseaux plus dilatables.

Alors les battements peuvent devenir visibles et appréciables, même à l'œil nu.

C'est surtout dans le *panaris*, l'*anthrax* et l'*érysipèle* que l'on peut très bien se rendre compte du phénomène. Du reste, s'il est moins marqué que ne semblerait le comporter la masse des artérioles réunies, c'est que les veines se remplissent à mesure que les artères se vident et que le sang noir vient occuper une grande partie de l'espace laissé libre.

### POULS DE TENSION OU RESPIRATOIRE.

Mais le pouls artériel ne s'observe pas seul; dans les membres, il est toujours accompagné du **pouls respiratoire**, c'est-à-dire que le volume du membre augmente ou diminue, suivant que chaque inspiration appelle au sein des poumons une partie du sang général, ou que chaque expiration vide le poumon et renvoie à la périphérie cette quantité nouvelle de sang.

De là une tension vasculaire fortement accusée qui fait osciller la *gemeine linïe*, suivant le *rhythme respiratoire*.

La **circulation veineuse** exprime aussi parfois l'ondulation respiratoire, surtout quand le sujet est debout. Plus un membre ou une portion de membre contient proportionnellement de parties molles, plus il présente d'une façon manifeste le mouvement d'expansion double, car la proportion des parties molles d'un membre ou d'un organe est en rapport constant avec la richesse de ses vaisseaux capillaires.

### POULS CÉRÉBRAL OU DE DÉRIVATION [*Courbe de Mosso*].

C'est en effet sur les membres que *Mosso* a rendu surtout évidente l'existence de la courbe fonctionnelle du cerveau. Dès que cet organe entre en action, le sang s'y porte en abondance, et le volume des membres diminue, parce que la ligne de tension de leurs artères s'abaisse ; les variations de volume indiquent, à chaque instant, les variations d'intensité du travail cérébral et d'une manière si précise, qu'un professeur, se flattant de connaître également bien le grec et le latin, fut très confus en voyant son bras, soumis à l'épreuve du pléthysmographe, indiquer un effort plus grand lorsqu'il vint à traduire le grec.

### POULS FONCTIONNEL OU DE PRESSION MUSCULAIRE.

La *fonction* des membres, c'est la *marche* et la *préhension*, en un mot, c'est l'**effort**. Mais tout effort exige la contraction des muscles, et dès lors le pouls fonctionnel des membres est identique avec celui des muscles.

Ce sont des alternatives de contractions fortes qui compriment et vident les vaisseaux brusquement, qui font progresser le sang avec grande rapidité à la fois dans les *artères* et les *veines*, et dont le but est de multiplier l'abord du sang, d'augmenter la recette dans la même proportion que s'opère la dépense nécessitée par l'usure rapide des muscles contractés.

Si l'on pouvait recueillir alors, par un sphygmographe particulier, le mouvement des deux sangs, on serait frappé de l'accélération que subissent les deux circulations, artérielle et veineuse ; la circulation veineuse surtout, ordinairement si calme, prend une expression de jet saccadé, irrégulier et rapide, qui nous est parfaitement révélée, lorsque, pendant une saignée, et précisément dans le but d'accélérer la circulation, nous faisons presser et rouler une bande par la main du malade, après avoir posé une ligature au pli du bras. Au bout d'un certain temps, le sang arrive à couler rouge au lieu de noir, n'ayant plus le temps de perdre son oxygène.

Je n'insisterai pas sur les détails, ils seront consignés plus au long dans l'histoire du pouls organique des muscles.

---

# XV

## CIRCULATION ET POULS ORGANIQUE DE LA MAIN ET DU PIED.

### I. — LA MAIN.

La **main** offre des dispositions spéciales comme circulation et mérite bien une description à part.

A. — Dans cet organe, les deux circulations *artérielle* et *veineuse* sont à la fois plus *séparées* et plus *unies* que dans les autres régions.

1° Elles sont plus **séparées**, car les artères collatérales n'ont pas de veines satellites, et le trajet des veines superficielles est indépendant de celui des artères correspondantes.

2° Elles sont plus **unies**, car les travaux de SUQUET et de P. BOURCERET ont démontré que les deux systèmes circulatoires, artériel et veineux, communiquent par de larges anastomoses, surtout à la dernière phalange des doigts, au moyen de gros capillaires très courts, formant des pelotons vasculaires caractéristiques.

Et cette disposition était bien nécessaire :

1° Pour remplacer la circulation par influence qui n'existe pas pour ces veines.

2° Pour *compenser* les *arrêts* si fréquents de la circulation pendant l'*effort* manuel.

3° Pour entretenir la *chaleur* des doigts en permettant au sang artériel de passer en abondance.

Les veines des doigts sont plus développées sur la face dorsale que sur la face palmaire pour servir de réservoir à la totalité du sang lorsque l'effort manuel doit comprimer et vider les veines palmaires.

Les veines profondes suivent le trajet des artères.

B. — *Artères* et *veines* offrent à la paume de la main une disposition en arcade très remarquable, qui met en communication directe, par de puissantes anastomoses, la circulation radiale et la circulation cubitale par l'osculation des deux artères ou des deux veines.

Il en résulte un pouls **récurrent**, ordinairement trop faible,

[1] BOURCERET P. *Rech. sur le syst. vascul. de la circulation des doigts et de la circulat. dérivative des extrémités.* P. 1883.

trop limité pour être perçu, mais qui devient apparent et même redoutable dans le cas de blessure d'une des deux artères.

Notons encore ici que les arcades artérielles et veineuses sont disposées en étage double : *superficielles* et *profondes*. Outre les arcades *transversales*, il existe des arcades *antéro-postérieures*, faisant communiquer les deux circulations superficielle et profonde à l'abri du treillage incompressible des os métacarpiens. Et si les arcades *palmaires* sont bien les principales, elles ne sont pas les seules ; cette disposition, ce plan fonctionnel se remarque encore sur les *collatérales* des doigts qui s'anastomosent en *arcades*, à leur extrémité inférieure. Ainsi nous retrouvons, plus accusée à la main que partout ailleurs, la *loi de* **compensation des artères**, d'après laquelle, si l'une vient à manquer, ou se trouve peu développée, les autres le sont davantage et peuvent équilibrer la circulation.

### L'APONÉVROSE, RÉGULATEUR DE LA TENSION VASCULAIRE.

BRAUNE et TRUEBIGER [1] ont fait dernièrement connaître le rôle des *aponévroses* dans la circulation veineuse de la main, et comment dans l'extension des doigts l'aponévrose *palmaire comprime* les veines *superficielles* de la face *palmaire* de la main, tandis que du côté de la face *dorsale*, l'aponévrose correspondante ou *dorsale*, par un effet contraire, tend à produire une **aspiration** qui amène le sang d'abord dans les réseaux inter-capitulaires qui passent entre les têtes des métacarpiens, puis dans les veines du dos de la main.

Ces dispositions remarquables sont en rapport avec la destination fonctionnelle de l'organe.

La main étant destinée à la préhension, aux exercices forcés, sa circulation artérielle et veineuse devait être souvent interrompue.

Il importait, dès lors, que des voies de communication multiples fussent ouvertes, les unes entre les deux côtés, radial et cubital, — les autres entre les artères et les veines, — puis d'autres encore, entre les faces palmaire et dorsale, afin que le sang comprimé pût trouver une voie collatérale immédiate. Sans cette précaution, les vaisseaux ne manqueraient pas de se

[1] BRAUNE et TRUEBIGER. *Die venen der menschlichen Hand.* 20 p. 4 pl. Leipsig 1873.

rompre, sous l'influence d'une pression subite qui est parfois énorme.

VARIATIONS NORMALES DU VOLUME DES MEMBRES. — POULS CARDIAQUE. — COURBE RESPIRATOIRE.

BOUISSON d'abord, puis PIÉGU, en 1846 et 1872 [1], abordèrent cette intéressante question des *variations normales du volume de la main*. Trente ans plus tard, FRANCK [2], WALLER et MOSSO ont démontré, à l'aide du pléthysmographe, que la main, considérée dans sa totalité, offre les mêmes ondulations que l'artère radiale ; leurs deux tracés sont pareils, et l'on peut regarder celui de la main comme l'expression des pulsations totalisées des vaisseaux. Ce qui le démontre encore, c'est que le retard du pouls manuel sur le pouls cardiaque est le même que celui de la radiale.

On y observe aussi des *dicrotismes*, ordinairement multiples.

La **courbe respiratoire** s'y fait parfaitement sentir; le volume de la main *augmente* pendant l'*expiration*, *diminue* pendant l'*inspiration*. Mais ce pouls respiratoire, à cause de son éloignement, est toujours en retard d'une demi-pulsation sur le phénomène qu'il représente.

VARIATIONS MÉCANIQUES. — COURBE FONCTIONNELLE.

L'*effort* chasse le sang artériel à la périphérie, mais n'entrave pas le retour du sang veineux qui se fait surtout dans les espaces inter-osseux.

Sous les influences mécaniques, surviennent différentes variations; ainsi : la compression de l'humérale supprime les pulsations, diminue le volume de la main, mais n'empêche pas les collatérales de ramener du sang. Quand la compression cesse, la main reprend un volume un peu supérieur au volume primitif, les nerfs vaso-constricteurs ayant été légèrement parésiés par la compression; mais cela ne dure que peu d'instants.

Toute pression exercée sur les membres ou les artères des membres inférieurs, toute élévation de niveau refoule le sang dans la main et en augmente le volume.

[1] PIÉGU. Journal de Robin 1872.
[2] FRANCK. Gazette hebdomadaire 1875, p. 562.

La compression veineuse est accompagnée d'une augmentation graduelle et saccadée du volume de la main, et celle-ci conserve, après la décompression, un volume exagéré pendant un temps notable.

### VARIATIONS NERVEUSES. — COURBE VASO-MOTRICE.

Les influences nerveuses ne sont pas moins marquées. *L'eau froide*, où l'on plonge la main, en *diminue* le *volume*. Une application froide passagère, sur le bras ou sur l'autre main, agit de même pour la main explorée. Ce sont bien des phénomènes vasculaires et non calorifiques, car le fait se produit bien avant que l'équilibre de température ait eu le temps de s'établir. L'excitation *faradique* de la peau donne lieu d'abord à un *resserrement* des vaisseaux et *diminution* du *volume* de la main [1]. Ces variations constituent la courbe de *Mosso* ou **vaso-motrice.**

### VARIATIONS PATHOLOGIQUES.

Mais qu'un obstacle plus grand vienne paralyser davantage les vaso-moteurs, comme une *inflammation profonde*, un *panaris*, un *érysipèle phlégmoneux*, aussitôt l'impulsion du cœur envahit tous les capillaires qui cessent d'être protégés par les vaso-moteurs, et le doigt ou la main tout entière se trouvent animés de mouvements pulsatifs isochrones au pouls radial.

**Indication thérapeutique**. — Ces pulsations morbides *augmentent* quand le membre est en position *déclive*, elles *diminuent* quand le membre est *relevé;* d'où l'indication précise de relever le membre pour modérer l'hypérémie, en lui opposant l'action constante de la pesanteur, devenue favorable par ce changement de direction.

En résumé, le type de la **circulation organique** de la **main** comprend :

1° Une circulation **artérioso-veineuse** par *osculation directe* des artères et des veines.

2° Une circulation en **arcade** ou *anastomotique* des deux troncs artériels.

3° Un **pouls artériel** qui devient **récurrent** toutes les fois que la fonction de l'organe l'exige.

[1] Franck. Acad. des sciences, 10 avril 1876.

4° Un **pouls veineux direct** *isochrone au pouls radial,* parfois apparent, pour les veines du dos de la main.

5° Enfin une **courbe veineuse musculaire ou fonctionnelle.**

6° **Un régulateur de tension vasculaire,** car les aponévroses font ici l'office d'une pompe *aspirante* à la face *dorsale, foulante* à la face *palmaire* de la main, et rétablissent à chaque instant l'équilibre circulatoire.

7° Ajoutez à cela que la main éprouve les effets des **pouls respiratoire** et **cérébral.**

8° Une action très marquée des nerfs **vaso-moteurs.**

Il est impossible d'imaginer plus de variété dans la circulation d'un plus petit organe.

II. — LE PIED.

Tout ce que nous venons de dire de la main peut s'appliquer à la circulation du pied. Mêmes obstacles, mêmes fonctions, sinon de préhension, du moins de pression et de support, mais aussi communications multiples et incessantes entre les divers vaisseaux dorsaux et plantaires. En voici le tableau :

1° Disposition en **réseau** des veines superficielles, réseau qui offre à la plante des pieds une richesse extrême.

2° **Communication** des veines superficielles et profondes.

3° **Circulation variée.** — A en *grand courant.* — B en *arcades* musculaires.

4° **Canaux de sûreté** faisant communiquer deux segmens d'une même veine séparés par des valvules, afin d'équilibrer la tension.

5° **Canaux de dérivation** permettant un **pouls rétrograde** pendant la contraction musculaire.

6° Le courant sanguin s'établit, pour le **pied**, des *parties profondes aux superficielles.*

C'est le contraire dans le reste du membre, il va de la couche sous-cutanée au centre.

La simple pression du pied contre le sol suffit pour influencer le cours du sang.

Les **courbes cérébrales** et **respiratoires** s'y font aussi sentir.

# XVI

## CIRCULATION ET POULS ORGANIQUE DE LA PEAU ET DES MUQUEUSES.

### I. — LA PEAU.

La **peau** n'est pas seulement une *enveloppe* tégumentaire protectrice et isolante, elle est encore un *émonctoire* pour les sécrétions sudorales ; elle forme aussi un **troisième poumon**, par l'absorption qu'elle opère de l'*oxygène* de l'air, et qui équivaut environ à $\frac{1}{15}$ de l'action pulmonaire. A ces divers titres, elle doit avoir son *pouls* et sa *circulation* personnelle. Cette circulation est surtout **capillaire** ; et comme telle elle doit être **continue**, non pulsative.

Peu apparente à la surface du corps, elle lui communique pourtant cette teinte rose pâle, qui indique la vie et qu'on nomme *couleur de chair*. Mais elle paraît davantage aux mains, à la pulpe des doigts, à la plante des pieds et au talon chez les jeunes enfants, puis aux joues dont elle constitue l'*incarnat*. Ici sa valeur est déjà grande au point de vue médical.

**Indications diagnostiques**. — L'incarnat, en effet, est le signe de la santé, et d'une sanguification parfaite.

Son absence, portée jusqu'à la pâleur mate de la cire, indique la **chlorose**. A un moindre degré, elle marque la **faiblesse** de l'**hématose** chez les individus à profession sédentaire, les lymphatiques, les scrofuleux et les convalescents. Sa coloration trop forte, étendue à toute la face, signifie **congestion** ; congestion qui peut être *faciale* seulement ou *cérébrale* en même temps.

En outre, si la coloration est **violacée**, il s'agit d'une **congestion veineuse**, d'**asphyxie** ou d'une affection du **cœur droit**.

Si les pulsations artérielles n'arrivent pas jusqu'à la peau et ne font point battre ses vaisseaux avec un rhythme habituel, les variations d'action des nerfs *vaso-moteurs* lui font néanmoins subir des modifications incessantes. Ainsi la *frayeur pâlit* le visage ; la *honte* le fait *rougir* jusqu'au front ; la *colère* l'*empourpre ;* l'*émotion* la colore de rougeurs passagères ; le *froid*, l'*excès* de la *fureur* ou de la *douleur bleuit* la *peau* et la *cyanose*

Tout cela s'opère en un instant, par la dilatation ou le resserrement des capillaires artériels ou veineux ; ce sont autant de variations de la circulation, sous l'influence des vaso-moteurs, et les nuances de la peau se trouve ainsi refléter, comme dans un miroir, les affections les plus intimes de l'âme, aussi bien que les variabilités de la marée sanguine et de l'hématose ; elles constituent en réalité son *pouls*, sa **courbe fonctionnelle**.

Ces variations de couleur sont infiniment plus prononcées chez certains animaux ; le caméléon, par exemple, prend successivement sur son corps toutes les teintes possibles, suivant les impressions qu'il éprouve, et aussi, dit-on, suivant les objets qui l'approchent ou qui l'entourent.

Si le réseau vasculaire se multiplie d'une façon excessive sur un point de la peau, il en résulte une tache avec vive coloration ; c'est ce que l'on appelle **envies** ou *taches de vin*, lorsque le réseau ne fait pas saillie, et **tumeur érectile**, lorsque l'*hypertrophie* des tissus s'ajoute à celle des vaisseaux.

Ces taches sont tantôt **artérielles**, tantôt **veineuses**, et leur coloration devient **rouge** pour les premières, **violette** pour les secondes.

Quand la formation érectile est artérielle, on ne tarde point à voir apparaître, jusque dans la peau même, des pulsations isochrones à celles de la radiale. Car les nouveaux vaisseaux, très peu riches en fibres musculaires, se laissent facilement dominer par la circulation générale. De là aussi une tendance extrême vers un développement rapide, et la nécessité pour le chirurgien d'opérer promptement.

Chez les animaux, on voit des productions érectiles physiologiques, sans pulsations apparentes. La crête du coq rougit et se gonfle, quand il entre en fureur ; celle du dindon, quand il se pare, offre toutes les couleurs de l'arc-en-ciel, depuis le rouge vif de la crète supérieure jusqu'au bleu d'azur, des appendices sous-maxillaires ; c'est qu'ici l'organe érectile est double, artériel et veineux.

## II. — LES MUQUEUSES. — CIRCULATION ANTAGONISTE.

Les membranes muqueuses sont, comme la peau, parcourues par un réseau capillaire, mais réseau infiniment plus riche, et en rapport avec les fonctions de l'organe.

Quand l'organe est actif, les vaisseaux se dilatent, se gonflent; quand il est au repos, les vaisseaux diminuent de volume et se resserrent.

Il existe donc pour les muqueuses comme pour les autres systèmes, outre la circulation ordinaire, outre les courbes de *Traube* et de *Mosso*, qui indiquent la *tension hématosique* et l'équilibre de *tension* des différents organes entre eux, une courbe particulière qui doit marquer parfaitement leur degré d'activité. C'est la **courbe fonctionnelle.** Mais nous devons signaler en outre, à propos de la courbe de *Traube*, ce fait remarquable de l'**antagonisme entre la peau et les muqueuses.**

En effet, d'après les recherches les plus récentes, les modifications de la circulation sous l'influence du sang asphyxique ne s'opèrent pas dans le même sens pour tous les organes. Pendant que les vaisseaux se *dilatent* dans la *peau*, ils se *contractent* dans la paroi de l'*intestin* et dans les viscères abdominaux : et lorsqu'ils se *contractent* dans le tégument *cutané*, ils se *dilatent* au contraire pour la cavité *abdominale*. Cet antagonisme de la circulation **intestinale** et de la circulation **cutanée** est très marqué; l'opposition de ces deux espèces d'organes, sous la même condition, est un fait remarquable : elle tient très probablement à ce que, dans l'intestin et dans la peau, la répartition des deux ordres de nerfs vasculaires, dilatateurs et constricteurs, est inverse l'une de l'autre; dès lors l'excitation produite par C. O², devient prépondérante sur l'un ou sur l'autre.

**Indication thérapeutique.** — Ainsi s'explique physiologiquement l'importance de la médication **révulsive** sur la peau, dans le traitement des *affections intestinales*, et la valeur de la médication **purgative** ou *dérivatrice*, qui n'est autre qu'une révulsion sur l'intestin, dans les *affections étendues de la peau*, ou de dartres rebelles.

Ajoutons néanmoins qu'ici le mal est à côté du remède, car une révulsion trop vive ou trop longtemps continuée sur l'intestin peut déplacer l'herpès cutané, et produire une métastase sur la muqueuse intestinale, par suite de l'antagonisme des deux tissus.

Cette métastase serait plus grave que la maladie primitive, et l'on doit se garder de la provoquer, sous peine de voir la nutrition s'altérer et les forces tomber rapidement.

En résumé : 1° La **Peau**, offre une **circulation continue** pouvant devenir **pulsative**, dans certains cas pathologiques.

2° La **courbe vaso-motrice** y est très visible.

3° La **courbe de Traube**, s'y montre aussi parfois dans les cas d'asphyxie avec couleur violacée et gonflement de la face.

4° Les **muqueuses** *alternent* leur **courbe fonctionnelle** en *périodes opposées* à celles de la *peau*.

---

# XVIII

## POULS ORGANIQUE ET CIRCULATION PLACENTAIRES.

Le **Placenta** est l'organe par lequel l'œuf absorbe dans le sein maternel les liquides qui doivent servir à former le fœtus.

Au point de vue de la circulation, son développement détermine l'apparition de la seconde forme de circulation embryonnaire.

Le placenta prend son origine dans les villosités choriales, villosités qui sont d'abord sans vaisseaux.

Mais bientôt, sur la vaste surface que représentent ces villosités, l'on voit se développer des anses artérioso-veineuses, qui se mettent en communication avec les gros troncs vasculaires allantoïdiens ou ombilicaux du fœtus. Puis le sang est ramené dans la veine ombilicale qui le conduit au cœur.

Mais les villosités vasculaires, qui occupaient d'abord toute la surface de l'œuf, s'atrophient rapidement dans les $\frac{4}{5}$ environ de leur étendue, tandis qu'elles se développent à l'infini dans la portion persistante, pour former la masse du placenta.

### RÔLE DE LA CIRCULATION MATERNELLE DANS LE PLACENTA.

La circulation placentaire se compose:

1° D'un **sinus circulaire** plus ou moins complet, plus ou moins volumineux.

2° Des **orifices vasculaires** de la *surface maternelle* du *placenta*, dont les uns, au nombre de 3 à 11, débouchent dans le *sinus circulaire*, les autres, placés vers le centre des cotylédons, aboutissent à des cavités peu profondes, qui ne communiquent avec la masse placentaire que par des pertuis étroits.

D'autres encore, au niveau des espaces inter-cotylédonaires, communiquent avec les sinus en étages irréguliers, qui abondent dans ces espaces.

Enfin, dans les profondeurs du placenta, immédiatement sur le chorion, près de la face fœtale de l'organe, il existe de fort grandes lacunes, remplies de sang maternel, et limitées par des orifices en grillage, creusés comme à l'emporte-pièce dans le tissu placentaire. Ces *sinus lacunaires*, parfois indépendants, peuvent aussi communiquer avec le sinus circulaire.

Autour de toutes les villosités, il y a du sang maternel, et sur la paroi de tous les sinus il y a de l'épithélium vasculaire.

Les injections du placenta démontrent que le liquide poussé dans les sinus s'infiltre avec une extrême facilité entre les villosités et les baigne de toutes parts.

Au contraire, les injections de l'utérus montrent que les artères utérines se réduisent en houppes capillaires dans le voisinage du placenta.

Il est donc fort probable qu'elles ne pénètrent point dans cet organe et ne servent qu'à la nutrition continue de l'organe ; la circulation placentaire maternelle est exclusivement *veineuse*, constituée par la continuation des sinus utérins. Le sang maternel se répand dans les sinus de différents ordres, et, de là, passe entre les houppes vasculaires des villosités, où il circule *comme un brouillard au milieu de la forêt*, suivant la belle et juste expression du Dr DELORE, de Lyon [1].

Mais comment ces sinus, remplis de sang veineux, peuvent-ils servir à hématoser le sang déjà veineux de l'enfant ?

C'est que l'activité si grande de la circulation dans l'utérus gravide fait, sans doute, passer dans ces veines un sang encore artérialisé, encore hématosique, comme il arrive généralement pour les glandes en service actif [glandes salivaires, rénales, etc.] dont le sang devient rouge à chaque fois que l'organe entre en exercice.

EN RÉSUMÉ : la circulation organique **placentaire** est, avant tout, une *circulation lacunaire,* telle qu'on en trouve un grand nombre d'exemples dans les différents degrés inférieurs de l'échelle animale ; et le sang qui circule en retour vers le fœtus est **artérioso-veineux.**

Outre la **vis-à-tergo**, qui fait traverser le sang dans les sinus, leur pouls organique est surtout dû à **l'influence** des artères qui les accompagnent et les pressent de toutes parts [*circulation par influence*] et à l'effort des **contractions musculaires** fréquentes de l'utérus, qui les compriment et les vident chaque fois (*courbe musculaire*).

[1] DELORE. *Etude sur la circulation maternelle dans le placenta.* Annales de gynécologie, Juin 1874.

### EXISTENCE D'UNE COMMUNICATION ENTRE LES CIRCULATIONS MATERNELLE ET FŒTALE.

Rompant avec la tradition anatomique, le docteur *Currie*[1] admet une voie de communication entre la circulation de la mère et celle du fœtus ; il a pu faire chez les Cobayes, avec des liquides colorés, des injections qui, du sang maternel, ont passé dans le sang fœtal et réciproquement. On objecte d'abord que ce passage résulte d'extravasations à travers les vaisseaux ou de ruptures vasculaires ; mais il est difficile de l'admettre quand on voit toutes les injections réussir et la pénétration s'effectuer toujours par les mêmes vaisseaux ; les injections faites de la mère au fœtus passent toujours par la veine *ombilicale*, et celles du fœtus à la mère par les veines *utéro-abdominales*.

A l'état normal, si le sang maternel pénètre seul dans les vaisseaux du fœtus, c'est que le sang fœtal est soumis à une pression plus faible, les valvules situées sur le trajet des veines empêchant le sang de la mère de remonter jusqu'au cœur du fœtus.

[1] CURRIE. Séance de la Société de chirurgie 10 décembre 1884.

# XVII

## POULS ORGANIQUE DU CORDON OMBILICAL.

Les battements du **cordon Ombilical** appartiennent aux artères de l'enfant.

Parties de la *bifurcation aortique*, c'est-à-dire de l'origine des iliaques primitives, les deux artères *ombilicales* s'enroulent en spirale autour de la veine ombilicale qui est conique ou, pour mieux dire, oblongue de forme et plus volumineuse que les artères de même nom. Puis celle-ci vont se ramifier dans le placenta, portant avec elles le sang appauvri de l'enfant, afin de renouveler ses matériaux nutritifs et sa provision d'oxygène.

### INVERSION DES ACTES CIRCULATOIRES DANS LES VAISSEAUX DU CORDON.

Les *artères* du *funis* font donc en réalité l'office de *veines*, puisqu'elles contiennent le sang noir des matériaux de régression. Aussi, quoique ces artères possèdent les trois tuniques, elles se rapprochent de la structure veineuse par la présence des *valvules* semi-lunaires, parfois annulaires, fort bien décrites par BERGER [1]; mais ces valvules restent à l'état rudimentaire et ne sauraient apporter aucun obstacle au passage des liquides, quel que soit le sens dans lequel on pratique l'injection.

La *veine*, à son tour, exerce les fonctions d'*artère*, puisqu'elle revient au fœtus chargée d'un sang régénéré par la mère.

Nous avons ici l'esquisse complète de la circulation pulmonaire chez l'adulte.

Il est donc juste d'admettre que le *placenta* fait l'office d'un *poumon* intermédiaire entre la mère et l'enfant.

Mais il fait plus encore; car, remplaçant aussi l'*intestin* jusqu'à un certain degré, il échange pour l'enfant non seulement les gaz hématosiques, mais tous les matériaux nécessaires à sa nutrition.

[1] BERGER: *Recherch. sur la conformat. intér. de la veine et des artères ombilicales.*

Mais dans la circulation du fœtus, on ne voit point comme dans celle de l'homme un sang noir et un sang rouge nettement séparés dans des vaisseaux distincts.

Toutes les voies sont ouvertes, et partout coule un sang mélangé.

Seule, la veine ombilicale, analogue des veines pulmonaires, contient du sang régénéré, mais il vient, avec elle, se jeter encore dans une veine, la veine *cave* du fœtus, pour remonter de là jusqu'au cœur.

### CIRCULATION PAR INFLUENCE DE LA VEINE OMBILICALE.

La longueur du trajet de la veine ombilicale, ses nombreux plis et replis, ses entrelacements et ses nœuds rendraient souvent la circulation bien difficile, parfois même impossible, si les deux artères enroulées autour d'elle ne lui préparaient une tâche plus facile. En effet, elles la pressent circulairement, et à chaque pulsation artérielle le sang veineux refoulé reçoit une impulsion nouvelle; nulle part on ne saurait trouver un exemple plus net et plus frappant de la *circulation par influence* que dans la veine *ombilicale*.

### ARRÊT PROGRESSIF ET SPONTANÉ DE LA CIRCULATION DES ARTÈRES OMBILICALES.

Au moment de la naissance, les artères ombilicales battent très fortement; mais si, au lieu de couper le cordon, on attend quelques minutes, on ne tarde pas à sentir les pulsations s'affaiblir et disparaître rapidement, il ne faut souvent pour cela que 1 ou 2 minutes.

J'ai pris au sphygmographe le tracé de ce pouls, on verra qu'il représente parfaitement le pouls *myure* ou en *queue de rat* des anciens.

Quant à la cause qui détermine l'arrêt spontané de la circulation dans ces artères, elle est difficile à préciser, mais l'on peut admettre qu'elle dépend d'abord de l'impression vive du *froid* que l'air extérieur produit sur la région ombilicale. De là, un spasme artériel très prononcé, et, comme les fibres musculaires lisses sont très nombreuses, surtout en ce point de l'artère, elles resserrent le calibre jusqu'à l'oblitérer.

Puis, une rapide *atrophie* de ces mêmes fibres les transforme en tissu fibreux, et le vaisseau se détache par ulcération nécrosique au niveau de l'ombilic.

En résumé : 1° Le **pouls organique** du cordon est un *pouls* **inverse**, où le sang veineux revient par des artères, le sang artériel par une veine, c'est un *pouls pulmonaire*.

2° Dans la *veine*, la **circulation par influence** est fortement accentuée, par suite de la disposition spiroïde des artères.

3° Enfin, on voit dans le **funis** l'exemple unique d'un pouls artériel vigoureux, s'arrêtant subitement et pour toujours à un moment donné, souvent même sans aucune ligature.

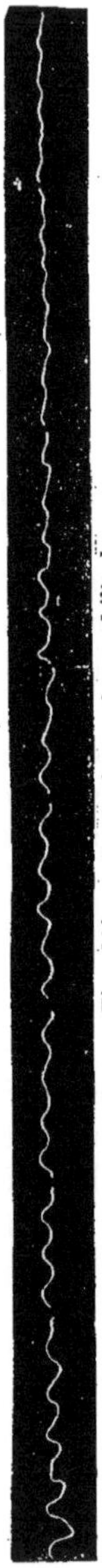

---

Fig. 203. — Pouls du cordon ombilical.

## XIX

### CIRCULATION ET POULS FŒTAL

La circulation du **fœtus** offre des éléments particuliers; le *circuitus* y est plus que complet. Deux anastomoses importantes viennent en effet permettre le mélange des deux sangs.

Le **trou de Botal** fait communiquer les deux oreillettes, c'est-à-dire les deux cœurs veineux et artériel.

Le **canal artériel** fait communiquer les deux circulations, générale et pulmonaire, en s'ouvrant de l'artère pulmonaire dans l'aorte.

Ces communications entre les deux systèmes étaient nécessaires, car, chez le fœtus, les poumons ne sont point perméables et n'admettent encore que le sang indispensable à leur nutrition. A cette époque, les poumons, n'ayant pas de fonction, il fallait un diverticulum au sang qui lui était destiné, de là ces communications directes entre la base des deux cercles vasculaires.

Mais à la naissance, dès que les poumons commencent à fonctionner, le canal artériel, très riche en fibres contractiles, commence à se resserrer, et le trou de Botal se referme aussi rapidement. Ce travail est progressif, mais il suffit de quelques jours pour que l'occlusion soit achevée. Les deux sangs, veineux et artériel, circulent désormais séparés, et le sang noir se rend tout entier au poumon. Les recherches de *Nathalis* GUILLOT [1] ont montré néanmoins qu'il persistait, chez un grand nombre de sujets adultes, une petite ouverture au trou de Botal, mais sa présence ne produit aucun accident.

EN RÉSUMÉ : la **circulation fœtale** est une circulation mixte : elle n'est ni veineuse ni artérielle, mais bien mélangée des deux sangs.

Elle a ses ouvertures, ses vaisseaux particuliers : — **trou de Botal** — **canal artériel** — artères et veines du **cordon**. Elle a son *poumon :* le **placenta**.

**Courbe fonctionnelle.** — Mais le chiffre du *pouls* du *fœtus* varie plus encore que celui du cœur de l'enfant après la nais-

[1] GUILLOT (N.). *Descript. des vaisseaux particul. qui se forment dans les poumons tubercul. et deviennent au milieu de ces organes des conduits d'une circulat. nouvelle.* J. l'Expérience, 1837.

sance, car il subit toutes les *variations fonctionnelles* de celui de la mère. Il ressort de nombreux tableaux comparatifs relevés par Charles Taylor [1] que le cœur du fœtus s'accélère de 20 pulsations pendant la digestion maternelle. Les numérations étaient faites une demi-heure avant et deux heures après le repas, et dans le repos le plus absolu de corps et d'esprit.

**Courbe musculaire.** — Le pouls du fœtus subit encore dans les premiers temps l'influence des *contractions* de l'**amnios.**

Plus tard, l'influence **musculaire** des *contractions* **utérines,** et de celles des parois du **ventre** pendant l'**effort** maternel, surtout pendant l'*accouchement.*

**Courbe mécanique.** — Enfin, il n'y a pas jusqu'aux *pressions* **mécaniques** des *vêtements* et du *corset* qui ne retentissent d'une manière parfois funeste sur le cœur du fœtus.

## CONCLUSION.

Est-ce à dire que nous aurons décrit dans ce chapitre tous les pouls organiques? loin de nous cette prétention, il en reste encore beaucoup à découvrir. Ainsi, par exemple, chaque organe des sens doit avoir le sien. Or nous ne connaissons pas encore celui de l'*oreille interne* et celui de l'*olfaction* très analogue aux organes érectiles nous est à peine connu par le travail tout récent de ZUCKERLAND [2], paru en 1884. Nous n'avons fait ici qu'esquisser un chapitre de l'œuvre de Bordeu, cherchant à exprimer d'une manière neuve et claire des choses déjà anciennes : *non nova, sed novè.*

[1] TAYLOR (Ch.). *Obs. destinées à montrer l'influence de la digest. de la mère sur la fréquence du pouls du fœtus.* Edimb. méd. journ. p. 1004, 1876.

[2] ZUCKERLAND. *Appareil circulatoire de la muqueuse nasale.* Wien, in-4°, 1884.

# CHAPITRE VI.

## NATURE DU POULS. — LOIS DE LA CIRCULATION. LEURS RAPPORTS AVEC LES LOIS DE L'HYDRAULIQUE. PART QU'IL IMPORTE DE FAIRE A LA FORCE VITALE.

### DE LA NATURE DU POULS.

En quoi consiste le pouls ?

A. — Est-ce un *choc* du sang contre les parois artérielles?

B. — Est-ce un *déplacement* total de l'artère, venant battre contre le doigt?

C. — Ou bien encore, une *dilatation* des vaisseaux ?

Et, dans le cas d'une *dilatation*, cette expansion se fait-elle en *long*, ou en *large ?* Est-ce un *allongement* de l'artère, ou son développement en *circonférence ?*

En réalité, les trois modes indiqués concourent, chacun pour sa part, à la production du pouls.

A. — **Choc du sang**. — Le choc existe d'une manière évidente toutes les fois que l'artère, au lieu de suivre la ligne droite, se dévie, s'incurve ou devient flexueuse, comme à la crosse de l'aorte ; toutes les fois aussi que se forme une bifurcation, avec éperon saillant.

Mais le phénomène est bien plus général, si l'on réfléchit que l'arbre vasculaire offre une forme conique, où chaque artère va toujours en se rétrécissant. L'impulsion du sang trouve en outre le vaisseau rétracté par l'élasticité et doit en élargir les parois sur tout son parcours. Il n'y a que la veine liquide médiane qui puisse avancer sans obstacle. Toutes les autres portions de la colonne sanguine viennent tour à tour choquer circulairement la paroi oblique du vaisseau pour s'y faire place en la dilatant.

Ainsi le *choc* existe, car on peut dire que, considérée mécaniquement, toute dilatation d'un tube conique par un effort intérieur n'est qu'un choc multiple et circulaire.

B. — **Locomotion du vaisseau.** — Le déplacement de l'artère existe aussi, mais seulement dans un certain nombre de cas. Lorsque le choc agit sur une artère inclinée ou flexueuse, ce déplacement est parfois assez marqué pour être visible à l'œil.

Aussi *Lamure* niait la systole et la diastole artérielles; il n'admettait pas la dilatation des vaisseaux, mais seulement leur *projection* en avant.

*Spallanzani* [1] critique son opinion et reconnaît les deux mouvements : l'*allongement*, qui semble *déplacer* l'artère ; le *gonflement*, qui en *agrandit* le calibre.

Quand les deux phénomènes coexistent, c'est ce qu'il appelle le *mouvement vermiculaire*.

C. — **Dilatation vasculaire.** — Elle donne l'explication complète des phénomènes du pouls, dont les autres hypothèses n'éclaircissaient qu'un point isolé. C'est en effet un développement en *circonférence* que prend l'artère sous l'influence de l'effort du sang : ce développement nouveau détermine ce qu'on nomme la tension de l'artère, et fait éprouver au doigt qui l'explore la sensation de soulèvement subit qu'on appelle le *pouls*.

Le professeur *Marey* acheva de démontrer que le pouls est causé par la tension artérielle. Le savant physiologiste fit construire un appareil circulatoire complet, avec cœur, artères, veines, valvules en caoutchouc, rempli d'un sang artificiel, et disposé comme celui de l'homme. Il parvint ainsi à se rendre compte des diverses lois qui régissent la circulation, car les tracés obtenus par le sphygmographe étaient les mêmes sur les vaisseaux artificiels et sur les vaisseaux naturels.

### INDÉPENDANCE DU PHÉNOMÈNE DU POULS ET DE LA CIRCULATION.

En réalité, dans l'état normal, le pouls et la circulation sont constamment unis; chaque pulsation envoyant une nouvelle quantité de sang fait progresser toutes celles qui sont devant lui. Mais, quoique unis dans l'accomplissement d'une même fonction, ces deux termes : *pouls* et *circulation* indiquent des actes parfaitement distincts.

En effet, le *pouls* résulte du passage dans tout le système arté-

[1] SPALLANZANI. *Expériences sur la circulation.*

riel, de la *vibration* produite par l'ébranlement que chaque contraction du cœur détermine au sein de la masse sanguine. Le *pouls* pourrait avoir lieu, pourrait être perçu, sans *avancement du liquide* ou sans *changement de tension,* il suffit qu'il y ait *choc* ou *ébranlement* de la veine liquide.

La *nature* de ce liquide, sa *quantité*, sa *vitesse*, sa *tension*, n'influent que sur la *forme* du *pouls*, mais n'en sont point la *cause* directe.

Les frères *Weber* ont parfaitement expliqué ces faits, et les ont résumés par une définition bien nette : « *Unda non est materia progrediens, sed forma materiæ progrediens.* » L'onde (le pouls) n'est pas la progression de la matière, mais la progression de sa forme. » Ils comparent, en effet, le mouvement du sang aux ondes formées à la surface de l'eau par la chute d'un corps. Elles sont constituées, non par la matière elle-même, qui reste en place, comme on peut le voir si l'on y dépose un morceau de bois, mais par un mouvement se propageant à travers les molécules.

C'est, en un mot, le même phénomène que celui de la *fluctuation*, c'est-à-dire une *vibration* déterminée par le *choc;* c'est encore, si l'on préfère, l'analogue de la transmission du *son* à travers les liquides.

### LA PRODUCTION DU POULS EST INDÉPENDANTE DE LA VITESSE DU SANG.

En effet, si l'on pratique la ligature d'une artère, le sang situé immédiatement au-dessus de la ligature n'a plus aucun mouvement de progression, et néanmoins dans ce cas la pulsation continue à être perçue. La même chose arrive, si on lie les deux extrémités d'un tube élastique. Le moindre ébranlement produit à une extrémité est reproduit à l'autre.

Si, tout en donnant le choc, on laisse écouler une portion du liquide pour diminuer la tension pendant l'ondulation, la pulsation est tout aussi bien perçue.

*Chauveau* et *Marey* ont en outre indiqué une nouvelle démonstration en expérimentant sur la carotide.

L'*hémodromètre enregistreur* de *Chauveau* marquant la vitesse du sang et un *sphygmoscope* indiquant la pulsation, furent placés tous deux sur le trajet de la carotide. On comprima le vaisseau au dessus du point d'application des instruments. Aussitôt l'hémodromètre s'arrêta, cessant d'indiquer le débit du liquide, puisque le sang devenait immobile; tandis que le sphygmoscope indiquait toujours la pulsation, pulsation même plus intense que la normale.

Il y a donc *indépendance* entre la *circulation* du sang et la *pulsation*.

Il en résulte qu'on aurait tort de conclure de la fréquence du *pouls* à la *vitesse* du *sang*. Ainsi, dans beaucoup de maladies, le pouls est très fréquent, tandis que les échanges des principes nutritifs sont presque entravés et que la masse sanguine se renouvelle très lentement.

### LES LOIS DE LA CIRCULATION COMPARÉES A CELLES DE L'ÉCOULEMENT DES LIQUIDES.

MAREY [1], ONIMUS et VIRY [2] ont démontré que plusieurs des lois de la circulation étaient identiques avec celles qui régissent en physique l'écoulement des liquides.

En effet, le pouls étant dû à une vibration produite sur un des points du système artériel, les lois qui régissent la veine fluide, ses vibrations, l'élasticité des parois, tout cela est déjà étudié régulièrement par la physique. Elle emploie souvent aussi comme agent élastique le volant, ou le réservoir d'air qui emmagasine de la force, pour rendre continu un mouvement intermittent.

Dans l'un comme dans l'autre cas, toute circulation de liquide comporte trois éléments :

1° **Force initiale.**

2° **Résistances.**

3° **Régulateur.**

1° **Force initiale.** — Pour la *circulation*, la force initiale, c'est le *cœur* qui la donne; il l'exprime par le travail qu'il effectue. Mais il faut établir que le *nombre des battements varie en sens direct de la force initiale*.

Or, la force du cœur ne peut être considérée comme *constante;* le cœur est affaibli par l'*abstinence*, la *douleur*, l'*anémie*,

[1] MAREY. *Physiol. méd. de la circulat.* p. 199.
[2] ONIMUS et VIRY. *Etude des tracés obtenus par le cardiographe et le sphygmographe.* J. de physiolog. de Robin, p. 79.

l'*atrophie musculaire*, la *régression graisseuse*, l'*impression morale*. Il peut, au contraire, être fortifié par l'*exercice*, la *course*, les *passions*, les *excitants, thé, café*, les *médications* spéciales ou par une *hypertrophie*. De là un premier mode de variation, celui de la *force initiale*, qui pour la moitié des cas ne rentre point dans la catégorie des lois physiques.

2° **Résistances**. — Dans toute machine hydraulique, si les résistances diminuent, la machine marche plus vite; si elles augmentent, l'appareil se ralentit.

En physiologie, la *résistance* circulatoire s'exprime par la *tension* artérielle; ici, les lois hydraulique et circulatoire sont assez identiques. On peut dire indifféremment avec Onimus :

« *Pour une force initiale donnée, le nombre des coups de piston varie en sens inverse des résistances.* »

Ou bien :

« *Pour un cœur de force donnée, le nombre des battements varie en sens inverse de la tension vasculaire* (résistance). »

3° **Régulateur**. — En physique, le *régulateur* est un volant, un réservoir d'air, réglés eux-mêmes par la force emmagasinée.

Chez l'être vivant, le régulateur, c'est le *système nerveux;* mais son indépendance radicale met ici une grande différence entre la machine et l'homme. Car désormais, les *passions*, le *moral*, l'*intelligence* et l'*âme* auront une immense influence.

Or le système nerveux considéré comme *régulateur vital*,

1° **Augmente** ou les **résistances** : A. par la *paralysie* des *vaso-dilatateurs*. — B. par la *contraction* des *vaso-constricteurs*.

Ou la **force initiale**, par l'*excitation cardiaque*.

2° **Diminue** ou les **résistances** : A. par la *contraction* des *vaso-dilatateurs*. — B. par la *paralysie* des *vaso-constricteurs*.

Ou la **force première**, par l'*épuisement* du *cœur*. Mais une fois cette impulsion ou ce retard donnés par la *vie*, du moment qu'il s'agit du plus ou moins de *mouvement*, de *vibration* ou d'*écoulement*, nous pouvons, encore ici, accepter les lois physiques.

Or voici les lois principales du mouvement vibratoire :

1° *Pour un corps liquide, la hauteur de l'impulsion de la pulsation varie en sens direct du travail moteur et de l'élasticité des parois.*

2° *Pour un même tube, l'élasticité est en raison inverse de la tension.*

En effet l'élasticité pariétale dépend de deux éléments :

A. — L'*élasticité propre des tissus*.

B. — La *tension du liquide* renfermé dans le vaisseau.

De même, plus l'*artère* est *rigide, moins* elle se laisse *dilater*.

*Plus* l'*artère* se *remplit, plus* elle devient *rigide*.

Si, par un écoulement progressif on diminue sa tension, l'élasticité augmente.

Une tension absolue assimilerait l'artère à un tube rigide.

Jusqu'ici, nous avons considéré le liquide vasculaire comme s'il n'avait pas d'écoulement. En effet, la circulation est fermée en apparence à ses deux extrémités. Mais l'absorption et la nutrition produisent un écoulement véritable, car une partie du sang disparaît dans les tissus, s'échappe par les sécrétions, urines, selles, salive, mucus, sueurs ; un nouveau sang s'introduit dans le cœur pour le remplacer. Il y a donc *écoulement* en même temps que *circulation*.

Examinons donc avec *Onimus* et *Viry* [1] si les lois de la *vibration*, dans le cas d'*écoulement*, sont aussi applicables à la *circulation*.

Dans le cas d'*écoulement*, la *tension* n'est plus uniforme sur toute la longueur du tube comme dans le cas de non écoulement; elle *diminue du centre d'ébranlement* à la *périphérie*. Mais d'autre part, comme nous l'avons dit, l'*élasticité* est en raison inverse de la *tension*.

Or la tension est presque nulle à la périphérie; donc l'élasticité du tube va en croissant du centre à la périphérie, et, par conséquent, la pulsation, qui tendait à s'éteindre par l'épuisement de force dans le milieu ambiant, se ranime par l'augmentation d'élasticité, quand il y a écoulement du liquide, sans que cette compensation équivale néanmoins à la perte dans tous les cas.

Il en est précisément ainsi dans l'organisme.

A. — La *vibration* du sang va en *décroissant* du cœur à la périphérie, et par suite la *vitesse* de *propagation* de cette vibration va en *augmentant*.

B. — Quand cette vibration se réfléchit de la périphérie vers le cœur, elle s'éteint rapidement, car au retour les deux causes : usure de force et diminution d'élasticité de l'artère plus tendue, agissent simultanément pour l'arrêter.

Cela nous explique pourquoi dans le cas de tension extrême

[1] Onimus et Viry. *J. d'anat. et physiol. de Robin*, t. III, p. 148. 1866.

des artères, c'est-à-dire de *congestion*, il y a fort peu de *dicrotisme.*

Pourquoi, au contraire, dans le cas d'écoulement, le dicrotisme est fort.

Pourquoi enfin, dans ce cas, le *dicrotisme* est plus fort à la périphérie qu'en se rapprochant du centre de mouvement.

Mais l'organisme offre des complications plus grandes encore ; Le diamètre et l'élasticité des artères varient suivant les régions.

De plus, il ne s'agit pas d'un tube unique dont le diamètre irait en croissant jusqu'à la périphérie, les ramifications infinies de l'aorte divisent infiniment l'onde simple produite à l'origine du système circulatoire. Ces ondes, et le pouls par conséquent, se propagent avec une vitesse de plus en plus rapide, à mesure qu'elles s'éloignent du cœur, en même temps que leur hauteur va en décroissant; mais, d'autre part, chaque éperon est un obstacle qui ralentit et absorbe les vibrations.

## VITESSE RELATIVE DU POULS DANS LES DIFFÉRENTES ARTÈRES.

Le pouls ne se manifeste pas en même temps à toutes les artères. L'*aorte bat avant* l'artère *radiale*, la *pédieuse* plus tard encore.

**CZERMACK** de *Prague* [1] a sérieusement approfondi ces questions. D'après lui :

1° *La vitesse de propagation de l'onde n'est pas la même dans les différentes artères.*

2° *La vitesse de propagation de l'onde augmente du centre à la périphérie.*

Aussi, tandis que le retard entre la pulsation de la pédieuse et celle de la radiale n'est que de 0,018, la différence entre la pulsation de la carotide et celle de la radiale est de 0,094, c'est-à dire 5 fois plus considérable.

3° *Chez les jeunes sujets, la vitesse de propagation de l'onde est moins rapide que chez les adultes.*

Chez l'homme mûr, en effet, les parois artérielles étant plus épaisses sont moins élastiques ; or la vitesse de propagation de l'onde est en raison inverse de l'élasticité. Mais comme les

[1] CZERMACK. *Mittheilungen, aus dem physiologischen privat laboratorium.* 1 Heft. Vienne, 1864.

artères ont des parois de plus en plus élastiques à mesure qu'elles diminuent de volume, cette différence rétablit un certain équilibre.

IMPORTANCE ET FONCTION DE LA VIE DANS LA CIRCULATION.

Si les calculs de la mécanique expliquent quelques-uns des problèmes de la circulation, ils sont bien loin de les résoudre tous. Le mouvement abstrait ne pourra jamais servir à expliquer l'ensemble du mouvement animé. Et, pour traiter un sujet si plein d'intérêt, je ne saurais trop rappeler ici l'admirable traité du docteur PIDOUX[1] sur les *lois de la circulation du sang*, dont nous résumerons ici les principales conclusions.

Ces lois sont, en effet, autrement compliquées, autrement belles, que ne peuvent le soupçonner les hydrauliciens de l'école moderne.

Elles supposent une force de plus, il est vrai, c'est la *vie*. Mais ce n'est point une supposition, puisque l'existence de la vie résulte de tous les faits observés. On n'admet donc, en somme, qu'une vérité de plus qui force l'observateur à ne point confondre le mouvement physique avec le mouvement organisé. Que l'on ne s'étonne pas cependant de retrouver les règles de l'hydraulique dans la circulation. La série des forces qui dirigent l'organisme constituent une *hiérarchie*, dans laquelle chaque terme supérieur représente l'ensemble des termes inférieurs, mais régis par une loi plus haute.

La scolastique du moyen âge l'exprimait très justement par cette formule exacte : *In rebus ordinatis, perfectius continet imperfectius.* « **Dans la coordination des choses, la force plus parfaite contient et résume en elle les forces inférieures.** » De même, la force VITALE, qui est une des facultés de l'âme, résume en elle toutes les forces physiques. Elle les domine et se les assimile pour les employer à son service ; mais elle fait plus, elle produit des composés nouveaux, soumis à des lois nouvelles, et qui sans elle n'existeraient point.

La *vie* circulatoire coordonne donc à son profit les forces *physiques*, *mécaniques*, *électriques* même et *calorifiques*, qui lui sont nécessaires ; mais elle les transforme en se les assimilant,

[1] PIDOUX (H.). *Histoire de la circulat. du sang, enseignées par l'anatomie comparée.* 1 vol. in-8, 1872.

de sorte qu'en réalité ces forces ne sont plus physiques, mais vitales, puisqu'elles agissent avec la vie et par la vie pour concourir à un résultat que la vie seule peut atteindre, savoir : une *circulation*, un liquide *nutritif*, un *tissu*, un *organe*, enfin, au-dessus de tout cela, un *être indépendant*.

« Ainsi, dit le docteur Pidoux, en *hydraulique,* vous avez un *moteur*, un *instrument,* des *canaux* et des *eaux*. Chacune de ces choses construite séparément ne peut agir ni servir avant d'être assemblée avec les autres, puis réunies entre elles pour les besoins de la situation. »

« Elles agissent aveuglément, sans réaction, sans élections, s'usant mutuellement, sans se développer ni se réparer, contenant un liquide étranger, qui tantôt remplit les canaux, tantôt les laisse vides, et qui garde seulement avec eux le rapport artificiel et la convenance du moment. »

« Si nous examinons d'un œil attentif la circulation animale, nous voyons d'abord des *vaisseaux, cœur, artères, veines;* puis un liquide, le *sang*, éléments qui ne sont pas formés par *juxtàposition*, mais *engendrés*, développés par *intussusception.* »

« Bien plus, ils naissent ensemble : vaisseaux et sang, contenant et contenu, ne font qu'*un* à certain moment de leur origine. Et si, plus tard, le sang se sépare du vaisseau, il n'en garde pas moins avec lui les rapports les plus étroits, car c'est le cœur, ce sont les vaisseaux qui forment le sang, du moins en grand partie. »

Nous avons vu, en effet, en étudiant l'embryon, le cœur primitif encore isolé se remplir d'un sang liquide représentant le sérum. D'autre part, les vaisseaux, après avoir commencé par les *blut-inseln*, se remplissent, à mesure qu'ils se forment, de globules hématiques ou *cruor*.

Le sang devient complet quand les vaisseaux, venant à s'anastomoser avec le cœur, le sérum se mêle au cruor et le rend liquide.

« Ce que les vaisseaux et le cœur font alors, ils doivent nécessairement continuer à le faire toute la vie ; leur grande fonction n'est point seulement de servir de moteur au sang tout fait, mais bien de le composer, de le perfectionner ; en un mot leur grande fonction, c'est l'*hématopoièse.* »

« Et si l'on venait à se demander : *qu'est-ce que le système vasculaire?* au lieu de répondre : c'est l'organe où s'opère la cir culus du sang, on pourrait justement répondre : c'est la **glande universelle où se forme le sang.** »

« C'est ainsi qu'il faut expliquer par un même principe, la formation des organes et leurs actions une fois qu'ils sont formés. »

Car si toute *formation* première est une *genèse*, la *conservation* n'est qu'une *génération prolongée*, et la *maladie*, une *évolution rétrograde*, une *rétrogenèse*.

Mais remarquons ici l'admirable prévoyance, et combien la force vitale est supérieure à la mécanique :

« Tandis qu'une machine s'use, les organes circulatoires s'entretiennent eux-mêmes et se réparent. Et, de même que le liquide contenu dans les vaisseaux est nourrissant, qu'il constitue l'aliment formateur des parois vasculaires, ainsi les vaisseaux sont sanguificateurs, *artères*, *veines* et *capillaires*. »

Le mouvement qu'ils impriment au sang ne consiste pas seulement dans un changement de position, comme les mouvements physiques, il constitue un mouvement vivifiant; aussi, dès que le sang s'arrête au sortir des vaisseaux, ne serait-ce qu'un instant, il se déforme, se coagule, se divise en éléments divers, il est *nécrosé*. D'autre part, un mouvement trop violent produit le même résultat puisque l'on sépare la fibrine par le battage.

Entre ces deux extrêmes se place le mouvement *vital* et *organisateur*.

« Ainsi le système circulatoire ne peut exister sans *agir*. Sa formation et sa fonction sont une seule et même chose ; il *fonctionne en évoluant*, *il évolue en fonctionnant*. »

« Le cœur, par exemple, oscille en se formant, se forme en oscillant. »

De même, si les vaisseaux se forment séparément du cœur, ce n'est point par simple allongement ou juxtàposition qu'ils arrivent à se rencontrer, mais bien par le développement *in situ* des parties intermédiaires, ce qui ne se voit jamais dans l'évolution des forces physiques.

Mais ce n'est pas tout ; tandis que l'hydraulique ne peut agir que sur des vaisseaux inertes, dans les organes vivants de la circulation, l'*instinct* et la *sensibilité* président à toutes les formations, à toutes les fonctions, chaque vaisseau paraît doué d'un sens instinctif, principe de ses mouvements.

Ce sens dirige et coordonne les actions de l'artère et la fait se contracter ou dilater à propos. On devrait, avec le savant docteur Pidoux, l'appeler « le **sens de l'hématose**. » De là vient aussi le nom de *fonction* donné à l'acte circulatoire, car la vie s'en acquitte comme d'un devoir. Le premier stimulant de ce sens hématosique, c'est l'*ondée sanguine*. Elle agit par *impression* de *consensus* sur la paroi vasculaire ; c'est là ce que *Hunter* appelait : « un *stimulus de nécessité*. »

« Où trouverait-on en hydraulique une machine ou des canaux sensibles à un stimulant et réagissant par spontanéité contre l'introduction d'un liquide qui ne leur conviendrait pas ? »

C'est là pourtant ce que l'on observe pour la circulation. *Heger* et *Céradini* n'ont-ils pas démontré la vie propre de chaque organe même séparé du corps ? Tout physiologiste a pu constater la répulsion extrême des capillaires pour un sang chargé d'*acide carbonique*, et l'effort suprême qui devient nécessaire pour surmonter la résistance des vaisseaux et faire traverser au sang cette barrière instinctive.

Combien cette exposition de doctrine n'est-elle pas plus belle que celle des physiciens absolus ? Si nous considérons le liquide contenu dans les canaux, au lieu d'un liquide inerte ou identique du commencement à la fin, nous trouvons le sang ! Ecoutons encore ici la magistrale parole du Dr Pidoux : « Le sang, dit-il, n'est pas du premier coup tout ce qu'il doit être ; il y a une échelle de sanguification, un mouvement progressif d'*hématose*, qui constitue la première, la principale fonction circulatoire. Le sang s'élève en organisation, en richesse, progressant à travers les centres de perfectionnement : *ganglions*, *lacis-vasculaires*, *troncs*, *ampoules*, *cœurs secondaires*, organes de *formation* comme la *rate*, ou d'*épuration* comme le *foie* ou les *reins*. »

« Il en sort pourvu d'éléments organiques nouveaux ou plus parfaits. C'est une métamorphose progressive. Rien de passif ou de purement mécanique dans ce travail. Le mouvement n'est qu'un des éléments du grand ensemble. Tout se meut, se forme, se nourrit, tout est animé, s'entretient et se remplace, dans une transformation hiérarchiquement continue. Tels sont les caractères de l'unité physiologique. »

« Mais qu'a fait l'école positiviste de cette machine créée, dont on peut dire ce que disait *Leibnitz* des machines divines comparées aux machines humaines : *Qu'elle est divine jusque dans ses moindres parties à l'infini!* L'école positiviste a nié l'évidence même et abaissé les sciences médicales à n'être plus que les servantes de la physique, » comme si l'homme était le serviteur de la nature, au lieu d'en être le maître et l'utilisateur.

Que si nous considérons encore l'ensemble de la circulation et du sang, nous y voyons :

« Aux *extrémités*, les *capillaires* qui représentent un cœur développé et périphérique.

« Au *centre*, le *cœur* qui n'est que la circulation capillaire concentrée.

« Les capillaires *analysent* le sang, lui prenant ce qu'il faut pour la formation et le fonctionnement de chaque organe.

« Le cœur, à son tour, en opère la *synthèse* pour le reconstituer avant de le renvoyer aux organes.

« En vain l'on rechercherait en hydraulique des tuyaux qui pourraient opérer ainsi une analyse chimique de leur propre liquide, ou en faire l'application instinctive aux terrains sous-jacents, puis, qui reprendraient ce liquide pour le reconstituer à chaque instant.

« Mais la science dite : *positiviste*, à la faveur d'une abstraction qui tue tout ce qu'elle touche, a retiré à la circulation la *vie*, c'est-à-dire la *génération continue;* on ne lui a laissé que le *mouvement*, le va et vient, le pur déplacement : abstraction à laquelle les mathématiques, science absolument exclusive de la vie, peuvent seules s'appliquer [1]. »

« Et parce qu'on a pu expliquer ainsi quelques-uns des mouvements organiques, on s'imagine que tout doit rentrer dans ces lois mécaniques ; » appliquant ainsi, très injustement, le *critérium* et la *méthode* d'une science inférieure à une science toute différente, supérieure et indépendante.

« Cette remarque destitue la mécanique de toutes ses prétentions en physiologie. Restons donc fidèles à la physiologie d'évolution, et ne l'abaissons pas jusqu'à en faire la servante de la mécanique et de la mathématique, qui ne seront jamais que des *moyens* à l'*usage* des êtres vivants. »

Et nous, après avoir proposé aux réflexions des jeunes étudiants tous les travaux des siècles passés, après leur avoir

[1] PIDOUX. *Les lois de la circulation du sang.* 1 vol. in-8° 1880; p. 287.

dévoilé tous les secrets admirables de l'acte circulatoire dont notre livre entier n'est que le faible commentaire, nous voulons, dans ce siècle de doute et d'incroyance, terminer ce chapitre en répétant à la gloire de Dieu ces belles paroles de *Galien*[1], dans son traité : *De usu partium* :

**En écrivant cet ouvrage, je compose un véritable hymne au Créateur!**

[1] GALENUS. *De usu partium,* lib. III, ch. x.

# CHAPITRE VII

## MÉTHODES DIVERSES POUR L'EXPLORATION DU POULS. EXPLORATION DIGITALE ET SPHYGMOGRAPHIQUE, AURICULAIRE, OCULAIRE.

### MODES DIVERS D'EXPLORATION DU POULS.

La pulsation artérielle peut être appréciée de diverses manières. Trois sens doivent y concourir : le **toucher**, l'**ouïe**, la **vue**.

### ORGANE DU TOUCHER.

C'est le procédé le plus habituel, le plus universellement utile, car il est à la portée de tout le monde. Le doigt permet en effet de reconnaître la forme, le volume de l'artère, de juger jusqu'à un certain point des changements de tension, de sa mollesse ou de sa dureté, de sa faiblesse, de sa force ; il peut compter le nombre des pulsations, leur rhythme varié, leur irrégularité, leurs anomalies, parfois même leur dicrotisme.

Il peut comparer entre elles les diverses artères et juger de leurs différences.

De même le *sphygmographe* peut s'appliquer partout où pénètre le doigt, c'est un *doigt qui palpe et qui écrit* ses impressions les plus délicates.

### POULS DE L'ARTÈRE RADIALE.

Toutes les artères explorables peuvent servir à l'étude du pouls ; Hippocrate l'observait aux *temporales*, aux *nasales* ; mais la **radiale** a été universellement adoptée, comme étant d'une exploration plus facile et d'un beau développement.

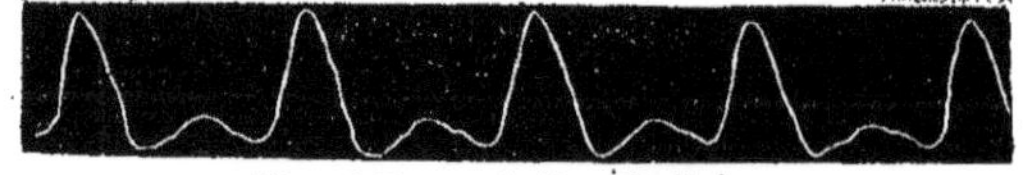

Fig. 215. — Artère Radiale.

### POULS CUBITAL.

Le pouls **cubital** n'a *conquis* jusqu'à présent, dans notre séméiotique, aucune importance ; il est difficile à trouver, difficile à explorer, et, moins fort que le radial, il ne donne point des caractères aussi nets.

Les Chinois, au contraire, dans leur science du pouls, recommandent beaucoup d'étudier la cubitale, déclarant que chez la femme elle est plus forte que chez l'homme et prime la radiale; cela peut être vrai en Chine, il peut y avoir des différences de race, mais en France j'en ai maintes fois constaté l'erreur. Toutefois on peut avoir besoin d'explorer cette artère, dans les cas d'anévrysme ou de blessure de la radiale ou de la cubitale, comme le Dr *Bouyer* en rapporte un exemple[1].

Nous nous bornerons à mettre sous les yeux du lecteur un tracé de cette artère, pris chez l'homme adulte, en le comparant à celui de la radiale du même sujet (fig. 215).

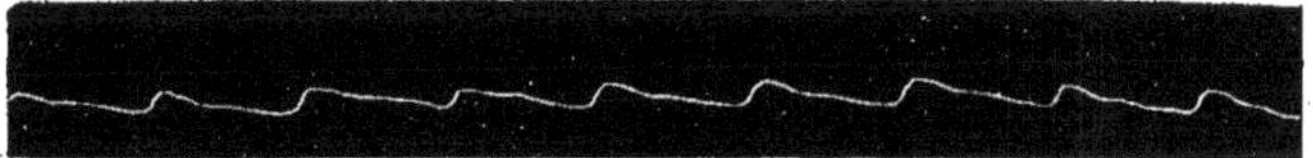

Fig. 216. — Artère Cubitale. Homme 50 ans.

### POULS DE L'ARTÈRE HUMÉRALE.

L'**artère Brachiale** commence au pli de l'aisselle et finit au pli du coude où elle se dédouble en radiale et cubitale. Après l'artère radiale, c'est une des plus faciles à explorer ; elle est habituellement employée pour se rendre compte de la circulation, lorsque la pulsation ne se fait plus sentir au poignet, comme on l'observe dans le *choléra* et dans la *gangrène des extrémités*.

L'artère *brachiale* offre sous l'instrument explorateur un beau tracé, que nous reproduisons ici, en choisissant celui de l'homme adulte.

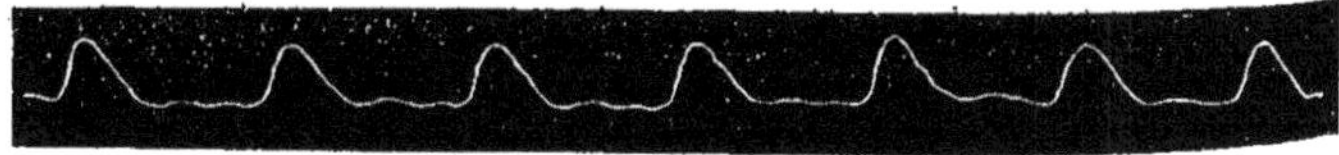

Fig. 217. — Artère Brachiale.

[1] Bouyer. *Blessure de l'art. cubit. par instrumt. trancht. Hémorrhag. répétées. Ligat. de l'humérale Guérison.* Gaz. des hôpit. 1860, p. 454.

## POULS DE L'ARTÈRE SOUS-CLAVIÈRE.

Le pouls de la **sous-Clavière** est un des plus majestueux, des plus forts de l'organisme.

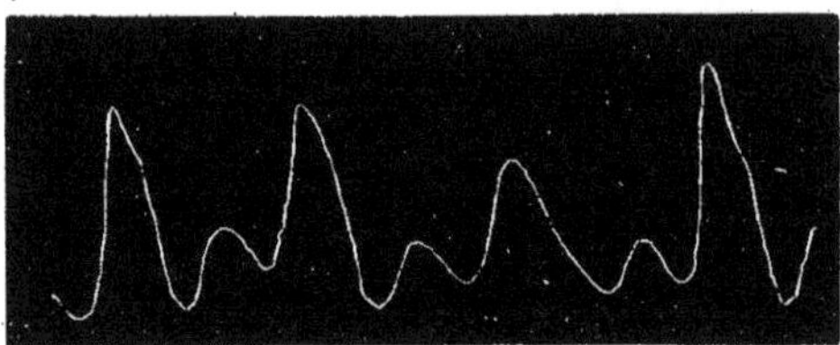

Fig. 218. — Artère sous-Clavière.

Mais, cachée entre la clavicule et la première côte, cette artère est difficile à atteindre. Son voisinage de la poitrine lui fait éprouver plus qu'à toute autre l'influence des mouvements respiratoires, et l'inspiration y imprime à chaque fois une dépression beaucoup plus marquée qu'aux autres artères.

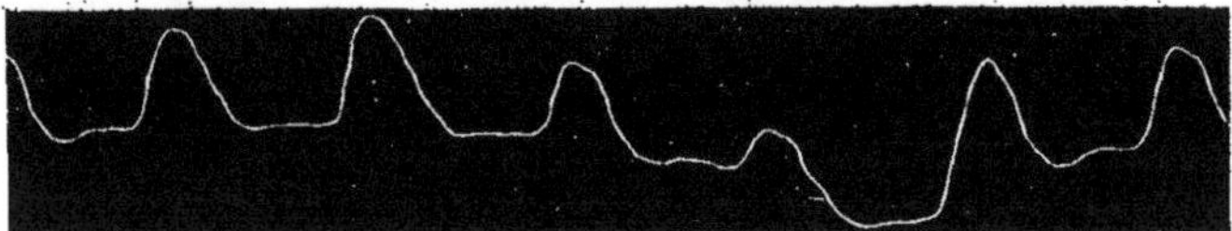

Fig. 219. — Artère sous-Clavière. Influence de la respiration.

## POULS DES ARTÈRES CAROTIDES.

L'artère **Carotide primitive**, l'une des plus belles de l'économie, offre un pouls fort et résistant, mais échappant sous la main qui l'explore, à cause de l'épaisseur des tissus qui l'entourent. Il faut prendre son point d'appui au bord interne du muscle sterno-cléido-mastoïdien,

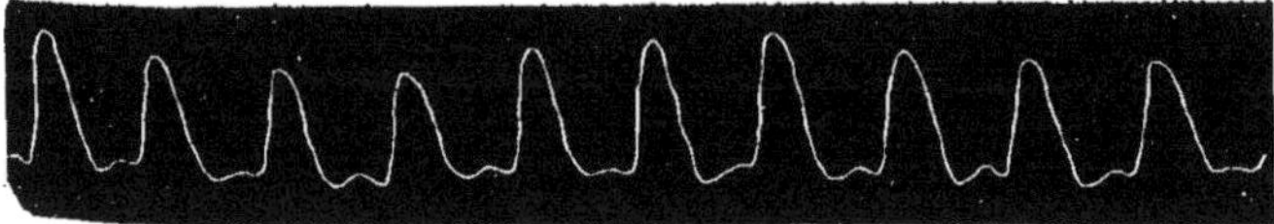

Fig. 220. — Carotide primitive.

Le tracé de la carotide *externe* peut être recueilli facilement

avec notre sphygmographe et donne de très belles ondulations, où le dicrotisme est parfois très accentué, à cause de son voisinage du cœur.

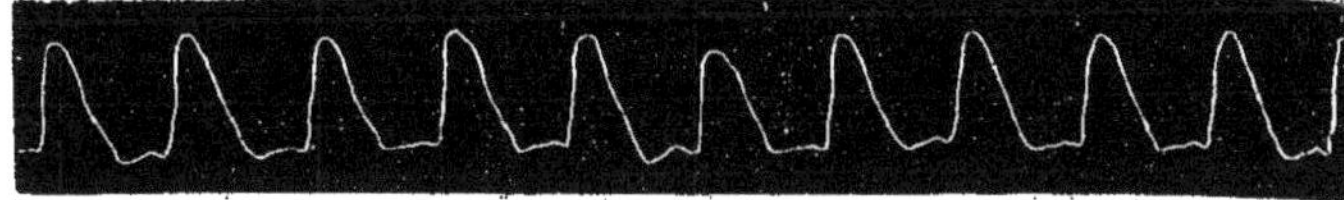

Fig. 221. — Carotide externe.

On explore volontiers les artères *carotides* dans les cas de *cérébrite* ou *d'encéphalite*, de *convulsions éclamptiques* chez les enfants ou les femmes en couche ; ou bien dans le *goître exophthalmique*, où elles offrent des pulsations intenses.

Il faut encore se rendre compte du degré de compression qu'elles éprouvent sous l'influence du *goître*, des *adénites cervicales* et des autres tumeurs du col.

## POULS DE L'ARTÈRE TEMPORALE.

Le pouls **temporal** doit être exploré en avant de *l'antitragus*, juste au dessus de l'arcade zygomatique.

Un seul doigt suffit pour cette exploration, et l'on se sert ordinairement du *médius*, en ayant soin de l'appuyer seul pour que le mélange de plusieurs sensations ne vienne pas obscurcir celle que l'on veut étudier.

Le pouls temporal doit être exploré :

1° Chez les malades où l'on ne peut étudier le pouls radial sans difficulté. Tels sont les enfants pendant leur sommeil.

En effet, quand on les dérange, même légèrement, pour saisir leur bras, ils se réveillent, s'agitent, on ne peut en rester maître ; ou si l'on parvient à compter le pouls, on le trouve agité, irrégulier, n'exprimant plus l'état véritable de la circulation. Au contraire, un doigt, préalablement chauffé, puis appliqué doucement sur la temporale, ne réveille pas l'enfant et permet de compter sans peine son pouls reposé et normal.

2° Chez les malades atteints de *méningite* ou d'autres *affections cérébrales ;* car, plus rapprochée du siège du mal, la circulation en exprimera mieux les caractères distinctifs.

3° Lorsqu'on doit faire la *saignée temporale*, il importe de savoir bien auparavant reconnaître et explorer l'artère.

Le tracé suivant exprime fort bien le pouls temporal d'un jeune sujet.

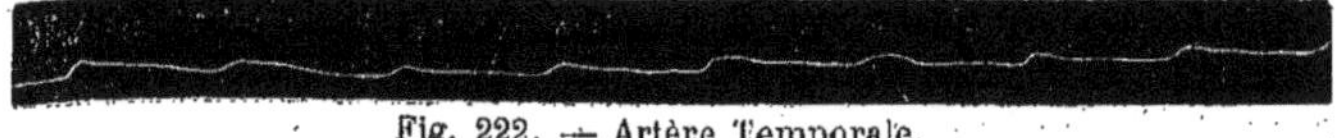

Fig. 222. — Artère Temporale.

### POULS DE L'ARCADE PALMAIRE.

On peut, avec le sphygmographe, apprécier le pouls de l'**arcade palmaire**, remarquable par sa petitesse et sa régularité; il est surtout utile pour faire reconnaître un *anévrysme*, comme il arrive parfois après les *blessures* de cette région; ou bien encore pour étudier la blessure elle-même et s'assurer qu'elle a intéressé l'artère, et que la circulation est abolie ou persiste encore dans la main. Il faut aussi savoir la comprimer pour arrêter les hémorrhagies.

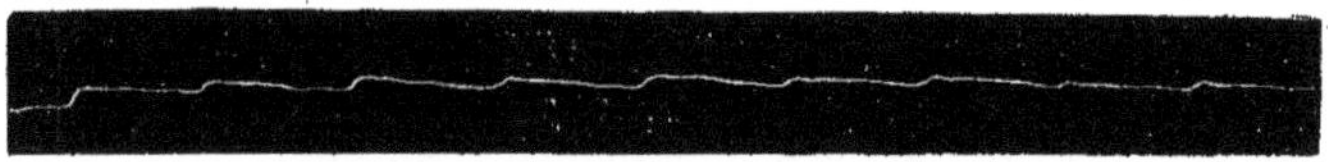

Fig. 223. — Artère de l'arcade palmaire.

### POULS DES ARTÈRES COLLATÉRALES DES DOIGTS.

Les **collatérales** des doigts sont parfois assez fortes pour faire sentir spontanément leurs pulsations, quand les mains sont pendantes et échauffées. Leurs *hémorrhagies* dans les cas de *blessure* peuvent être à craindre; il faut donc bien les connaître. Or le sphygmographe permet au chirurgien d'apprécier absolument leur position et de les lier ainsi plus facilement.

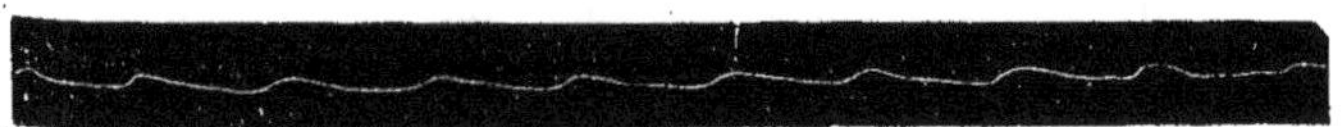

Fig. 224. — Artère collatérale du médius.

### POULS DE L'AORTE.

Après le cœur, c'est l'**Aorte** qui régit, gouverne et modifie toutes les circulations. Mais, plus abritée que la plupart des autres artères, — elle est peu riche en tissu musculeux et en nerfs vaso-moteurs, — elle a pu être explorée à son origine cardiaque et inscrite au sphygmographe par *Langendorf*[1] dans un cas d'extrophie du cœur. La ligne d'ascension est sensiblement verticale. Le sommet de la courbe présente deux élévations, en rapport, l'une avec le maximum d'expansion du vaisseau, l'autre avec l'occlusion des valvules aortiques. Cette artère exerce en réalité, quand elle est à l'état normal, bien moins d'influence sur la circulation générale, que d'autres vaisseaux moins importants et surtout que le réseau capillaire. Il en est autrement à l'état pathologique.

**Compression de l'aorte abdominale.** — Le médecin doit apprendre sa position exacte dans l'abdomen le long de la colonne vertébrale, pour savoir la comprimer dans les cas d'**hémorrhagies foudroyantes** de l'**utérus** *après* l'**accouchement.**

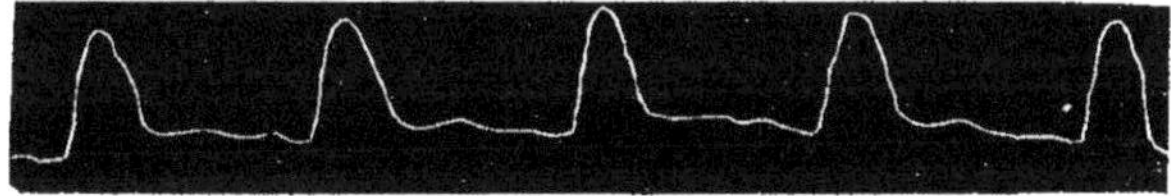

Fig. 225. — Aorte abdominale.

C'est à BAUDELOCQUE, le célèbre accoucheur, que l'on doit cette découverte, en apparence si simple et qui a sauvé plus d'une vie. Une serviette, pliée en tampon, est posée au centre ombilical, et l'on comprime de ses deux mains ou de ses deux poings avec tout le poids du corps, pendant 10 ou 15 minutes.

On peut, dans cet intervalle, recourir à l'action si efficace de l'*ergot de seigle*, pour obtenir la rétraction définitive de l'utérus.

## POULS DE L'ARTÈRE CRURALE.

Ce pouls est un des plus forts de l'économie, lorsqu'on l'examine sur un adulte maigre, au niveau de l'arcade crurale, où l'artère, soutenue par un plan osseux, développe toute son élasticité.

Il importe, en chirurgie, de bien connaître sa position, parce que sa compression est efficace dans toutes les affections hémorrhagiques du membre inférieur.

[1] LANGENDORF. *Obs. sur le cœur.* Breslauer ärztliche zeitschr. 1880.

Enfin dans les cas d'*anémie* par *hémorrhagie* presque mortelle, on peut rétablir la vie presque aussi sûrement que par la trans-

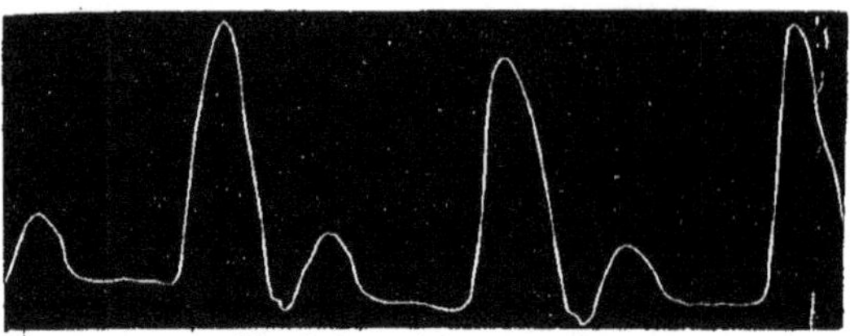

Fig. 226. — Artère Crurale.

fusion, en refoulant avec la bande d'*Esmarch*, dans les organes internes devenues exsangues, tout le sang contenu d'une part dans les veines, de l'autre dans les artères crurales.

Et, de plus, cette méthode est à la portée de tout le monde, même de ceux qui ne savent pas la médecine. Cette transfusion faite avec de l'*auto-sang*, qui n'est ni refroidi ni sorti du vaisseau, est fort efficace; elle doit être faite lentement, et n'entraîne pas avec elle les accidents et surtout la nécrose des globules, si habituelle dans la transfusion dont elle cause le grand échec.

## POULS DE L'ARTÈRE POPLITÉE.

Son volume considérable exige qu'elle soit bien connue ; elle est située sur des plans assez résistants, pour que l'on puisse l'explorer, soit avec le sphygmographe, soit avec le doigt.

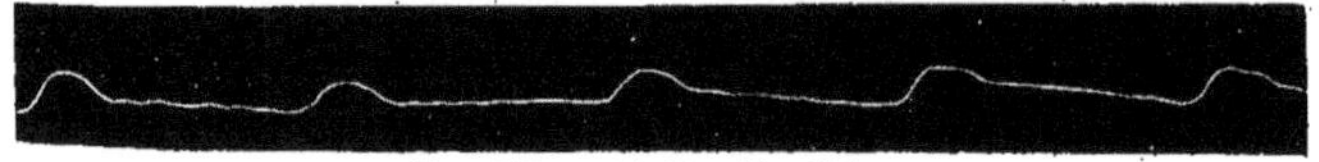

Fig. 227. — Artère Poplitée.

Mais sa position l'obligeant à des flexions et extensions incessantes, elle est, plus qu'une autre, prédisposée aux anévrysmes.

Ses *hémorrhagies* sont souvent mortelles; elles ont été rendues célèbres, sous le nom de *coup de Jarnac*, par le duel, où ce seigneur ôta la vie à la *Châteigneraie*, en lui tranchant à la fois les tendons du jarret et l'artère *poplitée*.

Il est facile, comme nous l'avons démontré, de constituer un sphygmographe naturel, avec la jambe pour levier, et l'artère poplitée, en plaçant un des jarrets sur le genou de l'autre jambe : l'artère poplitée est si forte qu'elle soulève la jambe entière, dont on peut alors observer très bien les moindres oscillations, et même les inscrire.

## POULS DE L'ARTÈRE PÉDIEUSE.

Il peut être utile d'apprécier et de connaître l'artère **Pédieuse**, au voisinage de laquelle on fait parfois la *saignée veineuse*. Cette artère est d'un petit volume, ainsi que l'indique son tracé, et le danger de la blesser est peu de chose, mais l'emploi du sphygmographe suffira pour éloigner ce danger en permettant au médecin d'éviter le point précis où l'ondulation de l'instrument lui indiquera la présence immédiate de l'artère.

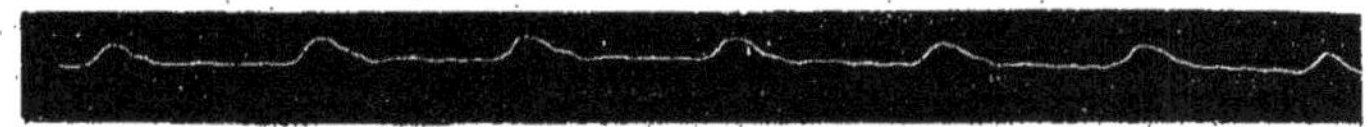

Fig. 228. — Artère Pédieuse.

## POULS DES ARTÈRES VAGINALES.

Ces artères, dont le battement est inapparent dans l'état ordinaire, présentent des pulsations dans les circonstances suivantes :

1° **Pulsations passagères** et transitoires, au moment de l'éréthisme vénérien.

2° **Pulsations persistantes** et continues, pendant la **grossesse**, dont elles seraient, suivant *Osterrich*, le premier et plus important symptôme [1].

Rien ne dit pourtant qu'on n'observerait point ces pulsations dans le cas de *tumeurs utérines* volumineuses ou de *métrite* intense ; c'est donc un sujet à l'étude.

## POULS DE L'ARTÈRE PULMONAIRE.

Inaccessible au toucher dans l'état physiologique, l'*artère* **Pulmonaire** a pu être étudiée sur l'homme vivant par *Langendorf* [2], dans un cas d'*extrophie* du *cœur* au moyen du sphyg-

[1] Osterich. *Des pulsat. vaginales comme nouv. signe de grossesse.* Weeckly med. rewiew. 1883.

[2] Langendorf. *Obs. sur le cœur.* Breslauer ärztliche zeitschr. n° 2. 1880.

mographe. La ligne d'ascension était presque verticale; la portion de la courbe qui correspond au maximum d'ampliation de l'artère représente deux sommets, l'un formé par le maximum d'expansion du vaisseau, l'autre par l'occlusion des sygmoïdes pulmonaires; ce deuxième sommet est suivi d'une ligne de descente progressive avec plusieurs élévations secondaires.

**Anévrysme.** — Le pouls de cette artère peut devenir perceptible lorsqu'il se trouve fortement *augmenté* par la dilatation *anévrysmale* du vaisseau. On a seulement grande difficulté alors à le distinguer d'un anévrysme de l'origine de l'aorte. Mais l'étude des autres pouls aidera bientôt à éclairer la question.

En effet dans l'*anévrysme aortique*, le *pouls* des *autres artères* se trouve fort *affaibli* et souvent *privé* de *dicrotisme*.

Dans l'*anévrysme pulmonaire*, le *pouls* des *radiales ne subit pas de modifications* sensibles, ou du moins elles sont beaucoup moindres, puisqu'elles sont dues seulement à la compression que l'artère pulmonaire dilatée doit exercer sur l'aorte.

## ORGANE DE L'OUÏE — AUSCULTATION VASCULAIRE.

L'*oreille* est peut-être, de tous les moyens d'investigation, celui qui nous fournit le plus de renseignements. Aussi l'*auscultation* du *cœur* et des *vaisseaux* a pris depuis longtemps un rang dans la science, et la sphygmographie ne peut que servir à vérifier, à confirmer ses résultats. L'auscultation peut surtout nous donner d'utiles renseignements dans les cas d'*anévrysmes simples*, *artérioso-veineux, cirsoïdes*, les *tumeurs érectiles* et les *blessures* des veines. Le **sthétoscope**, le **microphone** et le **téléphone**, en renforçant les sons les plus faibles, permettent d'entendre le pouls radial, et celui de la plupart des artères, surtout la *carotide* et la *crurale*, avec leurs nuances les plus délicates.

Le sthétoscope dont on se sert doit avoir une embouchure étroite dont le diamètre ne mesure pas plus de 0,018$^{mm}$. On s'assure par le toucher de la position de l'artère, puis on prend le sthétoscope entre le pouce et l'index, pour l'appliquer sur l'artère en variant la pression jusqu'au point où le son apparaît le plus net, mais sans exercer une pression trop forte; elle développerait un bruit de souffle artificiel que le praticien doit bien se garder de confondre avec le bruit morbide.

**Auscultation de l'artère Aorte. — Battements doubles.**

— L'*Aorte* peut donner des *battements doubles* perceptibles à l'oreille dans deux circonstances différentes :

**Anévrysmes.** — 1° Dans les *anévrysmes par dilatation circulaire* et dans ceux dont la poche est volumineuse; en effet le *dicrotisme* y devient si prononcé qu'il simule un deuxième battement presque aussi fort que le premier; en même temps l'oreille perçoit des bruits, presque entièrement semblables à ceux du cœur. *Stockes* en 1834, *Greene* en 1836, *Bellingham* en 1848, ont cité plusieurs cas.

**Insuffisance aortique.** — 2° Dans le cas d'*insuffisance aortique*, quand les valvules ne fonctionnent plus, il arrive, lorsque le malade est couché, que le médecin en auscultant l'aorte perçoit deux battements en sens contraire. L'un diastolique, qui vient du cœur, l'autre systolique qui vient de l'artère. C'est que celle-ci revenant sur elle-même et ne trouvant plus l'obstacle des valvules aortiques, refoule en arrière, par un pouls récurrent, le sang, qui l'avait pénétrée un instant.

**Auscultation de l'artère Pulmonaire.** — Certains *anévrysmes* de l'*artère Pulmonaire* transmettent leurs battements, par l'intermédiaire des os, jusqu'à l'*oreille interne*, qui les perçoit nettement, tandis que les parois de la poitrine en font également reconnaître les pulsations. L'étude de ces pulsations *endacoustiques* peut conduire à des résultats importants pour le diagnostic de ces anévrysmes.

**Auscultation des Carotides.** — Le bruit de *souffle* ou de *diable* que l'on entend aux *Carotides* caractérise la *chlorose*, l'*anémie* profonde ; on le retrouve avec un pouls désordonné dans le *goître exophthalmique*, et dans l'*anévrysme artérioso-veineux*, dont il est un des signes pathognomoniques.

**Auscultation de l'artère Crurale. — Double souffle intermittent.** — C'est au docteur *Durozier* que l'on doit de connaître ce signe important.

I° Lorsqu'en *comprimant l'artère Crurale* sur deux points simultanément on détermine *un double bruit de souffle intermittent*, c'est qu'il existe une *insuffisance aortique*. Ce signe est pathognomonique. Dans l'insuffisance aortique, en effet, le sang chassé au premier temps par le ventricule gauche jusqu'aux extrémités reflue des extrémités vers le cœur, repoussé par les artères de la périphérie. Il en résulte que le doigt, comprimant l'artère à 2 centimètres en amont du stéthoscope, détermine le premier bruit [bruit d'aller], tandis que le deuxième est produit à 2 centimètres en aval [bruit de retour]. Les *souffles* du *deuxième temps* du cœur, qui peuvent être occasionnés par les lésions du *péricarde*, — le *rétrécissement mitral*, — le *rétrécissement auriculo-ventriculaire droit*, — l'*insuffisance de l'artère pulmonaire*, pourront être nettement séparés du souffle de l'insuffisance aortique, à l'aide de ce double bruit de souffle intermittent crural qui n'a sa raison d'être que dans cette dernière lésion.

II° Cependant, *en l'absence de lésion au cœur*, il faut savoir que ce *symptôme* peut indiquer *certaines lésions et anévrysmes de l'aorte ou des iliaques;* car ici encore l'artère devient insuffisante, sinon le cœur, et l'on a un pouls récurrent.

III° L'*insuffisance aortique passagère*, qu'on observe dans la fièvre *typhoïde*, la *chlorose*, l'*anémie saturnine*, produit aussi le *double souffle intermittent crural*, mais d'une *façon passagère*.

## AUSCULTATION DU POULS AURICULAIRE.

Si l'on peut voir le pouls dans l'oreille, on peut également l'entendre, mais alors c'est le malade qui interroge son propre organisme, c'est de l'*auto-auscultation*.

**Céphalée.** — Ainsi, dans un grand nombre de cas de *céphalée*, le malade *entend* la pulsation et le bruit de souffle produit par le sang de la carotide interne, venant frapper comme un coup de bélier au point où elle se coude à angle droit.

**Otite moyenne.** Dans la plupart des inflammations de l'oreille moyenne, le malade entend, d'une manière distincte, le battement rhythmique des artères dilatée *loco dolenti*, il est même souvent importuné par le bourdonnement continuel de ces pulsations *endacoustiques*.

DIAGNOSE. Aussi, quand un malade, atteint d'une douleur d'oreille, se plaint d'un bourdonnement interne et rhythmique dans cet organe, vous pouvez affirmer qu'il existe une *otite moyenne*.

## AUSCULTATION DU POULS BUCCAL ET LARYNGÉ.

**Anévrysmes aortiques.** — Le docteur *Bradley* [1] a fait une curieuse application de l'auscultation au diagnostic des *ané-*

[1] BRADLEY. N. Y. med. record. janv. 1882.

*vrysmes de la crosse aortique.* A six fois différentes, il a observé qu'en plaçant l'oreille près de la bouche du malade, après lui avoir recommandé de faire une longue inspiration, il entendit nettement un *souffle* qui coïncidait avec chaque systole cardiaque.

Dans certains cas plus rares, ce n'est plus seulement un souffle intrà-vasculaire que l'on entend, mais l'expulsion de l'air, repoussé hors du larynx à chaque diastole de l'anévrysme, produit un *léger murmure* perceptible à distance, c'est l'*anévrysme qui parle.*

## POULS FŒTAL.

**Auscultation obstétricale.** — Le triomphe de l'auscultation vasculaire a été l'*auscultation obstétricale* qui fait reconnaître et analyser la *vie* du *fœtus* par les battements de son cœur.

Découverte en 1818 par le docteur *Mayor* de Lausanne, elle avait été complètement oubliée; elle fut complétée en 1823 par le médecin breton *Kergaradec;* cette science fait de nos jours des progrès nouveaux.

1° **Etat physiologique.** — *Guido Bolzoni* [1], ayant voulu vérifier d'abord la question de reconnaître le sexe de l'enfant d'après le chiffre du pouls fœtal, s'aperçut bientôt que la question avait une tout autre importance.

« Il existe », dit-il, « un rapport constant, proportionnel et « inverse entre le *nombre* des *pulsations* et le développement du « fœtus, son *poids*, sa *longueur* et le *diamètre bi-pariétal* de sa « tête, tout cela indépendamment de la question des sexes. »

Si dans ce cas on tombe souvent juste, c'est que les garçons étant d'ordinaire d'un poids plus considérable, leur pouls est moins fréquent.

Dans les expériences du savant italien, la fréquence la plus minime fut de 112, c'était un garçon de 4,300 grammes, — 50 centimètres de long. — Diamètre B.P. 10,5.

La moitié des cas comptaient de 128 à 144 pulsations, les premiers appartenaient à des garçons, les derniers à des filles. A 128 pulsations, le poids dépassait 2,900 grammes; à 144, il ne l'atteignait jamais.

Ainsi dorénavant, par le chiffre du pouls fœtal, l'accoucheur

[1] Guido Bolzoni. *Sul valore diagnostico della numerazione dei battiti cardiaci fœtali.* Gaz. med. Ital. provinc. Venetæ 4 septembre 1884.

sera fixé sur les principales données du problème de l'accouchement et pourra parer d'avance aux difficultés qu'il reconnaissait jusqu'ici trop tard pour se préparer à les vaincre.

2° **Etat pathologique. — Insertion du placenta.** On reconnaît ainsi la position du *placenta*, en recherchant le siège du souffle placentaire, et l'on prévoit par là son *insertion* sur le *col*, en auscultant ce col lui-même au moyen d'un sthétoscope à tube élastique allongé.

**Pouls lent du fœtus pendant le travail.** — A chaque douleur de la mère, *surtout après la rupture de la poche des eaux*, le pouls de l'enfant se ralentit, par suite de la pression exercée sur toute la périphérie du corps du fœtus.

**Souffrance du fœtus.** — Si l'auscultation du *cœur fœtal* pendant le travail d'accouchement fait reconnaître un chiffre *inférieur à* 100 ou *supérieur* à 200 *pulsations*, c'est que l'*enfant souffre* de la *longueur* du *travail; il faut hâter la délivrance*. Il en est de même si les battements sont *faibles*, *irréguliers*, et si le *deuxième temps* du *cœur* s'*affaiblit* au point de ne pouvoir être perçu par l'oreille.

**Hydrocéphalie.** — Quand chez une femme à terme, avec une présentation céphalique, l'auscultation fait entendre le *cœur* à la *hauteur* de l'*ombilic* ou *au-dessus*, c'est que l'enfant est *hydrocéphale*. Car, dans l'état normal, ce serait 3 à 5 centimètres plus bas que l'on devrait entendre les battements [1].

## ORGANE DE LA VUE.

On peut, chez certaines personnes âgées ou amaigries, *apercevoir* le *pouls* de l'artère *radiale*, celui des *carotides* ou des *temporales*, dont on distingue en outre le mouvement de translation très évident.

On peut encore percevoir souvent les battements *épigastriques*, ceux d'un *anévrysme* saillant, d'une tumeur *érectile*, ou des *bourgeons charnus* dans les *suppurations osseuses*.

Ces distinctions ont une certaine importance, et le sphygmographe n'est qu'un moyen plus parfait d'utiliser le sens de la vue en *fixant* l'expression du pouls.

**Pouls auriculaire.** — Chez les personnes affectées d'*otorrhée chronique*, si l'on fait incliner la tête, et que l'on remplisse

[1] BLOT. Mém. de la soc. de biolog.

l'oreille externe avec de l'eau, on *voit* cette eau monter et descendre, animée de pulsations isochrones à celles du pouls.

On peut être sûr alors que *la membrane du tympan est largement ouverte et que l'oreille moyenne est tapissée de bourgeons charnus en suppuration.*

Ces bourgeons très riches en vaisseaux capillaires, par l'addition de tous leurs battements microscopiques, produisent ce pouls apparent qui sert ainsi d'élément pour le diagnostic et le pronostic.

C'est un *pouls de totalité.*

**Pouls laryngé.** — L'*anévrysme* de la *crosse aortique* produit également dans la cavité laryngienne une série d'expansions et de resserrements qu'on peut apercevoir, en explorant au laryngoscope les cordes vocales. Ce signe devient précieux à connaître, car il est parfois le seul, alors que la tumeur anévrysmale n'est encore apparente nulle part.

**Pouls oculaire.** — La *vue* est en réalité le *tact* de la *lumière.* Partout où elle peut arriver, elle touche pour ainsi dire les objets. En nous faisant pénétrer dans les profondeurs de l'œil, le précieux instrument de *Helmoltz* nous donne l'admirable spectacle de la circulation intime des membranes profondes de l'œil, depuis le point où l'artère centrale de la rétine débouche avec les veines, du centre du nerf optique, jusqu'aux ramifications les plus ténues de ses branches secondaires. Circulation double, *artérielle* et *veineuse,* l'une et l'autre sont également visibles. Quant aux *capillaires* de la rétine, on ne peut les voir à l'état normal pour deux raisons :

1° Parce que la translucidité de la rétine ne les laisse pas se détacher sur un fond bien net.

2° Parce que les vasa vorticosa de la choroïde apparaissent aussi à travers la rétine et que leur nombre extrême, leur volume, qui est le double de celui des capillaires rétiniens, empêche complètement la distinction de ceux-ci.

**Circulation normale de l'œil.** — Lorsqu'on explore le fond de l'œil, chez l'homme sain, l'artère centrale de la rétine ne montre aucun battement : elle jouit d'une circulation uniforme, continue et sans secousse apparente, même au grossissement de l'ophthalmoscope; on distingue une dilatation modérée de l'artère, dont la couleur rose tranche nettement sur la couleur foncée des veines et dont le volume est toujours un peu moindre. Cela tient à ce que les tensions intrà-oculaire et intrà-vasculaire se font un équilibre, pour ainsi dire mathématique, même avec la différence que produit la diastole du cœur.

Cette circulation indique l'état normal de l'œil. Mais il faut une grande habitude pour en juger sainement, car les mouvements, la marche, l'émotion, l'usage des instruments employés pour l'examen congestionnent facilement le vaisseau; souvent aussi, chez un sujet bien portant, les deux artères n'ont pas le même volume, la même apparence aux deux yeux : bien apprécier ces nuances délicates constitue l'*art médical.*

Quand la **circulation uniforme augmente** sans être accompagnée de pulsations, c'est l'*hypérémie* de la *rétine* ou du *nerf optique.* Cette hypérémie peut être compatible avec l'état physiologique; le vaisseau est simplement augmenté de volume. On l'observe fréquemment chez les ouvriers exerçant des professions où la face est exposée à de hautes températures, serruriers, forgerons, fondeurs; chez les hommes d'étude, qui veillent et travaillent le soir. Cette hypérémie modérée ne donne lieu qu'à des symptômes subjectifs légers d'ordinaire, mais assez pénibles parfois, pour entraver les études des collégiens et les arrêter dans leur carrière.

Lorsque la dilatation hypérémique est considérable, elle s'accompagne toujours de troubles de la vue et d'*amblyopie* plus ou moins grave, par suite de la compression des éléments nerveux de la rétine.

**Pouls rétinien physiologique.** — *Le pouls rétinien pulsatif* indique d'une manière très générale une *pression plus grande exercée sur l'œil ou dans l'œil.*

On obtient *physiologiquement* le *pouls rétinien :* en comprimant le globe de l'œil avec le doigt, sur son côté externe; cette compression suffit pour amener d'abord la turgescence des veines, puis la parésie du système nerveux vaso-moteur; des battements se manifestent alors dans les *veines*, puis dans l'*artère*, battements isochrones au pouls; la circulation qui augmente de force, devient ainsi *compensatrice* de la pression nouvelle exercée sur l'œil, dont le résultat, sans cette compensation, serait d'amener l'*anémie* de la *rétine.* Dès que la pression cesse, les pulsations disparaissent.

Il importe de savoir que ces pulsations n'occupent pas tout le fond de l'œil, mais se bornent, dans la majorité des cas, aux limites de la papille. Suivant *Jacobi*, cela tient à ce que la papille est moins résistante que le reste du fond de l'œil. Les vaisseaux, en arrivant sur les limites de la papille, rencontrent un rebord plus dense, qui fait obstacle à la circulation du sang. De là, ce phénomène de pulsation, limité à la région papillaire.

Le battement physiologique peut être encore observé dans deux cas :

1° Ou bien ce sont simplement des mouvements communiqués par les pulsations physiologiques des veines voisines, et dans ces cas les battements artériels *succèdent* à ceux des *veines*, c'est une *pulsation par influence*, communiquée de la *veine* à l'*artère*.

2° Ou bien le tronc principal *artériel* fournit des rameaux qui s'écartent presque à angle droit au niveau de la bifurcation.

La résistance étant augmentée dans ces points, le pouls artériel apparaît physiologiquement.

**Pouls rétinien pathologique.** — *Le pouls rétinien pathologique* est dû également à des *tensions variables*.

Ces variations de *tension* peuvent survenir par deux mécanismes différents, très bien définis par *Otto Becker* [1], car il y a deux facteurs : l'*œil* et les *vaisseaux*.

Tantôt c'est la tension *intrà-oculaire* qui augmente dans des proportions considérables [*glaucome*]. Dès lors les artères rétiniennes dont la tension n'a pas augmenté, seront déprimées et laisseront constater des variations de calibre à chaque pulsation, par suite de la parésie de leurs nerfs constricteurs.

Tantôt la tension intrà-oculaire reste physiologique, mais c'est la tension *intrà-vasculaire* qui diminue la première dans une proportion considérable, comme il arrive dans l'*insuffisance aortique*. Alors les artères rétiniennes aplaties, exsangues et déprimées pendant la diastole, reprennent leur volume normal et leur couleur pendant la systole cardiaque. Aussi, l'ophthalmoscope nous montre encore le pouls artériel rétinien pulsatif.

**Pouls lumineux de l'œil ou scotome scintillant.** — Quand, par une variation brusque dans la pression de l'artère centrale de la rétine, celle-ci se dilate et prend des fonctions pulsatives, chaque pulsation transmet cette compression intermittente

[1] Becker (*Otto*). *Sur les mouvements du sang visibles dans la rétine humaine.* Arch. für ophth[m]. t. XVIII, 1re part. p. 260.

à certaines fibres rétiniennes, qui, réunies en faisceau, se rendent directement à la tache jaune, en passant par dessus l'artère centrale de la rétine ou l'une de ses branches.

Cette compression momentanée d'un faisceau nerveux suffit pour modifier la vue et produire des nuages lumineux, qui brillent et disparaissent alternativement, suivant la cadence du pouls radial. C'est ce trouble visuel qu'on nomme *scotome scintillant* [1]. On pourrait aussi bien l'appeler *pouls lumineux* de l'œil.

**Diagnose** : — 1° Il suffit, surtout chez les adultes, d'une course un peu rapide pour produire momentanément le scotome scintillant. — 2° Mais ce pouls peut aussi devenir pathologique, car on l'observe chez les individus atteints de *maladies* du *cœur*, surtout d'*insuffisance aortique*. — 3° Si le *scotome scintillant* apparaît *tout à coup*, chez un homme en bonne santé, s'il est très *fort* et très *brillant*, limité à un œil, *disparaissant parfois* sous une faible influence, comme le passage de l'air confiné à l'air frais, ou en penchant la tête en position déclive, il devient l'indice et le prodrôme d'une *migraine intense* [2], ainsi que *Piorry* l'a observé le premier.

*Otto Becker* en attribue la cause à l'obstacle éprouvé par le sang quand il vient heurter l'éperon de bifurcation de l'artère centrale, qui se divise à angle droit ; ce savant ophthalmologiste dit avoir observé le même phénomène dans les mêmes circonstances sur les artères mésentériques de la grenouille.

**Pulsations des artères ciliaires courtes.** — L'artère centrale de la rétine n'est pas la seule qui puisse donner des pulsations rhythmiques.

Si l'on fixe des yeux un point déterminé sur une surface uniformément éclairée, et si l'on exerce en même temps une certaine pression sur la paupière, et par là sur l'œil, on voit apparaître d'abord une tache ronde et brunâtre au point de fixation ; puis, en dedans de ce point, une deuxième tache, animée de véritables pulsations comme la radiale. Ces ombres animées de pulsations sont séparées, à chaque diastole, par des intervalles clairs. Et comme ces pulsations entoptiques se montrent dans la région de la *macula*, il faut en conclure avec *Reich* [3] qu'elles sont produites

[1] Jacobi. *Sur les phénom. pulsatifs normaux du fond de l'œil chez l'homme.* Centralbl. 1875, p. 19.

[2] Michel. J. de ph. 1875. p. 529.

[3] Reich. *Sur quelques phénom. subjectifs qui s'observent quand la press. intràoculaire augmente.* Klinische monatsblaetter für augenheilkun e, t. XII, p. 238.

par les *pulsations* des *vaisseaux choroïdiens*. Et c'est précisément en ce point que les calculs précis de *Lebert* placent la pénétration des artères ciliaires courtes postérieures dans le globe oculaire.

Le phénomène pulsatif est donc produit par une *compression partielle* de la *rétine* plus formelle au niveau des points où les troncs de ces artères pénètrent dans l'œil.

**Pulsation des veines rétiniennes.** — Il est des cas où non seulement les artères, mais les veines elles-mêmes de la rétine laissent percevoir des battements. On les distingue à leur couleur plus foncée, parfois même c'est la veine qui transmet son mouvement à l'artère.

**Anémie absolue de l'artère centrale.** — Lorsque le miroir de Helmoltz montre l'artère centrale absolument vide de sang, tout en ayant conservé son volume ordinaire, c'est un **signe** de **mort**.

Quand il n'y a que *syncope*, l'artère, ainsi que j'ai pu l'observer par moi-même, n'est jamais complètement vide ni décolorée.

**Pneumatose des veines rétiniennes.** — Quand les veines rétiniennes laissent apercevoir à l'ophthalmoscope des *globules d'air* immobile à travers la colonne sanguine, c'est un **signe absolu de mort.** On doit au docteur BOUCHUT la connaissance de ce signe important ; il permet de juger de l'arrêt total de la circulation, en même temps qu'il indique une décomposition commençante.

# CINQUIÈME PARTIE

## SÉMÉIOTIQUE DU CŒUR ET DU POULS

*Symptomata se habent ad morbos,*
*sicut folia et fulcra ad plantas.*

LINNÉ.

# CHAPITRE PREMIER

## AFFECTIONS DU CŒUR.

Dans les précédents chapitres, nous avons étudié d'abord la circulation générale dans son ensemble et dans ses détails physiologiques.

Puis, reprenant l'observation du pouls en particulier, nous avons reconnu son essence, sa forme, ses variétés normales et scruté le mécanisme de tous les instruments qui peuvent faciliter son étude.

Il nous reste maintenant à faire connaître les variations du pouls et du cœur à l'état pathologique, avec les indications que l'homme de l'art peut en tirer pour atteindre son but suprême : la *guérison*.

C'est en quoi consiste la **séméiotique** ou la science du **diagnostic** et du **pronostic**.

Dans toute maladie, la première chose qui frappe l'observateur, c'est le *symptôme*, c'est le *fait;* il est d'abord solitaire, isolé.

« Mais l'entendement s'en empare, et le jette comme un pont entre le monde logique et le monde des réalités, les deux rives se rapprochent, la science naît. » (*Balmès.*)

C'est ainsi que le *symptôme* est transformé en *signe* et qu'il prend un sens pour notre esprit.

*Signum dicitur*, *id, quod priùs cognitum ducit nos in cognitionem alterius.*

Mais l'intellect en retire une seconde connaissance très nécessaire au médecin : celle du remède indiqué.

L'**indication thérapeutique** *est la connaissance de la nécessité évidente d'une action déterminée.*

Elle se déduit presque toujours de la séméiotique. Nous la signalerons chaque fois qu'il nous sera possible, sachant bien que la science progresse par ce qu'elle prouve, et non par ce qu'elle allègue.

Nous suivrons, pour ce travail, l'ordre que nous avons déjà adopté en physiologie, et nous observerons successivement :

Le *cœur* qui *lance* le sang.

Les *artères* qui le *dirigent*.

Les *capillaires* qui l'*utilisent*.

Les *veines* qui le *recueillent*.

---

## LA CARDIOGRAPHIE, SA VALEUR RELATIVE.

La **cardiographie** est plus difficile dans ses applications que la sphygmographie. En effet, le cœur est logé derrière une boîte solide, qui varie singulièrement d'épaisseur et de résistance, selon l'âge, le sexe et la vigueur du sujet.

Il en résulte que les tracés sont en raison inverse de l'âge du malade. Très forts sur les jeunes enfants, dont les parois minces cartilagineuses et flexibles se laissent déplacer par le cœur, ils deviennent presque insensibles chez les femmes grasses, chez l'homme mûr et le vieillard dont les os calcifiés ne peuvent plus se fléchir.

Lorsqu'on veut étudier les mouvements du cœur chez un animal à sang froid (*grenouille*, *anguille*, *tortue*), on peut obtenir directement les tracés graphiques en agissant sur le cœur mis à nu.

Lorsqu'on expérimente sur des animaux supérieurs (*chevaux*), on obtient la transmission des battements, au moyen d'une ampoule élastique placée sur le péricarde, à travers un espace intercostal. C'est ainsi que *Marey* et *Chauveau* ont opéré dans leurs grandes expériences sur la circulation. Mais sur l'homme, la transmission des battements se fait à l'aide d'un appareil simplement appliqué sur la région précordiale, au point où le doigt ressent les battements.

Le professeur Marey emploie pour cardiographe un tambour

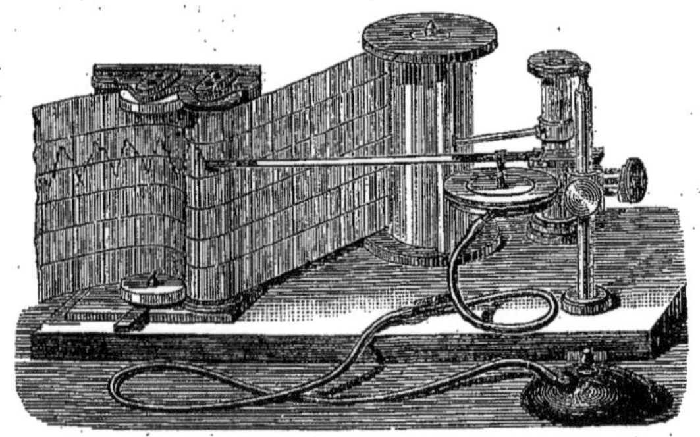

Fig. 229. — Cardiographe de Marey. Tiré de la *Méthode graphique*. P. 1878. 1 vol. in-8°.

métallique garni d'une membrane sur un de ses côtés et muni, d'autre part, d'un tuyau, aboutissant à une autre ampoule membraneuse surmontée d'un levier. L'appareil est plein d'air; on pose le tambour sur la région du cœur, et le mouvement de celui-ci refoule, à travers la membrane, l'air intérieur, qui, repoussant à son tour la membrane du deuxième tambour, fait lever et baisser le levier inscripteur.

Notre *sphygmographe* peut servir aussi de *cardiographe :* son petit volume permet d'explorer les différents points du cœur séparément. En le surmontant d'un tube de verre plus long et d'une longue plume, on peut obtenir les tracés les plus forts du cœur. Si l'on doit agir de loin, on le munit d'un long tube de caoutchouc, rempli d'eau ou d'air, terminé aux deux bouts par deux très petites ampoules, l'une qui s'applique sur le cœur, l'autre, opposée à la cupule du sphygmographe à mercure, qui, repoussé par l'eau, vient faire flotter la plume.

Mais, je le répète, si la cardiographie a son rôle très important en physiologie, c'est parce que, dans les expériences sur les animaux, on a pu introduire directement des ampoules sur le cœur ou dans ses cavités, en opérant par vivisection.

Sur l'homme malade, dans la pratique ordinaire, le clinicien a beaucoup moins à espérer, il doit le plus souvent en revenir à l'étude du pouls radial.

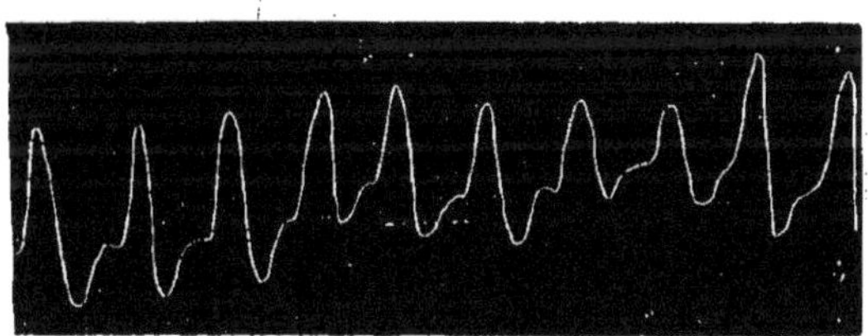

Fig. 230. — Enfant. — Tracé du cœur : déformation de l'image par l'influence respiratoire.

Néanmoins nous consacrerons ici quelques pages à l'étude des deux cœurs et à l'expression sphygmographique de leurs lésions diverses.

## CARDIOGRAPHIE BUCCALE.

La cardiographie buccale est l'exploration des battements et de la capacité du cœur par les changements que l'air contenu dans les poumons, la trachée et la bouche, fait subir au tambour explorateur introduit dans la bouche, en fermant les narines, ou dans les narines en fermant la bouche, ou bien par une ouverture pratiquée à la trachée.

*Schiff* rapporte à CÉRADINI la première idée de cette exploration; il introduisait dans la narine un tube muni d'un index sensible ou d'un peu de fumée, qui recevait le mouvement cardio-pneumatique. *Charles* BUISSON développa cette idée dans un mémoire présenté à la société de biologie en 1861, ainsi que dans sa thèse en 1862.

*Landois* étudia ces mouvements à l'aide d'une flamme sensible sur un chien curarisé. La flamme donnait deux tons, suivant que le sang chassait l'air des poumons ou le laissait rentrer.

Enfin FRANCK, en 1877, dans un travail sur le *changement de volume du cœur*, publia le dernier ouvrage qui ait paru à ce sujet.

L'exploration *bronchio-trachéale* ne peut s'opérer que pendant la suspension de la respiration; mais la glotte doit rester ouverte et la poitrine presqu'en aspiration. Si la glotte est fermée, l'exploration ne donne plus que le tracé des pulsations totalisées des artères buccales, nasales et pharyngées.

Les mouvements respiratoires, en soulevant les côtes, produisent, en outre, un nouvel obstacle; le cœur plus éloigné pendant l'inspiration paraît battre moins fort; son énergie semble reprendre pendant l'expiration, et cette déformation de l'image peut induire en erreur en faisant croire à une variation énorme de la ligne de tension. (Fig. 230.)

## INSCRIPTION SÉPARÉE DES DEUX CŒURS.

Dans les circonstances favorables, on peut, ainsi que Marey l'a démontré [1], reconnaître et étudier les deux cœurs.

1° En posant l'instrument *au-dessous* du *mamelon* vers le *quatrième espace intercostal*, on obtient le battement du *ventricule gauche*. Il donne une pulsation plus vive, plus profonde pendant l'inspiration.

2° Si, au contraire, on pose l'instrument en *dedans* du *mamelon*, et que l'on fasse en même temps coucher le sujet sur le côté gauche, il donne nettement le tracé du *ventricule droit*, et l'on

[1] MAREY. Acad. des sciences, 1880.

observe que ce tracé diminue de force pendant l'inspiration, parce que le poumon, comprimant par sa dilatation les vaisseaux veineux, empêche leur libre écoulement et maintient le ventricule dans un état de plénitude relative.

## SIGNES TIRÉS DES TRACÉS CARDIOGRAPHIQUES.

OTT et HAAS [1], en étudiant les mouvements du cœur avec le cardiographe, en ont tiré plusieurs signes excellents. Ils ont observé surtout les zigzags qui se manifestent sur les lignes d'ascension des deux courbes, celle des *oreillettes*, celle des *ventricules;* ce sont des chocs en retour, des *dicrotismes*. Celui de l'**aorte** est *plus prompt* que celui de l'**artère pulmonaire**. Ils sont plus marqués au début de l'inspiration, moins nets pendant l'expiration, et présentent, suivant les maladies, des nuances précieuses à connaître.

Dans la première période (ascension), les vagues de retour font apprécier l'état du cœur. La *première* est en rapport avec la matité *auriculaire;* la seconde, avec l'*hypertrophie* du *cœur*. Dans la seconde période (*descente*), les vagues de retour renseignent sur l'état des artères *aorte* et *pulmonaire*.

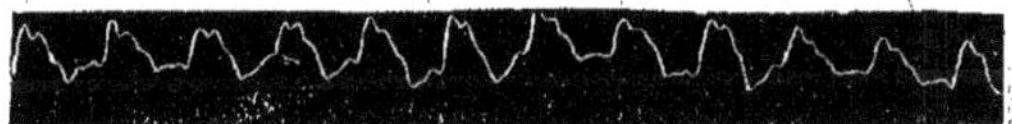

Fig. 231. — Tracé du cœur gauche avec ses dicrotismes.

[1] Ott et Haas. *La courbe du choc cardiaque chez l'homme à l'état normal et pathologique*. Prager viertel jahrschr, IV, 41, 1877.

# CHAPITRE II

## AFFECTIONS DU CŒUR GAUCHE.

### 1° RÉTRÉCISSEMENT MITRAL.

Le **rétrécissement mitral** empêche le sang, arrivé du poumon dans l'oreillette gauche, de passer librement dans le ventricule.

#### ANALYSE PATHOLOGIQUE.

Il est nécessaire d'étudier le cœur et le pouls au *début* ou à la *fin* de la maladie.

1° **Cœur.** — Au **début**, le *ventricule gauche* est encore d'un volume normal, mais bat faiblement; l'*oreillette* est *engorgée*.

A la **fin**, le *ventricule gauche*, devenu petit, arrondi, subit l'*atrophie fonctionnelle;* l'*oreillette* est *dilatée* ainsi que le *cœur droit.*

2° **Pouls.** — Au **début**, le pouls est souvent **petit**, car le ventricule, recevant peu de sang, n'en doit employer qu'une petite quantité à la fois, il y a *insuffisance* d'*excitation.* Mais, parfois, il conserve encore de la hauteur, ou, du moins, une pulsation de temps en temps surgit plus forte.

A la **fin**, le pouls est **petit** comme nous allons le voir, mais par *impossibilité de développement.*

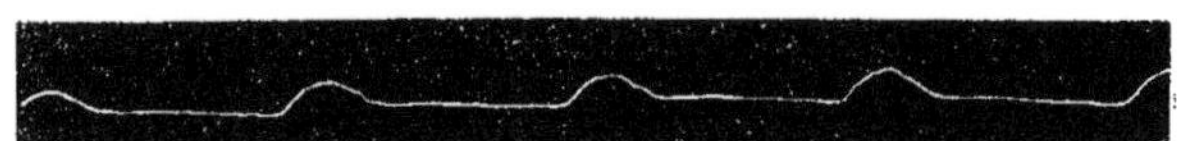

Fig. 232. — Rétrécissement mitral, pouls faible.

Au **début**, le pouls est **faible**, car cette faible quantité de sang passe trop facilement à travers l'orifice aortique. Aussi, au bout d'un certain temps, on peut voir s'établir un rétrécissement aortique compensateur. En effet, le cœur revenant un peu sur lui-même est diminué de volume, et, d'autre part, l'aorte recevant moins de sang, subissant moins d'effort de la part du ventricule finit par se rétrécir à son tour.

A la **fin**, le pouls semble **faible**, mais, en réalité, c'est le *pouls dur*, par suite de la résistance des capillaires.

Au **début**, le pouls est **lent**, car le ventricule recevant peu de sang est *moins stimulé*, il attend d'être plein pour se contracter; le **pouls très lent** indique presque toujours un **rétrécissement mitral**.

A la **fin** de la maladie, on le voit parfois tomber à 32 pulsations par minute. Dans ce cas, le ralentissement du cœur n'est point dû seulement à l'insuffisance d'excitation sanguine, mais bien à la stase du sang des capillaires, stase qui augmente la résistance à son cours dans le système aortique, et, dès lors, le *cœur se meut plus lentement, parce qu'il supporte une charge plus forte.*

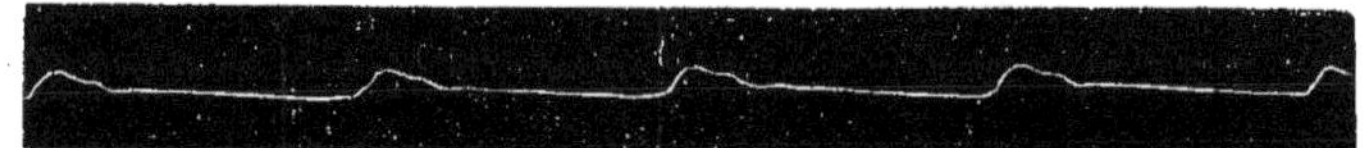

Fig. 233. — Rétrécissement mitral, pouls faible et lent, à 39.

Dans ce cas, c'est le *repos qui est prolongé*, la systole restant normale ainsi que la diastole.

3° **Tension vasculaire.** — Au **début**, ce que nous venons de dire montre jusqu'à quel point faiblit la *tension artérielle* dans le *rétrécissement mitral*, l'aorte recevant à peine de sang.

D'après les recherches de *Ott* et *Haas*, la vague de retour de l'*artère pulmonaire* est, au contraire, très prononcée, ce qui annonce la *stase* de la *petite circulation*. Plus tard, les zigzags de la première période, dus à la dilatation des oreillettes, deviennent très accentués, et ce signe coïncide avec l'augmentation de la matité transversale, indice de l'*ectasie auriculaire.*

A la **fin**, dans les cas graves et anciens, la ligne d'ensemble devient très variable, car le système veineux s'engorge, la tension artérielle varie suivant la quantité de sang qui passe et la longueur de la diastole; aussi observe-t-on souvent les *ondulations respiratoires* et la *courbe* de *Traube*, indices de la *pléthore veineuse.*

Le vide produit dans les artères se manifeste par la *pâleur* du visage, l'*anémie*, la tendance à la *syncope*, puis aussi par la rétention du sang dans les oreillettes et les veines pulmonaires,

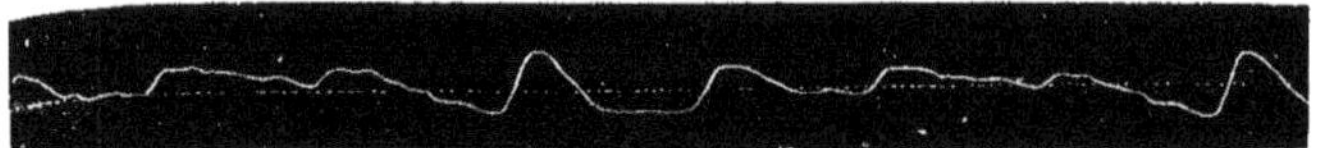

Fig. 234. — Rétrécissement mitral, période avancée, tension ondulante, stase pulmonaire.

d'où la *dyspnée* et la fréquence des *congestions pulmonaires veineuses* ou des *hémoptysies* dues à la rupture des capillaires.

Suivant le docteur Duguet, vers la fin, l'*hémoptysie* serait causée par des *embolies* dont l'origine remonterait à des dépôts fibrineux dans le ventricule droit et surtout l'oreillette.

**Diagnose.** — Le *rétrécissement mitral* se manifeste à l'auscultation par un *souffle pré-diastolique*, qui pourrait le faire confondre avec l'insuffisance aortique, si ce n'était que l'on peut entendre encore le deuxième bruit, alors que le souffle pré-diastolique a cessé. Mais, en outre, l'expression des deux tracés du pouls est si différente qu'on peut regarder ce diagnostic comme une des conquêtes du sphygmographe. L'*hémoptysie cardiaque* offre pour caractère spécial d'être souvent *continue*.

**Accord du cœur et du pouls.** — Dans le *rétrécissement mitral,* le *cœur* gauche et le *pouls* sont *également faibles*, car le ventricule gauche tend à l'atrophie. Mais cet accord dure peu; bientôt les trois autres cavités dilatées s'hypertrophient, et l'on a des battements violents au cœur droit, faibles à l'artère radiale.

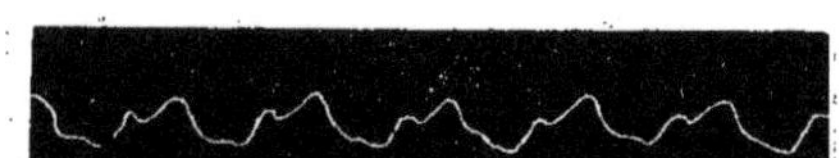

Fig. 235. — Rétrécissement mitral, tracé du cœur gauche.

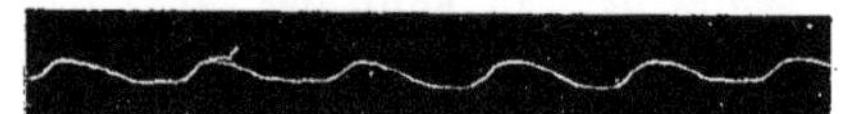

Fig. 236. — Rétrécissement mitral, tracé du pouls.

**Pronostic.** — De toutes les affections organiques du cœur, le *rétrécissement mitral* est la plus fréquente, c'est aussi la moins funeste. Elle s'aggrave très lentement et permet presque toujours au malade de *dépasser* 60 *ans* (Durozier).

Le *rétrécissement mitral* présente une extrême *gravité* pour les femmes *enceintes*, surtout s'il existe de l'*œdème*. Et la *gestation*, à son tour, *aggrave* les conséquences d'un *rétrécissement mitral* encore à l'état latent.

## 2° RÉTRÉCISSEMENT AORTIQUE.

Dans le **rétrécissement aortique**, le cœur est obligé de faire passer le sang nécessaire à la vie à travers une ouverture trop étroite ; il est donc facile de prévoir, même par le simple raisonnement, quels seront les caractères que le pouls imprimera au sphygmographe.

### ANALYSE PATHOLOGIQUE.

1° **Cœur**. — Dans le **rétrécissement aortique**, les battements du *cœur* sont *petits*, *durs*, souvent *lents*, à *systole prolongée* ou à *plateau*, *réguliers*, *peu ou pas dicrotes*.

2° **Artères**.—Le **pouls** est souvent **petit**, puisque la diminution du calibre artériel ne laisse passer que peu de sang à la fois et dilate peu l'artère. Cependant on doit noter de fréquentes exceptions, surtout au début du mal.

Il est **dur**, parce que le ventricule fait effort pour chasser le sang à travers l'obstacle, et que, sous l'influence de cet exercice continu, le ventricule gauche s'hypertrophie.

Il est **lent**, car le ventricule, agissant sur un orifice dilaté, met plus de temps à chasser le sang. La systole est prolongée; son sommet offre un **plateau** caractéristique, exprimant l'*effort*, la *durée* et le *temps* qu'il a fallu pour *chasser* le *sang* à travers l'*obstacle*. Ce plateau peut être *horizontal*, *ascendant*, *descendant*, parfois *bigéminé*, comme si le cœur s'y reprenait à deux fois pour chasser le sang, mais plus probablement par suite du choc en retour du sang sur les valvules aortiques qui achèvent de se fermer, accomplissant leur dicrotisme au sommet de la pulsation.

3° **Tension vasculaire**. — La tension des vaisseaux est souvent assez elevée, mais très variable.

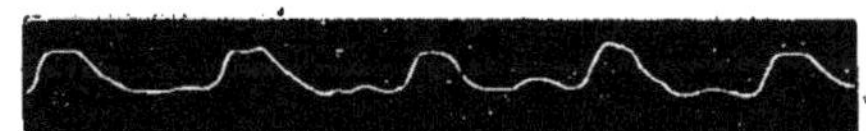

Fig. 237. — Rétrécissement aortique, pouls petit, plateau bigéminé.

**Diagnose**. — Le rétrécissement aortique offre encore des caractères spéciaux suivant les maladies ou les affections qui le produisent.

**Rétrécissement chlorotique.** — Le plateau de la pulsation est moins net, plus arrondi sur les bords, il ne s'observe pas à toutes les pulsations, celles-ci sont *faibles* et peu élevées; ce rétrécissement *fonctionnel* dure autant que la maladie.

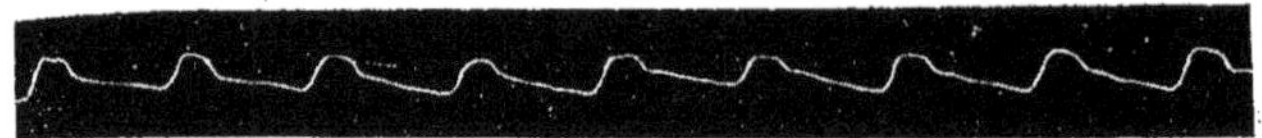

Fig. 238. — Chlorose, rétrécissement aortique, pouls radial.

**Rétrécissement hystérique.** — Il se rapproche de celui des chlorotiques, mais il est moins régulier. Chaque pulsation, pour ainsi dire, varie de forme ; le plateau est tantôt horizontal, tantôt incliné, tantôt bigéminé : tout indique l'innervation la plus irrégulière des vaso-moteurs, une contraction irrégulière et momentanée des vaisseaux et du cœur ; il n'est point continu, mais se manifeste *pendant* et *après* les *crises*.

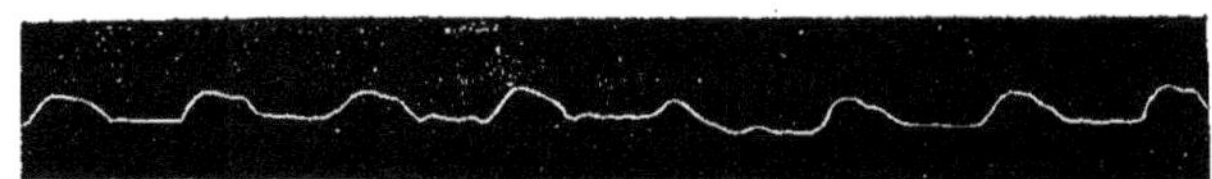

Fig. 239. — Hystérie, rétrécissement aortique, pouls radial.

**Rétrécissement choréique.** — Analogue à celui des hystériques, il est *irrégulier* de *forme*, de *temps* et de *force*. Parfois même il semble compliqué d'une certaine insuffisance valvulaire, comme si les orifices du cœur participaient en réalité aux mouvements irréguliers du corps et des membres.

Il s'accompagne aussi de *polycrotisme* très marqué ; il ne paraît point par accès, mais dure autant que la maladie.

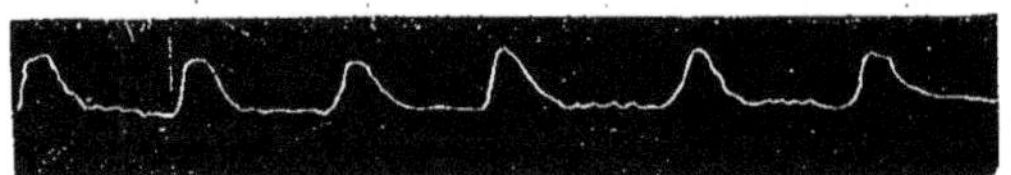

Fig. 240. — Chorée, rétrécissement aortique, pouls radial.

**Rétrécissement aortique albuminurique.** — Dans le cours de la néphrite albumineuse, les parois des artères s'hypertrophient, et le calibre des vaisseaux diminue. C'est l'*artério-capillary fibrosis* de GULL et SULTON.

Ce rétrécissement, gagnant jusqu'à l'aorte, vient apparaître dans le tracé sphygmographique avec un pouls petit et dur.

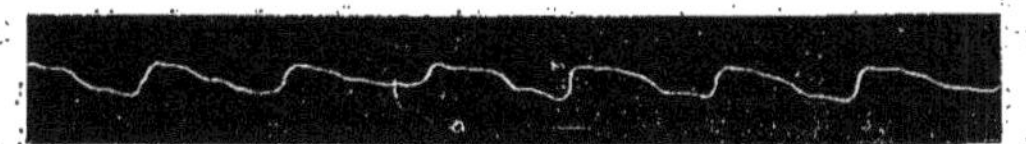

Fig. 241. — Albuminurie, rétrécissement hypertrophique, pouls radial.

**Rétrécissement aortique dans l'atrophie musculaire progressive.** — Toute atrophie musculaire rend les parois artérielles rigides et scléreuses. De là, un rétrécissement sensible, même chez de jeunes sujets avec un pouls fort petit.

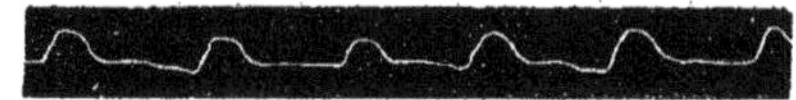

Fig. 242. — Atrophie musculaire progressive, rétrécissement aortique.

**Rétrécissement athéromateux.** — Le plateau artériel est mou, arrondi sur les bords, souvent bigéminé, l'ondulation peu élevée.

C'est l'altération habituelle aux vieillards, aux alcooliques; il varie souvent à chaque pulsation et suivant le jour où l'on prend le tracé.

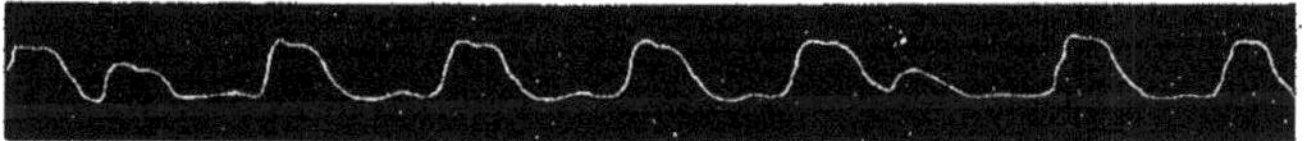

Fig. 243. — Pouls radial, rétrécissement aortique athéromateux.

**Rétrécissement organique scléreux.** — Le plateau artériel est à bords carrés bien accentués. Mais il est souvent inégal, fortement accusé sur une pulsation, faiblement sur une autre; le dicrotisme est peu marqué, parfois absent. Le pouls peut être fort chez les sujets dont le cœur est hypertrophié.

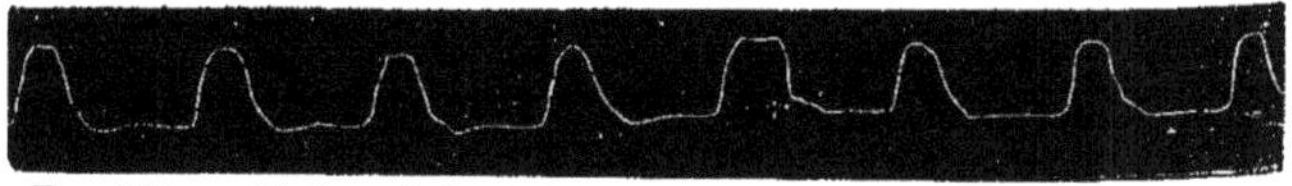

Fig. 244. — Pouls radial, rétrécissement scléreux, hypertrophie du cœur.

Presque toujours fibreux, ce rétrécissement offre dans son développement une foule de degrés.

*Au cœur*, il se manifeste par un plateau, tantôt uniforme, tantôt bifide ou trifide.

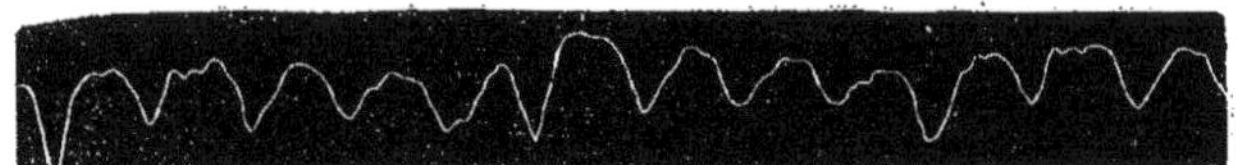

Fig. 245. — Tracé du cœur, rétrécissement organique fibreux.

*A l'artère*, par un plateau très prononcé et parfois scalariforme.

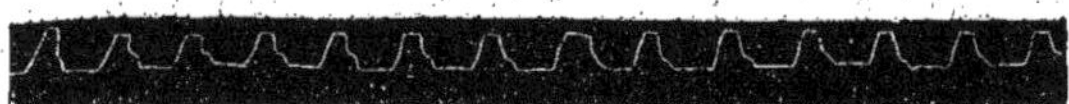

Fig. 246. — Pouls radial, rétrécissement organique scalariforme.

Enfin, dans les cas les plus graves et mortels, le pouls devient filiforme et irrégulier.

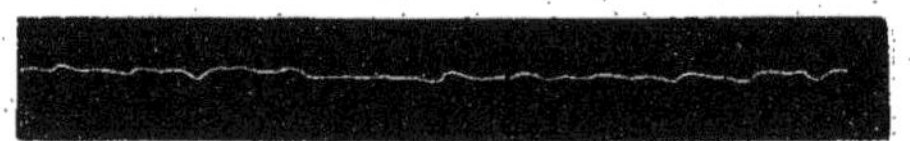

Fig. 247. — Pouls radial, rétrécissement organique, période ultime.

On voit, par cette étude, quel moyen d'analyse délicate nous fournissent les tracés sphygmographiques et quelle précision ils introduisent dans le diagnostic des maladies.

## 3° INSUFFISANCE MITRALE.

L'**insuffisance mitrale** met en communication trop large et continue, le *ventricule* et l'*oreillette gauche*.

A chaque systole, une partie du fluide retourne dans l'oreillette, refoulant ainsi le sang artériel dans les poumons et ne lançant dans l'aorte qu'une portion de la colonne sanguine qui lui est destinée.

Il en résulte une *anémie générale* et une *congestion artérielle* du *poumon*, tandis que dans le *rétrécissement mitral* il y a *congestion veineuse*. Les *hémoptysies* qui peuvent en résulter sont également formées, pour l'une de sang *rutilant*, pour l'autre de sang *noir*, élément important de diagnostic.

### ANALYSE PATHOLOGIQUE.

1° **Cœur.** — Les battements du *cœur* offrent pour caractères principaux :

*Fréquence, — intermittence ou inégalité de rhythme, — inégalité de force et de grandeur, — impulsion cardiaque forte, — tension artérielle toujours faible et variant sans cesse.*

Vers la *fin* il y a *dilatation*, *hypertrophie* du cœur.

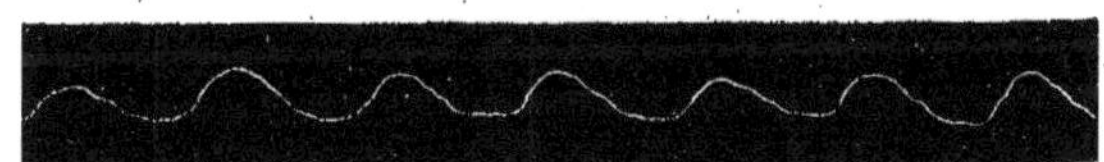

Fig. 248. — Insuffisance mitrale, pouls mou. — Radiale.

2° **Pouls.** — Le pouls est **fréquent**, car il cherche à compenser par le nombre l'insuffisance de ses projections.

En même temps, son **amplitude** diminue, puisqu'elle est en proportion de la masse du sang projetée et qu'ici une partie de ce sang est toujours déviée de sa direction, retournant dans l'oreillette au lieu de pénétrer dans l'aorte.

L'**irrégularité** est un des types dominants de l'insuffisance mitrale, car, à chaque diastole, le cœur reçoit et envoie une quantité variable de sang. Mais comme cette irrégularité n'existe pas ou diminue beaucoup pendant le repos absolu, il importe d'*examiner* le *pouls avant* et *après l'exercice,* pour conclure à un diagnostic plus certain.

L'**irrégularité** se manifeste tantôt dans le **temps** (intermittence), tantôt dans la **grandeur** et la **force**. Parfois on voit surgir une forte pulsation suivie d'un plus grand nombre de petites.

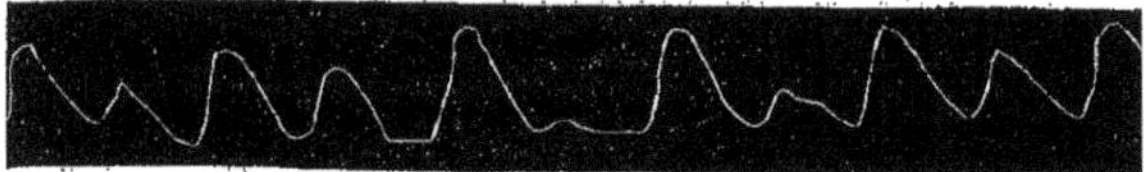

Fig. 249. — Insuffisance mitrale, pouls irrégulier. — Radiale.

Enfin, certaines pulsations se terminent en pointe comme dans l'insuffisance aortique, par suite de l'appauvrissement de la colonne sanguine.

3° **Tension cardiaque.** — Ordinairement *faible*, non pas que le cœur ne se contracte avec force, mais ayant double orifice d'écoulement, il chasse sans peine son contenu et reste vide après une très courte systole ; la *brièveté* de la *systole* peut donc encore servir au diagnostic.

4° **Tension vasculaire.** — La **tension artérielle** varie sans cesse à cause de la quantité variable de sang qui pénètre dans les artères. Cette *irrégularité* donne lieu à de fréquentes *pulsations avortées* et à des *intermittences* complètes. Dans tous les cas, la *tension* est toujours *faible,* car le vaisseau ne reçoit qu'une demi-ration de sang.

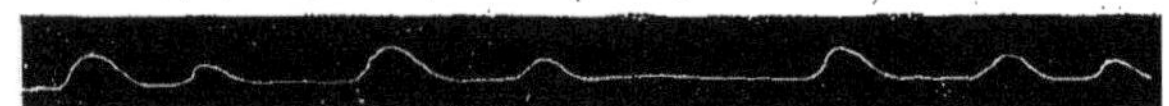

Fig. 250. — Insuffisance mitrale, intermittences, pouls radial.

### 5° ANTITHÈSE DU CŒUR ET DU POULS.

L'un des points importants de l'insuffisance mitrale est l'*antithèse* qui existe entre le *cœur* et le *pouls.* Tandis que dans le rétrécissement, du moins au début, les battements sont également faibles au cœur et au pouls, dans l'*insuffisance* la pointe du *cœur bondit avec force,* mais ne produit à l'*artère* qu'une *faible pulsation,* et cette opposition des caractères sert beaucoup au diagnostic.

Le bruit de souffle, 1er *temps,* est rude ; siégeant au deuxième espace intercostal, dit *Walshe* [1], il se fait entendre aussi dans le *dos à gauche* entre l'omoplate et le rachis.

[1] WALSHE. A practical treatise of the diseases of the heart, 1873.

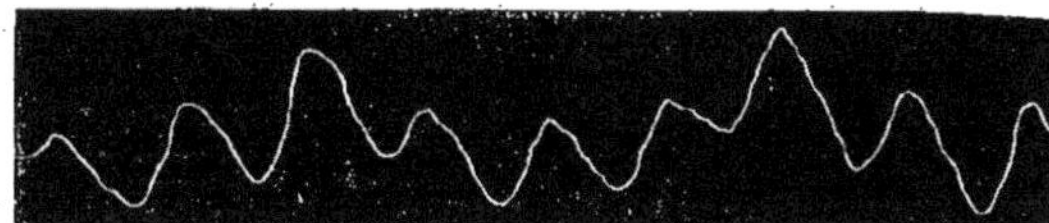

Fig. 251. — Tracé du cœur, insuffisance mitrale.

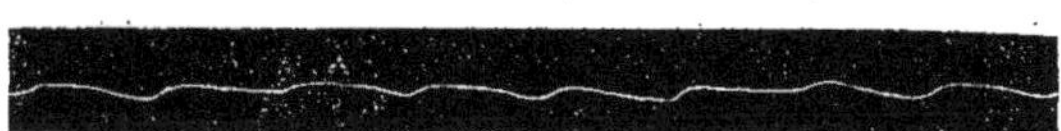

Fig. 252. — Pouls faible et petit, même sujet.

**Variétés.** — On reconnaît deux variétés de l'**insuffisance mitrale**, car elle peut être *organique* ou *fonctionnelle*.

INSUFFISANCE MITRALE ORGANIQUE. — Dans l'*insuffisance mitrale*, les malades sont soulagés par la *position verticale*, qui rend le reflux du sang dans l'oreillette et le poumon moins facile, moins abondant, et devient par là *compensatrice*. Mais, si cette position diminue le travail du cœur et la congestion pulmonaire, elle augmente l'anémie cérébrale et la tendance aux syncopes, elle exige un repos presque absolu pour donner un résultat favorable.

INSUFFISANCE MITRALE FONCTIONNELLE. — Moins grave que la précédente, elle tire son pronostic bien plus de la cause qui la produit que de sa valeur personnelle.

On la rencontre dans la plupart des affections où le cœur faiblit et se laisse dilater, dans l'*alcoolisme chronique*, la *sénilité* et même dans certaines maladies aiguës, comme l'*ictère*.

Elle n'offre pas, jusqu'ici, de signes sphygmographiques caractéristiques, mais à l'auscultation elle donne souvent le bruit de *galop du cœur droit*.

**Diagnose entre l'asystolie cardiaque et l'insuffisance mitrale.** — Dans les deux affections, le *cœur* bat *irrégulièrement*, mais l'**asystolie cardiaque** consiste surtout dans une *atonie* des parois cardiaques, une impuissance de contraction.

Dans l'**insuffisance mitrale**, au contraire, il peut y avoir contraction forte au cœur, mais contraction impuissante en raison de la vacuité du ventricule gauche et des grosses artères pendant que les veines sont trop pleines; aussi le diagnostic précis entre ces deux lésions ne peut-il être obtenu qu'en comparant les tracés donnés par le cardiographe et le sphygmographe.

Dans l'**asystolie**, les deux tracés sont également faibles.

Dans l'**insuffisance mitrale**, les deux tracés sont **antagonistes.**

Celui du *cœur* est *fort*, mais à *systole* très courte, le liquide venant à manquer. Celui de l'*artère* est *faible.*

**Pronostic.** — L'*anémie* des centres, surtout du *cerveau* et du *bulbe*, et la tendance à la *syncope* sont les résultats constants de cette affection qui ne se termine que trop souvent par la *mort subite*. Le *pronostic* est donc toujours grave. Il est rare, en outre, qu'il n'existe pas en même temps un *rétrécissement mitral*, mais il n'aggrave point sensiblement la position.

L'*insuffisance mitrale organique*, aussi bien que le rétrécissement, est toujours une complication très sérieuse quand elle coïncide avec la *grossesse*. Elle peut déterminer l'*avortement* ou l'*accouchement prématuré*. La *gestation*, à son tour, rend plus graves les conséquences de la lésion cardiaque et surtout les congestions pulmonaires.

## 4° INSUFFISANCE AORTIQUE.

La fonction des valvules sigmoïdes de l'aorte est de soutenir le poids de la colonne sanguine, au moment où le ventricule, qui l'a lancée, vient à cesser son action.

Mais quand ces valvules ne ferment plus hermétiquement, le sang, après chaque systole, retombe subitement dans le ventricule qui vient d'entrer en diastole, et qui reçoit déjà le sang de l'oreillette, c'est l'**insuffisance aortique.**

*Bouillaud* en France, *Corrigan* en Angleterre, *Stockes* en Irlande, nous ont surtout bien fait connaître quels sont alors les caractères de la pulsation, et le nom de *pouls de Corrigan* est devenu synonyme de *pouls* de l'*insuffisance aortique.*

### ANALYSE PATHOLOGIQUE.

1° **Cœur. — Au début**, le *cœur* et la *radiale* offrent à peu près les mêmes caractères, mais l'ossification des côtes empêche souvent de saisir l'amplitude de la pulsation à la région précordiale, on n'y reconnaît que la pointe effilée.

La pulsation est *brusque, fréquente ;* à *systole* trop *rapide, élevée* et *en pointe. — Diastole subite. — Dicrotisme variable. — Caractères plus marqués dans la position verticale. — Tensions du cœur et du pouls opposées.*

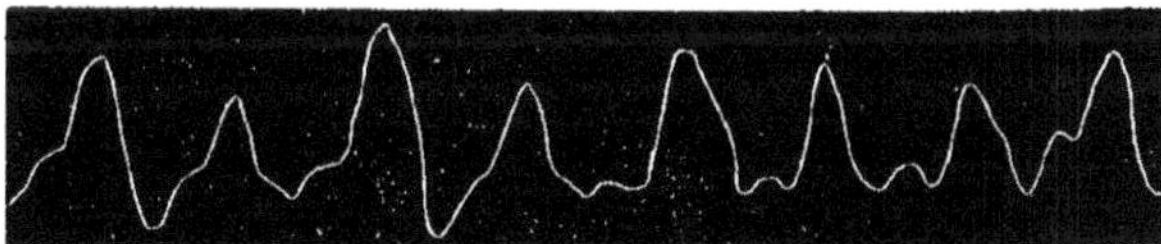

Fig. 253. — Cœur. Insuffisance aortique.

2° **Pouls.** — Le **pouls** semble *plein, ample,* car l'*insuffisance* amène d'abord de grands efforts, puis bientôt un certain degré d'*hypertrophie* du cœur. C'est le pouls *bondissant* de *Corrigan.*

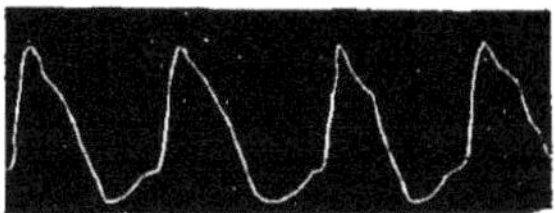

Fig. 254.— Radiale; insuffisance aortique. — Pouls bondissant.

A la **fin**, s'il survient dilatation et amincissement du cœur, le pouls deviendra moins fort, même *faible;* le pronostic alors sera plus grave.

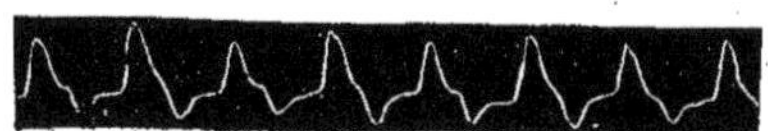

Fig. 255. — Homme 68 ans, insuffisance aortique, pouls radial.

Le **pouls** est **vif** ou **brusque**, car la systole ne dure qu'un instant et le sang retombe aussitôt dans une ouverture trop large. A la distension brusque de l'artère succède subitement sa dépression.

Il est **fréquent**, surtout si le malade n'est pas dans un repos complet, car le cœur est constamment plein et stimulé, et cherche à vaincre, par sa fréquence, l'obstacle sans cesse renaissant. Mais cette fréquence n'est jamais extrême, et dans le repos, la position horizontale diminuant le travail du cœur, le pouls peut devenir lent.

Il devient *irrégulier* vers la fin, par suite de l'*asystolie* qui vient la compliquer.

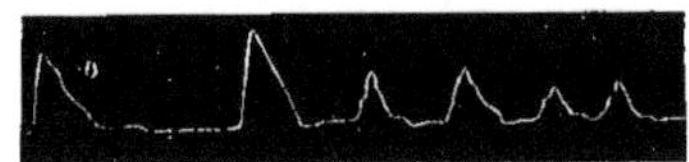

Fig. 256. — Insuffisance aortique, pouls irrégulier.

La **systole** est **rapide**, **brève**; elle commence par une *ascension droite* et se termine par un *angle* très *aigu*, le sang retombant de suite sans être retenu par les valvules aortiques insuffisantes.

La **diastole** varie beaucoup. Tantôt elle est *subite*, totale, et le pouls, s'affaissant aussitôt sous le doigt, ne consiste qu'en une flèche effilée; elle indique une insuffisance complète et absolue; c'est le *pouls* des *artères non remplies*, le *pouls défaillant* de *Stockes*. Tantôt elle se fait en deux temps : le premier est subit, puis le second indique un temps d'arrêt marqué par un plateau plus ou moins droit ou incliné.

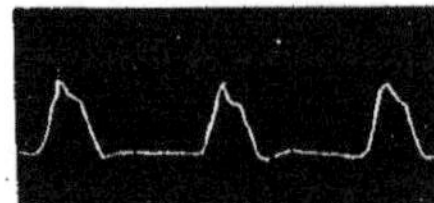

Fig. 257. — Insuffisance aortique, pouls radial.

Le **dicrotisme** est **irrégulier**, car ce n'est plus sur les valvules, ou du moins sur les valvules seules, que le sang rebondit, mais au fond du sac formé par le ventricule et sous des angles qui changent constamment. Quand la maladie dure depuis longtemps, les artères recevant peu de sang se resserrent, et leur contraction prolongée s'exprime par un *dicrotisme en plateau* remarquable.

Dans tous ces cas, il n'existe qu'une insuffisance incomplète ou même compliquée de rétrécissement, si le plateau systolique est assez prononcé.

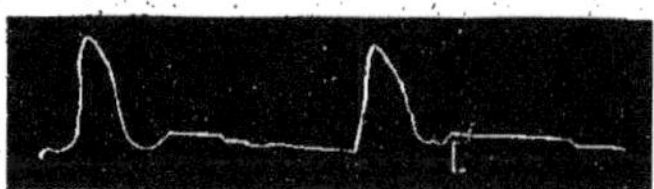

Fig. 258. — Insuffisance aortique. Dicrotisme en plateau.

Le *repos* et la *diète* ont une grande influence sur l'expression du pouls de l'insuffisance.

### 3° ANTAGONISME DES TENSIONS.

**Tension cardiaque forte, — Tension artérielle faible.** — Le *cœur*, toujours surchargé de sang, est dans un état de *tension forcée* et *constante*, qui explique la disposition presque inévitable à l'*anévrysme ventriculaire gauche.*

L'*artère* au contraire n'est *tendue* qu'un *instant*, et reste presque *vide* le reste du temps, d'où une certaine tendance au *rétrécissement aortique compensateur*.

**Crosse de l'aorte.** — Mais le cœur réagissant par de fortes contractions, ces coups répétés prédisposent la *crosse* de l'*aorte* aux *anévrysmes*, comme la *chûte* du *sang* dans le *ventricule* prédispose le *cœur* aux mêmes accidents. Alors on voit le *pouls* prendre des caractères entièrement différents, suivant que le muscle cardiaque s'hypertrophie ou s'atrophie.

**Insuffisance avec hypertrophie ventriculaire.** — Le *pouls* est *fort*, parce que le cœur est *hypertrophié*. Il est *large*, parce qu'il pénètre largement dans l'artère, qui elle-même ne résiste que faiblement. (Fig. 254).

Le *dicrotisme* s'opère aussi *largement*, le sang rebondissant au fond du cœur. On observe, en outre, une différence très marquée dans la force du pouls et du cœur, suivant que le malade est levé ou couché. Levé, le cœur bat plus fort, mais le pouls a beaucoup moins de force, à cause du poids de la colonne sanguine. Couché, les différences sont moindres.

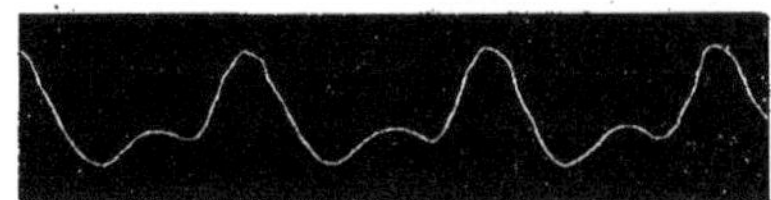

Fig. 259. — Radiale, insuffisance aortique avec léger rétrécissement. — Dilatation du cœur. — Sujet couché.

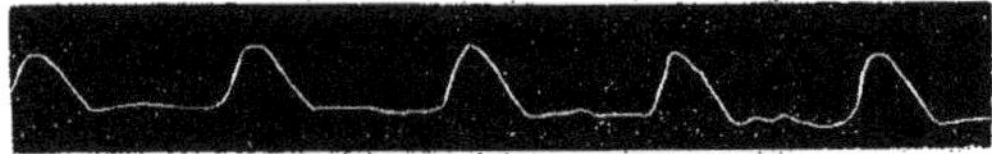

Fig. 260. — Même sujet levé.

**Insuffisance avec dilatation ventriculaire.** — Le *pouls* devient *moins fort*, le ventricule ne pouvant suffire à la *compensation*; il est *irrégulier*, car de temps en temps une pulsation réussit à chasser plus de sang. Enfin, si le poids et le choc excèdent les forces du cœur, il se laisse dilater, sa pointe s'amincit, s'arrondit en sac, c'est l'**anévrysme par dilatation**; la *rupture cardiaque* est alors à craindre. Le tracé n'offre aucun crochet; il est large et mou; car la forme dépend en grande partie de la vitesse des diastoles, de là ces deux tracés 259 et 260, si différents du type habituel que j'hésitais à les donner.

**Insuffisance accidentelle dans le cours de l'aortite.** — L'*inflammation de l'aorte*, à son origine, survient plus souvent qu'on ne pense dans le cours de la *fièvre typhoïde*, des *rhumatismes*, de la *goutte* et de la *diathèse hémorrhoïdaire.* Elle se complique alors presque toujours de celle de l'endocarde; et les valvules sigmoïdes gonflées, perdant leur souplesse, ne laissent au sang qu'un cours fort irrégulier. Le pouls devient très petit, offrant tantôt les signes d'un rétrécissement, tantôt ceux d'une *insuffisance momentanée et passagère*, la valvule ne fermant pas exactement à toutes les pulsations.

L'**anévrysme primitif de la crosse aortique** peut aussi se compliquer d'*insuffisance valvulaire*, soit *définitive* par *dilatation* de l'orifice cardiaque, soit *accidentelle* par suite de *phlegmasie.* Voici un exemple où l'insuffisance se déclara par *phlegmasie* accidentelle, à la suite de l'acupuncture et de l'application de l'électricité pour la guérison d'un anévrysme énorme de la crosse aortique. Le crochet terminal y reste fort indiqué.

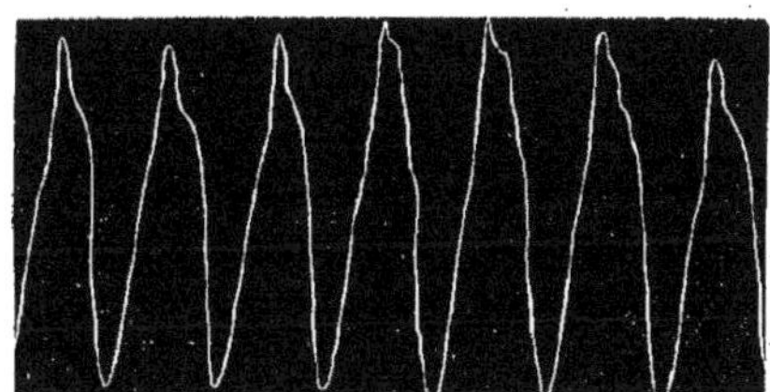

ig. 261. — Insuffisance aortique, suite d'anévrysme, tracé de la tumeur.

La *fièvre*, une *pneumonie* ou toute autre maladie franchement inflammatoire, peut faire en grande partie disparaître les signes de l'insuffisance aortique; au contraire, on l'a vue apparaître accidentellement, et sans autre motif, sous l'influence d'un *choc traumatique*.

En résumé : La **pulsation**, dans l'**insuffisance aortique**, peut prendre cinq formes différentes :

Deux de ces formes tiennent à l'état des valvules et indiquent :

A. — L'**insuffisance complète**; *systole effilée, diastole subite*.

B. — L'**insuffisance incomplète**; *systole effilée*, *diastole rapide*, mais en *plusieurs temps*.

Deux autres formes dénotent l'état du cœur lui-même :

C. — L'une indique la **dilatation atrophique du cœur** : *pouls moins fort*, *moins bondissant*, *systole moins subite*, *non effilée*; *dicrotisme* volumineux, s'élevant du fond du ventricule.

D. — L'autre une **hypertrophie consécutive du cœur**; *systole forte* et *aiguë*, *pouls fort*, *bondissant*.

E. Enfin une expression particulière exprime, comme nous le verrons bientôt, le tracé de l'**insuffisance unie au rétrécissement.** C'est l'union ou l'alternance de la *systole aiguë* et du *plateau consécutif*.

### PRONOSTIC ET INDICATION THÉRAPEUTIQUE.

Dans l'**insuffisance aortique**, les malades sont *soulagés* par la *position horizontale*, le cœur ayant moins d'efforts à faire pour chasser le sang; ils sont *aggravés* par la position *verticale*, et deviennent sujets à l'*anémie cérébrale*, au *vertige lypothymique*, à la *mort subite*.

Au contraire, de toutes les affections du cœur, l'*insuffisance aortique* est la *moins dangereuse* pour la *femme enceinte*, car elle compense, pour ainsi dire, l'état de congestion constante où se trouvent tous ses organes.

## 5° HYPERTROPHIES DU CŒUR GAUCHE

Lorsque, sous une influence quelconque, le cœur trouve un obstacle, il réagit avec force pour le vaincre, et cet exercice continu produit rapidement l'**hypertrophie** de ses parois. Celle-ci est donc pendant longtemps un *résultat*, avant de devenir *cause* à son tour. Toutes les causes et mécanismes des hypertrophies ont été parfaitement étudiés par le docteur *Letulle* (thèse inaugurale) et par le professeur Peter dans ses leçons cliniques.

Les battements sont alors bien plus accusés, et, tandis que, chez l'homme adulte, où les côtes sont ossifiées, le cardiographe ne parvient qu'avec peine à suivre les pulsations du cœur, elles se manifestent malgré cela avec une grande amplitude dans les cas d'*hypertrophie*.

Division : On peut diviser les *hypertrophies* en trois classes :

1° *Hypertrophie* par **affection organique** des *valvules* ou du *tissu cardiaque*.

2° *Hypertrophie* par **irritabilité nerveuse**.

3° *Hypertrophie* par **pression sanguine**.

A chacune de ces formes correspondent un pouls et une expression sphygmographique particuliers.

### 1° HYPERTROPHIE PAR AFFECTION ORGANIQUE.

Les plus fortes *hypertrophies* du cœur s'observent dans certaines affections valvulaires.

**Rétrécissement mitral.** — Cette lésion n'hypertrophie que l'oreillette gauche, et le cœur droit consécutivement.

**Insuffisance mitrale.** — Elle dilate directement l'oreillette gauche et hypertrophie le ventricule indirectement par la résistance qu'il éprouve du coté du poumon. Mais souvent c'est l'hypertrophie qui précède l'insuffisance.

**Rétrécissement aortique.** — Au premier rang il faut placer le *rétrécissement de l'orifice aortique*, qui exige de si grands efforts pour la sortie du sang.

**Insuffisance aortique.** — En second lieu, l'*insuffisance aortique*, où le sang retombe sans cesse au fond du cœur.

Enfin et par-dessus tout, la réunion de ces deux affections, dont l'une hypertrophie les parois du ventricule gauche, et dont l'autre les dilate en même temps ; c'est alors que survient le **cor bovinum**.

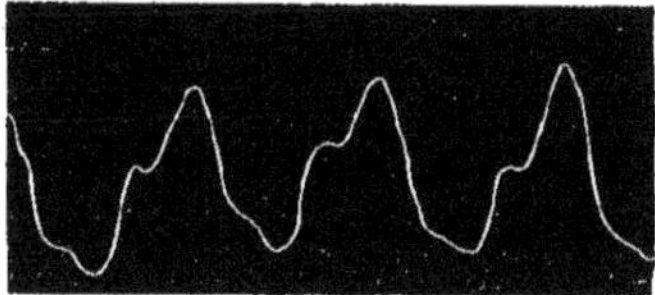

Fig. 262. — Femme, *cor bovinum*.

Au sphygmographe, on voit apparaître des signes de rétrécissement ou d'insuffisance : ou le plateau du sommet (Fig. 265), ou la forme aiguë des battements. Mais à la région précordiale la violence de l'impulsion les masque bien souvent.

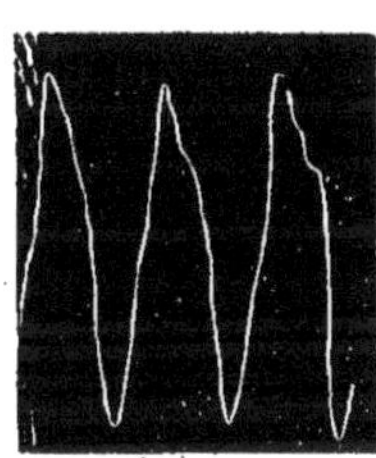

Fig. 263. — Cœur hypertrophié, homme de 30 ans. Insuffisance mitrale.

L'hypertrophie est caractérisée par l'*hypernutrition* des faisceaux musculaires primitifs, mais leur nombre n'est point augmenté, il n'y a pas *hyperplasie numérique;* ce n'est donc plus une nutrition physiologique réparatrice, mais un état morbide résultant de l'irritation déterminée par le *surmenage* du cœur ; aussi devient-elle à son tour le début d'un grand nombre de lésions.

**Indication diagnostique.** — Une **hypertrophie** du cœur à *expression très variable,* c'est-à-dire donnant, soit au cœur, soit à la radiale des pulsations irrégulières, tantôt très fortes, tantôt faibles, à pointes ou à plateau, indique une *affection organique valvulaire du cœur avec hypertrophie compensatrice.*

2° HYPERTROPHIE SIMPLE OU PAR IRRITABILITÉ NERVEUSE.

Si l'**hypertrophie** du cœur survient comme complication, ou *compensation* dans un grand nombre d'affections valvulaires, elle peut aussi se manifester d'emblée, chez les enfants nerveux, irritables, chez les *hystériques*, les *hypocondriaques*, les personnes surmenées par des travaux pénibles, des émotions continues, enfin dans le cours du *goître exophtalmique*.

L'**hypertrophie** *simple* du cœur, sans altération du muscle, sans obstacle appréciable au cours du sang, mais avec *dilatation*, indique toujours une altération de nutrition du myocarde et de l'innervation; elle donne lieu souvent à tous les phénomènes de l'*asystolie* aiguë ou chronique, comme pourrait les produire une lésion valvulaire; elle détermine, en effet, une *insuffisance mitrale*, par la seule dilatation extrême où se trouvent les parois. Au sphygmographe, l'*hypertrophie* simple se manifeste par une pulsation très *énergique*, soit du *cœur*, soit de l'*artère* radiale.

La pulsation du reste se montre régulière, tant qu'il n'y a pas d'insuffisance, mais le dicrotisme n'est pas toujours augmenté dans la même proportion que la systole elle-même.

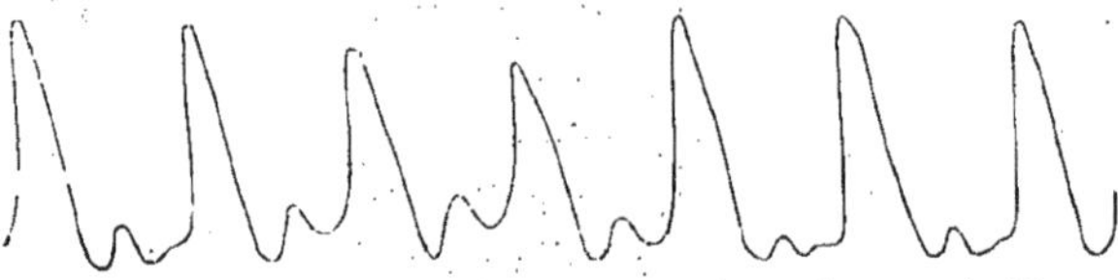

Fig. 264. — Cœur. Hypertrophie nerveuse, jeune homme de 26 ans.

C'est surtout aux deux extrêmes de l'âge que l'on observe l'hypertrophie simple.

A. — On la voit commencer chez de jeunes enfants par des pulsations violentes qui soulèvent la région précordiale, sous l'influence de la moindre émotion, du moindre exercice. De nature nerveuse, ces palpitations soumettent le myocarde à un exercice, à un travail énorme, qui, au bout de quelques années, l'a hypertrophié pour toujours.

B. — Chez les vieillards forts et vigoureux, il existe une hypertrophie naturelle du cœur; cet organe grossit et s'accroît constamment pendant presque toute la durée de la vie à l'état physiologique. Mais alors elle est physiologique et *compensatrice*, car à cet âge les artères, moins élastiques, opposent une résistance plus grande à la circulation.

**Indication diagnostique.** — Une **hypertrophie** du cœur sans bruits anormaux, à *pulsations régulières*, à *dicrotismes accentués*, indique une **hypertrophie simple, nerveuse**, si c'est dans le jeune âge; — *physiologique* et **compensatrice** dans la vieillesse.

**Indication pronostique.** — Mais aussi, dès que l'on voit le pouls cardiaque, jusque-là très fort, baisser chez un vieillard, et cela survient parfois en quelques mois, c'est un signe de sénilité, de décrépitude rapide; la mort approche.

C. — Certaines affections inflammatoires des nerfs ont leur retentissement jusque sur le muscle du cœur, et causent son hypertrophie; c'est ainsi qu'on a pu l'observer à la suite de *névralgies brachiales* rebelles, ou d'affections traumatiques de ces mêmes nerfs.

### 3° HYPERTROPHIE PAR PRESSION SANGUINE. HYPERTROPHIE DU CŒUR GAUCHE DANS LES NÉPHRITES.

La plupart des praticiens ont reconnu qu'à la deuxième période de la *néphrite* interstitielle, il survenait une *hypertrophie* du ventricule *gauche* avec palpitations violentes du cœur. *Traube* l'attribue à la suppression presque complète de la circulation dans le rein malade, par suite d'une *néphrite interstitielle* avec *endartérite oblitérante;* celle-ci, agissant comme obstacle capillaire au libre cours du sang, augmente la tension générale, et dilate le cœur gauche par un travail compensateur qui amène l'hypertrophie.

Michel *Peter*, généralisant les faits avec une grande hauteur de vue, admet une *endartérite généralisée*, comme cause première; *Debove* et *Letulle* soutiennent l'existence d'une *diathèse scléreuse*. Cette hypertrophie ne s'accompagne d'aucune lésion valvulaire, d'aucun bruit de souffle, excepté quand la dilatation très marquée rend les valvules aortiques insuffisantes, avec souffle au deuxième temps, lésion mécanique rare; mais l'on observe un *bruit* de *galop* constant, persistant, qui tient à la décoordination des deux cœurs, dont les valvules artérielles ne ferment plus en même temps.

Suivant l'opinion de plusieurs autres savants français, l'*hy-*

*pertrophie* du *ventricule gauche*, dans les maladies du rein, est bien produite par la *pléthore sanguine*, mais, contrairement à la théorie de *Traube*, cette augmentation ne viendrait pas du rétrécissement des artères rénales ou des glomérules, ce serait la diminution des excrétions rénales, qui produirait alors une *rétention d'eau* non compensée par les excrétions des autres glandes [1]. Quelle que soit l'opinion adoptée, le mécanisme est le même ; comme la tension générale du sang est considérable, il en résulte que :

1° L'impulsion du cœur produit une *pulsation dure et peu élevée* à la radiale, l'artère ayant déjà presque tout son développement. (Fig. 241.)

2° Le *dicrotisme*, si prononcé dans l'hypertrophie simple, *n'existe* presque pas.

3° Les *valvules aortiques* et *pulmonaires* soumises à des pressions très différentes ne s'abaissent plus simultanément ; le deuxième bruit du cœur redoublé produit le *bruit* de *rappel* ou de *galop* si bien étudié par *Traube* et par *Potain*, qui a démontré sa coïncidence fréquente avec l'*albuminurie*.

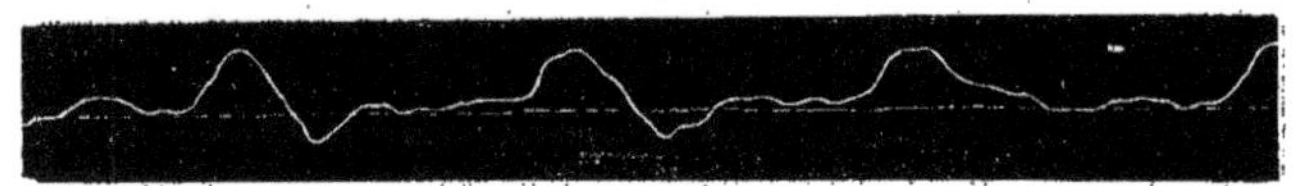

Fig. 265. — Cœur. Hypertrophie. Rétrécissement aortique avec bruit de galop.

On retrouve parfois sur le tracé du cœur l'expression de ces dédoublements valvulaires, manifestés par autant de petits dicrotismes.

**Diagnose.** — En résumé : Une **hypertrophie** du cœur *gauche* sans lésion valvulaire avec *pouls radial dur*, *peu élevé*, *diastole lente*, *faiblesse* ou *absence* de *dicrotisme* et *bruit* de *rappel*, ou de *galop*, annonce presque toujours une **néphrite albumineuse interstitielle** ou **parenchymateuse** au deuxième degré ; parfois l'**invasion** de l'**urémie**, et, de plus, l'existence d'une **endartérite oblitérante généralisée**.

C'est toute une odyssée funèbre, révélée par le cœur à l'oreille du médecin.

## 6° ATROPHIES DU CŒUR.

L'atrophie du cœur peut se présenter sous trois formes différentes :

1° L'*atrophie* **cachectique** ou par *épuisement*.

2° L'*atrophie* **graisseuse**, **scléreuse**, ou par *dégénérescence*.

3° L'*atrophie* **brune** ou par inflammation *typhique*.

Toutes trois sont reconnaissables au sphygmographe par des signes spéciaux importants à connaître.

### 1° ATROPHIE PAR ÉPUISEMENT.

A. — **Rétrécissement mitral extrême.** — Le ventricule gauche, ne recevant plus assez de sang, diminue de force et de volume suivant *Friedreich;* il devient arrondi, sa cavité diminue, ses parois s'amincissent, mais les autres cavités du cœur se dilatent, s'hypertrophient.

B. — **Phtisie**, **cancer** de l'**estomac**, états cachectiques où la nutrition est en grande souffrance ; les quatre cavités s'atrophient à la fois.

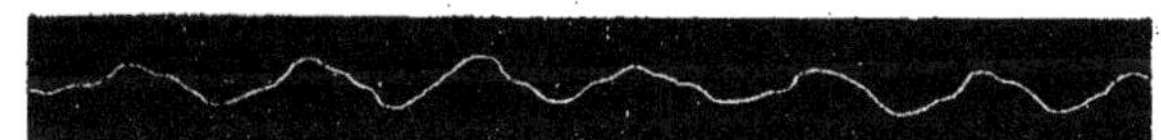

Fig. 266. — Atrophie du cœur, tracé cardiaque.

C. — Enfin l'**atrophie générale progressive**, où le cœur entier subit la loi de tous les autres muscles.

**Cœur** et **pouls.** — Dans tous ces cas, la pulsation est fort amoindrie, mais conserve des caractères normaux unis à la *lenteur*.

### 2° ATROPHIE GRAISSEUSE ET SCLÉREUSE.

C'est surtout dans les affections chroniques et dans la vieillesse que l'on observe la *dégénérescence graisseuse ;* elle s'accompagne souvent d'*athérôme* des autres vaisseaux. L'**alcoolisme chronique** la compte comme une lésion constante.

Parmi les maladies aiguës :

L'**ictère grave** ou **atrophie aiguë** du **foie**.

L'empoisonnement aigu par le **phosphore**, et aussi, quoique moins souvent, l'empoisonnement **arsenical**.

1° **Cœur.** — L'*atrophie scléreuse* est presque toujours unie à la *dilatation*. Les *battements* du cœur sont *mous, irréguliers*. Le *choc faible*, mais *prolongé*. Les bruits rapides et inégaux, souvent difficiles à compter. Autant de signes que nous retrouverons dans l'asystolie. Absence habituelle de murmures. Le tissu du cœur et les parois des vaisseaux perdent une partie de leur élasticité.

Les éléments musculaires disparaissent, ne laissant que les éléments fibreux (*sclérose*), et du tissu graisseux nécrosique, c'est-à-dire non organisé, infiltré dans son épaisseur.

La paroi, devenue résistante, borne l'impulsion du sang, qui ne fournit point une pulsation élevée, mais la systole n'en est que plus durable et persiste jusqu'à ce que le ventricule se soit vidé. Il en résulte que le schema de la systole, au lieu de se terminer en pointe, se prolonge sur un *plateau aplati* ou *arrondi*, parfois *bigéminé*, qui manifeste l'existence de l'obstacle dans ses divers degrés de force ou d'évolution.

**Régions particulièrement atteintes.** — Toutes les régions du cœur ne sont pas également aptes à subir la dégénérescence graisseuse. Les *muscles papillaires du ventricule gauche* sont le plus fortement atteints.

Puis viennent, presque sur la même ligne, les *muscles papillaires du ventricule droit*. Ensuite, par ordre décroissant de fréquence et d'intensité, les *parois du ventricule gauche*, *celles du ventricule droit* [presque sur la même ligne que celles de l'oreillette gauche], et *enfin celles de l'oreillette droite*.

**Diagnose.** — Cette division nous explique comment, avec une dégénérescence graisseuse bornée aux muscles papillaires du ventricule, on peut avoir tous les symptômes d'une affection valvulaire, quoique les valvules soient restées parfaitement saines. Mais leur tension irrégulière les laisse tantôt rétrécies, tantôt insuffisantes.

2° **Pouls.** — Souvent *lent*, *faible*, *inégal*, *irrégulier*, pas de murmure aortique, *plateau* prononcé.

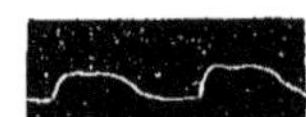

Fig. 267. — Radiale. Sclérose.

3° **Veines.** — Signes de *congestion hépatique* et *pulmonaire*.

4° **Tension vasculaire.** — *Tension cardiaque* et *artérielle faible*, — *tension veineuse* faible d'abord, mais *croissante*.

**Indications thérapeutiques.**—L'*arnica*, la *caféine*, la *convallaria*, la *digitale*, le *fer*, la *phytolacca* et les préparations d'*or* sont les médications les plus appropriées à cette lésion du cœur.

### III° ATROPHIE BRUNE.

Tandis que les affections chroniques conduisent à la *sclérose*, les affections aiguës déterminent de préférence l'**atrophie brune** des éléments cardiaques, ainsi nommée à cause de la coloration particulière du tissu musculaire du cœur qui est comme macéré.

C'est l'**atrophie brune** que l'on observe à la suite des **myocardites**, *typhoïdes*, *rubéoliques*, *varioliques*, *scarlatineuses*. L'*érysipèle*, la *pneumonie* peuvent aussi la produire.

Le degré le plus avancé de cette affection est caractérisé par la disparition du trait scalariforme d'Eberth et la désagrégation des faisceaux musculaires dont il maintenait l'union.

**Pouls de l'atrophie brune.** — Au sphygmographe, on n'observe pas le plateau systolique. Le tracé n'est caractérisé que par le chiffre élevé des pulsations, leur petitesse progressive, indiquant l'impuissance des contractions de l'organe et parfois aussi par l'*irrégularité* signe d'*asystolie*.

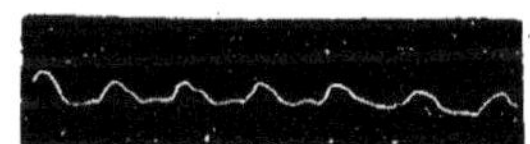

Fig. 268. — Fièvre typhoïde. Cardite atrophique. Mort.

## ASYSTOLIE DU COEUR GAUCHE.

Définition : — Qu'est-ce que l'**asystolie**?

L'**asystolie**, dit le docteur *Beau, est un état de distension passive avec flaccidité et épuisement du cœur, accompagné d'un pouls incomplet.*

C'est encore l'état d'un *cœur affaibli* qui s'épuise en efforts inutiles et finit par succomber paralysé en *diastole.*

Etiologie : — L'**asystolie** ne constitue pas une maladie, mais un syndrome qui résulte d'un grand nombre d'affections et lésions locales des centres circulatoires et nerveux que l'on peut ramener à quatre chefs principaux :

### I° ASYSTOLIE PAR LÉSION VALVULAIRE.

Elle dépend d'une altération valvulaire organique, mettant obstacle à la systole, comme un **rétrécissement**, une **insuffisance mitrale** ou plus rarement **aortique.**

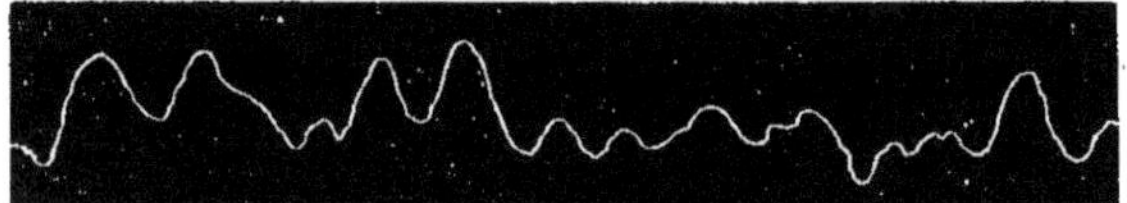

Fig. 269. — Cœur, asystolie par insuffisance mitrale.

### II° ASYSTOLIE CARDIAQUE.

Elle est produite plus souvent encore par la *sclérose cardiaque*, c'est-à-dire un appauvrissement des fibres musculaires, avec dégénérescence *graisseuse* ou *amyloïde*, qui ne permettent plus à l'organe de chasser efficacement le sang et de contracter leurs parois.

De là sa fréquence chez les *vieillards*, chez les *convalescents* qui ont subi l'atteinte d'une maladie générale, *variole*, *rougeole scarlatine* de forme maligne, *anémie pernicieuse progressive*, *typhus*, *fièvre typhoïde grave*, infection *diphtéritique*, empoisonnement par le *phosphore*, la *digitale*, l'*alcool*, le *curare*, etc. Dans ce cas, l'asystolie est donc un syndrome très juste qui représente parfaitement l'état de souffrance, d'altération, ou d'athrepsie du cœur.

### III° ASYSTOLIE NERVEUSE.

Mais il existe encore une cause importante d'*asystolie* plus méconnue, c'est l'**épuisement** des *racines cardiaques* du **nerf vague** au niveau de la moelle allongée.

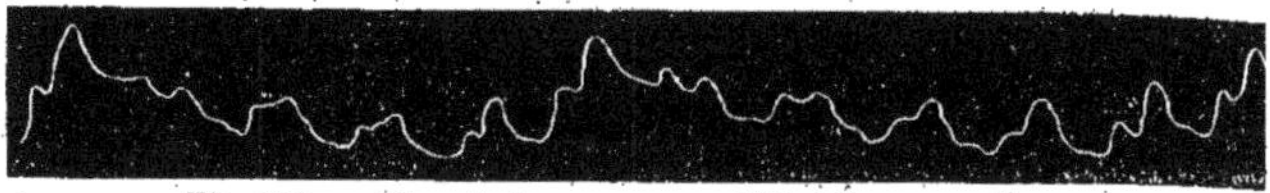

Fig. 270. — Tracé du cœur, asystolie; homme, 62 ans.

Cette cause se trouve en jeu beaucoup plus souvent qu'on ne pense, soit qu'il s'agisse d'une maladie aiguë, d'une *névrite* du *pneumo-gastrique*, comme *Peter* l'a signalé avec *Letulle*, dans le cours d'un *rhumatisme articulaire aigu*, et comme nous l'avons remarqué nous-mêmes dans les fièvres graves, où la lésion nerveuse évolue directement sous l'influence d'une sorte d'encéphalite diffuse; soit qu'il s'agisse d'une maladie chronique, *angine de poitrine*, *goître exophthalmique*, *hystérie grave* et *chronique*[1] ou de l'usure progressive, que la vieillesse apporte au système nerveux, soit enfin qu'elle dépende d'une *atrophie aiguë ascendante* des nerfs, comme il arrive à la suite des *paralysies diphtéritiques*.

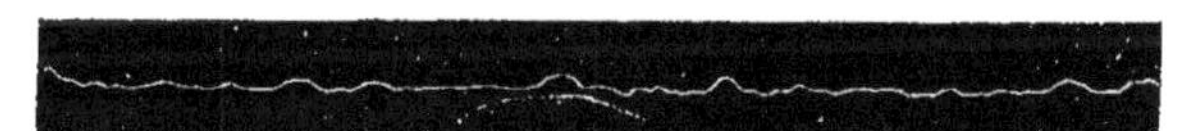

Fig. 271. — Angine de poitrine, asystolie; homme, 60 ans. Artère radiale.

### IV° ASYSTOLIE CARDIO-VASCULAIRE OU ORGANIQUE.

Un fait important a été signalé depuis quelques années : Dans certaines affections où le cœur seul est malade, on ne trouve pas d'asystolie, si faibles que soient les battements de l'organe; et d'autre part, un cœur sain primitivement, n'ayant qu'une lésion légère, peut devenir asystolique par suite de la lésion des vaisseaux ou des capillaires périphériques.

C'est que, à l'état normal, la tension est plus grande dans

[1] RAYMOND. *De l'asystolie*. Progrès méd. 1881, p. 905.

les artères que dans les veines et capillaires. Mais à la fin de certaines affections organiques, le contraire a lieu ; leur circulation reste entravée et l'obstacle croissant jusqu'au cœur droit, paralyse les efforts du viscère entier.

Cette lutte entre le cœur et les capillaires explique toute la question ; lutte dans laquelle le *cœur vaincu* devient *asystolique*.

RIGAL avait donc raison de nommer l'**asystolie** une **asthénie cardio-vasculaire** et non point *cardiaque* seulement.

Dès lors, l'asystolie s'accompagne de signes particuliers dus à la région malade ; aussi peut-on, à l'exemple des docteurs *Grancher, Peter*, etc., distinguer dans cette quatrième catégorie autant d'*asystolies organiques* que d'organes.

A. — **Asystolie pulmonaire.** — Elle peut apparaître dans le cours d'une maladie aiguë, comme *Graves* en a donné un exemple dans la *pneumonie*, et *Parrot* dans un cas de *phthisie galopante*. Elle se montre aussi dans le cours d'une affection chronique, — *emphysème*, — *bronchite chronique*, — *sclérose pulmonaire*.

B. — **Asystolie gastrique et hépatique.** — Si l'action du cœur retentit sur le *foie* ou l'*estomac*, quand la compensation est rompue, le docteur Potain a montré que les maladies de ces organes peuvent, à leur tour, amener l'*asystolie*, en agissant sur le *cœur droit* par l'intermédiaire du grand sympathique et du pneumo-gastrique.

C.—**Asystolie rénale**.— On l'observe dans la *néphrite interstitielle*, où trois éléments principaux concourent à ce résultat : l'*endartérite* généralisée ; — l'*hyperplasie* du tissu conjonctif du cœur ; — les troubles *gastriques* si fréquents chez les brightiques.

D. — **Asystolie vasculaire** proprement dite. — Elle se montre comme une complication de l'*athérome artériel* et des diverses dégénérescences vasculaires.

### LÉSION DU TISSU CARDIAQUE DANS CERTAINES ASYSTOLIES.

Existe-t-il une lésion propre à l'asystolie cardiaque? Les recherches toutes récentes de MM. *Renaut* et *Landouzy* paraissent l'avoir démontré, du moins pour un certain nombre de cas. Suivant ces habiles observateurs, l'altération de la fibre car-

[1] RENAUT et LANDOUZY. *De la lésion du cœur dans l'asystolie*. Gaz. hebdomad., juillet 1877.

diaque correspondant à l'**asystolie aiguë** consisterait dans la **disparition du ciment** qui interrompt de distance en distance, sous forme de traits transversaux, les cellules contractiles du *myocarde*, placées bout à bout (*trait scalariforme* d'*Eberth*); de là résulte leur fragmentation spontanée et leur désunion dans l'effort de la contraction du cœur, effort si remarquable par son unité, à l'état normal, où le cœur tout entier se contracte comme s'il était formé d'une seule fibre.

Cette lésion de dénutrition suffit à elle seule pour différencier l'*asystolie* d'avec le pouls *mou* ou *diffluent* que l'on observe dans certaines maladies, mais où les fibres du cœur n'ont point subi la régression du ciment.

Cependant une difficulté se présente pour cette explication, c'est que la *digitale* peut, dans un bon nombre de cas, régulariser encore le cœur, et que l'on voit même, spontanément, l'asystolie cesser pour un temps plus ou moins long, phénomène difficile à expliquer avec une lésion qui serait constante.

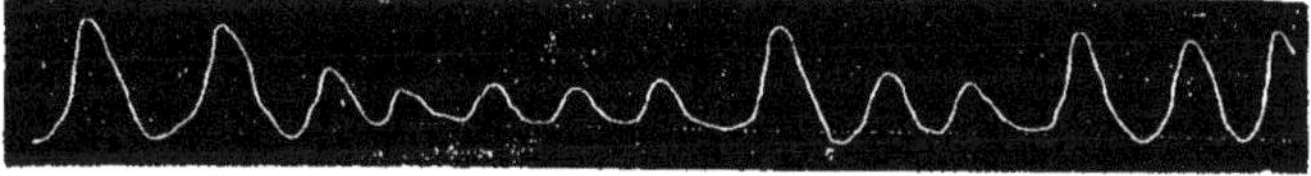

Fig. 272. — Asystolie des vieillards, femme de 78 ans.

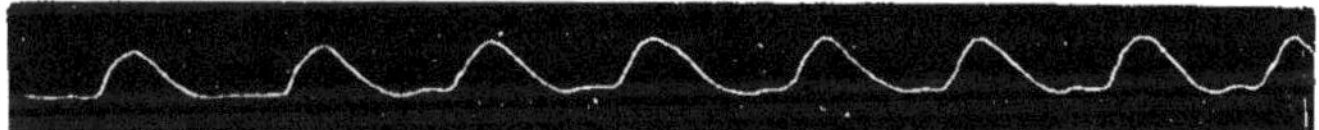

Fig. 273. — Même sujet. Retour momentané à l'état normal sans médication.

On observe fréquemment dans l'*asystolie* le phénomène de la **fausse intermittence.** C'est-à-dire que le pouls d'une fréquence extrême revient par moment à son rhythme normal et passe en un instant de 120 pulsations à 60, persiste en cet état pendant une ou plusieurs pulsations, puis reprend sa fréquence primitive. Ces arrêts ne sont point un signe défavorable, ils montrent que le cœur peut encore être régularisé, aussi l'observe-t-on souvent quand on commence à administrer la digitale aux asystoliques.

**Pronostic.** — L'asystolie, fréquente chez les vieillards, est, chez eux, moins grave que chez les malades atteints d'affection organique du cœur. Elle s'annonce souvent par cette intermittence que nous venons de signaler, asystolie momentanée réduite à quelques pulsations absentes. Beaucoup d'entre eux peuvent vivre encore des années avec cette déviation du rythme cardiaque, sorte de repos d'un cœur affaibli.

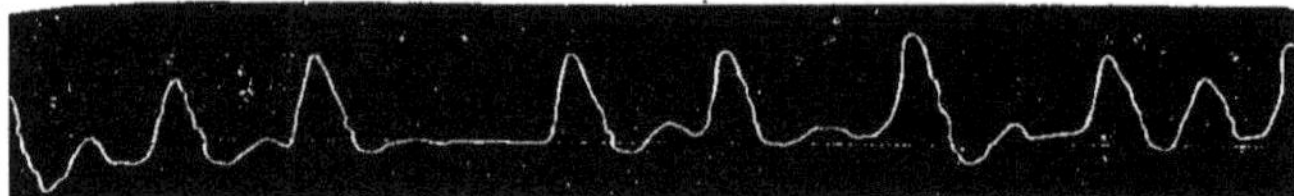

Fig. 274. — Asystolie légère; homme, 75 ans.

Mais quand cet état vient à s'aggraver indéfiniment, il constitue l'un des modes de la *mort naturelle par* **épuisement du cœur**. C'est ce qu'on appelle, dans le monde, *mourir de vieillesse.*

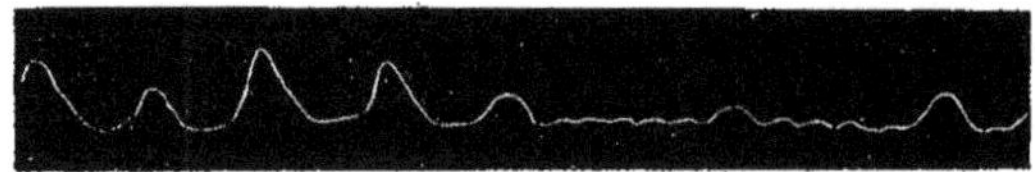

Fig. 275. — Asystolie prononcée, terminale.

**Mécanisme de l'asystolie.** — L'*asystolie organique* s'accompagne comme lésion constante de l'*insuffisance mitrale,* ou *tricuspide,* suivant qu'elle commence par le cœur gauche ou droit; puis, comme lésion fréquente, on rencontre l'*insuffisance aortique.* Mais, ici encore, nous avons à faire la même distinction que tout à l'heure : c'est que cette insuffisance, parfois organique et irrémédiable, est le plus souvent mécanique, due à la flaccidité, à la pauvreté des parois artérielles; dès lors, celles-ci, trop facilement distendues, élargissent leurs orifices qui deviennent insuffisants. Le sang, n'ayant plus le point d'appui des valvules pour soutenir son choc en retour, retombe à chaque instant dans le ventricule, par l'orifice aortique si c'est au cœur gauche, par l'orifice tricuspide si c'est au cœur droit. Il passe également dans l'oreillette à travers son orifice élargi, quand le ventricule se contracte, entravant ainsi le jeu régulier de cette oreillette par un contre-courant.

La circulation se trouve ainsi complètement désorganisée, et le ventricule, ou trop plein, ou trop vide, élargi dans toutes ses dimensions, ayant perdu ses synergies, se prend à battre irrégulièrement, donnant des pulsations tantôt fortes, tantôt infiniment petites, irrégulières, souvent très fréquentes, 130, 150 et jusqu'à 200 par minute.

De là, aussi, le nom d'*asystolie,* car le terme ultime de cet état, c'est l'*arrêt de la systole* du cœur, par épuisement nerveux.

Mais, après cette première étude qui nous fixe sur les causes et les *lésions anatomiques* de l'asystolie, il importe d'étudier le syndrome au point de vue séméiotique et thérapeutique. De là, deux nouvelles distinctions proposées l'une par le docteur *Huchard*, l'autre par le professeur *Gubler*.

## ASYSTOLIES ANÉMIQUE ET CONGESTIVE.

D'après le docteur HUCHARD, l'**asystolie** peut survenir par deux mécanismes différents et opposés : **anémie** et **congestion**.

1° Tantôt c'est un défaut d'incitation nerveuse dans les pneumo-gastriques, résultat d'une circulation insuffisante dans l'encéphale, du liquide nutritif et excitateur; c'est l'**asystolie anémique**.

2° Tantôt c'est un effet contraire, il y a *oppressio virium* par *congestion sanguine*, surtout *veineuse*.

Or, dans les lésions de l'*orifice aortique*, qu'il s'agisse de *rétrécissement* ou d'*insuffisance*, la circulation artérielle se trouve affaiblie, et les divers organes reçoivent dans un même temps moins de sang rouge. L'*asystolie*, qui en résulte, est donc produite par le premier mécanisme ou l'*anémie*.

Dans les lésions *mitrales*, au contraire, c'est le retour du sang veineux qui est entravé; les viscères et surtout l'encéphale en sont pleins. L'**asystolie** a lieu par **congestion veineuse**.

**Indication thérapeutique**. — Ce diagnostic précis conduit à une grande précision thérapeutique. On combattra efficacement l'**asystolie**, due aux lésions **aortiques** et par conséquent **anémique**, au moyen des **remèdes congestionnants** des *centres nerveux*, l'**opium**, la **morphine**, par exemple : 5 *à* 20 *gouttes de teinture thébaïque par jour*, l'olfaction du **nitrite d'amyl**, etc.

L'**asystolie mitrale**, au contraire, étant de sa nature *congestionnelle* et *veineuse*, sera soulagée par les remèdes **anémiants** des *centres nerveux*, comme la **digitale**, qui produit rapidement l'*anémie cérébrale*, ou le **bromure de potassium**.

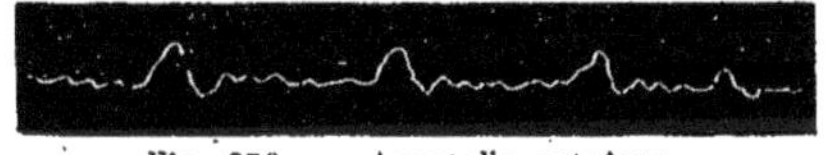

Fig. 276. — Asystolie extrême.

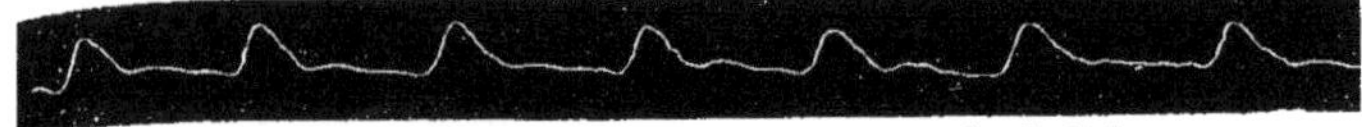

Fig. 277. — Même sujet, régularisation par la digitale.

Les faits pratiques ont déjà sanctionné plus d'une fois la justesse de cette appréciation [1].

Le professeur GUBLER [2], à son tour, distinguait l'**asystolie** en *ataxique* et en *paralytique*.

L'**asystolie ataxique**, *cardiataxie*, est celle qui tient surtout à l'irrégularité fonctionnelle du cœur, plutôt qu'à son affaiblissement. La **digitale** est son vrai remède, elle accroît la force de chaque contraction cardiaque, augmente la poussée du sang à travers le cercle artério-veineux, régularise et modère la circulation centrale.

L'**asystolie paralytique** est en rapport avec l'*adynamie* générale, avec l'état parésique des nerfs du cœur, avec l'anesthésie de ses fibres contractiles (*cardioplégie*).

Dans ce cas, la digitale devrait céder la place à l'**opium**, à la **caféine**, au **thé** et à la médication stimulante.

De là, ses avantages dans les **affections aortiques**.

Cette division, proposée par le docteur GUBLER, me paraît moins juste que celle de M. HUCHARD, car toute paralysie ou parésie du cœur amène l'ataxie, et toute ataxie tient à un affaiblissement, à une parésie. C'est donc, en somme, toujours une paralysie du cœur que l'on traite dans l'asystolie.

### ASYSTOLIE PAR ACTION TOXIQUE OU MÉDICAMENTEUSE.

Un grand nombre de substances toxiques déterminent l'asystolie dans leur dernière période d'action.

Nous ne pourrions les énumérer toutes, mais les principales sont :

*Aconit* et *Aconitine*, — *Anesthésiques*, — *Chloral*, — *Chloroforme*, — *Ether*, — *Méthylène*, — *Cuivre* et *ses sels*, — *Digitale* et *Digitaline*, — *Emétique*, — *Hellébore*, — *Ipéca*, — *Vératrine*, — *Veratrum viride*, — *Zinc* et *ses sels;* et, en général, toutes les substances fortement émétiques ; car, en même temps qu'elles

[1] HUCHARD (H.). Gaz. des hôpit., 21 juillet 1977.

[2] GUBLER. *Indications comparées de la morphine et de la digitale, dans le cours des affect. organ. du cœur.* J. de thérap., nos 20, 21. 23, 1877 ; no 1, 1878.

agissent sur la branche stomacale du nerf vague, elles agissent aussi sur les rameaux cardiaques, par effet reflexe.

Mais si tous ces médicaments épuisent la force nerveuse du cœur lorsqu'on les donne à dose toxique ou trop longtemps continuée, il faut bien se rappeler que toutes aussi peuvent le stimuler et le régulariser par leur action primitive, à dose faible, simplement tonique.

**Indications thérapeutiques.** — Parmi toutes les substances sténocardiaques, la *caféine*, le *cactus grandiflora* et la *Convallaria maïalis*, la *Digitale*, l'*Iodure de potassium* sont les plus efficaces.

Les *bains chauds* à 31-33°, avec addition de 3 kilos de sel, et, s'il est possible, chargés d'*acide carbonique*, ont une action très calmante dans les cas d'asystolie.

---

## ADIASTOLIE.

Définition : — L'*adiastolie est la parésie de la force d'aspiration du cœur.*

En face de l'*asystolie*, ou manque de contractilité du cœur, si bien connue, si bien étudiée maintenant, *Brugnoli*[1] de Pavie a signalé dernièrement cet autre phénomène : l'**adiastolie.**

En effet, d'après les expériences de *Chirone*[2] et d'*Engelman*, la fibre musculaire du cœur est formée d'éléments ovoïdes (*myoprismes*) inclinés les uns sur les autres comme les pièces d'une pile (*substance anisotrope*) et pouvant se mouvoir autour de leur petit axe pour se redresser ou s'incliner davantage.

Leur *redressement* constitue la *contraction active;* — leur *équilibre*, le *tonus* musculaire, — leur *inclinaison* détermine la *dilatation active.*

Il existe donc une *double activité musculaire*, du moins pour les muscles de la vie organique, dont les éléments ne sont point unis par des fibres striées ou disques intermédiaires isotropes.

Or, tandis que le cœur, paralysé par une forte dose de **chloroforme**, s'arrête en **diastole**, flasque et *relâché*, le cœur paralysé par la **quinine** dépasse cette mesure et s'arrête en **extrà diastole** ou *diastole active.*

Le cœur possède donc une *force* de *dilatation* inhérente à son organisme et active dans ses fonctions.

Le défaut d'aspiration diastolique constitue un état morbide important.

Les signes de cette affection consistent dans un affaiblissement ou même *absence* du *second bruit* du *cœur* avec *stase* périphérique du sang, et *cyanose* sans dilatation apparente des grosses veines et des jugulaires, léger *œdème* des mains, non suppression des urines.

Cette description, basée sur un seul fait, est encore bien incomplète ; mais, depuis, mon attention attirée sur ce point m'a démontré que l'*adiastolie* était presque aussi fréquente que l'*asystolie.*

[1] Brugnoli. *La forza aspirante del cuore e l'attivita della diastola cardiaca considerata nella adiastolia.* Bullet. delle scienz. medic. di Bologna 1877.

[2] Chirone. *La doppia attivita musculare e l'azione della chinina.* Rivist. Clinic. di Bologna, 1876.

Toutes deux constituent plutôt une affection cérébro-médullaire qu'une maladie purement cardiaque. Le cœur ne fait ici qu'exprimer l'état de souffrance des noyaux bulbaires et des nerfs pneumo-gastriques et spinaux.

Les **cyanoses** dites *encéphaliques* sont le plus souvent de nature **adiastolique**. Cet état s'accompagne parfois d'une grande fréquence du pouls, 120 à 150 pulsations, et souvent aussi d'un état de subdélirium, comme on l'observe à la fin d'un certain nombre de maladies du cœur.

**Indications thérapeutiques.** — Mais quand on arrive à formuler le traitement, c'est alors qu'on reconnaît l'importance de ces diagnostics précis qui permettent de *localiser* la *lésion*.

Tandis que dans l'**asystolie** il faut agir avec la **digitale**, dont la propriété est surtout de ranimer la *systole*, quand on doit traiter une **adiastolie** il faut employer de préférence la **caféine**, la noix de **kola**, l'**iode**, dont l'action est plus marquée pour ranimer les *diastoles*.

La **quinine**, à très faible dose, peut également trouver son indication, car si les fortes doses abolissent l'activité de la diastole, l'effet primitif, celui des petites doses, est bien de l'exciter et de la ranimer.

Enfin la **convallamarine** et l'**adonidine** peuvent également offrir leur concours, car leurs propriétés très générales agissent sur la tonicité du cœur tout entier, *systole* et *diastole*.

---

## APAUSIE.

Définition : — L'**apausie** (ἀ privatif, παῦσις repos) *est cet état du cœur où il bat sans repos ni relâche, mais avec régularité.*

On ne distingue alors que deux périodes dans son évolution : *systole et diastole ;* les silences ont presque disparu à l'auscultation, ou du moins le grand silence est devenu aussi court que le petit, les repos cessent d'être marqués au sphygmographe.

Étiologie : la cause en est dans l'*irritation* du *grand sympathique* ou dans la *paralysie* du *pneumo-gastrique*, aussi l'*apausie* peut-elle apparaître dans un grand nombre de maladies.

1° Dans les **fièvres graves**, *typhoïdes*, *éruptives*, etc. : à mesure que la maladie s'aggrave, on voit le repos du cœur s'amoindrir peu à peu et finir par disparaître.

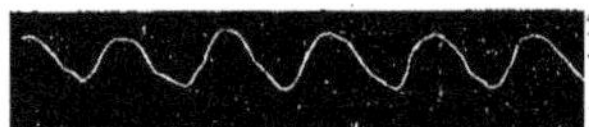

Fig. 278. — Garçon, 5 ans, scarlatine grave. — Apausie.

2° Dans les affections **cérébrales** et **mentales**, pendant les périodes de *crises aiguës ;* — le repos du cœur reparaît dans les instants de calme.

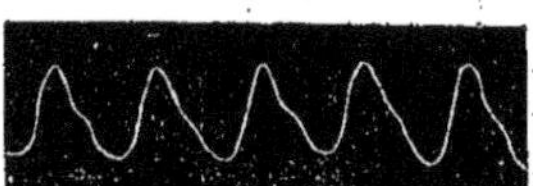

Fig. 279. — Femme, 50 ans ; apausie, manie aiguë.

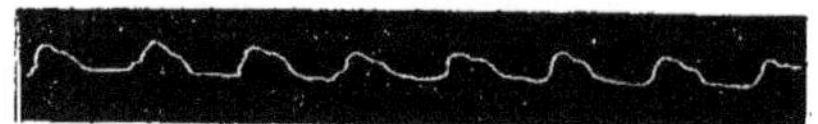

Fig. 280. — Même sujet, pendant la période de calme.

3° Dans les névroses, comme l'*hystérie* ou les convulsions.

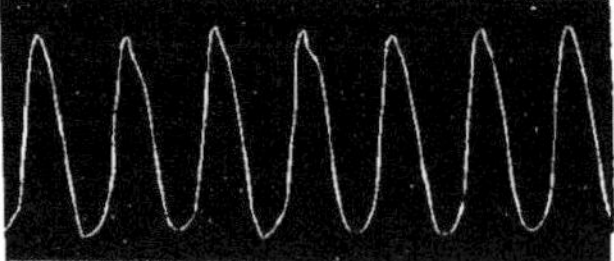

Fig. 281. — Palpitations. Apausie.

4° Dans les **affections du cœur**, soit *nerveuses* comme les *palpitations*, soit *organiques* arrivées à leur degré ultime.

Alors on voit les malades alterner parfois entre l'*asystolie* et l'*apausie* et mourir les uns de l'une, les autres de l'autre manière.

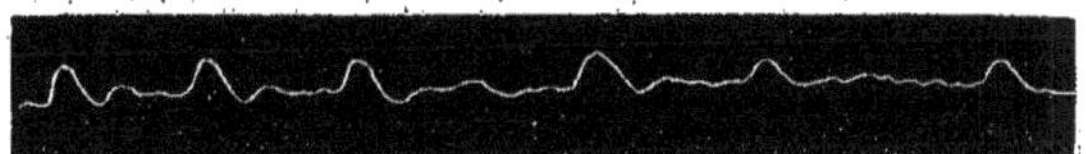

Fig. 282. — Homme, 60 ans. Asystolie extrême, puis guérison.

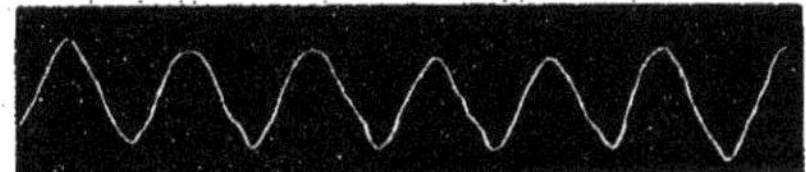

Fig. 283. — Même sujet. Apausie un an plus tard, mort.

Mais les trois expressions : *asystolie*, *adiastolie*, *apausie* ne sont point complètement justes, car jamais ces trois fonctions du cœur ne sont complètement arrêtées ; ce serait la mort. Elles ne sont que *diminuées*, *entravées*, *affaiblies*. Et si ce n'était la difficulté d'euphonie, mieux vaudrait dire : *dyssystolie*, *dysadiastolie*, *dyspausie* [1].

**Indications thérapeutiques.** — Pour le traitement de l'*apausie*, il faut employer des substances qui donnent du calme et du repos au cœur et qui ralentissent ses battements.

La *digitale* vient en premier lieu, cependant elle est loin de réussir toujours.

L'*arséniate d'antimoine*, l'*arséniate de strychnine*, la *convallaria maidis* ou mieux son unique principe cardiaque, la *convallamarine* et l'*adonis vernalis*, d'où l'on extrait l'*adonidine*, sont parfois plus fidèles, mais il faut persévérer dans leur emploi, surtout pour les deux dernières ; elles n'ont pas une action prompte, leur effet primitif est à peine apparent et c'est par leur effet consécutif chronique qu'elles calment le cœur. Elles ont, du reste, l'avantage de ne pas produire l'accumulation d'action, ce qui explique leur tolérance.

[1] En présentant à la science médicale ce chapitre bien court de l'*apausie*, je dois m'excuser et réclamer l'indulgence pour un sujet à peine ébauché, et que les circonstances ne m'ont pas permis de compléter autant que je l'aurais voulu.

## DES PALPITATIONS.

A l'état physiologique, l'homme ne doit point s'apercevoir des battements de son cœur; la circulation s'opère d'une manière inconsciente.

Quelquefois seulement, lorsqu'il est agité par une course, ou bien après un repas copieux, l'homme ressent en lui le choc précordial et une pulsation universelle sensible, surtout au dos (artère aorte), aux temporales, aux collatérales des doigts, ou sur les lèvres.

On peut encore sentir et même ausculter son propre cœur, en se couchant le soir, horizontalement sur le côté gauche. Le cœur légèrement comprimé bat plus fort, et ses bruits transmis par des corps solides arrivent distincts jusqu'à l'oreille.

Jusque-là, rien ne dépasse la fonction normale; il y a battements sensibles du cœur, il n'y a point palpitations. Mais, que sous l'influence d'un état moral, d'une *hypéresthésie* héréditaire ou acquise, d'une sensibilité surexcitée de l'esprit ou du cœur, ou bien encore par suite d'une maladie nerveuse rendant l'organe irritable, le cœur ou les vaisseaux se prennent à battre rapidement, irrégulièrement, l'état contre nature commence, il y a **palpitations.**

DÉFINITION : — Les **palpitations** *sont des contractions du* CŒUR *ou des* GROSSES ARTÈRES, *violentes, désordonnées, tumultueuses.*

BOUILLAUD les appelle d'un terme qui fait image : la *chorée du cœur*. Il ne faudrait point prendre cette expression à la lettre, car nous verrons que dans la *chorée* le cœur est sujet à certaines irrégularités, à des faux pas, bien différents des palpitations et qui constituent la véritable *chorée cardiaque.*

SIÈGE. — Les *palpitations* **cardiaques** n'occupent pas toujours la même place; elles ont trois points d'élection : 1° au *creux épigastrique*; — 2° à la *pointe* du *cœur*; — 3° à la partie supérieure et moyenne du *sternum.*

Mais, le plus souvent, elles occupent l'ensemble de la région précordiale, avec douleur à la pointe du cœur.

Ces nuances tiennent à ce que, non seulement le choc se fait avec plus de violence et dans une étendue plus grande, mais parfois le cœur bat alternativement par sa pointe et par sa base.

Quelquefois on reconnaît plusieurs chocs successifs et rapides de la pointe, comme si la systole s'opérait en plusieurs temps, ce qui, du reste, peut être constaté par l'auscultation mais ce fait est rare.

Sous le nom de **cardiagmus**, les *palpitations* ont été confondues par plusieurs auteurs avec les spasmes du creux épigastrique, avec les *anévrysmes de l'aorte*, et même avec l'*angine de poitrine.*

Division : — Les **palpitations** peuvent être *physiologiques* ou *morbides.*

### 1° PALPITATIONS PHYSIOLOGIQUES.

Elles sont déterminées par un certain degré d'éréthisme vasculaire, d'où le nom de *palpitations nerveuses.* Elles se divisent en *passionnelles*, *mécaniques*, *imaginaires*, *évolutives.*

**Palpitations passionnelles.** — Elles consistent dans l'exagération spontanée des pulsations normales, causée par les passions ou les émotions de l'âme.

Les hommes à tempérament nerveux, les enfants et les femmes, les savants et les artistes, y sont plus disposés ; il n'est pas rare de voir cet état, *physiologique* encore, mais *passionnel* et *passager*, devenir *chronique* et *morbide* quand la cause persiste, comme chez les personnes que dévore la *jalousie*, l'*ambition* ou le *mal du pays.*

On peut encore citer comme *palpitations physiologiques*, celles que l'on éprouve à la suite d'une *course trop rapide* ou pendant l'*ascension des altitudes* c'est l'un des premiers symptômes du *mal de montagnes*, la pression atmosphérique modératrice du cœur diminuant de plus en plus.

**Palpitations mécaniques.** — Toute *pression* un peu continue exercée sur le cœur est une cause de *palpitations.* Beaucoup de jeunes gens en sont atteints, parce qu'ils appuient leur poitrine contre la table où ils écrivent. Le busc du corset chez les jeunes filles détermine le même effet ; la cause persistant, le mal s'éternise sans qu'on en soupçonne l'origine.

Ces palpitations se reconnaissent pourtant à ce qu'elles s'accompagnent de *douleur* à la région cardiaque.

**Palpitations imaginaires.** — L'*imagination* peut devenir une cause de *palpitations.* L'on a vu des élèves en médecine se plaindre de palpitations véritables, après avoir étudié les maladies du cœur, un livre devant les yeux et la main appuyée sur la région cardiaque pour en suivre les battements; c'est ce qu'on appelle la *maladie de cœur des étudiants*.

Le célèbre *Pierre Frank* lui-même ne put y échapper; à l'époque où il composa le chapitre des maladies du cœur de son grand traité de médecine, il crut pendant longtemps être atteint d'un anévrysme.

**Palpitations évolutives.** — Les *palpitations nerveuses* sont fréquentes chez bon nombre de jeunes gens et de jeunes filles, pendant l'*évolution* de *croissance*, depuis l'âge de huit à dix ans jusqu'à la puberté. STOKES les a décrites sous le nom de **palpitations des jeunes gens.**

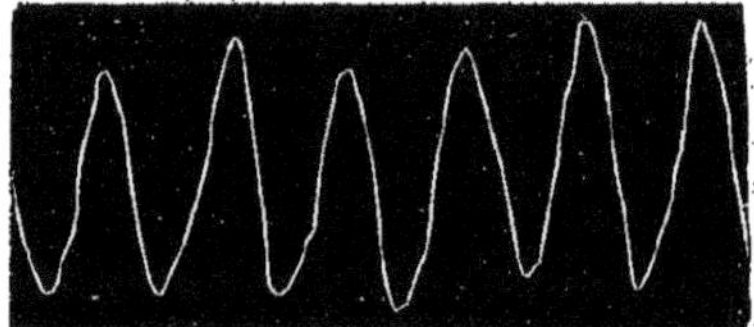

Fig. 284. — Cœur, jeune fille de 15 ans, palpitations évolutives.

Les fatigues, la mauvaise nourriture, les privations, surtout celle du sommeil, la vie trop sédentaire et sans exercice, tout ce qui tend à entraver le développement organique en sont les principales causes. Il se produit une disproportion entre la capacité thoracique et celle du cœur, ou bien entre le cœur et les artères. Parfois aussi, les palpitations sont dues à des congestions passagères mais répétées. Très irrégulières de force et de fréquence, on les voit souvent se terminer alors par une *épistaxis* critique.

**Diagnostic.** — Une *disproportion* entre les battements violents du cœur et ceux de l'artère radiale restés presque normaux, indique les palpitations par *évolution incomplète*.

Un deuxième signe certain pour distinguer ces palpitations nerveuses, c'est qu'une nourriture substantielle, un exercice extérieur même pénible, qui augmenteraient certainement des palpitations organiques, sont au contraire les meilleurs moyens pour dissiper ces palpitations purement nerveuses.

**Pronostic.** — Cette susceptibilité du cœur est toujours l'indice d'une grande *irritabilité*, et d'une *faiblesse* radicale, hérédiditaire ou acquise du système nerveux, surtout aux points d'origine des nerfs pneumo-gastriques, mais ces palpitations considérées en elles-mêmes sont sans danger.

**Indication thérapeutique.** — Un traitement *tonique* et *reconstituant* doit être employé pour combattre les *palpitations nerveuses ; quinine, fer, zinc, cuivre, arsenic, vin généreux, hydrothérapie, gymnastique. Au contraire*, la *digitale*, qui apaise avec une rapidité admirable les palpitations organiques, n'a pas d'influence favorable sur les palpitations nerveuses.

Il faut bien reconnaître aussi que toute palpitation qui survient chez les enfants n'est point pour cela *nerveuse*; il en est un bon nombre qui se rapportent à de légères *endocardites* simples ou *végétantes* communes à cet âge; elles succèdent alors à des maladies aiguës, telles que : *grippes, pneumonies, rougeoles, scarlatines ou fièvres muqueuses*, dont elles constituent une complication [1] trop souvent méconnue.

**Diagnose.** — Mais dans ces cas on reconnaît la lésion organique au souffle plus rude et continu qui l'accompagne, parfois au frémissement *cataire*, enfin à l'absence de soulagement produit par les moyens précédemment indiqués.

**Palpitations des vieillards.** — *Diagnose.* Chez les vieillards, au contraire, les palpitations nerveuses ou physiologiques sont très rares, et l'on doit poser comme un diagnostic assuré, que pour eux, *toute palpitation indique une* **diathèse rétrocédée hémorroïdaire** ou **goutteuse**, une **asystolie**, ou bien une **altération organique** du **cœur** et de l'**aorte**.

## 2° PALPITATIONS MORBIDES.

Les *palpitations morbides* se divisent en *palpitations cardiaques* et *artérielles;* chacune de ces variétés doit être étudiée :

A. Dans les **maladies aiguës**.

B. Dans les **maladies chroniques**.

C. Dans les **affections organiques** du **cœur**.

D. Dans les **actions toxiques** et **médicamenteuses**.

[1] BOUCHUT. *Malad. de l'enfance*, 6e édit. *Maladies du cœur.*

## A. PALPITATIONS CARDIAQUES DANS LE COURS DES MALADIES AIGUES.

On doit les subdiviser en *habituelles* et *accidentelles*; en *régulières* et *irrégulières*.

Les *palpitations accidentelles* sont de *courte durée*, comme les maladies aiguës dans lesquelles elles se présentent. Elles sont liées à la *marche* de ces maladies aiguës, elles sont *continues* ou reviennent par *accès*.

Les *palpitations accidentelles* s'observent dans la *péricardite*, l'*endocardite*, la *pleurésie*, dans les *hémorrhagies accidentelles* ou *symptomatiques*.

On a voulu créer aussi une *palpitation pancréatique*; mais dans ces cas, les mouvements du pancréas sont des mouvements communiqués, et il s'agit en réalité d'un *anévrysme* de l'*aorte* méconnu.

**Pleurésie gauche.** — Les **palpitations** peuvent survenir accidentellement dans la **pleurésie du côté gauche** accompagnée d'un *vaste épanchement;* elles ont alors pour caractère de *naître subitement*, à l'occasion de certains *mouvements*, et de *disparaître* par le *repos*.

Il est bon d'être prévenu de ce caractère, non point pour distinguer une *pleurésie* d'une *péricardite*, car la confusion n'est pas possible, mais bien pour s'assurer s'il existe une *péricardite* en même temps qu'une *pleurésie*, renseignement nécessaire avant de pratiquer l'opération de l'*empyème*.

**Péricardite et endocardite.** — Les palpitations existent dans la *péricardite* et l'*endocardite*, mais elles ne sont pas constantes dans la première et ne se montrent qu'avec l'épanchement, qui vient gêner le cœur.

Souvent elles constituent le premier symptôme de l'*endocardite* et continuent avec la même intensité pendant toute la durée de la maladie.

On ne peut point jusqu'à présent assigner aux palpitations des caractères particuliers et distinctifs dans la *péricardite* et dans l'*endocardite*, ni en faire un signe diagnostic absolu entre ces deux maladies.

En général, les palpitations sont *plus intenses* dans l'*endocardite*. Mais comme on a bien longtemps confondu sous ce nom des maladies essentielles et des affections symptomatiques, il est impossible d'assigner encore à ce symptôme sa valeur réelle.

**Diagnose.** — Au **début**, des *palpitations* continues avec pouls filiforme, apparaissant dans le cours de l'*endocardite*, indiquent, la marche *ataxique* d'un cœur enflammé.

*Vers la* **fin**, elles annoncent qu'il se forme ou des *caillots dans le cœur*, ou des *végétations sur les valvules*.

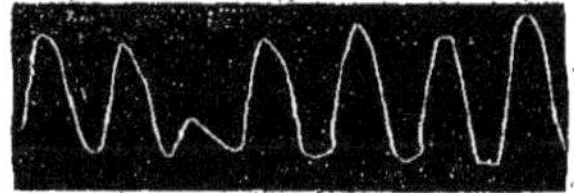

Fig. 285. — Endocardite aiguë, palpipations.

**Pronostic.** — La *cessation* de ces *palpitations* indique ordinairement la *convalescence*, comme leur persistance annonce qu'il ne faut pas encore compter sur la guérison.

Les *palpitations* avec *pouls filiforme*, avec *délire* et *tendance à la syncope*, sont, dans l'*endocardite*, un *signe* de *mort prochaine*.

## B. PALPITATIONS CARDIAQUES DANS LE COURS DES MALADIES CHRONIQUES.

### 1° PALPITATIONS HABITUELLES IRRÉGULIÈRES.

Celles-ci peuvent être *irrégulières* ou *régulières*. Quand les *palpitations* sont *irrégulières* dans leur *intensité*, leur *durée*, et aussi quant aux circonstances qui les produisent, ce sont les palpitations dites *nerveuses*. On les observe dans l'*anémie*, l'*irritation spinale*, l'*hystérie*, l'*hypochondrie*, la *phthisie commençante*, les *affections vermineuses*.

**Hypochondrie.** — Dans l'*hypochondrie*, elles naissent sans cause appréciable chez des jeunes gens qui vivent mal et s'exaltent l'imagination, ou bien encore chez des personnes tourmentées par des peines morales prolongées. Elles peuvent durer longtemps, mais n'ont point une valeur pronostique grave.

**Hystérie.** — Dans l'*hystérie*, les *palpitations* sont en général fort *irrégulières*. Elles peuvent se présenter sous deux formes différentes : l'une *bénigne*, l'autre *violente*.

1° Forme bénigne. — Les mouvements du cœur sont irréguliers, mais il n'y a pas augmentation sensible de leur force.

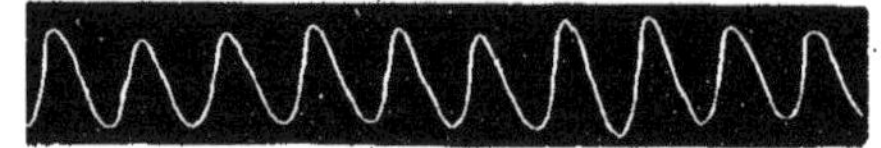

Fig. 286. — Femme de 32 ans, palpitation hystérique.

Ces palpitations surviennent à propos d'une idée, d'une émotion, d'un mouvement, d'une circonstance déterminée. Elles n'ont rien de grave.

2° Forme violente. — Ces palpitations sont d'une extrême violence. On voit les battements transmis soulever la région précordiale, les vêtements, les couvertures ; on peut même parfois entendre à distance les pulsations du cœur. Ces crises heureusement ne sont pas longues, elles alternent avec d'autres symptômes. L'*aorte*, les *carotides* participent à cette agitation nerveuse avec battements dans l'abdomen, dans la gorge, et sensation d'étranglement.

**Diagnostic.** — Dans ces cas, dit le professeur STOCKES, la force du cœur est augmentée à un degré qui dépasse celui de

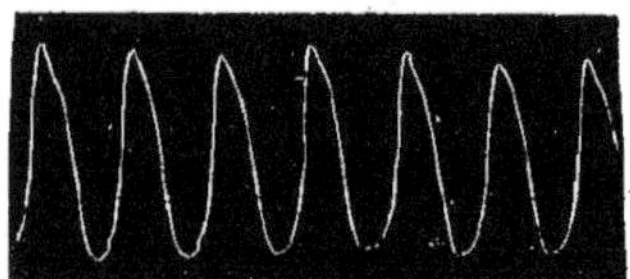

Fig. 287. — Palpitations hystériques fortes.

toute autre maladie organique ou inflammatoire. C'est une vraie convulsion du cœur, et cette violence doit alors fixer le diagnostic ; **hystérie**.

**Phthisie.** — Chez les *phthisiques*, les *palpitations* reviennent habituellement le *soir*, après le *repas* ou après une *course*. Elles sont peu violentes, mais parfois extrêmement opiniâtres.

Leurs causes sont multiples ; car, d'une part, les *phthisiques* sont ordinairement très *anémiques* et *olighémiques ;* or la pauvreté du sang laisse les nerfs du cœur sans modérateur, « *sanguis moderator nervorum* ».

D'autre part, la *phthisie*, d'après mes recherches personnelles, se lie souvent à une *atrophie* marquée des origines du *pneumogastrique;* c'est alors, seulement, que le microbe peut s'emparer du poumon. Mais la branche *pulmonaire* est rarement atteinte, sans qu'il y ait quelque lésion des rameaux *cardiaques*, d'où la tendance aux *palpitations* et leur ténacité extrême, la lésion-cause persistant toujours.

*Spring* et quelques autres médecins regardent encore les palpitations des phthisiques comme pouvant être causées par l'*angustie* du *thorax*, l'*état congestif* des *poumons*, ou bien encore l'*atrophie* du *parenchyme* et l'oblitération des capillaires.

### PALPITATIONS CONGESTIONNELLES OU PLÉTHORIQUES.

Lorsqu'un organe un peu important se trouve soumis à une congestion sanguine, le sang y circule avec une lenteur extrême, et cet organe, à son tour, va troubler la circulation entière, en obligeant le cœur à de nouveaux efforts pour réagir contre l'obstacle et maintenir l'équilibre.

Les *congestions pulmonaires* agissent par l'intermédiaire de la *petite circulation ;*

Les *congestions abdominales*, par l'intermédiaire de la circulation de la *veine porte.*

Dans les deux cas il s'agit de *congestions veineuses;* il est remarquable, en effet, que les congestions artérielles, même en déterminant de vastes et violentes inflammations, produisent bien la fréquence du pouls, mais non la palpitation.

Il est donc probable que la palpitation pléthorique du cœur est causée à la fois par une pression sanguine plus forte et par le contact d'*un sang insuffisamment oxygéné* avec les cavités gauches du cœur.

Les deux types les plus prononcés de *palpitations pléthoriques pectorales* et *abdominales* se caractérisent dans les palpitations de l'*asthmatique* et dans celles de l'*hémorrhoïdaire.*

**Affection hémorroïdaire.** — Les *hémorrhoïdaires* sont fort sujets aux *palpitations.* **BAMBERGER**, qui en a fait une étude spéciale [1], les attribue à l'état de *congestion fréquente,* où se trouvent chez eux la *moelle allongée* et ses enveloppes, d'où se pro-

[1] BAMBERGER. *Lehrbuch der Krankheiten, des herzens.* Wien. 1857; p. 353.

duirait un retentissement sympathique sur le cœur. Je crois au contraire que, fort souvent, ces palpitations sont dues à des *endocardites* passagères et métastatiques, qui se renouvelleront à bien des reprises avant de déterminer une lésion organique définitive. Enfin la *pléthore veineuse abdominale*, qui accompagne les affections du foie et du gros intestin, peut aussi déterminer, comme nous l'avons dit plus haut, la *palpitation congestive;* ce qui le démontre, c'est qu'elle cesse dès que le flux hémorrhoïdaire s'est établi, ou même en faisant respirer un air pur, oxygéné, qui diminue la stase veineuse.

**Indication thérapeutique.** — Régulariser l'écoulement hémorrhoïdaire devenu pour ainsi dire fonctionnel, employer les anti-congestifs et les rafraîchissants, les fruits acidulés, la salade, les légumes verts, les eaux minérales acidulées et bicarbonatées calciques, l'arsenic, l'oxygène, l'air de la campagne ou les bains de mer.

### PALPITATIONS MÉTASTATIQUES.

Elles sont le privilège des *goutteux* et des *rhumatisants* et peuvent présenter deux formes différentes, l'une *bénigne*, l'autre *grave*.

1° Forme bénigne. — Chez les hommes jeunes sujets à la **goutte**, lorsqu'il survient, la nuit, des accès passagers de *palpitations, comme si le cœur se retournait dans la poitrine*, avec ou sans douleur, c'est un signe de *goutte vague ou anomale;* et si le malade est sujet à la goutte régulière, il est ordinairement averti par là que le lendemain il aura un accès de **goutte** *arthritique ou musculaire*. (*J. P. Tessier.*)

**Rhumatisme.** — Les **rhumatisants** sont également sujets aux *palpitations*, alors même qu'il n'existe aucune lésion apparente au cœur. Suivant *Bouillaud*, le rhumatisme affecte dans ce cas les nerfs du cœur directement, comme les nerfs intercostaux dans la pleurodynie. Mais bien souvent le mal est plus profond.

*Rhumatisme* et *goutte* déterminent à chaque fois une *métastase* momentanée, une *cardite* passagère qui peut renaître et disparaître bien des fois avant de laisser des traces définitives, mais qui n'exige pas moins les soins médicaux, si l'on veut échapper plus tard aux affections organiques et valvulaires. Il faut savoir combattre la maladie à *l'état naissant*.

*Principiis obsta, seró medicina paratur,*
*Cum mala per longas invaluêre moras.*

2° Forme grave. — Une seconde forme plus sérieuse de *palpitations* est celle qui atteint les goutteux âgés et cachectiques, lorsque la *goutte*, se déplaçant, *remonte*, comme on dit, au *cœur*. Tandis que les premières ne durent qu'un instant, ces métastases sont *brusques*, *violentes* et *persistantes*. Le pouls devient *petit*, *obscur*, *imperceptible*, d'une *fréquence extrême*, et la fonction s'entravant de plus en plus, le *pronostic* est *souvent mortel* par *asystolie croissante*. Ce pronostic funeste n'est pas absolu, car, sous l'influence des révulsifs ou même spontanément, il peut s'établir une *diadoche* ou *metachorèse*, c'est-à-dire une évolution inverse et salutaire, et la goutte quitte le cœur pour envahir un organe moins noble.

**Diagnose et pronostic.** — L'**imprévu** est la *seule loi* des *palpitations* **métastatiques**; le médecin doit à la fois tout craindre et tout espérer. Cependant, règle générale : les palpitations ou battements par excès de sensibilité d'un cœur devenu douloureux, avec sentiment de malaise ou de fatigue, de poids ou d'efforts, sont, pour le *pronostic*, un élément plus sérieux, plus important que la forme tumultueuse des battements.

Comme *diagnostic*, elles indiquent presque toujours un certain degré d'*inflammation lente* et *chronique* de la substance même de l'organe ou de ses nerfs, une **myocardite**, une **névrite**, *rhumastismales*, *goutteuses* ou *hémorrhoïdaires*.

## PALPITATIONS SYMPATHIQUES.

Il suffit de toucher directement ou indirectement au nerf vague ou au grand sympathique pour qu'il survienne une excitation avec ralentissement du pouls, ou une parésie avec accélération extrême des battements et palpitations.

**BUDGE** a pu réveiller chez un chien les contractions du cœur par l'électrisation de la région du plexus solaire.

**BÉZOLD**, à son tour, a démontré [1] qu'une excitation quelconque

[1] Budge. *Lehrb. der speciellen physiologie des menschen.* Leips. 1861, p. 331.

de la portion thoracique ou abdominale du grand sympathique peut accélérer grandement les mouvements du cœur. Une fois ce fait démontré, il est facile de voir combien d'affections, en apparence étrangères au cœur, peuvent avoir, par action réflexe, un retentissement sur cet organe et produire des palpitations. Nous devons les étudier à la **face**, au **cou**, à la **poitrine**, à l'**abdomen**.

### RÉGION FACIALE.

Une *violence*, exercée sur les deux dernières *dents molaires* de la *mâchoire inférieure*, peut déterminer des *palpitations* très fortes. Il en est de même d'une *dentition* difficile.

REMACK [1], qui a signalé ces faits, les attribue à l'excitation sympathique transmise au cœur par l'intermédiaire du ganglion cervical supérieur; nos anciens maîtres avaient raison d'admettre des états morbides fort nombreux causés par la *dentition.*

### RÉGION DU COU.

**Goitre exophthalmique.** — Le singulier syndrome décrit par BASEDOW est constitué par l'union de trois symptômes : **Palpitations.** — **Gonflement** de la **thyroïde.** — **Saillie** des **globes oculaires.** — Mais, de ces trois phénomènes, le phénomène *palpitations* est le premier qui apparaît; c'est aussi le plus important; son caractère particulier est : 1° une **extrême violence** qui ébranle toute la poitrine; — 2° sa **propagation** à la plupart des grosses artères, de premier et de deuxième ordre : *carotides, sous-clavières, aorte abdominale,* qui offrent toutes les caractères du *pouls bondissant;* — 3° le **contraste** entre les battements rapides tumultueux des *carotides* et les battements fréquents, mais presque naturels, de la *radiale* et des *petites artères* qui n'en sont pas affectées; — 4° sa **permanence**, qui n'empêche point des *crises* ou aggravations, pendant lesquelles les palpitations deviennent angoissantes ou douloureuses.

Une foule de théories ont été proposées pour expliquer cette triade pathologique; il en est une qui paraît le plus approcher

[1] BÉZOLD. *Untersuchungen über die innervation des Herlzens.* Leipsig, 1863.

de la vérité : FRIEDREICH, GRAEFE et REMACK[1] en Allemagne, PETER en France, supposent une lésion de la portion cervicale du *grand sympathique* et *du nerf vague,* car on observe la paralysie des vaso-moteurs, la saillie de l'œil et le désordre du cœur, comme chez les animaux auxquels on a pratiqué la section de ces deux nerfs.

## RÉGION ABDOMINALE.

**Dyspepsie.** — Des palpitations plus ou moins violentes se reproduisant *après chaque repas,* et durant pendant toute la période de la digestion, constituent parfois le seul et unique symptôme de la **dyspepsie**[2].

Pour les reconnaître, il faut savoir que leur *intensité* est proportionnée à la *quantité* des *aliments* absorbés. On remarque, en même temps, des phénomènes moraux, tristesse, découragement : idée fixe que l'on est atteint d'une maladie organique du cœur.

**Diagnose.** — Dans la **dyspepsie flatulente**, les palpitations se font souvent ressentir vers des points insolites, à l'*épigastre* ou au sommet du *thorax*. Ce sont des propagations de mouvement, dues à la pneumatose et qui pourraient induire en erreur un médecin peu exercé.

**Indication thérapeutique.** — Le traitement doit négliger le symptôme *palpitations* pour s'occuper de la maladie. En vain l'on voudrait calmer le cœur avec la digitale, les saignées, etc.; ces remèdes ne font qu'aggraver le mal.

En traitant la *dyspepsie,* au contraire, tout guérit à la fois; les amers : *chamomille, colombo, coque du Levant, gentiane, noix vomique, quassine, quinquina* possèdent tous dans ce cas une action régulatrice sur le cœur.

**Palpitations vermineuses.**— Lorsque, chez un enfant, des *palpitations* surviennent par *crises imprévues*, irrégulières, sans cause apparente, surtout si elles coïncident avec des *coliques,* de la *salivation,* des *défaillances* ou des *démangeaisons* vives au *nez* ou à l'*anus,* vous devez soupçonner une *affection vermineuse* et prescrire les *anthelminthiques*.

Si des palpitations semblables se manifestent chez un adulte,

[1] REMACK. Berliner, Klin. Wochenschrit, 1862, t. II, n° 25.
[2] CHOMEL. *Des dyspepsies*. P. 1857, p. 77.

il s'agit probablement d'un *tœnia*, et l'on doit choisir l'anthelminthique en conséquence.

**Palpitations sexuelles.** — C'est encore à des *palpitations sympathiques* qu'il faut, en grande partie, rapporter les palpitations causées par l'abus ou le trouble des organes génitaux.

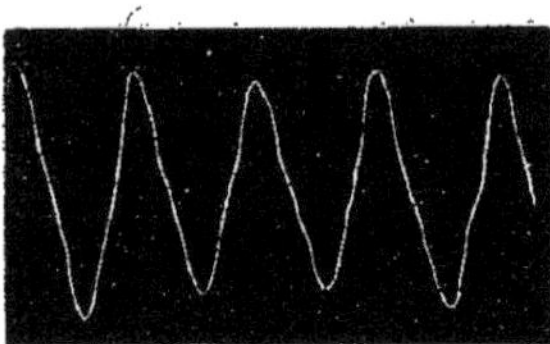

Fig. 288. — Jeune homme de 18 ans, cœur, palpitations sexuelles.

Les onanistes y sont surtout sujets, et pour eux les causes sont tellement multiples, que leurs palpitations devraient être classées dans toutes les divisions.

La plupart sont anémiques, sujets à des congestions subites et doués d'un éréthisme nerveux poussé au plus haut degré. Ces palpitations comptent parmi les plus rebelles, elles persistent parfois bien des années après la cessation de la cause.

Les troubles de la menstruation : **anémorrhée**, **dysménorrhée**, **âge de retour**, s'accompagnent souvent de palpitations sympathiques. **A l'âge critique**, surtout, on observe des congestions subites avec palpitations, comme si une parésie subite des vaisseaux de la face survenait en même temps que la palpitation du cœur.

**Pronostic.** — Les **palpitations** peuvent continuer à la suite des grandes hémorrhagies ou à la *ménopause* dans la **chlorose**, comme *phénomène consécutif*, pendant 10, 15, 20 ans, sans entraîner d'accidents graves, mais avec un grand tourment et une grande inquiétude pour les malades qui en souffrent ainsi pendant toute leur vie.

## II° PALPITATIONS HABITUELLES RÉGULIÈRES.

Les **palpitations habituelles régulières**, qui reviennent à propos de chaque mouvement, de chaque émotion, se manifestent dans deux maladies : l'**anévrysme** du cœur et la **chlorose**.

Souvent il est impossible de distinguer ces deux maladies

l'une de l'autre par ce seul signe. Dans les deux cas, en effet, les palpitations naissent sous l'influence des mêmes causes et aussi violentes.

**Diagnose.** — Un caractère, qui cependant pourra, d'après le docteur J. P. TESSIER, servir à les distinguer, c'est la possibilité qu'ont les chlorotiques de pouvoir se coucher horizontalement dans leur lit, et là de n'éprouver aucune palpitation ; tandis que c'est précisément au moment du coucher ou dans la position horizontale que les anévrysmatiques sont le plus tourmentés.

**Palpitations anémiques et chlorotiques.** — Toutes les **anémies** peuvent se manifester par des *palpitations,* qu'elles tiennent à des pertes de sang, à des *hémorrhagies,* ou à la *déglobulisation indirecte* du sang, comme dans la *chlorose,* les *anémies cachectiques, alcooliques, syphilitiques, scrofuleuses, goutteuses, paludéennes, cancéreuses,* et les *anémies toxiques,* comme celle du *fer,* du *plomb,* chez les ouvriers qui travaillent ces substances; enfin dans le *scorbut* où elles vont jusqu'à la *syncope.*

La cause en est difficile à définir ; est-ce le cerveau qui est en jeu, comme le pense *Bamberger ;* et l'*excitation* du *nœud vital* par *anémie* va-t-elle retentir sur le cœur?

Ou bien est-ce la parésie des vaso-moteurs, qui laisse l'organe courir comme un ressort sans modérateur?

Enfin la cause est-elle dans le sang altéré qui ne donnerait plus au cœur son excitant régulier? Cette triple étiologie est vraie; chacune de ces causes ajoute quelque chose à l'état morbide. Mais souvent l'enchaînement des phénomènes est celui-ci:

1° Appauvrissement du sang;

2° Sous cette influence, la systole du cœur s'amoindrit, les capillaires périphériques moins pressés se resserrent;

3° L'effacement des capillaires produit l'anémie des tissus et des organes, celle du cerveau par conséquent;

4° Le cerveau anémié réagit sur les nerfs du cœur, à la moindre excitation, et la palpitation se produit.

Toutes les palpitations par *anémie* offrent à peu près le même caractère. Elles sont plus *physiques* que *morales,* c'est-à-dire qu'elles se développent plus sous l'influence de la course, de l'ascension, des efforts, que sous celle des émotions.

Elles s'accompagnent d'un bruit de souffle ou de diable, à la fois cardiaque et artériel.

**Indication thérapeutique.** — Les palpitations anémiques persistent autant que l'altération du sang. Elles *résistent* aux *calmants,* aux *antispasmodiques,* et ne *cèdent* qu'aux reconstituants de l'*hématose : arsenic, fer, iode, nitrate d'argent, oxygène, acide picrique.*

Dans les hémorrhagies *essentielles* ou *symptomatiques,* les palpitations indiquent un *affaiblissement* des *forces vitales.* Elles décroissent à mesure qu'on s'éloigne de l'époque de l'hémorrhagie.

## C. PALPITATIONS DANS LE COURS DES AFFECTIONS ORGANIQUES DU CŒUR.

Les **palpitations** sont rares dans l'*hypertrophie* du cœur et dans l'*insuffisance aortique* simples.

L'**hypertrophie** du *cœur* simule pourtant les palpitations par la force de ses battements, qui ébranlent le thorax comme des coups de bélier ; mais on n'observe ni le trouble complet des mouvements, ni le trouble de la sensibilité qui caractérisent les palpitations, et les malades s'en aperçoivent à peine.

Elles sont fréquentes, au contraire, quand un obstacle mécanique vient gêner le cours du sang et dilater le cœur.

C'est dans les *rétrécissements* aortiques et les insuffisances

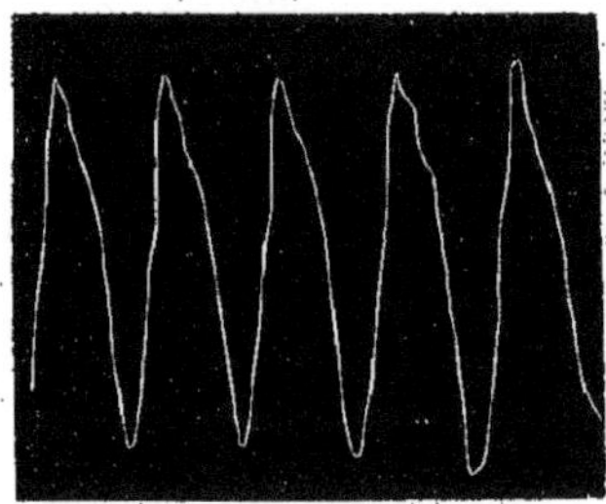

Fig. 289. — Insuffisance aortique, tracé du cœur, palpitations.

qu'on observe des *palpitations;* encore sont-elles dues moins à la lésion elle-même qu'à l'altération secondaire du cœur.

**Diagnose.** — En général, les **palpitations** indiquent surtout les lésions **aortiques**, et la **dyspnée**, les affections **mitrales**, mais cette règle n'est pas absolue.

**Indications thérapeutiques.** — Les **palpitations** organiques du cœur relèvent de l'*anémie* et de la *congestion.*

La première espèce reçoit soulagement de l'*opium*, du *fer* et des *toniques*.

La seconde classe relève des *anti-congestifs*, tels que *digitale*, *arsenic*, et du régime *lacté* rigoureusement continué.

### D. PALPITATIONS TOXIQUES ET MÉDICAMENTEUSES.

Parmi les médicaments ou poisons qui peuvent donner des palpitations de cœur, il faut citer :

*Aconit*, — *Alcool*, — *Arnica*, — *Arsenic*, — *Asa fœtida*, — *Asperge*, — *Belladone*, — *Berberis*, — *Bovista*, — *Café et Caféine*, — *Chamomille*, — *China*, — *Ciguë*, — *Convallaria maïalis*, — *Coque du Levant*, — *Fer*, — *Jusquiame*, — *Nitrite de sodium*, — *Noix vomique*, — *Nitro-glycérine*, — *Opium*, — *Phosphore*, — *Plomb*, — *Prunier épineux*, — *Pulsatille*, — *Spigélie*, — *Sulfate de quinine*, — *Soufre*, — *Stramonium*, — *Tabac*, — *Thé*, — *Vératrine*.

**Café**. — Le *café*, pris en excès ou à doses trop continues, détermine des palpitations violentes et rebelles; ainsi, quand on emploie le *café* noir à la dose de 6 à 12 tasses en quelques heures pour faire entrer une hernie étranglée, il est rare que les malades ne se plaignent pas ensuite, pendant une quinzaine de jours, de palpitations très pénibles, comme une sorte de trismus du cœur.

**Thé**. — L'effet du *thé*, principalement du *thé vert*, n'est pas moindre, mais on a rarement l'occasion de l'observer en France. PERCIVAL[1] et STOCKES[2] nous ont les premiers signalé les palpitations produites par l'abus du thé ; on en constate surtout des faits nombreux en Amérique, où cette boisson est absorbée plusieurs fois par jour; et dans ce cas, la continuité des palpitations simule très souvent une affection organique du cœur.

**Tabac**. — Le *tabac* est ensuite la substance qui détermine le plus facilement des palpitations.

L'effet du *tabac fumé* est plus lent à se manifester ; on ne l'observe guère que chez les jeunes gens ; passé 25 ans, l'homme résiste. Mais le *tabac chiqué*, surtout quand on avale le jus, agit avec une grande force et rapidement. Les conscrits ont souvent

[1] PERCIVAL. *Dublin hospit. reports*, t. I, 1847.
[2] STOCKES. *Maladies du cœur*, trad. franç. de Sénac. P. Delahaye, 1864.

recours à ce moyen pour simuler des palpitations et échapper au service militaire.

Le **sulfate de quinine**, lorsqu'on le donne à forte dose, produit une grande angoisse de cœur avec *palpitations*, causée par l'*anémie* du bulbe *cérébral*, il aboutit à l'*adiastolie*.

Substances alimentaires. — Parmi les substances alimentaires, il en est qui peuvent déterminer des palpitations de cœur chez certaines personnes; c'est ce qu'on appelle une *idiosyncrasie*, c'est-à-dire une spécialité de leur organisation.

Les **fraises**, les **pommes**, les **lentilles**, les **asperges** surtout produisent parfois ces phénomènes. Le médecin doit en connaître l'existence pour ne pas tomber dans des erreurs de diagnostic qui pourraient nuire à sa réputation.

Voici maintenant, en peu de mots, le type particulier que chaque médicament imprime aux palpitations.

**Aconit**. — *Palpitations* avec grande *anxiété*, et sensation de *coups* à la *région* du *cœur*.

**Arsenic**. — Palpitations avec *dyspnée*, et tantôt améliorées, tantôt augmentées par le *mouvement*.

Battement insupportable surtout la *nuit*, quand on est couché sur le dos, ou même étant assis.

**Asa fœtida**. — *Pulsation visible* et *sensible* à l'*épigastre*.

**Asparagine**. — *Palpitations* excitées par tout *mouvement; elles* sont tellement *violentes* qu'on peut les *voir* ou les *entendre*. Battements du cœur irréguliers, rapides, redoublés, presque imperceptibles.

**Bovista Lycoperdon**. — Fortes palpitations en agissant ou en montant, avec inquiétude, tremblement, vertiges, *nausées* et *céphalée*.

**Carbonate de chaux**. — Palpitations anxieuses, après le plus petit mouvement, après le repas, ou même la *nuit*, avec *tremblement* du *cœur*.

**Carbonate de potasse**. — Fortes palpitations dans l'*abdomen*.

**Chanvre**. — Palpitations avec *anxiété*, tension et *gêne* douloureuse du cœur. Les battements semblent retentir *plus bas* que leur place ordinaire.

**Coque du Levant**. — Palpitations en se *remuant* subitement.

**Digitale**. — Palpitations avec *apnée* et suffocation au plus petit mouvement. Battements sensibles à l'ouïe, angoisse et douleur au sternum.

**Fer.** — Palpitations avec *frayeur*. On ne peut ni s'asseoir ni rester tranquille.

**Laurier cerise.** — Palpitations avec battements du cœur *irréguliers* et *lents*.

**Noix vomique.** — Battements de cœur, surtout après dîner ou le matin, quelquefois avec *nausées* et sensation de pesanteur dans la poitrine.

**Or.** — Palpitations violentes, surtout pendant l'action : battements de cœur irréguliers ou par accès.

**Plomb.** — On sent, on aperçoit un battement énergique de l'*aorte* dans l'abdomen. Ces violentes pulsations peuvent se prolonger jusqu'à l'*épigastre* [1].

**Prunier épineux.** — Palpitations même pendant le repas, avec *respiration fatigante*.

**Pulsatille.** — Palpitations excessives à chaque exercice, ou après le repas, à la suite des émotions morales, ou provoquée par la conversation.

**Spigélie.** — Le malade ne peut se retourner dans son lit, sans avoir une *suffocation*. Palpitations sensibles à la vue et au toucher.

**Stramonium.** — Tout mouvement produit une telle suffocation et palpitation que le malade ne peut plus parler.

**Soufre.** — Palpitations en montant les escaliers et au moindre exercice.

## AFFECTIONS DU CŒUR DROIT.

Tandis que le cœur gauche ne subit, la plupart du temps, que les conséquences de ses propres affections, le cœur droit a non seulement les siennes, qui seraient rares comme lésions organiques, mais subit le retentissement de toutes celles du cœur gauche, dès que la compensation cesse d'être suffisante. Il en résulte, en effet, une *inversion* des *tensions* sanguines, et le cœur veineux surchargé et plus faible, succombe à la tâche, se laissant dilater de toutes parts.

### HYPERTROPHIES DU CŒUR DROIT.

Les affections du *cœur droit* produisent sur lui des effets analogues à ceux que subit le ventricule gauche, mais ses parois étant plus minces, la dilatation du cœur s'opère plus vite, et la déformation plus grande donne à l'organe une apparence arrondie particulière qu'on appelle : **cœur en gibecière.**

La *dilatation* du *cœur droit* se reconnaît :

1° A la *faiblesse* du *choc précordial.*

2° A l'*étendue* de l'*impulsion.*

3° A sa *situation* au bord *gauche* du *sternum*, où le sphygmographe peut alors quelquefois en recueillir le tracé, en inclinant le malade du même côté.

### RÉTRÉCISSEMENT DE L'ORIFICE TRICUSPIDE.

Affection très rare, elle ne mérite d'être signalée que pour compléter le diagnostic.

**Cœur.** — Il fait entendre un souffle prolongé vers la pointe, au deuxième temps ; le maximum du bruit est à droite.

**Artères.** — Elles ne donnent aucun signe formel que l'on puisse utiliser.

**Veines.** — On observe ordinairement le *pouls veineux* présystolique appréciable au sphygmographe.

**Tension vasculaire.** — Elle se *modifie* dès le *début* et donne, *plus promptement* que dans toute autre affection, la *courbe respiratoire* caractéristique ; c'est le seul élément que le sphygmographe puisse recueillir sur l'artère avec la *petitesse* du pouls.

**Diagnose.** — Outre les signes que nous venons d'indiquer, le diagnostic s'appuiera sur la cyanose des lèvres, la congestion rapide des poumons et les accidents qui en résultent. Ils sont ici plus prématurés que dans toutes les autres affections analogues.

**Pronostic.** — Il est aussi plus grave, et la caractéristique : *congestion veineuse, pouls veineux,* est prompte à se montrer.

## INSUFFISANCE TRICUSPIDE.

Insuffisance tricuspide par lésion organique. — L'**insuffisance tricuspide** est l'affection la plus générale du cœur droit; c'est presque toujours elle qui commence, les autres lésions : dilatation, hypertrophie sont consécutives.

1° **Cœur.** — Il faut, comme pour l'auscultation, mettre le sphygmographe *entre les quatrième et cinquième articulations chondro-costales gauches,* le long du sternum. Mais la présence de celui-ci s'oppose souvent à ce que l'on obtienne un tracé satisfaisant, et l'insuffisance n'offre parfois aucun signe à la percussion ni à l'auscultation, car le souffle au premier temps peut manquer.

Lorsque la valvule *tricuspide* est *insuffisante,* chaque systole ventriculaire produit un reflux dans l'oreillette. *Ott* et *Haas* ont constaté alors sur le tracé du cœur, l'augmentation des vagues de l'artère pulmonaire, comme un des premiers signes qui apparaissent pour fixer le diagnostic.

2° **Artères.** — Le *pouls radial* est *petit,* puisque le sang est accumulé dans les veines. Il est *régulier* et d'une fréquence

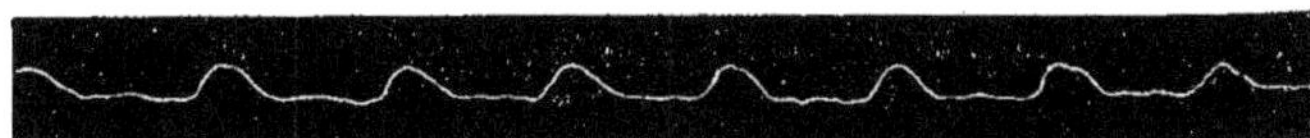

Fig. 290. — Pouls radial, insuffisance tricuspide.

modérée, tandis que celui de l'*insuffisance mitrale,* avec lequel le sphygmographe le confondrait souvent, est remarquable par son *irrégularité.*

3° **Veines.** — C'est dans le système veineux que nous trouverons les véritables signes.

Les veines du *cou* et du *foie* ne tardent pas à éprouver le **pouls régurgitant.** Le caractère de ces ondulations veineuses est d'avoir un *dicrotisme ascendant*, et de coïncider, systole pour systole, avec le pouls artériel. Ce pouls veineux constitue un signe pathognomonique.

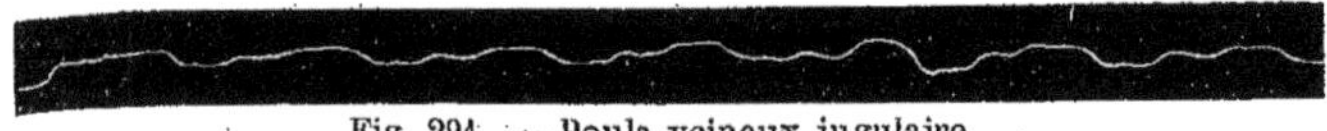

Fig. 291. — Pouls veineux jugulaire.

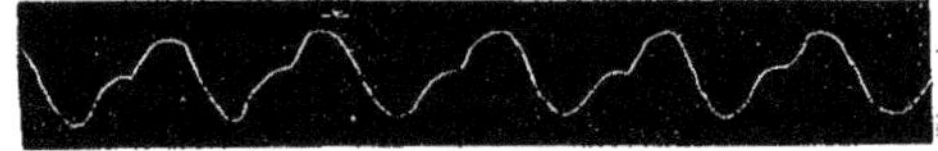

Fig. 292. — Pouls veineux du foie.

4° **Accommodation.** — Mais un long intervalle sépare parfois l'*insuffisance tricuspide* et son expression par le pouls veineux; celui-ci n'apparaît souvent que longtemps après la lésion; car les sphincters des oreillettes, les anses et anneaux musculaires des veines caves, décrits par *Gerdy* et *Parchappe*, entrent en lutte active pour empêcher le reflux veineux, et cette *accommodation relative* aide à prolonger l'état demi-normal du sujet.

5° **Tension vasculaire.** — C'est alors à la **ligne de tension** qu'il faut s'adresser pour obtenir les éléments d'un diagnostic délicat et difficile; si la *gemeine linie* **varie** beaucoup, pendant l'exploration de l'artère *radiale* ou *carotide ;* si elle suit les oscillations respiratoires, c'est bien d'une **insuffisance tricuspide** qu'il s'agit. Mais la régression veineuse est déjà fort avancée et le sang ne passe dans les artères que par saccades : on est en pleine cachexie cardiaque.

Insuffisance temporaire des valvules tricuspides. — Toutes les affections qui gênent considérablement la respiration et entravent l'hématose amènent peu à peu une surcharge de sang veineux dans le cœur droit, puis l'*insuffisance auriculo-ventriculaire droite*, et la régurgitation veineuse, sans qu'il y ait pour cela de lésion valvulaire.

C'est surtout dans l'*asthme* avec *emphysème* que l'on observe les affections du cœur sans lésion. Voici quelle est alors la filiation des phénomènes morbides :

**Asthme.** — L'*asthme nerveux* engendre peu à peu l'*emphysème pulmonaire*, qui est sa lésion habituelle et résulte du *surmenage* du poumon.

Les deux affections déterminent à leur tour la *gêne respiratoire* par *hématose insuffisante* avec prédominance du sang veineux; celle-ci entraîne la *gêne circulatoire*. Les capillaires laissent passer, à grand'peine, ce sang trop noir; il s'accumule dans les veines, et, de proche en proche, il vient dilater les veines cave et pulmonaire, l'oreillette, le ventricule droit. Le ventricule étant distendu, les valvules deviennent *insuffisantes*, et le ventricule se dilate encore jusqu'à l'*asystolie*, jusqu'à la *rupture* même, si le malade est épuisé ; ou bien, si le sujet est vigoureux, le cœur, peu à peu, s'*hypertrophie*, pour compenser les nouvelles résistances.

Dans ce cas, le pouls *veineux* peut encore se montrer; il est plus *rare*, *surtout au foie*, mais les lèvres se cyanosent.

**Grossesse**. — Le Dr *Letulle* a reconnu chez la femme enceinte, pendant les derniers temps de la grossesse, l'augmentation de la matité transversale du cœur droit et l'*insuffisance temporaire* de l'orifice *tricuspide*.

Le *reflux veineux* des *jugulaires* s'y fait aussi sentir, mais faiblement.

**Affections gastro-hépatiques**. — Si l'insuffisance tricuspide produit le pouls veineux du foie, le Dr Potain a démontré que les congestions gastro-hépatiques peuvent à leur tour amener l'insuffisance tricuspide, par la dilatation progressive *à posteriori* des gros vaisseaux veineux.

1° **Cœur**. — Dans ces cas, on observe au cœur un bruit de galop particulier, différent de celui des Brightiques, par son siège à l'*épigastre* et au bord droit du sternum, et par son bruit plus sourd.

2° **Pouls artériel**. — Le pouls artériel est alors arhythmique et l'irrégularité devient parfois si grande qu'elle va jusqu'à l'*asystolie*.

3° **Pouls veineux**. — Il existe surtout au *foie et commence par lui*; plus rarement, plus faiblement il se montre aux jugulaires.

**Indication thérapeutique**. — C'est moins le cœur que le foie qu'il faut traiter. En rendant la perméabilité à ses capillaires engorgés, on fait cesser l'inondation sanguine accumulée en *amont* de l'obstacle. L'*aconit*, — la *bryone*, — le *chardon bénit*, — les *magnésies*, — les *mercuriaux*, les *eaux alcalines* et *chlorurées*, constituent la véritable médication.

**Chlorose** et **anémies**. — Il n'est pas jusqu'à la *chlorose* et aux *anémies* suites d'hémorrhagies, d'hémorrhoïdes répétées, etc. qui ne puissent se compliquer d'*insuffisance tricuspide.*

1° **Pouls veineux.** — Il est alors visible surtout aux *jugulaires,* mais non au foie, il offre ce caractère particulier d'*apparaître* surtout dans la *position horizontale.* Dès que la malade se lève, la régurgitation jugulaire cesse, le cœur gauche n'ayant pas la force de lutter en outre contre la pesanteur. Mais alors commencent les syncopes par anémie cérébrale.

2° **Pouls radial.** — *Régulier;* la systole est *petite,* arrondie ou presque en plateau, mais bien formée.

**Tension vasculaire.** — Seule, la *ligne d'ensemble varie,* comme nous l'avons dit, indiquant l'état *veineux* du sujet.

## PERSISTANCE DU CANAL ARTÉRIEL.

**Diagnose.** — Malgré toute la difficulté inhérente à une lésion si profonde et si cachée, on a pu quelquefois arriver à la diagnostiquer, et *François* FRANCK nous en a donné, en 1878, un très bel exemple.

1° **Cœur.** — On trouve comme signe caractéristique un *souffle systolique plus prononcé à la partie postérieure de la poitrine, qu'en avant vers le sternum.* Et ce bruit de souffle se montre *plus fort pendant l'inspiration.*

2° **Artères.** — Le **pouls radial** peut devenir *irrégulier,* mais ce phénomène n'est pas constant.

3° **Veines.** — La *cyanose* n'est pas obligatoire dans ce cas et n'existe que s'il y a en même temps un *rétrécissement* de *l'artère pulmonaire.*

4° **Tension vasculaire.** — La **ligne de tension** paraît **onduleuse** et suit la *courbe respiratoire,* visible surtout après l'exercice un peu forcé. Mais de pareils signes sont peu sensibles; ils exigent une grande expérience de la part de celui qui veut s'en rendre un compte exact.

## INSUFFISANCE DE L'ARTÈRE PULMONAIRE.

1° **Cœur.** — Lorsque les valvules *pulmonaires* sont altérées et *insuffisantes,* on observe à la base du cœur un murmure, un bruit de *souffle* au *deuxième temps*, plus *fort* au *deuxième espace intercostal gauche*, se *propageant* vers le *ventricule droit*; mais *non* vers les *gros vaisseaux*.

2° **Pouls**. — Le *pouls radial* est *petit*, *régulier* au début, mais plus tard devient *irrégulier* de *force* et de *forme*. L'*aorte* et les *carotides* ne donnent ni pulsations exagérées, ni bruits anormaux.

3° **Tension vasculaire**. — *Irrégulière* et sujette au bout de peu de temps aux *ondulations respiratoires* et à la *courbe* de *Traube*, par suite de la congestion du poumon.

Etat *constant* de *congestion veineuse*, d'abord *pulmonaire*, puis *générale*; tendance aux *hémoptysies*, facies demi-*cyanosé* avec coloration rouge veineux des lèvres.

Ces apparences ne peuvent tromper le médecin.

## RÉTRÉCISSEMENT DE L'ARTÈRE PULMONAIRE.

1° **Cœur**. — Le *rétrécissement* de l'artère *pulmonaire* imprime rapidement au *cœur droit* une *dilatation* reconnaissable à l'auscultation, à la percussion, parfois au sphygmographe, malgré l'obstacle du sternum.

2° **Artères**. — Comme cette artère rétrécie laisse pénétrer peu de sang dans les poumons, il n'en revient aussi qu'une faible quantité dans l'aorte, et dans la circulation générale.

Cette circulation est donc languissante, le *pouls faible, petit*; l'*anémie générale* devient alors un moyen important de fixer le diagnostic.

3° **Veines**. — L'état des *veines*, au bout de peu de temps, s'exprime par leur saillie, leur volume considérable; plus tard surviennent des congestions et des hémorrhagies *veineuses*, surtout *céphaliques* ou *hémorrhoïdaires*. Mais le poumon reste longtemps anémique, tandis que dans l'*insuffisance pulmonaire* la *congestion* pulmonaire et l'*hémoptysie* sont fréquentes et habituelles.

4° **Tension vasculaire**. — Comme les mouvements respiratoires viennent tour à tour favoriser ou gêner la circulation déjà défectueuse, leur mouvement ondulatoire s'imprime sur tout l'ensemble de la circulation, et le pouls radial ou mieux encore le carotidien offrent la *courbe respiratoire*, qui précède la *cyanose*.

**Diagnose**. — La présence d'un bruit de *souffle* au *premier* *temps*, siégeant à *gauche*, près du *sternum*, au niveau du *deuxième espace intercostal*, mais n'occupant jamais qu'un *très court espace*, est un signe bien net du *rétrécissement pulmonaire*.

Il est également perceptible aux faces antérieure et postérieure du thorax. La certitude augmente lorsque le sphygmographe n'indique par son tracé ni rétrécissement aortique, ni insuffisance mitrale, mais bien un *pouls ondulant respiratoire*.

Le diagnostic est donc en partie négatif; il serait cependant bien important à préciser, depuis que Constantin *Paul* et *Teissier* de Lyon ont indiqué, chez les jeunes gens, le *rétrécissement pulmonaire* comme une cause fréquente de *phthisie*. (18 fois sur 27 cas observés.) Mais alors le *rétrécissement pulmonaire* n'est point dû à une affection organique; c'est une sorte d'*arrêt* de *développement* du vaisseau, arrêt qui implique bientôt l'insuffisance de l'hématose, la langueur des fonctions pulmonaires et leur tendance à la tuberculose.

Ce **rétrécissement pulmonaire** a son analogue dans le **rétrécissement aortique** qui accompagne presque toujours la **chlorose** et qui consiste aussi dans un arrêt de développement momentané; mais il existe entre eux cette singulière différence que le *rétrécissement* de l'orifice *cardiaque aortique* s'accompagne de *rétrécissement* du *vaisseau aortique*, tandis que le *rétrécissement cardiaque pulmonaire* s'accompagne de *dilatation* de l'*artère pulmonaire*, par le sang qui s'accumule *à tergo*.

Cette loi de *dilatation à tergo*, si importante à connaître pour le mécanisme des affections du cœur, fut découverte en Angleterre par *Adams* en 1828, et propagée en France par *Forget* qui lui donna son nom.

## ASYSTOLIE DU COEUR DROIT.

Toutes les causes d'asystolie du cœur gauche retentissent sur le droit; mais l'épuisement des pneumo-gastriques, dans leurs branches pulmonaires, conduit le plus souvent à l'*asystolie droite* par un mécanisme moins direct, quoique aussi important, en diminuant ou suspendant l'**hématose**. Cette suspension produit bientôt la congestion veineuse du cœur droit, sa dilatation, son insuffisance tricuspide et la dyssystolie qui en résulte. Ainsi dans une période avancée du *croup* et de l'*asthme* *grave*, l'*asystolie* survient par *suffocation laryngée* [1]. Il en est de même pour l'*anesthésie chloroformique*, où l'asystolie survient sous la double influence de l'affaiblissement respiratoire et de celui des battements du cœur.

## INDICATIONS THÉRAPEUTIQUES GÉNÉRALES POUR LES AFFECTIONS DU CŒUR DROIT.

1° **Diminuer l'état de congestion veineuse** immédiate, et pour cela de petites saignées ou quelques sangsues à l'anus peuvent agir efficacement.

2° **Agir sur la lésion primitive.** — Si elle appartient au cœur gauche, nous connaissons déjà les substances qui peuvent se montrer efficaces.

Si les **lésions** appartiennent au **cœur droit**, les ressources sont plus bornées; la *Digitale* est rarement indiquée, à moins d'*asystolie*. Ce sont plutôt les médicaments à élection veineuse: *Clematite*, — *Hamamelis* de Virginie, — *Pulsatille*, — *Saponine*, — *Spigélie*. — La *Convallarine*, l'*Iode* et l'*iodure* de *Sodium* peuvent avoir leur indication pour combattre, par leur action tonique, la *dilatation* des *cavités* et la *dégénérescence* du *myocarde*. L'*Oxygène* en inspiration, l'*eau oxygénatée* en boisson, les bains à l'*Ozonéine* peuvent encore promettre quelques succès, ou du moins donner soulagement.

Le traitement de l'*Anasarque* exige des soins particuliers.

[1] FRITZ. *Asystolie due à la suffocation laryngée*. Gaz. hebdom., 1862, p. 291.

## TRACÉS ET POULS DES ALTÉRATIONS MULTIPLES.

Dans la période ultime des maladies du cœur, souvent plusieurs affections organiques coexistent et viennent se compliquer ; les lésions simples et isolées du cœur sont rares.

### I. — RÉTRÉCISSEMENT ET INSUFFISANCE AORTIQUES.

Le **rétrécissement aortique** existe rarement sans **insuffisance** de cet orifice, car le même obstacle qui s'oppose à sa dilatation s'oppose à son occlusion régulière. Un bruit de souffle aux deux temps à la *base* et à la *pointe* en est le signe distinctif.

Ce syndrôme peut se manifester par diverses expressions :

**1re expression.** — Le sphygmographe l'annonce par la présence simultanée d'un *crochet* et d'un *plateau*.

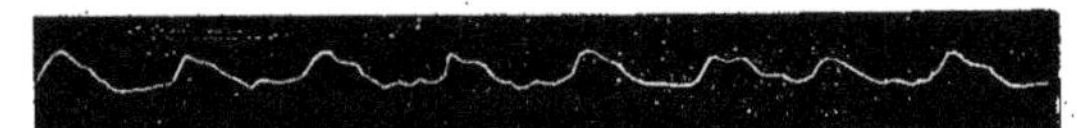

Fig. 293. — Homme, 60 ans, cœur, insuffisance et rétrécissement aortiques.

**2e expression.** — Cependant cette expression n'est pas absolue. En voici une autre : le tracé du pouls dans le rétrécissement aortique monte rarement bien haut. Dans l'insuffisance aortique, au contraire, il peut acquérir une grande hauteur et se termine en pointe. Si les deux affections sont réunies, vous pouvez avoir une *pulsation très élevée*, terminée par un *plateau* ou un sommet arrondi.

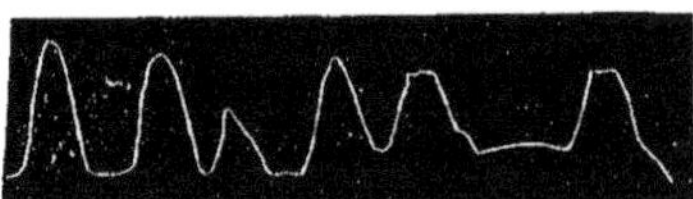

Fig. 294. — Tracé radial, rétrécissement et insuffisance aortiques.

**3e expression.** — Chaque pulsation offre un type différent. Tantôt le rétrécissement fait dominer sa note, et alors la pulsation se termine par un plateau carré.

Tantôt la dominante est celle de l'insuffisance et le crochet se manifeste.

Dans tous les cas, le pouls est plus soutenu, moins bondissant que dans l'insuffisance.

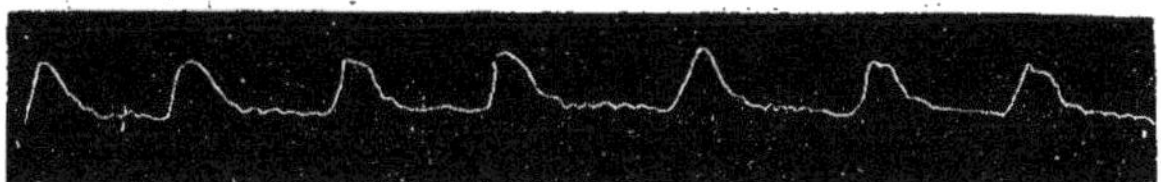

Fig. 295. — Tracé radial, rétrécissement et insuffisance aortiques.

**4e expression.** — Enfin, par moment, la résultante des deux lésions donne un si faible jet sanguin, que le sang pénètre à peine dans l'artère aorte et que la ligne d'ensemble s'abaisse considérablement au-dessous de la normale; l'artère restant presque entièrement vide. C'est qu'alors on est entré dans la période cachectique, et qu'il y a déjà *insuffisance tricuspide*.

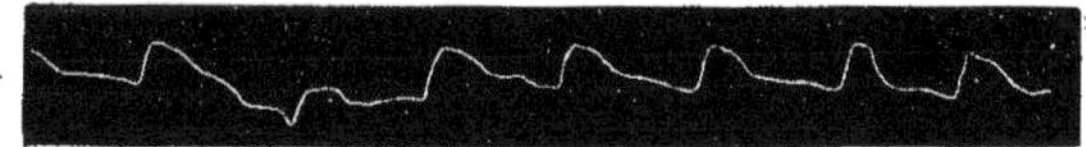

Fig. 296. — Mêmes lésions, période cachectique.

## II. — RÉTRÉCISSEMENT DOUBLE, AORTIQUE ET MITRAL.

Le rétrécissement aortique peut exister avec le rétrécissement mitral, il est tantôt *primitif*, tantôt *consécutif*, car l'aorte recevant peu se rétracte à son tour.

On observe alors un *pouls* très *bas* et une *variation* fréquente de la ligne d'*ensemble;* parfois aussi des *intermittences* ou des *faux pas* du cœur, car le sang manque et l'artère se vide jusqu'à la dernière goutte. Pourtant le *rétrécissement aortique* est, jusqu'à un certain point, le *correctif* du *rétrécissement mitral*, en rétablissant un peu d'équilibre entre la recette et la dépense.

La caractéristique du pouls se trouve d'une part dans la présence du plateau, de l'autre, dans le ralentissement du pouls, avec double bruit de souffle.

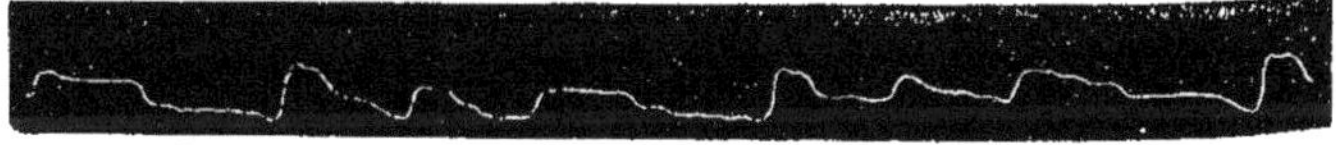

Fig. 297. — Pouls radial, rétrécissement aortique et mitral.

**Pronostic.** — Le *double rétrécissement* est compatible avec une *apparence* de *santé*, la cachexie cardiaque se montre tard.

## III. — INSUFFISANCE MITRALE ET RÉTRÉCISSEMENT MITRAL.

D'après *Constantin* PAUL, ces deux affections coexistent presque toujours; mais l'*irrégularité*, la *rapidité* de l'*insuffisance mitrale* sont corrigées en partie par le *rétrécissement* du même orifice qui implique souvent la *lenteur* du pouls et sa *petitesse*. Car l'orifice auriculo-ventriculaire rétréci laisse refluer moins de sang à travers l'insuffisance valvulaire. Celle-ci n'aggrave donc point le pronostic du rétrécissement mitral. Pourtant le bondissement de la pointe du cœur, joint à l'*irrégularité*, à la *faiblesse* de la *pulsation radiale*, constitue encore pour cette double lésion une arhythmie caractéristique; les bruits de souffle sont aux deux temps.

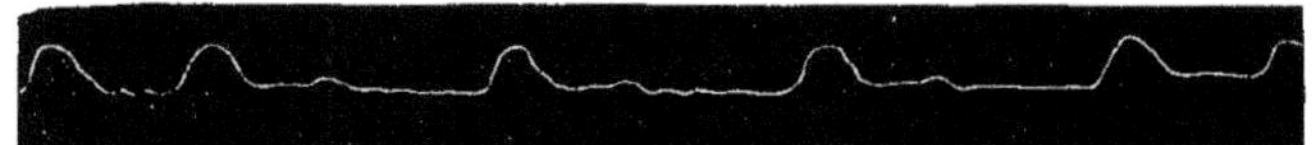

Fig. 298. — Tracé radial, insuffisance et rétrécissement mitral.

**Pronostic.** — Toujours grave, car chacune des lésions du même orifice ajoute son danger à l'autre lésion.

## IV. — INSUFFISANCE AORTIQUE ET MITRALE.

Quand ces affections apparaissent en même temps, le pouls est plus appauvri que jamais; car, d'une part, le sang, à chaque pulsation, rentre dans l'oreillette, dont les valvules ne ferment plus; d'autre part, celui qui pénètre en petite quantité dans l'aorte n'y reste pas et retombe aussitôt dans le ventricule gauche. Cette double insuffisance rend le pouls à la fois *irrégulier* comme celui de l'insuffisance mitrale, et avec pointe aiguë, comme dans l'insuffisance aortique. Mais comme une partie du sang seulement est projetée dans l'aorte, le reste rentrant dans l'oreillette, le pouls est plus *petit*, plus grêle encore que dans l'insuffisance aortique simple.

Ainsi la **coïncidence** d'un *pouls à crochet aigu petit* et *faible* et d'un pouls *irrégulier* doit faire diagnostiquer la **double insuffisance des deux orifices**.

Ces lésions multiples, caractérisées aussi par un double bruit de souffle à la base, peuvent se rencontrer non seulement dans les maladies chroniques du cœur, mais aussi dans les *endocardites rhumatismales* et *goutteuses* et dans l'*endocardite végétante*.

**Pronostic.** — Les deux lésions existant sur le même orifice doublent les accidents et le danger.

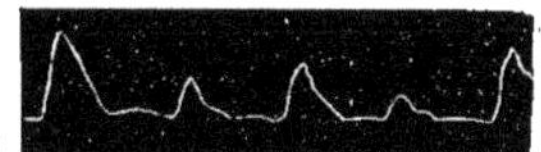

Fig. 299. — Insuffisance aortique et mitrale.

### V. — RÉTRÉCISSEMENT AORTIQUE ET INSUFFISANCE MITRALE.

Il arrive assez souvent que l'insuffisance purement mécanique de l'orifice mitral vient aussi compliquer le rétrécissement aortique, car, sous l'influence de celui-ci, le cœur s'hypertrophie et se dilate; et l'orifice auriculo-ventriculaire une fois dilaté, sa valvule mitrale devient insuffisante.

**Cœur** et **Pouls.** — La réunion du *plateau* systolique et d'un pouls *irrégulier* doit faire soupçonner cette complication. Le souffle au premier temps s'entendra dans les deux directions.

**Pronostic.** — Ces deux affections réunies rendent le pronostic fâcheux; car, loin de se compenser, elles s'aggravent mutuellement.

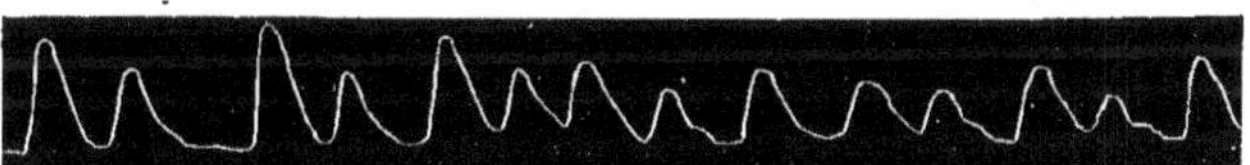

Fig. 300. — Radiale. — Rétrécissement aortique, insuffisance mitrale.

### VI. — RÉTRÉCISSEMENT MITRAL ET INSUFFISANCE AORTIQUE.

On trouve ces lésions réunies dans la moitié des cas. Le même souffle au deuxième temps les indique, en se prolongeant dans la *pré-systole*.

1° **Cœur.** — Quand les *carotides* et la *pointe* du *cœur bondissent* également et donnent une pulsation visible à l'œil, le médecin doit soupçonner la réunion du *rétrécissement mitral* et de l'*insuffisance aortique*.

2° **Pouls radial.** — Le pouls est *petit*, parce que l'aorte reçoit peu de sang. Il est *effilé*, car l'insuffisance du vaisseau laisse le sang reculer aussitôt; parfois il devient *lent*, *intermittent*, puisque le cœur recevant peu de sang est moins excité.

**Pronostic.** — Ces deux lésions se neutralisent, l'une est le correctif de l'autre. Jusqu'à 40 ans le malade supporte assez bien sa maladie; plus tard elle s'aggrave rapidement, la pâleur est extrême, l'anémie est profonde, le malade peut s'éteindre subitement par *anémie bulbaire*.

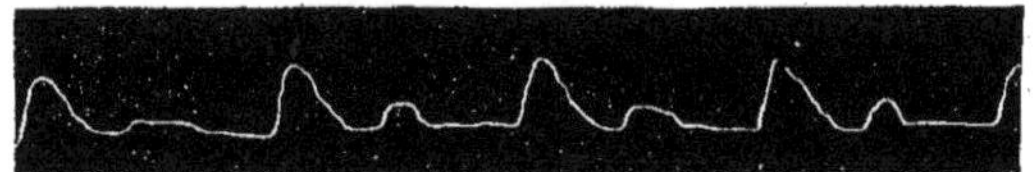

Fig. 301. — Rétrécissement mitral, insuffisance aortique.

## VII. — INSUFFISANCE MITRALE AVEC HYPERTROPHIE DU CŒUR DROIT ET ASISTOLIE.

**Cœur.** — Lorsque ces trois affections coexistent, le cœur a des battements énormes, mélangés à d'autres très petits et très nombreux, et ce bondissement du cœur contraste vivement avec la faiblesse du pouls. Le ventricule gauche en effet reste impuissant, ce sont les autres cavités qui luttent entre l'obstacle.

**Pouls.** — Le pouls est *défaillant*, *filiforme*, *interrompu* de temps à autre par une pulsation plus grande et assez effilée.

Le **pronostic** de cette double affection est toujours *fort grave*.

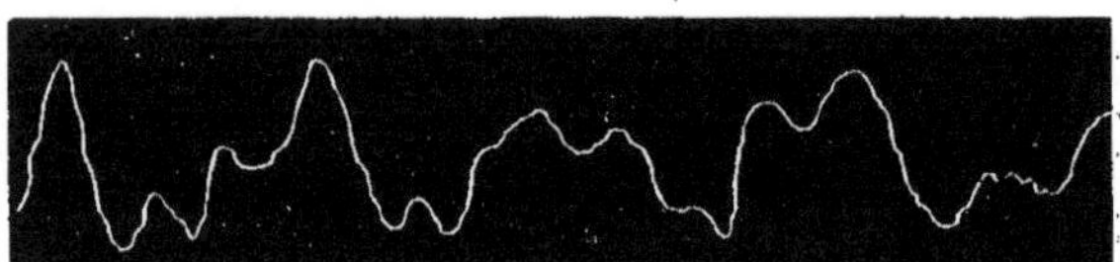

Fig. 302. — Tracé du cœur.

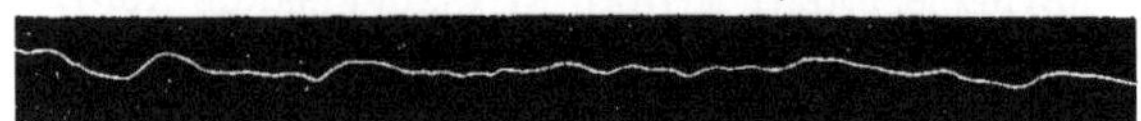

Fig. 303. — Tracé du pouls, même sujet.

## VIII. — RÉTRÉCISSEMENT MITRAL ET DILATATIONS TRICUSPIDIENNES.

Ces affections se rencontrent surtout chez les femmes; probablement par suite des grossesses qui dilatent singulièrement leur système veineux. Un souffle aux deux temps les indique le plus souvent.

C'est alors qu'on observe surtout l'**anémie artérielle** et les **congestions veineuses** avec *apoplexie;* le **pouls radial** est d'une *petitesse* extrême, le **pouls veineux** presque toujours **visible**, la *tension vasculaire* sujette à de grandes variations.

Le **pronostic** est toujours *fort grave*, car, tandis que le sang s'accumule dans le système veineux, il ne peut pénétrer suffisamment dans le ventricule gauche.

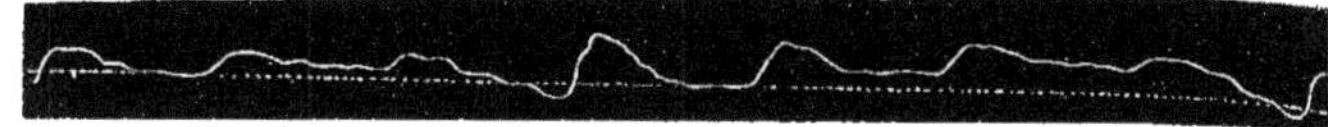

Fig. 304. — Rétrécissement mitral, insuffisance tricuspide.

## IX. — OBLITÉRATION PRÉMATURÉE DU CANAL ARTÉRIEL.

L'**oblitération prématurée** du **canal artériel** par *prolifération* des tuniques ne se révèle par aucun signe appréciable à l'oreille ou au sphygmographe; mais elle produit, d'après *Niederling* [1], toute la série des accidents suivants importants à connaître dans leur filiation.

1° Une plus grande quantité de sang arrive aux *poumons*.

2° Le ventricule droit en reçoit une *tension* plus *forte*.

3° De là une *stase veineuse générale*.

4° Une plus grande quantité de sang est chassée par le trou ovale dans le *cœur gauche* qui s'*hypertrophie*.

5° Dès lors, la *tension artérielle* augmente.

6° L'augmentation de *pression* dans les vaisseaux artériels et veineux détermine une *stase veineuse* générale dans les capillaires.

7° Puis survient l'*infiltration séreuse* du *placenta* par *stase veineuse* des *veines ombilicales*.

8° Du côté du *fœtus : œdème* général, *ascite*, *diurèse* par pression rénale, distension de la vessie, et enfin **hydropisie** de l'**amnios**, comme dernier terme de l'évolution morbide, et parfois **accouchement prématuré**.

**Diagnose**. — Aussi, renversant en esprit l'évolution des faits, pour remonter à leur source, lorsque nous trouvons ces termes, je veux dire : l'**hydropisie** de l'**amnios** et l'**œdème placento-fœtal** pendant une *délivrance*, il faut conclure comme diagnostic à l'**oblitération prématurée du canal artériel**.

[1] NIEDERLING, Archives de Tocologie, P. 1884, p. 962.

**Prognose.** — Malgré la gravité de la situation, si le fœtus n'est pas mort avant de naître, ce qui est malheureusement trop fréquent, il peut guérir encore, ses nouvelles fonctions n'ayant plus aucun besoin du canal artériel.

X

Les *communications inter-cardiaques*, l'*aberrance des tendons* du cœur, la *rupture des tendons et valvules*, seront traitées à propos du *pouls vibrant*.

## XI. — CACHEXIE CARDIAQUE.

Comme on peut en juger par ce court résumé, il existe au début d'un grand nombre d'affections organiques du cœur ce que l'on appelle un effort de *compensation* physiologique. Mais il faut, pour cela, un travail énorme, incessant du viscère. Si la nutrition intime du sujet s'opère encore convenablement, l'hypertrophie survient pour régulariser la fonction. Mais si le processus nutritif est altéré, la fibre cardiaque s'appauvrit, se laisse dilater, et l'amincissement du ventricule vient compliquer la situation d'une façon fâcheuse, qui peut aboutir à une rupture. C'est là, le véritable *anévrysme* du cœur.

L'*anémie artérielle* et la *congestion veineuse* font à leur tour apparition vers la fin des affections graves. Ce sont elles qui impriment sur le visage des cardiaques leur teinte jaune violette si remarquable. Elle est *jaune*, parce qu'il y a peu de sang dans les artères et un sang pauvre. Elle est *violacée*, parce que cette *anémie* des *artères* ne fait que masquer la *congestion* extrême des vaisseaux et organes *veineux*, où s'est réfugié tout le sang. Cet ensemble était caractérisé par *Corvisart* sous le nom de : *facies propria*.

De proche en proche, on voit s'engorger les *veines*, le *foie*, les *poumons*, l'*oreillette droite*, le *ventricule droit*, alors même qu'il n'y a primitivement qu'une affection du cœur gauche, et les quatre cavités du viscère finissent par participer à l'altération générale ; la *cachexie cardiaque* est alors complète.

Dans tous ces cas, en dehors du *pouls veineux*, qui existe souvent, les *variations* considérables de la *ligne d'ensemble* indiquent le renversement morbide des pressions sanguines et l'extrême *asphyxie* du sujet. Aussi, comme dernier effort de la nature, pour le salut du malade, les veines trop remplies laissent suinter leur *sérum* dans le tissu cellulaire, et leurs *globules*, par des *hémorrhagies nasales*, *pulmonaires* ou *hémorrhoïdaires*.

Toutes les fois que dans une maladie du cœur on voit apparaître l'*œdème*, c'est que le système veineux est arrivé à un état de **pléthore absolue** et que le **cœur droit** lui-même est surmené, épuisé.

### XII. — INDICATION THÉRAPEUTIQUE GÉNÉRALE.

Comme résumé de ce tableau général des maladies organiques du cœur, nous devons conclure que dans toute affection de ce viscère, le rôle du médecin doit consister en deux points :

1° **Mettre le cœur au niveau de sa tâche, en le fortifiant.**

2° **S'opposer à la dégénérescence granulo-graisseuse de l'organe.**

Pour cela, il faut diviser ces affections en deux classes :

1° Les **affections non compensées**, faciles à reconnaître à l'*irrégularité* du pouls, comme *temps*, *forme* ou *rhythme*, à la *variabilité* de la *ligne* de *tension*, à l'apparition des *courbes respiratoires.*

2° Les **affections compensées**, dans lesquelles le pouls reste *régulier* et la *ligne* de *tension peu fluctuante.*

1° Pour les AFFECTIONS NON COMPENSÉES, la **digitale** est le remède héroïque et doit être réservée ; c'est le grand **régulateur** de l'**asystolie ataxique**. L'*irrégularité*, la *fréquence* du *pouls* sont les indications majeures. Ce médicament est rarement indiqué si le pouls est calme et régulier ; si la *digitale* reste impuissante, la *convallaria maïalis* et l'*adonis vernalis* sont de précieuses ressources, mais il ne faut pas être pressé par les circonstances, car leur action est moins prompte.

2° Pour les AFFECTIONS COMPENSÉES, il faut donner les **toniques du cœur**. L'*arséniate d'antimoine*, l'*iodure* et le *bromure de sodium*, de préférence au potassium, l'*iode* pur.

La *Caféine*, le *Cactus grandiflòra*, le *Cereus Bomplandi*, la *Coca*, la noix de *Kola*, permettent encore au médecin de triompher souvent de l'**asystolie paralytique** et de prolonger notablement l'existence.

# DE LA CYANOSE

## LA CYANOSE DANS SES RAPPORTS AVEC LA CIRCULATION.

DÉFINITION. — La **cyanose** *consiste dans une coloration bleue ou violacée de la peau et des muqueuses, causée par la présence d'un sang incomplètement hématosé dans le système capillaire. C'est une* HYPER-CARBONISATION DU SANG.

La **cyanose** se divise en plusieurs variétés :

Elle peut être : 1° *passagère*, — 2° *accidentelle*, — 3° *habituelle*, 4° *congénitale*, — 5° *toxique* ou *médicamenteuse*.

1° CYANOSE PASSAGÈRE. — Elle reconnaît elle-même deux sous-variétés, suivant qu'elle est produite par une cause *pneumatique* ou *spasmodique*.

**Cause pneumatique.** — Ce sont des *accès de toux* violents, comme ceux qui caractérisent la **coqueluche**, la **laryngite**, la **bronchite** *sèche* ou *spasmodique*, fréquents chez les *goutteux* et les *hémorrhoïdaires ;* ces accès de toux quinteuse entravent la respiration et l'hématose, à tel point que le malade tombe parfois subitement à terre sans connaissance, ce qui met fin à la crise de toux, puis il se relève étourdi, mais non malade.

Dans ces cas la *cyanose* paraît peu au visage. Elle est surtout évidente à la *langue ;* elle ne dure que le temps de l'accès et disparaît aussitôt.

Les *efforts prolongés* et *extrêmes*, comme ceux que supportent les *plongeurs*, *gymnasiarques*, etc., peuvent encore produire une *cyanose passagère* des lèvres et de la bouche ; leur répétition n'est pas sans gravité, la vie de ces hommes est courte.

**Cause spasmodique**. — La **cyanose spasmodique** s'observe surtout dans le **frisson** intense des *fièvres intermittentes*, où le spasme des artères est si fort, qu'il semble avoir chassé dans les veines presque tout leur contenu, en sorte que l'hématose se trouve entravée.

Le **froid** de la *congélation* produit le même effet, par un spasme fort analogue, mais plus continu et plus grave.

2° CYANOSE ACCIDENTELLE. — Elle se manifeste comme symptôme ou complication dans le cours d'une affection chronique,

1° du **cerveau**, — 2° du **col**, — 3° de la **poitrine**, — 4° de l'**abdomen**.

Etudions successivement ces diverses catégories.

### 1° AFFECTIONS CÉRÉBRALES.

**Eclampsie et febris cœrulea.** — Les convulsions violentes qui caractérisent l'**éclampsie** des enfants s'accompagnent de troubles respiratoires extrêmes qui vont jusqu'à l'apnée. Il en résulte bientôt une hématose incomplète. Aussi, bien souvent, pendant l'accès, peut-on remarquer la *cyanose* des *lèvres* et des *doigts*. Ces accès ne durent d'abord que peu de minutes, mais ils se répètent de plus en plus, se prolongent, et le spasme musculaire universel se propage aux artères, leur laissant un tonus contractif qui maintient le sang veineux dans les capillaires. On voit parfois les enfants garder pendant une journée l'apparence cyanotique, en même temps que se manifeste un accès de fièvre intense; d'où le nom de *fièvre bleue* ou *febris cœrulæa* qui lui avait été donné jadis.

Cet état ne s'observe que chez les jeunes enfants de 4 à 14 mois.

*Spring* pense que la véritable *febris cœrulæa* est l'expression symptomatique d'une *péricardite exsudative* ou d'une autre maladie du cœur.

Plusieurs auteurs admettent que le spasme respiratoire et vasculaire, amenant une forte pression dans l'oreillette gauche, force le passage du trou de Botal de plus en plus à chaque crise nouvelle. C'est pourquoi la maladie ne s'observerait que chez les enfants du plus jeune âge, où cette régression mécanique est encore possible.

**Pronostic.** — Le pronostic est toujours *sérieux* même avec des accès éloignés ; mais il devient très grave et même *mortel*, si l'on voit les *accès* se *rapprocher* ou la *cyanose augmenter;* car alors les enfants finissent par succomber dans le *coma*.

### 2° AFFECTIONS PULMONAIRES.

**Rachitisme du thorax.** — Les *déformations* intenses du *thorax*, chez les *rachitiques*, les bossus, etc., disposent à la *cyanose*. Dans ces cas, il existe en effet : 1° une *inspiration* *incomplète;* par conséquent, insuffisance d'air extérieur; — 2° une *expiration difficile,* avec élimination imparfaite de l'acide carbonique. Souvent une portion des poumons ne fonctionne presque pas, ou bien le cœur comprimé, déplacé, ne peut agir à l'aise.

Mais c'est à dater de la puberté que l'on voit se manifester les deux phénomènes de *cyanose* et d'*oppression.* Alors, sans doute, l'arrêt du développement des poumons, se trouvant en disproportion plus notable avec les fonctions circulatoires, vient prêter un nouvel élément à l'apparition de la cyanose.

**Asthme.** — **L'asthme,** quand les crises sont intenses, et surtout lorsqu'il se complique d'*emphysème,* détermine facilement la *cyanose* pendant les accès.

Ici encore, nous trouvons comme causes le spasme des bronches, — l'insuffisance de l'*expiration,* — la pression des cellules emphysémateuses dilatées sur les capillaires du poumon, — enfin l'*hématose* devenue *insuffisante* dans les lobules emphysémateux.

**Indication thérapeutique.** — Dans ces différents états, un fait domine tous les autres :

C'est l'**hématose insuffisante.**

L'indication majeure est donc de la régulariser, de la compléter. C'est pourquoi la *gymnastique pulmonaire* avec grandes inspirations, le séjour dans les vallées profondes ou au bord de la mer, les *bains d'air comprimé,* les *inspirations* de *gaz oxygène,* l'eau oxygénatée en boisson, constituent une thérapeutique raisonnée, fournissant le remède complémentaire de la fonction en souffrance ; c'est de la médecine *restitutive* ou *complémentaire.*

**Pneumo-thorax.** — Le **pneumo-thorax,** en affaissant d'emblée tout un poumon, diminue de moitié la puissance respiratoire de la poitrine et refoule dans la circulation une assez grande quantité de sang resté veineux; de là une *cyanose* presque *subite.*

**Diagnose.** — Lorsque dans le *cours* d'une *phthisie* ou à la suite d'une *plaie* de *poitrine* on voit survenir une *cyanose subite* avec oppression extrême, il faut soupçonner aussitôt le *pneumothorax.*

**Pronostic.** — Cette complication est fort grave, mais non toujours mortelle.

**Indication thérapeuthique.** — Ici, encore, l'indication est *mécanique*. C'est la pression de l'air extérieur qui supprime la perméabilité du poumon; fermons la voie de communication (cela est possible au moins dans le cas de plaie pénétrante de poitrine) et l'air contenu dans la plèvre se résorbant peu à peu, ou bien évacué par ponctions, le poumon reprendra sa liberté d'action.

**Phthisie.** — A la dernière période de la *phthisie*, on remarque souvent une légère *cyanose* apparente aux lèvres et aux coins de la bouche.

**Diagnostic et pronostic.** — Cette *cyanose* indique l'invasion de la période *asphyxique*, il ne reste plus d'espoir.

**Bronchite capillaire, — pneumonie double, — gangrène du poumon, — pleurésie avec épanchement.**

La **bronchite capillaire** ou *catarrhe suffoquant*, la **pneumonie double** en supprimant l'hématose, la **gangrène du poumon** par la même cause encore, enfin la **pleurésie double** et l'**hydrothorax**, en comprimant à la fois les deux poumons, le cœur et les gros vaisseaux, produisent une *cyanose* caractéristique. Cette *cyanose* occupe la *face* et non le cou, les *pieds*, les *mains* et non les membres, ce siège tout spécial devient un élément de diagnostic fort important.

### 3° AFFECTIONS DU COL.

**Croup.** — La **cyanose faciale** de couleur *livide*, coïncidant avec une oppression bruyante, serratique, et un *pouls veineux jugulaire ondulant*, appartient à la période ultime du *croup*.

**Diagnose.** — Tant que l'*obstacle* n'existe qu'à l'*inspiration*, la peau est seulement pâle, décolorée, car le sujet manque d'air, mais il peut encore *éliminer l'acide carbonique*.

Quand l'*expiration* est gênée en même temps, la *cyanose* paraît aussitôt. (Spring.) Cette distinction délicate et précieuse démontre bien que la *cyanose* est due à la *rétention* de l'*acide carbonique*, qui ne peut s'éliminer complètement et qui dès lors entraîne après lui toute la série des accidents consécutifs.

**Pronostic.** — Une fois la *cyanose* produite, l'enfant est perdu, si l'on n'enlève pas rapidement la cause du mal.

**Indication thérapeutique.** — Supprimer l'obstacle, ouvrir un passage à l'air, telle est la dernière ressource; c'est le sublime secours, donné par la **trachéotomie**. En la pratiquant on devra lutter contre la congestion veineuse, qui est alors énorme; les jugulaires et leurs branches, le plexus thyroïdien, ont triplé, quadruplé de volume, et leur blessure cause des hémorrhagies effrayantes. Mais posez le doigt sur la veine saignante, contenez-la par une pince hémostatique, ouvrez malgré tout la trachée, obtenez une première inspiration d'air, et tout à coup le sang s'arrête, l'harmonie se rétablit, la *cyanose* disparaît, le résultat est vraiment magique.

La *cyanose* peut encore se montrer, quand des tumeurs ganglionnaires développées à l'entour de la trachée ou des bronches viennent à comprimer les gros vaisseaux du cou; il en est de même du *goître volumineux* qui pèse sur le larynx, et du *goître plongeant*, *sous sternal*, qui comprime la trachée.

J'ai vu également la *cyanose* accidentelle, dans un cas d'**abcès rétro-laryngien**, qui oblitérait la lumière du larynx,—dans les cas de **polypes multiples** et de **tumeurs cancéreuses intrà-laryngiennes.**

### 4° AFFECTIONS ABDOMINALES.

**Choléra.** — Le premier phénomène du *choléra*, comme nous l'avons dit, est l'*épaississement* du sang, par soustraction du sérum; il prend l'apparence de gelée de groseille.

Le deuxième est le *ralentissement* circulatoire qui en résulte, avec refroidissement général du corps.

Le troisième est l'*hématose* incomplète.

Le quatrième est la *cyanose;* signe d'*asphyxie* progressive.

**Diagnose.** — Une *cyanose générale*, caractérisée par la *pâleur* livide de toute la peau, et la couleur *bleue* ou *lie de vin* des lèvres, de la langue, des pieds et des mains, est la caractéristique du *choléra confirmé.*

**Pronostic.** — Le choléra *bleu* a toujours passé pour une forme des plus graves, surtout si la cyanose arrive d'emblée avant les évacuations, indiquant l'arrêt immédiat des fonctions hématosiques.

**Indication thérapeutique.** — Le ralentissement circulatoire étant dû, en grande partie, à l'anhydrisation du sang, qui fait obstacle à sa progression dans les capillaires après des évacuations alvines trop nombreuses, on trouvera que les *injections* *intrà-veineuses* d'*eau* pure ou légèrement additionnée de *phosphate de soude*, de sel, de *sérum* ou d'*ammoniaque*, sont parfaitement indiquées, puisqu'elles suppriment un obstacle mécanique. Mais il faut bien savoir qu'une seule injection améliore momentanément, elle ne guérit pas. *A chaque fois que l'amélioration faiblit, il faut recommencer les injections*, et l'on peut alors avoir le bonheur de guérir, au bout de cinq ou dix injections, des malades qui semblaient voués à une mort prochaine.

C'est faute de connaître ces précautions que l'on a échoué tant de fois, en pratiquant une seule injection.

Les injections de *lait* paraissent avoir été efficaces entre les mains du docteur *Hodder* [1] au Canada. Mais il faut que le lait soit parfaitement écrémé.

Enfin les inspirations d'*oxygène* viennent en aide à l'insuffisance de l'hématose, et je crois que l'on pourrait même employer avec avantage en injection l'**eau oxygénatée**, non irritante, découverte par moi en 1860 [2], et remise en honneur par M. Boyer, en 1883-85.

**Péritonite.** — La **péritonite** se complique de *cyanose* vers la fin de la maladie. Cela tient à la *parésie* du *diaphragme* enflammé qui supprime tout un mode respiratoire indispensable.

Mais il faut aussi tenir compte de l'inflammation qui se propage au *plexus solaire* et aux branches abdominales du nerf pneumo-gastrique, d'où un retentissement funeste sur les poumons eux-mêmes, sur le cœur et l'hématose.

Aussi le **pronostic** est-il toujours *très grave*.

**Ileus, Hernie étranglée.** — La **hernie étranglée** produit la *cyanose*, tantôt par la péritonite qui la complique, tantôt par des influences analogues à celles du choléra, car l'abondance et la répétition des vomissements épaississent le sang par soustraction du sérum, et plus le sang est épais, riche en globules, plus la cyanose apparaît rapidement.

**Indication thérapeutique.** — Les injections d'eau pure ou oxygénatée dans les veines peuvent encore sauver le malade, après que le débridement a rendu aux matières leur

[1] Hodder. Journ. des connaiss. médic. chirurg., 1873, p. 574.

[2] Ozanam (Ch.). *Préparation et emploi de l'eau oxygénatée en thérapeutique*. Acad. des sciences, Paris, dépôt cacheté, le 25 mars 1860, n° 1911. — Id. *Note publiée, comptes rendus*, 4 novembre 1861.

libre écoulement. Si l'on n'a pas recours à cette transfusion intrà-veineuse, les malades succombent à l'asphyxie progressive après l'opération, mais non par suite de l'opération elle-même.

### 5° AFFECTIONS DU CŒUR.

CYANOSE HABITUELLE. — Elle s'observe dans les *maladies organiques du cœur*. Parmi les affections cardiaques, les unes ralentissent la circulation du sang, les autres l'accélèrent; les premières seules déterminent la *cyanose*. Cette *cyanose* peut apparaître sous trois formes : *subite, progressive, tardive*.

CYANOSE SUBITE. — La *cyanose subite* indique la formation de **caillots** *dans le cœur*, ou d'une **embolie** de l'**aorte thoracique**; elle s'accompagne toujours d'une *angoisse* extrême et d'une *mort prompte*.

CYANOSE PROGRESSIVE. — La *cyanose*, dont les premiers indices ont débuté pour ainsi dire en même temps qu'une *affection du cœur*, paraissant d'abord à peine, pour grandir ensuite avec la maladie cardiaque, indique une **affection organique du cœur droit.**

**Hydro-péricardite.** — Mais si la *cyanose progressive* survient avec un *pouls défaillant* ou *paradoxal* et tendance constante à la *syncope*, avec *voussure* du *thorax gauche*, il faut en chercher la cause dans une **hydropisie du péricarde.**

CYANOSE TARDIVE. — Elle peut compliquer les *affections chroniques des deux cœurs*, mais elle offre dans les deux cas des caractères différents.

La **cyanose**, qui apparaît à la **fin** des maladies du **cœur gauche**, a pour caractère d'être **livide** plutôt que **bleue**, et se montre à la **face** seulement. Elle indique surtout la **congestion pulmonaire**.

Elle est *tardive* et peut annoncer encore les progrès ultimes des **rétrécissements** ou **insuffisances** de l'**aorte** ou de l'**orifice mitral.**

Longtemps, dans ces cas, le cœur lutte pour maintenir l'équilibre des deux circulations veineuse et artérielle; et l'hypertrophie cardiaque que l'on observe souvent alors, loin d'être une cause de cyanose, en éloigne de beaucoup le développement et atténue ses effets.

Mais enfin la compensation devient insuffisante, le sang

accumulé dans les troncs et dans le cœur veineux s'hématose de moins en moins, et la *cyanose* arrive à la période de *cachexie cardiaque*.

La **cyanose** qui accompagne *directement* les affections du **cœur veineux**, est plus **générale**, plus **bleue**, et se propage à **tous les téguments**. Elle apparaît plus vite dans le *rétrécissement* que dans l'*insuffisance tricuspide*.

**Anévrysme aortique.** — La **cyanose tardive**, lorsque l'on ne trouve rien aux orifices cardiaques, doit être rapportée à un **anévrysme** de l'**aorte**, qui comprime la *veine cave supérieure*.

**Pronostic.** — La *cyanose* est toujours *grave*, surtout chez les *vieillards*, où elle indique un *cœur graisseux* désormais incapable de suffire à la *compensation*.

Cyanose congénitale. *Conditions physiologiques de la cyanose.* — Longtemps on avait admis que cette coloration bleue était due à un *arrêt de développement du cœur*, à la *présence d'un seul cœur*, à la *persistance du trou de Botal*, ou à l'*absence de cloison interventriculaire*, ou bien encore à la *perméabilité du canal artérioso-veineux*, états pathologiques permettant le mélange des deux sangs ; c'était encore l'opinion de *Corvisart* et de *Gintrac*.

*Morgagni*, le premier, et plus tard *Ferrus*, remarquèrent que toutes ces conditions existent chez le fœtus aux différentes époques de son développement, sans qu'il soit *cyanosé*.

*Meckel* et *Oppolzer* en Allemagne, proposèrent une autre théorie, celle de **l'hématose incomplète**, soit parce que le sang arrive avec peine aux poumons, soit que ses hématies altérées perdent la propriété d'absorber l'oxygène et de se débarrasser de l'acide carbonique.

*Rokitansky* démontra plus tard que l'absence de cloison interventriculaire ou la perméabilité du canal artérioso-veineux, ou même la présence d'un seul ventricule et d'une seule oreillette, n'étaient point des causes suffisantes pour produire la cyanose. Il y avait donc une autre inconnue dans le problème.

*Cruveilhier* et *Rokitansky* [1] la trouvèrent dans le **retard** de la **circulation veineuse**, soit par *rétrécissement des orifices du cœur*, soit par *développement incomplet du système artériel* et *spécialement* de l'**artère pulmonaire**.

[1] Rokitansky. *Handbuch der pathol. anat.* Wien. 1844, t. II, p. 511.

Sous l'influence de ce *retard*, il y a *rupture d'équilibre entre les circulations artérielle et veineuse et la cyanose paraît.*

Cette dernière condition, l'**arrêt de développement**, nous explique pourquoi la *cyanose* peut survenir non seulement avant la naissance, mais encore à l'époque de la première ou de la deuxième dentition, et même à l'âge de la puberté. Le corps en général, et la circulation en particulier, subissent vers ces périodes des crises évolutives, qui peuvent être partiellement entravées ou régressives. Dans tous ces cas la vénosité du sang imprime à la cyanose une coloration bleue foncée toute particulière, et, loin d'être bornée à la face, elle est aussi générale que possible.

Qu'arrive-t-il en effet?

Le sang, trouvant dans les artères des voies d'écoulement insuffisantes, s'accumule de proche en proche dans les veines et les capillaires qu'il dilate. Sa marche devient lente, traversant moins souvent les poumons ; son hématose reste incomplète et les réseaux veineux dilatés colorent désormais en bleu tout ce que les réseaux artérialisés coloraient en rose.

**Diagnose.** — La **Cyanose congénitale** doit faire prévoir chez l'enfant **un double vice de conformation** : l'un qui fait **communiquer les deux sangs**; l'autre qui **rétrécit** un ou plusieurs points des grands canaux artériels, et presque toujours c'est l'**artère pulmonaire**.

Sans la deuxième lésion, pas de cyanose possible; mais sans la première la *cyanose* ne serait ni si bleue, ni si générale.

### DESCRIPTION DU SYNDROME CYANOSE.

La cyanose diffère dans son expression, suivant qu'elle est *passagère* ou *habituelle*.

CYANOSE PASSAGÈRE. — Elle vient par **accès**, à la suite de tout obstacle à la circulation du sang veineux.

La face se gonfle, devient rouge, puis bleue ; cette couleur s'observe d'abord aux lèvres, autour des yeux, au nez, puis aux ongles, aux doigts des pieds et des mains.

Les yeux s'injectent, font saillie et deviennent larmoyants, les paupières s'entr'ouvent, les pupilles se dilatent, ce que *Wirchow*[1]

[1] WIRCHOW. Gesammelte abhandlungen, p. 304.

explique par l'*arrêt* de la *circulation carotidienne* et par l'excitation du ganglion.

Les veines jugulaires deviennent saillantes, leur gonflement augmente et diminue avec la respiration. Le cou lui-même se gonfle tout entier, et la peau se couvre d'une sueur froide ; mais à peine la cause a-t-elle cessé d'agir que la cyanose s'efface et disparaît.

Cyanose habituelle. — A tous les signes précédents fortement accusés, il faut ajouter la congestion cyanotique, plus ou moins prononcée, des extrémités et de la langue qui devient violette; puis, comme retentissement sur les organes et les fonctions, on observe un syndrome qui constitue ce que les anciens appelaient : l'**état-veineux**, — **habitus venosus.**

La sensibilité au froid, et l'abaissement de la chaleur vitale (34°,5 constatés par TUPPER au lieu de 37°); l'état fongueux et scorbutique des gencives, le gonflement des lèvres, du nez et des paupières.

L'hypertrophie en forme de massue des phalangettes aux pieds et aux mains avec convexité des ongles.

Le gonflement de la peau avec tendance œdémateuse, et plus tard anasarque. Le *pouls artériel* est *petit*, *faible*, *mou*, souvent *rapide ;* il éprouve d'une manière très marquée les courbes respiratoires. (V. Pouls veineux). Le cœur éprouve de fréquentes palpitations, parfois des syncopes. La *respiration* est accélérée, avec suffocation aux moindres efforts : ce sont bien les signes de l'*anoxhémie bulbaire.*

Si la cyanose existe dès la naissance, le développement du sujet est tardif, incomplet, la nutrition appauvrie, le tempérament apathique, mou et faible; le moral chagrin et sans énergie.

Les os restent grêles, les muscles faibles et sans ressorts ; la poitrine demeure étroite, les organes génitaux peu développés, l'économie est sans résistance en cas de maladie, et la vie presque toujours abrégée. Les *hémorrhagies*, l'*œdème*, l'*hydropisie*, le *coma*, sont les terminaisons habituelles. C'est par exception que l'on voit les cyanotiques arriver à l'âge d'homme. Tels sont les effets produits par la *dyscrasie veineuse.*

Cyanose locale. — On l'observe dans l'*artérite*, la *gangrène sénile*, les *engelures.*

**Artérite.** — La *cyanose localisée* à une partie d'un membre est un signe pathognomonique d'*artérite;* on l'observe le plus souvent à la jambe, vers la fin des fièvres graves, où l'artère crurale éprouve une inflammation soit *pariétale,* soit *oblitérante.* La teinte cyanotique est d'autant plus forte qu'on examine une partie plus extrême. Les veines apparaissent très gonflées, surtout quand on fait lever les malades.

**Gangrène sénile.** — On la retrouve aux *pieds,* aux *mains* dans la *gangrène sénile commençante,* où le pronostic en est très grave.

**Engelures.** — Mais elle s'observe, d'une manière remarquable, chez les enfants qui ont eu beaucoup d'*engelures;* elle est alors sans danger, mais persiste plusieurs mois malgré le retour des chaleurs.

## CYANOSE TOXIQUE OU MÉDICAMENTEUSE.

Les principales substances **cyanosantes** sont : *Aconit,* — *Aniline,* — *Arnica,* — *Arsenic,* — *Belladone,* — *Camphre,* — *Chlorate de potasse,* — *Coque du Levant,* — *Cuivre,* — *acide Cyanhydrique,* — *Digitale,* — *Fève Saint-Ignace,* — *Hellébore blanc,* — *Igasurine,* — *Kairine,* — *nitrate de Potasse,* — *Noix vomique,* — *Opium.* — *acide Oxalique.* — *Picrotoxine.* — *Poissons toxiques* du Japon, — *protoxyde d'Azote,* — *Seigle ergoté,* — *Strychnine,* — *Sureau,* — *Venin des serpents.*

Les médicaments **cyanosants** sont peu nombreux, pourtant on peut les diviser en quatre classes d'après la caractéristique des effets qu'ils produisent : 1° les *tétanisants,* — 2° les *paralysants du cœur,* — 3° les *asphyxiants,* — 4° les *colorants.*

1° **Tétanisants.** — Ils arrêtent à la fois la *respiration* et l'*hématose;* les muscles respiratoires sont contractés, le cœur est en *systole.* Tels sont : la *Coque du Levant,* — la *Fève Saint-Ignace,* — l'*Igasurine,* — la *Noix vomique,* — la *Picrotoxine,* — la *Strychnine.*

2° **Paralysants.** — Ils agissent en paralysant à moitié le cœur, d'où le ralentissement de la circulation qui devient incomplète et veineuse; tels sont : l'*acide Cyanhydrique,* — le *Chlorate de potasse,* — le *sel de Nitre,* — la *Nitro-glycérine,* — le *Nitrite de sodium,* — les *Sels potassiques* en général, — l'*Ether,* — le *Chloroforme,* — le *Chloral,* à doses extrêmes.

3° **Asphyxiants.** — Leur action se manifeste sur le *sang,* en le rendant incapable d'hématose, les globules perdant la faculté d'absorber l'oxygène.

Tels sont : les acides *Carbonique* et *Cyanhydrique*, — la *Kairine*, — l'*Azote*, le *Protoxyde d'azote*, — les *Acide sulfureux* et *sulfhydrique*, — l'*acide Oxalique*.

On remarquera que plusieurs des *paralysants* sont en même temps des *asphyxiants*.

4° **Colorants**. — Une quatrième classe agit artificiellement en surchargeant le sang d'une matière colorante étrangère azurée.

Tels sont : la *nitro-benzine* ou *glonoïne* et le *bleu d'aniline*, qui produisent la couleur bleue des muqueuses, des ongles, *cyanose artificielle* importante à connaître pour éviter des erreurs.

---

# CHAPITRE III

## SÉMÉIOTIQUE DU POULS VASCULAIRE

Le **pouls**, dans son expression pathologique, offre des nuances innombrables. Il importe donc, pour en faire une étude sérieuse, de les diviser en catégories bien définies.

Voici le plan que nous adopterons :

1° Pouls artériel.
- I. **Grand** et **fort**.
- II. **Petit** et **faible**.
- III. **Insensible** (*asphygmie*).
- IV. **Fréquent**.
- V. **Lent**.
- VI. **Irrégulier**.
- VII. **Intermittent**.
- VIII. **Géminé**.
- IX. **Récurrent**.
- X. **Paradoxal**.
- XI. **Ondulant**.
- XII. **Vibrant**.
- XIII. **Serratique**.
- XIV. **Différent**.
- XV. **Erreurs** et **incertitudes**.

2° Pouls capillaire et de totalité.

3° Pouls veineux.
- I. **Direct**.
- II, **Rétrogade** ou **régurgitant**.
- III. **Bondissant**.
- IV. Par **influence**.
- V. Par **anastomose**.

4° La fièvre dans ses rapports avec la circulation.

## I° POULS GRAND ET FORT

Définition : — Le **pouls grand et fort** *est celui qui offre à la pression du doigt une impulsion pleine, élastique et durable.*

Variétés. — On le divise en : 1° *pouls grand* ou *fort* proprement dit, — 2° *pouls large*, — 3° *pouls géant*, — 4° *pouls vif*, — 5° *pouls bondissant*, — 6° *pouls plein*, — 7° *pouls dur*, — 8° *palpitations*.

Plusieurs autres nuances sont moins importantes et peuvent être réunies dans une même description. Ainsi, tandis que le *pouls grand* est à la fois *fort* et *élastique* dans toutes ses parties, le *pouls dur* est grand sans élasticité.

Le *pouls vif* n'offre qu'une systole très courte, peu proportionnée à la durée totale de la pulsation.

Le *pouls plein* donne une systole trop longue.

Mais le *pouls géant*, le pouls *bondissant*, le pouls *incompressible*, ont une importance réelle et méritent une description à part.

Etiologie. — La force du pouls varie :

1° Suivant la *grosseur* de l'artère explorée.

2° Suivant la *tension* artérielle.

3° Suivant la *durée* de l'intervalle des pulsations ou *repos*.

4° Suivant la *perméabilité* ou la *diminution du calibre* du vaisseau, au point exploré.

5° Suivant la *rapidité* de la *diastole*.

I. **Influence du volume de l'artère.** — Quand les deux radiales battent inégalement, il est facile de voir que c'est la plus grosse qui donne les mouvements les plus énergiques. Le volume de l'artère est donc pour beaucoup dans l'appréciation de la force du pouls ; néanmoins une réunion de petites artères dont chacune serait peu apparente, finit par donner une pulsation aussi forte qu'une seule artère volumineuse. Ainsi la pulsation des capillaires de la pulpe des doigts est aussi forte que celle de la radiale.

II. **Influence de la tension.** — On croit généralement que plus la systole est forte, plus le pouls est fort; cela n'est point complètement juste. La force du pouls n'est pas toujours en rapport avec l'énergie de la contraction ventriculaire, mais se trouve réglée par l'état de la circulation capillaire. Si la tension est grande, le cœur a beau se contracter avec force, il ne peut faire passer que peu de sang, et, l'artère changeant peu de volume, nous ne percevons pas d'augmentation sensible dans le pouls, il ne paraît pas fort.

III. **Durée de la pulsation.** — Quand le pouls est *lent*, la *systole* et surtout la *diastole*, au lieu d'être subites, se prolongent en courbes adoucies. Un pouls très fort peut donner au tact une impulsion modérée, s'il est en même temps d'une grande lenteur.

IV. **Perméabilité de l'artère.** — Tout obstacle à la *perméabilité* d'une artère rend le pouls plus fort au-dessus du point rétréci et plus faible au-dessous. Dans le premier cas, la force vive développée par la vitesse acquise du sang se transforme en pression latérale qui dilate l'artère. Dans le second cas, il ne pénètre dans le calibre artériel que les courants parallèles du centre qui circulent sans épuiser leur force à dilater l'artère.

V. **Rapidité de la diastole.** — Il faut distinguer ici le *pouls fort* du *pouls brusque*, qui paraît fort, parce que son impression est subite, inattendue, mais qui, en somme, ne fait pas monter le tracé plus haut.

Le **pouls grand** peut encore être *direct* ou *indirect*.

Le **pouls grand direct** tient à la *force du cœur* qui augmente la pression du sang dans tout le système vasculaire; c'est ce qu'on appelle la *sthénocardie* [σθένος force, καρδία cœur].

Le **pouls grand indirect** vient de ce que les artères ont perdu une partie de leur puissance *vaso-motrice*. Dès lors le cœur, exerçant son empire sans trouver de résistance, dilate plus largement les artères parésiées, sans qu'une plus grande somme de force absolue soit, pour cela, mise en jeu.

Le **pouls grand** doit être étudié d'abord *physiologiquement* par le médecin à ces deux sièges d'élection : les *artères* et le *cœur*, sous peine de prendre un excès de faiblesse pour un excès de force, et *vice versâ*.

Pour connaître si le pouls est fort ou faible chez un malade, il faut, en effet, avoir connu et tâté son pouls dans l'état de santé parfaite. Il faut avoir égard aussi à la *force* générale, à la *taille*, à la *constitution* des sujets.

**Diagnose.** — Règle générale : le pouls *fort* chez un individu *faible*, le pouls *faible* chez un individu *fort*, sont également des signes de *maladie imminente*.

Le **pouls grand et fort** peut être *physiologique* ou *pathologique*.

## POULS FORT PHYSIOLOGIQUE.

Le **pouls fort** est l'apanage des sujets *adultes vigoureux* d'un tempérament *sanguin* ou *bilieux*.

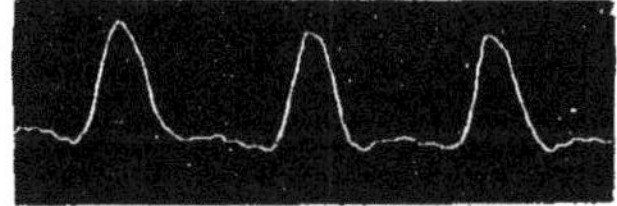

Fig. 304. — Pouls d'un sujet vigoureux. Homme, 50 ans.

Il peut aussi se trouver chez les *enfants robustes*, mais alors, bien entendu, proportionné à leur âge.

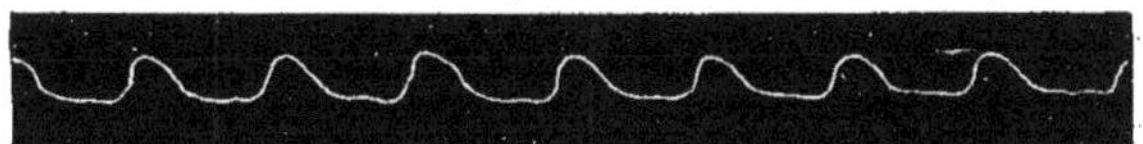

Fig. 305. — Pouls d'un enfant de 4 ans, très fort.

Il est habituel chez les personnes de haute taille.

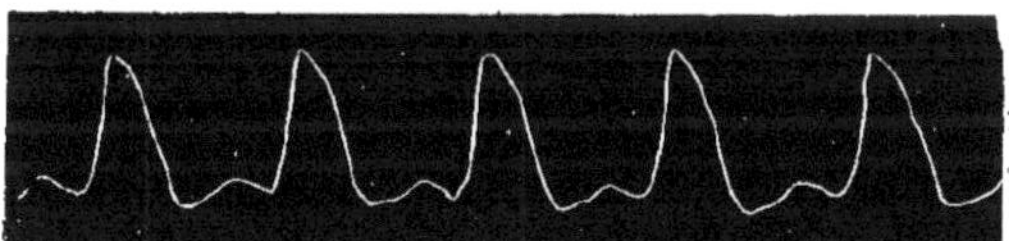

Fig. 306. — Homme de près de 6 pied.

Et chez les *vieillards* de *forte constitution*, le pouls *augmente* de force jusqu'à la fin de leurs jours.

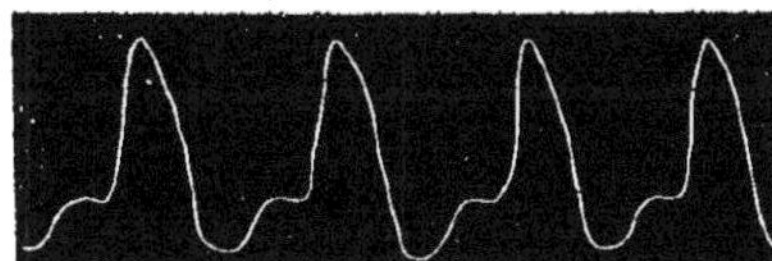

Fig. 307. — Pouls radial, femme de 83 ans, de haute taille.

La physiologie nous indique, du reste, que le cœur à l'état de santé augmente de volume jusque dans l'extrême vieillesse, et ce cœur hypertrophié, agissant constamment sur les artères, les dilate, les allonge ; d'où les flexuosités qu'on y observe et la force du pouls.

Le **pouls fort** appartient de préférence aux habitants du *nord*, aux *campagnards*, aux *montagnards;* cela est dû, pour les premiers, à leur haute stature ; pour les seconds, au travail corporel, qui augmente la force musculaire du cœur, comme celle des bras. Pour la troisième catégorie, la pression atmosphérique, moins forte dans les montagnes, laisse sans doute au cœur plus de liberté pour dilater l'artère ; de là, ces congestions et ces hémoptysies fréquentes dans les altitudes.

Les personnes *maigres* et *pléthoriques* ont le pouls en apparence *très grand et très fort*, parce que le vaisseau donne toute son impulsion immédiatement sous le doigt qui l'examine et qui peut même embrasser une grande partie de son contour.

**Volume du vaisseau.** — De même, les artères plus grosses et facilement abordables donneront une ondulation plus énergique et qui paraîtrait morbide si on ne la connaissait pas d'avance.

Citons, par exemple, celle de la **carotide externe**, celle de la **sous-clavière** encore plus forte à cause de son volume et de son voisinage du cœur. Nous en avons déjà donné de très beaux exemples.

L'aorte **abdominale**, protégée par une grande épaisseur de tissus, donne une ondulation moins étendue, mais encore considérable.

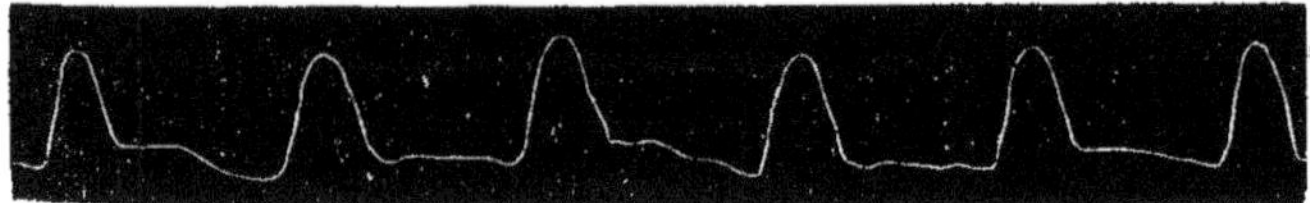

Fig. 308. — Aorte abdominale.

Toute artère que l'on explore sur plan résistant comme la *crurale* sur l'*arcade crurale*, donne un *pouls fort et très dur*, car l'impulsion totale se transmet au doigt.

Tandis que dans les régions à tissus mous, la moitié du calibre artériel opposée au doigt se dilate à travers les tissus sans obstacle, et par conséquent sans réaction vers le doigt explorateur.

**Pouls émotionnel.** — Le **pouls** devient subitement **grand**,

**vif** ou **fort,** sous l'influence d'une *émotion,* d'une *colère,* d'un *froid* subit ou d'une *course* un peu vive. Dans les premiers cas,

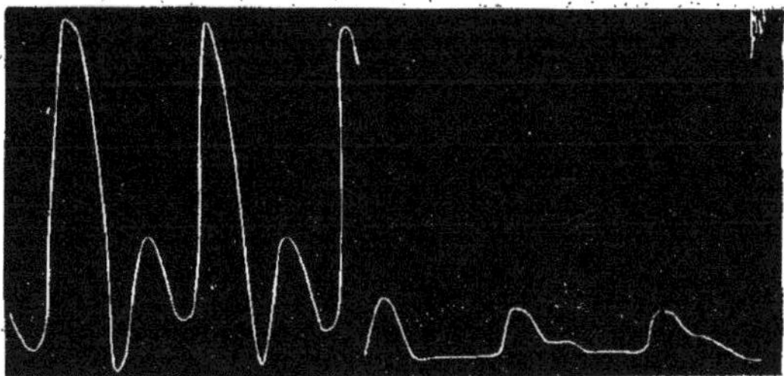

Fig. 309. Crurale au niveau des os. — Fig. 310. Crurale au tiers moyen dans les parties molles.

il est plutôt **vif** et **dur** que *grand,* il garde à peu près son rhythme habituel; dans le dernier, il est en même temps *très fréquent* et *précipité ;* une *émotion* vive le rend *irrégulier* de *force* et de *fréquence.*

POULS FORT PATHOLOGIQUE.

**Division.** — Le **pouls grand et fort pathologique** doit être considéré :

1° Dans les **maladies aiguës.**
2° Dans les **affections chroniques.**
3° Dans les **maladies du cœur.**
4° Dans les **empoisonnements.**

## I. POULS FORT DANS LES MALADIES AIGUËS.

Il faut l'étudier au *début*, dans le *cours*, à la *terminaison* des maladies aiguës.

### FIÈVRES ET PHLEGMASIES.

**Début.** — C'est surtout au *début* des maladies aiguës qu'on observe le pouls *fort,* pendant la période d'*augment* ou d'irritation des phlegmasies, telles que le **rhumatisme articulaire,** la **goutte aiguë**, la **fièvre intermittente**, la **méningite**, la **pneumonie**, quelquefois la **pleurésie** ; je dis, quelquefois, parce que souvent dans la *pleurésie* le pouls est petit en comparaison de celui de la pneumonie. Dans cette dernière, le dicrotisme est énorme et presque pathognomonique.

**Pronostic.** — Au *début* d'une maladie aiguë, le *pouls fort*

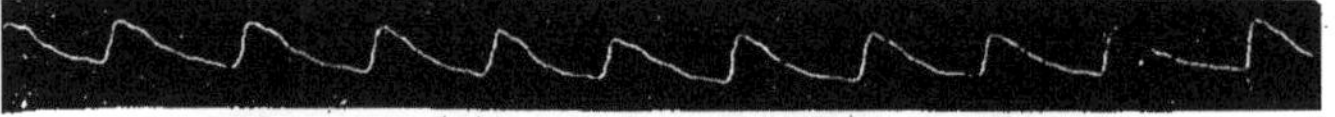

Fig. 311. — Enfant de 9 ans, méningite, pouls vif.

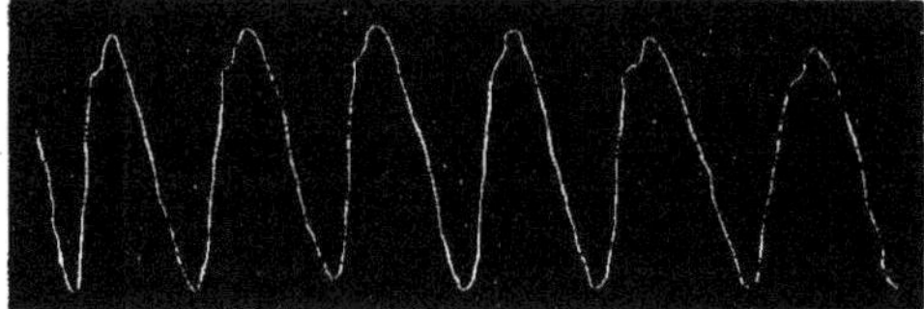

Fig. 312. — Pneumonie, femme, 65 ans, dicrotisme élevé.

indique le degré de *résistance vitale;* c'est donc un signe plutôt *favorable*.

**Période d'état.** — Le *pouls grand* dans le *cours* d'une maladie n'a pas une valeur pronostique absolue ; on meurt très bien dans la pneumonie, le rhumatisme, la bronchite avec un pouls grand.

**Terminaison.** — Le *pouls grand* et *fréquent* qui se manifeste non seulement aux *poignets*, mais encore aux artères *temporales* ou aux *carotides*, vers la *fin* d'une maladie est un signe plutôt *bon*, du moins dans les *fièvres* et les *phlegmasies* viscérales.

**Pronostic.** — Il indique des *crises favorables* par les *sueurs*, les *urines*, etc.; parfois une crise *hémorrhagique*, surtout par *épistaxis*.

« *In iis qui sunt hemorrhagiâ atque sudore judicandi, pulsus alti* « *sunt et magni* [1]. »

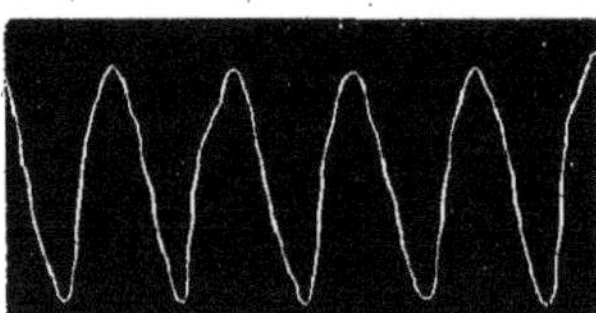

Fig. 313. — Molimen hémorrhagicum, épistaxis critique.

**Apoplexie.** — Chez les *apoplectiques*, quand le pouls, petit

[1] Prosper Alpin. *De præsagiendâ vitâ et morte ægrotantium*, lib. VI, cap. XVI, p. 427, in-4°, Francofurthi et Lipsiæ, 1754.

d'abord, devient ensuite *grand* sans transition et sans qu'il y ait une amélioration sensible dans l'état du malade, et c'est un signe de mort prochaine.

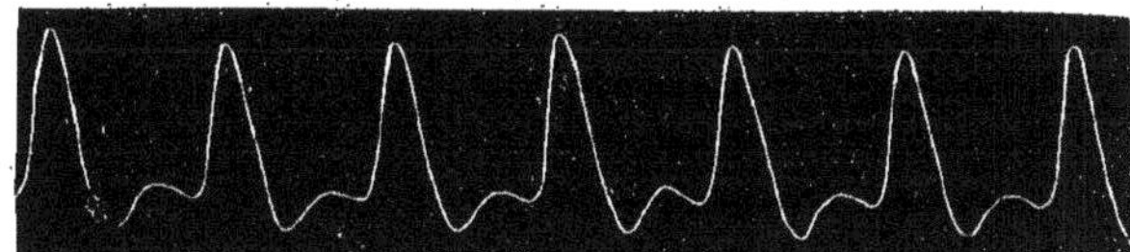

Fig. 314. — Homme, 66 ans, apoplexie mortelle.

Cela montre, en effet, que les forces végétatives ont perdu leur énergie, et que les vaso-moteurs paralysés laissent dilater les vaisseaux sans limite sous l'influence du cœur; il en résulte un état congestif de plus en plus fort du cerveau.

**Phlegmons.** — Toute inflammation s'accompagne d'un gonflement des vaisseaux capillaires qui donnent alors des battements énergiques. C'est ce que l'on observe dans les **panaris**, le **phlegmon**, l'**odontalgie**, la **fluxion**, la **gingivite** des *enfants* et celle des *adultes*, surtout pour les *dents de sagesse*. D'après la plupart des physiologistes, bien loin d'être un signe d'activité, ces phénomènes sont entièrement passifs et résultent de ce que les capillaires, désormais affaiblis, se laissent dilater par l'effort du cœur. Mais d'autres expérimentateurs font observer que la peau dans ce cas prend la couleur rouge du sang artériel et non la teinte sombre des congestions veineuses.

Il ne faut donc pas se laisser trop séduire par cette idée que l'hypérémie a été déterminée par la cessation d'une action nerveuse; la congestion offre les caractères artériels et les pulsations de l'hypérémie active. Elle garde jusqu'au bout ce cachet particulier. C'est la *surexcitation* des *vaso-dilatateurs* et non la *parésie* des *vaso-constricteurs* qui constitue la *phlegmasie*.

**Affections aiguës du cœur.** — Le **pouls grand** dans les

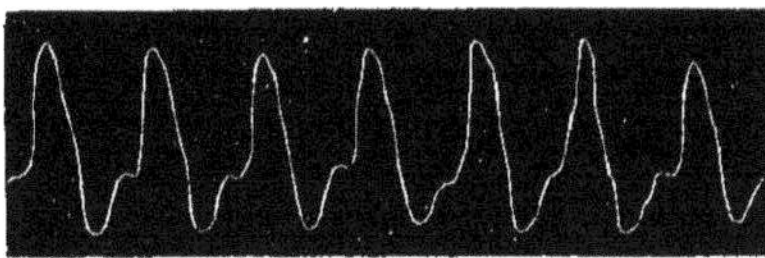

Fig. 315. — Endocardite chez un vieillard.

*affections aiguës* du *cœur* offre une signification variable ; il se rapporte plutôt à une **endocardite** qu'à une *péricardite*.

Mais si, après avoir été *grand*, il devient subitement *petit* dans l'*endocardite*, ce changement est de mauvais augure.

Pourtant les variations du pouls dans l'*endocardite* ne sont pas toujours fâcheuses, et le pronostic ne doit pas être absolu.

La **péricardite** peut donner un pouls fort, tant qu'il ne s'est produit ni épanchement, ni fausses membranes ; mais si, tout à coup, le pouls vient à faiblir, soupçonnez et recherchez l'une de ces complications.

### POULS FORT SPÉCIAL A CERTAINES ARTÈRES.

L'étude du pouls fort offre un intérêt particulier sur certaines artères, notamment sur l'*artère centrale de la rétine*, où d'ordinaire on n'observe aucun battement.

### BATTEMENT DE L'ARTÈRE CENTRALE DE LA RÉTINE.

**Glaucôme artificiel.** — On produit le *glaucôme* aigu artificiel et le battement de l'*artère centrale de la rétine*, en faisant, comme *Hippel* et *Grünhagen*, la section du *grand sympathique* après avoir curarisé l'animal et en irritant le milieu de la *protubérance annulaire* ou le *tronc nerveux* de la *cinquième paire*, à son origine crânienne. Dans cette expérience la colonne barométrique indique une augmentation de pression intrà-oculaire de 30 à $100^{mm}$ H. G.

**Indication diagnostique.** — Aussi la *pulsation de l'artère centrale* peut-elle être parfois l'indice d'une altération du *système nerveux*, soit de la *protubérance*, soit du *sympathique*, et, à ce titre, on la retrouvera dans le *goître exophthalmique*.

Le **pouls** de l'artère centrale, comme nous l'avons déjà exposé, est dû à un excès de pression.

**Tumeurs.** — Toute *tumeur* interne ou externe pouvant être la cause de l'augmentation de la pression intrà-oculaire, le chirurgien doit explorer attentivement la région circumorbitaire.

**Glaucôme.** — S'il n'existe aucune tumeur apparente, mais que la *pulsation spontanée* de l'*artère rétinienne* parcoure tout le trajet de l'artère restant synchrone avec les battements du cœur, si, en outre, elle coïncide avec la déformation en cupule de la papille optique et la dureté extrême du globe de l'œil, ou même seulement si la pulsation existe avec douleur et trouble de la vision, c'est que la pression est *intrà-oculaire* et qu'elle est produite par l'*hydropisie de la séreuse qui sépare la choroïde de la sclérotique*, et vous avez à traiter un *glaucôme*, ainsi que *Von Græfe* l'a enseigné le premier.

En effet, la pression intrà-oculaire, produite par l'hydropisie, détermine un certain degré de paralysie des nerfs vaso-moteurs, et, dès lors, l'impulsion centrale du cœur s'y fait plus vivement sentir, comme on l'observe dans le panari ou même lorsqu'on serre le doigt avec un lien, et comme on arrive à le reproduire sur l'œil même par la pression digitale.

**Indication thérapeutique.** — La nature du mal indique la nature du remède, et puisque l'excès de pression est produit par l'excès de liquide, il faut l'évacuer : de là, différentes opérations proposées.

A. — *L'iridectomie de Von Græfe*, opération superflue, car elle intéresse l'iris, qui n'est pour rien dans la production ni dans la guérison de la maladie, mais opération qui soulage en faisant cesser la tension douloureuse de l'iris et l'inflammation qui en résulte.

B. — *La section du tenseur de la choroïde*, opération de *Hancock*, opération qui soulage en diminuant la tension, mais aussi inutile que la première, en ce qui concerne l'idée de s'attaquer au muscle tenseur, comme cause absolue du mal.

C. — La simple *ponction de la sclérotique*, opération de *Lefort*, suffisante dans la plupart des cas, et parfaitement rationnelle depuis que ce chirurgien a démontré que le *glaucôme était dû à l'hydropisie de la membrane séreuse, située entre la sclérotique et la choroïde, et qu'il suffisait de la ponctionner largement pour guérir*[1].

C'est ainsi qu'une séméiotique précise avance souvent plus le traitement que toutes les théories imaginaires. Et cette séméiotique nous est fournie ici, en grande partie, par l'examen du pouls de l'artère centrale de la rétine.

La *pulsation* de l'artère centrale peut se manifester sur un point *limité* de l'artère ou dans *toute son étendue*, et même dans les grosses branches qui résultent de sa division.

[1] Dianoux. Th. Paris, 1875, n° 77.

PULSATIONS LOCALES. — **Anévrysmes.** — 1° *Une pulsation sur un point limité est parfois le premier signe qui annonce* l'**anévrysme** *de la centrale rétinienne.*

Quand la *pulsation augmentée de l'artère rétinienne* coïncide avec le volume fortement augmenté de l'artère elle-même, soit sur un point de son contour, soit sur tout son calibre, c'est qu'il existe un **anévrysme** plus ou moins avancé ou un état **cirsoïde** avec allongement de ce vaisseau.

**Embolie de l'artère centrale de la rétine.** — *Stanford Morton* a signalé dans l'*Ophthalmic hospital Reports*[1] un cas semblable ; les battements se faisaient sentir non seulement dans l'artère centrale, mais encore dans ses deux branches de division.

Cela tient à ce que tout obstacle à la circulation amène soit une parésie des vaso-dilatateurs, soit un redoublement d'action dans les vaso-constricteurs, qui cherchent à surmonter l'obstacle.

Dans tous ces cas, le battement s'observe surtout en amont de l'obstacle, puisque le sang ne pénètre plus en aval. Mais cette dernière région peut encore éprouver un mouvement communiqué, non plus de dilatation, mais d'avance ou de recul. Notons encore comme moyen diagnostic l'apparition *subite* et non graduelle des battements.

PULSATIONS GÉNÉRALES. — **Fongus orbitaire.** — Quand les pulsations sont tellement augmentées qu'elles se transmettent à l'œil entier et deviennent visibles à l'extérieur, il se forme une **tumeur érectile**, un **fongus** *vasculaire* du fond de l'œil.

**Insuffisance aortique.** — *Quincke,* le premier, constata ce fait en 1868. Son observation resta inaperçue jusqu'en 1871, où *Otto Becker* [2] le découvrit à son, tour et ce signe diagnostic, vérifié dix-sept fois, paraît très fidèle :

*Dans tous les cas d'insuffisance aortique pure, avec ou sans hypertrophie du ventricule gauche,* on peut constater des *pulsations spontanées* sur les artères de la papille.

Au contraire, chez un malade que l'on croyait atteint de cette affection, les pulsations faisaient défaut ; or le malade mourut, et l'autopsie démontra qu'il s'agissait d'un anévrysme de l'aorte ascendante et non d'une insuffisance aortique.

[1] STANFORD MORTON. Ophthalmic. Hosp. Reports, 1881, p. 76-8.

[2] OTTO BECKER. *Mouv. du sang visibles dans la rétine humaine.* Arch. ophthalm. de Berlin, 1871.

Les pulsations peuvent avoir lieu, non seulement dans le *tronc*, mais dans les branches de bifurcation.

**Diagnose.** — Mais ces battements diffèrent un peu de ceux que produit le *glaucôme*, et le docteur *Grand Clément* les a parfaitement définis en disant qu'au lieu de *battements* proprement dits, ce sont *des alternatives d'ampliation et de vacuité presque complète*. Leur différence est assez grande parfois, pour déterminer l'apparition du *scotome scintillant*.

En 1879, *Pflüger* a constaté que ces pulsations étaient isochrones avec celles de la radiale.

Parfois aussi il n'y a pas de pulsation proprement dite, mais on peut voir l'artère rougir et pâlir, c'est-à-dire se vider et se remplir, sans donner de battement apparent.

### II. POULS GRAND ET FORT DANS LES MALADIES CHRONIQUES.

**Diathèses.** — Dans la **scrofule**, la **syphilis**, la **goutte**, le pouls est rarement fort; quand ce caractère existe, il constitue un signe *favorable* indiquant l'énergie persistante du système nerveux.

Rien de plus rare que le pouls grand dans les affections franchement chroniques qui épuisent les forces vives de l'économie, comme la phthisie et le cancer.

**Névroses.** — Mais on le rencontre accidentellement dans les maladies nerveuses, **hystérie**, **épilepsie**, au moment des crises; enfin c'est lui qui, uni à la fréquence, constitue les **palpitations**.

Le *pouls cardiaque* peut être, dans ces affections, en contradiction avec celui des *artères*, suivant le degré de contraction que les nerfs vaso-moteurs font subir à la tunique musculeuse des capillaires.

### III. POULS FORT DANS LES AFFECTIONS ORGANIQUES DU CŒUR.

On doit mesurer la **force** des contractions du *cœur*, non seulement par rapport à l'**intensité** du choc, mais aussi par rapport à sa **durée** et à son **étendue**.

**Sthénocardie.** — Le **pouls grand et fort** dépassant les mesures est souvent un signe d'**hypertrophie** du **cœur**.

On reconnaît qu'il y a *sthénocardie* :

A. — Quand le soulèvement systolique de la pointe du cœur devient appréciable à la vue, au toucher, et quand le retrait diastolique qui lui succède est également visible.

B. — Lorsque l'impulsion forme la moitié du temps d'une révolution totale du cœur.

C. — Quand elle se fait sentir en dépassant le mamelon.

Mais de ce que le cœur bat fortement, ce n'est point toujours une raison de croire qu'il y a *sthénocardie*.

Ainsi le **pouls du cœur** devient souvent **très fort**, quand le *refroidissement subit* de la peau, ou une affection *spasmodique* ont rendu les pulsations artérielles très faibles en resserrant les vaisseaux. Dans ce cas, il ne faut pas diagnostiquer *sthénocardie*, mais bien **spasme nervo-vasculaire périphérique.**

Au contraire le **pouls du cœur** peut n'avoir qu'une force ordinaire, tandis que les vaisseaux largement distendus par le sang donnent encore l'impression d'un pouls large et fort. C'est ce qui arrive souvent chez les vieillards, dont le pouls semble grandir indéfiniment.

Il ne faut pas alors diagnostiquer *sthénocardie*, si les signes indiqués plus haut n'existent pas, mais bien, **affaiblissement de l'innervation vasculaire**. Dans les deux cas, le renforcement doit être constaté et jugé par l'auscultation du cœur lui-même, qui est ici plus fidèle juge que le sphygmographe.

L'*hypertrophie vraie du cœur* est toujours due à un obstacle valvulaire ou artériel.

La nécessité de vaincre l'obstacle oblige le cœur à développer une plus grande force compensatrice, et l'exercice forcé entraîne une nutrition excédante d'où l'hypertrophie du tissu.

Donc toutes les fois que l'on constate une *sthénocardie* véritable, on doit rechercher la cause dans un obstacle siégeant à l'un de ces trois points : *valvules cardiaques*, — *origines artérielles et veineuses*, — *capillaires organiques*.

Si l'obstacle n'est pas aux valvules du cœur, il sera vers l'origine de quelque artère ou veine principale ; s'il ne peut se trouver sur l'arbre vasculaire, on doit le rechercher dans les capillaires organiques eux-mêmes et diagnostiquer une *sclérose rénale* ou des *capsules surrénales*, ou une *cirrhose hépatique* avec oblitération plus ou moins considérable des capillaires du foie.

Mais lorsqu'une **sclérose** ou la **cirrhose** d'un organe richement vasculaire rejette dans la circulation une portion de sang non employée, il faut distinguer deux périodes : — Dans la

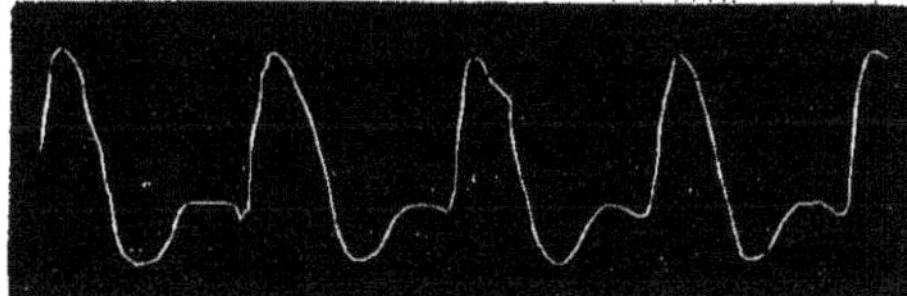

Fig. 316. — Pouls radial d'une hypertrophie du cœur.

première, la **pléthore** qui en résulte rend le **pouls grand et dur** au **poignet comme au cœur**. — Dans la deuxième, sa trop grande plénitude le rend *incompressible*.

Dans l'**hypertrophie simple** du cœur, la *sthénocardie* n'est pas constante, elle varie sous l'influence de causes occasionnelles.

Mais si la *sthénocardie* est *constante*, il faut diagnostiquer une **hypertrophie du cœur** avec **insuffisance** des **valvules aortiques** ou de la **tricuspide**.

## IV. POULS GRAND OU FORT PAR ACTION TOXIQUE OU MÉDICAMENTEUSE.

Un grand nombre de substances médicamenteuses ont pour effet de tonifier le pouls, et de lui donner, au moins pendant la première période de leur action, *grandeur*, *vivacité*, *force* ou *dureté*. Mais, règle générale : si l'on augmente les doses, ou si l'on en continue l'emploi, il y a bientôt épuisement de force et le pouls devient petit. Nous ne donnerons ici que les principales indications pour ne pas surcharger notre travail.

### SUBSTANCES POUVANT PRODUIRE LE POULS FORT.

*Aconit*, — *Adonis vernalis*, — *Adonidine*, — *Arsenic*, — *Belladone*, — *Café*, — *Camphre*, — *Cuivre*, — *Digitale*, — *Ether*, — *Gayac*, — *Iberis amara*, — *Jusquiame*, — *Kairine*, — *Laurier cerise*, — *Lycoctonine*, — *Yerba maté*, — *Mercure*, — *Nitro-glycérine*, — *Opium*, — *Paullinia* — *Plomb* (dose moyenne), — *Phosphore*, — *Stramonium*, — *Thé*, — *Valériane* (2e p.) — *Véra-*

*trine.* — Chacun de ces remèdes peut, dans la *première période* de son action, *grandir* le *pouls*, tandis qu'il le *diminue* dans son *action secondaire*, ou à dose toxique.

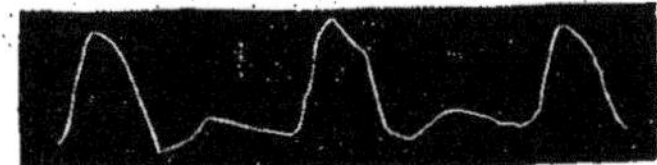

Fig. 317. — Pouls d'un homme de 65 ans.

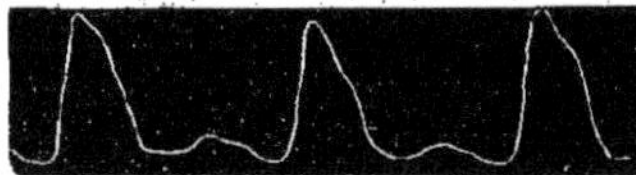

Fig. 318. — Excitation produite par le café, même sujet.

**Café et caféine.** — L'influence du *café* se fait sentir très promptement, surtout quand elle est combinée avec celle du repas. Au bout de quinze ou vingt minutes, le cœur commence à battre, la diastole artérielle retentit dans tous les organes, en même temps que l'esprit acquiert plus de vivacité et le système nerveux plus de vigueur. Cette période d'excitation dure pendant deux ou trois heures. La nuit, elle est parfois assez vive pour empêcher le sommeil.

**Kairine.** — Aux travaux de *Fischer* et de *Honnup*, nous devons ajouter ceux plus récents de M. de *Renzi*. Le savant napolitain a expérimenté la *Kairine*, à dose de 25 à 50 centigrammes, toutes les heures ou demi-heures.

Les tracés sphygmographiques pris immédiatement avant et après que la kairine a été donnée, accusent une augmentation de la force des contractions cardiaques, commençant au bout de dix minutes. Après une heure, l'augmentation est plus considérable; ces modifications disparaissent au bout de cinq heures.

**Digitale et digitaline.** — La *digitale*, dans son action primitive, en même temps qu'elle ralentit le pouls, le rend *grand* et *fort*, car le pouls reprend en énergie ce qu'il perd en fréquence.

Mais ce n'est qu'à dose *thérapeutique* que la digitale grandit le pouls; à dose *toxique*, le pouls faiblit de plus en plus et finit par disparaître.

**Thé**. — L'excitation produite par le thé retentit violemment

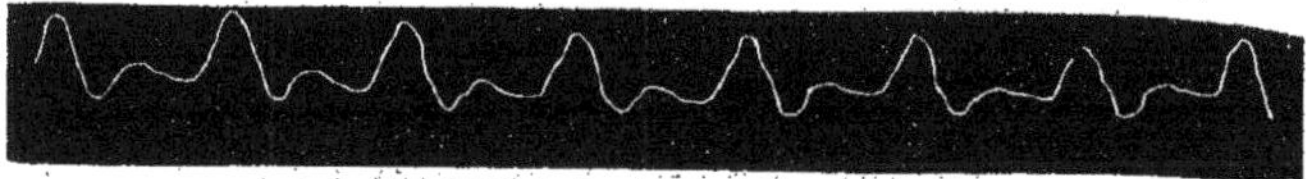

Fig. 319. — Le pouls tel qu'il était.

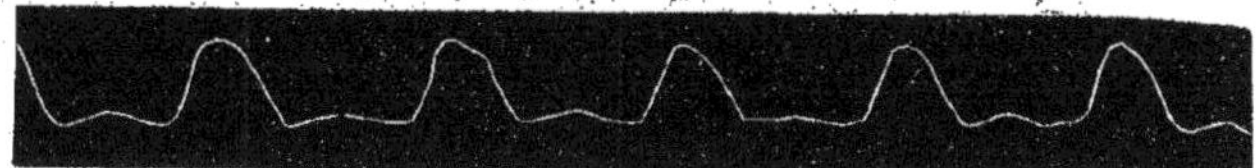

Fig. 320. — Le pouls fortifié par la digitale.

sur le cœur, et son usage habituel peut simuler une affection organique.

## II° POULS LARGE

Définition. — Le **pouls large** *est celui qui a de la grandeur et du volume tout à la fois, ou bien encore celui qui n'a que le volume sans avoir la force entière.*

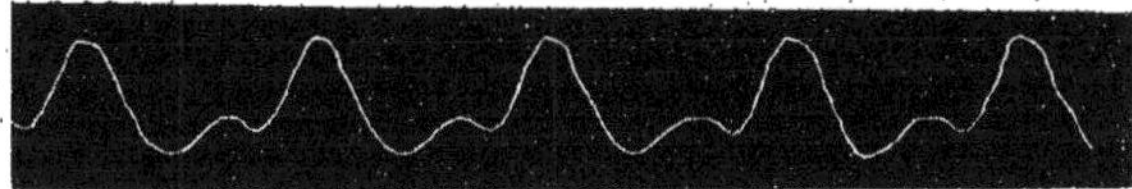

Fig. 321. — Pouls large.

On pourrait aussi bien nommer ce dernier *pouls grand* et *mou*, car il s'étale sous le doigt, donnant une sensation étendue, par suite du prolongement de la systole.

Le pouls large s'observe dans un grand nombre de *phlegmasies*, mais surtout dans la *pneumonie*. On peut même souvent distinguer celle-ci de la *pleurésie* à la simple inspection du pouls, car dans la *pleurésie* le pouls est dur et moins étendu.

Quand le pouls est à la fois *large* et *mou*, il est rare qu'il n'existe pas en même temps un bruit de souffle plus ou moins prononcé aux carotides. Aussi le docteur *Beau* l'appelait-il un *pouls à bruits*.

## III° POULS GÉANT

Définition. — *On donne ce nom au pouls dont la force et la hauteur dépassent toutes les limites physiologiques.*

**Pouls géant de l'anévrysme.** — L'anévrysme des gros vaisseaux, exploré sur la tumeur même, peut donner un pouls énorme ; je l'ai nommé *pouls géant*, car il se différentie de tous les autres par l'amplitude, non seulement de la pulsation, mais des dicrotismes qui l'accompagnent.

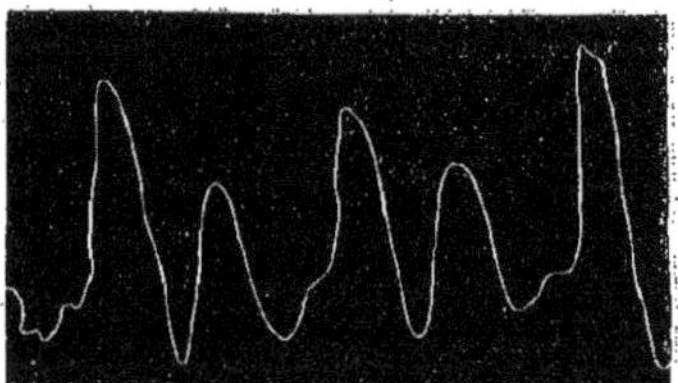

Fig. 322. — Anévrysme de la sous-clavière, pulsation de la tumeur avec ses dicrotismes énormes.

Cependant tous les anévrysmes, même de l'aorte, ne donnent pas le *pouls géant*. Il faut pour cela : 1° que la tumeur soit volumineuse ; — 2° très élastique ; — 3° qu'elle communique avec le vaisseau par un orifice très large.

**Indications diagnostiques.** — Quand ce pouls existe, le médecin y trouve des éléments pour reconnaître le volume et la forme de la tumeur.

La disparition progressive de ces battements énormes est un signe de guérison, ou du moins d'amélioration.

Le pouls grossi des anévrysmes peut servir en outre à éclairer

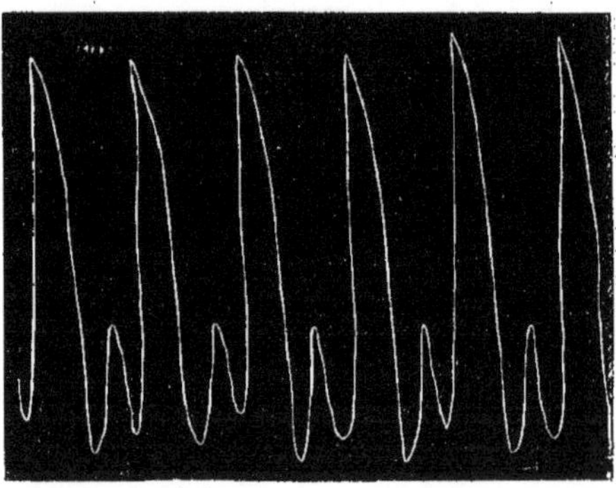

Fig. 323. — Anévrysme de la crosse aortique saillant près du sternum Battements de la tumeur.

des cas obscurs. Ainsi certaines tumeurs situées sur le trajet d'une grosse artère en reçoivent une impulsion rhythmique qui peut simuler un anévrysme; mais, dans ces cas, le pouls géant est remplacé par une ondulation plus faible que la normale, avec courbe très arrondie de la systole, à moins pourtant que la tumeur ne soit elle-même liquide et jusqu'à un certain point élastique.

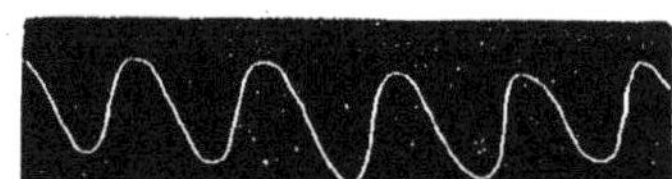

Fig. 324. — Tumeur sur le trajet de la carotide, simulant un anévrysme.

## IV° POULS VIF

DÉFINITION : — Le **pouls vif** *est celui qui joint à une certaine force, une systole rapide et courte qui surprend le doigt qui l'explore.*

On l'observe à l'état *physiologique* et *pathologique.*

### POULS VIF PHYSIOLOGIQUE.

Il est des plus fréquents et caractérise tout mouvement un peu actif, un peu subit, ou du *corps* ou de l'*âme*. Pour celle-ci, la *joie*, la *crainte*, la *frayeur*, la *colère*, l'*impressionnabilité*. De même pour le *corps*, la *course*, l'*essoufflement*, la *danse* produisent un pouls vif et animé.

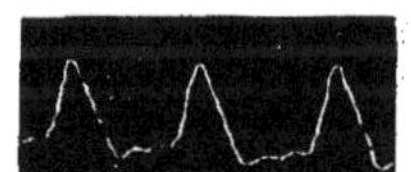

Fig. 325. — Pouls vif naturel.

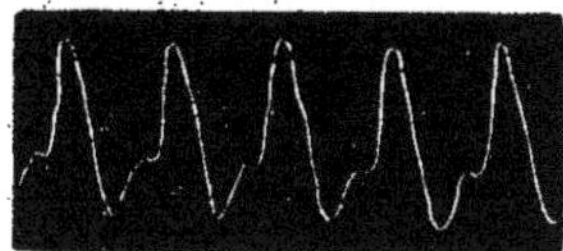

Fig. 326. — Pouls vif de la course, même sujet.

### POULS VIF PATHOLOGIQUE.

Il se rencontre aussi dans une foule de cas.

**Cœur irritable.** — Il caractérise d'abord le *cœur irritable*, c'est-à-dire cette surimpressionnabilité de l'organe, fréquente chez les enfants et les femmes qui, dépassant les limites physiologistes, lui donne une tendance à l'*hypertrophie* et à la *dilatation*. Dans ce cas, le *pouls vif* est presque à l'état habituel; il se calme pourtant pendant le sommeil de la nuit et quand le malade est dans un état de repos complet.

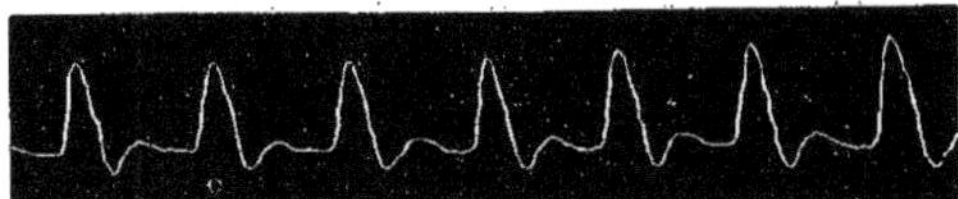

Fig. 327. — Pouls vif.

**Phlegmasies.** — On observe le pouls vif, surtout au **début** des maladies inflammatoires : — *Pleurésie,* — *Erysipèle,* — *Endocardite,* — *Péricardite,* — *Encéphalite*.

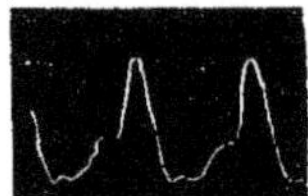

Fig. 328. — Pouls vif, au début de la fièvre.

**Fièvres**. — A la première période des fièvres éruptives, — *rougeole*, *variole*, — *scarlatine*, il a peu de valeur, à moins

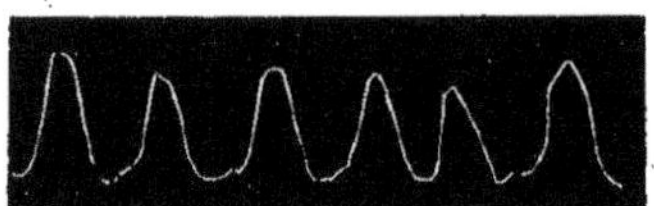

Fig. 329. — Pouls vif, péricardite au début.

qu'uni à un léger bruit de souffle, il n'indique une tendance à l'**endocardite**, fréquente comme complication.

## V° POULS BONDISSANT

Définition : — Le **pouls bondissant** *est celui qui s'élève très haut, et d'une façon si subite, que la diastole ne dure qu'un instant; il jaillit comme le ferait un jet d'eau, c'est un pouls souvent apausique.* Ce pouls se rencontre *physiologiquement* et *pathologiquement*.

### POULS BONDISSANT PHYSIOLOGIQUE.

On l'observe dans les affections vives et subites de l'*âme*; toutes les fois que l'on est surpris par une *frayeur*, une *crainte*, ou même une *joie*. Mais la *colère*, la *fureur* en sont les types les plus caractérisés.

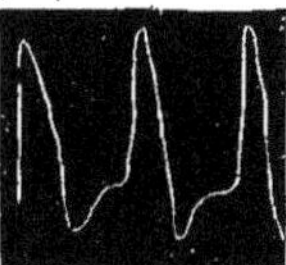

Fig. 330. — Femme, 24 ans, émotion vive. Pouls bondissant.

### POULS BONDISSANT PATHOLOGIQUE.

**Palpitations.** — Il se rencontre très souvent dans les *palpitations* nerveuses des *hystériques* et des *hypochondriaques*, où il peut aller jusqu'à simuler certaines affections du cœur. On l'en distingue néanmoins à ce qu'il disparaît complètement dans les intervalles de calme.

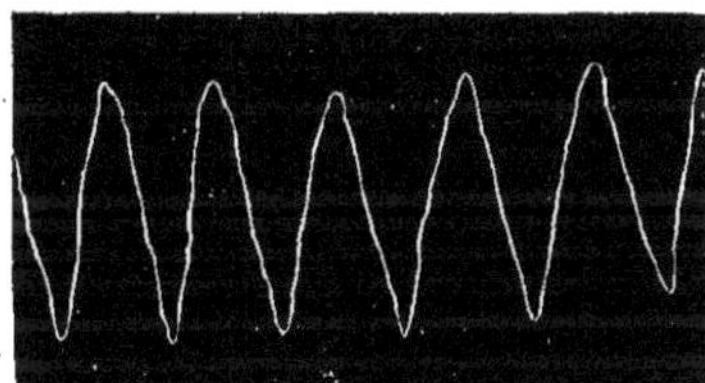

Fig. 331. — Pouls bondissant, palpitations.

**Insuffisance aortique.** — Dans l'*insuffisance aortique*, le *pouls bondissant* se manifeste avec des caractères bien nets.

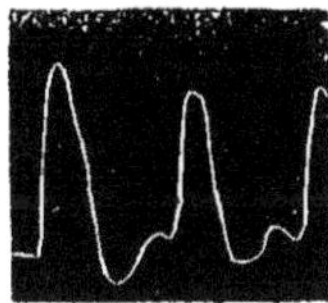

Fig. 332.

Le cœur, hypertrophié, chasse le sang avec grande force, puis la colonne sanguine, ne trouvant aucun soutien, retombe rapidement au fond des ventricules. Ce pouls varie beaucoup de force, suivant que le malade est agité ou en repos. Son tracé est souvent caractéristique, car le sommet se transforme en pointe aiguë. Mais l'*insuffisance mitrale* peut donner aussi un *pouls fusiforme*, quant le cœur hypertrophié fournit une vive impulsion. — D'autre part, dans l'insuffisance aortique, les caractères ne sont point toujours aussi tranchés; et plus d'une fois vous trouverez cette lésion coïncidant avec un pouls qui n'aura rien de caractéristique, si ce n'est d'augmenter de force quand le malade est couché, de diminuer quand il est levé; c'est ce qui arrive quand le cœur est mou, dilaté.

**Rhumatisme aigu.** — Lorsque, dans le cours d'un *rhumatisme articulaire aigu*, le *pouls* déjà *fréquent* devient *bondissant* et *dépressible*, c'est un signe de *métastase cardiaque*, et l'exploration de l'organe doit y démontrer une *endocardite* ou une *péricardite* commençante.

**Goître exophthalmique.** — Un très bel exemple du *pouls bondissant* est celui qu'on observe dans le *goître exophthalmique* examiné aux *carotides*. Il est remarquable par sa force et son impétuosité, mais il n'a point le sommet aussi aigu, aussi effilé que le précédent. Il est néanmoins caractéristique, surtout si on l'observe à son lieu d'élection, aux *carotides*. Ce pouls varie peu, et même, dans le repos le plus complet, il offre un type continu.

---

## VIe POULS DUR.

DÉFINITION : — Le **pouls dur** *est celui qui est fort, mais presque sans élasticité.*

Il résiste sous le doigt, prolonge sa diastole et présente même parfois un plateau, ce qui l'empêche d'être grand.

On l'observe : 1° chez les *vieillards*, dont les artères tendent à la *sclérose;* le plateau est fort accusé.

2° Au début de certaines **phlegmasies** *intenses.*

3° A la **fin** de la **grossesse**, surtout chez les *primipares.* Il doit alors faire craindre le développement de l'albuminurie ; aussi le trouve-t-on dans la **néphrite albumineuse** et au début de l'**urémie.**

4° Dans l'empoisonnement par un certain nombre de substances, dont les principales sont :

*Aconit,* — *Belladone,* — *Bryone,* — *Café,* — *Chélidoine,* — *Convallaria,* — *Cuivre,* — *Digitale,* — *Fer* (dose physiologique,)

— *Jusquiame*, — *Kairine*, — *Plomb* (dose moyenne), — *Salicylate de soude*, — *Stramonium*, — *Viscum album;* mais, de toutes ces substances, la plus importante et la plus connue dans ses effets c'est le *plomb*.

**Plomb.** — Un *pouls dur*, tel que l'on n'en observe dans aucune autre maladie, à *plateau* un peu *large*, à *bords* parfois *crénelés* et *serratiques*, coïncidant avec des douleurs abdominales intenses, est un signe presque certain de *colique de plomb*. Ce pouls existe chez plus de la moitié des malades atteints de coliques saturnines.

*Stoll* compare ces pulsations à un fil de fer très tendu, qui frapperait le doigt par un mouvement égal, lent et vibrant.

En même temps que la *dureté*, on observe l'*ampleur* du pouls et sa *lenteur*. En disant *ampleur*, nous voulons dire la prolongation de la *systole*.

**Pronostic.** — Ce pouls offre d'autant plus de lenteur et de dureté que la colique est plus vive. S'il *persiste* pendant l'*accalmie*, pronostiquez une *nouvelle crise*. Lorsque le pouls reprend sa fréquence et sa souplesse ordinaires, c'est un signe que le malade entre en convalescence et que les rechutes ne sont plus à craindre. Cet état du pouls survient sans inflammation du cœur, ni altérations valvulaires.

**Digitale.** — Le *pouls grand* de la *digitale* diffère du pouls *dur* du *plomb*, en ce qu'il est *moins résistant*, *plus souple* et *plus lent* encore que lui. Son plateau est plus aigu, il n'est jamais crénelé. Du reste, l'absence de colique abdominale avec *constipation* suffit pour compléter le diagnostic.

---

### VII° PALPITATIONS ARTÉRIELLES.

DÉFINITION: — *On donne le nom de* **palpitations artérielles** *à tous les battements exagérés des grosses artères, sensiblement perçus par les malades.*

Les **palpitations artérielles** sont plus rares que celles du cœur.

SIÈGE : — On les observe, de préférence, 1° aux artères *temporales*, aux *carotides*, chez les sujets sanguins, et pendant les crises de *migraine*; — dans l'*aorte abdominale* chez les *hystériques* et les *hypochondriaques*.

[1] TANQUEREL DES PLANCHES. *Traité des maladies de plomb*, t. I, p. 429

2° Dans les artères des membres, lorsqu'ils sont atteints de *phlegmons*, de *panaris* ou de tumeurs très vasculaires, mais alors ce sont bien plutôt des battements que des palpitations, car ils gardent leur régularité.

3° Enfin, dans la plupart des artères du corps, chez les personnes nerveuses ou les convalescents, à la suite d'une émotion ou du moindre mouvement.

### PALPITATIONS CAROTIDIENNES.

**Eclampsie.** — Elles sont très prononcées dans l'**éclampsie** des enfants ; d'où l'indication naturelle de les **comprimer** pour diminuer l'abord du sang au cerveau.

**Goître exophthalmique.** — Elles sont *continues* dans le **goître exophthalmique**, dont elles constituent un signe pathognomonique.

**Migraines.** — A la *carotide interne*, ces palpitations se font parfois ressentir avec beaucoup de force. Par le coude prononcé que subit cette artère en entrant dans la boîte cranienne, elle reçoit du sang un choc subit, qui retentit dans la tête comme un coup de bélier, et fait éprouver une sensation fort pénible dans les *céphalées congestives*.

### PALPITATIONS ÉPIGASTRIQUES.

On observe parfois aussi à l'*épigastre* des battements isochrones à ceux du cœur. Le soulèvement et le retrait alternatifs sont souvent très prononcés et visibles à l'œil ; la main au contraire ne les retrouve qu'avec peine au toucher. Leur étendue est ordinairement assez grande, ils peuvent remonter jusqu'au cœur.

Fig. 333. — Battements épigastriques.

**Étiologie.** — Les *palpitations artérielles* reconnaissent les mêmes causes que celles du cœur. Ce sont des troubles fonctionnels réflexes, qui dépendent tantôt d'une hypéresthésie simple ou constitutionnelle (palpitations nerveuses); tantôt d'une hypéresthésie déterminée par une cause ou lésion organique (palpitations symptomatiques).

La plupart des auteurs modernes ont décrit ce phénomène comme une des nombreuses manifestations protéiformes du *nervosisme : gastralgie, hystérie, hypochondrie.*

Le docteur MACARIO[1] en a fait dernièrement une espèce morbide, une maladie idiopathique, dont la cause première serait une anomalie fonctionnelle des *nerfs vaso-moteurs.*

Quant aux causes occasionnelles, il reconnaît qu'elles sont les mêmes : *émotions morales,* — *excès débilitants,* — suppression des *flux habituels,* — *grossesse,* — *fièvre intermittente,* — respiration de *poussières irritantes,* etc.

Je regarde, pour ma part, la pulsation abdominale comme un pur symptôme et non comme une espèce morbide ; je la rattache surtout à l'*hystérie,* à l'*hypochondrie,* puis à la **diathèse goutteuse ou acide** portée sur le système nerveux du grand sympathique, sur le plexus solaire ou les plexus abdominaux de second ordre; cela posé, je reconnais alors, avec le docteur *Macario,* que cette affection est déterminée par un certain degré de *parésie* des *vaso-moteurs aortiques,* comme il arrive pour les carotides lorsqu'on a coupé ou contusionné le ganglion cervical supérieur.

C'est en effet l'*aorte abdominale,* qui est le siège de prédilection de la pulsation abdominale. Quelquefois, mais rarement, on observe cette dernière sur les *artères iliaques,* les *rénales,* la *splénique.*

**Diagnose** : — La clinique peut tirer des palpitations artérielles un certain nombre de signes précieux ; ainsi :

1° **Hémorrhagie critique.** — Les battements ou **palpitations** des **artères** de la **face** ou du **cou,** dans le cours d'une maladie aiguë, **pneumonie** ou **fièvre continue,** indiquent une crise prochaine par *épistaxis.*

Les **palpitations épigastriques** ou **abdominales** peuvent encore indiquer une crise par *hémorrhagie*[2], *nasale* ou *intestinale.*

2° **Délire.** — Des **palpitations artérielles** autour de l'**ombilic** ou aux **hypochondres** sont souvent un précurseur du *délire*[3] dans le cours des affections aiguës.

[1] MACARIO. Soc. de méd. de Lyon. août 1865.
[2] PROSPER ALPIN. *De præsagiendâ morte et vitâ ægrotantium,* 1 vol. in-4°, p. 83.
[3] Id., p. 412.

3° **Aortite.** — Si des battements aortiques se font sentir au creux épigastrique, avec fréquence du pouls dans l'intervalle des crises et sans douleurs gastro-intestinales, on doit penser à une *aortite* aiguë ou subaiguë.

4° **Dyspepsie.** — Si des palpitations aortiques surviennent sans douleur et sans fièvre, c'est qu'il s'agit d'une affection nerveuse ou d'une *goutte anomale* envahissant le système nerveux.

5° **Battements menstruels.** — Des battements aortiques sans douleur ni fièvre peuvent survenir chez les femmes pendant l'*époque* des *règles*; plus souvent ils précèdent l'apparition des menstrues.

6° **Battements de grossesse.** — On les remarque au début et dans la période moyenne de la *grossesse.* Dans ce cas, ils dépendent souvent de la pression exercée sur l'artère aorte par l'utérus gravide.

7° **Anévrysmes, tumeurs.** — Des battements aortiques, sans fièvre ni affection nerveuse, avec ou sans douleur locale, indiquent : soit un *anévrysme aortique*, soit une *tumeur*, un *kyste* ou un *abcès*, développé précisément sur le trajet de l'aorte et la comprimant. On distinguera l'*anévrysme* des *tumeurs* circonvoisines, parce que les battements seront *diastoliques* et que l'expansion dépassera en étendue le calibre ordinaire du vaisseau.

8° **Insuffisance aortique.** — Des battements aortiques sans douleur, ni fièvre, ni tumeur, à battements saccadés, subits, courts et brusques indiquent une *inocclusion permanente des valvules aortiques.*

Ces battements ont leur maximum d'intensité à la région ombilicale ; ils sont mal limités, allongés, occupant parfois le trajet de l'aorte, jusqu'à sa bifurcation.

Leur intensité va souvent en augmentant de haut en bas, ce qui n'existe pas dans l'anévrysme.

Enfin ils sont rarement diastoliques comme ceux des tumeurs anévrysmales, ou, s'ils paraissent diastoliques, l'expression ne dépasse pas le calibre du vaisseau.

9° **Colique de plomb.** — Des battements *aortiques* très *durs*, siégeant au creux épigastrique et s'étendant parfois jusqu'à l'*ombilic* coïncidant avec des *douleurs* abdominales très vives et de la *constipation*, doivent faire porter comme diagnostic : *colique de plomb*.

10° **Entérite.** — Quand l'artère aorte fait sentir des battements au creux épigastrique, et que ces battements accidentels s'accompagnent de *fièvre* et de *douleurs abdominales* surtout *après le repas*, ils sont un signe d'*entérite*. Ils sont analogues aux battements de la *carotide* dans la *cérébrite* et de la *radiale* dans le *panari*.

11° **Kystes adhérents de l'ovaire.** — Lorsque dans un *kyste de l'ovaire*, aux trois quarts vidé, l'on voit les battements de l'*aorte abdominale* communiquer au liquide une ondulation prononcée, c'est qu'il existe des *adhérences profondes* entre le *kyste* et le *péritoine* pariétal postérieur. L'opération sera laborieuse, si l'on doit faire l'ovariotomie.

## POULS PETIT ET FAIBLE (*asthénocardie*).

Définition : — Le **pouls faible**, considéré *en général, est celui qui provient de la faiblesse des contractions du cœur.*

On le reconnaît à l'exploration soit du cœur, soit de l'artère. L'exploration du cœur donne les caractères suivants :

A. — Les battements cardiaques sont extrêmement petits ; parfois même on ne peut ni les voir ni les sentir au palper ; ou, s'ils sont perçus, c'est uniquement à la pointe du cœur.

B. — Le premier bruit est sonore, bref, parfois soufflant ; le second bruit est faible, aphone, ou même nul ; on n'entend alors qu'un seul bruit du cœur.

L'exploration de l'artère donne aux deux radiales un pouls également *faible* et facilement *dicrote*.

Division : — Le pouls **faible** nous offre treize variétés.

1° **Petit.**
2° **Mou.**
3° **Languissant.**
4° **Défaillant.**
5° **Opprimé.**
6° **Concentré.**
7° **Incompressible.**
8° **Myure.**
9° **Diffluent.**
10° **Obscur.**
11° **Vermiculaire ou formicant.**
12° **Filiforme.**
13° **Asphygmie.**

Le pouls faible présente encore divers types, par suite de son union avec d'autres caractères, fréquence, rareté, etc.

---

### 1° POULS PETIT

Définition : — Le **pouls petit** *est celui dont la systole ne peut s'élever que très peu au dessus de la ligne d'ensemble.*

Le **pouls petit** peut être **physiologique** ou **pathologique** ;

il se confond assez souvent avec le *pouls faible* pour que, tout en les distinguant, nous les réunissions dans une même description; ce dernier indique plus de *mollesse*.

## POULS PETIT PHYSIOLOGIQUE.

On le trouve : 1° chez les enfants de 1 à 5 ou 6 ans.

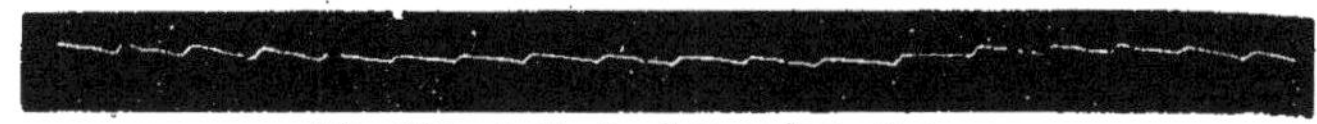

Fig. 334. — Pouls d'un enfant d'un an.

1° Les enfants plus jeunes, pendant la première année de leur vie, ont le pouls *faible* et *mou*. La différence se montre dans la *systole*, dont l'*ascension* est rapide, presque *droite*, chez les premiers, tandis qu'elle est *lente* et *oblique* chez les derniers.

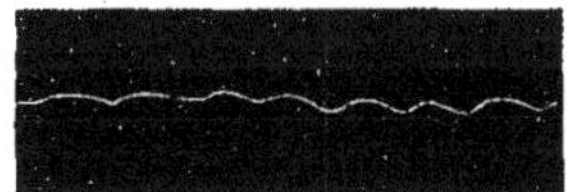

Fig. 335. — Pouls petit et mou, enfant de 9 mois.

2° Les personnes de petite taille conservent ordinairement le pouls petit toute leur vie.

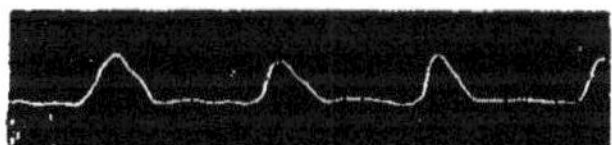

Fig. 336. — Pouls d'une femme de 28 ans, petite de taille.

3° D'autres sujets, par suite d'une certaine idiosyncrasie, ont des artères filiformes; leur pouls radial est d'une extrême petitesse, sans que l'on doive en tirer aucune induction fâcheuse.

Ces dispositions intimes sont à connaître par le médecin, afin de réserver son jugement. En effet :

*La petitesse non outrée du pouls*, unie à la *fermeté* d'ascension de la systole, indique la *petitesse* de l'*artère;* la petitesse de l'artère indique à son tour la prédominance des fonctions vitales, c'est un *pouls naturel.*

Les personnes *grasses* paraissent avoir le pouls petit, sans qu'on puisse néanmoins en affirmer la réalité, à cause du tissu cellulaire abondant dans lequel disparaît l'artère et s'éteint son battement.

6° **Privation de nourriture. Athrepsie.** — Il suffit qu'un sujet soit à jeûn depuis longtemps pour que le pouls devienne *petit*, *faible* et *lent;* cette *faiblesse* devient presque proportionnelle au degré de l'abstinence; ici nous observons le pouls *faible* et non pas seulement le pouls *petit.* Le *dicrotisme* disparaît le premier, puis le *pouls ventriculaire* lui-même s'abaisse de plus en plus et tend à s'effacer.

**Diagnose** : — Lorsque chez un convalescent, paraissant bien du reste, le pouls faiblit au lieu de grandir, si le sphygmographe indique un pouls sans dicrotisme, soupçonnez aussitôt une *athrepsie* et cherchez à ranimer la nutrition.

7° **Convalescence.** — Le pouls *petit* et *faible* de la convalescence est un pouls analogue, mais il est à la fois *petit* et *souple,* facilement dicrote et tend à grandir, à se régulariser au lieu de diminuer; il est *progressif.*

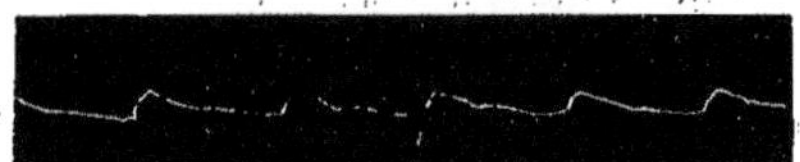

Fig. 337. — Convalescence, pouls petit.

## POULS PETIT PATHOLOGIQUE.

On devra l'étudier : 1° dans les *maladies aiguës*, — 2° les *maladies chroniques*, — 3° les *affections* du *cœur*, — 4° les *empoisonnements.*

### 1° MALADIES AIGUËS.

**Douleur.** — La douleur, sans doute, n'est pas une maladie par elle-même, c'est un *syndrome*, mais elle accompagne un grand nombre de maladies surtout aiguës : *coliques*, *phlegmasies*, *névralgies.* Or, quand une *douleur extrême* surgit dans un organe, le pouls devient aussitôt *petit* et plus tard *défaillant;* son pronostic est alors celui qu'indique la cause du mal et la persévérance de son action. « *Quandò dolores alicubi ferociunt, statim pulsus parvi fiunt.* » [*Baglivi.*]

**Fièvres.** — Quand le pouls, d'abord fort et fréquent dans une une *fièvre continue* ou *éruptive*, devient progressivement de plus en plus *petit*, sans perdre sa fréquence, c'est un signe grave. Si la *fréquence* augmente avec la *petitesse*, le pronostic est plus grave encore.

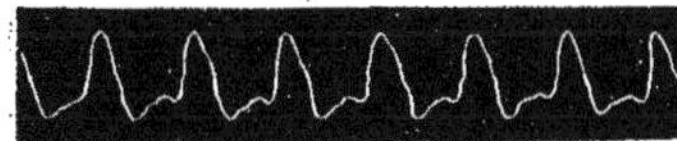

Fig. 338. — Fièvre typhoïde, pouls de plus en plus petit. Deuxième jour.

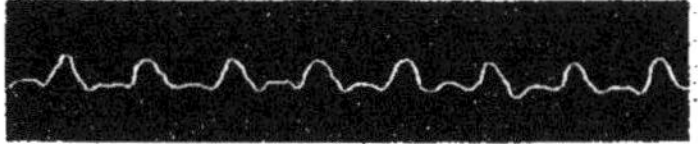

Fig. 339. — Sixième jour.

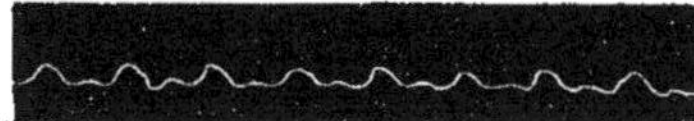

Fig. 340. — Huitième jour.

Si au contraire, dans le cours de ces maladies, le pouls devenu très faible et fréquent tend à être plus fort, plus lent, c'est un signe d'amélioration et de déclin du mal.

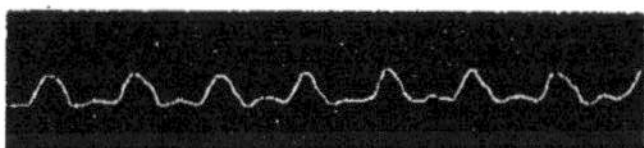

Fig. 341. — Même sujet, pouls grandissant. Neuvième jour.

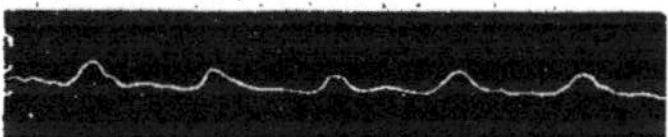

Fig. 342. — Douzième jour.

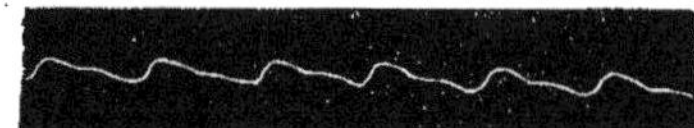

Fig. 343. — Quatorzième jour.

**Pouls critique.** — Le pouls *petit* et *faible*, survenant vers la *fin* d'une maladie *aiguë*, est parfois l'indice d'une *crise par les urines*, surtout si le malade éprouve en même temps une sensation de *froid*.

**Affections stomacales.** — Un *pouls petit* et *concentré* indique souvent une *maladie de l'estomac*. « *In stomachi morbis, parvus etiam fit pulsus* », a dit encore *Baglivi*. Mais on l'observe surtout dans les affections douloureuses de cet organe, *gastralgie* et *cardialgie*, et dans l'état *nauséeux* avec ou sans vomissements.

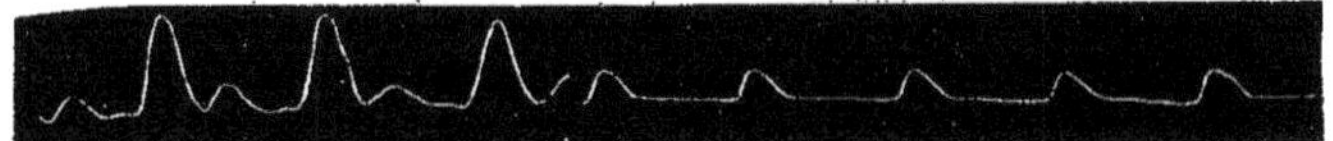

Fig. 344. — État normal, état nauséeux, même sujet.

**Phlegmasies.** — Le pouls *petit* au début de l'*érysipèle*, ou de la *diphtérite*, fait présager une certaine gravité de la maladie.

Il en serait de même si le pouls, d'abord assez fort, devenait bientôt de plus en plus *petit sans perdre sa fréquence.*

Dans tous ces cas, le pouls est l'**indice révélateur de l'état des forces.**

**Endocardite** et **péricardite**. — Le *pouls petit*, *faible*, *irrégulier*, avec *tendance syncopale*, se rencontre dans les *endocardites* et *péricardites* graves. Au *début*, cela dénonce que le tissu musculaire du cœur participe à l'inflammation, entravant ainsi le fonctionnement de l'organe. Dans le *cours* de la maladie, ce pouls indique la formation d'un épanchement qui gêne par pression directe les mouvements du cœur.

Fig. 345. — Homme de 35 ans, endocardite aiguë grave.

Le pronostic est toujours sérieux.

**Myocardite des fièvres graves.** — « Dans la *myocardite parenchymateuse*, il n'y a pas d'excès de tension, pas de rupture d'équilibre entre les deux parties correspondantes de l'arbre circulatoire, mais la circulation générale est affaiblie comme le cœur lui-même. Les ventricules se contractent sans énergie, la tension vasculaire diminue probablement dans tous les vaisseaux, et les effets de la pesanteur se faisant sentir avec une intensité insolite, on voit se dérouler tous les phénomènes de l'hypostase [1]. »

**Diagnose.** — *Un pouls très faible, sans force de tension, d'une*

[1] Hayem. *Des myocardites*. Arch. de physiol., t. III, 1853, p. 577.

*grande fréquence, parfois irrégulier, survenant dans le cours des fièvres graves, indique une myocardite.*

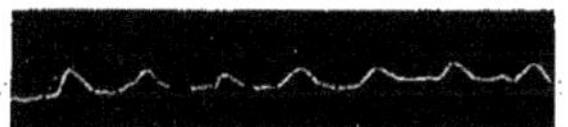

Fig. 346. — Fièvre typhoïde myocardite mortelle. Dix-septième jour.

**Prognose.** — La *myocardite parenchymateuse* rend le *pronostic* plus *grave ;* elle expose à la *mort subite* par *syncope* et par *asphyxie.* Elle complique parfois en outre la maladie des accidents de l'*hypostase : congestions, œdèmes* du *poumon* ou des *membres : gangrène* par décubitus, etc.

**Indication thérapeutique.** — 1° Ranimer la circulation du cœur par les stimulants diffusibles et surtout le bon vin ; — 2° combattre l'inflammation par l'*aconit,* le *gelseminum,* le *quinquina ;* — 3° prévenir les accidents de décubitus en changeant souvent le malade de position et par l'emploi du matelas d'eau.

ARTÉRITE TERMINALE DES FIÈVRES GRAVES.

**Artérite oblitérante.** — Si, vers la fin d'une fièvre grave, ou même pendant la convalescence, le pouls d'*une artère seulement* [*brachiale, crurale, poplitée,* etc.] devient très *faible* et perd son amplitude, avec *douleur* et *dureté* sur le trajet du vaisseau, il s'agit d'une *artérite typhoïde oblitérante ;* le *pronostic* est grave, car il peut annoncer la *gangrène* très prochaine du membre.

**Artérite pariétale.** — Mais si la *diminution* des battements est précédée pendant quelques heures d'une *exagération* marquée de leur amplitude, et si l'on observe l'*absence* de cordon dur, c'est que l'*artérite* est *pariétale* au lieu d'être *oblitérante.* Le *pronostic* de cette forme est bien moins sérieux ; elle se termine par résolution et n'entraîne pas la gangrène.

**Méningite.** — Le pouls peut être fort au début d'une méningite ; mais dès que le deuxième stage arrive, il devient *petit, faible,* souvent aussi *irrégulier.*

**Fractures** des **vertèbres** du **cou.** — On remarque du reste cette faiblesse du pouls dans toutes les affections irritant les *cordes spinales : myélites aiguës,* spontanées ou traumatiques de la *région cervicale supérieure,* etc.

**Goutte.** — Les accès de cette maladie donnent le plus souvent un *pouls petit* et *fréquent*, surtout quand les douleurs sont vives et dans les accès de *goutte métastatique* portée sur des organes nobles.

**Ictère.** — La forme *grave* de l'ictère donne presque toujours un *pouls petit;* et parfois aussi la forme commune, surtout s'il y a douleurs fréquentes au foie ou à l'épigastre.

**Asphyxie terminale des maladies.** — Lorsque le pouls, d'abord fort et vibrant, se montre de plus en plus petit dans la deuxième période de la *pleurésie*, de la *pneumonie* et du *croup*, il annonce à la fois la *paralysie* du *cœur* et l'*asphyxie progressive.*

**Gangrène.** — Dans la période d'*acmé* d'un *phlegmon* ou d'un *érysipèle,* le pouls qui change subitement pour devenir très petit et très fréquent, fait redouter la *gangrène* de la région malade ou la *mort prochaine.*

**Rechutes.** — Lorsque, sur le *déclin* des maladies aiguës, le *pouls* conserve sa *petitesse*, on doit juger la *convalescence imparfaite* et prédire une *rechute probable*, surtout s'il reste de la *fréquence* en même temps que *petitesse.*

**Fièvres éruptives, Albuminurie.** — Après les *fièvres éruptives,* si le *pouls* reste *petit* et *fréquent*, on doit examiner aussitôt les urines au point de vue de la *néphrite albumineuse,* qui est la complication la plus habituelle.

On observe encore la petitesse du pouls souvent unie à une grande fréquence dans les maladies suivantes :

**Scorentérasie.** — La *scorentérasie* est la rétention des matières fécales chez les *femmes en couches;* ce syndrome peut simuler une péritonite à s'y méprendre, et le médecin devra bien se garder de cette erreur, car on voit cesser tout accident et le pouls reprendre son ampleur dès que les matières fécales ont recouvré leur cours habituel.

**Étranglement herniaire.** — Dans la *hernie étranglée,* la petitesse du pouls coexiste souvent avec la péritonite, et dans ce cas on ne la voit pas cesser de suite, alors que l'étranglement est levé et que les matières sont évacuées; c'est là un signe précieux, l'œuvre du chirurgien est terminée, celle du médecin doit continuer, et l'*opium* à forte dose peut encore souvent guérir.

**Péritonite.** — Dans la *péritonite,* la petitesse du pouls commence presque au début et dure jusqu'à la fin, si l'affection est mortelle; sa persistance indique la gravité du mal. L'irritation excessive des plexus du grand sympathique explique alors et la fréquence et la petitesse du pouls.

### 2° POULS PETIT DANS LES MALADIES CHRONIQUES.

L'**asthénocardie** est le partage de toute faiblesse générale; dès que le sang s'appauvrit, le pouls devient petit et faible, aussi garde-t-il ce caractère dans toutes les *cachexies*, il se montre *proportionnel à l'usure des forces*.

**Goutte.** — Chez les *goutteux*, dit le professeur *Stockes*, le pouls est souvent *petit* pendant les *crises*.

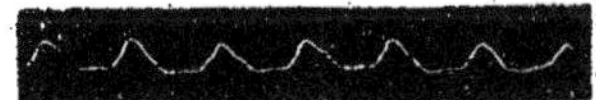

Fig. 347. — Pouls d'un goutteux de 68 ans, pendant l'accès.

Lorsqu'il reste tel *habituellement*, en dehors des accès de goutte, il indique une *dilatation excentrique* du *cœur*.

**Phthisie.** — Le pouls devient petit chez les *phthisiques :* 1° à cause de l'athrepsie à laquelle ils sont sujets; 2° par suite de l'épuisement que produisent la toux et la fièvre habituelles, l'expectoration purulente, la diarrhée, les sueurs nocturnes; 3° vers la fin de la maladie, il s'y joint une atrophie musculaire qui envahit le cœur aussi bien que les autres muscles.

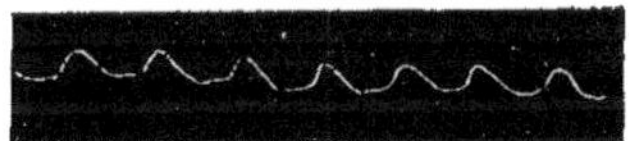

Fig. 348. — Jeune fille de 26 ans, phthisie, deuxième degré.

**Cancer.** — Le *cancer* agit comme la phthisie; il amoindrit le pouls avec l'épuisement progressif des forces. Mais son action se fait principalement sentir lorsqu'il attaque l'estomac ou l'intestin, à cause de l'inanition qui en résulte fatalement.

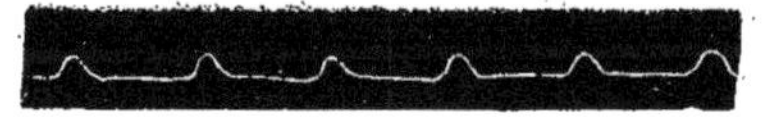

Fig. 349. — Homme de 60 ans, cancer du pylore.

Ce pouls est entièrement dénué de dicrotisme, à cause de l'athrepsie.

**Sclérodermie.** — La *sclérodermie* étant caractérisée par un spasme prolongé des artères, il est évident que le pouls doit se montrer petit dans toutes les parties atteintes par le mal. Mais, au bout d'un certain temps, une nouvelle cause vient s'ajouter à la première; c'est l'engorgement, l'induration du tissu cellulaire voisin, qui comprime à son tour les vaisseaux et empêche leur expansion. Pourtant on n'observe point de plateau.

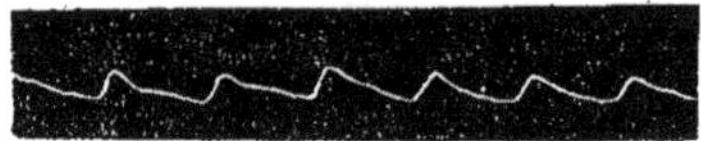

Fig. 350. — Homme de 30 ans, sclérodermie des poignets.

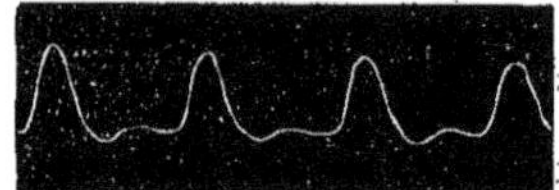

Fig. 351. — Homme du même âge, sain.

**Atrophie musculaire générale progressive.** — Il est peu de maladies qui donnent lieu à un pouls plus absolument petit. En effet, les muscles de la vie organique participent à l'atrophie générale, et les enveloppes artérielles, les muscles du cœur eux-mêmes n'en sont pas exempts.

Mais il y a des degrés dans la maladie, et le pouls comme les muscles ne diminue que progressivement.

Voici par exemple le pouls d'un homme de vingt-huit ans encore au début de la maladie :

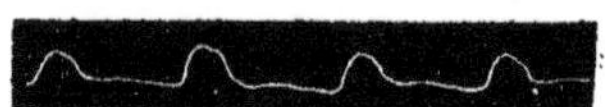

Fig. 352. — Atrophie musculaire progressive, début.

Puis nous donnons celui d'un jeune homme de dix-sept ans, arrivé à la dernière période, alors que le cœur lui-même est atrophié :

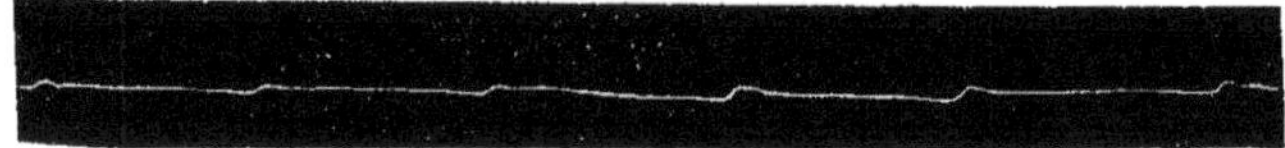

Fig. 353. — Atrophie musculaire, dernier degré.

Il ne faut cependant pas désespérer même alors de la guérison, car j'ai pu sauver le jeune malade dont il est question par l'emploi de l'*iodure d'arsenic*, du *phosphore* et de l'*hyper-nutri-*

*tion*. Cependant le sujet était arrivé à une telle atrophie qu'il ne pesait plus que 30 kilos, et que l'on pouvait à peine reconnaître son cœur à l'auscultation.

**Mal perforant**. — *Péan* et *Delsol* ont attribué à des lésions vasculaires antérieures le *mal perforant*.

En effet *Dolbeau* a reconnu par le sphygmographe que les artères de la jambe malade ne donnent que des battements *faibles* et *petits*, avec le tracé particulier des ossifications artérielles, c'est-à-dire le *plateau* du sommet.

Mais cet état du vaisseau est-il cause ou effet? c'est ce qui n'a point encore été élucidé.

**Pronostic**. — Dans tous les cas, le pronostic est assez sérieux et la guérison difficile.

**Spermatorrhée**. — Un pouls *très petit*, *lent* et *languissant* chez un adulte ne paraissant atteint d'aucune maladie, mais seulement triste et abattu, doit faire soupçonner que le sujet est atteint de *spermatorrhée* ou de *pertes prostatiques* abondantes, dont il peut ignorer l'existence, si elles ont lieu vers la fin des garde-robes ou bien en urinant.

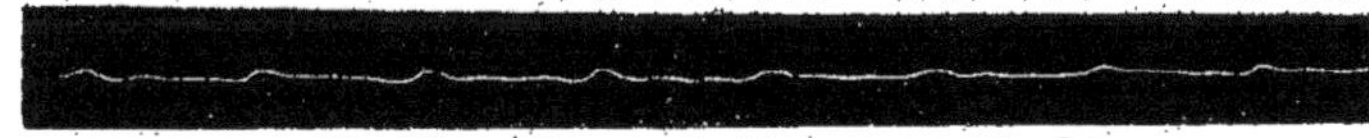

Fig. 354. — Homme de 35 ans spermatorrhée.

**Anémies**. — Les hémorrhagies, les saignées répétées, les pertes de sang profuses, et généralement tous les flux abondants ou de longue durée produisant l'*anémie*, donnent au pouls un caractère de *petitesse habituelle* et le plateau qui indique le rétrécissement artériel.

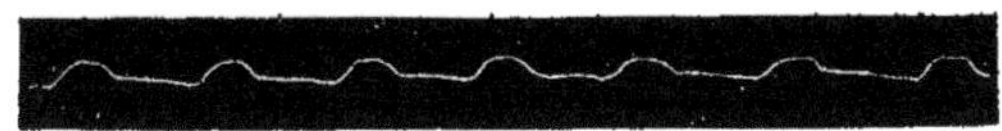

Fig. 355. — Anémie hémorrhagique.

Il y a dans ce cas un effet tout mécanique, la diminution de la totalité du sang.

L'*olighœmie* amène le retrait des artères et du cœur, puisque aucun vide ne peut exister dans leur cavité, et qu'en outre les parois artérielles sont très contractiles. De là des battements moindres avec un pouls plus ou moins petit.

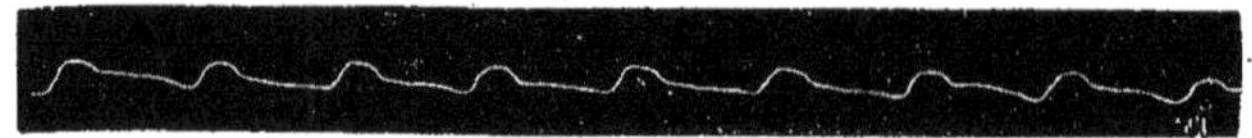

Fig. 355. — Anémie diathésique.

**Chlorose.** — La *chlorose* s'accompagne d'un pouls petit; comme celui des anémies, il offre souvent au sommet de la systole un plateau indiquant le *rétrécissement léger de l'orifice aortique*, car l'aorte, éprouve un retrait marqué par *olighœmatie* et diminution de la densité du sang.

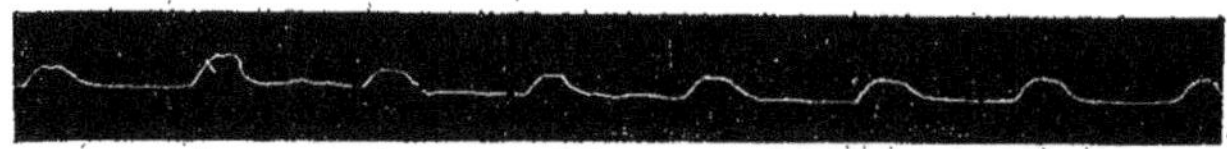

Fig. 356. — Chlorose, pouls petit.

**Hystérie.** — On observe parfois un pouls fort petit dans la grande crise hystérique, au point de laisser craindre une complication grave, mais ces phénomènes sont passagers et ne doivent pas faire porter un pronostic fâcheux.

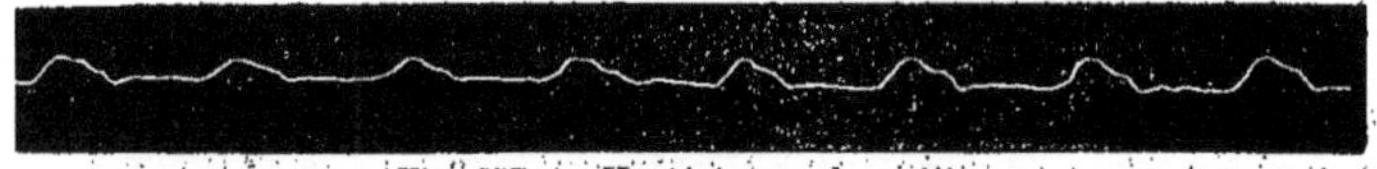

Fig. 357. — Hystérie, pouls petit.

**Affections mentales.** — Dans les affections déprimantes, *tristesse, chagrin, envie, dépit*, et dans les vésanies correspondantes, *hypocondrie, mélancolie, manie*, le pouls devient *souvent* très petit, hors de proportion avec l'âge du sujet et avec sa santé apparente. Voici, *par exemple*, le pouls d'un homme de 36 ans, sous l'influence d'une *monomanie suicide :*

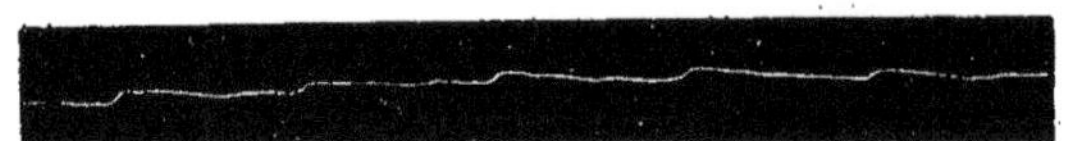

Fig. 358. — Pouls petit, monomanie suicide.

### RÉTRÉCISSEMENT DES ARTÈRES.

Quand une artère est rétrécie par *compression, spasme, arrêt de développement*, le pouls de cette artère devient *petit* et *faible*, et la région correspondante éprouve les accidents de l'*ischémie*.

**Rétrécissement mécanique.** — Une *tumeur*, un *cancer*, une *luxation*, une *exostose* sur le trajet d'une artère, rétrécissent son calibre et rendent le *pouls petit.*

**Rétrécissement atrophique.** — L'atrophie d'un membre atrophie aussi l'artère correspondante. Le *pouls* est toujours *petit;* souvent il offre un plateau comme le rétrécissement aortique, mais l'artère correspondante n'en a pas. On observe ce fait à la suite de l'apoplexie et des vieux rhumatismes.

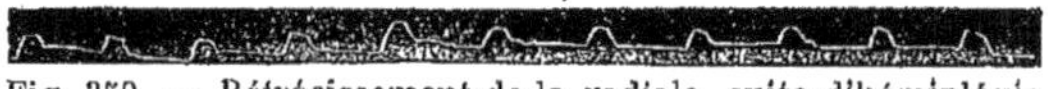

Fig. 359. — Rétrécissement de la radiale, suite d'hémiplégie.

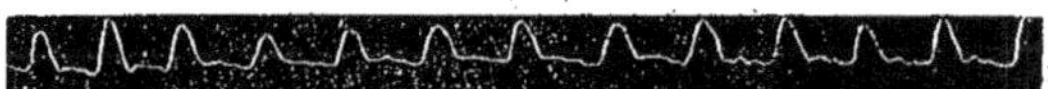

Fig. 360. — Radiale saine, même sujet.

### ARTÈRES CÉRÉBRALES.

**Rétrécissement des artères cérébrales.** — On observe assez souvent des phénomènes nerveux causés par un rétrécissement qui siège au niveau de certaines artères cérébrales. L'activité cérébrale de ces personnes doit être toujours très modérée. On rapporte le fait d'un homme qui, chaque fois qu'il entreprenait un travail actif, était obligé de le suspendre tout à coup ; il revenait au bout de quelques instants à un travail moyen qu'il pouvait achever sans interruption. A sa mort, l'autopsie faite démontra qu'une des artères de la base du crâne était rétrécie à un degré excessif [1]. Il en est de même de ce qu'on appelle la *céphalée des étudiants.* Céphalée, parfois constante parfois renaissant dès qu'on se met au travail. Au bout de peu d'instants, le vertige, la céphalée, le trouble de la vue arrivent, et le malade ne peut continuer son travail.

Certains enfants ne peuvent supporter la station verticale et tombent en syncope au bout de peu d'instants. Dans tous ces cas, soyez sûr qu'il y a *ischémie cérébrale,* et très probablement, un spasme vaso-moteur, ou même un *arrêt de développement* momentané des artères cérébrales, comme on observe le rétrécissement aortique dans la chlorose, et celui de l'artère pulmonaire dans la phthisie.

[1] POTAIN. Courrier médical 1884, p. 196.

**Diagnose** : — On reconnaît cette anémie cérébrale au soulagement qu'éprouvent les jeunes malades en baissant fortement la tête et le corps, et pour les vieillards lorsqu'ils veulent reposer horizontalement dans leur lit, sans oreiller.

**Indication thérapeutique** : — Le *fer*, pour modifier les hématies, la *glonoïne*, le *nitrite* d'*amyl*, le *nitrite* de *sodium*, comme *vaso-dilatateurs*, — l'*hydrotérapie* et les *bains sulfureux* comme régulateurs des centres nerveux et circulatoires, telles sont les médications indiquées.

### ARTÈRE ILIAQUE.

**Rétrécissement de l'artère iliaque.**—Étudié sur l'animal, il donne lieu parfois à des accidents ischémiques très remarquables. On en doit l'observation au professeur *Potain :*

« Lorsqu'un cheval a l'artère iliaque rétrécie, il est encore susceptible de fournir une carrière raisonnable. Tant qu'il mène une allure modérée, tout va bien ; mais si l'on vient à accélérer sa marche, il tombe la jambe raide. Elle ne tarde pas à se couvrir de sueur, devient froide, et l'on y remarque des trémulations avec douleur intense. Au bout de quelques minutes, ces phénomènes ayant cessé, on peut faire relever le cheval. Il a retrouvé sa force et marchera comme auparavant jusqu'à ce qu'il tombe, si son allure vient à être forcée de nouveau. »

Chez l'homme, nous avons souvent aussi l'occasion de traiter les accidents dus au rétrécissement de l'*artère iliaque;* sa compression par les *tumeurs utérines* et les *kystes de l'ovaire*, ou bien encore par l'*utérus* en *gestation*, explique les douleurs vives et l'impossibilité où se trouvent bien des femmes, vers la fin de leur grossesse, de marcher plus de quelques minutes de suite.

C'est que la compression de l'artère amène bientôt l'*ischémie* du membre, et avec elle les fourmillements, la crampe, la douleur vive, l'arrêt complet de la fonction, jusqu'à ce que le repos soit venu rétablir l'équilibre compensateur.

Sans doute quelques-uns de ces faits s'expliquent par la compression douloureuse des nerfs sciatiques et lombo-sacrés; mais, dans le plus grand nombre de cas, il s'agit d'une *ischémie régionnaire* et d'un *rétrécissement* de l'*artère* par pression continue, rétrécissement facile à reconnaître à la *petitesse* du *pouls fémoral* correspondant.

ARTÈRES RÉTINIENNES.

Pouls rétinien diminué. — *Anémies* : La diminution notable du calibre de l'artère centrale et de ses branches peut être *accidentelle* ou *habituelle*.

A. — **Diminution accidentelle**. — Elle indique une *anémie* momentanée de la rétine, comme celle qui survient pendant un accès de frayeur, ou bien à la suite d'une défaillance, d'une saignée, d'une hémorrhagie ou autre cause affaiblissante.

B. — **Diminution habituelle et progressive**. — Elle peut être : 1° avec *hypertrophie* des parois de l'artère ; 2° avec *atrophie* de ces parois ; 3° avec *douleurs périorbitaires*.

1° **Hypertrophie artérielle**. — *Maladie de Bright chronique*. — Si la diminution est habituelle, *progressive*, si elle coïncide avec un pouls dur, incompressible à la radiale, elle indique une *maladie de Bright chronique*. Les artères rétiniennes sont diminuées de volume sans qu'il y ait aucune affection de la rétine ; et cette diminution est toujours en rapport avec l'augmentation de la tension artérielle. Elle est due à l'épaississement concentrique, à la contraction des vaisseaux ; les artères n'apparaissent plus que comme de simple lignes. [Gowers.]

2° **Atrophie artérielle**. — *Atrophie optique*. — Si la diminution habituelle et progressive de la circulation s'accompagne de diminution de la vue, si elle est survenue sans douleurs, elle indique l'*atrophie progressive du nerf optique*, laquelle n'est souvent, elle-même, qu'une sclérose cérébrale localisée.

On observe alors un état opposé : Les parois vasculaires, au lieu d'être hypertrophiées concentriquement, se montrent, à l'ophthalmoscope, comme ayant des parois moins épaisses ; leur couleur se confond peu à peu avec la teinte rose générale de l'œil, et l'observateur en suit difficilement les ramifications ; mais quand l'atrophie vasculaire est avancée, les parois artérielles apparaissent avec une double ligne nacrée, séparée par

[1] Grand-Clément. *Valeur séméiot. des battem[ts] de l'art. centrale rétinienne dans les affect. du cœur*. Lyon méd. 1874, p. 138.
[2] Id. Abeille méd., 29 juin 1874.

une ligne rouge et se détachant sur le champ de la pupille, fort pâle elle-même.

3° **Douleurs péri-orbitaires.** — *Exostoses syphilitiques.* — La diminution progressive de la circulation dans l'artère centrale rétinienne, quand elle s'accompagne de douleurs nocturnes dans l'orbite, indique l'existence d'une *exostose interne ou externe de l'orbite*, d'origine *syphilitique*, comprimant les nerfs et les vaisseaux.

**Pronostic et indication thérapeutique.** — Ils sont alors plus favorables ; l'*iodure de potassium* et les préparations d'*or*, à fortes doses, peuvent encore guérir le malade.

### 3° POULS PETIT ET FAIBLE DANS LES AFFECTIONS ORGANIQUES DU CŒUR.

La plupart des affections chroniques du cœur, à l'exception de l'anévrysme et de l'insuffisance aortique, donnent lieu à un pouls petit et faible.

**Rétrécissement aortique.** — Ici l'obstacle est à l'aorte; sans doute le pouls doit encore avoir un certain degré de force, mais il est toujours inférieur à ce qu'il aurait été sans l'obstacle : on peut même apprécier la différence en prolongeant les lignes de systole et diastole au-dessus du plateau d'arrêt, jusqu'au point où elles auraient dû se rencontrer s'il n'y avait point d'obstacle.

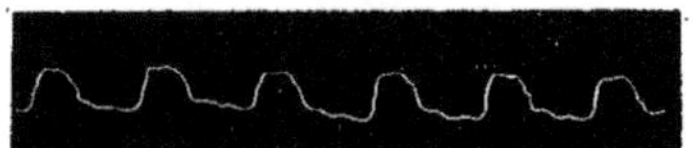

Fig. 361 — Rétrécissement aortique.

**Rétrécissement mitral.** — Ce rétrécissement ne permettant qu'à une petite quantité de sang de pénétrer dans le ventricule, celui-ci à son tour n'en peut lancer qu'une faible quantité dans les artères ; de là un pouls *petit* et *faible*.

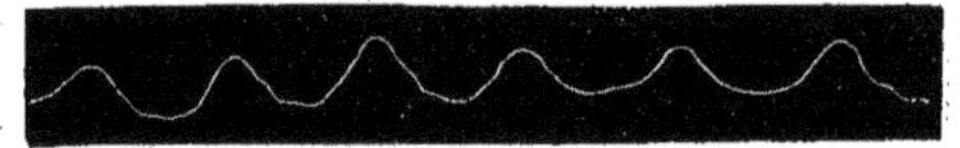

Fig. 362. — Homme de 50 ans, rétrécissement mitral.

Il sera plus petit encore si le malade est atteint en même

temps de rétrécissement mitral, avec rétrécissement aortique concomitant.

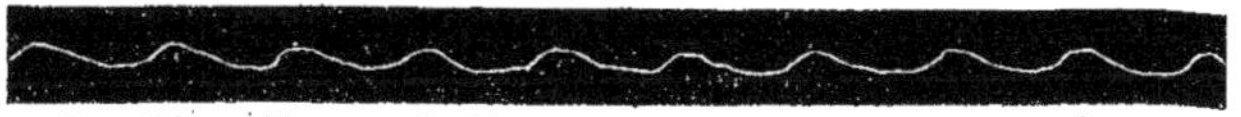

Fig. 363. — Homme de 55 ans, rétrécissement mitral et aortique.

**Insuffisance mitrale.** — Cette lésion amoindrit également le pouls, car à chaque systole une portion du sang qui devrait pénétrer dans l'aorte reprend le chemin de l'oreillette, à travers l'orifice auriculo-ventriculaire qui ne ferme plus.

**Atrophie du cœur.** — Il est évident que plus le cœur s'appauvrit en fibres musculaires, moins il envoie de sang dans l'aorte ; le pouls s'amoindrit proportionnellement ; nous avons vu à quel point cette atrophie peut arriver, en étudiant le pouls de l'atrophie musculaire progressive.

### 4° POULS PETIT ET FAIBLE PAR ACTION TOXIQUE OU MÉDICAMENTEUSE.

Les médicaments qui peuvent affaiblir l'action du cœur et du pouls sont très nombreux, car la plupart des poisons exercent, aux doses toxiques, sur les organes, une action déprimante et paralysante. Voici les principaux :

*Acacia vera,* — *Aconit,* — *Aconitine,* — *Acide aconitique,* — *Agave* américaine, — *Agrostemma ghitago* (nielle), — *Agaric bulbeux* et *Muscarine,* — *Ammoniaque* en olfaction, — *Amomum,* — *Aniline,* — *Arnica,* — *Arsenic,* — *Atropine,* — *Belladone,* — *Camphre,* — *Canthāride* (2e période), — *acide Carbonique* et tous les *acides* à doses toxiques, — *chlorure de Fer,* — *Douce-amère,* — *Hamamelis* et *Hazaléine,* — *Inée,* — *Ipeca,* — *Jaborandi,* — *Laurier-cerise,* — *Muscarine,* — *Napelline,* — *Nicotine,* — *Opium,* — *Phosphore,* — *Platine,* — *Plomb,* — *Romarin* (essence de), — *Rhus toxicodendron,* — *Seigle ergoté,* — *Stramonium,* — *Sureau,* — *Tabac,* — *Tanaisie,* — *Tartre stibié,* — *Taxus baccata* (if), — *Uranium* (nitrate d'), — *Valériane* (1re période), — *Vanadium,* — *Veratrum album* et *viride.*

Mais de tous ces remèdes quelques-uns seulement offrent des détails importants à consigner.

**Acide carbonique.** — Ce gaz, absorbé en inhalations, produit pendant une première période courte un pouls dur et fort ; mais bientôt les veines se gonflent, les artères se vident, le pouls baisse ; il faiblit et devient de plus en plus défaillant jusqu'à la mort. Or l'*asphyxie*, c'est-à-dire la *mort* par *rétention d'acide carbonique*, est une des plus fréquentes manières de mourir ; c'est le résultat ultime auquel conduisent les poisons narcotiques, ainsi que la plupart des anesthésiques ; le pouls petit et faible sera donc un caractère commun de la deuxième période d'action de toutes ces substances.

**Seigle ergoté.** — Son usage prolongé détermine l'ergotisme, c'est-à-dire d'abord le resserrement extrême des vaisseaux capillaires, par suite de l'excitation des nerfs vaso-constricteurs, puis la stagnation du sang dans les capillaires presque oblitérés, enfin l'inflammation et la gangrène.

On comprend dès lors que le *pouls* doit être *petit* par cette double raison : 1° que la constriction vasculaire s'étend à toutes les artères ; 2° que les capillaires resserrés font refluer le sang et augmentent la tension.

**Plomb.** — Pendant les accès de *colique de plomb*, le pouls devient *petit*, *serré*, *sans fréquence*, et ce caractère, joint à la violence des douleurs, sert beaucoup à fixer le diagnostic.

**Vomitifs.** — Tous les vomitifs, pendant la période nauséeuse : *sulfate de cuivre*, *émétique*, *ipeca*, etc., rendent le pouls *faible* et *petit*.

Il en est de même de tous les *acides forts* administrés à dose empoisonnante : acide *chlorhydrique*, *chromique*, *nitrique*, *oxalique*, *sulfurique*.

Mais le plus remarquable est l'*acide chromique*, car il suffit de son usage externe, de badigeonner par exemple le col utérin, pour déterminer des nausées violentes, avec vomissements et pouls *faible*, *petit*, *misérable*.

---

## II° POULS MOU.

DÉFINITION : — Le **pouls mou** *est celui dont la systole, qu'elle soit forte ou faible, s'exécute avec lenteur.*

On le reconnaît facilement au sphygmographe, par l'inclinaison de la ligne d'ascension systolique et à la forme arrondie du sommet. Il est propre aux jeunes enfants, aux femmes, aux sujets faibles et épuisés.

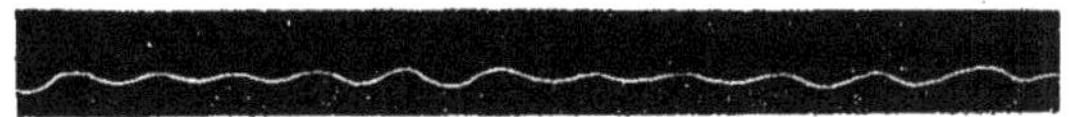
Fig. 364. — Enfant de 10 mois, pouls mou.

## POULS MOU PHYSIOLOGIQUE.

Cette mollesse du pouls se rencontre du reste unie aux autres formes, à la *grandeur*, à la *petitesse*, à la *lenteur*, comme à la *fréquence* ou à l'*intermittence*. La *grandeur* du pouls avec *mollesse* indique, non pas l'affaiblissement des forces, mais la mollesse de l'artère, qui se laisse pénétrer plus longtemps par le sang avant de le chasser.

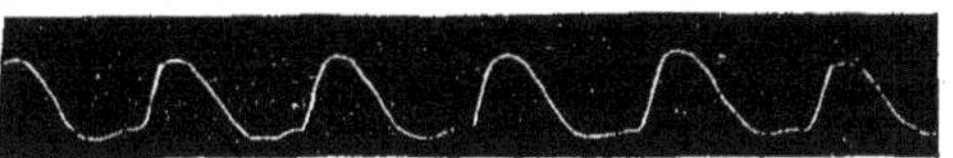
Fig. 365. — Homme de 60 ans, pouls grand et mou.

## POULS MOU PATHOLOGIQUE.

### 1° POULS MOU DANS LES MALADIES AIGUËS.

**Fièvres.** — Le *pouls mou* se rencontre dans les fièvres *typhoïdes* et surtout le **typhus**, dans les fièvres lentes nerveuses et dans le stage apyrétique de la *relapsing fever*.

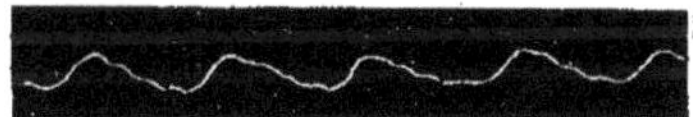
Fig. 366. — Fièvre typhoïde, pouls mou.

On l'observe dans le cours des *fièvres éruptives*, surtout celles où le cœur est atteint de myocardite ; le *pouls mou* et *très fréquent* doit toujours inspirer une certaine inquiétude au médecin.

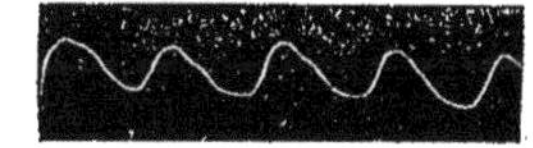
Fig. 367. — Scarlatine grave, premier jour.

La **fièvre** de **suppuration** donne également un *pouls fréquent*, *petit* et *mou*, qu'elle procède d'une *variole* suppurante, d'une fièvre *puerpérale*, ou d'une *infection purulente* ou *putride*.

**Phlegmasies.** — La *diphtérie*, le *croup*, dans leurs formes adynamiques, l'*érysipèle* grave, la *pustule maligne*, le *charbon*, offrent un pouls mou.

Cette mollesse indique l'atteinte plus ou moins profonde portée au système nerveux et la prostration des forces vitales ; il est donc plus grave de l'observer au *début* qu'à la *fin* de la maladie ; mais surtout si le *pouls mou* devient *intermittent*, il sera un guide fidèle pour le pronostic médical.

**Pneumonie.** — Un pouls *mou* et *grand*, au début d'une affection pulmonaire aiguë, annonce une *pneumonie*.

*Boerrhaave*, le premier, a fait connaître ce signe important.

Mais dans les cas graves, comme aussi dans la *pneumonie croupeuse* des Allemands, après chaque crise d'oppression, le pouls cesse d'être grand, et devient remarquable par sa mollesse.

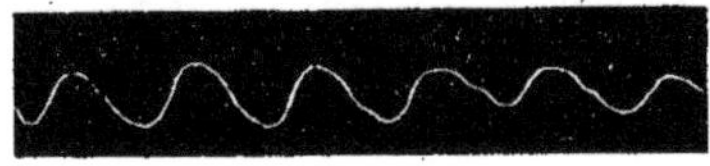

Fig. 368. — Homme, pneumonie grave, pouls mou et faible.

### 2° POULS MOU DANS LES AFFECTIONS CHRONIQUES.

**Ictère.** — **L'ictère chronique** s'exprime souvent par un *pouls mou*, résultat de l'absorption des acides biliaires. C'est une sorte d'empoisonnement qui retentit sur le système vaso-moteur.

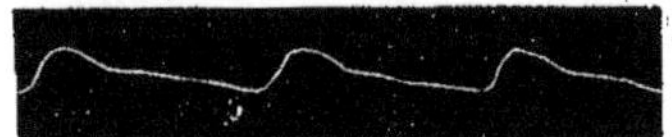

Fig. 369. — Ictère, pouls mou.

**Hydropisies.** — On retrouve ce pouls dans les *hydropisies* de l'*abdomen* ou de la *poitrine* par suite de la pression exercée sur un cœur déjà faible et épuisé.

**Vessie et annexes.** — Les affections chroniques de la *vessie* et de l'*urèthre* se manifestent aussi par un *pouls mou* accompagné d'une certaine *lenteur*.

**Scorbut.** — L'état de décomposition du sang, dans le scorbut, explique facilement pourquoi le pouls est si faible et si *mou*, il est en même temps plus lent. Cette mollesse, dans les cas graves, va jusqu'à la *diffluence*.

On sent qu'il n'y a point de résistance sous le doigt qui explore l'artère; mais le médecin peut rarement se fier pour le pronostic aux données du pouls dans le scorbut.

### 3° POULS MOU DANS LES AFFECTIONS DU CŒUR.

**Lésions congénitales du cœur.** — Dans les cas de **cyanose,** le pouls est toujours *faible* et *mou.* En effet, jamais le cœur ne peut utiliser toute sa force pour la circulation générale, puisqu'une partie du sang reflue dans les autres cavités.

Ajoutez à cela l'hyper-carbonisation du sang, qui détermine une sorte de demi-asphyxie, et l'on comprendra que la circulation reste *faible, languissante,* avec un pouls d'une grande mollesse.

**Diagnose :** — Chez un jeune sujet, le pouls *mou,* avec accidents cardiaques, oppression, essoufflement, même sans la présence de la cyanose, ni d'aucun signe stéthoscopique, doit faire présumer une *lésion congénitale du cœur.*

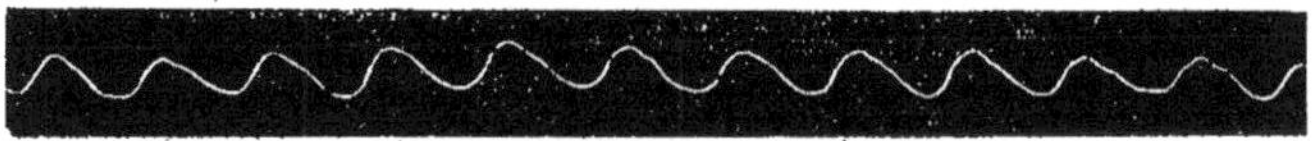

Fig. 370. — Cyanose, pouls mou.

**Insuffisance mitrale.** — Cette lésion cardiaque donne facilement lieu à un *pouls mou,* car une partie du sang sortant par un autre orifice, l'aorte ne reçoit plus une ondée suffisante pour soulever fermement l'artère; et de plus l'impulsion ne lui vient que d'un cœur affaibli, dilaté.

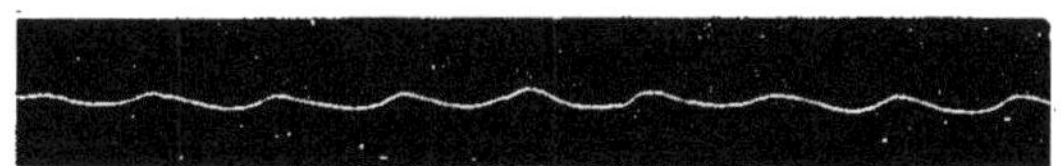

Fig. 371. — Insuffisance mitrale, pouls mou.

**Sclérose cardiaque.** — Le *pouls mou et lent,* que l'on rencontre souvent chez les *vieillards,* caractérise la *dégénérescence graisseuse* ou *fibreuse* du cœur, ou encore son *atrophie* et la *sclérose* ou perte d'élasticité des artères.

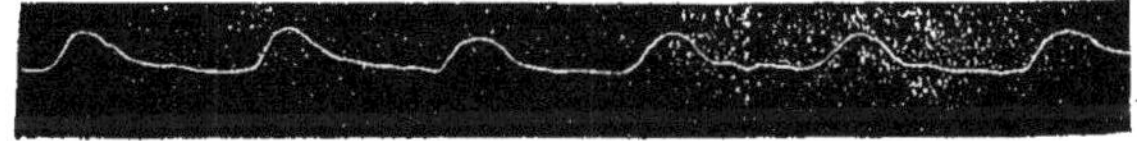

Fig. 372. — Homme de 72 ans, sclérose cardiaque, pouls mou.

4° POULS MOU DES AFFECTIONS TOXIQUES OU MÉDICAMENTEUSES.

**Quinquina.** — L'usage du *quinquina* donné à forte dose produit la *mollesse* du *pouls*. Ce fait indiqué par *Raulin* est bon à connaître, pour ne pas forcer les doses, dans l'espoir de rendre le pouls plus ferme.

**Phosphore.** — Le *phosphore* imprime au pouls un cachet particulier, dans le cas d'empoisonnement. C'est celui du *pouls mou* uni à la *petitesse*. Ces deux caractères sont exprimés par le peu d'élévation et l'arrondissement du sommet de systole.

Leur signification anatomique se traduit par la dégénérescence graisseuse des fibres musculaires du cœur. Dégénérescence si rapide parfois, qu'à elle seule elle peut devenir une cause de mort.

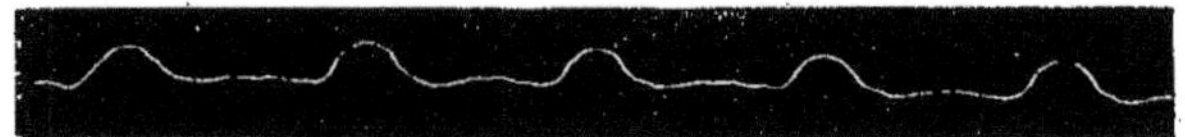

Fig. 373. — Homme de 55 ans, phosphorisme, pouls mou.

**Alcool.** — L'usage habituel des *alcooliques* amène progressivement la petitesse du pouls et la faiblesse du cœur.

Ce *pouls habituellement petit* annonce la *dégénérescence graisseuse*, soit des *parois*, soit des *muscles papillaires*. On observe alors le plateau arrondi qui caractérise le *pouls sénile*, dont la dégénérescence est semblable. Ce pouls petit des alcoolisés est en même temps *lent* et *rare*, faible, *irrégulier*, parfois *intermittent*.

**Tabac** et **nicotine**. — L'usage trop continu du *tabac*, son abus sous toutes les formes produisent un affaiblissement profond dans le système nerveux et circulatoire.

Le cœur faiblit, le pouls exprime cette faiblesse par un tracé *faible*, *petit* ou *mou* selon les cas et les personnes.

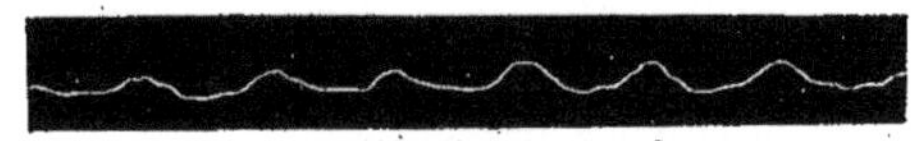

Fig. 374. — Nicotinisme, pouls mou.

**Diagnose** : — Lorsque, chez un sujet encore jeune, empoisonné, le pouls offre ce caractère de *petitesse* et de *mollesse*, si l'on voit se déclarer en même temps *ictère*, *hémorrhagies*, la pensée du médecin doit immédiatement se porter sur le *phosphore* et sur son antidote l'essence de *térébenthine*. Mais chez un vieillard la certitude ne serait plus la même, à moins que son pouls connu d'avance n'eût point donné au sphygmographe les signes de la sénilité graisseuse. C'est alors surtout qu'il faut chercher, dans la présence de l'ictère et des hémorrhagies, les vrais signes diagnostiques.

---

### III° POULS LANGUISSANT.

DÉFINITION : — Le **pouls languissant** *est à la fois faible* et *lent*. A lui seul il indique peu de chose, mais il passe si aisément à la *petitesse*, qu'il faut tirer les signes diagnostiques de cette dernière qualité.

Or, la *langueur* avec *petitesse* indique la *faiblesse des forces vitales et de la faculté motrice*.

La *langueur* avec *lenteur* indique aussi *faiblesse* ou *oppression* des *forces vitales*. Si le sujet n'est point malade, il faut diagnostiquer quelque affection déprimante de l'âme : *chagrin*, — *découragement*, — *tristesse*, — *mal du pays*, suivant les circonstances.

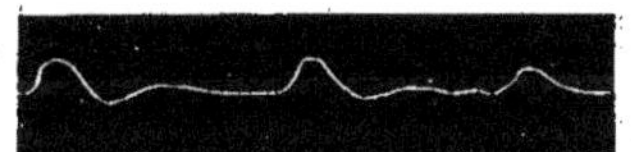

Fig. 375. — Pouls languissant.

---

### IV° POULS DÉFAILLANT.

DÉFINITION : — Le **pouls défaillant** *est celui dans lequel la systole paraît à peine, seulement par instants, et se confond presque avec la ligne d'ensemble.*

Il peut être *continu* ou *accidentel*. Le *pouls défaillant continu* est, dans la plupart des maladies, signe de *mort prochaine*.

**Choléra.** — Néanmoins, dans le *choléra*, il peut y avoir pouls défaillant, sans qu'on doive, pour cela, pronostiquer absolument la mort.

**Douleur.** — Une *douleur atroce* détermine bientôt un *pouls défaillant* sans que le pronostic soit mortel si la cause n'est pas durable, mais on peut mourir de douleur si la cause persiste, ainsi que je l'ai vu chez une dame atteinte de *coliques hépatiques*, et qui succomba devant mes yeux en moins d'une heure.

**Péricardite fibro-plastique.** — Le *pouls artériel défaillant* par *moment*, et qui coïncide avec un *pouls veineux* très apparent aux *veines jugulaires*, est un signe pathognomonique qui indique : si la maladie est récente, une *péricardite fibro-plastique ;* — si la maladie est ancienne, des *adhérences du cœur au péricarde*. On conçoit, en effet, combien dans ce cas la systole doit être entravée et ne donner lieu qu'à des contractions incomplètes du cœur.

Quand ce pouls arrive aux dernières limites, il prend le nom de *pouls paradoxal*, nous l'étudierons bientôt sous cette dénomination particulière.

---

## V° POULS OPPRIMÉ.

Définition : — Le **pouls opprimé** *est un pouls qui n'est pas radicalement petit, le cœur gardant sa force normale ; mais un obstacle quelconque, voisin ou éloigné, interne ou externe, empêche le sang de dilater librement l'artère.*

**Conditions physiologiques.** — 1° C'est dans l'antagonisme du cœur et du pouls qu'il faut saisir le caractère le plus habituel du pouls opprimé : le *cœur* bat *fort*, le *pouls* est *faible*.

2° Une trop grande abondance de sang, en produisant la véritable *hyperhémie*, détermine parfois l'oppression du pouls.

3° Un trop grand relâchement des vaso-moteurs, laissant trop remplir les vaisseaux, conduit encore au même résultat.

4° Enfin l'*hypertrophie* des parois vasculaires, comme on l'observe dans l'*albuminurie*, leur induration par *sclérose*, sont autant de causes d'oppression du pouls.

Dans tous ces faits, la petitesse du pouls est due beaucoup moins à la faiblesse de la systole qu'à l'élévation de la ligne d'ensemble ; celle-ci exprime la plénitude du vaisseau qui ne peut se dilater davantage.

5° Mais lorsque l'obstacle est extérieur, lorsqu'il est dû à une tumeur, un épanchement qui comprime le cœur, il en résulte bien une véritable petitesse du pouls, par oppression de l'organe impulseur, que cet organe soit le cœur ou l'artère.

**Albuminurie chronique.**— Dans un grand nombre d'albuminuries, les parois artérielles s'épaississent et s'indurent. Elles perdent leur élasticité et ne cèdent que fort peu à l'effort systolique du cœur. Celui-ci est donc opprimé et le pouls que l'on explore est loin d'exprimer la force de l'impulsion, jusqu'à ce que l'hypertrophie compensatrice du ventricule soit venue rétablir, pour un temps, cet équilibre instable.

Mais en revanche, si la systole ne peut s'élever très haut, la diastole se prolonge au lieu d'être comme dans l'état normal, le sang ne trouvant à s'écouler qu'avec lenteur.

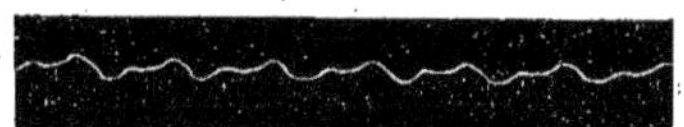

Fig. 376. — Homme de 50 ans, pouls de tension albuminurique.

**Epanchement pleurétique ou péricardique.** — Quand il y a dans la *plèvre* ou dans le *péricarde* un *épanchement* un peu considérable, on n'obtient à la *radiale* qu'une pulsation très peu élevée, par suite de la compression du cœur, le pouls reste *opprimé*.

La *systole* est presque *nulle*.

La *diastole* est au *summum*.

Le *dicrotisme* est très *accentué*.

**Diagnostic.** —*Faiblesse* et *dicrotisme* du pouls dans les affections *pleurétiques* indiquent donc un *épanchement intrà-thoracique considérable*. Le plus souvent il est dans la *plèvre;* si le médecin ne l'y rencontre pas, il le trouvera au *péricarde*, car la péricardite avec épanchement est souvent insidieuse dans sa marche.

**Indication thérapeutique.** — C'est le cas d'appliquer l'axiome : « *sublatâ causâ tollitur effectus.* » Car la *thoracentèse* et la *ponction* du *péricarde* ont pour effet constant, immédiat, de régulariser la circulation et de rendre au pouls son ampleur.

C'est un bel exemple de cet état que les anciens appelaient *oppressio virium;* car la force du pouls se relève d'elle-même, aussitôt que l'obstacle vient à cesser, et la pulsation reprend toute son ampleur.

**Rétrécissement aortique.** — On peut compter ce pouls comme *pouls opprimé*, car le plateau qui le termine montre par sa largeur et sa durée à quelle hauteur le pouls serait monté s'il n'avait pas été opprimé par un obstacle.

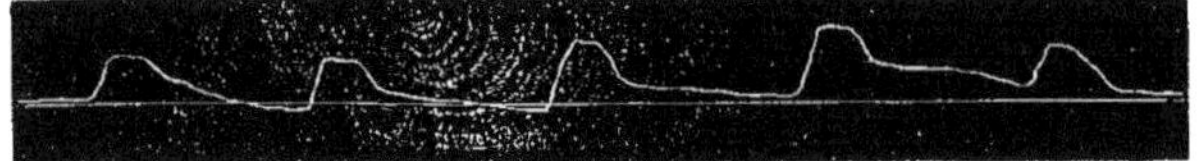

Fig. 377. — Rétrécissement aortique, pouls opprimé.

**Chlorose.** — Nous devons rapprocher du pouls albuminurique le pouls *chlorotique*. Sans doute, ce pouls est petit par *olighæmatie*, c'est-à-dire par la formation incomplète et en trop petite quantité des globules rouges ; mais il est également petit par *oppression* du cœur.

Il existe en effet, chez un grand nombre de chlorotiques, un resserrement artériel général, surtout marqué à l'orifice aortique. Aussi le pouls chlorotique est-il petit, avec plateau et chute progressive de la diastole.

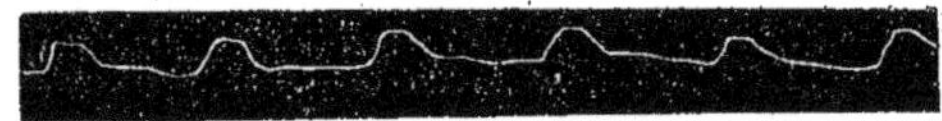

Fig. 378. — Pouls chlorotique opprimé.

---

## VI° POULS CONCENTRÉ.

DÉFINITION : — Le **pouls concentré** *est celui qui paraît petit par la difficulté qu'il éprouve à dilater l'artère trop résistante, et non par suite d'une faible impulsion du cœur.*

Le *pouls concentré* s'observe au début des fièvres *intermittentes, éphémères, synoques* et *typhoïdes*. Parfois aussi au début des phlegmasies violentes, *érysipèle, pleurésie, pneumonie.*

Il indique alors l'état d'éréthisme où se trouve l'organisme, dont la plupart des vaisseaux capillaires éprouvent une constriction intense, spasme vaso-moteur que le cœur a de la peine à surmonter. Ce pouls n'annonce point pour cela une gravité plus grande de la maladie. Mais alors il ne doit être que passager, ne durer que peu d'heures, une journée au plus, sans quoi la signification changerait ; on se trouverait en face du pouls petit et filiforme, qui indique toujours une dépression profonde des forces vitales.

Le *pouls concentré* doit être considéré comme un des modes du *pouls opprimé*, car la *concentration* n'est que le *refoulement du sang vers le cœur par spasme vaso-moteur périphérique.*

## VIIe POULS INCOMPRESSIBLE.

DÉFINITION : — Le **pouls incompressible** *est celui qui résiste aux plus fortes pressions du doigt, sans paraître céder.*

Ce pouls est *petit*, il paraît *mou* quoique *dur;* ou plutôt, précisément parce qu'étant déjà *dur* par *plénitude,* il ne peut presque plus admettre de sang à chaque systole nouvelle. Il est *sans dicrotismes,* où du moins ils sont à peine apparents, la paroi artérielle ne pouvant réagir par élasticité, puisque celle-ci a donné tout ce qu'elle pouvait.

**Maladie de Bright.** — Dans cette affection passée à l'état chronique l'on observe une dureté toute particulière, car le *pouls rénal* est un de ceux qui produisent la plus forte tension artérielle. Aussi le *pouls incompressible* peut-il à lui seul devenir pathognomonique de la maladie. Il indique alors, non seulement la *présence* de l'*albuminurie*, mais encore qu'elle est *artérielle* et non veineuse.

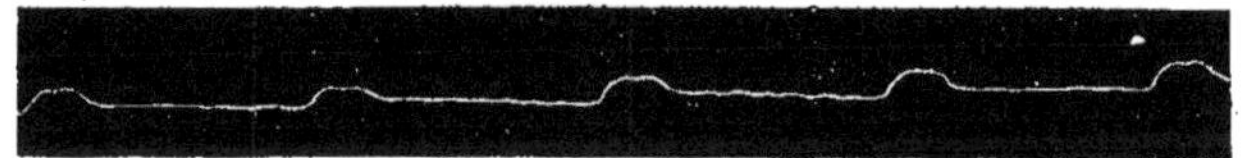

Fig. 379. — Pouls incompressible albuminurique.

**Étiologie.** — A quelles causes peut tenir cette dureté extraordinaire du pouls?

A trois causes principales d'après *Gowers*[1].

1° **A la diminution de la partie liquide du sang.** — Puisque le sérum et l'albumine s'éliminent constamment par les reins dans une sorte de saignée perpétuelle, il en résulte que l'augmentation de matériaux solides dans le sang, *fibrine* et *globules*, lui donnent les apparences et la résistance d'un corps solide.

2° **Au rétrécissement des artères.** — On peut facilement le constater même pendant la vie des malades, en examinant l'artère centrale rétinienne à l'ophthalmoscope. On trouve son calibre diminué, et cette diminution est en rapport avec la tension artérielle, singulièrement augmentée.

3° **A la contraction des vaisseaux.** — Cette contraction

[1] GOWERS. Gazet. hebdomad. 1876, p. 555.

est non seulement *passive,* l'artère suivant le retrait de volume du sang *diminué épaissi,* mais aussi *active,* car sans cela la tension vasculaire serait moins prononcée ; elle doit donc être l'effet de l'irritation déterminée sur les parois vasculaires par un produit d'évolution trop accumulé, et, *selon nous,* ce ne peut être que l'*urée.* Le *pouls incompressible* serait donc un des premiers phénomènes engendrés par l'*urémie* jointe à la maladie de bright.

4° **Hypertrophie des parois vasculaires, artères et cœur.** — L'hypertrophie des artères est-elle réelle, ou vient-elle de ce que le vaisseau contracté et rétréci semble plus épais? La question est encore en litige. Quant au cœur, il est naturel qu'ayant à lutter contre tant d'obstacles, il s'hypertrophie par exercice forcé ; c'est un phénomène de compensation.

*La réunion de toutes ces causes rend le pouls tellement dur qu'il résiste parfois aux plus fortes pressions du sphygmographe.*

**Pouls incompressible pendant la grossesse.** — *Pronostic.* On voit assez souvent le pouls devenir de plus en plus dur à *la fin de la grossesse*, surtout chez les primipares ; il prend les caractères du *pouls incompressible.* Les malades sont alors sous l'imminence de l'*albuminurie* et de l'*éclampsie* qui la complique si souvent. J. *Barnes* [1] a parfaitement démontré comment l'emploi du sphygmographe peut faire prévenir à temps l'imminence de cet état si grave.

**Indication thérapeutique.** — Aussitôt qu'on aura reconnu l'existence de cette forte tension, traduite par un pouls *dur, petit, avec diminution ou disparition du dicrotisme,* il faut agir par tous les moyens capables de diminuer le trop-plein des vaisseaux : *purgatifs, diurétiques, saignées ;* emploi méthodique de la *nitroglycérine* qui abaisse la tension, et l'on parviendra ainsi à conjurer le péril jusqu'à l'époque de la délivrance.

Cette forte tension disparaît avec promptitude, après l'accouchement. Le sphygmographe indique aussitôt l'amélioration survenue, par l'élévation progressive de la pulsation principale et le retour des pulsations secondaires.

**Pouls incompressible par ligature de l'aorte.** — Tous les phénomènes du *pouls incompressible* peuvent être produits

[1] BARNES (J). *Indications fournies par le sphygmographe dans l'état puerpéral.* Trans. of the obstetric. society of London, vol. XVI, 1875, p. 263.

artificiellement en liant l'aorte abdominale chez un animal ; on obtient alors une très forte tension artérielle, un pouls d'une dureté extrême, à ce point que *Saunder Brunton*[1] a pu déterminer, par ce procédé, sur un chien, l'exsudation de l'hémoglobine et l'albuminurie elle-même.

---

## VIII° POULS MYURE OU DÉCROISSANT.

DÉFINITION : — Le **pouls myure** *est celui qui va en diminuant de force et de grandeur, comme la queue du rat.* Il peut être *physiologique* ou *pathologique.*

### POULS MYURE PHYSIOLOGIQUE.

**Pouls du cordon ombilical.** — Le plus bel exemple que l'on puisse donner du *pouls myure* est celui de l'arrêt progressif de la circulation dans l'*artère ombilicale* au moment de la naissance. A cet instant, l'artère bat avec une force égale au moins à celle de la radiale. Or, en quelques minutes, on sent l'artère se rétracter, diminuer, faiblir, enfin les battements s'arrêter entièrement et pour toujours. Par quel mécanisme s'opère cet arrêt circulatoire ?

La science attribue cet arrêt à l'établissement de la respiration chez l'enfant et à la constriction de l'anneau fibreux formé par les aponévroses abdominales.

Toutes ces causes sont insuffisantes, car alors la portion de l'artère, restée intrà-abdominale, ne devrait point s'oblitérer.

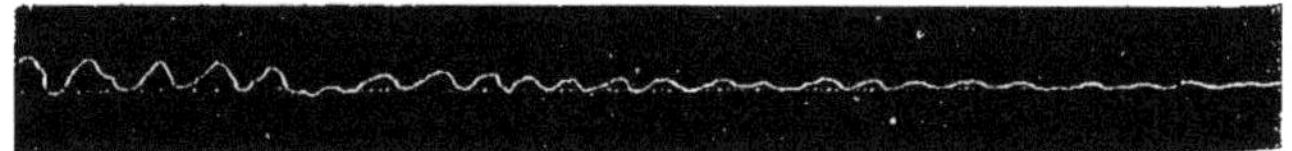

Fig. 380. Pouls myure du cordon.

Des observations répétées m'ont démontré que, outre les circonstances générales signalées plus haut, l'artère ombilicale offre une structure musculeuse remarquable par sa richesse en fibres circulaires ; elles constituent le véritable réseau constricteur qui entre en action au moment de la naissance. L'impres-

[1] MAHOMED. Med. and surg. society. Annuaire Garnier 1874, p. 11.

sion subite du froid extérieur sur le cordon et l'abdomen de l'enfant doit être encore une cause formelle du resserrement du calibre artériel.

Mais il arrive ce fait remarquable que la constriction une fois opérée reste complète et absolue par la transformation fibreuse rapide des éléments musculaires, et l'*atrophie aiguë* des autres éléments.

---

## POULS MYURE PATHOLOGIQUE.

**Saignée** et **hémorrhagies**. — Ce pouls peut être facilement observé avec le sphygmographe sur les personnes que l'on saigne. Si, pendant que l'on ouvre la veine du bras droit, on prend le tracé du bras gauche, ou *vice-versâ*, on voit le pouls, d'abord ferme, élevé, diminuer progressivement de hauteur et de force, pour finir en queue de rat et cesser même si la saignée est poussée jusqu'à la syncope.

Il en est de même dans toute hémorrhagie forte et un peu rapide.

**Diagnose** : — Dans tous ces cas, le *pouls myure* indique l'*affaiblissement progressif des forces vitales*.

## IX° POULS DIFFLUENT.

Définition : — Le **pouls diffluent** *n'est autre que le pouls mou et large arrivé à son extrême limite.*

Décrit par *Kennedy*, il donne une pulsation sans fréquence, qui paraît être volumineuse et pleine au premier abord, mais qui s'écrase aussitôt sous le doigt, le soulève lentement, se divise et s'éparpille pour ressortir sans forme de l'autre côté. En un mot : *action faible*, *volume* sans *puissance*, tels sont ses caractères ; ils sont importants à connaître, *car* chez les *alcoolisés* et les *vieillards*, *le pouls diffluent indique la dégénérescence graisseuse du cœur*.

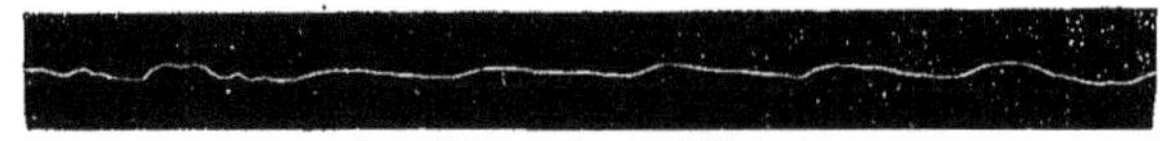

Fig. 381. — Pouls diffluent.

Mais l'analyse peut être poussée plus loin encore. Ainsi, lorsque le pouls diffluent survient chez un homme âgé ; lorsqu'il est habituel, et qu'il se trouve également mou dans toutes ses pulsations, il indique une *dégénérescence générale*. Lorsque ce *pouls est inégal*, il indique une *dégénérescence partielle*, bornée à certains groupes de *muscles papillaires* ou colonnes charnues, et qui fait varier la force d'impulsion, suivant le point du cœur qui a le plus agi [1]; car alors, les impulsions étant irrégulières, leur direction et la résultante des forces donnent lieu à des pulsations inégales caractéristiques.

**Scorbut.** — Le pouls diffluent se rencontre encore dans le scorbut avancé ; il est alors si petit, si faible, que l'on s'étonne que le malade puisse vivre encore. Mais rien n'est trompeur comme le pouls du scorbut.

**Angine de poitrine.** — Dans les violentes atteintes d'*angine de poitrine*, le pouls est parfois *diffluent*. Il peut l'être à un bras et ne pas l'être à l'autre ; aussi faut-il toujours explorer les deux bras.

Fig. 382. — Angine de poitrine, pouls diffluent.

## X° POULS OBSCUR.

DÉFINITION : — Le **pouls obscur** *est un pouls petit, irrégulier, inégal, quelquefois même intermittent, avec dicrotismes souvent accentués, simulant des pulsations, et chez lequel tous ces éléments se confondant échappent à l'observation.*

Ce nom d'*obscur* lui a été donné par *J. Franck.*

**Diagnose : — Scarlatine.** — Au *début* d'une angine, qui paraît simple, quand le pouls offre ce caractère d'*obscur*, joint à une *grande fréquence* (140 pulsations), on peut diagnostiquer : *scarlatine.* Comme *pronostic*, ce pouls n'a pas une valeur aussi fâcheuse dans cette maladie. Autrefois, lorsqu'on trouvait le pouls *obscur* dans la scarlatine, on croyait les malades perdus, et l'on employait souvent les remèdes les plus violents, sous prétexte de les sauver. Or il n'y a rien de plus frêle au monde que l'existence des scarlatineux ; la moindre imprudence les tue. (J. P. TESSIER.)

[1] KENNEDY (H). Edimburgh med. journ., n° 40, 1859.

Apprenons donc à respecter alors ce pouls *obscur*, et à ne rien entreprendre qui puisse compromettre la vie du malade.

Au **début** des autres *affections* le pouls *obscur* est toujours très grave.

A la **fin** des maladies, le *pouls obscur* est un signe presque *mortel;* il indique: *anéantissement prochain des fonctions cardiaques.*

**Blessures artérielles.** — Lorsqu'une artère a été blessée, soit que son volume et sa position lui aient permis de se cicatriser avec rétrécissement de calibre, chose rare, soit que, n'ayant pas été entamée, elle doive traverser des tissus cicatriciels ou des tumeurs qui la compriment plus ou moins, le pouls qu'elle transmet est *obscur* et difficile à apprécier.

Mais le pronostic, dans ce cas, n'est aucunement grave, ni pour le présent ni pour l'avenir, et l'on ne s'y trompera pas, si l'on a soin d'explorer les deux radiales, comme le doit toujours faire un médecin prudent.

**Hystérie. Épilepsie.** — Pendant les crises violentes d'*hystérie* et d'*épilepsie* le pouls est souvent *obscur*. La contraction universelle des muscles explique facilement cet état de la circulation, qui cesse dès que les muscles se relâchent et que la crise vient à cesser. Aussi le pronostic est-il sans danger.

**Chorée.** — Le pouls devient parfois obscur dans la chorée, tantôt parce que le tremblement des tendons vient à se mélanger avec les mouvements de l'artère que le doigt cherche à explorer, c'est le *faux pouls obscur;* tantôt parce que le cœur partage l'irrégularité musculaire et se contracte irrégulièrement ou par saccades, c'est le véritable *pouls obscur*. Il n'est pas continu et varie d'un instant à l'autre, entremêlé de pulsations plus régulières.

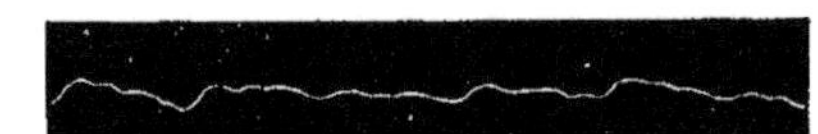

Fig. 383. — Jeune homme de 13 ans, chorée, pouls obscur.

**Affections du cœur et des gros vaisseaux.** — On retrouve le *pouls obscur* dans l'*aortite*, dans la *péricardite* avec épanchement, dans l'*endocardite* grave, dans un assez grand nombre d'affections chroniques du cœur; surtout les *insuffisances aortiques* ou *mitrales*. Le pronostic n'est pas alors immédiatement grave, mais il reste très défavorable, car il indique une cachexie cardiaque très avancée.

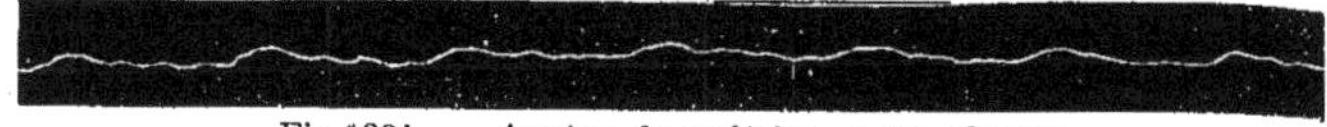

Fig. 384. — Angine de poitrine, pouls obscur.

Il sera plus sérieux encore, s'il survient dans les crises d'*angine de poitrine*. Souvent alors il peut se confondre avec le pouls formicant ou avec le filiforme ; il s'en distingue par son irrégularité et par une pulsation plus forte, de temps à autre.

---

## XI° POULS VERMICULAIRE OU FORMICANT.

DÉFINITION : — Le **pouls vermiculaire** *est celui dont la petitesse est telle qu'il se fait à peine sentir, mais se relève par instants comme le mouvement de reptation d'un vermisseau, ou la marche d'une fourmi.*

Sa première description est bien ancienne, elle est due à *Archigène d'Apamée.* On rencontre ce pouls aux dernières périodes de toutes les maladies graves, car il est un pouls d'*agonie.*

**Choléra.** — Mais le *choléra* est une des affections où l'on peut mieux s'en faire une idée, et dans cette maladie il n'est pas d'un pronostic absolument mortel, car on peut revenir de loin.

**Sénilité.** — Le *pouls formicant* annonce chez les vieillards, quand il est habituel, une *dégénérescence graisseuse* très avancée du cœur.

### AFFECTIONS ORGANIQUES DU CŒUR.

Les affections organiques du cœur, et l'**angine de poitrine**, à leur période ultime, en offrent aussi l'expression fréquente. Mais dans ces cas on voit les malades vivre plusieurs semaines encore, avant de s'éteindre avec un pouls vermiculaire.

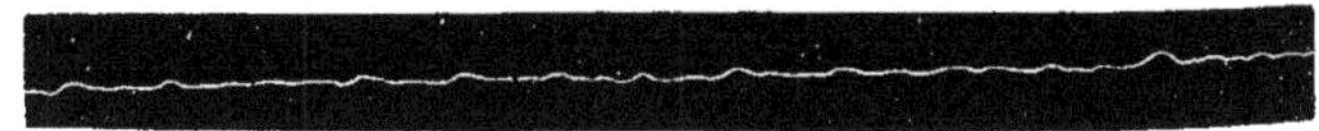

Fig. 385. — Rétrécissement aortique extrême, pouls formicant.

**Hémorrhagies.** — Le *pouls formicant* est un signe de *mort* prochaine, dans la plupart des *maladies aiguës;* il faut en excepter les *hémorrhagies*, où le malade pourra revivre si le sang est arrêté et que des stimulants ou des *injections* de *sang* ou d'*éther* viennent le ranimer à temps. Il faut toujours être très réservé pour le pronostic, mais se rappeler qu'au moyen de l'*inversion* du corps et de la *ligature* des membres on peut encore longtemps conserver la vie et la ranimer enfin par la *transfusion*.

---

## XII<sup></sup>e POULS FILIFORME.

DÉFINITION : — Le **pouls filiforme** *est celui qui n'offre plus de systole ou de pulsation apparente qu'à de longs intervalles et dans lequel le sang semble circuler comme un fil.*

Le **pouls filiforme** est encore un pouls d'**agonie** et le dernier degré de petitesse où la circulation puisse tomber avant de s'éteindre.

Fig. 386. — Femme de 36 ans, affection du cœur, pouls filiforme.

**Embolie et thrombose.** — Un pouls *vermiculaire* ou *filiforme*, s'il ne s'observe que d'un côté et qu'il apparaisse subitement, indique une obturation subite d'une des grosses artères des membres par un caillot sanguin.

**Diagnose** : — Si le *pouls filiforme* s'observe à la fois au *bras droit* et à la *carotide droite*, l'*embolie* est au *tronc brachio-céphalique.*

Si le *pouls filiforme* existe des deux côtés à la fois, c'est que l'*embolie* occupe l'*artère aorte*, et dès lors le pronostic sera presque absolument mortel.

**Indication thérapeutique** : — Dans le cas d'embolie comme dans celui des caillots du cœur, l'*ammoniaque* et l'*arséniate* de *soude* ou de *potasse* peuvent encore parfois sauver la vie, si l'oblitération n'est pas absolue, et que l'on ait quelques heures pour agir.

**Artérite.** — Un *pouls vermiculaire* ou *filiforme* survenant, non point subitement, mais *rapidement*, accompagné de douleur vive, sur le trajet d'une artère, indique plutôt une *artérite* qu'une *embolie*.

**Caillots du cœur.** — La *faiblesse* du *pouls* coïncidant avec une impulsion cardiaque *tumultueuse* et parfois *violente*, *affaiblissement* ou *suppression* du *premier bruit* avec *action différente* des valvules *tricuspides* et *mitrales* par rapport au premier bruit, tout cet ensemble indique la production d'un *coagulum fibrineux* dans le cœur, ainsi que l'a démontré *Richardson*[1] dans quatre cas différents.

Ce pouls serait aussi bien décrit sous le nom de *pouls opprimé*, car le cœur se livre souvent à un grand et pénible travail pour se délivrer des caillots qui l'obturent.

**Indication thérapeutique** : — *Richardson* donna en pareille circonstance, avec avantage marqué, les antiphlogistiques et les dissolvants, notamment l'*ammoniaque*, en boisson. —

J'ai éprouvé d'excellents effets de l'*arseniate de soude*, teinture de Fowler 5 à 10 gouttes dans un verre d'eau.

**Anhydrisation du sang.** — Le pouls filiforme peut encore se manifester, sans être absolument mortel, dans une autre circonstance ; c'est quand il existe : *anhydrisation du sang*, comme cela s'observe à la période algide dans le *choléra*, l'*iléus*, la *hernie étranglée*.

Dans tous ces cas en effet, comme nous l'avons déjà dit, un *pouls filiforme*, coïncidant avec la couleur bleue de la peau et des muqueuses, sans perte de connaissance, est un signe d'*anhydrisation du sang*.

**Indication thérapeutique** : — Reconstituer le sang à l'état liquide, devient dès lors la principale indication; et, si l'estomac ne peut supporter de boissons abondantes, si l'absorption est entravée ou que le temps manque pour faire agir les remèdes, la ressource suprême sera l'*injection d'eau tiède dans les veines*, répétée avec persévérance, *autant de fois que l'on verra le malade faiblir après une amélioration passagère*.

**Péritonisme.** — La *péritonite* est une des maladies où l'on observe le plus souvent le *pouls filiforme*. Deux causes y contribuent : d'abord l'*anhydrisation* du sang lorsqu'il est survenu des vomissements trop abondants, mais avant tout la *paralysie vaso-motrice* due à l'inflammation des ganglions nombreux de l'abdomen et notamment du plexus solaire, qui participent à l'inflammation générale.

[1] RICHARDSON. *Traitement de la coagulation de la fibrine dans le cœur*. The Lancet, 1874, p. 616.

**Gangrène pulmonaire.** — Dans cette affection, le pouls d'abord *petit* devient vite *vermiculaire* ou *filiforme*, car tout manque à la fois ; les forces générales sont anéanties, l'hématose entravée, l'asphyxie prochaine. Aussi le *pronostic* est-il mortel, à moins que la gangrène n'occupe qu'un lobule très limité.

**Affections du cœur.** — Dans les affections organiques du cœur avec asystolie, dans les accès terminaux d'angine de poitrine, le pouls est filiforme et mesure les derniers restes d'une vie qui ne tardera pas à finir.

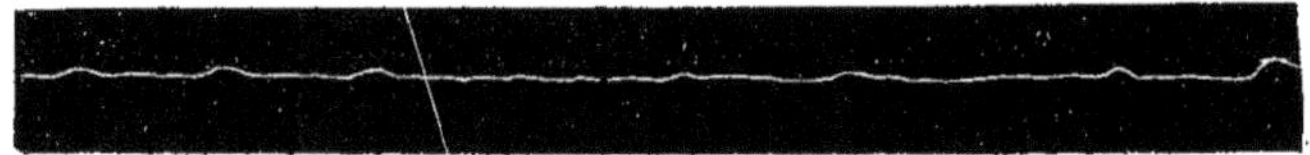

Fig. 387. — Pouls filiforme, angine de poitrine mortelle.

Le tableau que nous venons de faire exprime la fidèle observation des faits, d'après les divisions très multiples de la science antique, mais, au point de vue de la clinique, il gagnera à être simplifié.

Toutes ces nuances de : *pouls formicant*, *languissant*, *défaillant*, *obscur*, conduisent au même pronostic ; elles ne devraient former qu'un seul chapitre et ne porter qu'un seul nom, celui de *pouls défaillant*, qui serait le meilleur comme exprimant en même temps l'état du pouls et celui des forces naturelles.

---

## ASPHYGMIE.

Définition : — **L'asphygmie** (ἀ sans, σφυγμὸς pouls) *est l'absence ou l'inapparence des battements du cœur et du pouls.*

**Division** : — Il faut en effet distinguer *l'asphygmie absolue de l'asphygmie apparente ou relative.*

Dans la première, les battements *artériels* et *cardiaques* sont tous *complètement arrêtés.*

Dans la seconde ils peuvent encore exister, mais si faibles qu'on ne peut les percevoir.

On doit encore distinguer l'*asphygmie* en *générale* et en *partielle,* car le pouls n'est, parfois, arrêté que dans une seule artère ou d'un seul côté du corps.

Mais, comme la plupart de ces cas ont été étudiés déjà dans la description du pouls et filiforme, je me contenterai de résumer en peu de mots les conclusions suivantes :

1° *L'asphygmie absolue, cardiaque, artérielle, générale* et *durable*, est un signe de *mort*.

2° *L'asphygmie artérielle, générale et subite*, le cœur laissant encore entrevoir par intervalles quelques contractions aphones, indique une *syncope*.

3° *L'asphygmie artérielle, générale, continue*, peut exister sans amener la mort ; c'est alors un signe d'**anévrysme** *sacciforme* avancé de l'**origine** de l'**aorte**, la poche anévrysmale transforme la pulsation en un mouvement continu.

4° *L'asphgymie* occupant la *moitié gauche* du corps indique que l'anévrysme aortique est situé plus haut que le tronc brachiocéphalique, resté libre.

5° *L'asphygmie* bornée à *un seul vaisseau* indique une *compression* forte en amont, une *artérite* ou une *embolie*.

## POULS LENT ET RARE.

**Bradysphygmie** : βραδὺς **lent**, σφυγμὸς **pouls**. — Ces deux formes du pouls ayant de grandes analogies, et seulement quelques différences, nous les réunirons dans une même description.

DÉFINITION : — Le **pouls lent** *est celui dont tous les éléments : diastole, systole et repos, évoluent dans une période de temps plus longue que dans l'état physiologique.*

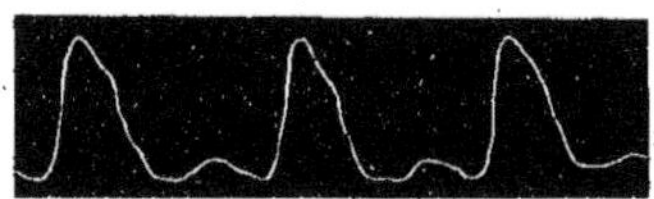

Fig. 388. — Pouls lent.

Le **pouls rare** est celui dont la *diastole* et la *systole* se passent avec une rapidité normale, mais sont suivies d'un *repos qui dépasse les limites habituelles.*

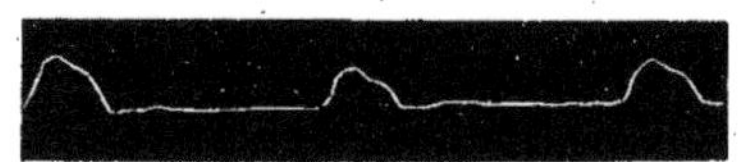

Fig. 389. — Pouls rare.

Pour bien comprendre ces différences, il faut se rappeler que, chez l'homme adulte, la diastole et la systole artérielles comprennent environ un tiers de seconde ; les deux autres tiers sont consacrés au repos du cœur.

A de rares exceptions près, on peut considérer comme morbide ou trop lent un pouls qui bat moins de 60 fois par minute. Pourtant *Hufeland* regardait comme un signe de longévité le pouls *habituellement lent*, mais normal du reste.

En effet, le *pouls lent* peut être *physiologique* ou *pathologique*.

### POULS LENT PHYSIOLOGIQUE.

**Conditions physiologiques du ralentissement**. — La tension des artères augmente, quand les voies d'écoulement viennent à diminuer ; ce principe de mécanique va nous servir à expliquer le ralentissement du pouls.

Si l'on comprime de gros troncs artériels, trois phénomènes se produisent :

1° La **ligne d'ensemble** *s'élève.*

2° La **tension** fait *baisser la hauteur des pulsations.*

3° La **fréquence** du pouls diminue.

Ainsi, d'après *Chauveau*, la compression de l'aorte chez le cheval fait baisser le pouls de 50 à 35 pulsations par minute. Cette compression s'opère avec la main, en introduisant le bras dans le gros intestin, jusqu'au dessus de la bifurcation artérielle [1].

La contraction multiple des petits vaisseaux, quand elle s'opère sur une assez grande étendue, conduit aux mêmes résultats.

**Diagnose** : — Toutes les fois que le *pouls se ralentit,* le médecin doit rechercher s'il n'existe pas une cause locale ou générale *augmentant la pression artérielle, interne ou externe.*

RALENTISSEMENT DU POULS PAR LA COMPRESSION DES CAROTIDES.

H. *Quincke* (de Berne) a fait une série d'expériences dans le but de vérifier les observations pathologiques de *Czermack* et *Concato.* Il est arrivé aux résultats suivants : Quand, avec le pouce, l'index et le médius, on comprime l'une des carotides, la pressant d'avant en arrière, en choisissant l'endroit où elle est le plus accessible, au niveau du *cartilage thyroïde,* on produit dans la majorité des cas une *suspension complète des battements du pouls,* avec *prolongation* de la *diastole cardiaque,* pendant *trois* à *quatre secondes* et même jusqu'à *sept.* D'autres fois, le ralentissement du cœur est insignifiant. La première onde pulsative consécutive est extrêmement puissante, et montre une ligne d'ascension plus haute qu'à l'état normal ; mais les diastoles suivantes sont de moins en moins élevées, et, si la pression n'est que momentanée, la courbe reprend son type normal après un petit nombre de pulsations. L'énergie cardiaque se rétablit, même en continuant la pression plusieurs heures de suite.

[1] Marey. Op. cit., p. 220.

Dans 47 cas sur 80, le résultat fut positif, 33 fois des deux côtés, 10 fois à droite seulement, et 4 fois à gauche. Aucune raison de santé, de sexe, d'âge, n'a pu rendre compte des différences observées.

L'expérience réussit mieux chez les femmes et les sujets maigres, anémiques, parce que la pression du doigt est plus sûre, plus énergique.

Le résultat est le même quand la compression est due à un état pathologique.

Un *lymphosarcome* volumineux du cou, observé par *Gérhardt*, rendait le pouls plus lent, petit, irrégulier. *Concato* observa le même phénomène dans deux cas et l'attribua à l'état athéromateux des artères. Il s'est produit dans 9 à 10 cas de lésions chroniques du cerveau, cités par *de la Harpe* et *de Cérenville* en 1870 et 1874 (Bull. de la Soc. de la Suisse Romande), et par *Quincke* lui-même. Mais, n'ayant pas constaté l'artério-sclérose, il l'attribue à une excitation mécanique du tronc du pneumo-gastrique. [Berl. Klin. Woch, n^os 15 et 16, avril [1].]

Mais, chose singulière, la pression faite dans les mêmes circonstances ne réussit pas à gauche comme à droite. Et, du reste, dans le plus grand nombre des cas, l'effet sur le cœur est passager, quoique la pression persiste.

L'explication de ces faits devient facile, si l'on considère que la compression de la carotide, en supprimant un des déversoirs artériels, augmente la pression sanguine générale et qu'il faut ensuite un certain temps pour que l'équilibre se rétablisse, par dilatation des collatérales.

En se rappelant que toute augmentation de la pression sanguine ralentit le pouls, on comprendra, sans peine, ce qui se passe pour la carotide.

Mais il s'agit encore ici d'une action particulière que la pression exerce sur les nerfs vagues, car sans cela, au bout de peu de temps, l'équilibre se trouverait rétabli, et le ralentissement du pouls ne serait pas durable. Or, le nerf vague du côté droit ayant une action plus spéciale sur le cœur, il n'est pas étonnant que le ralentissement soit plus marqué à droite.

**Indication thérapeutique.** — La compression des carotides est utile pour combattre les *convulsions*, en ralentissant l'effort de la circulation cérébrale et la fréquence du pouls.

[1] Garnier, Ann. des sc. médic. 1875, p. 433.

**Idiosyncrasies.** — Le pouls lent peut être l'expression d'une *idiosyncrasie*, c'est-à-dire d'un tempérament particulier. Ainsi l'empereur Napoléon Ier avait seulement 40 pulsations, quoique jouissant d'une immense activité et d'une santé parfaite.

*Haller*[1] cite, d'après *Henckel*, l'observation d'un homme dont le pouls donnait seulement 23 pulsations par minute. Le docteur *Archibald* HERVAN[2] rapporte qu'après avoir beaucoup travaillé, il y a 20 ans, son pouls était de 70 par minute. Plus tard, il se trouva de 55. Il décrut graduellement, et huit ans plus tard il était de 24. Le docteur a voyagé, ne s'est jamais trouvé mal et supporte bien le froid. Il a fait l'ascension de hautes montagnes, au sommet son pouls marquait 41 pulsations.

Le docteur VIGOUREUX[3] de *Dun-le-Roy* a donné également l'observation d'un homme qui, depuis plus de cinq ans, ne présentait que 20 pulsations, sans avoir jamais éprouvé aucun trouble dans sa santé..

**Diagnose** : — Considérée au point de vue *physiologique*, la lenteur du pouls indique la *forte tension du système vasculaire;* par conséquent, *la tonicité et la résistance du système nerveux*, *peu de nervosisme et d'impressionnabilité.*

Le *calme* de l'esprit, — le *repos* prolongé du corps, — la *position horizontale*, — le *sommeil*, — la *diète*, — le *froid*, — la *descente* dans des mines profondes ou des localités très basses, comme les bords de la mer Morte (300 mètres au-dessous du niveau de la mer). L'*habitation* plus ou moins rapprochée des latitudes nord sont autant de circonstances physiologiques qui *ralentissent* le pouls.

Déjà étudiées ici, ces conditions doivent être constamment présentes à l'esprit du médecin.

Il en est une, cependant, sur laquelle nous insisterons de nouveau, car elle conduit à d'importants résultats thérapeutiques. C'est l'influence de la *position horizontale.*

**Ralentissement du pouls par la position horizontale.** — Le pouls se ralentit, quand le malade prend la position horizontale; ce fait a été signalé pour la première fois par *Graves* de Dublin. Le docteur *de Renzi*[4] lui attribue une grande valeur;

[1] HALLER. *Element physiol.*, t. II, p. 256.
[2] HERVAN (Archibald). Medical times, 1876.
[3] VIGOUREUX. Gaz. des hôp., n° 99, 1876.
[4] DE RENZI. *Variations du pouls.* Filiatre sebezio, 1867.

car, suivant lui, cette différence serait *proportionnée aux forces du malade*. Elle est moins grande chez les vieillards, chez les valétudinaires et dans la période ultime des maladies. Mais plus l'affection est *déprimante*, plus la différence est sensible au début. *De Renzi* l'appelle : **le thermomètre de la dépression des forces**, **causée par la réduction des matériaux organiques sous l'influence de l'athrepsie.** Aussi le maximum de cette différence doit-il s'observer dans la *fièvre hectique*.

Dans la fièvre *typhoïde*, la simple position assise augmente singulièrement la fréquence du pouls.

**Indication thérapeutique** : — On devra en tirer cette induction précieuse, *de savoir au juste le moment où le malade pourra se lever sans éprouver une syncope ou quelque autre accident*.

2° Le docteur *Tuffnell* de Dublin, s'emparant à son tour de cette donnée physiologique, a traité avec grand succès les **anévrysmes thoraciques** par le **séjour horizontal** du malade, et *la différence d'activité des deux circulations, debout ou couché, a suffi pour produire la guérison*[1].

Dans un cas, le pouls, qui était de 96 par minute dans la position verticale, descendait à 66 dans la position horizontale, et cette diminution de 30 pulsations par minute, donnant un total de 43,200 pulsations de moins par 24 heures, on comprend le repos qui en résulte pour l'organe malade, surtout quand ce régime est continué plusieurs mois, *un an* même, avec 46,398,000 pulsations de moins dans la tumeur anévrysmale.

En résumé : 1° Le **décubitus horizontal** *est la première condition à remplir quand on veut obtenir le* **repos du cœur** ;

2° Le **décubitus horizontal** *est la première condition à remplir pour obtenir la guérison* des **anévrysmes** *du cœur et des gros vaisseaux*.

### POULS LENT NORMAL CHEZ CERTAINES RACES.

Le **pouls lent** est un état *normal* pour quelques individus, mais dans certains pays, certaines provinces, cette lenteur serait un phénomène caractéristique de la race. Ainsi le docteur *Gros* pendant la guerre de 1870, ayant soigné un grand nombre de soldats ou mobiles **bretons**, a trouvé leur pouls plus lent que celui des autres Français. Et souvent dans

[1] Tuffnell. *The succesful treatment of internal aneurism*. London et Dublin, broch. in-8°, 34 pag.

des cas, soit de traumatisme, soit de pyrexie ou d'inflammation, le pouls des soldats bretons était à 60, tandis que la chaleur indiquait évidemment la fièvre [1].

**Objection.** — Mais il faut tenir compte du milieu où vivaient ces mobiles bretons. Arrachés à leurs foyers, à leurs parents, à leur langue natale, isolés au milieu d'un monde nouveau, les Bretons, comme on le sait, prennent souvent le *mal du pays.* Un des effets de cette mélancolie extrême est précisément de ralentir le pouls ; il ne faudrait donc pas se hâter de conclure à une disposition de race, avant d'avoir étudié les Bretons chez eux, dans leur patrie, en dehors de toute impression morale débilitante ; c'est un travail à refaire.

**Ralentissement du pouls maternel après l'accouchement.** — Le pouls se ralentit presque toujours chez la femme après l'accouchement normal. Ce fait important a été signalé d'abord par le docteur BLOT [2], puis par le docteur HEMEY [3] et par BUFFET [4] dans une thèse récente. Le premier, dans son travail, n'embrassait pas moins de 300 observations ; celui de Hemey, qui parut cinq ans après, reposait sur 380 faits.

Le ralentissement se montre surtout chez les multipares : il n'est pas constant, mais oscille entre 70-75, chiffre normal, et 44 pulsations ; il peut même baisser à 35 par minute. Il existe dans la moitié des accouchements environ, car Hemey l'a constaté dans 136 cas sur 380 observés.

Ce ralentissement commence dans les 24 heures après l'accouchement, augmente d'abord, puis reste stationnaire, enfin disparaît peu à peu au bout de 3 ou 4 jours chez les primipares, et de 5 à 7 chez les multipares. Mais, par exception, il peut durer 15 jours, un mois entier. Plus le ralentissement est prononcé, plus sa durée est longue ; mais ni l'époque de la grossesse où a lieu la délivrance, ni la longueur du travail, ni la nourriture, n'ont d'influence sur lui ; et, si la fièvre de lait vient modifier cette lenteur pendant deux ou trois jours, elle ne s'en trouve diminuée que peu de temps. Mais, pour constater ce caractère, il faut examiner la patiente à l'état de repos complet, et dans le

[1] GROS. Union méd. 1870, n° 132.
[2] BLOT (H.). Bullet. de l'Acad. de méd., 23 juillet 1863.
[3] HEMEY. *Rech. sur le pouls pendant les quinze jours qui précèdent et qui suivent l'accouch^t^.* Arch. gén. de méd., 1868, p. 154.
[4] BUFFET (Louis). *De la thermométrie et du pouls chez les femmes en couches.* Th., Paris 1877.

décubitus dorsal; c'est là surtout qu'on aperçoit la différence des deux positions, assise et couchée, signalées dans le chapitre des attitudes.

En effet, une seconde observation du docteur *Hemey*, c'est que, chez les femmes récemment accouchées, le *rhythme* du pouls est altéré. Sur 400 femmes observées à l'hôpital Cochin, tandis que 64 présentaient un ralentissement marqué, on en comptait 94 dont le pouls était *irrégulier*, *inégal*, soit comme *rhythme*, soit comme *amplitude* de la pulsation. *Cette inégalité ne survient qu'avec la fièvre de lait et après;* elle semble donc être une combinaison du pouls ralenti ordinaire, et de l'élément plus ou moins inflammatoire qui survient à cette époque.

L'accouchement naturel à terme n'est pas le seul à faire subir cette influence; on l'observe souvent aussi, quoique d'une manière moins constante, à la suite des *avortements* même à trois ou quatre mois. Ce ralentissement, d'après *Hemey*, reconnaîtrait pour cause l'*augmentation de la pression artérielle;* si cette pression augmente, c'est que l'une des voies d'écoulement capillaire (le placenta, avec la paroi utérine) est brusquement supprimée ; le sang s'accumule donc momentanément dans le système artériel, et la tension augmente, tandis que la systole cardiaque se trouve ralentie. Une fois l'équilibre rétabli, la lenteur disparaît.

Je ne partage point la conclusion du docteur *Hemey*, qui attribue le ralentissement à l'augmentation de la tension artérielle; car ce ralentissement devrait être sans exception, tandis qu'il y en a un grand nombre, et que les émotions morales modifient aussi très vite cette lenteur. La chirurgie vient encore infirmer cette explication ; ainsi j'ai pu enlever l'utérus avec une tumeur fibreuse pesant 29 livres, et, malgré l'immense perturbation apportée à la circulation, le pouls n'est pas descendu au-dessous de 80, puis remonté à 130 ; ce qui prouve bien que la mécanique seule ne peut rendre compte des fonctions de la vie.

**OLSHAUSEN**[1], dans un important travail publié en 1881, a signalé de nouvelles causes de la lenteur du pouls; d'après lui, elle paraît être en rapport avec l'*involution utérine* et avec l'accroissement de la *graisse* dans le sang.

[1] OLSHAUSEN. *Ueber den puls verangssammung in Wochenbett und ihre ursache.* Centralblatt f. gynäkol., n° 3, 1881.

On se rappelle, en effet, que RUSSMANN [1] avait pu déterminer expérimentalement la lenteur du pouls chez les chiens, en injectant un corps gras liquide, de l'huile de foie de morue, dans leurs veines.

D'après *Olshausen*, sur 380 cas, il y en a 220 où le pouls ne dépasse pas 60 pulsations après cette injection.

53 où il oscille de 40 à 60.

3 où il bat de 34 à 40.

Et ce ralentissement, selon lui, peut persévérer dans certains cas jusqu'à 2, 3 et 4 semaines.

**Indications diagnostiques et pronostiques:** — 1° Le *ralentissement du pouls* chez la femme *nouvellement accouchée* est un signe *normal* et de *bon augure*.

2° *Le ralentissement du pouls survenu subitement chez une femme dans les derniers mois de la grossesse doit faire soupçonner la mort du fœtus ou un avortement prochain.*

3° *La fièvre fait disparaître les caractères propres au pouls qui suit l'accouchement.*

4° *La lenteur du pouls chez la nouvelle accouchée pourrait masquer le début d'une fièvre puerpérale et empêcher de la reconnaître, si l'on ne consultait en même temps la température animale.*

5° *De même, une hémorrhagie sérieuse remplace cette lenteur par une grande fréquence avec dicrotisme.*

6° *La lactation, lorsqu'elle dépasse les limites physiologiques, peut amener un état fébrile, qui modifie la forme et la lenteur du pouls ; elle agit alors comme une sorte d'hémorrhagie blanche.*

## POULS LENT PATHOLOGIQUE.

Il peut exister: 1° dans les *maladies aiguës;* — 2° dans les *maladies chroniques;* — 3° les *affections du cœur;* — 4° les *empoisonnements et actions médicamenteuses.*

### 1° POULS LENT DANS LES MALADIES AIGUES.

**Fièvres.** — Il importe de distinguer la période morbide où se manifeste le ralentissement.

**Début.** — Le *pouls lent* au *début* des *fièvres* pendant la *période*

[1] RUSSMANN. Diss. inaug. Halle 1880.

*algide* ou de *frisson* caractérise souvent l'*invasion* de la *fièvre intermittente*. La fréquence du pouls n'est donc pas ici pathognomonique du début de la fièvre.

**Augment.** — Le *pouls lent ou rare* dans la *période d'augment des fièvres typhoïdes ataxiques, de l'érysipèle céphalique, de la variole*, indique un *danger*. C'est un pouls *céphalique* annonçant, comme nous le verrons bientôt, une excitation morbide du système nerveux. Ce pouls a été signalé par SARCONE dans l'épidémie typhoïde de Naples. Si la *lenteur disparaît* pour faire place de nouveau à une *rapidité modérée*, c'est alors un *signe favorable*.

Mais si vers cette *période* des *fièvres* le *pouls lent* descend à 40, et même 32 battements, s'il devient en même temps *petit* et *faible* ou très *mou*, c'est un signe souvent *mortel*, car il indique *un état adynamique*, ainsi que l'*épuisement* du *nœud vital*.

**Indication thérapeutique:** — Il faut alors donner les vins généreux à forte dose, d'un demi-litre à un litre par jour, et le *quinquina* pour soutenir les forces défaillantes.

**Déclin.** — A la *période de déclin* des maladies aiguës, le pouls lent, ou, pour mieux dire, le pouls qui de *vite* et *rapide* devient *plus lent*, permet de formuler un *heureux pronostic*.

Quand cette *lenteur modérée persiste*, c'est que le malade sera bientôt en *convalescence*.

**Rechutes.** — Mais si la *lenteur disparaît* pour faire de nouveau place à un retour de fréquence, annoncez une *rechute prochaine*.

Le *pouls décroissant* dans les *fièvres*, après l'usage des stimulants et le retour progressif de la force du cœur, ne devient favorable que dans les cas où l'énergie des contractions de l'organe ne va pas jusqu'à l'état de surexcitation (*Stockes*, m. du cœur).

**Convalescence.** — Quand la *convalescence* est franche, sans complication, le pouls devient presque toujours *lent ;* le cœur se repose de l'excès de fréquence qui lui fut imposé pendant la maladie. L'organisme n'ayant qu'une somme donnée de forces à dépenser, toute dépense exagérée amène à sa suite une épargne forcée pour rétablir l'équilibre. Ici la lenteur n'est point due à la tension artérielle forte, mais bien au retour de la *tonicité* dans le *nœud vital*.

Mais ce pouls lent est en même temps *polycrote;* les artères, ayant perdu une partie de leur tonicité vasculaire, sont livrées à leur élasticité. Enfin le pouls est *irrégulier*, car à la moindre excitation la lenteur disparaît, pour faire place à la fréquence.

**Choléra.** — 1° **Période prodromique.** — Lorsque, dans le cours d'une épidémie *cholérique*, un sujet sain éprouve un *ralentissement* notable du pouls qui descend à 45 ou 40, cet individu **a le choléra en puissance**; il ne tardera pas à le voir éclater, surtout si en même temps le *sang* devient moins rutilant, plus *noir* et *visqueux*. Ce signe très important a été signalé pour la première fois par *Poznanski*, en 1857, et rappelé de nouveau en 1884.

**Indication thérapeutique** : — On peut souvent *préserver* les malades du *choléra* lorsqu'on est prévenu de la valeur de ce symptôme. Pour cela il faut *ranimer la circulation* et l'exciter avec le *thé*, la *coca*, le *guaco*, le *café*. Donner surtout le *camphre*, qui est un préservatif puissant; insister aussi sur une alimentation excellente, les vins généreux et un exercice actif, qui stimule le cœur et enlève la crainte.

2° **Période asphyxique.** — Le *choléra asphyxique* donne également lieu à la *lenteur* du *pouls* ; c'est alors un signe d'*anhydrisation* du sang et de *carburation* grave. Le sang trop poisseux, trop noir, privé de sérum, et chargé d'acide carbonique, circule avec peine ; il ne peut vaincre la résistance du réseau capillaire, et cette congestion veineuse arrête peu à peu l'action du cœur.

**Indication thérapeutique** :—Les injections intrà-veineuses d'*eau* tiède légèrement salée, ou de *sérum*, peuvent encore sauver les malades arrivés à ce degré d'asphyxie intense, mais à la *condition de renouveler l'injection sans se lasser, toutes les fois qu'après un mieux momentané reparaît une aggravation.*

3° **Convalescence.** — On retrouve encore le *pouls rare* pendant la *convalescence* du *choléra*, de la *cholérine* et des *diarrhées graves*, mais alors il n'offre aucune importance et indique seulement une *grande faiblesse*.

**Agonie.** — Le *pouls de l'agonie* exprime le type le plus prononcé de l'*état syncopal* et par conséquent du *pouls lent ;* on voit le pouls s'éteindre par degrés et descendre à 30, 20, 10, 5 par minute, il devient en même temps *filiforme*.

### POULS RARE DANS LES AFFECTIONS PECTORALES.

La *lenteur du pouls,* dans les *affections thoraciques*, s'explique par l'*action réflexe des nerfs vagues*, dont le rameau pulmonaire réagit sur la branche cardiaque.

**Pneumonie.** — Dans la *convalescence* de la *pneumonie aiguë*, surtout du côté *gauche*, le *pouls* reste parfois *très rare.* Le clinicien doit connaître cette exception pour ne pas en tirer de déduction fâcheuse.

**Epanchement thoracique.** — Un *pouls lent,* succédant peu à peu à un pouls rapide sur le *déclin* d'une *pleurésie* mal guérie, doit faire soupçonner un épanchement thoracique *séreux* ou *hydrothorax.*

**Gangrène pulmonaire.** — Si le *pouls rare* se manifeste *subitement* au *début* d'une *affection thoracique* avec *anxiété, oppression* extrême, *cyanose* du visage, il doit faire songer immédiatement à une *gangrène pulmonaire,* probablement du côté *gauche,* ou *double,* occupant les deux poumons.

**Pronostic:** — Le *pronostic,* en pareille circonstance, est presque toujours *mortel.*

**Pharyngite aiguë.** — Les recherches du docteur *Maragliano* en 1883 ont démontré que la *pharyngite aiguë* s'accompagnait d'un *pouls rare.* On l'explique facilement par l'irritation de voisinage des nerfs vagues.

Mais il est important de connaître ce signe inattendu qui pourrait induire en erreur le médecin, en le faisant douter de l'existence d'une phlegmasie par suite de la lenteur du pouls.

### POULS LENT DANS LES AFFECTIONS ABDOMINALES.

**Ictère** ou **jaunisse.** — Qu'elle soit organique ou spasmodique, elle s'accompagne d'un *pouls lent habituel* ou plutôt *rare,* car c'est la période de systole artérielle qui est surtout augmentée.

Ce *pouls lent* a été l'objet d'explications bien diverses. *Marey,* partisan trop absolu des causes mécaniques, l'attribue à l'*élévation de la tension artérielle,* « car, dit-il, sans cela une pareille rareté des battements du cœur s'accompagnerait de rebondissements multiples très prononcés de la pulsation, *ce qui n'existe pas* ».

Pour moi, j'attribue cette lenteur du pouls à une action primitive sur le système nerveux [encéphale, origine des nerfs vagues] retentissant sur le cœur, car si le dicrotisme dans certains cas d'*ictère* est peu accentué à la *radiale*, on le trouve très net encore sur d'autres sujets, même avec un pouls très faible.

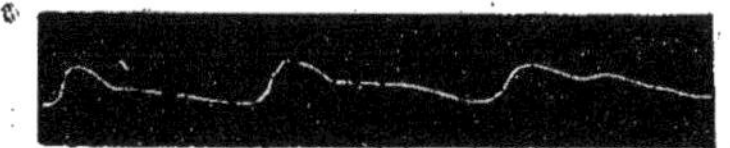

Fig. 388. — Pouls lent de l'ictère, 32 pulsations avec dicrotisme.

Dans tous les cas, l'action toxique des *acides biliaires* ou de la *cholestérine* sur le système nerveux paraît être la cause première de ce ralentissement. RITTER et FELTZ d'un côté, KLEINPETTER [1] de l'autre, ont amplement démontré que le *glyco-cholate* et le *tauro-cholate* de *soude* exercent une *action retardatrice* constante sur la circulation, surtout si on les injecte dans les veines.

Lorsque le *pouls* reste *lent* chez un jeune sujet atteint d'*ictère*, après une cause qui produit ordinairement l'inflammation (coup, chute, etc.), on peut, avec *Rostan*, diagnostiquer l'existence d'une *hépatite*. Alors ici, par exception, la phlegmasie se produira même avec un pouls lent comme dans la pharyngite.

**Congestions hépatiques et cirrhose.** — En général, le *pouls* est *lent* dans les affections du *foie*, surtout celles qui surviennent comme complication d'une maladie organique du cœur : *congestions hépatiques* et *cirrhose*.

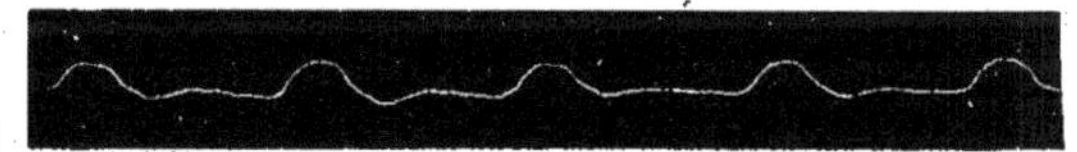

Fig. 389. — Pouls lent. Congestion hépatique, suite d'affection du cœur.

**Diagnose:** — Un *pouls lent* ou *rare*, survenu *subitement* à la suite d'un accès de *frayeur*, d'un *chagrin*, ou d'une *émotion* vive, doit faire penser au développement prochain de l'*ictère*, même avant son apparition ; il *précède la jaunisse et l'annonce*.

**Prognose:** — Si le *pouls lent* d'un *ictérique* devient tout à coup *rapide* et *fréquent*, le pronostic sera fort sérieux, car il s'agit de la *forme grave de l'ictère*, affection souvent mortelle.

[1] KLEINPETTER. *Du pouls dans l'ictère*. Th. Nancy, 1873.

**Urémie.** — C'est par un double mécanisme que l'*urémie* détermine la *lenteur du pouls*. En effet, d'une part il y a *pression* augmentée du pouls par l'hypertrophie artérielle et cardiaque ; et, d'autre part, les accidents cérébraux déterminent l'*excitation* des *nerfs d'arrêt* des centres cérébro-spinaux.

C'est toujours dans les périodes avancées de la maladie que le pouls revêt ce caractère.

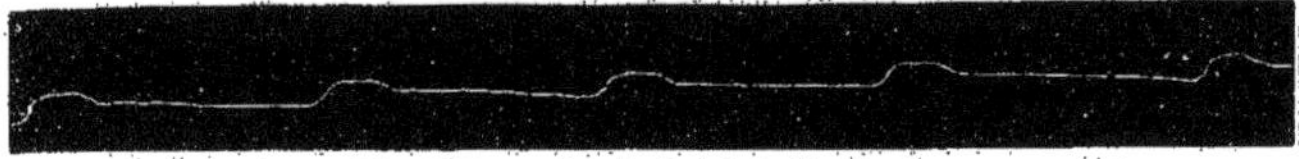

Fig. 390. — Pouls lent de l'urémie.

### II° POULS LENT DANS LES AFFECTIONS CHRONIQUES.

**Pléthore.** — Un *pouls rare*, *lent et grand* peut indiquer la *pléthore* ou la surabondance du sang. Ce pouls oscille de 48 à 58. On l'explique physiologiquement par trois procédés.

1° **Une augmentation de la sanguification.** — Le sang produit en plus grande abondance pèse davantage sur le cœur, dont l'évolution devient alors moins rapide.

2° **Une diminution de la force de restitution** (Schiff). — L'oxydation pulmonaire, étant insuffisante, ne restitue plus aux nerfs cardiaques leur principe excitateur, et d'autre part les derniers capillaires se refusent à laisser circuler un sang chargé d'acide carbonique ; de là une accumulation *a tergo* et la *pléthore partielle ou générale*.

Le fait est que la *pléthore générale* et les *congestions organiques locales* (*pléthores locales*) sont ordinairement sous la dépendance des affections par oxydation incomplète, comme la *goutte*, les *hémorrhoïdes* et certaines affections du *cœur*.

3° **Un épaississement de la masse du sang.** — Comme cela s'observe pendant la période cyanique du *choléra*. Mais alors cette pléthore est uniquement veineuse.

**Asthénie.** — Un *pouls rare*, qui est en même temps *petit* et *faible*, est un signe de *faiblesse générale* ou d'*asthénie ;* on l'explique par un double mécanisme :

1° Par la *contraction* et le *rétrécissement* qu'éprouvent alors tous les vaisseaux à moitié vides, et même l'*aorte;* le cœur, ayant à surmonter cette contraction des vaso-moteurs, subit un ralentissement de sa diastole.

**État syncopal.** — Ainsi s'explique également le *pouls lent* dans *tout état syncopal*, soit à la suite de *maladies*, soit à la suite de *saignées*, d'*évacuations alvines* trop fortes, de *vomissements* trop prolongés, comme aussi dans certains cas d'affection du cerveau, tumeurs ou ramollissement, accompagnés de crises syncopales et *épileptiformes* [1].

**Indication thérapeutique** : — On comprend dès lors combien nos anciens maîtres, moins instruits que nous dans les lois de la physiologie, mais devançant la science par leur intuition, savaient habilement régulariser le pouls avec les *saignées*, les *évacuants*, et même en *produisant* au besoin l'*état syncopal*. On voit en effet sous cette influence le *pouls se calmer*, les *congestions*, les *hémorrhagies* pulmonaires les plus fortes cesser. L'*épistaxis grave s'arrête de lui-même* quand la perte du sang arrive jusqu'à la *lypothymie*. C'est le mal qui produit le remède par un antagonisme providentiel.

**Sclérème des nouveau-nés.** — On ne connait pas encore au juste la cause de l'endurcissement du tissu cellulaire des nouveau-nés.

Le fait est qu'on voit souvent le chiffre des pulsations tomber alors de 120 à 80, 60 et même 50 par minute, ce qui est une lenteur extrême pour des enfants si jeunes, puisque cela équivaudrait à 25 pulsations chez l'adulte.

On comprend facilement, du reste, par quel procédé physiologique le pouls se ralentit chez eux.

Deux causes y concourent : 1° L'*œdème général* avec durcissement chasse des capillaires le sang qui doit s'y rendre; dès lors le cœur et les gros vaisseaux, obligés de le recevoir, éprouvent une tension très forte. — 2° Le *refroidissement* du corps, suite de cette circulation languissante, contribue à ralentir le pouls.

Il est en même temps petit, sans dicrotisme et largement arrondi au sommet par suite de la pression continue qu'il éprouve.

**Atrophie générale progressive.** — L'*atrophie musculaire générale progressive* atrophie le cœur comme les autres muscles et détermine un ralentissement marqué du pouls, ainsi que sa petitesse extrême.

[1] BLONDEAU. Thèse P. 1879.

L'*atrophie du cœur* n'est jamais une maladie par elle-même, mais une affection propre à diverses maladies et à la sénilité.

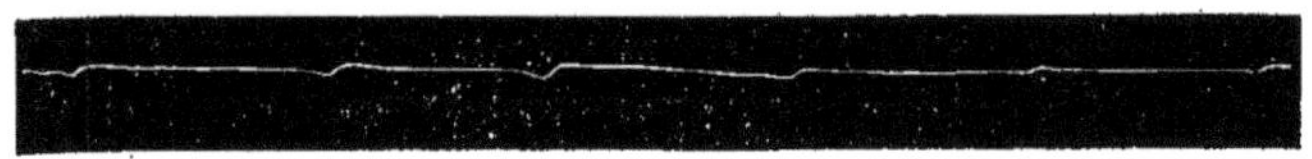

Fig. 391. — Garçon de 15 ans, atrophie générale progressive. Pouls lent.

**Fractures osseuses.** — *Russman,* dans sa dissertation inaugurale (Halle 1880), rappelle qu'à la suite des *fractures* le *pouls* devient parfois *très lent.* Il attribue cette lenteur à la modification que subit alors la crase du sang, qui devient plus riche en *globules graisseux,* sans doute par résorption d'une portion de la moelle osseuse, et nous avons vu, d'après les recherches de ce savant, que les corps gras introduits dans la circulation ralentissent le pouls. Du reste, ce ralentissement n'est pas de mauvais augure.

POULS LENT DANS LES AFFECTIONS ABDOMINALES.

**Dilatation de l'estomac.** — WAGNER a signalé un cas de ce genre, où le pouls était tombé à 44.

Pourtant c'est là une exception plutôt qu'une règle, car j'ai vu d'autres cas de la même maladie coïncider avec la fréquence du pouls.

Chez certains malades, la faiblesse du sujet, souvent atteint de vomissements incoërcibles, peut bien aussi conduire au ralentissement du pouls par épuisement.

**Dyspepsie.** — Chez les gens nerveux, la *dyspepsie* rend le *pouls lent* par action réflexe du rameau gastrique sur les branches cardiaques du nerf vague. Le docteur *Bouchut* a suivi pendant dix ans l'observation d'un dyspeptique dont le pouls n'a jamais varié que de 28 à 35 pulsations, lesquelles en même temps étaient grandes et fortes.

**Indigestion.** — L'*indigestion* grave, suivie de vomissements, rend le pouls durant plusieurs jours d'une lenteur extrême, lenteur qui pourtant n'aggrave en rien le pronostic.

[1] WAGNER. — *Ralentissement du pouls à quarante-quatre pulsat. dans la dilat. de l'estomac,* p. 18. Berlin Klin. Wochensch. 18 avril 1881.

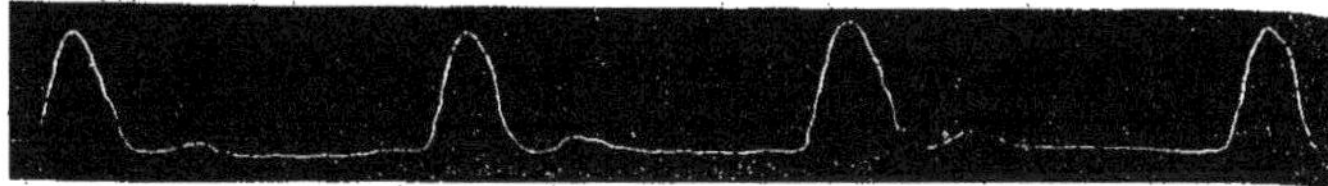

Fig. 392. — Homme de 30 ans, atteint de tœnia. Pouls lent vermineux.

**Affections vermineuses.** — Dans ces affections le pouls offre souvent une rareté, une lenteur remarquables. Il se montre par moments *inégal, irrégulier*.

**Scorbut.** — La *lenteur du pouls* dans le *scorbut* avancé indique une tendance à l'*état syncopal*, et le *pronostic* en devient *plus fâcheux;* c' est une *lenteur* par *épuisement nerveux.*

POULS LENT DANS LES AFFECTIONS CÉRÉBRALES.

C'est une loi de physiologie que *les battements du cœur se ralentissent par l'excitation du cerveau ou de la moelle allongée*, et qu'ils s'*accélèrent* par la *dépression* ou la *paralysie* de ces organes. Nous retrouverons donc la lenteur du pouls dans toutes les affections correspondantes.

Le *pouls lent* s'observe *quelquefois* dans les *maladies chroniques* du *cerveau*, mais plus souvent dans les *maladies aiguës de cet organe.*

Dans le cours des affections *encéphaliques aiguës, la rareté du pouls* indique une *compression cérébrale* ou celle du *pneumo-gastrique.*

S'il s'agit d'un *traumatisme*, le médecin jugera que le malade est atteint de *commotion cérébrale,* peut-être même d'*épanchement séreux ou sanguin,* ou, si l'accident est déjà ancien, d'une *inflammation lente, cachée,* mais *progressive* du cerveau devant amener dans un temps donné quelque lésion grave, *apoplexie* ou *ramollissement*.

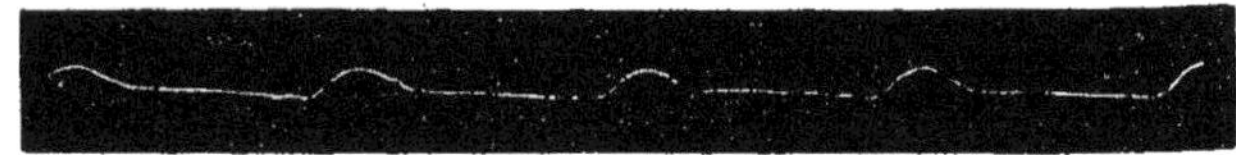

Fig. 393. — Pouls lent cérébral.

On peut même produire cette lenteur artificiellement par la

compression du cerveau chez les chiens au moyen du doigt, comme l'a expérimenté *Van Lengerke* en 1857 [1].

**Diagnose :** — Aussi, lorsque, dans l'évolution d'une maladie, on observe *un ralentissement brusque et subit du pouls auparavant très élevé,* au lieu d'annoncer une guérison, il faut diagnostiquer une *complication cérébrale insidieuse* et souvent *grave* [2].

Le *ralentissement du pouls* dans les cas de *compression* du cerveau s'explique encore, d'après ce savant, par l'irritation des racines du nerf pneumo-gastrique. La compression du cerveau faisant refluer le liquide cérébro-spinal dans le canal carotidien, la base de l'organe, avec les racines nerveuses qui en dépendent, repose immédiatement sur la base du crâne, et l'irritation qui en résulte ralentit le pouls.

Ceci n'est sans doute qu'une explication, mais le fait subsiste. Il faut en outre que la compression soit légère et simplement excitative. Plus forte, elle entraverait l'action des nerfs vagues et le pouls deviendrait rapide.

**Ralentissement du pouls fœtal pendant l'auscultation.** — Il arrive parfois qu'en auscultant le cœur fœtal pendant un accouchement, si l'on appuie fortement la tête contre l'utérus, le cœur fœtal fait encore 12 à 14 battements avec la fréquence ordinaire, puis tout à coup il se ralentit de moitié. Cette demi-fréquence persiste pendant toute la durée de la pression, et lorsque celle-ci vient à cesser, il y a encore 6 à 7 battements avec la demi-fréquence avant le retour au chiffre ordinaire.

**Diagnose :** — Le D^r^ SILRATZ [3] de *Rostreck,* qui le premier observa ce symptôme, l'a constamment vu coïncider *avec l'enroulement du cordon ombilical* autour du col du fœtus ; signe précieux à connaître pour l'accoucheur.

**Pouls lent du fœtus pendant l'accouchement.** — FRANCKENHAUSER [4] et KEHRER [5] ont remarqué que la *compression* forte de la *tête,* et sans doute aussi celle de la *poitrine* pendant l'accouchement, *ralentissaient le pouls fœtal.* Nous verrons même

[1] Van Lengerke. Arch. für phys. Heilk., 1-2 Heft., 1857.
[2] Gray. British. med. journ. juillet 1870.
[3] Silratz. Semaine médic., 1884, p. 408.
[4] Franckenhauser. Monatschrift f. geburtsk. v. XV, f. 5.
[5] Kehrer. *Fötal pulz verlangsammung desselben Wärend der uterus contractionen.* Berl. Klin. Wochenschr. 1880, p. 183.

plus tard que ce ralentissement peut aller jusqu'à l'arrêt complet du cœur.

**Indications pronostique et thérapeutique** : — Aussi, quand on observe ce *ralentissement* du *pouls* pendant le *travail*, il faut annoncer que l'enfant commence à souffrir par compression et qu'il est temps de hâter la délivrance par la *version*, le *forceps* ou l'*ergot de seigle*, suivant les circonstances.

**Coup de soleil.** — A la suite du *coup de soleil*, le *pouls* est *lent*, *faible*, *irrégulier*. Il se trouve ainsi en rapport avec la *congestion encéphalique* et l'*adynamie cardiaque* qui caractérise la maladie.

**Indication thérapeutique** : — Rien ne vaut, pour combattre cette congestion, l'emploi de la *quinine* en injections sous-cutanées. Son action vaso-motrice resserre les vaisseaux et conjure les accidents.

**Épilepsie.** — L'*épileptique* a le pouls *lent* à la deuxième période de l'attaque, et pendant la journée qui suit; cette *lenteur* du pouls jointe à l'excrétion abondante de *phosphates* par les urines peut servir à distinguer la véritable *épilepsie* de l'*épilepsie simulée* et de l'*hystéro-épilepsie*.

**Phrénopathies.** — Toutes les *affections déprimantes* de l'intelligence, qu'elles soient purement morales ou à l'état de maladies mentales, ralentissent le pouls : *chagrin*, *angoisse*, *tristesse*, *découragement*, *mal du pays*, *spleen*, sont dans ce cas.

C'est sans doute par une sorte de dépression vitale qui se rapproche *de l'état syncopal*, ou bien encore par l'excitation trop vive de l'intelligence toujours préoccupée du même sujet, excitation qui met en jeu les nerfs d'arrêt des centres encéphaliques.

Parmi les *maladies mentales*, la **mélancolie** surtout abaisse fortement le niveau du pouls. L'illustre *de Haën* cite le fait d'un mélancolique dont le pouls donnait 15 battements à la minute.

**Méningite granuleuse.** — Lorsque chez un jeune enfant on observe des *troubles gastriques*, des *vomissements bilieux* ou de la *céphalalgie*, coexistant avec un *pouls considérablement ralenti*, on doit toujours soupçonner une *méningite granuleuse* à sa première période ; ce caractère deviendra plus sûr encore, si à la *lenteur* se joignent l'*irrégularité* et la *fréquence* sous l'influence de la moindre *excitation*.

**Prognose** : — La *méningite granuleuse* est toujours d'un pronostic bien grave; à peine sauve-t-on quelques malades.

### POULS LENT DANS LES AFFECTIONS AIGUES DU CŒUR.

On rencontre plus souvent le *pouls rare* dans les *affections chroniques du cœur* que dans les affections *aiguës;* pourtant le médecin doit être prévenu de cette possibilité.

**Péricardite. Endocardite.** — Un *pouls rare* au début d'une affection *aiguë du cœur* indique ordinairement l'invasion d'une *péricardite* ou d'une *endocardite.* Ici encore le phénomène de lenteur en contradiction avec le pouls inflammatoire s'explique par l'excitation du nerf vague.

### III° POULS LENT DANS LES AFFECTIONS CHRONIQUES DU CŒUR.

**Cyanose.** — Le *ralentissement* du *pouls* est fréquent dans les vices congénitaux du cœur, surtout s'il y a *cyanose.*

Le mélange des deux sangs en est sans doute la cause, car le sang veineux n'est reçu par les organes qui ne lui sont pas destinés, qu'avec une pression infiniment plus forte du cœur.

**Rétrécissement mitral.** — Le *rétrécissement mitral* ne permet plus à l'oreillette d'envoyer dans le temps habituel la quantité voulue de sang au ventricule; celui-ci, privé de son excitant naturel, ralentit sa marche et attend pour se contracter qu'il y ait assez de sang pour le remplir.

La plupart des cas de lenteur extrême dans les affections du cœur quand il bat 40, 32, 24 fois par minute, doivent être rapportés à cette affection, surtout quand il s'agit de sujets jeunes ou adultes, car pour les vieillards la question est plus compliquée.

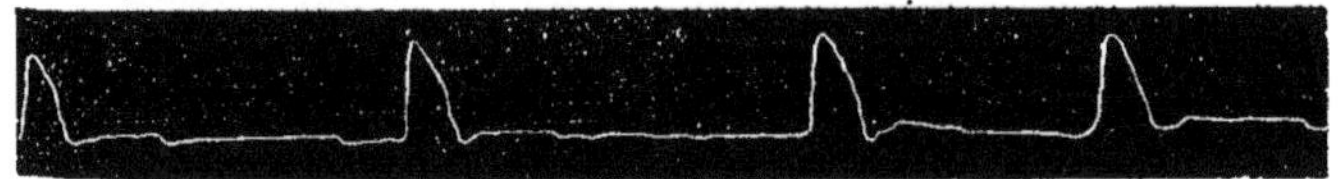

Fig. 394. — Homme de 30 ans, 36 pulsations. Rétrécissement mitral.

Il n'est point encore démontré que le rétrécissement *auriculo-ventriculaire droit* se traduise par le même phénomène.

**Diagnose.** — Toutes les fois que, chez un sujet adulte ou jeune, sans autre maladie évidente, on observe un *pouls très* *lent*, et qu'à l'auscultation il existera un souffle au deuxième temps, on devra diagnostiquer : *rétrécissement mitral.*

**Sclérose cardiaque.** — La *lenteur extrême* et *habituelle* du *pouls* chez les *vieillards* et certains *alcoolisés*, quand il descend à 30 ou 35 pulsations, annonce la *dégénérescence graisseuse atrophique du cœur :* dégénérescence qui est alors **générale** et **égale** dans toutes ses parties. Le pouls devient encore plus lent, si à la sclérose, qui donne toujours un peu de rétrécissement aortique, ou à l'athérome, vient encore se joindre le rétrécissement mitral.

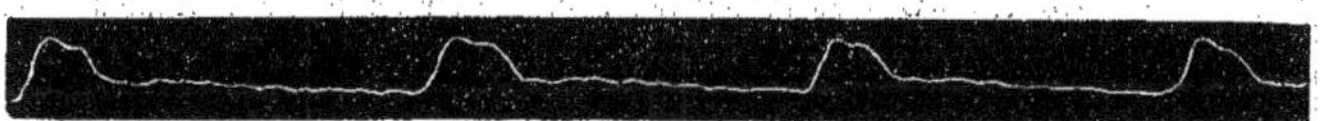

Fig. 395. — Homme, Sclérose sénile. Rétrécissement aortique et mitral.

**Ossification des artères coronaires.** — Mais ce signe appartient encore à une autre lésion. En effet, dans un travail spécial composé sur ce sujet, le docteur *Legros* [1] a démontré que la *diminution* de *calibre* et la *perte d'élasticité* produite par l'*ossification* des *artères coronaires* entraînait un *ralentissement sensible du pouls.* Défiez-vous donc d'un pouls semblable quand il se montre dans un âge avancé, le pronostic est toujours grave.

**Diagnose** : — *Le pouls lent, chez les vieillards, indique d'ordinaire l'ossification des artères coronaires,* si l'on voit manquer les signes physiques du rétrécissement mitral et le plateau de la *sclérose.*

Lorsqu'à la *dégénérescence du ventricule gauche* s'ajoutent les signes d'un *rétrécissement aortique ou mitral,* la *lenteur* et la *rareté* sont portées à leur *comble.*

## IV° POULS LENT PAR ACTION TOXIQUE OU MÉDICAMENTEUSE.

Le *pouls lent*, qui survient d'une manière accidentelle et subitement, peut être l'effet d'un agent thérapeutique ou d'un empoisonnement. L'attention sera spécialement appelée sur les substances suivantes : — *Absinthe,* après les crises épileptiformes, — *Aconit* (dose faible), — *Alcool,* — *Ammoniaque* (en olfaction), — *Atropine* (*Botkine* [2]), — *Brôme,* — *Camphre,* — *Cantharide* (deuxième période), — *Cereus Bomplandi* (fait baisser le pouls de 125 à 90),

[1] Legros. Bullet. de la Soc. anat. 1862. p. 223.
[2] Wirchow's. Archiv., t. XXIV, p. 83, 1862.

— *Chlorure de fer*, — *Ciguë maculée*, — *Colchique*, — *Convallarine* (effet consécutif), — *Cyanure de potassium et d'ammonium*, — *Datura* (dose forte), — *Digitale et digitaline*, — *Douce-amère*, — *Hydrastis du Canada* (deuxième période), — *Emétine*, — *Hellébore* et *Helléboréine*, — *Hyoscyamine* (dose forte), — *Huile ozonisée*, — *Ipéca*, — *Iodoforme*, — *Kairine*, —*Lycopode* de Virginie, — *Muscarine*, — *Nérion oléander*, — *Nicotine*, — *Morphine*, — *Opium*, — *Oxygène* en inspirations prolongées, — *Phosphore*, — *Pilocarpine*, — *Plomb*, — *Pyridine*, — *Quebracho*, — *Quinine* (deuxième période), — *Romarin*, — *Salicylate de soude*, — *Scille*, — *Sels biliaires*, — *Tabac*, — *Taxus baccata* (if). — *Thallin*, — *Nitrate d'Urane*, *Veratrum viride*.

**Alcoolisme chronique**. — Si le *pouls lent*, chez un homme à la force de l'âge, existe d'ancienne date, s'il est en même temps *mou, diffluent*, donnant au sphygmographe une systole à *plateau arrondi simple ou bifide*, c'est qu'il s'agit d'un cas d'*alcoolisme chronique*, ayant produit la *dégénérescence graisseuse* du cœur.

**Cyanures alcalins.** — Si le *pouls rare* est en même temps *défait*, *lent* et *filiforme*, l'attention devra se porter sur les *cyanures de potassium* et d'*ammonium* qui abolissent l'action cardiaque.

Mais de toutes ces substances la *Digitale*, — la *Digitaline*, — le *Veratum viride*, — le *Plomb*, — le *Camphre* et l'*Alcool* sont celles dont l'effet est le plus prononcé.

**Digitale**. — Si le pouls s'accélère pendant les premières heures pour se ralentir ensuite, si le *pouls lent* est en même temps *fort*, avec ou sans vomissements bilieux et *sans coliques*, il s'agira sans doute du *digitalisme*. La digitale peut ralentir le pouls de 140 à 50 pulsations, mais seulement par ses effets primitifs sous l'influence d'une dose modérée; une dose trop forte l'accélère parfois, et le rend filiforme.

**Kairine**. — Les expériences du professeur de *Renzi de Naples* ont démontré que la *kairine* à dose de un à trois grammes ralentit le pouls de dix à quinze pulsations pour quatre ou cinq heures.

**Phosphore, sels biliaires.** — Si le pouls devient *subitement lent* avec apparition de *jaunisse*, c'est que le malade est atteint ou d'un empoisonnement *phosphoré* ou d'un empoisonnement par les *sels biliaires*, comme il arrive dans l'*ictère grave* et même simple. La distinction de ces deux affections est souvent difficile, sans la donnée étiologique.

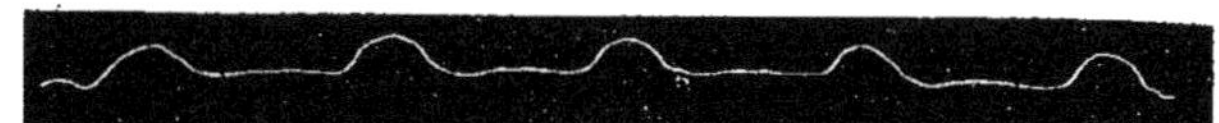
Fig. 396. — Pouls lent et mou du phosphorisme.

**Plomb.** — Si le *pouls* est *lent*, s'il bat de 30 à 50 fois par minute, parfois irrégulier, mais présentant avant tout une *dureté extrême* avec *coliques violentes*, persistantes et *constipation absolue*, il faut reconnaître un empoisonnement par le *plomb*. Dans ce cas, le sphygmographe démontre que c'est la portion descendante de la courbe qui s'allonge, c'est-à-dire que la diastole cardiaque, au lieu de se faire brusquement, ne s'opère que peu a peu. C'est le *pouls lent* et non le *pouls rare*. En outre, la transition du sommet de l'ascension à la ligne de descente, se produit en une cime arrondie, offrant souvent une dentelure (*pouls serratique*). Puis, à mesure que la guérison s'avance, le pouls reprend ses caractères normaux, mais, même pendant le tonus vasculaire le plus prononcé, l'élasticité de l'artère persiste comme l'indique le dicrotisme.

**Quinine et salicylates.** — Le *pouls lent,* coïncidant avec des *vertiges*, des *bourdonnements d'oreille* et de la *surdité*, doit faire soupçonner un empoisonnement par le *sulfate de quinine* ou par le *salicylate de soude*.

**Camphre.** — D'après *Alexander*, le *camphre*, à haute dose, ralentit les battements du cœur et du pouls, mais dans une proportion peu considérable, ainsi un gramme de camphre, pris à l'intérieur, abaisse le pouls de trois pulsations par minute, une dose de deux grammes le fait baisser de dix pulsations.

**Veratum viride.** — Si le *pouls lent* est *faible*, *filiforme*, avec *vomissements bilieux* très fréquents, mais *sans coliques* intenses, ce peut être encore la *digitale* ou le *veratum viride* qui sont en cause ; ce dernier produit plus habituellement que la digitale des vomissements bilieux extrêmes, qui, joints à la lenteur du pouls, servent à fixer le diagnostic. Le ralentissement du pouls est encore plus prononcé que pour la digitale, et même dans les cas de fièvre, on voit le pouls tomber de 140 à 40 ou 30 pulsations.

VARIÉTÉS DANS LA LENTEUR.

Chaque médicament imprime, en outre, à cette lenteur un type particulier :

L'**atropine**, le **brome** *ralentissent* le pouls *progressivement* et lui conservent sa *régularité*.

L'**émétine**, au contraire, le *ralentit brusquement*. L'on voit le pouls tomber de 100 à 40 en peu d'heures, et manifester des *irrégularités* nombreuses.

Le ralentissement déterminé par **Digitale** n'est pas absolu, mais *cède* aussi pour un instant à la moindre *perturbation*, au moindre *mouvement*.

Le *pouls lent* de **veratum viride** survient *brusquement* et *garde sa lenteur* tout le temps que dure l'action médicamenteuse.

Ce sont là des nuances importantes à connaître pour l'emploi de ces substances dans le traitement des maladies. Importantes aussi pour le médecin légiste quand il s'agit de reconnaître la nature d'un empoisonnement.

---

## POULS FRÉQUENT.

Définition : — Le **pouls fréquent** [**Tachycardie** de *Cardarelli* et *Proebsting*,— **Sychnosphyxie** de *Spring* (συχνὸς *fréquent*, σφύξις *pouls*)] *est celui qui bat plus rapidement qu'à l'état normal.*

C'est un des pouls que l'on étudie avec le plus de soin, à raison des circonstances nombreuses où il se rencontre. Mais, pour bien l'apprécier, il faut parfaitement connaître le chiffre normal du pouls suivant les âges, les sexes, etc. Nous rappellerons ces données en peu de mots :

| | |
|---|---|
| 120-140 chez le nouveau-né. . | 80 jusqu'à 15 ans. |
| 110 à l'âge d'un an . . . | 75 jusqu'à 20 ans. |
| 105 à deux ans. . . . . | 70 chez la femme adulte. |
| 100 à trois ans. . . . . | 60-70 chez l'homme adulte. |
| 90 jusqu'à 10 ans. . . . | 60 à 80 chez le vieillard. |

Il se montre plus rapide chez les personnes *petites*, *délicates*, *sanguines*, par une *température chaude*, dans les *altitudes*, après un *exercice* un peu fort et après le *repas* ; toutes ces nuances ont été étudiées déjà.

Division : — Le *pouls fréquent* peut être *physiologique* ou *morbide*.

### POULS FRÉQUENT PHYSIOLOGIQUE.

Cette forme est rare, surtout chez l'homme adulte. Pourtant *Whest* a cité l'observation d'une femme bien portante dont le pouls normal était de 120.

Mais il n'est pas rare de trouver le pouls fréquent chez les *vieillards*. Ordinairement, c'est à la suite d'une maladie(*pneumonie*, *grippe*, *pleurésie*), que l'on voit le pouls devenu fréquent ne plus baisser, même après guérison. Une femme de 70 ans, que je soignai en 1852 pour une *pneumonie*, garda le pouls à 120 pulsations pendant 4 mois, puis à 110 pendant 16 ans que vécut encore cette personne en bonne santé.

**Indication thérapeutique.** — Il ne faut donc pas chez les vieillards, vers la fin d'une maladie aiguë, se baser sur la fréquence du pouls pour nier la convalescence ; ce serait une imprudence grave de maintenir sous ce prétexte une diète rigoureuse ; c'est alors à la thermométrie clinique de décider s'il y a *fréquence* du *pouls* par *athrepsie* ou par *imminence morbide*. Chez les jeunes sujets, la fréquence du pouls peut acquérir une grande importance. Les recherches du docteur COIFFIER[1] du *Puy* tendent à démontrer :

1° « Que tout sujet dont la langue est saine et le *pouls au-dessus de* 80, sans état maladif apparent, doit être considéré comme *étant en puissance de tuberculose ;* »

2° « Qu'il est prudent d'instituer sur-le-champ un traitement préventif. »

Sans doute, il ne suffit pas d'avoir observé un petit nombre de cas pour établir ainsi une loi pathologique, mais l'objet est assez important pour mériter de nouvelles recherches, car reconnaître la tuberculose avant son explosion équivaudrait presque à trouver son traitement prophylactique.

### CONDITIONS PHYSIOLOGIQUES DU POULS FRÉQUENT.

Elles sont, comme les mouvements du cœur, sous la dépendance :

1° Du *système nerveux, cerveau, moelle allongée, pneumo-gastrique* et *grand sympathique*.

2° De la *tension vasculaire*.

3° Du *sang lui-même*.

1° **Système nerveux.** — Une *faible excitation du pneumogastrique augmente* le nombre des contractions du cœur.

Une *plus forte excitation* les *ralentit*.

Une *parésie* de ce nerf *accélère* les mouvements en abrégeant les diastoles.

EULEMBOURG admet, en outre, comme cause de *tachycardie*, l'*excitation* des *nerfs accélérateurs*.

2° **Tension vasculaire.** — Chez les vieillards, la cause de cette fréquence est très probablement dans une *olighæmie* particulière aux vieillards ; leur sang se renouvelle moins vite, il est moins abondant, les veines dilatées en conservent une plus grande partie, il en résulte une tension moindre des artères et du cœur qui augmente alors de vitesse.

On voit aussi le pouls s'accélérer lorsque la tension du sang diminue dans les vaisseaux par une *saignée*, ou sous l'influence

[1] COIFFIER. Courrier méd., p. 400. 1881.

d'une *hémorrhagie*. *Hales* a constaté que, le pouls normal du cheval étant à 36, il s'élève à 100 et 120 quand l'animal est sur le point de succomber à une hémorrhagie.

Mais une petite saignée ralentit d'abord le pouls par une action spéciale sur le système nerveux.

3° **Influence du sang.** — Une composition normale fait du sang le stimulant direct de l'organe. Au contraire, lorsque, sous l'influence de la maladie, une hématose incomplète le charge d'*acide carbonique*, *urique*, *lactique*, *hippurique*, d'*urée*, ou de *cholestérine*, etc. ; lorsque le *sérum*, la *fibrine*, les *hématies* sont altérés dans leur composition, comme il arrive à la suite du *choléra*, de la *pustule maligne*, du *charbon*, de la *congélation*, le sang devient irritant, il accélère les battements du cœur comme s'il avait hâte de se purifier des produits de régression qui l'altèrent.

## POULS FRÉQUENT PATHOLOGIQUE.

Il se divise en : *Pouls vite* et *Pouls fréquent* proprement dit ou *rapide*.

### POULS VITE.

Définition : — Le **pouls vite** est *celui qui, sans avoir une rapidité grande qui puisse lui mériter le nom de fréquent, dépasse pourtant le pouls normal dans une certaine mesure.*

Un pouls qui compte 90 chez un adulte n'est encore qu'un pouls vite.

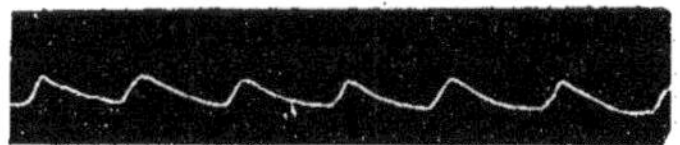

Fig. 397. — Pouls vite.

A. Le **pouls vite** s'observe souvent au **début** des maladies dans la période de concentration. On le retrouve encore dans les *hémorrhagies* et chez les femmes à l'approche des *règles*.

B. Le *pouls vite* dans les *maladies chroniques* s'observe dans les **névroses** au moment des *crises aiguës*.

**Diagnose et prognose** : — Quand il apparaît dans le cours d'une maladie apyrétique, il indique le *passage* à une *affection plus aiguë* par *épigénèse* ou *métastase ;* il est donc sérieux comme pronostic.

## POULS FRÉQUENT.

Le **pouls fréquent** doit être étudié dans les *maladies aiguës* et *chroniques*, — les *affections du cœur*, — les *actions toxiques* et *médicamenteuses*.

### 1° POULS FRÉQUENT DANS LES MALADIES AIGUES.

Règle générale : Dans le **cours** des maladies aiguës, une *fréquence modérée* est un *bon signe*.

Vers la **fin** des maladies, la *fréquence modérée* du pouls est, au contraire, un *signe trompeur;* on connaît l'aphorisme : *pulsus bonus, urina bona, æger moritur.*

Mais lorsque le pouls devient très fréquent et qu'il double son chiffre habituel, montant ainsi à 140, 150 pour un adulte, c'est un signe grave, du moins quand ce chiffre se maintient au delà du paroxysme.

A la période de **terminaison** des maladies, la *fréquence du pouls* qui survient *subitement* est *mauvaise,* elle doit faire craindre une *métastase* sur un organe noble.

Dans la **convalescence**, une fois les crises passées, la *fréquence modérée* du *pouls, sans augmentation de température,* n'est pas signe fâcheux ; on la rencontre dans la convalescence des *pneumonies*, des *pleurésies;* avec 110 pulsations, les malades mangent, dorment et guérisent.

**Phlegmasies.** — Les *phlegmasies* à leur *début* rendent le pouls non seulement *fréquent*, mais aussi *plein* et *fort* comme dans la *pneumonie*, ou *plein* et *dur* comme dans la *pleurésie,* car telle est la nuance qui existe entre ces deux pouls inflammatoires.

**Érysipèle.** — Le pouls est surtout *très rapide* dans l'*érysipèle* au moment où se fait l'éruption ; il varie ensuite suivant l'intensité du mal, son étendue et la région qu'il occupe.

L'*érysipèle généralisé* est celui qui donne le plus de fréquence; l'*érysipèle de la tête* et du *cuir chevelu* vient ensuite, ainsi que l'*érysipèle phlegmoneux.*

**Pleurésie.** — Dans l'*épanchement pleurétique*, la *fréquence* du *pouls augmente* avec la *quantité* de *liquide épanché.* L'artère paraît en même temps plus petite et moins tendue. Quand le liquide diminue, le pouls devient à la fois plus large et plus rare.

C'était au moyen du pouls que les anciens médecins jugeaient de la nature et de la quantité d'épanchement, alors qu'ils ne connaissaient ni auscultation ni percussion.

**Diagnose** : — Après la période aiguë ordinaire, la *persistance* d'un *pouls très fréquent* dans la *pleurésie* avec *chaleur* à 40° et au-dessus est un signe certain de **pleurésie purulente**.

**Pneumonie**. — Dans la *pneumonie*, la *fréquence du pouls* indique assez fidèlement l'étendue et la violence du mal ; aussi l'observe-t-on surtout dans la **pneumonie double** et la **pleuro-pneumonie.**

Pour ne point faire une erreur de diagnostic regrettable, le jeune praticien doit savoir aussi que la fièvre et la fréquence du pouls peuvent devancer de deux ou trois jours l'apparition de tous les symptômes sthétoscopiques et des crachats rouillés ; mais il existe avec la fréquence du pouls une forte oppression, point de côté, chaleur très vive.

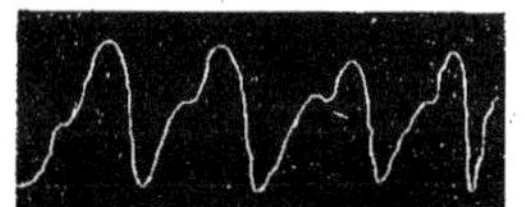

Fig. 398. — Pneumonie, sixième jour.

**Suppurations**. — La *fièvre de suppuration* [*pneumonie suppurée, pleurésie purulente*, *phlegmons*] fait monter le pouls à 140, 150, d'une manière continue, avec redoublements le soir et sueurs intenses.

Entre les fréquences modérées et les extrêmes, il y a une fréquence moyenne qui n'a pas une valeur définitive. Le pouls peut monter à 125, sans que le danger soit grand ; mais si le pouls se maintient à ce chiffre sans baisser, sans offrir des rémissions, la gravité augmente rapidement.

**Traumatismes**. — A la suite d'une *opération*, le *pouls* qui s'*élève subitement* avec *frisson* doit faire craindre, dans les premiers jours, l'invasion de la **diathèse purulente** ; plus tard, il doit indiquer les débuts d'un *érysipèle*, la formation d'un *abcès*, ou la *rétention* d'une *collection purulente*, *dont l'orifice d'écoulement se sera trop tôt fermé*.

**Eclampsie**. — Pendant l'attaque d'*éclampsie*, soit chez les enfants, soit chez les femmes en couches, le pouls s'élève à 150, 180, 200 pulsations, sans qu'il faille désespérer du salut des malades; **mais, tant que le pouls reste rapide**, on doit craindre le **retour des crises**, alors même qu'elles sembleraient arrêtées depuis longtemps. La *diminution* du *pouls* est au contraire un signe très favorable et présage la *guérison*.

**Apoplexie**. — La *fréquence du pouls* durant plus de 24 heures est de *mauvais augure* dans l'apoplexie; elle indique une *encéphalite*, survenue autour du foyer hémorrhagique.

**Méningite**. — Le *pouls* est *lent* ou variable dans la *méningite* surtout *granuleuse*, au premier degré; au deuxième degré, il est *excitable*, passant rapidement d'un extrême à l'autre; mais au troisième degré il s'accélère, monte à 130, et le malade succombe avec un *pouls misérable* et très *fréquent*. (Voy. fig. 417-418.)

**Rhumatisme articulaire aigu**. — Le pouls est toujours *fréquent*, *large* et *mou* dans le *rhumatisme aigu*. Il compte 110 à 130 pulsations et peut persister ainsi pendant plusieurs semaines.

**Pronostic**. — Lorsque dans le cours d'un *rhumatisme articulaire aigu* les douleurs disparaissent subitement ou même successivement, sans métastase sur d'autres organes, mais que la *fièvre*, loin de cesser, *continue* avec la même fréquence, au lieu de croire à une guérison, malgré le soulagement que le malade accuse, prédisez une *rechute prochaine*. « *Quæ relinquuntur in* « *morbis post judicationem, recidivam facere consuevêrunt.* »

**Métastases**. — Si au bout du premier ou du deuxième septenaire le *pouls* d'un rhumatisant devient *très rapide*, avec *palpitations* fréquentes, songez à une *endocardite* ou *péricardite rhumatismale*; perdant son ampleur, le pouls devient alors d'une extrême fréquence, il peut monter à 160. Néanmoins il ne faudrait pas condamner le malade, surtout si l'on est encore au début de l'affection, car à cette époque, dans la période aiguë, la maladie se termine rarement par la mort, à moins que le sujet ne soit à l'un des deux extrêmes de l'âge.

**Goutte aiguë**. — Lorsqu'une métastase goutteuse s'opère sur un organe noble, le pouls prend une fréquence et une petitesse remarquables et le danger est ordinairement en rapport avec cette fréquence.

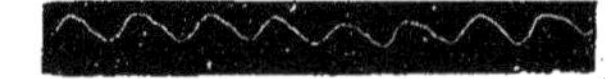

Fig. 399. — Homme de 68 ans. Métastase goutteuse. Pouls à 180.

**Maladies aiguës du cœur.** — Toutes les affections inflammatoires du cœur rendent le pouls fréquent.

**Endocardite. Myocardite.** — Ces affections, en déterminant l'infiltration séreuse des couches musculaires de l'organe, le mettent dans l'impossibilité de se contracter fermement. Il semble vouloir y remédier par la multiplicité de ses systoles, qui restent en même temps *faibles, irrégulières ;* aussi la *fréquence* du *pouls* fait-elle partie du syndrome : *asystolie.*

**Péricardite.** — La *péricardite* se présente presque toujours avec un *pouls rapide;* car elle produit les mêmes altérations du tissu musculaire cardiaque, dès que le feuillet viscéral participe à l'inflammation.

**Pouls fréquent chez les femmes en couches.** — Il n'est pas rare de noter chez les femmes récemment accouchées et qui n'allaitent pas, vers le sixième ou septième jour, une fréquence énorme du pouls; il peut monter jusqu'à 130, avec élévation marquée de la température.

Dans ces cas néanmoins l'on n'a point affaire à une véritable fièvre, car il n'y a pas suroxydation de l'organisme, mais une partie de la force qui préside aux fonctions est mise en liberté et s'accuse par l'accélération du pouls et l'élévation de la chaleur, qui du reste ne dure que peu de temps.

Il est donc fort important de connaître l'*existence* de ce *pouls rapide,* pour ne point alarmer immédiatement les familles en annonçant l'invasion d'une fièvre puerpérale.

**Scorentérasie des femmes en couches.**— Le *pouls* devient encore *très fréquent* [145] et *petit* dans l'*obstruction intestinale* des *femmes* en *couches* ou **scorentérasie.** Cette affection simule la péritonite par les nausées, la douleur et le ballonnement du ventre. Mais la fréquence du pouls cesse dès que l'évacuation alvine est obtenue. C'est donc une indication importante à connaître pour ne pas annoncer l'invasion si grave de la péritonite puerpérale, alors qu'un purgatif énergique fera disparaître en quelques heures cet ensemble de symptômes alarmants.

**Fièvres dites essentielles.** — Une *fièvre* qui *débute* sans prodromes, par une *grande fréquence* de *pouls,* 120 pulsations dès le premier jour, est presque toujours une *fièvre éphémère.*

Vous pouvez dès lors faire espérer qu'elle cédera au bout de 24 heures (*éphémère simple*), ou de trois jours (*éphémère prolongée*).

Les fièvres continues offrent toutes le pouls fréquent; mais tandis que dans la **fièvre éphémère** il est *fréquent* dès le *début*, dans la **synoque** ou **fièvre muqueuse**, et surtout la **typhoïde**, il commence par une faible accélération, qui va en *croissant* tous les jours, puis se tient élevé pendant une ou plusieurs semaines.

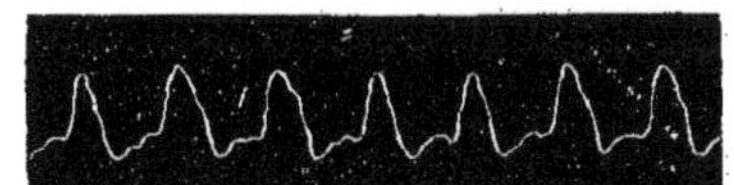

Fig. 400. — Fièvre typhoïde. Pouls à 126.

Dans ces fièvres la fréquence du pouls donne assez justement la mesure du danger et se trouve presque toujours en rapport avec la chaleur animale.

Un *pouls* dont la *fréquence* va *toujours croissant* indique l'*aggravation* du mal.

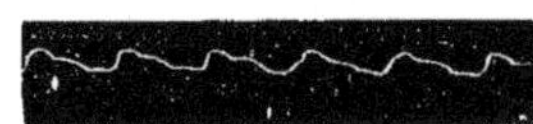

Fig. 401. Fièvre typhoïde, septième jour.

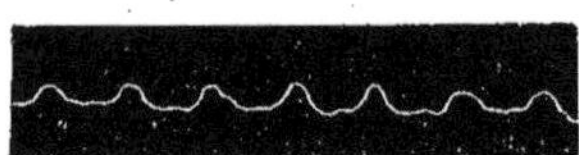

Fig. 402. — Fièvre typhoïde adynamique, dix-huitième jour. Pouls à 150.

**Crises.** — Dans toutes les *fièvres* le pouls accuse une plus grande *fréquence* à la période qui précède immédiatement les *sueurs critiques*.

**Ataxie.** — Mais la *grande fréquence* du *pouls*, avec *hypothermie*, est un phénomène qui dans la fièvre *typhoïde*, dans le *typhus*, les fièvres *éruptives*, les pyrexies *intermittentes*, indique l'**ataxie**. Son pronostic est *grave*.

**Convalescence.** — La *fréquence* du *pouls* pendant la *convalescence* du **typhus** indique en général l'existence à l'état latent d'une *inflammation viscérale*.

A la *fin* de la fièvre **typhoïde**, cette même fréquence, continuant ou reparaissant après quelques jours de calme, doit annoncer une *rechute,* un retour offensif de la fièvre. Cette rechute peut avoir une durée égale à celle de la première manifestation, 21 ou 32 jours, d'où le nom de *fièvre typhoïde double* et même *triple*, et fièvre de cent jours, qu'il est souvent très difficile de distinguer d'une tuberculose.

**Fièvres éruptives.** — Le mouvement fébrile devance de quatre jours l'éruption de la **rougeole** ; il se maintient le plus souvent élevé pendant *toute* la *durée* de l'éruption, surtout si elle est abondante.

Dans la **variole**, la *fréquence* du *pouls précède* de *deux jours* l'éruption. Elle cesse, chose remarquable, au moment où l'éruption paraît, mais elle revient plus forte quand la suppuration des pustules commence, puis elle continue pendant toute sa durée.

La **scarlatine** s'annonce 12 ou 24 heures d'avance par un *pouls très rapide dès le début* et souvent *irrégulier;* cette fréquence, dans les cas graves, dure autant que l'éruption.

**Diagnose** : — La *fréquence extrême* du *pouls* est un signe tellement important, au début de la **scarlatine**, que si vous êtes appelé pour un enfant ayant la gorge très rouge, sans gonflement et paraissant n'avoir qu'une légère angine, mais avec un pouls à 140 dès le premier jour, vous devez pronostiquer l'apparition prochaine d'une éruption de *scarlatine.*

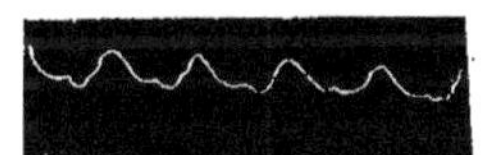

Fig. 403. — Pouls fréquent. Scarlatine.

**Pronostic.** — La *fréquence extrême* du *pouls* au *début* de la *scarlatine* ne préjuge encore rien sur l'issue de la maladie, qui peut rester bénigne. Il n'en serait pas de même vers la fin de cette affection, elle ferait craindre alors des complications inflammatoires sur les organes internes.

**Fièvre de croissance** : — La *fréquence* du *pouls* survenant d'une manière brusque chez un enfant avec courbature dans les membres, points douloureux *juxtà-épiphysaires, accroissement* rapide de la taille, indique un *accès de fièvre de croissance* avec *congestion violente* des *épiphyses* [1]. On a vu la taille grandir de 3 centimètres en 15 jours.

Cette *fièvre* est sujette à rechutes et se présente sous trois formes principales : *aiguë*, *prolongée*, *traînante*.

Elle est trop souvent confondue avec les autres fièvres continues, car son traitement est bien différent.

**Fièvres d'accès** ou **intermittentes**. — Le pouls est ici caractéristique.

Dans la **fièvre intermittente** franche, sa fréquence assez grande (120 à 130) alterne nettement avec l'apyrexie, où il tombe à 60.

Moins évidente quand la fièvre est **rémittente**, il existe néanmoins; une diminution, et dans le doute une forte dose de *quinine* produira, au moins pour un jour, cette *apyrexie*, tandis qu'une fièvre typhoïde n'offrira qu'un abaissement de 10 pulsations.

**Fièvre récurrente.** — La fièvre **récurrente**, *Relapsing fever*, présente aussi de singulières alternatives, où le pouls reprend de période en période une fréquence nouvelle, chaque crise correspondant à une nouvelle évolution de *spirilles*.

## 2° POULS FRÉQUENT DANS LES MALADIES CHRONIQUES.

Le pouls fréquent se montre dans les affections suivantes :

1° Dans le *goître exophthalmique*.

2° Dans les *palpitations hystériques*.

3° Dans la *fièvre hectique*, qui accompagne souvent le début de la *tuberculose* et des *néoformations rapides*, pendant leur période de *ramollissement*, de *suppuration* ou d'*ulcération* (*cancer*, *phthisie*, *carie et nécrose*, *abcès par congestion*, etc.).

4° Dans la *fièvre paludéenne rebelle*.

5° Dans la *chlorose*.

6° Dans la *paralysie générale*.

7° Dans *certaines affections du cœur*.

1° **Goître exophthalmique.** — Cette affection est caractérisée, non seulement par la force extrême des pulsations, mais par une *fréquence* plus grande que toute autre. Il est habituel de voir le pouls à 140, 150. On l'a vu monter à 180-200. Alors,

[1] BOUILLY. *Fièvre de croissance*. Br. in-8°, p. 1879.

ce n'est pas à l'élément *fréquence* que le médecin doit se fier pour formuler son pronostic, car avec cette fréquence le malade peut encore vivre et même guérir.

2° **Palpitations. Hystérie.** — Les *palpitations nerveuses* qui surviennent chez les femmes et chez les enfants accélèrent parfois singulièrement le pouls ; cette fréquence alterne souvent avec un calme parfait, mais peut revenir par crises habituelles pendant des années entières, surtout aux époques menstruelles. C'est un signe de peu de valeur.

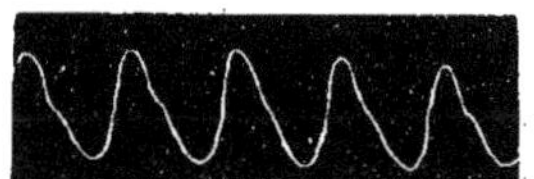

Fig. 404. — Palpitations nerveuses. Pouls à 95.

3° **Fièvre hectique : Cancer.** — Pendant la première période de la maladie, le *cancer* peut envahir les organes, exercer les ravages les plus étendus, sans provoquer la moindre réaction fébrile ; bon nombre de malades succombent même sans fièvre pendant cette première phase, par suite de désordres locaux, comme l'*athrepsie* dans le *cancer* du *pylore*, l'*asphyxie* dans celui des *poumons* ou du *larynx*.

**Diagnose** : — L'*absence de fièvre au début du cancer du poumon* est un signe précieux pour le distinguer de la *tuberculose*, où la *fièvre* est *forte* dès le commencement. Ainsi le docteur *Thaon* de Nice eut à soigner, en 1880, un homme de 42 ans, chez lequel la toux, la dyspnée, l'amaigrissement, s'accompagnant de matité avec silence respiratoire et absence de vibrations, devaient faire songer à une phthisie de marche insolite ou une pleurésie exsudative ; mais l'*absence* de fièvre et de *fréquence* du *pouls*, ainsi que l'absence de chaleur morbide (33°) fixèrent son jugement ; il reconnut un *cancer primitif du poumon*. Plus tard l'apparition de ganglions cancéreux à la base du cou démontra la fidélité de son diagnostic.

La *fièvre* et la *fréquence du pouls* qui surviennent à la première période du *cancer* indiquent toujours une *épigénèse inflammatoire*. Par exemple :

Quand le *pouls fréquent* survient dans la première période du *cancer du sein*, il annonce la formation d'une *pleurésie*.

Quand le *pouls fréquent* se montre au début d'un *cancer abdominal*, il présage une *péritonite partielle.*

**Kyste de l'ovaire.** — Dans le cours de cette affection le *pouls fréquent* avec douleur vive et vomissements bilieux indique une *péritonite locale.*

S'il n'y a pas de vomissements bilieux, il s'agit d'une *inflammation* des *parois* du *kyste;* et l'on peut affirmer en outre qu'il est *multiloculaire* ou même *sarcomateux;* les kystes uniloculaires ne s'enflamment presque jamais.

**Cancer du Médiastin.** — Le *pouls rapide* paraissant dans le premier stage du *cancer* des *ganglions bronchiques* indique l'invasion d'un *œdème pulmonaire* s'il y a discordance avec la chaleur vitale, ou bien une *pneumonie* si la thermalité s'élève en même temps.

Si le *cancer* des *ganglions bronchiques* ou du *médiastin* détermine une *fréquence extrême* du *pouls* revenant par *accès,* l'on doit en conclure que la tumeur comprime et paralyse le *nerf vague.* Si le *pouls rapide* survient dès les premiers temps d'un *ulcère cancéreux,* il indique une *septicémie* provoquée par l'ichor sécrété, puis résorbé.

De même la **fréquence du pouls** (120, 140 pulsations) survenant à la 2e *période du cancer* (*période cachectique*) indique très probablement, d'après le docteur *Thaon,* la *généralisation du cancer*, et dans tous les cas un certain degré de **septicémie.**

**Indication thérapeutique** : — Les *pansements antiseptiques,* en supprimant l'absorption du virus en nature, feront diminuer ou disparaître la fièvre hectique et le pouls se ralentira aussitôt.

J'ai vu un polype fibreux ulcéré de l'utérus faire monter le pouls à 160. Le lendemain du jour où j'en fis l'ablation il n'y avait plus que 90 pulsations.

Mais quand on ne peut enlever le mal, il faut, pour arrêter la fièvre, pratiquer une antisepsie poussée presque à la cautérisation; il faut employer pendant plusieurs jours l'*acide salicylique pur*, le *sublimé* au $\frac{1}{1000}$e ou le *chlorure de zinc au* 7e.

Dans la 2e *période* du *cancer*, on n'observe pas, malgré l'azoturie et la déperdition nutritive, une fièvre hectique complète. C'est-à-dire qu'il y a souvent antagonisme entre la chaleur et la fréquence du pouls.

La température reste normale, du moins dans la majorité des cas, mais le pouls s'accélère grandement.

**Phthisie**. — La **fièvre hectique** de *suppuration* des **phthisiques** ne fait pas monter le pouls au delà de 120, excepté pendant la digestion et dans les dernières semaines où il bat de 130 à 140. Cette fréquence est aussi beaucoup plus marquée le soir que le matin où les malades restent souvent plusieurs heures sans fièvre.

Dans la phthisie aiguë, il peut y avoir *inversion* des *redoublements* qui se montrent alors de préférence le matin, ou même matin et soir.

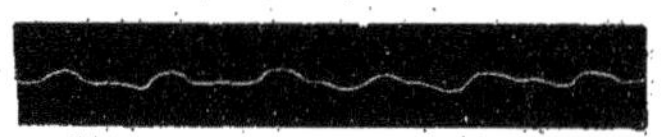

Fig. 405. — Phthisie, 2e degré.

4° **Fièvres intermittentes et rémittentes, quotidiennes, chroniques**. — Dans ces maladies, le pouls peut demeurer fréquent des semaines, des mois, même une année entière. Mais il est rare que la fièvre reste alors quotidienne, qu'il n'y ait pas de temps à autre un ou deux jours de rémission qui aident puissamment au diagnostic : c'est la fièvre *quarte* qui manifeste le plus de tendance à prendre la forme chronique.

**Indications thérapeutique et diagnostique** : — Dans ce cas aussi, une forte dose de *quinine* [1 **gramme**] donnée *d'un seul coup*, dans 30 grammes de *rhum* trois heures avant le redoublement, arrête brusquement et complètement la fièvre, au moins pour quelques jours, parfois d'une manière définitive, tandis que la fièvre hectique ne serait que peu influencée par les plus fortes doses de sel quinique.

5° **Chlorose**. — Les jeunes filles *chlorotiques* sont sujettes à de fréquents *accès de fièvre,* très semblables à la *fièvre éphémère* et qui durent 24 à 36 heures. Les anciens l'appelaient : « **febris alba virginum**. »

Le pouls monte alors assez haut, 120, 125, pour retrouver son calme quelques heures après. Une fatigue, une émotion ramène les accès.

**Pronostic** : — La *fièvre passagère* chez les *chlorotiques* n'implique point un pronostic sérieux, mais augmente beaucoup le malaise et la faiblesse des jeunes malades, qui perdent alors tout appétit et ne supportent plus les ferrugineux.

Cependant, si la *fièvre* dure *plusieurs jours*, elle indique une *épigénèse inflammatoire*. Mais, outre ces accès de fièvre, la *chloro-*

*tique* peut garder pendant plusieurs mois le *pouls fréquent* [120 pulsations], ou bien un pouls *très irritable*, c'est-à-dire passant en un clin d'œil de 80 à 120.

Dans ces deux cas, il faut se guider pour le *pronostic*, non sur la fréquence seule, mais sur la chaleur vitale, et le pronostic ne deviendra défavorable que si la *fréquence* du *pouls* est unie à une *augmentation* de *température* indiquant alors les débuts d'un travail morbide, ordinairement *granuleux* ou *tuberculeux*.

**Affections cérébrales.** — Ici la *fréquence du pouls*, unie à des céphalées habituelles et à des phénomènes de contracture, ou de paralysie, indique une **tumeur** soit du *cervelet*, soit de la *moelle allongée comprimant* les *origines* du nerf *vague*; et, dans tous les cas, une vive excitation du grand sympathique.

**Paralysie générale.** — Un *pouls fréquent* de 130 à 150 pulsations, survenant chez un sujet atteint de *paralysie générale ancienne* et *sans augmentation* de *chaleur*, indique la dernière phase de la **paralysie générale progressive** devenue *glosso-labio-pharyngée*.

La différentielle se trouve dans la réunion de ces deux faits : **fréquence extrême du pouls** avec **absence de chaleur.**

En effet, s'il y avait chaleur plus grande, on pourrait croire à une *paralysie* du *sympathique* et des *nervi vasorum*, mais l'absence de chaleur anormale met le sympathique hors de cause ; il faut donc chercher la cause du désordre du cœur dans les nerfs cardiaques eux-mêmes et dans les racines du pneumogastrique, toujours atteintes dans cette maladie.

**Pronostic.** — Le *pronostic* est habituellement *mortel* ; s'il survient une amélioration, elle est momentanée et ne doit point laisser un espoir trompeur.

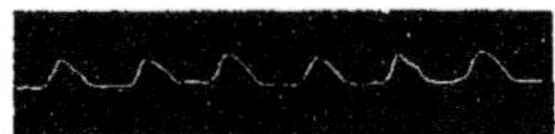

Fig. 406. — Femme de 53 ans. Paralysie générale progressive. 166 pulsations.

### 3° POULS FRÉQUENT DANS LES AFFECTIONS ORGANIQUES DU CŒUR.

**Insuffisances aortiques et mitrales.** — Quand une affection *organique du cœur* se manifeste avec une grande fréquence du pouls, il faut songer à une *insuffisance mitrale* ou *aortique*.

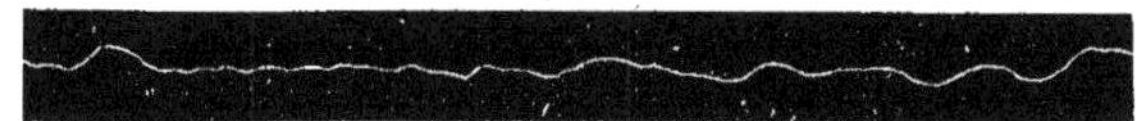

Fig. 407. — Insuffisance mitrale. Pouls fréquent.

Dans ces deux affections, en effet, il y a conflit dans le ventricule entre le sang qui part et le sang qui arrive à faux ; cette double sollicitation en sens contraire oblige le cœur à redoubler d'efforts et de fréquence dans ses contractions ; il est comme hésitant toujours entre la systole et la diastole.

Le *pouls* est en même temps *petit, irrégulier de force et de fréquence* dans l'**insuffisance mitrale.**

**Asystolie**. — L'asystolie produit le même résultat avec un *pouls* souvent *imperceptible.*

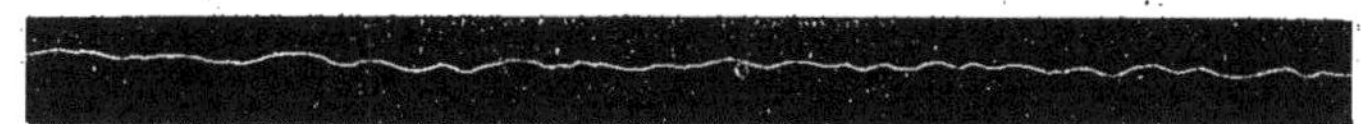

Fig. 408. — Asystolie. Pouls à 190.

**Angine de poitrine**. — Le professeur *Peter* [1] a vu, dans certaines attaques d'*angine* de *poitrine*, le pouls monter à 150 pulsations par une sorte de paralysie du pneumo-gastrique, puis, dans le même accès, retomber à 15, sous l'influence sans doute de l'excitation consécutive de ce nerf.

**Pronostic** : — Dans ce cas, le ralentissement rapide du pouls n'indique aucune amélioration et le pronostic conserve toute sa gravité.

**Agonie** : — Le pouls d'*agonie* est *très lent* ou *très rapide* ; il peut monter jusqu'à 150, 180, 200, mais il perd en force ce qu'il gagne en rapidité ; et les contractions incomplètes, impuissantes du cœur ne peuvent plus surmonter la contraction tonique des capillaires, ni obliger le sang à franchir ces vaisseaux, d'où les *stases*, les *anémies*, les *cyanoses*, l'*asphyxie* ou la *syncope*, suivant les circonstances.

[1] Peter (M.). *Traité clinique et pratique des maladies du cœur*. P. 1883. Un vol. in-8°, p. 668.

4° POULS FRÉQUENT PAR ACTION TOXIQUE OU MÉDICAMENTEUSE.

*Landois*[1] a cru devoir avancer ce principe, que tous les *poisons cardiaques* administrés à *faible dose accélèrent* les mouvements du cœur, tandis qu'à *forte dose* ils les *ralentissent* et les *arrêtent.*

Ce principe est loin d'être général, car un grand nombre de substances à *élection cardiaque* amènent la mort avec un pouls très petit et très fréquent.

Parmi les substances très nombreuses qui accélèrent le pouls, les unes agissent, même à *faible dose,* par leur *effet primitif;* les autres seulement à *dose forte* et *toxique,* par leur *effet secondaire.*

Dans la première classe il faut compter : *Alcool,* — *Café,* — *Chloral* (première période), — *Coca,* — *Convallarine,* — *Daturine,* — *Hysscyamine,* — *Jaborandi,* — *Kola,* — *Lycoctonine,* — *Morphine,* — *Matico,* — *Nérion oleander,* — *Paullinia,* — *Quinine,* — *Tabac,* — *Thé,* — *Viscum album.*

L'accélération qu'elles communiquent au pouls est encore modérée et survient dans la première période [action primitive].

Dans la seconde classe, nous devons citer : *Aconit,* — *Amomum,* — *Aniline,* — *Arsenic,* — *Atropine,* — *Belladone,* — *Bryone,* — *Chloral,* — *Daturine,* — *Digitale,* — *Hellébore,* — *Hyoscyamine,* — *Iode,* — *Iodoforme,* — *Ipeca,* — *Jusquiame,* — *Muscarine,* — *Nitrite d'amyl,* — *Opium,* — *Acide oxalique,* — *Pao-pereira,* — *Phosphore,* — *Acide phosphorique,* — *Plomb,* — *Stramonium,* — *Tabac* (dose moyenne), — *Taxus baccata,* — *Valériane,* — *Vanadium.* Toutes ces substances, à la période d'intoxication, *accélèrent* fortement le *pouls.*

Mais chaque substance manifeste en outre sa spécialité d'action. L'**émétique**, l'**ipéca** accélèrent la circulation par leur *effet primitif,* jusqu'à ce qu'ils aient amené le vomissement; alors la *pulsation* se *ralentit.*

La **digitale**, au contraire, commence par ralentir le cœur, mais elle peut l'accélérer à la fin d'une manière extrême dans les cas d'empoisonnement par des doses très fortes, et le vomissement qu'elle produit ne conduit pas à un ralentissement du pouls.

[1] LANDOIS. *Greifswalder medicin. beitraege.* 1864, t. II, p. 161

**Tabac.** — Le *tabac fumé* n'est pas inoffensif, les recherches du docteur *Troïtski* [*Annales d'hygiène* 1884] ont démontré qu'il *augmentait* le *pouls* de dix à seize pulsations; son usage trop continu doit donc, à la longue, produire le surmenage du cœur.

**Dernières limites de fréquence du pouls.** — L'*épuisement des nerfs vagues* paraît être la cause qui produit la plus grande rapidité du pouls, du moins c'est l'opinion de *Handfield Jones*.

Dans un cas cité par *Farguharson* [1], un homme atteint d'affection valvulaire et de palpitations éprouvait des crises où le pouls montait à 216.

*Cotton* et *Willet* ont cité des faits analogues, survenus sous l'influence d'émotions morales vives.

Enfin *Prœbsting*, dans son mémoire sur le *tachycardie* [2], a cité un fait d'excitation des nerfs accélérateurs, où le malade offrait un pouls continu de 120 à 160, qui dans le cours des accès montait à 220 et même à 250.

Voici un exemple d'affection valvulaire du cœur arrivée à la période d'agonie; le pouls parvenu aux dernières limites de la petitesse et de l'asystolie battait 330 par minute, chez un homme adulte de 58 ans; ce tracé a été recueilli avec mon instrument.

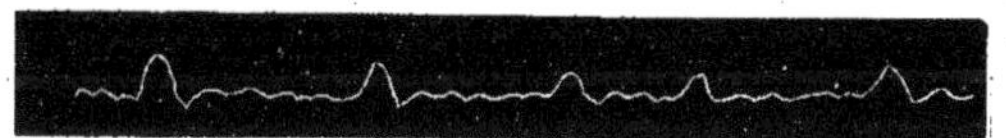

Fig. 410. Asystolie. Homme de 58 ans, 320 pulsations.

C'est, je crois, le chiffre le plus élevé que l'on ait observé dans la science anthropologique.

[1] FARGUHARSON. *Accélération inaccoutumée des battements du cœur.* The Lancet, 1875, p. 374.

[2] PROEBSTING. *Tachycardie.* Deutsch arch. f. Klin. med. 1882.

## POULS IRRÉGULIER INTERMITTENT.

Pouls irrégulier. — *Arhythmie*, — **Ataxie du cœur**, — **Atactocardie** de Spring (ἄτακτος, **désordonné**, καρδία, **cœur**) :

Définition. — Le pouls **irrégulier** *est celui qui, par son nombre, son rhythme ou sa mesure, s'écarte notablement de la normale chez le sujet examiné.*

### CONDITIONS EXPÉRIMENTALES DE L'ARHYTHMIE.

Les expériences savantes des frères *Weber* [1] sur les *pneumogastriques* ont démontré que ces nerfs sont des nerfs d'*arrêt* des mouvements du cœur ; agissant de concert avec les nerfs *ganglionnaires*, nerfs d'*action* ou d'*accélération*, ils deviennent *régulateurs*. Si on les coupe, le ressort se débande, et les battements s'accélèrent ; si on les irrite avec force, le cœur s'arrête. Quand l'excitation est moindre ou légère, cette excitation des nerfs vagues exerce sur le cœur une *influence retardatrice irrégulière ;* c'est alors que se manifestent l'*intermittence* et l'*arhythmie.*

Mais, en réalité, la question est plus complexe, et plusieurs éléments se trouvent en jeu.

Ainsi l'arhythmie, d'après *Köhler* de *Halle* [2], peut se produire dans une des trois circonstances suivantes :

1° **Irritation** du nerf **frénateur** du cœur.

2° **Affaiblissement** de son **système vasculo-moteur.**

3° **Contractions** du **système circulatoire périphérique.**

Pourtant, de ces trois hypothèses, la troisième doit être rejetée, car la *fève de Calabar*, qui contracte les vaisseaux périphériques, ne produit pas l'arhythmie.

La première opinion est également mise en doute par plusieurs physiologistes, car l'*atropine*, la *saponine*, irritent les nerfs frénateurs, sans produire l'arhythmie, ainsi que l'ont prouvé les expériences de *Schmiedberg.*

Il faudrait donc en revenir à la deuxième hypothèse, qui attribue l'*arhythmie* à la *parésie* des centres musculo-moteurs du cœur (*ganglions intrà-cardiaques*) ou au muscle lui-même.

[1] Weber (Ed.), 1845.
[2] Kohler, *Archiv. f. experiment. pathol.* Leipsig, 1873.

Mais les expériences de Schmiedberg sont loin d'être décisives, car l'action de la saponine et de l'atropine peut différer beaucoup de celle des autres excitants, et les résultats obtenus par Weber sont trop précis pour qu'on puisse les négliger.

Il nous faut donc admettre déjà une double cause : l'une, émanant du **pneumo-gastrique** ; l'autre, **ganglionnaire**. Mais, en outre, n'oublions pas que le **cerveau** est par lui-même un **modérateur** *cardiaque* et que le **mésocéphale** est le point d'origine des nerfs vagues.

Il est bien des nuances et des degrés différents dans l'arhythmie, et pour l'étude approfondie du sujet nous devons distinguer onze variétés :

1° — *Pouls* **intermittent** et **inciduus.**
2° — *Pouls* **inégal.**
3° — *Pouls* **irrégulier.**
4° — **Palpitations.**
5° — **Asystolie.**
6° — *Pouls* **ondulant.**
7° — *Pouls* **paradoxal.**
8° — *Pouls* **récurrent.**
9° — *Pouls* **serratique.**
10° — *Pouls* **alternant** ou **bigéminé.**
11° — *Pouls* **différent.**

---

## 1° POULS INTERMITTENT.

Définition : — Le **pouls intermittent** *consiste dans la suppression plus ou moins fréquente et régulière d'une contraction des ventricules du cœur, et par là d'une pulsation radiale.*

Le *pouls intermittent* a été étudié avec le plus grand soin par *Wedel*[1] dès l'année 1683. Ce savant médecin le divisait en *apparens*, — *naturalis*, — *præternaturalis*, — *artificialis* ; et ces divisions sont encore celles que nous employons aujourd'hui.

Ce qui différentie le pouls *intermittent* de l'*irrégulier*, c'est encore l'existence fréquente d'une certaine *périodicité* pour le premier, périodicité qui manque absolument au second.

[1] Wedel (G.W.), Acad. curios. natur. déc. II, ann. II, p. 230. 1683.

Division : — L'*intermittence* peut être *physiologique* ou *pathologique*.

INTERMITTENCE PHYSIOLOGIQUE.

Celle-ci est rare, on ne la rencontre que sur un petit nombre de sujets, et comme presque tous sont des vieillards, rien ne prouve qu'il n'y ait pas quelque lésion sénile du cœur ou des vaisseaux.

Pourtant il est des personnes qui, dans l'état normal, ont le pouls intermittent, et qui le gardent ainsi toute leur vie. Il s'agit alors d'une *idiosyncrasie*, et le médecin ne doit en déduire ni diagnostic ni pronostic fâcheux [1].

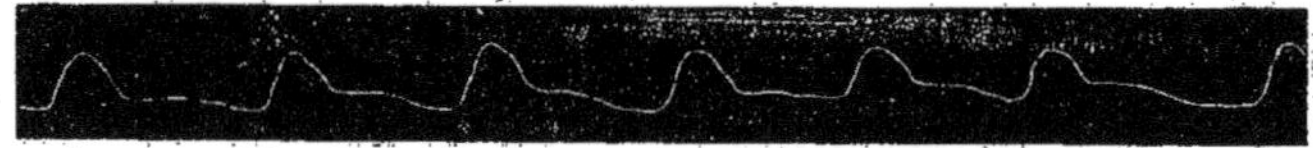

Fig. 411. — Pouls irrégulier par idiosyncrasie.

Mais encore faut-il savoir que la plupart des sujets qui ont le pouls intermittent à l'état de santé, peuvent l'avoir régulier lorsqu'ils sont atteints d'accès fébriles.

Chez d'autres sujets, le pouls devient *intermittent* sous l'influence d'une affection *morale*, au moindre *excès* d'aliment ou de boisson alcoolique. Cette irrégularité disparaît en même temps que la cause ; le *pronostic* indique seulement un tempérament délicat et impressionnable.

Enfin le docteur *Magnan* [2] a reconnu que certaines intermittences du pouls cessaient par une stimulation physique, comme une marche rapide. Sous son influence, la circulation se régularise.

**Intermittence physiologique du pouls chez l'embryon.** — La progression du sang n'est point continue chez l'embryon pendant les premiers temps de son existence.

*Spallanzani* [3] a vu chez le poussin, pendant les deux premiers jours de la couvée, le sang artériel offrir un mouvement interrompu.

Après avoir parcouru dans la systole un très petit espace, il s'arrête dans la diastole, et reprend son cours avec la contraction suivante.

[1] Khern (*Johann Fridericus*). *Pulsus naturaliter intermittens*. Ephem. acad. natur. curios., cent. I et II.

[2] Magnan. Société de biolog., 1877.

[3] Spallanzani. *Expér. sur la circulat. du sang*. Trad. par Tourdes, p. 243.

Ce n'est qu'au troisième jour qu'il perd son immobilité et circule sans interruption.

Mais encore, à cette époque, son mouvement est sensiblement moins accéléré pendant la diastole que pendant la systole.

Vers le cinquième jour, la circulation se fait d'une manière également rapide dans toutes les artères.

Chez les têtards, les arrêts de circulation sont bien plus prononcés. A chaque diastole on voit le sang s'arrêter, même dans le tronc de l'aorte.

### INTERMITTENCE PATHOLOGIQUE.

Elle peut être *régulière* ou *irrégulière*.

**Intermittence régulière**. — Elle a lieu après un nombre fixe de pulsations 1, 2, 3, 7, 50, 100, et même plus.

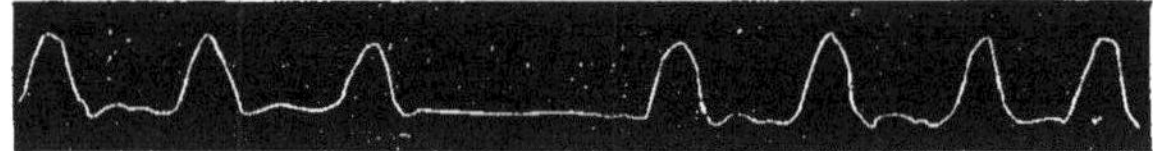

Fig. 412. — Une seule intermittence.

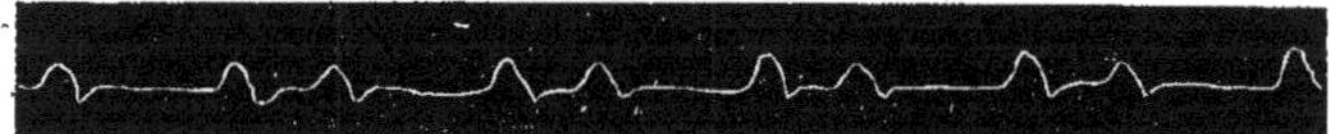

Fig. 413. — Intermittence de deux en deux pulsations.

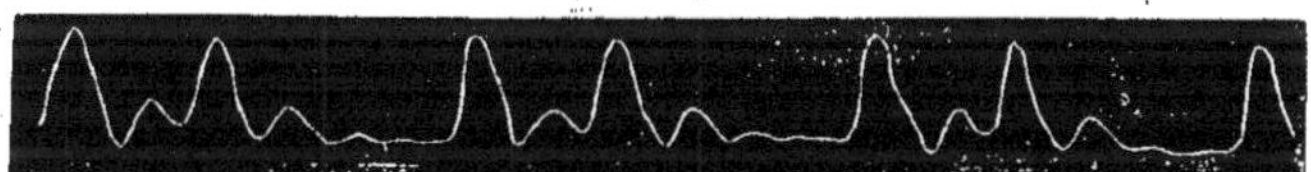

Fig. 414. — Intermittence de deux en deux pulsations (2e exemple).

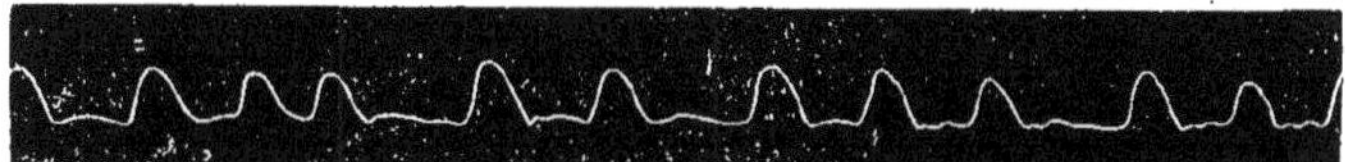

Fig. 415. — Intermittence tantôt deux, tantôt trois pulsations.

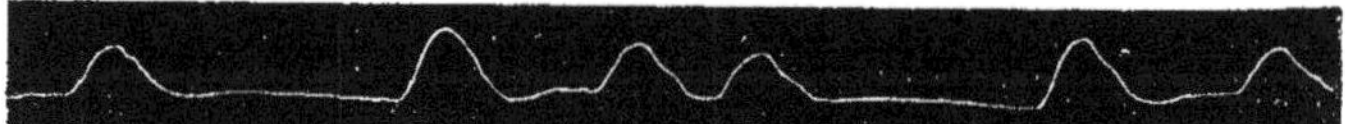

Fig. 416. — Intermittence de trois en trois pulsations.

**Intermittence irrégulière**. — L'irrégularité de l'intermittence peut se caractériser aussi par sa durée variable. Ainsi, tandis que l'intermittence régulière saute à chaque fois une ou deux pulsations, l'intermittence irrégulière se fait à intervalles variables, soit à longue, soit à courte période, ainsi que l'a fait très justement observer *Nothnagel* [1] dans son travail sur l'*arhythmie cardiaque.*

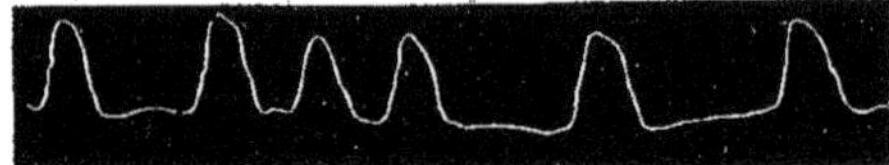

Fig. 417. — Intermittence irrégulière.

Certains malades en éprouvent à chaque instant ; chez d'autres, à peine en observe-t-on une ou deux par minute. Il importe donc beaucoup que le médecin explore le pouls pendant assez longtemps, sinon il pourra méconnaître cette irrégularité du rhythme.

**Pronostic.** — Le *pouls intermittent régulier* est d'un pronostic ordinairement plus sérieux que *l'irrégulier*, car il indique une cause plus fixe, plus résistante. Plus les intermittences sont rapprochées, plus le pronostic est défavorable.

### INTERMITTENCE UNILATÉRALE ET BILATÉRALE.

Le *pouls intermittent* est ordinairement *double*, se faisant sentir aux deux radiales. La cause alors en est toujours au cœur ou à l'aorte.

Si l'*intermittence* est *unilatérale,* ne se manifestant qu'à l'une des radiales, c'est que l'obstacle se trouve dans les *artères correspondantes à ce côté* du corps.

Il est donc toujours nécessaire de tâter le pouls aux deux bras pour éviter une erreur possible.

**Pronostic.** — L'*intermittence* bornée à *un seul* bras a moins de valeur que l'intermittence double ou générale ; car elle n'annonce que le spasme ou l'obstacle partiel d'un vaisseau, au lieu d'une affection générale.

L'**intermittence** peut encore être **vraie** ou **fausse.**

Elle est **vraie** quand il existe véritablement une *systole* de moins au cœur, comme au pouls radial [*intermittence cardiaque*].

Elle est **fausse** quand la systole a bien eu son commencement, mais qu'un obstacle quelconque du cœur ou des gros

[1] NOTHNAGEL (H.). *Sur l'arhythmie cardiaque.* Deutsche arch. f. clin. med. 1877.

vaisseaux en a empêché l'évolution normale jusqu'à l'artère [*intermittence radiale*]. Ce dernier cas rentre dans la description du pouls inégal, où l'intermittence ne se fait sentir que d'un seul côté.

**Pronostic** : — Tandis que l'intermittence *réelle* est d'un pronostic variable, la *fausse intermittence* est toujours d'un pronostic *grave*, car elle coïncide avec des lésions organiques souvent irrémédiables du cœur ou des gros vaisseaux.

**Durée de l'intermittence.** — Si l'on considère sa durée, on reconnaît que l'intermittence véritable peut occuper la durée d'un quart, une demi ou une pulsation entière de plus que la pulsation ordinaire du sujet.

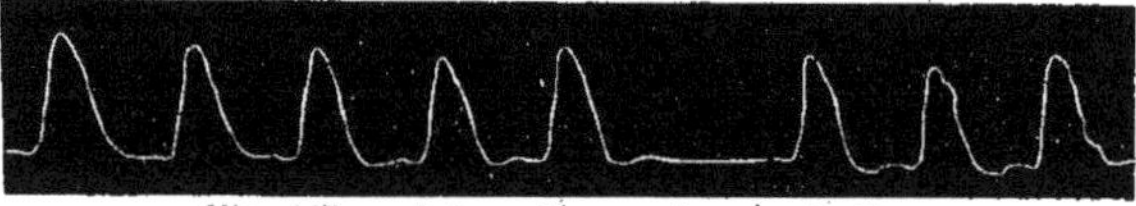

Fig. 418. — Intermittence d'une pulsation.

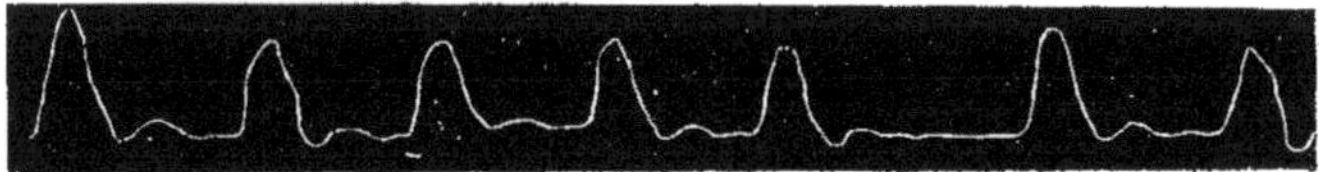

Fig. 419. — Intermittence tantôt d'une, tantôt d'une demi-pulsation.

Je ne sache pas qu'il y ait des intermittences véritables, ou par arrêt du cœur, durant plus d'une pulsation. Mais la fausse intermittence peut sauter plusieurs pulsations qui, encore sensibles au cœur, n'arrivent pas jusqu'à l'artère radiale.

Enfin l'*intermittence* peut être *apparente*, et non réelle.

Ainsi dans l'*asystolie*, où le pouls est très fréquent et très petit, on voit souvent une pulsation se ralentir et simuler l'intermittence, tandis que c'est le pouls qui reprend pour un instant son chiffre normal. (Voy. fig. 413.)

### PARTICULARITÉS QUE PRÉSENTENT LES PULSATIONS AVANT ET APRÈS L'INTERMITTENCE.

Dans un grand nombre de cas, on observe, immédiatement avant l'intermittence, un choc précordial diastolique. Les malades disent qu'ils éprouvent un *coup au cœur;* de même après le *repos,* il y a exagération de force du premier battement qui suit, comme si le cœur cherchait à compenser, par une systole plus énergique, le temps perdu pour l'impulsion du sang. (Voy. fig. 402-405).

L'**arhythmie** doit être étudiée : 1° Dans les *maladies aiguës;* — 2° Dans le cours des *maladies chroniques;* — 3° Dans les *lésions organiques du cœur;* — 4° Dans les *affections toxiques* ou *médicamenteuses.*

### 1° INTERMITTENCE DU POULS DANS LES MALADIES AIGUES.

Le *pouls intermittent* indique tantôt la *prostration*, tantôt l'*oppression* des *forces ;* le *pouls* **intermittent** et **dur** annonce plutôt l'*oppression* des *forces;* **intermittent** et **mou**, il signale leur *prostration.* Mais l'intermittence n'est pas un signe absolu : il faut qu'elle soit jointe à la *dureté* ou à la *mollesse*, afin d'acquérir toute sa valeur.

**Fièvres. — Rhumatisme. — Goutte. —** Dans les maladies aiguës, le *pouls intermittent* existe souvent, mais il faut savoir le trouver.

On ne doit pas se contenter de tâter le pouls des malades à l'heure du redoublement, car alors l'activité extrême du cœur rend les battements plus réguliers. C'est aux heures de la *rémission* que l'on pourra en juger convenablement.

Il faut encore scruter l'*intermittence* au *début* des maladies, à leur *milieu*, à leur *fin*, et même pendant la *convalescence.*

Au **début** des *maladies aiguës*, un *pouls intermittent* doit toujours attirer l'attention du médecin sur l'*état du cœur.* C'est en effet un des premiers signes de l'*endocardite* et de la *péricardite*, qu'elles soient primitives ou qu'elles indiquent une complication, une *métastase de la goutte ou du rhumatisme articulaire aigu.*

Considéré au **milieu** et à la **fin** des maladies, *le pouls intermittent* a souvent les mêmes significations, mais plus accentuées ; il indique en outre une altération plus profonde du cœur. Quand il s'observe sur le déclin de la *rougeole*, de la *scarlatine*, de la *variole*, de la *fièvre typhoïde*, c'est presque toujours un signe d'inflammation de la substance même du cœur, il y a *myocardite.*

Lorsque le *pouls intermittent* apparaît dans le premier ou deuxième septenaire de la *fièvre typhoïde*, sachez qu'il annonce une *forme maligne* et la *prochaine invasion du délire*. C'est une *intermittence céphalique*, et le *pronostic* est toujours *sérieux*.

Il en est de même dans la *fièvre pernicieuse*, et le docteur *Rochoux* nous apprend que, dans ce cas, des *intermittences* se produisant toutes les 4 ou 5 pulsations, sont un signe *très grave*. Le pouls très *faible* et *intermittent*, qui s'observe, sans cause apparente, vers la fin des *fièvres* ou des *exanthèmes* aigus, *rougeole, variole, scarlatine*, les autres symptômes étant, du reste, mauvais, devient un signe *très grave*, c'est l'annonce de l'affaiblissement extrême des forces vitales, et plus l'intermittence se répète fréquente, plus le danger est prochain, car c'est une *intermittence cardiaque*, c'est la *mort* par le *cœur* qui commence.

*Stoches, Hayem, Desnos, Huchard, Vallin*, qui ont particulièrement analysé ce phénomène, ont reconnu qu'il s'agissait d'une inflammation du *myocarde* et l'attribuent à une altération de nutrition. *Liebermeister* croit y reconnaître une coagulation de la *myosine*, due à l'*élévation* de *température* qui caractérise les formes graves de ces maladies, d'où l'on doit tirer cette induction qu'il faut avec le plus grand soin *refroidir* ces malades, si l'on veut les sauver.

Dans tous ces cas, le pouls est non seulement *intermittent*, mais surtout *inégal*, ce qui rend l'irrégularité complète. *Stoches* signale en même temps l'affaiblissement du premier bruit du cœur. Parfois alors l'*intermittence* suit le *mouvement respiratoire* et *disparaît* pendant l'*inspiration*. Ce cas rentre alors dans la description du *pouls paradoxal*.

**Pouls intermittent critique.** — Un *pouls intermittent* survenu *accidentellement* au voisinage des *jours critiques*, 7$^{e}$, 9$^{e}$, 14$^{e}$, 21$^{e}$ jours des *fièvres*, indique une *crise* probable.

Si le pouls est *dur* en même temps, la crise se fera par *vomissement;* s'il est *mou*, elle sera par *fluxion intestinale* ou *sueur*.

Chez les *hémorrhoïdaires*, cette fluxion peut être une *hémorrhagie*. Pourtant ce pouls n'est pas nécessairement critique, car dans les *affections intestinales* il peut exister sans annoncer de crises ; il faut, pour qu'il ait cette valeur, qu'il paraisse, comme nous l'avons dit, *accidentellement*, dans les circonstances indiquées, c'est-à-dire aux *jours critiques*.

**Convalescence.** — Dans le cours de la *convalescence*, la signification du *pouls intermittent* est toute différente.

1° Si on l'observe au moment où la *fièvre commence à baisser*, elle indique le premier mouvement de l'organisme vers la guérison. C'est le *repos du cœur* qui tend à reprendre son type naturel.

2° A un degré plus avancé de la convalescence, le *pouls intermittent* annonce l'*athrepsie*, et que le malade est depuis trop longtemps privé d'aliments ; dans ces cas, c'est encore le nerf vague et ses branches gastriques qui avertissent le médecin de nourrir son malade sous peine de le voir succomber.

## POULS INCIDUUS.

DÉFINITION : — Le **pouls inciduus** est celui qui donne 3, 4 ou un plus grand nombre de pulsations, qui vont en *diminuant* de grandeur, puis *reprennent* leur *force* pour *faiblir* de nouveau.

Ce pouls, auquel les anciens attribuaient une véritable importance et qu'ils regardaient comme signe de *crise* par la *sueur*, n'est pour nous qu'une forme du pouls *intermittent régulier*.

Nous avons vu, en effet, qu'après l'intermittence, la première pulsation était toujours plus forte que les suivantes qui faiblissent.

Or il arrive parfois que cet affaiblissement se manifeste progressivement, avec un certain ordre qui produit le *pouls inciduus*. En voici un exemple recueilli sur un homme de 60 ans, affecté de maladie du cœur : on voit trois pulsations se suivre en décroissant, puis une intermittence, suivie de trois nouvelles pulsations décroissantes dans le même ordre.

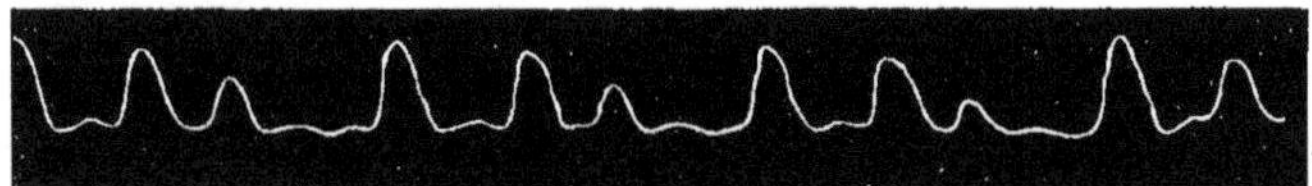

Fig. 420. — Pouls inciduus.

## AFFECTIONS CÉPHALIQUES.

**Apoplexie.** — Lorsque le pouls devient intermittent chez un apoplectique, c'est presque toujours un symptôme fort sérieux.

Au *début* de la maladie, cela indique un *épanchement* situé près des *noyaux bulbaires* que sa présence ou son voisinage irrite. Dans une *apoplexie grave*, si le pouls devient plus *fort* et *intermittent*, même après une *saignée*, c'est un signe de *mort prochaine*.

A une période plus avancée, si la maladie s'aggrave en même temps, c'est le présage de la *chute totale des forces* de la vie.

Mais chez les apoplectiques déjà *convalescents*, le pronostic n'est plus le même, et l'intermittence indique souvent une *constipation* rebelle, sous l'influence de laquelle le cerveau se congestionne un peu.

### AFFECTIONS THORACIQUES AIGUES.

**Pneumonie. Pleurésie. Péricardite.** — Dans le *cours* et sur le *déclin* de la *pneumonie gauche*, de la *pleurésie gauche* et de la *péricardite*, l'indication peut être : *myocardite*, mais elle peut aussi annoncer un *déplacement*, une *compression* du *cœur* par un vaste *épanchement séreux* ou *purulent*.

**Pronostic** : — La *complication* indiquée dans tous ces cas par l'*intermittence* est toujours *grave*, le médecin doit s'en préoccuper autant et plus que de la maladie même, car c'est une *métastase* sur un *organe plus noble*.

En dehors des lésions cardiaques, si vous observez le pouls franchement *intermittent* dans le cours d'une *pleurésie*, une pulsation manquant toutes les 4 ou 7 pulsations, le phénomène aura peu d'importance. *Baglivi* nous en donne l'assurance : *pulsus intermittens non ità malus, si morbis pectoris superveniat, in quibus familiaris est.*

### 2° POULS INTERMITTENT DANS LES AFFECTIONS CHRONIQUES.

**Goitre** et **tumeurs adénoïdes du cou.** — Toute tumeur qui comprime les vaisseaux du cou et la trachée artère peut déterminer l'intermittence du cœur : 1° par la *gêne circulatoire* et la congestion veineuse que produit la *dyspnée*, surtout dans le goître plongeant.

2° Par la *compression* des nerfs *vagues* et leur action réflexe.

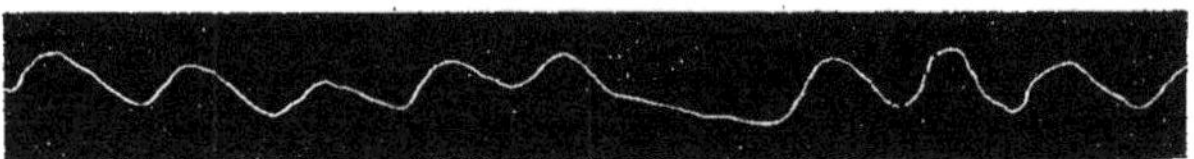

Fig. 421. — Goître volumineux. Pouls intermittent.

**Tumeurs** et **épanchements thoraciques.** — Par la compression des nerfs pneumogastriques, le pouls peut devenir intermittent, quand il y a tumeur du *larynx*, de l'*œsophage*, du *médiastin*, *épanchement pleurétique* ou *péricardique*.

On l'observe encore dans l'*empyème* du *côté gauche* où le cœur et ses nerfs sont également comprimés.

C'est par la même raison que l'intermittence se remarque souvent chez les personnes atteintes de *gibbosités* et de *déviations vertébrales*.

## AFFECTIONS NERVEUSES CÉPHALIQUES.

Le *pouls intermittent* dans les affections nerveuses *céphaliques* donne lieu à des difficultés plus grandes, car s'il peut toujours être produit par un certain degré d'irritation des *nerfs vagues*, ces nerfs ne sont plus les seuls qui aient le pouvoir de réagir sur le cœur. Les *ganglions semi-lunaires* ont la même propriété. L'irritation du *mésocéphale*, celle du *cerveau* peuvent conduire au même résultat, car le *cerveau* est un *modérateur cardiaque*. Aussi l'*intermittence* qui survient à la suite de *douleurs* violentes, de *migraines* fortes, celle qu'on observe chez les *hystériques*, les *hypocondriaques*, à la suite de *crises nerveuses*, de *convulsions*, peut tout aussi bien être due à l'excitation momentanée du cerveau ou du mésocéphale qu'à celle des rameaux abdominaux du pneumo-gastrique.

**Pronostic** : — *Dans toutes les maladies purement nerveuses ou convulsives, le pouls intermittent n'aggrave pas le pronostic.*

## AFFECTIONS ABDOMINALES.

On le retrouve souvent chez l'enfant et le jeune homme de tempérament nerveux ; sous l'influence de la *gastrodynie*, de la *pneumatose* ou *tympanite*, des affections *vermineuses*, à la suite de trop grandes *évacuations alvines* ou de *douleurs* très intenses, *gastralgie*, *colique hépatique* ou *néphrétique*.

*Darwin* [1] dans sa *Zoonomie* nous apprend que les personnes qui ont le *pouls intermittent*, sont très sujettes aux *éructations* ; ce fait prouve, ajoute-t-il, la sympathie du cœur avec l'estomac.

[1] DARWIN. T. II. Zoonomie, p. 166.

Or, dans toutes ces affections, ce mot de sympathie des anciens doit se traduire par irritation des branches abdominales du nerf vague, et *action réflexe* sur les rameaux cardiaques. Aussi, en retournant l'énoncé du problème, peut-on porter ce *diagnostic :*

*Toutes les fois que, sans cause apparente, on voit le pouls chez un jeune homme devenir* **intermittent**, *on doit soupçonner une irritation des organes pectoraux ou abdominaux.*

**Indication thérapeutique** : — De là encore le précepte thérapeutique donné par nos anciens maîtres, que le *pouls intermittent chez les jeunes sujets réclame les évacuants* [1].

L'explication physiologique énoncée plus haut leur donne souvent raison, car un *épanchement thoracique*, une *irritation intestinale* causée par des *lombrics*, une *dyspepsie* pourront être heureusement modifiées par les *évacuants*, et le pouls cessera d'être intermittent.

### 3° POULS INTERMITTENT DANS LES AFFECTIONS CHRONIQUES DU CŒUR.

L'*intermittence* accompagne souvent les affections chroniques du cœur ; elle peut tenir à deux causes :

1° *Un obstacle au cours du sang.*

2° *Une irrégularité dans la force du cœur.*

**1° Obstacle au cours du sang.** — Cet obstacle peut être *négatif* ou *positif.*

Il est *négatif*, s'il est dû à un *élargissement* des *orifices* qui change le cours du sang. — Il est *positif*, s'il est causé par le *rétrécissement* de l'orifice expulseur.

A. **Insuffisance et rétrécissement mitral.** — L'obstacle est *négatif* dans le *rétrécissement mitral* et dans son *insuffisance*. On comprend, en effet, la difficulté, la lenteur qu'éprouve alors le ventricule gauche à se remplir, l'orifice afférant ayant un moindre débit que l'orifice efférent, ou bien au contraire étant double. Il en résulte que tantôt le cœur bat à vide, il y a *systole avortée par insuffisance de liquide*, tantôt même *il n'y a pas de systole*, la stimulation du ventricule étant insuffisante.

On distingue facilement ces deux phénomènes l'un de l'autre, en ce que dans le premier cas la pulsation se fait entendre au

[1] Cox (Daniel). *Nouv. obs. sur le pouls intermittent qui indique l'usage des purgatifs.* In-8, Amsterdam 1760, et J. de méd., t. XIV, p. 991.

cœur et manque à la radiale, le sang n'arrivant pas jusque-là ; dans le deuxième cas, la pulsation manque à la fois au cœur et au pouls.

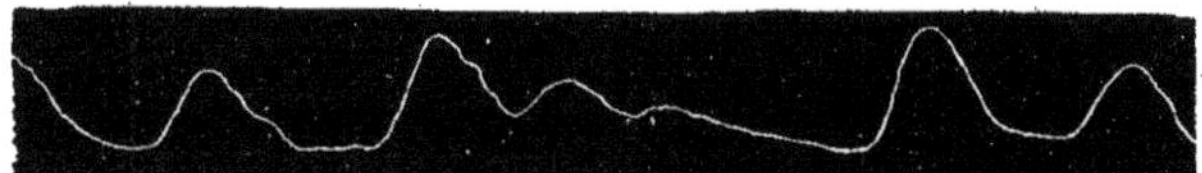

Fig. 422. — Insuffisance mitrale. Pouls intermittent.

B. **Insuffisance tricuspide.** — L'obstacle est encore **négatif** dans l'*insuffisance tricuspide*, car le sang revient alors dans la veine cave, le débit de l'oreillette gauche se trouve diminué d'autant, et le ventricule bat encore à vide.

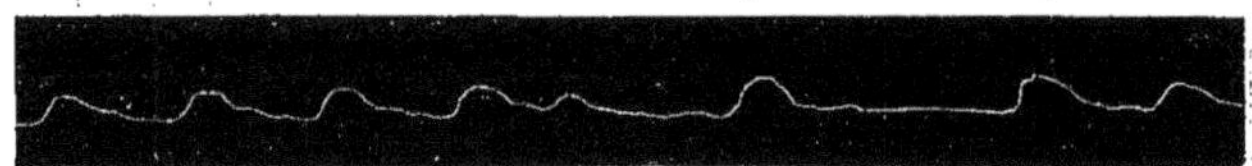

Fig. 423. — Urémie. Intermittence par affection tricuspidienne.

C. **Rétrécissement aortique.** — L'obstacle est **positif** quand il s'agit d'un *rétrécissement aortique*, car alors le sang accumulé dans le cœur, ne pouvant passer en entier dans le temps ordinaire d'une seule pulsation, le cœur attend pour ainsi dire que la masse sanguine ait fini de s'écouler avant de se contracter de nouveau.

Un second mécanisme peut exister encore qui donne l'explication physiologique du phénomène.

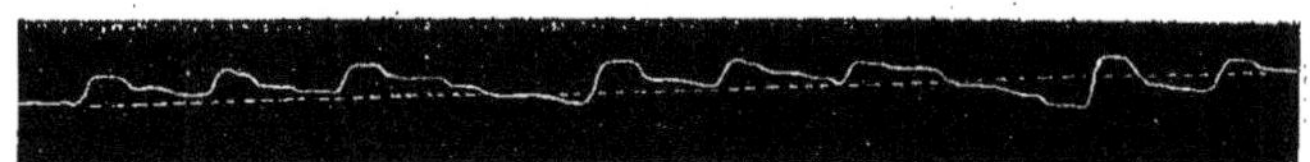

Fig. 424. — Intermittence par rétrécissement aortique. Insuffisance tricuspide. Pléthore sanguine du cœur.

Dans certains cas de pléthore artérielle, la pression de l'aorte augmente beaucoup. Il arrive alors un moment où la systole ventriculaire n'a plus la force de soulever les valvules sigmoïdes et le ventricule se vide tout entier dans l'oreillette. *Il y a systole véritable au cœur, mais systole avortée à l'artère par reflux mitral.*

2° **Inégalité dans la force du cœur.** — On l'observe surtout dans l'*atrophie* ou *régression graisseuse du cœur chez les vieillards* et dans cet état d'épuisement qu'on appelle *asystolie*.

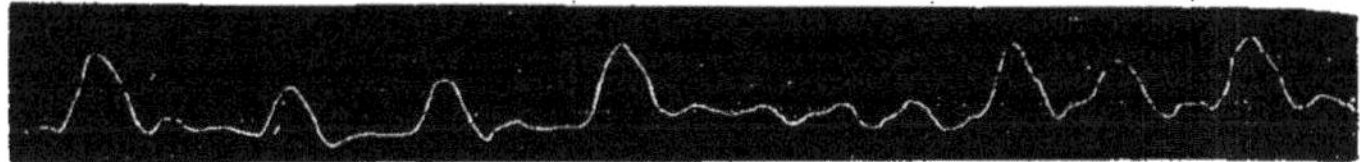

Fig. 425. — Intermittences servant de repos dans l'asystolie.

En effet, le cœur aminci, épuisé, usé pour ainsi dire, ménage alors ses battements. Cette intermittence peut être appelée, à juste titre, *compensatrice* ou *réparatrice*, car chez les vieillards, comme chez les convalescents, c'est un *repos du cœur*, souvent même un retour momentané à l'état normal ; elle n'offre par conséquent aucun pronostic trop fâcheux. Mais il faut ajouter que la dégénérescence sénile du cœur s'accompagne souvent d'un léger *rétrécissement mitral* et que les deux causes se trouvent parfois réunies. Le *pronostic* est alors moins favorable.

**Indication thérapeutique :** — Comme l'*intermittence habituelle* du *pouls* annonce un *obstacle* ou un *affaiblissement* du *cœur*, quand elle *existe* chez un *malade* devant subir une *opération chirurgicale*, on doit y voir une raison, souvent décisive, de *reculer l'opération*, et, dans tous les cas, une *contre-indication* de l'emploi des *anesthésiques ;* si l'opération est urgente et ne peut être différée, il faut, avant de pratiquer l'*anesthésie*, ranimer le cœur par une cuillerée de *rhum* ou de *café noir* pour prévenir la *syncope*.

**Observation.** — Dans les affections du cœur, il faut bien observer si la pulsation absente concorde avec une ligne d'ensemble égale ou avec une *ligne d'ensemble ascendante* ou *descendante*, qui indique alors la *trop forte* ou *trop faible tension* de l'artère, et la peine qu'éprouve le cœur soit à se remplir soit à se vider par suite d'un obstacle valvulaire [1].

Dans cette distinction délicate se trouve renfermé un précieux moyen d'analyse et de diagnostic.

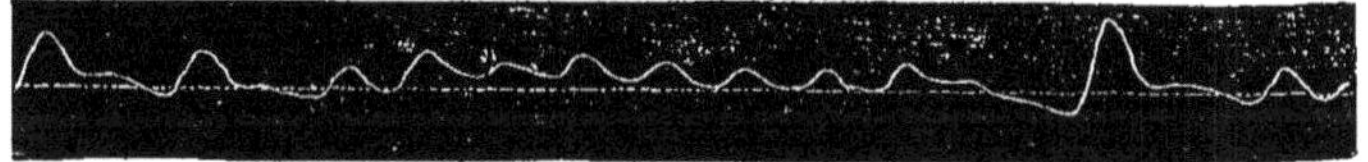

Fig. 426. — Intermittence avec variation de la pression sanguine.

## HÉMISYSTOLIE ALTERNANTE.

L'**hémisystolie alternante** est cette forme singulière d'*in-*

[1] REBATTEL. *Pouls intermittent.* (Thèse, Paris, 1872.)

*termittence* du cœur, dans laquelle, pour *deux pulsations* données par le *cœur*, une *seule* est manifeste sur l'*artère;* elle diffère en cela de la véritable intermittence, où la pulsation manque 1 fois sur 2 ou 3 en même temps au cœur et à la radiale.

Décrite d'abord en France par *Charcellay*, puis par *Skoda* en 1855, elle a laissé longtemps les médecins en suspens quant à la cause qui la produit.

Quelques auteurs ont cru que les deux cœurs alternaient leurs systoles.

D'autres ont pensé que les deux cœurs faisaient d'abord ensemble leur systole, puis que l'un des deux seulement, le cœur droit, la redoublait; car si l'on n'observait qu'une pulsation à la radiale, on en trouvait deux à la jugulaire.

Mais cette dissociation n'est point admise par *Bozzolo*, *Fraentzel* ni *Schreiber*.

*Riegel* est venu apporter la lumière dans cette question, en produisant artificiellement le phénomène sur un animal curarisé, sur lequel on suspend la respiration artificielle, ou encor en coupant les nerfs vagues.

On voit alors les deux ventricules se contracter ensemble, mais la deuxième systole n'est point assez puissante pour faire pénétrer le sang dans l'artère.

Le pouls radial correspond à la première des deux contractions ventriculaires.

Voici un tracé indiquant la tendance à l'hémisystolie, ca chaque pulsation normale est suivie régulièrement d'une pulsation avortée.

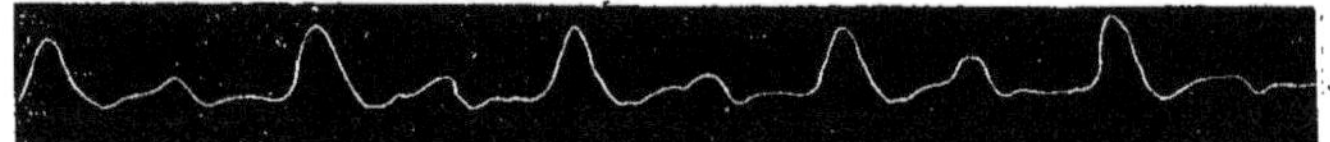

Fig. 427. — Tendance à l'hémisystolie.

**Diagnose** : — L'*hémisystolie alternante* observée au point de vue clinique annonce une *affection mitrale* avec *insuffisance tricuspide*.

Le *pronostic* est donc assez *grave*.

### HÉMISYSTOLIE PÉRIODIQUE OU RHYTHME COUPLÉ.

Signalée pour la première fois par *Hyde-Salter* en 1871, puis par *Cook*[1] de Bombay en 1882, cette irrégularité du cœur consiste en ce que le pouls diminue brusquement de moitié le nombre de ses battements, se maintient à ce chiffre pendant un instant, puis reprend le taux primitif; tout cela sans que le malade en ait conscience.

La ligne d'ascension prend une amplitude double en même temps qu'elle devient plus tendue : et le pouls passe ainsi alternativement de 64, par exemple, à 32.

Cette singulière irrégularité paraît être une idiosyncrasie, plutôt qu'une maladie, mais il importe d'en connaître au moins l'existence.

### 4° POULS INTERMITTENT PAR ACTION TOXIQUE OU MÉDICAMENTEUSE.

Beaucoup de substances peuvent rendre le pouls *intermittent*, mais toutes n'agissent pas de même et le pronostic diffère également.

Si, en présence d'un malade à pouls intermittent, vous avez à soupçonner un empoisonnement, pensez de suite aux substances suivantes :

*Aconit* et *aconitine*, — *Agaric bulbeux* (doses toxiques), — *Chloral*, — *Chloroforme*, — *Ether* et toute la série des substances *anesthésiantes*, — *Dajaksch*, — *Daturine*, — *Digitale et digitaline*, — *Lycopus de Virginie*, — *Jaborandi*, — *Méthylène* — *Napelline*, — *Nerion oleander*, — *Nitrite d'Amyl*, — *Pilocarpine*, — *Plomb*, — *Serronine* (alkaloïde du jaborandi), — *Tabac et nicotine*, — *Tartre stibié* et toute la série des *vomitifs* : *Taxus baccata* (if), — *Thé*, — *Vanadium*. C'est aux doses toxiques que la dyssystolie apparaît.

1° **Anesthésiques.** — *L'irrégularité* et *l'intermittence* du pouls pendant *l'anesthésie chloroformique* indique la *paralysie commençante du nœud vital par anémie bulbaire*.

On sait, en effet, que cette région comprend les racines des nerfs vagues, et toute anémie profonde qui l'envahit, produit un trouble rapide, subit, des fonctions cardiaques et respiratoires correspondantes.

[1] COOK. *The Practitionner*. Janvier 1882.

**Indication thérapeutique** : — *A. Cesser immédiatement* l'usage de l'*anesthésique*, — *B. Ouvrir la bouche* du malade, — *C. Abaisser* et *attirer la langue*, — *D.* Pratiquer l'*inversion* du corps. — *E.* User de tous les stimulants : *alcools*, *électricité*, *flagellation*, *respiration d'oxygène pur* ou de *nitrite d'Amyl*, si le malade peut encore respirer, — *F. Respiration artificielle.*

**Digitale et digitaline.** — Le principe actif de la *digitale tend à ralentir* le pouls; or, tantôt il le ralentit dans toute la série de ses pulsations, tantôt son action ne se fait sentir que par instant, et alors le pouls, au lieu d'être lent, devient *intermittent.*

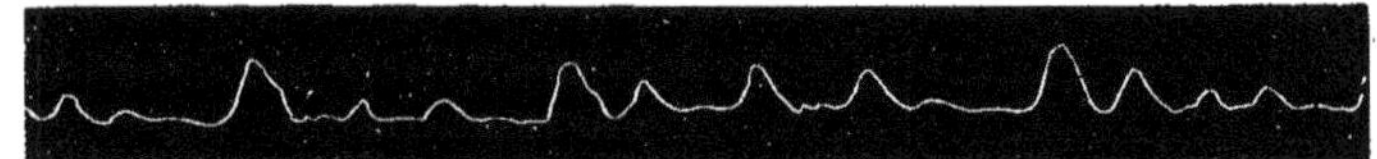

Fig. 428. — Asystolie. Intermittence par action de la digitale.

**Diagnose** : — L'*intermittence* du pouls dans le *digitalisme* est le signe certain de son action physiologique commençante. Elle indique aussi qu'il ne faut plus augmenter sensiblement les doses.

**Tabac et nicotine.** — L'*intermittence du pouls* est propre au *nicotinisme* et le caractérise à ce point que, lorsqu'on observe le pouls intermittent chez un jeune homme sans maladie du cœur ni spermatorrhée, on doit aussitôt soupçonner le *nicotinisme* et l'interroger à cet égard. Ce sont principalement les personnes qui fument pour les premières fois, ou bien celles qui avalent leur salive en fumant, qui éprouvent ces accidents.

Un assez grand nombre de médicaments peuvent encore produire le pouls intermittent, mais comme leur usage est plus rare que celui de la digitale et du tabac, et qu'ils ne produisent cet effet que par exception, il suffira de les indiquer ici sans y insister avec détail. Parmi ces substances, les unes sont des poisons ou des médicaments.

*Aconit*, — *Angusture*, — *Arsenic*, — *China*, — *Chlorure de sodium* (forte dose), — *Daturine*, — *Hellébore*, — *Jusquiame*, — *Plomb*, — *Stramonium*, — *Sulfure d'antimoine*, — *Sulfure de potassium*, — *Vératrine*, etc.

D'autres substances, au contraire, sont d'un usage habituel.

hygiénique, pour ainsi dire, mais leur abus peut encore déterminer les *faux pas* du cœur. Tels sont l'*alcool*, le *café*, le *thé*. Dans tous ces cas aussi bien que dans ceux déterminés par le *chloral*, le *chloroforme* ou l'*éther*, il s'agit d'une altération d'innervation d'une sorte de *narcotisme* du cœur et non d'une lésion valvulaire. Notons encore qu'il faut des doses violentes pour produire cet effet, les doses très faibles agissant au contraire comme toniques du cœur.

---

## POULS INÉGAL ET IRRÉGULIER.

Définition : — Le **pouls inégal** *est celui dont les pulsations, sans manquer complètement, offrent des différences assez marquées dans la grandeur ou la durée soit des systoles, soit des diastoles.*

Le **pouls irrégulier** *offre les mêmes caractères, mais avec des changements plus brusques et plus rapides.*

Ce pouls peut être *physiologique* ou *pathologique.*

### POULS INÉGAL PHYSIOLOGIQUE.

Le cœur, véritable Protée, affecté par toutes les influences internes et externes, modifie son rhythme à chaque instant de l'existence.

Tout mouvement musculaire, la *marche,* le *saut,* la *nage,* la *course,* la *montée,* moins que cela, un simple mouvement, un malade qui se couche ou s'asseoit dans son lit, toutes ces circonstances, futiles en apparence, modifient la circulation et rendent le pouls inégal de force ou de fréquence.

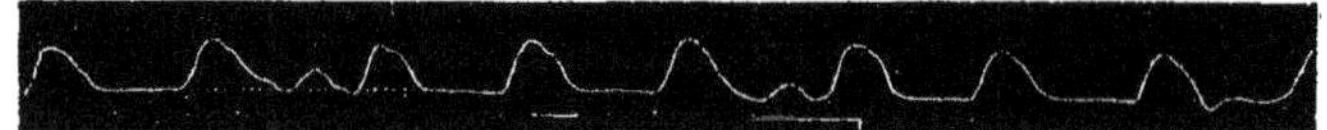

Fig. 429. — Pouls irrégulier sous l'influence du hoquet.

C'est que toute fonction exige des matériaux que le sang peut seul lui donner, et la fonction musculaire est une des plus exigeantes. Elle fait donc, à chaque mouvement, un appel de fonds, et le cœur y répond aussitôt en précipitant ses battements pour combler le déficit.

Cette inégalité est surtout prononcée chez les personnes affaiblies, tandis que l'habitude d'un exercice même violent en diminue beaucoup l'influence.

**Inégalité respiratoire.** — La respiration la plus normale imprime elle-même une certaine inégalité au pouls. *Vierordt* a démontré que le pouls est plus rare pendant l'*inspiration,* qui comprime le cœur, que pendant l'expiration. Le rapport est de 987 à 1,000.

Mais lorsque l'acte respiratoire est très gêné, on voit se produire un autre genre d'inégalité, c'est l'inégalité de tension ; et la *gemeine linie* devient ondulante en même temps qu'isochrone avec la respiration.

Cette inégalité est bien plus apparente aux carotides ou à la sous-clavière qu'à la radiale trop éloignée du cœur.

**Inégalité par influence cardiaque.** — Le cœur, lui-même, ne bat pas si régulièrement que tous les battements se ressemblent, même dans le plus parfait repos. *Vierordt* [1] a pu constater que le temps qui s'écoule entre deux battements peut varier dans le rapport de 100 à 133 et même 161.

Ces nuances sont visibles surtout chez les jeunes enfants.

**Inégalité par influence abdominale.** — Les *boissons*, les *aliments*, suivant qu'ils sont chauds ou froids ; la *digestion*, suivant qu'elle est facile ou chargée, introduisent encore de nouvelles causes d'inégalité dans les mouvements du cœur.

**Inégalité par influence psychique.** — Il en est de même de toute émotion morale ; elle retentit promptement sur le cœur. La passion l'agite, le déprime, et l'inégalité, l'exagération des sentiments, des impressions, se traduisent par l'inégalité des battements du cœur et du pouls.

## POULS IRRÉGULIER PATHOLOGIQUE.

Nous devons étudier l'*arhythmie* dans le cours : 1° des *maladies aiguës*, — 2° des *maladies chroniques*, — 3° des *affections du cœur*, — 4° des *empoisonnements*.

### 1° ARHYTHMIE DANS LES MALADIES AIGUES.

**Fièvres continues et éruptives.** — Le pouls irrégulier peut se montrer au *début*, au *milieu*, à la *fin* du cycle morbide.

Au *début*, on l'observe comme symptôme initial des affections fébriles, surtout chez les sujets faibles ou épuisés. Dès lors, il faut observer quelque réserve pour le pronostic et redouter une complication ordinairement du côté du cœur.

Au *milieu*, ou dans la période d'*état* d'une maladie, ce même pouls, quand il n'est accompagné d'aucun signe fâcheux, sera le présage d'une *crise* prochaine ; il peut la devancer d'une

[1] VIERORDT. *Die lehre vom arterienpulz in gesunden und Kranken Zustanden.* 1855, p. 21.

journée, de même qu'il pourra persister encore quelques heures après l'époque critique. Le *pronostic* est alors plus *favorable*, pourvu que la crise ne soit pas exagérée, comme une hémorrhagie trop violente ou des évacuations trop répétées et colliquatives.

**Métastases morbides.** — Lorsque vers la *fin* d'une maladie aiguë le *pouls* devient *inégal*, *petit*, *faible*, lorsque sa *tension varie* à chaque instant, c'est qu'il s'agit alors ou d'une *métastase* grave sur le *centre circulatoire* ou les *gros vaisseaux;* ou bien encore d'un anéantissement complet des forces vitales, comme cela peut arriver après de fortes hémorrhagies.

**Fièvre pernicieuse.** — Si l'*arhythmie* survient subitement dans le cours d'une *fièvre intermittente simple*, c'est qu'elle change de caractère et devient *anomale* ou *pernicieuse*.

**Pronostic** : — Dans tous ces cas, le *pronostic* est fort *grave*, souvent même mortel, si l'on ne coupe pas les premiers accès.

**Gangrènes.** — Si dans le cours d'une inflammation locale (*érysipèle*, *phlegmon*, *pneumonie*), le pouls vient à offrir subitement ces mêmes caractères, c'est que la phlegmasie prend tout à coup un caractère plus grave et tend à la *gangrène*.

**Convalescence.** — Le pouls de la convalescence offre trois caractères : *lenteur*, *irrégularité*, *polycrotisme*.

L'*irrégularité* du pouls, pendant cette période, n'appartient pas à une classe de maladies, mais à la plupart des convalescences, quelle que soit la cause. On l'a observée à la suite du *rhumatisme*, de la fièvre *intermittente*, de l'*angine*, de la *variole*, etc.

Cette irrégularité n'atteint d'ordinaire que le *nombre* des pulsations, c'est la *fréquence* du pouls qui varie; elle varie plus chez les jeunes sujets que chez les adultes.

Chez les sujets avancés en âge, on observe parfois aussi l'*irrégularité* avec *intermittence*.

**Méningite granuleuse.** — Quand le *pouls*, dans le cours d'une maladie cérébrale aiguë, s'annonce avec une *irrégularité* très grande, tantôt *lent*, tantôt très *fréquent* dans la même minute, passant, sous l'influence du moindre mouvement, de 60 ou 80 à 120, 140, il faut diagnostiquer une *méningite granuleuse* et porter un pronostic grave.

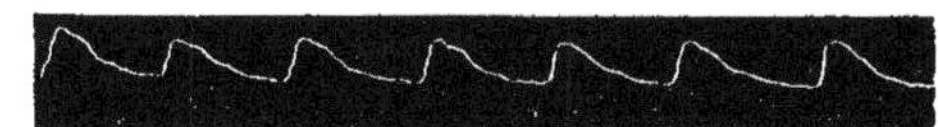

Fig. 430. — Méningite granuleuse, 2e période.

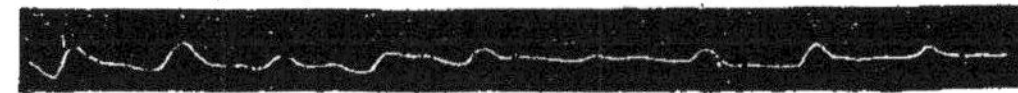

Fig. 431. — Même sujet, 3e période.

ARHYTHMIE DANS LES AFFECTIONS THORACIQUES.

Lorsque l'on considère l'action si directe du thorax sur le cœur qui s'y trouve contenu, on n'a plus lieu d'être étonné que le pouls inégal, irrégulier, se retrouve dans la plupart des affections thoraciques.

Elles agissent, pour cela, de trois manières différentes :

1° Les unes, de beaucoup les plus nombreuses, **gênent** ou entravent la **diastole** du cœur, par **compression** directe ou indirecte. Tels sont : l'*hydrothorax*, l'*hydropéricarde*, les tumeurs des *ganglions bronchiques*, celles du *médiastin*, de la *thyroïde*, le *goître*.

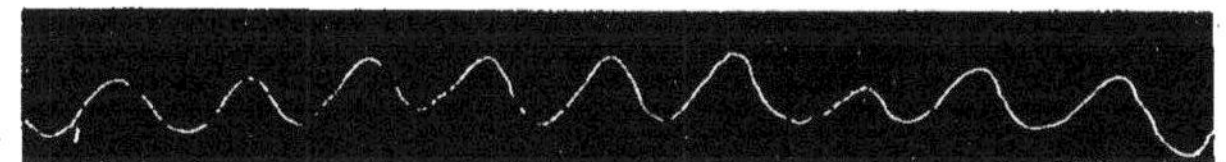

Fig. 432. — Arhythmie dans le goître volumineux.

2° Les autres, plus rares, **entravent** la **systole**, comme la *péricardite avec adhérences*, la *péricardite calleuse*, la *médiastinite* qui déterminent souvent le *pouls paradoxal*, comme nous le verrons bientôt.

3° D'autres enfin, ou plutôt toutes réunies **amènent l'arhythmie**, en altérant l'**hématose**, comme il arrive dans le *croup*, l'*asthme*.

**Pouls irrégulier d'un seul côté.** — Ce fait est rare, mais il a été observé par le docteur *Cassan*, en 1827, dans un cas compliqué, chez une femme atteinte de *pneumonie* [1].

Le poumon devint adhérent aux côtes et détermina une compression de l'artère sous-clavière, qui ne pouvait donner que des battements irréguliers.

**Péricardite.** — Quand une péricardite commençante

[1] CASSAN. Archiv. gén. de médecine. 1827, p. 78.

s'accompagne d'*irrégularité* du *pouls* il ne faut pas songer à un épanchement qui comprime le cœur, comme on devrait le faire si l'on était à la fin de la maladie, mais à une *myocardite* ou une *endocardite* venant compliquer l'affection première.

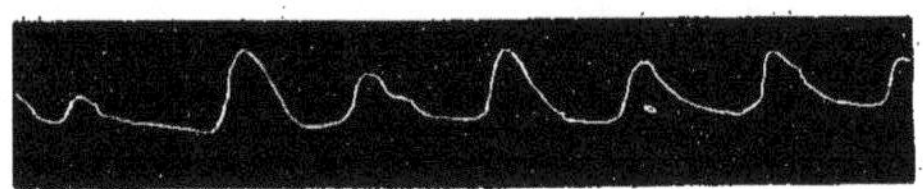

Fig. 433. — Pouls irrégulier de la péricardite, première période. Homme de 50 ans.

Parfois alors, le pouls se montre alternativement régulier et irrégulier, selon le progrès ou le recul du mal.

A une période plus avancée, il faut au contraire craindre un épanchement qui gêne l'évolution du cœur et qui produit l'orthopnée, mais alors à l'*arhythmie* se joint la *petitesse* du pouls et sa *faiblesse*.

**Myocardite.** — La première nécessité pour un muscle enflammé, c'est de rester en repos. Cependant le muscle du cœur ne pouvant s'arrêter sans entraver la vie, fonctionne encore quelque temps, mais avec une grande irrégularité.

Une seconde cause d'arhythmie vient se joindre à la première : c'est l'*inflammation* concomitante des *ganglions* disséminés dans la masse musculaire du cœur, et qui perdent plus ou moins leur faculté excitatrice ; de là viennent la fréquence et la gravité du *pouls irrégulier* dans les *fièvres ataxiques*, *pernicieuses, typhoïdes* et autres.

**Endocardite.** — Il en est de même dans l'*endocardite :* de nombreuses expansions nerveuses sont également atteintes par l'inflammation, ainsi que toute la couche musculaire subjacente à la séreuse intra-cardiaque. Aussi l'arhythmie est-elle un symptôme très fréquent de l'*endocardite* et mesure assez justement le degré de gravité de la maladie.

Le *pronostic* est d'autant plus *sérieux* que le cœur bat plus *irrégulièrement*.

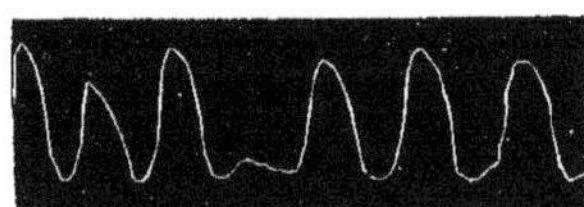

Fig. 434. — Endocardite aiguë. Homme de 30 ans.

**Pleurésie.** — Dans la *pleurésie gauche*, l'irrégularité du pouls annonce un épanchement assez considérable pour comprimer le cœur.

Si l'épanchement est double, dans la *plèvre* et le *péricarde*, l'*irrégularité* sera *plus grande* encore, et le *pouls défaillant*.

### 2° ARHYTHMIE DANS LES MALADIES CHRONIQUES. AFFECTIONS NERVEUSES ET CÉRÉBRALES.

**Arhythmie dans les affections des nerfs vagues et des ganglions cardiaques.** — Toutes les fois que les pneumogastriques sont altérés, comprimés, irrités, le cœur perd une partie de son frein. Dès lors, tantôt il bat d'une façon irrégulière, une ou plusieurs systoles manquent complètement avec absence du bruit correspondant du cœur.

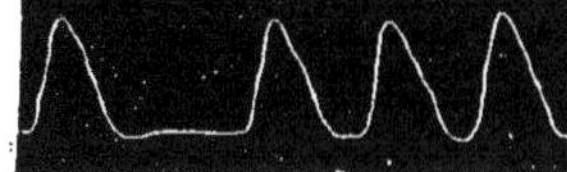

Fig. 435. — Pulsation entièrement avortée.

Tantôt la systole éprouve bien un commencement d'action, mais avorte par défaut d'énergie.

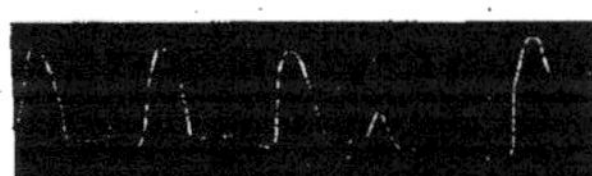

Fig. 436. — Pulsation avortée aux deux tiers.

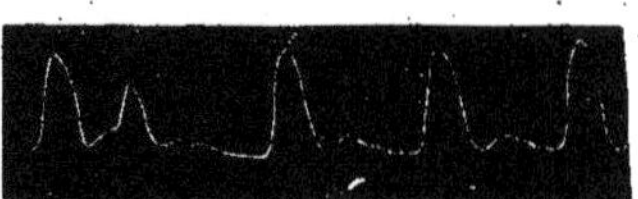

Fig. 437. — Pulsation avortée au tiers.

Dans ce cas, l'oreille perçoit faiblement la contraction musculaire du cœur, tandis que l'artère ne donne qu'une pulsation si faible, que le doigt ne peut la reconnaître. C'est que le cœur a perdu sa puissance. Il se contracte à peine sur son contenu et n'en chasse qu'une faible portion. Mais il est à remarquer que la pulsation suivante est toujours très forte; soit que le cœur reporte sur elle le surplus non dépensé de sa force, soit qu'il chasse d'un seul coup la quantité plus grande de sang accumulé dans son ventricule. Tantôt cette amplitude ne s'étend qu'à une pulsation, tantôt à plusieurs ; elle persiste jusqu'à ce que l'équilibre soit rétabli entre l'afflux et le débit.

On rencontre ces systoles avortées lorsque l'action des pneumo-gastriques vient à s'arrêter, soit par section, soit par épuisement ou par déplacement dans certaines *palpitations*, dans l'*asystolie*, ou bien encore lorsqu'on pratique des injections de *chloral*, à fortes doses, dans les veines.

**Goître exophthalmique.** — Cette affection produit des palpitations très violentes. Mais le pouls est loin d'y rester toujours au même niveau de puissance, et l'irrégularité très grande des pulsations devient la règle dans cette maladie.

**Hystérie, Hypochondrie.** — Si le *pouls* devient *inégal*, par *crise subite*, avec vive impulsion du cœur, avec palpitations accompagnées ou non de bruits anormaux, il indique : *hystérie* ou *hypochondrie.*

**Palpitations** — Les *palpitations* impriment au pouls et au cœur une force et une irrégularité remarquables, mais qui ne durent que le temps de l'accès ; elles sont l'apanage des tempéraments nerveux à l'excès et des névroses citées précédemment.

Une fois l'accès terminé, le pouls et le cœur reprennent leur régularité première.

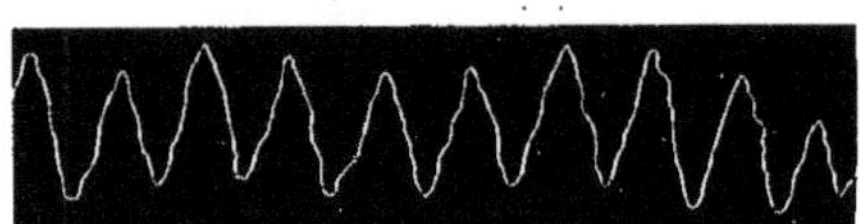

Fig. 438. — Cœur, palpitations. Jeune fille de 15 ans.

Souvent il existe en même temps un *tremblement musculaire* (*carpologie*), qui imprime au pouls une irrégularité apparente bien plus grande, mais non réelle, car elle dépend surtout de l'agitation transmise par le frémissement des muscles.

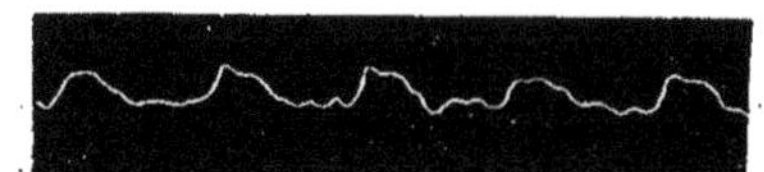

Fig. 439. — Pouls d'une hystérique de 25 ans.

**Chorée.** — Si le pouls *inégal* s'observe chez un sujet jeune, s'il est continu, sans crises paroxystiques, sans vive impulsion du cœur ni affection de cet organe, il doit appartenir à un *choréique ;* c'est là une véritable chorée du cœur.

L'*irrégularité* se montre non seulement dans le *temps*, la *forme* et la *force* des pulsations, mais encore dans le *dicrotisme*, qui varie et se multiplie parfois d'une manière extrême, en sorte que le pouls simule à la fois toutes les affections du cœur.

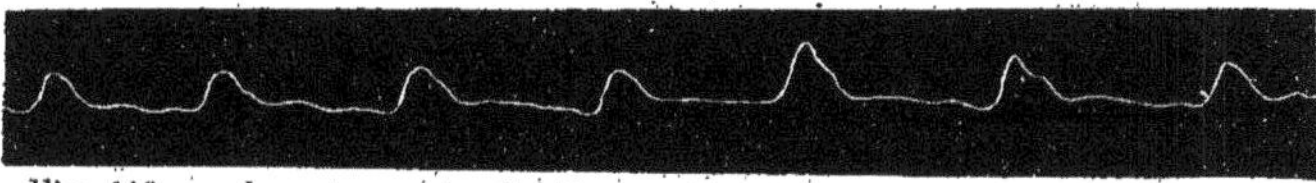

Fig 440. — Jeune garçon de 13 ans. Chorée chronique. Pouls irrégulier.

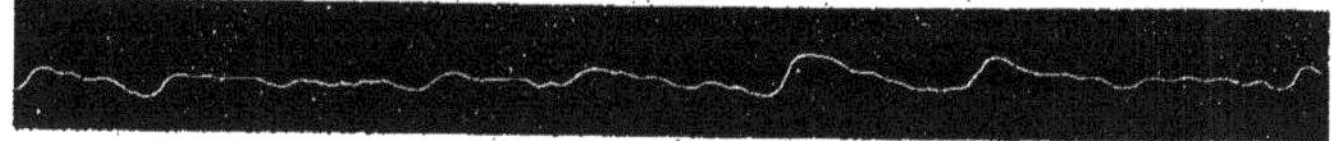

Fig. 441. — Même sujet, période plus grave.

**Arhythmie dans les affections du foie.** — Lorsque le foie, au lieu d'accomplir ses fonctions intégralement, laisse passer dans le torrent circulatoire les déchets de ses opérations, *cholestérine, acides biliaires, matières colorantes,* ces substances agissent comme poison cardiaque et impriment à la circulation, d'abord une *lenteur particulière*, puis une irrégularité remarquable : on l'observe dans l'*ictère simple* et surtout dans l'*ictère grave*.

Aussi le médecin, mis en présence d'un pouls à la fois *lent* et *irrégulier*, doit-il immédiatement examiner la sclérotique pour y découvrir la jaunisse si elle existe et fixer ainsi la valeur de l'arhythmie.

**Anémie** et **Chlorose.** — Le pouls est le représentant du sang. Un sang pauvre, incomplet, ne donne qu'un pouls souvent faible, misérable, irrégulier de force et de rhythme.

De plus, les personnes anémiques sont extrêmement nerveuses, sensibles outre mesure aux influences de temps, de lieux et de personnes. La marche, la montée leur font battre le cœur, la moindre émotion les agite et leur pouls change à tout propos, alors que celui d'une personne ordinaire varierait à peine de quelques pulsations.

### 3° ARHYTHMIE DANS LES AFFECTIONS ORGANIQUES DU CŒUR ET DES GROS VAISSEAUX.

L'hypertrophie, l'atrophie même du cœur ne déterminent point par elles-mêmes le pouls irrégulier, mais parmi les affections valvulaires, il en est deux surtout où l'on observe ce symptôme, ce sont : les *insuffisances auriculo-ventriculaires soit mitrale, soit tricuspide.*

1° **Insuffisance mitrale.** — On conçoit facilement que le cœur soit troublé dans son rhythme, quand il vient à chasser le sang par une double voie. Agissant sur une masse liquide qui varie sans cesse, il doit donner à chaque fois au pouls un caractère différent, et tous les genres d'irrégularités peuvent s'y trouver réunis.

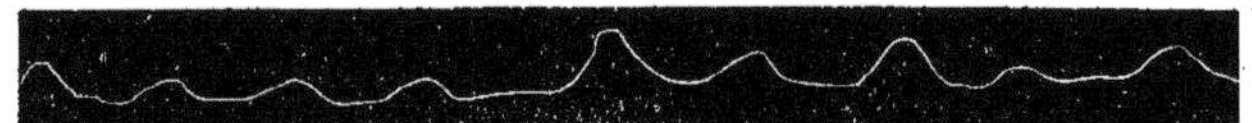

Fig. 442. — Femme. Insuffisance mitrale. Pouls irrégulier.

**Respiration compensatrice.** — Dans l'*arhythmie des lésions mitrales*, les irrégularités correspondent à la *fin de l'inspiration* ou au *commencement des expirations*.

A ce moment l'acte respiratoire, laissant plus de liberté au cœur, agit dans le même sens que lui ; la respiration possède alors une vertu *compensatrice,* qui régularise les irrégularités du cœur, et imprime à celles qui restent une sorte de périodicité, qui est parfois très singulière.

**Insuffisance tricuspide.** — On trouve encore l'irrégularité du pouls, quand il existe une *insuffisance relative* des *valvules tricuspides.* Car le sang revient alors dans la veine cave, et le débit de l'oreillette en est diminué d'autant. L'ensemble de la circulation éprouve dès lors une marche inégale désordonnée. Mais si les deux insuffisances ont les mêmes signes d'arhythmie, celle du cœur droit se distingue par la *cyanose* ou le *pouls veineux.* Dans l'*insuffisance tricuspide l'irrégularité* se montre en outre dans la ligne de *tension* qui monte et descend suivant que les vaisseaux restent plus ou moins distendus.

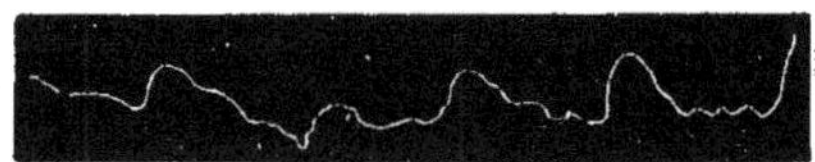

Fig. 443. — Insuffisance mitrale et tricuspide, irrégularité de la ligne de tension.

**Asystolie.** — De toutes les affections du cœur, celle qui donne lieu à l'irrégularité la plus grande, c'est l'*asystolie* à laquelle nous consacrerons un chapitre spécial, mais dont nous pouvons dès à présent donner ici un exemple.

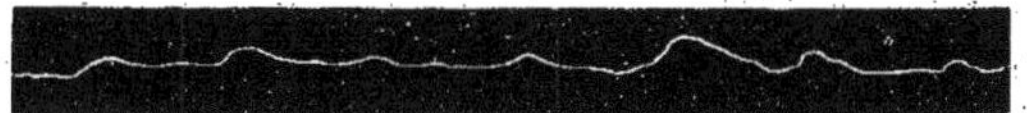

Fig. 444. — Asystolie. Homme de 56 ans.

**Angine de poitrine. Athérome de l'artère coronaire.** — L'artère *coronaire* a pour fonction la nutrition intime du cœur. Sa ligature peut arrêter les battements en enlevant à l'organe le sang qui lui sert de stimulant. Or dans l'*athérome coronaire* l'artère a perdu son élasticité ; il y a rétrécissement, ou bien au contraire dilatation de son calibre. La circulation s'y fait donc avec irrégularité.

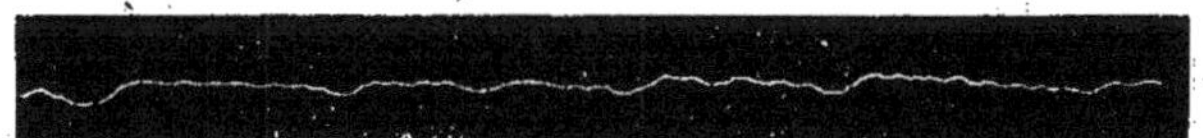

Fig. 445. — Homme de 60 ans. Angine de poitrine.

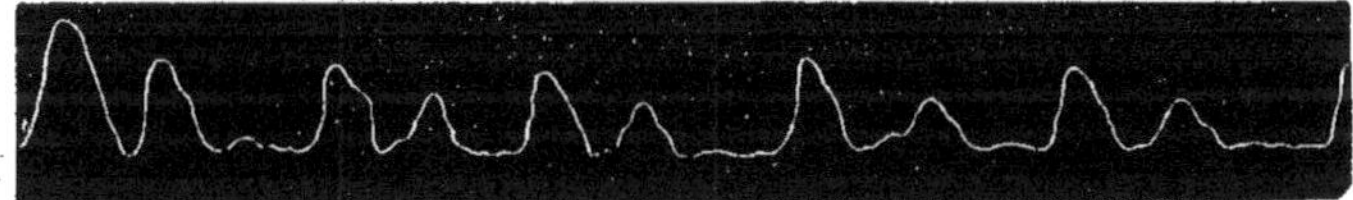

Fig. 446. — Anévrysme de l'aorte. Pouls irrégulier.

**Anévrysme de la crosse aortique.** — L'irrigularité résulte ici de ce que la poche anévrysmatique emmagasine à chaque fois une portion inégale du sang, et ne la restitue qu'avec une force variable.

ARHYTHMIE PAR DISSOCIATION DES MOUVEMENTS DU CŒUR.

Jusqu'ici l'on avait cru que les deux ventricules d'une part, les deux oreillettes de l'autre, se contractaient toujours simultanément et ne pouvaient se dissocier. Mais les recherches toutes récentes de *Botkin* et de *Luckjakow* [1] ont démontré expérimentalement que la **ligature** de l'**artère coronaire** pouvait donner lieu à ce remarquable phénomène.

*Luckjakow* lia non point le tronc, mais seulement la *branche antérieure* de l'*artère coronaire gauche* et put observer les phénomènes suivants : accélération du pouls, puis ralentissement, — nouvelle accélération, — nouveau ralentissement ; — puis commencent les *irrégularités*. Les deux ventricules battent, tantôt ensemble, tantôt séparément, surtout le droit. **Le synchronisme est détruit.**

Les *oreillettes cessent* également d'*alterner* régulières avec les *ventricules*.

En même temps les ventricules sont animés d'une ondulation vermiculaire remarquable, ressemblant au mouvement péristaltique des intestins.

*Chauveau* de Lyon a observé d'autre part, chez l'animal, un cas fort singulier, où les oreillettes battaient 65 fois, tandis que les ventricules ne donnaient que 24 pulsations. La mort fut subite comme dans les affections du bulbe.

Cherchant à se rendre compte du phénomène, il sectionna le pneumo-gastrique du côté droit et vit la pulsation auriculaire se déplacer, se ralentir, pour se rapprocher de la pulsation ventriculaire précédente. S'il excitait le bout périphérique, le pouls ventriculaire se ralentissait à son tour et celui des oreillettes s'accélérait ; il y avait *dissociation* complète.

**Diagnose**. — La *dissociation* des mouvements du cœur implique donc un triple diagnostic :

1° Une affection organique des artères *coronaires*, comme dans bon nombre de cas d'*angine de poitrine*.

2° Une maladie grave du *bulbe*.

3° Ou bien une affection du *pneumo-gastrique*, surtout le *droit*.

Le *pronostic* est toujours des plus sérieux.

### 4° ARHYTHMIE TOXIQUE ET MÉDICAMENTEUSE.

Il est de nombreuses substances qui troublent ou désharmo-

[1] LUCKJAKOW. *Zur Lehre von den functionctörungen einzelner herzölen*. Centralbl. f. die med. Wissensch. 1882.

[2] CHAUVEAU. *Dissociat. des rhythm. auric. et ventric. du cœur*. Lyon méd. 1883, p. 145.

nisent les battements du cœur; mais c'est toujours aux doses fortes et toxiques; les principales sont : *Aconit* et *aconitine*, — *Arsenic*, — *Atropine*, — *Belladone*, — *Cactus grandiflora*, *Chloral*, — *Chloroforme*, — *Convallaria maialis*, — *Cyclamine*, — *Digitale*, — *Dajaksch*, — *Daturine*, — *Emétine*, — *Ergotine*, — *Fève de calabar*, — *Café* et *caféine*, — *Hydrastis du Canada*; *Hyoscyamine*, — *Iberis amara*, — *Jaborandi*, — *Lycopus de Virginie*, — *Napelline*, — *Nérion oléander*, — *Nitro-glycérine*, — *acide Oxalique*, — *Oxalates*, — *Quinine*, — *Serronine*, — *Tabac* et *Nicotine*, — *Strychnées*, — *Sumbul*, — *Tanaisie*, — *Thé*, — *Upas antiar*, — *Vanadium*, — *Vératrine*.

Ayant donné leur description en traitant du pouls intermittent, je ne fais que les énumérer ici, sans m'y arrêter davantage, excepté sur la *nicotine*, la *digitale* et la *strychnine*.

**Nicotinisme.** — L'abus du *tabac*, surtout chez les jeunes sujets, produit le *nicotinisme* avec *nervosisme* et *arhythmie* du cœur, au point de simuler une affection organique. Cet état peut durer des années, si l'on ne combat pas le mal dans sa cause. Le tabac chiqué est plus dangereux que fumé; le tabac prisé n'a d'action nocive que pour les personnes qui en avalent, ce qui arrive lorsqu'elles continuent de priser étant couchées. On doit interdire le tabac aux malades alités.

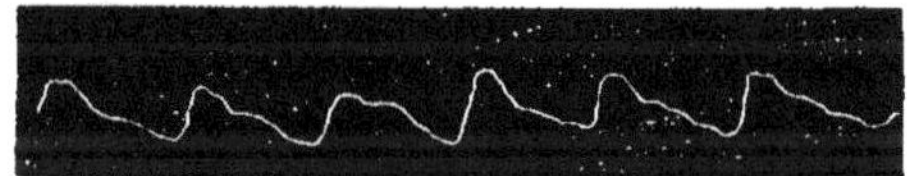

Fig. 447. — Arhythmie par nicotinisme. Homme de 30 ans.

**Indication thérapeutique** : — Mais ce même médicament et son alcaloïde la *nicotine*, qui à dose toxique désharmonisent le cœur, peuvent, dans certains cas d'asystolie grave, rendre à la circulation sa force et sa régularité quand on les administre à dose progressive et médicamenteuse ; en voici un exemple :

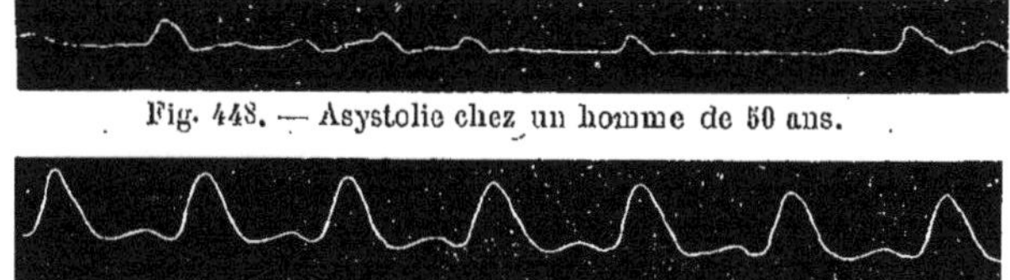

Fig. 448. — Asystolie chez un homme de 50 ans.

Fig. 449. — Régularisation du pouls par la nicotine.

Dans ce cas, j'ai obtenu le succès en administrant la *nicotine* à très faible dose, 2 à 6 gouttes par jour, d'une solution alcoolique fraîchement préparée au $\frac{1}{1000}$.

**Digitale, digitaline.** — Comme nous l'avons déjà signalé en parlant de l'intermittence, la *digitale* et son alcaloïde peuvent troubler les battements du cœur et donner un *pouls irrégulier* quand on administre des doses toxiques ou quand il s'agit d'un empoisonnement.

Mais au contraire, à dose modérée, la digitale est le tonique par excellence, le reconstituant de l'énergie du cœur. C'est le régulateur de la circulation et de la tension vasculaire.

**Strychnine.** — On retrouve l'*arhythmie* dans l'*empoisonnement* par les *strychnées*, mais alors c'est moins un défaut d'énergie qui rend les systoles inefficaces, qu'un déplacement de forces qui aboutit à une véritable *tétanisation* du cœur. Dans tous ces cas, avec un *pouls irrégulier, petit, précipité,* il y a chute de la *pression* artérielle, et la *ligne d'ensemble* est fort *abaissée.*

---

## VIII. — POULS GÉMINÉ OU DYSSYSTOLIQUE. POULS ALTERNANT.

**Définition** : — *On désigne sous ce nom une* **irrégularité rhythmée** *du pouls, qui semble donner 2 ou 3 contractions systoliques dans l'espace de temps que devrait occuper une seule pulsation.*

Suivant qu'il y a double ou triple ascension de l'onde sanguine, on nomme ce pouls **bi-géminé** ou **tri-géminé**. Le nom de **dyssystolique** lui convient aussi, si l'on considère sa cause, car il dépend toujours d'une systole difficile qui se complète en 2 ou 3 temps, soit au cœur, soit dans l'artère.

Nous en devons la description à un mémoire du docteur LORAIN [1]. SCHREIBER et PREISENDOERFER ont traité le même sujet en 1877.

Mais le *pouls bi-géminé* ou *couplé* de Lorain n'est pas le même que celui de *Schreiber* [2], qui consiste dans *l'intermittence d'une pulsation sur deux*. Ici, au contraire, ce sont *deux pulsations résumées* en *une*, ou *une pulsation coupée* en *deux*. Dans ces derniers temps, *Preisendoerfer* [3] a voulu démontrer que le pouls bigéminé peut coïncider avec le double bruit intermittent crural de Durozier. Mais alors la seconde éminence serait simplement produite par le choc en retour de l'onde sanguine récurrente, et rentrerait dans la classe des dicrotismes, au lieu d'être causée par une double systole ventriculaire.

C'est qu'en effet l'origine *cardiaque* du *pouls bi-géminé* n'est pas encore prouvée : l'auscultation ne donne point deux bruits systoliques consécutifs, à moins que l'on n'admette que la 2me contraction reste *aphone*, ce qui n'est pas démontré. La bi-gémination serait donc presque toujours *artérielle* ou consécutive.

On rencontre cette forme du pouls :

1° Dans certains **anévrysmes de l'aorte** et du tronc **brachio-céphalique** il est souvent très accentué lorsqu'on peut inscrire la pulsation sur la tumeur même : une pulsation com-

[1] LORAIN. *Pouls bi-géminé*. J. d'anat. et de physiol. de Robin, t. VII, p. 139.
[2] SCHREIBER. *Ueber den pulsus alternans*. (Arch. für exper. path. und pharmak., t. VII, p. 317. 1877.)

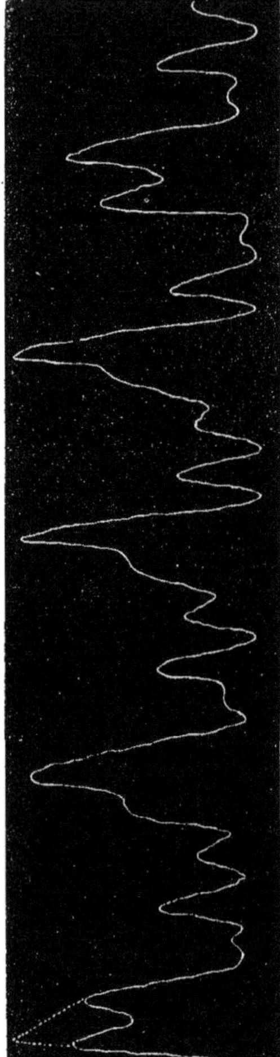

Fig. 450. — Anévrysme de l'artère innominée.

plète est suivie d'une autre bi-géminée,

Ce qui le prouve, c'est l'inclinaison des lignes d'ascension et de descente, qui, continuées par ponctuation, représentent fidèlement la pulsation complète. Je suis porté à croire que la gémination provient ici de l'interférence de la pulsation avec un dicrotisme persistant, au sein de la vaste poche anévrysmale.

2° Dans certains cas de **rétrécissement aortique** ou **mitral**, extrêmes.

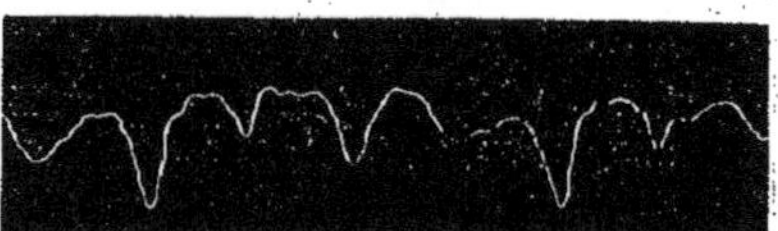

Fig. 451. — Femme de 38 ans. Rétrécissement aortique extrême. Pulsation bi et tri-géminée du cœur.

Mais il est bien probable que les géminations sont dues aussi aux dicrotismes intrà-cardiaques, et non à une systole s'opérant en deux ou trois temps.

3° Dans quelques **insuffisances tricuspides.**

4° Dans la **cyanose** par rétrécissement pulmonaire chez les enfants, le pouls semble bigéminé ; il est dû à l'expression plus forte des *dicrotismes* de l'*artère pulmonaire*, devenus alors très apparents.

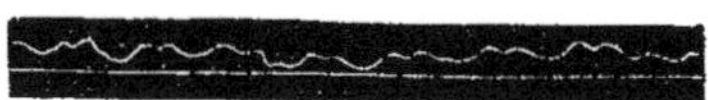

Fig. 452. — Cyanose. Pouls bi-géminé.

Lorain a rencontré le pouls bi-géminé chez un *tuberculeux,* mais sans nous dire s'il n'y avait pas en même temps quelque lésion du cœur.

5° Dans beaucoup de cas de **sclérose cardiaque**, chez les vieillards, le plateau du sommet de la pulsation se montre légèrement bifide. Il semble que la systole ne s'opère plus d'un seul coup, mais en deux temps.

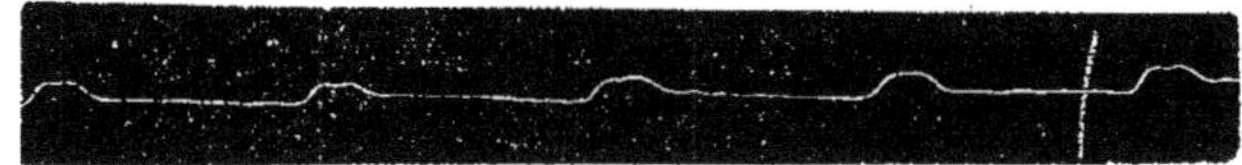

Fig. 453. — Sclérose sénile, pouls bi-géminé.

Ici la question n'est pas douteuse ; il s'agit d'un dicrotisme en plateau, produit par l'occlusion des valvules aortiques.

6° Dans certains faits d'**hystérie grave**, où l'état convulsif provoque une sorte de contraction irrégulière du cœur ou des artères, qui rend la marche du sang irrégulière et saccadée. Ici la question est plus difficile et je ne pourrais décider encore si la césure dépend du cœur, du vaisseau ou des muscles.

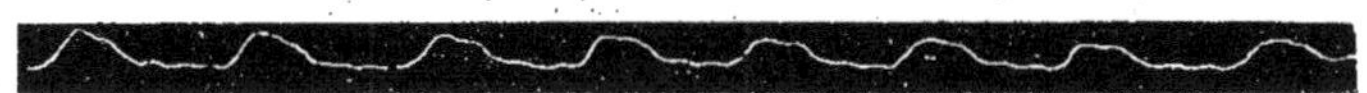

Fig. 454. – Femme hystérique, pouls bi-géminé.

**Systole bi-géminée normale du cœur**. — La pulsation normale du cœur, lorsqu'on peut la recueillir avec tout le soin et la délicatesse voulus, se montre très souvent bi-géminée au cardiographe.

Il ne s'agit point ici d'une double systole ou de deux demi-systoles complémentaires l'une de l'autre, comme dans le véritable pouls bi-géminé. Mais, après la systole du ventricule, les valvules aortiques, retombant aussitôt, déterminent un crochet très court, très subit, qui devance le dicrotisme total et artériel dû à la réflexion de l'onde sanguine.

Si l'on n'observe pas constamment cette pointe bigéminée, c'est que la violence de la systole masque presque toujours ce dicrotisme à peine apparent.

**Pronostic** : — Le pouls bi-géminé, quelle que soit son origine, entraîne toujours avec lui un pronostic défavorable, eu égard aux obstacles que la systole devra surmonter pour accomplir ses fonctions régulières.

## POULS ALTERNANT.

**Définition** : — Tandis que le pouls *bi-géminé* offre deux soulèvements pour une même systole, le **pouls alternant** *offre* *alternativement une haute, puis une basse pulsation, avec des pauses proportionnelles.* (Voy. fig. 414.)

*Schreiber* [1] a consacré une longue étude au pouls alternant, travail dans lequel il tend à démontrer sa presque identité avec le pouls bi-géminé. La seule différence, suivant lui, c'est que le repos entre les deux systoles est un peu plus long dans le pouls alternant. Cette explication n'est pas acceptable, car le vrai pouls *bi-géminé* serait composé des deux moitiés d'une même systole et non de deux systoles différentes, tandis que le pouls *alternant* nous donne la succession régulière de deux systoles, l'une forte, l'autre faible.

D'après lui, ce pouls reconnaît deux causes principales :

1° D'**obstacles au cours du sang.**

2° D'**inégalités dans la force du cœur.**

### 1° OBSTACLES AU COURS DU SANG.

Le **pouls alternant** se rencontre :

A. **Dans les affections mitrales.** — *Insuffisance* et *rétrécissement;* le ventricule gauche ne reçoit pas en effet toujours assez de sang pour fournir un pouls plein à chacune de ses contractions; sa systole se trouve diminuée d'autant.

B. **Dans l'insuffisance tricuspide.** — Le sang revient dans la veine cave, et le débit de l'oreillette gauche est diminué, ce qui ne laisse plus au ventricule assez de sang pour pouvoir donner un battement complet.

C. **Dans l'anévrysme aortique.** — Le *pouls alternant* coïncide avec une très grande *lenteur,* comme si le cœur attendait, pour se contracter, que tout le sang contenu dans la poche sanguine se fût écoulé dans les vaisseaux périphériques. Mais que, sous une influence quelconque, le cœur vienne à se contracter plus tôt, le ventricule, ne renfermant pas assez de sang pour suffire à une pulsation complète, n'en donnera qu'une rudimentaire.

[1] SCHREIBER. *Du pouls alternant, étude clinique et expérimentale* (Arch. für exper. path. und pharmac. VII, p. 317. 1877).

### 2° INÉGALITÉ DANS LA FORCE DU CŒUR.

Cette cause paraît démontrée par la faiblesse du choc coïncidant avec une petite pulsation. On rencontre le pouls *alternant* dépendant de cette cause :

A. Dans les affections *cérébrales* et *diphtéritiques* (Hénoch) ; il paraît déterminé, d'après *Traube*, par une paralysie du *spinal*, ou par l'excitation de la portion cardiaque des nerfs d'arrêt, car dans ces maladies on voit souvent l'accélération du pouls alterner avec son ralentissement.

En effet, le plus souvent, le cœur affaibli par la fièvre, par un état cachectique ou anémique, prend une allure irrégulière ou inégale sous l'influence d'une excitation quelconque.

Le *pronostic* du *pouls alternant* est toujours *défavorable.*

En résumé, le *pouls alternant* de *Traube* et de *Schreiber* n'est point une nouveauté, mais bien seulement une des formes du *pouls* à *intermittences régulières* décrit plus haut, ou encore une *hémisystolie alternante.* (Fig. 414.)

Il constitue néanmoins une variété utile à connaître.

### POULS DYSSYSTOLIQUE TOXIQUE OU MÉDICAMENTEUX.

La **digitale**, parmi ses nombreuses réactions sur le cœur peut également produire le pouls **dyssystolique** ou **bi-géminé**.

Notons qu'elle est fort bien indiquée lorsque, par suite d'un état morbide, le cœur offre une pareille disposition et qu'alors elle le régularise. C'est un exemple démonstratif de la vérité de la *loi de similitude*, loi qui s'applique rarement à une maladie entière, mais souvent à un symptôme ou un syndrôme particulier, et qui mérite ainsi de compter au nombre des méthodes thérapeutiques.

La **quinine**, administrée à dose toxique, produit, en même temps qu'un abaissement de pression considérable, un *pouls bis-feriens* ou *géminé*, qui indique la *prédominance* commençante de la *diastole* sur la *systole* cardiaque, précédant l'arrêt de l'organe en diastole outrée et active.

La **nicotine** et le **tabac** altèrent aussi l'expression de la systole du cœur ; elle devient moins nette, moins précise, et son hésitation se produit avec un pouls bigéminé. (Voy. fig. 434.)

Mais il reste encore à reconnaître, si ces médicaments déterminent une bi-gémination artérielle ou cardiaque.

---

## IX. — POULS RÉCURRENT OU RÉTROGRADE.

Définition : — Le **pouls récurrent** *est celui qui, au lieu de se faire sentir sous les doigts réunis dans le sens du cours ordinaire du sang artériel, c'est-à-dire du cœur aux capillaires, remonte au contraire de la périphérie au centre.*

Division : — Cette *récurrence* peut être *physiologique* ou *pathologique.*

**Récurrence physiologique.** — Rappelons d'abord qu'il existe une récurrence générale de toute la circulation, due au rebondissement de la colonne sanguine, sur les valvules aortiques, au moment où celles-ci se ferment; c'est là ce qui produit le dicrotisme. En dehors de cette loi générale, on l'observe dans les artères *palmaires* et *plantaires*, où de larges communications existent entre les radiales et cubitales par les arcades correspondantes. Il suffit que la circulation faiblisse dans une de ces artères pour que le sang remonte dans l'autre.

Mais ces récurrences sont limitées à de très courts trajets et n'ont d'autre importance que de faciliter la circulation. Nous verrons bientôt que cette importance devient grande quand la cause est un excès de tension vasculaire.

Le *choc récurrent* est *moins fort* que le *choc direct.*

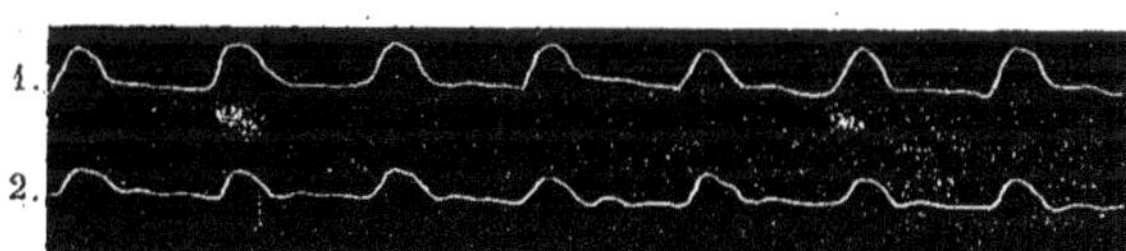


Fig. 455. — Pouls récurrent. — 1. Radiale directe. — 2. Radiale récurrente.

**Récurrence pathologique.** — Dans la plupart des *récurrences*, soit anormales, soit pathologiques, la *résistance* se trouve à la *périphérie.* Ce pouls *récurrent* n'occupe ordinairement qu'une petite étendue. Sa présence manifeste toujours un obstacle sur le parcours artériel. Mais cet obstacle peut être dû à trois causes distinctes :

A. — **Une compression de l'artère.**

B. — **Une oblitération.**

C. — **Une tension vasculaire extrême.**

A. — COMPRESSION DE L'ARTÈRE.

**Epanchement péricardique.** — Lorsqu'un *épanchement* abondant du *péricarde* comprime les *origines* de l'*aorte*, le diamètre de l'artère se trouve singulièrement rétréci dans sa portion intrà-péricardique ; cette fois la *résistance* est au bout *central* et non périphérique. Au-dessus de l'obstacle, elle reprend sa largeur, son développement. Mais si, par le moyen d'un large trocart, on opère une décompression brusque en ponctionnant le péricarde, il se produit, ainsi que l'a démontré *Fr. Franck* [1], un reflux du sang, encore contenu dans l'aorte, vers la portion intrà-péricardique de cette artère subitement décomprimée. Ce serait là un véritable pouls *récurrent*, *momentané* il est vrai, mais avec renversement de tout l'ordre circulatoire, capable de produire l'*anémie cérébrale* subite et la *syncope*.

**Indication thérapeutique** : — De là aussi, pour le chirurgien, l'indication de faire la *ponction* du péricarde avec un *trocart fin* pour obtenir un *écoulement lent*, *progressif* et sans danger.

B. — OBLITÉRATION ARTÉRIELLE.

**Artérite, embolie, ligature.** — L'oblitération peut être le résultat d'une **embolie** ou d'une **artérite oblitérante**, reconnaissables au gonflement et à la douleur ; mais le plus souvent elle reconnaît une cause chirurgicale, une **ligature** d'*artère*.

Dans tous ces cas, on observe un double *pouls récurrent*, car il existe en deux points : en *avant* et en *arrière* de l'obstacle.

1° En *avant*, car lorsque le sang vient battre au point oblitéré, il rebondit, comme il le fait dans l'aorte, au contact des valvules sigmoïdes, et, revenant sur lui-même jusqu'à une courte distance, il produit en ce point un véritable dicrotisme avec *pouls récurrent* pendant la diastole artérielle.

2° En *arrière* de l'obstacle, s'il existe des anastomoses larges qui rendent le retour du sang facile par les collatérales, elles se dilatent rapidement sous l'influence de la pression nouvelle de cette quantité de sang qui abandonne le vaisseau principal, et

[1] FRANCK (Fr.). *Mode de product. des troubles circulatoires dans les épanchements abondants du péricarde.* (Gaz. hebdom. 1877.)

le sang reparaît bientôt, remontant le tronc ligaturé devenu vide, jusqu'à ce que, rencontrant le cul-de-sac de l'artère oblitérée, il produise un *pouls récurrent*, qui n'est séparé du pouls direct que par la *ligature;* total en ce point : deux ondes directes, deux ondes de retour.

Dans certaines oblitérations artérielles, c'est par des voies très détournées, et même par le côté opposé du corps, que la circulation se rétablit en aval de l'obstacle. HAMERNICK [1], de *Prague*, a démontré qu'après la ligature de la *sous-clavière gauche*, le sang revient au membre correspondant par l'intermédiaire des vaisseaux de la tête, en passant successivement par le tronc brachio-céphalique, l'artère sous-clavière droite, la vertébrale droite, le polygone de Villis ; puis, changeant de côté, il traverse la vertébrale gauche, en sorte que, dans ce dernier vaisseau, le cours du sang est absolument rétrograde ou récurrent.

**Indications pronostiques et thérapeutiques** : — *Si l'on avait à faire la ligature de la sous-clavière, ce serait le bout supérieur qu'il faudrait fermer aussi bien que le bout inférieur.*

Mais quand le sang revient ainsi dans les gros vaisseaux, après avoir fait un si long circuit à travers des canaux beaucoup plus petits, il a perdu la plus grande partie de sa force de propulsion ; obligé de vaincre en outre un courant contraire, il coule d'un mouvement presque uniforme, en sorte que le *pouls* y devient très *faible* ou même *inapparent*, et l'on a le spectacle d'une grosse artère, la vertébrale par exemple, où le sang circule alternativement en sens contraire en deux demi-ondulations presque neutralisées l'une par l'autre et sans donner de battements sensibles.

Le **pouls récurrent** est bien connu des chirurgiens, qui peuvent en tirer un heureux ou un mauvais présage.

Le **pouls récurrent postérieur**, ou revenant dans le vaisseau abandonné, est un *signe favorable*, s'il s'agit d'une **ligature** faite pour arrêter une *hémorrhagie*. Il montre que les collatérales ou les anastomoses suffiront pour entretenir la vie du membre, et l'on n'aura pas à craindre la gangrène consécutive.

Le **pouls récurrent antérieur**, celui qui rebondit directement sur la ligature, est moins favorable, car il indique

[1] HAMERNIK. *Ueber die vehältnisse des amfanges und der pulsationen peripherischer arterien bei obliteration des anfangstückes der absteigenden aorta.* (Prager viertelj. für die pract. med., t. XX, p. 40. 1848.)

une impulsion violente qui peut conduire à l'ulcération des parois et à l'hémorrhagie. Mais si, dans le plus grand nombre des cas, le pouls reparaît presque de suite dans l'artère anémiée, il peut survenir, au contraire, un *acrotisme* plus ou moins prolongé de l'artère liée, si les capillaires communiquants sont peu nombreux et mettent un temps considérable à se développer.

Cette période sera pleine d'anxiété pour le malade et pour le chirurgien. Une douce *chaleur*, entretenue autour du membre par des vessies pleines d'eau chaude, sera fort utile alors pour rétablir la circulation en dilatant les capillaires environnants. Cette application de la doctrine vaso-motrice a devancé de beaucoup leur découverte.

**Blessures de l'arcade palmaire.** — L'apparition du **pouls récurrent** est *défavorable* dans le cas de **plaie** de **l'arcade palmaire**; en vain ferait-on la ligature du bout central, les larges anastomoses de la radiale avec la cubitale ramènent aussitôt le sang par le bout inférieur resté béant, et la compression seule n'en vient pas toujours à bout sans une ligature souvent très difficile à exécuter par suite de la rétraction de l'artère.

**Anévrysmes.** — Enfin le **pouls récurrent** est *défavorable*, s'il s'agit d'un **anévrysme** dont on aura fait la ligature, suivant la méthode de *Hunter* et d'*Anel* [*une seule ligature avant l'anévrysme*], car alors le sang revenant battre dans la tumeur, celle-ne pourra guérir, ou exigera une seconde ligature au dessus de l'anévrysme.

### POULS RÉCURRENT PAR EXCÈS DE TENSION VASCULAIRE.

Ce *pouls récurrent* est observable à la *radiale*, par suite des larges anastomoses que lui fournit l'arcade palmaire.

**Indication diagnostique** : — Il indique, comme le pouls dicrote, une *hémorrhagie probable*.

**Hémoptysie.** — Mais il prend dans l'*hémoptysie* une importance grande.

D'après CONSTANTIN PAUL [1], tant que le pouls est *récurrent*, c'est-à-dire s'il se produit un battement du côté de la main du malade pendant que les doigts du médecin compriment

[1] CONSTANTIN PAUL. Société de thérapeutique. Bulletins 1877, 25 juillet.

l'artère au poignet, on peut être certain de voir le malade *cracher* encore du *sang*. En effet, la récurrence indique alors une dilatation trop grande ou trop facile des artères radiale et cubitale. Mais cet indice local est le signe d'un état bien plus général; il annonce une diminution de résistance dans les vaisseaux pulmonaires, une sorte de parésie des vaso-constricteurs, d'où leur facile rupture et l'hémoptysie qui en résulte.

**Pouls récurrent dans les fièvres.** — Ce pouls s'observe assez souvent dans les *fièvres inflammatoires graves*, où les artères, ayant perdu une partie de leur résistance, se laissent facilement distendre par l'effort du cœur. Cet état indique parfois un certain degré d'*artérite* qui peut survenir dans ces maladies, aussi bien qu'on observe une *myocardite* spéciale à chacune d'elles. Mais il ne faut pas le confondre avec le *pouls dicrote* si marqué dans ces maladies.

**Pouls récurrent dans l'insuffisance aortique.** — Quand l'*insuffisance aortique* est très prononcée et que les valvules ne fonctionnent plus, à peine le sang lancé par le cœur dans les artères les a-t-il dilatées, qu'il retourne en arrière, sollicité par une double force :

1° L'**élasticité** des *artères* où il a pénétré.

2° L'**aspiration** produite par la *diastole* du cœur.

C'est un véritable courant rétrograde, qui ne s'arrête que lorsque le cœur est rempli.

C'est à cette disposition qu'il faut attribuer le *double* bruit de *souffle intermittent* observé dans l'artère *crurale* par le docteur *Durozier* et que l'on pourrait retrouver dans toute grosse artère, s'il était possible de l'étudier aussi facilement que celle de la cuisse.

Le *premier bruit* est produit par le *sang* qui pénètre en trop faible quantité dans une artère presque vide.

Le *deuxième bruit*, par le *reflux* de la colonne sanguine, plus pauvre encore, car ce n'est pas tout le sang, mais seulement une portion qui retourne en arrière.

**Diagnose** : — *En résumé :* la *circulation rétrogarde apparaissant* dans un *gros vaisseau* et caractérisée par un *double bruit* de *souffle*, est un signe important de l'*insuffisance aortique;* mais il faut bien se rappeler que l'on ne perçoit à l'auscultation ce double bruit de souffle qu'en exerçant une compression assez forte avec le sthétoscope sur l'artère examinée.

## POULS OSCILLANT.

DÉFINITION : — Le **pouls oscillant** *est celui qui tantôt avance, tantôt recule, suivant ainsi la marche ascendante ou rétrograde du sang dans les vaisseaux.*

On observe ce pouls dans quatre circonstances :

1° **Circulation naissante**. — Dans les premiers temps de la formation de l'être, quand le cœur encore trop faible ne peut imprimer au sang un mouvement bien complet, la tonicité vasculaire vient faire concurrence au battement du cœur. A chaque systole, le sang avance ; à chaque diastole, il recule ou s'arrête.

C'est là ce que *Spallanzani* [1] a nommé *circulation languissante*, mais qu'il faut plus justement nommer *circulation naissante*.

2° **Oscillations** des **polycrotismes**. — Pendant tout le cours de l'existence, on observe l'oscillation dans les gros troncs vasculaires à chaque pulsation, surtout au voisinage du cœur où l'intermittence de projection est plus accentuée. Au moment de chaque diastole cardiaque, la poussée en avant venant à cesser, un mouvement de recul s'opère dans la colonne sanguine, et l'oscillation se renouvelle jusqu'à ce qu'elle ait trouvé un point d'appui définitif sur les valvules aortiques.

Le *pouls oscillant* est donc ici représenté par la série des *polycrotismes*.

3° **Oscillation des pulsations par les collatérales après ligature du tronc**. — La ligature d'un tronc artériel amène immédiatement un abaissement de tension dans tout le réseau vasculaire situé au-dessous. Mais la tension s'élève d'une égale quantité dans le reste des vaisseaux, et cette élévation suffit pour dilater les anastomoses et ramener la circulation dans les artères vides.

SONNENBURG [2], après avoir opéré la ligature de l'aorte abdominale sur un chien, vit la pression, mesurée dans la fémorale, s'abaisser de 110 mm H. G. à 66. Mais, au bout de 5′, la pression

[1] SPALLANZANI. *Op. omn. Expériences sur la circulation languissante.*
[2] SONNENBURG. *Quelques observat. sur le rétabliss^t. de la circulat. collatérale après la ligature des artères dans la continuité.* (Centralbl. für chir. n° 44. 1876.)

commençait à se relever, et, au bout de 11′ 40″, les pulsations reparaissaient. Dans les artères les plus éloignées, comme la pédieuse, il a vu la circulation se rétablir en 3′ après la ligature de la fémorale.

DEMME et PIROGOFF avaient signalé que, dans les ligatures, la circulation ne se rétablissait qu'après un retour et une disparition successive des pulsations. *Sonnenburg* n'a pas observé ces alternatives et ces oscillations; nous devons néanmoins les consigner ici pour les observateurs futurs, car elles constituent encore un **pouls d'oscillations à longues périodes.**

4° **Circulation languissante.** — Quand la **vie** est sur le point de s'**éteindre**, les derniers efforts de la circulation impriment au sang une marche *oscillante*.

Les phénomènes redeviennent analogues à ceux du début de la formation de l'être ; c'est alors qu'on retrouve la circulation languissante si bien décrite par *Spallanzani*. On l'observe facilement, comme je l'ai fait avec le docteur *Valois*, en examinant au microscope la circulation pulmonaire de la grenouille. Le circulus du sang, d'abord continu, ne tarde pas à devenir languissant dès que l'animal s'affaiblit, et l'on voit alors les globules du sang avancer et reculer tour à tour, par oscillations régulières.

En résumé, cet état mérite d'être connu, comme faisant partie de l'être à certains moments de son existence; à son *commencement* et à sa *fin;* mais il reste à l'état théorique et ne peut avoir jusqu'à présent d'importance bien grande pour la médecine pratique.

## X. — POULS PARADOXAL

Définition : — Le **pouls paradoxal** (παρὰ-δόξαν, *en dehors de la règle*), *est celui qui paraît subordonné à la respiration.*

Mais il faut le diviser en trois classes :

1° **Pouls paradoxal respiratoire.**

2° **Pouls paradoxal inspiratoire.**

3° **Pouls paradoxal expiratoire.**

### 1° POULS PARADOXAL EXPIRATOIRE.

Définition : — *C'est celui qui faiblit au point de disparaître pendant l'expiration.*

**Adhérences du péricarde avec les bords des poumons.** — Dans l'état normal, l'impulsion du cœur est plus forte pendant l'expiration, moindre pendant l'inspiration, ce qu'expliquent facilement les changements de rapport entre le diaphragme et le bord antérieur du poumon.

Mais, quand il existe des adhérences entre le péricarde et les bords des poumons, il se passe un phénomène inverse, signalé par *Franz Riegel*, car le poumon en se rétractant tire sur le péricarde et gêne les mouvements du cœur [1] en produisant le *pouls paradoxal.*

**Diagnostic** : — *Un affaiblissement très marqué de l'impulsion cardiaque pendant l'expiration, avec pouls paradoxal, est donc un signe important d'adhérence entre le péricarde et le poumon.*

Dans ce cas, l'affaiblissement expiratoire du pouls coexiste avec un pareil affaiblissement du cœur.

### 2° POULS PARADOXAL INSPIRATOIRE.

Définition : — *C'est celui qui s'affaiblit au point de disparaître pendant l'inspiration.* — Ce furent KÜSSMAUL [2], de *Fribourg en Brisgau*, et RIEGEL [3], qui lui imposèrent ce nom étrange. A des intervalles coïncidant exactement avec chaque inspiration, les pulsations deviennent si faibles, que le doigt ne peut plus les percevoir; puis elles reparaissent à l'expiration, parfois avec une amplitude plus que normale. Pendant ce temps, l'action

[1] Riegel. *Analyse par Saundley.* London med. record. 1878.

[2] Küssmaul. *De la médiastino-péricardite calleuse et du pouls paradoxal.* (Berlin, Klin. Wochenschr. 1773, n° 37-39.

[3] Riegel. R. S. M. X. 115 et 545.

du cœur reste la même et garde son égalité par un contraste frappant. En France, on l'eût appelé simplement *pouls intermittent respiratoire.*

L'ondulation ne disparaît cependant pas toujours complètement; elle reste seulement insaisissable au toucher. Mais il faut, pour admettre cette forme de pouls, qu'il devienne véritablement filiforme ou inapparent pendant l'inspiration; car sans cela, dit SOMMERBRODT [1], quand on examine le pouls avec un instrument sensible, les oscillations respiratoires du sang constituent un état normal, et le vrai pouls *paradoxal* devrait être celui où l'on ne pourrait constater l'abaissement qui accompagne chaque effort inspiratoire.

**Médiastino-péricardite calleuse.** — *Küssmaul* [2] a constaté le **pouls paradoxal** dans une maladie spéciale, dont le premier exemple avait été rapporté par GRIESINGER en 1856 et qu'il a dénommée *médiastino-péricardite calleuse.* Dans cette affection peu connue, le processus inflammatoire ne se borne pas au péricarde séreux, il envahit le péricarde fibreux et le tissu cellulaire du médiastin, qui se continue sur les gros vaisseaux jusqu'à la crosse aortique. Les cordons calleux enlacent l'aorte et le tronc brachio-céphalique, les déforment, les rétrécissent, les font parfois adhérer jusqu'au sternum. Comme à chaque inspiration le sternum soulevé attire à lui la crosse de l'aorte, bridée d'autre part par les adhérences fibreuses, il se produit du côté du pouls artériel des irrégularités en rapport avec ces mouvements inspiratoires, qui tantôt favorisent, tantôt entravent l'action du cœur et produisent le *pouls paradoxal.*

PEARSON-IRVINE [3] insiste tout particulièrement sur le *pouls paradoxal*, qu'on obtient dans les **maladies du cœur** en faisant exécuter au malade des inspirations profondes.

Pour lui, ce pouls est également un signe pathognomonique d'**adhérences pleuro-péricardiques.**

**Croup.** — Dès l'année 1849, pendant mon internat à l'hôpital des enfants, chez le docteur Guersant, j'avais observé que pendant la période asphyxique du **croup**, le pouls disparaissait à chaque inspiration, pour reparaître pendant l'expiration.

[1] SOMMERBRODT. *Gegen die lehre vom pulsus paradoxus.* (Berlin, Klin. Wochens. nº 42, p. 615. 1877.)

[2] Voy. WIDEMANN. *Contribution à l'étude de la médiastinite.* Thèse, 1856.

[3] PEARSON-IRVINE (J.). *Les effets de l'inspiration profonde sur le pouls, dans quelques maladies du cœur.* Med. times and gaz. 16 mars-6 avril 1878.

Plus tard, en 1876, *Riegel*[1] a reconnu la valeur de ce signe en pareille circonstance. Il l'a signalé encore dans la **sténose** de la **trachée** et des **grosses bronches**. Là, ce caractère est appréciable *à l'œil pour les veines jugulaires*, aussi bien qu'au *doigt pour le pouls*, car la circulation veineuse est également affectée; il y a **sphagiasmus**.

**Respiration dans un milieu raréfié.** — D'autre part, WALDENBURG[2] observa le **pouls paradoxal inspiratoire** pendant la respiration dans un *milieu raréfié*, au moyen de ses appareils à compression et à décompression.

**Pneumonie double.** Je l'ai également remarqué dans la période ultime d'une pneumonie double, sur un homme de 50 ans, alors que les phénomènes de dyspnée et d'asphyxie commençaient à se manifester.

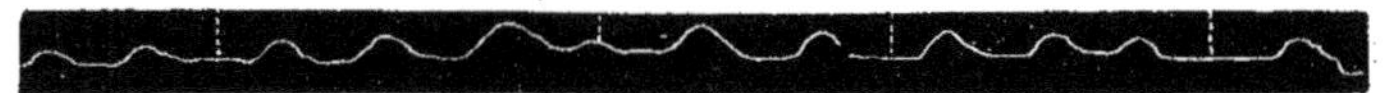

Fig. 456. — Homme de 50 ans. Pneumonie double. Pouls paradoxal.

Le pouls était à 150, les respirations à 50, et l'on peut voir qu'à toutes les troisièmes ou quatrièmes pulsations, c'est-à-dire à chaque inspiration, le pouls faiblissait ou manquait même complètement.

Enfin MAIXNER a reconnu l'existence du **pouls paradoxal inspiratoire** :

1° Quand des **ganglions bronchiques** *engorgés* compriment le nerf *pneumo-gastrique* et le paralysent;

2° Quand il survient une **pleurésie gauche** avec épanchement énorme;

3° Dans le **pyo-pneumo-thorax**.

BAUMLER[3], cherchant à grouper l'ensemble des faits, admit deux catégories de causes pouvant produire le *pouls paradoxal :*

1° **Obstacles à l'entrée de l'air** dans les poumons, — *augmentation* de la *pression négative inspiratoire*, — *sténose* des *voies aériennes*, — *croup*, — *bronchite capillaire*.

2° **Obstruction mécanique** se manifestant pendant l'*inspiration*, gênant le libre cours du sang dans l'aorte et diminuant le pouvoir propulsif du ventricule gauche, pendant qu'il s'établit

[1] RIEGEL (Fr.). Berlin, Klin. Wochenschr. 1876.
[2] WALDENBURG. Schmidt's, jahrbücher. 1877, n° 2.
[3] BAUMLER. Deutsch. archiv. für Klin. med., t. XIV, p. 455. 1875.

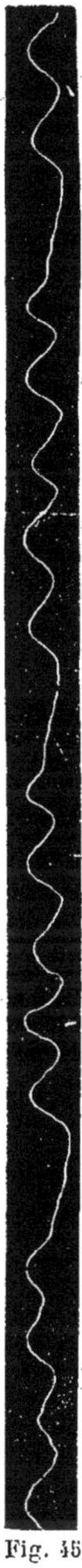

un gonflement inspiratoire des veines jugulaires, à l'inverse de l'état physiologique, comme dans le goître plongeant sous-sternal. (Fig. 457.)

Outre les causes précédemment signalées du pouls paradoxal, *Baümler* indique encore un **épanchement hémorrhagique dans le péricarde et la plèvre**.

**Pronostic** : — Il est toujours *grave,* car il indique un trouble très général de la circulation, qui ne peut se régulariser qu'en supprimant la cause, et cette cause est souvent organique ou irrémédiable.

**Indication thérapeutique** : — Tout moyen qui peut rétablir la respiration rétablit en même temps l'intégrité du pouls.

Ainsi la **thoracentèse** soit de la *poitrine*, soit du *péricarde*, dans les *épanchements séreux*, *sanguins* ou *purulents*, — l'**ablation** des *tumeurs comprimantes,* — une **saignée** forte dans certains cas de *pneumonie*, — la **respiration artificielle**, ou les inspirations d'*oxygène* dans les *asphyxies*, — la **trachéotomie** dans le *croup* et les *laryngosténoses*, etc., tels sont les moyens qui constituent nos ressources contre le pouls paradoxal.

### 3° POULS PARADOXAL RESPIRATOIRE.

3° Signalons encore une autre forme de pouls, qui devrait à plus forte raison se nommer *paradoxal* et que plusieurs médecins italiens ont observé dans le cours de la *méningite*. C'est un pouls qui, au lieu de disparaître pendant l'*inspiration,* comme le pouls paradoxal des Allemands, cesse de suivre le rhythme habituel et **ne se montre** que **pendant la respiration**; il paraît suivre exactement l'*inspiration* et l'*expiration.* Ainsi, dans une des observations il donnait 28 pulsations par minute, comme la respiration elle-même; il dura plusieurs semaines.

Ce cas me paraît unique dans la science, mais j'ai dû le signaler, car il pourra se présenter encore.

---

Fig. 457. — Pouls paradoxal inspiratoire dans le goître.

## XI. — POULS ONDULANT. — POULS VIBRANT OU FRÉMISSANT. — POULS SERRATIQUE.

### POULS ONDULANT.

DÉFINITION : — Le **pouls ondulant** *est celui dont l'irrégularité se manifeste surtout sur la ligne de tension, qui, sortant de la moyenne physiologique, s'élève et s'abaisse alternativement.*

### CONDITIONS PHYSIOLOGIQUES.

La *ligne de tension* du sang peut varier suivant diverses causes : 1° l'*état de la respiration* ; — 2° *la tension organique fonctionnelle ou absolue.*

1° **Respiration**. — L'exercice naturel de la *respiration* trouble à peine l'équilibre de tension du sang. Mais dès que la respiration est entravée ou gênée, cet équilibre instable ne tarde pas à éprouver des modifications très marquées.

On voit alors l'artère se remplir d'une façon exagérée, pendant l'expiration. Ainsi remplie, elle ne reçoit qu'un faible accroissement de tension pendant la systole cardiaque, c'est à peine si le sphygmographe inscrit une élévation de courbe; puis, au moment de l'*inspiration,* l'artère se vide à la hâte et le cœur inscrit alors sa systole par une haute pulsation sur une ligne de tension profondément abaissée. Chacune de ces ondulations embrasse 2, 3 ou 4 pulsations, suivant l'accélération du mouvement respiratoire. C'est à juste titre que l'on nomme cette forme du pouls, *courbe respiratoire.*

On l'observe, en effet, dans toutes les affections où il y a gêne de l'hématose; l'*asthme*, la *cyanose*, le *goître* (fig. 460) en sont les types les plus accentués.

**Pouls ondulant dans l'accès d'asthme**. — Au moment de l'*accès d'asthme* le pouls offre au suprême degré les caractères que nous avons indiqués dans la dyspnée, à savoir : l'*ondulation de la ligne d'ensemble suivant le rhythme respiratoire.*

Tour à tour la respiration thoracique et abdominale impriment leur cachet au pouls, dont les profondes incisures alternent avec les tensions élevées.

On y remarque aussi un *polycrotisme descendant* extrêmement prononcé.

**Pouls ondulant dans la cyanose.** — Les travaux savants du docteur FRANCK ont fait connaître que : *Lorsque la cyanose est due à la communication de l'artère pulmonaire, avec l'aorte ou le cœur gauche*, la respiration imprime toujours son cachet *ondulant* à la ligne d'ensemble du pouls, à cause du reflux considérable que le sang éprouve à chaque inspiration, reflux qui se trouve doublé, puisque le sang veineux aussi bien que l'artériel circule dans l'aorte. C'est donc là un signe précieux pour le diagnostic. Nous avons pu le vérifier nous-même et nous donnons ici le tracé du pouls recueilli sur deux enfants, l'un de 7 ans, l'autre de 13 ans, atteints de cyanose congénitale.

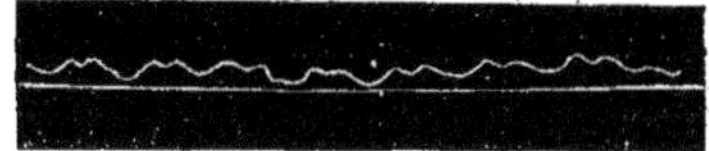

Fig. 458. — Enfant de 7 ans. Rétrécissement pulmonaire. Cyanose congénitale.

Fig. 459. — Garçon de 13 ans. Cyanose congénitale.

MOUVEMENTS PÉRISTALTIQUES OU MONILIFORMES DES ARTÈRES RÉTINIENNES.

**Embolie de l'artère centrale.** — Au lieu de la circulation uniforme ou des battements particuliers à cette artère, on observe parfois des mouvements tout particuliers, *ondulants* et *péristaltiques;* ils annoncent que l'*artère centrale de la rétine* est *oblitérée* par un caillot (*thrombose* ou *embolie*), souvent placé trop profondément pour y être reconnu ; on peut alors voir avec l'ophthalmoscope les artérioles qui établissent une circulation collatérale, animées de mouvements péristaltiques très marqués.

**Sclérodermie, asphyxie locale des extrémités.** — Les *contractions partielles de* l'artère *centrale de la rétine* et des artérioles qui en naissent, contractions qui siègent soit au *point originel*, soit sur le cours des artères, sous forme d'*étranglement* moniliforme, et qui reviennent par *accès*, avec battements anormaux des *veines* rétiniennes, indiquent une *asphyxie locale des extrémités,* ainsi que l'a démontré le docteur ***Maurice** Raynaud*[1].

**Indication thérapeutique :** — L'artère centrale reçoit son innervation de la branche cervicale du sympathique (*rameaux carotidiens*); ces phénomènes de contraction sont donc sous l'influence de l'excitation du sympathique.

On pourra les calmer avec les *courants continus descendants;* et, de fait, le docteur Raynaud a obtenu, par cette méthode, six guérisons.

## POULS VIBRANT.

Définition : — Le **pouls vibrant ou frémissant** *est celui dans lequel le sang projeté avec force met en vibration les parois des vaisseaux et du cœur.*

Le doigt perçoit cette vibration comme un frémissement, l'oreille comme un bruit de souffle et le sphygmographe l'enregistre par une ligne d'ondulations très petites pendant la diastole, mais il ne parvient pas toujours à l'exprimer.

Le pouls *vibrant* s'observe dans les maladies *aiguës* ou *chroniques.*

### POULS VIBRANT DANS LES MALADIES AIGUES.

**Fièvres continues.** — On le retrouve dans les fièvres graves, surtout la **fièvre typhoïde** et le **typhus**; quand on observe cette violente impulsion du cœur avec un pouls *faible*, le *pronostic est mauvais.*

**Fièvres intermittentes.** — Le docteur *Burdel*[2] a signalé le *pouls vibrant* dans la *fièvre intermittente,* et le regarde alors comme un signe important de la **perniciosité.**

**Fièvres éruptives.** — *Clerc*, médecin distingué du XVIIIe siècle, a signalé la présence du *pouls vibrant* comme précédant de 12 heures l'apparition de la **variole**, alors même qu'il n'existe pas de douleur lombaire; « il est », dit-il, « inégal, sec ou élastique, et après 5 ou 6 battements il excite au bout du

[1] Raynaud (M). *Nouv. recherches sur la nature et le traitement de l'asphyx. loc. des extrémités.* (Arch. gén. de méd. 1874.)

[2] Burdel. Acad. de méd. de Paris, 6 avril 1880.

doigt la même sensation qu'imprime sur l'ouïe un morceau de taffetas qu'on déchire [1]. »

**Rhumatisme.** — Dans le **rhumatisme aigu** il faut se défier du pouls *vibrant* et ne point manquer d'explorer le cœur, car ce pouls indique souvent alors un certain degré d'irritation de l'*endocarde*.

**Chlorose.** — On l'observe parfois dans la **chlorose**, surtout lorsque celle-ci s'accompagne de ces accès de fièvre aiguë que les anciens appelaient : *febris alba virginum*, mais sa valeur alors n'est plus la même et le pronostic n'est point défavorable.

**Molimen hæmorrhagicum.** — On remarque encore le pouls *vibrant* dans le **molimen hæmorrhagicum**, avant et pendant l'*épistaxis*, l'*hémoptysie*, etc., et tant que dure le pouls *vibrant*, le médecin doit craindre le *retour* de l'*hémorrhagie*, alors même qu'elle semble complètement arrêtée.

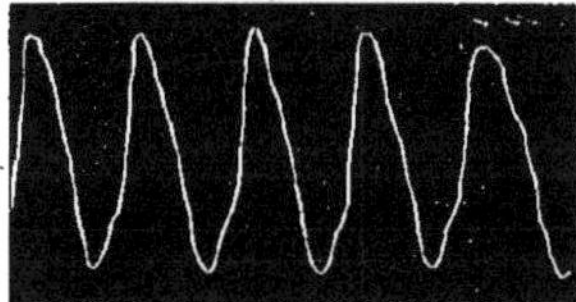

Fig. 460. — Molimen hæmorrhagicum. Pouls vibrant.

## POULS SERRATIQUE.

DÉFINITION : — Le **pouls serratique** *est celui dont les lignes soit d'ascension, soit [plus souvent] de descente, ne sont point unies, mais en forme de dentelures ou de dents de scie.*

Cette forme du pouls se rapproche beaucoup du pouls *vibrant*, dont il ne diffère que par une expression plus prononcée.

**Chorée.** — Le pouls très irrégulier, comme grandeur, comme forme des systoles et de plateau, présente souvent pendant toute la période diastolique une série nombreuse de pulsations infiniment petites, venant remplacer ou compliquer le dicrotisme habituel ; dans ce cas, le pouls serratique n'est point continu mais variable.

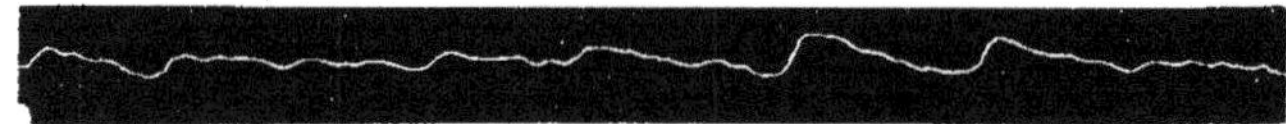

Fig. 461. — Chorée. Pouls serratique.

[1] CLERC. *Hist. nat. de l'homme dans l'état de maladie*, t. I, p. 341, P. MDCCLVII.

Est-il dû à un frémissement de l'artère elle-même, qui multiplierait ses dicrotismes, ou simplement à un frémissement musculaire léger, qui modifierait le cours du sang d'une façon invisible, c'est ce qu'il reste à déterminer.

**Méningite.** — Le docteur SIREDEY [1] a caractérisé ce pouls au moyen du sphygmographe. Il l'a trouvé *sans dicrotisme*, *mais* la ligne de descente était *dentelée* en *scie* à dents arrondies : dentelures qui *disparaissent* à l'*union du premier avec le deuxième tiers* de cette ligne ; là elle redevient droite jusqu'à la fin.

La fidélité du diagnostic a été confirmée par l'autopsie. On conçoit dès lors l'importance de ce signe, quand il se rencontre dès le début du mal, permettant ainsi de le reconnaître sûrement.

Mais un seul cas n'est pas suffisant pour établir l'existence de cette forme du pouls ; la dentelure de la ligne de descente pourrait, en effet, tenir à un *mouvement* de *totalité*, à un *tremblement* léger et périodique des *fibres musculaires*, fréquent chez les enfants atteints de méningite. Quant au *dicrotisme*, j'en ai constaté l'existence dans un cas malheureusement mortel. Un pouls vif, tendu, irrégulier, était le seul signe que manifestât le sphygmographe, le caractère serratique manquait absolument.

Il faut donc réunir de nouvelles observations avant de poser des règles à ce sujet.

**Péricardite.** — Au *début* de cette phlegmasie, l'irrégularité du pouls se manifeste parfois avec une vibration serratique des parois vasculaires.

Cette vibration doit tenir à l'état poisseux des feuillets de la séreuse, état qui précède l'épanchement.

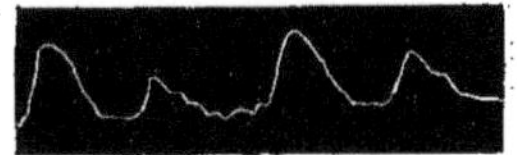

Fig. 462. — Pouls serratique de la péricardite.

### POULS VIBRANT OU SERRATIQUE DANS LES AFFECTIONS ORGANIQUES DU CŒUR.

Quand les altérations des orifices du cœur ont pris des proportions considérables, lorsque des concrétions calcaires en

[1] SIREDEY. Union méd., n° 95, 1868.

occupent les bords, le frôlement du courant sanguin détermine un frémissement général qui se communique à tout l'arbre artériel ; c'est ce qu'on nomme le *frémissement cataire*.

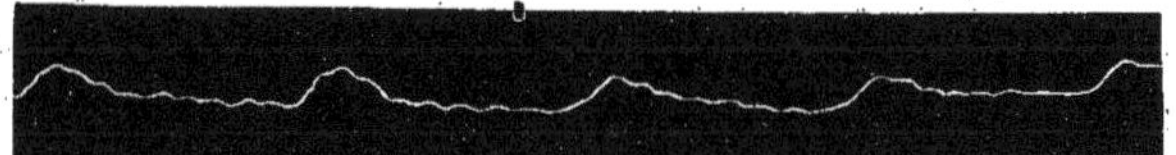

Fig. 463. — Rétrécissement et insuffisance mitrale. Pouls radial serratique.

**Pronostic** : — Toujours sérieux, car il indique une période avancée de la maladie organique.

**Communications inter-cardiaques, diagnose** : — *A.* Lorsque la vibration a son *maximum* d'*intensité* à *droite* du *sternum*, elle indique l'existence d'une *communication* du *ventricule gauche* avec la *veine cave* ou l'*oreillette droite*.

*B.* — Si elle est au contraire *plus distincte* à *gauche*, c'est dans l'*artère pulmonaire* ou dans le *ventricule droit* que siège l'ouverture.

*C.* — Enfin, si elle se fait entendre spécialement vers le *mamelon* et par conséquent vers la *pointe* du *cœur*, elle indique *une communication entre les deux ventricules* et l'*absence plus ou moins complète de la cloison médiane*, par arrêt de développement.

Dans les deux premiers cas, le sang veineux non seulement est mêlé au sang rouge, mais il est refoulé dans les veines, il y a *cyanose*.

Dans le troisième cas, il n'y a que mélange des deux sangs, et la cyanose est nulle ou presque nulle.

Tous ces tracés doivent être pris à la région du cœur, car les vibrations arrivent rarement jusqu'à la radiale.

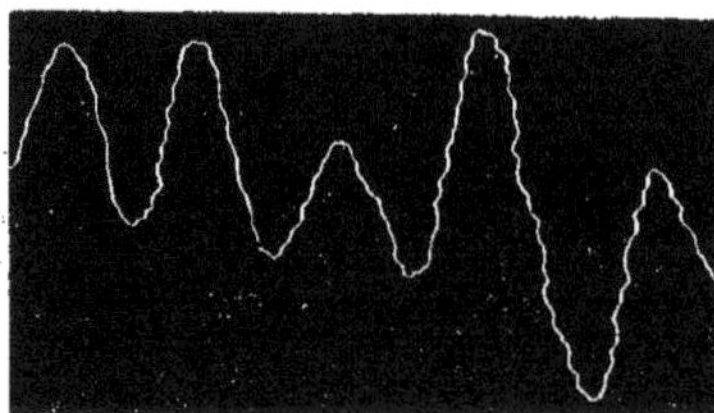

Fig. 464. — Enfant de deux mois. Communications interventriculaires sans cyanose. Pouls vibrant. Tracé du cœur.

**Rétrécissement aortique.** — On observe le *pouls serratique* ou le *frémissement cataire* dans les cas très avancés de *rétrécissement aortique* ; il indique ordinairement la présence de *concré-*

*tions calcaires*, irrégulières, faisant saillie comme des stalactites dans l'orifice artériel.

**Aberrance des tendons du cœur.** — Mais il est une autre affection nouvellement connue par les travaux de POTAIN et de SURBLED et qui produit aussi la *vibration* du pouls, c'est l'**aberrance des tendons du cœur**. Un tendon destiné à soutenir une des valvules mitrales, au lieu d'adhérer à celle qui siège du même côté que lui, traverse en biais le diamètre de l'orifice pour aller prendre son insertion sur la valvule opposée : dès lors le sang, dans sa course rapide, fait vibrer cette corde et les vibrations communiquées aux parois du cœur retentissent jusqu'au cardiographe qui les inscrit fidèlement.

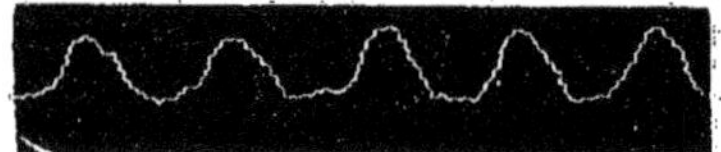

Fig. 465. — Tracé du cœur. Aberrance des tendons. Homme de 30 ans.

Mais c'est encore ici un pouls cardiaque; il est bien rare que l'artère radiale en montre les traces.

**Rupture des tendons du cœur.** — Un autre genre d'aberrance, dont j'ai pu observer un cas, c'est la *rupture* d'un ou de plusieurs tendons valvulaires. Le tendon flotte dans le liquide, et la valvule elle-même peut être livrée aux mouvements les plus désordonnés. Il en résulte un frémissement général qui se communique aux parois du cœur. Le diagnostic différentiel entre ces différentes affections n'est pas toujours facile. Pourtant la *rupture tendineuse* se reconnaît sans trop de peine : 1° elle se montre toujours à un certain âge et jamais dans la première enfance ; — 2° elle survient subitement à la suite d'un effort violent ; — 3° elle s'accompagne d'accidents cardiaques qui manquent dans la première affection.

L'*aberrance* proprement dite est une lésion *congénitale* aussi bien que l'absence de cloison ou la persistance du trou de Botal. Dès lors, le diagnostic, avec ces dernières affections, ne peut s'établir que sur l'absence absolue de cyanose et sur le retentissement plus métallique, plus instrumental des bruits de souffle qui ressemblent au *grincement* d'une *guimbarde* quand il s'agit de l'*aberrance diamétrale* d'un tendon [1].

[1] SURBLED. *Des tendons aberrants du cœur*. Th. P. 1859.

Le *pronostic* de l'*aberrance congénitale* est bien moins grave que celui de la persistance du trou de Botal. Elle laisse vivre le malade sans trop de troubles cardiaques et permet le mariage.

**Anévrysmes artérioso-veineux.** — Ici, ce n'est plus au cœur, c'est à l'*artère*, sur le *siège* même de l'*anévrysme* et quelquefois aussi sur le *trajet* de l'*artère* et de la *veine* que l'on retrouve le *pouls vibrant*.

Son existence à la suite d'une blessure est un signe pathognomonique; mais souvent il ne dure que peu de jours, et la rétraction des tissus vient diminuer les voies de communication des deux vaisseaux, au point de ne laisser percevoir ni souffle à l'auscultation, ni pouls vibrant au sphygmographe.

### POULS SERRATIQUE PAR ACTION TOXIQUE.

On ne connaît, jusqu'à présent, que deux substances qui donnent lieu à un *pouls* d'apparence *serratique* ; ce sont : le *mercure*, le *plomb* et leurs composés. Le médecin peut même en tirer un signe diagnostique utile de l'*empoisonnement plombique*, surtout s'il est accompagné d'une grande *lenteur*.

**Plomb.** — Le *pouls serratique* ou *tremblant* du **plomb** paraît être produit, non par la contraction irrégulière du cœur en systole, mais par le *polycrotisme* beaucoup plus multiple et plus fort de l'artère.

**Mercure.** — Le *pouls tremblant* du **mercure** paraît dû plutôt au *tremblement musculaire*, qui retentit toujours plus ou moins sur la circulation, en comprimant l'artère.

Il n'est point démontré que le pouls serratique soit alors d'origine cardiaque.

## XII. — POULS DIFFÉRENT.

Définition : — Le **pouls différent** *est celui qui n'est point semblable aux deux radiales, ou sur deux artères également comparables.*

Cette différence porte sur la **force** du battement, sur sa **forme**, sur le **temps** où il s'opère, ou le lieu qu'il a occupé. il faut donc distinguer quatre classes :

1° **Hétérodynamisme**, ἕτερα autre, δύναμις force.
2° **Hétérochronisme**, ἕτερος autre, χρόνος temps.
3° **Hétéromorphisme**, ἕτερα autre, μορφή forme.
4° **Hétérotopisme**, ἕτερος autre, τόπος lieu.

### HÉTÉRODYNAMISME.

L'**Hétérodynamisme** ou *le pouls différent de force entre les deux parties similaires du corps* peut être : **physiologique**, — **traumatique**, — **pathologique.**

A. **Hétérodynamisme physiologique.** — Il arrive parfois que les deux radiales ne sont point égales en force sur le même sujet, et que l'une des deux se trouve amoindrie ou même réduite à l'état rudimentaire par un simple arrêt de développement. Cette anomalie peut aller jusqu'à la suppression complète du battement. Elle peut aussi entraîner une erreur de diagnostic ou de pronostic, en faisant croire à la faiblesse réelle du pouls, ou à son arrêt.

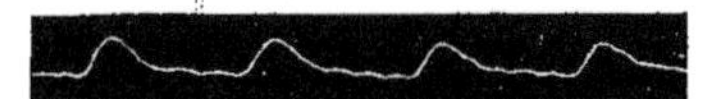

Fig. 466. — Fille de 15 ans. Radiale droite saine.

Fig. 467. — Même sujet. Radiale gauche plus faible de naissance.

B. **Hétérodynamisme traumatique.** — D'autres fois, c'est à la suite d'une blessure que l'artère se trouve avoir perdu de son volume, soit que la lésion ait été produite au niveau du point que l'on explore, soit au-dessus. Il est bien rare, sans doute, que la blessure ait atteint l'artère elle-même, car alors elle est coupée, écrasée, et s'oblitère entièrement ou nécessite une ligature. Mais le vaisseau peut se trouver au milieu d'un tissu de cicatrice, qui ne lui permet qu'une faible extension. Les cicatrices vicieuses de l'aisselle produisent souvent ce résultat pour l'artère *humérale*.

Ici encore on peut faire erreur de pronostic, si l'on n'est pas prévenu du fait, en attribuant à la faiblesse générale de l'organisme ce qui n'est que le résultat d'un rétrécissement ou d'une compression locale.

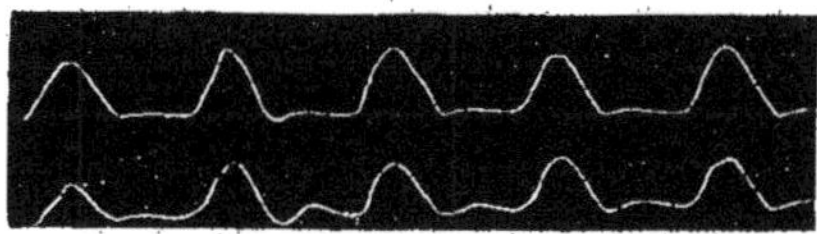

Fig. 468. — Homme de 60 ans. — 1. Artère saine. — 2. Artère du côté blessé.

HÉTÉRODYNAMISME PATHOLOGIQUE.

**Rhumatismes.** — Le pouls diffère de force aux deux radiales dans les **rhumatismes** anciens qui ont longtemps occupé un

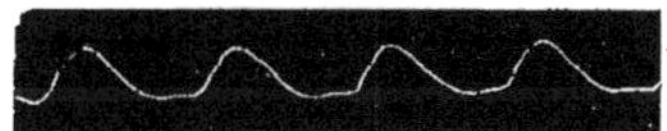

Fig. 469. — Homme de 65 ans. Rhumatisme chronique du bras. Radiale saine.

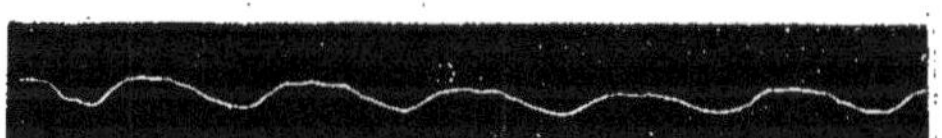

Fig. 470. — Même sujet. — Radiale du côté malade.

membre, le bras surtout. Cela vient : 1° de l'*engorgement* des tissus qui *compriment* l'artère radiale ; — 2° de l'atrophie générale, qui finit par envahir le membre entier, surtout quand il est privé de ses mouvements.

**Paralysies.** — Dans les **paralysies** suite d'*apoplexie*, de *ramollissement*, d'*atrophie musculaire* du bras, le côté paralysé éprouve un état d'atrophie et de rétraction, qui retentit jusque sur les vaisseaux et diminue leur calibre.

Notre sphygmographe exprime parfaitement ces modifications, dont voici un exemple :

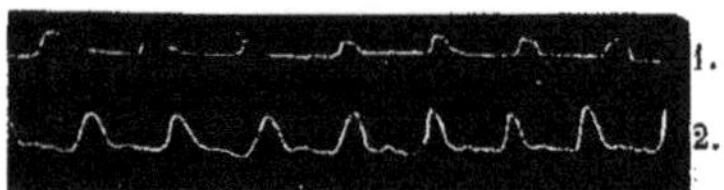


Fig. 471. — Homme de 70 ans. Hémiplégie. — 1. Côté paralysé. — 2. Côté sain.

**Compressions.** — Dans les **engorgements**, soit *ganglionnaires*, soit *cancéreux*, ou bien encore *inflammatoires chroniques* de l'origine des bronches qui compriment les gros vaisseaux [1], et dans ceux de l'aisselle qui diminuent le calibre de l'artère, on observe encore le *pouls différent*.

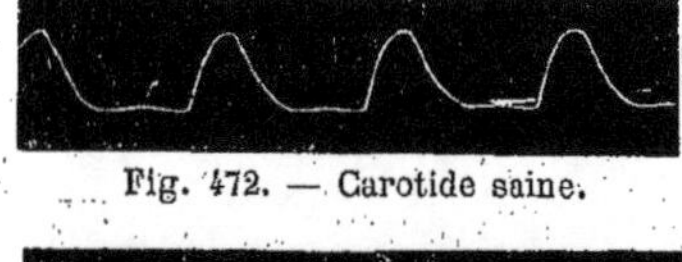

Fig. 472. — Carotide saine.

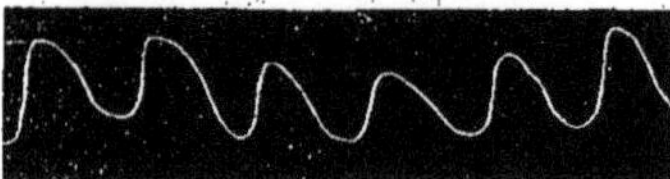

Fig. 473. — Carotide comprimée par des adénites sur le même sujet.

**Phlegmons.** — Dans les *phlegmons* et *tumeurs inflammatoires* des diverses régions, les différences s'exercent en sens inverse. Le côté malade donne les plus forts battements; c'est ainsi qu'une douleur de *goutte* au pied fait battre plus fortement la pédieuse de ce côté, et quand la goutte attaque les doigts des mains, les collatérales battent avec force.

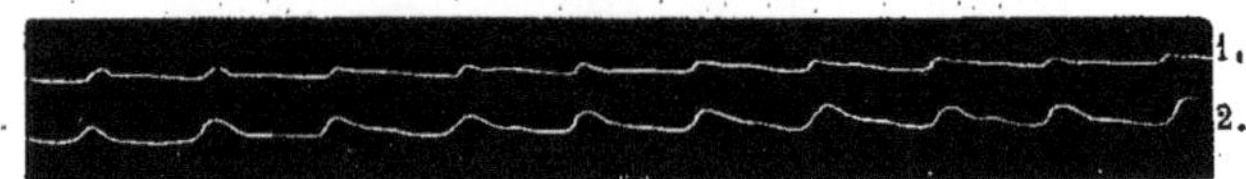


Fig. 474. — Homme de 28 ans. Goutte au médius; battements des artères collatérales. — 1. Doigt médius sain. — 2. Doigt médius malade.

Le *panari* augmente les battements des collatérales des doigts.

*Toute douleur vive d'un organe*, foie, rate, reins, donne au pouls de ce côté un caractère plus serré, plus dur, que du côté sain.

**Migraine.** — La *migraine* fait gonfler une des temporales et rend ses battements parfois visibles.

[1] Barety. *De l'adénopathie trachéo-bronchique*. Th. P. 1874.

**Anévrysmes.** — Le pouls diffère encore de force dans la plupart des cas d'*anévrysme*, ceux du moins qui ont acquis un certain volume. Mais il faut distinguer l'influence de cette dilatation artérielle sur le cours du sang :

1° **Dans la cavité de l'anévrysme.**

2° **Au sortir de cette cavité.**

1° **Dans la cavité de l'anévrysme** : — La pulsation, en arrivant dans cette poche flexible, augmente de force et diminue de vitesse. Examinons ici la première condition, celle de l'*hétérodynamie*.

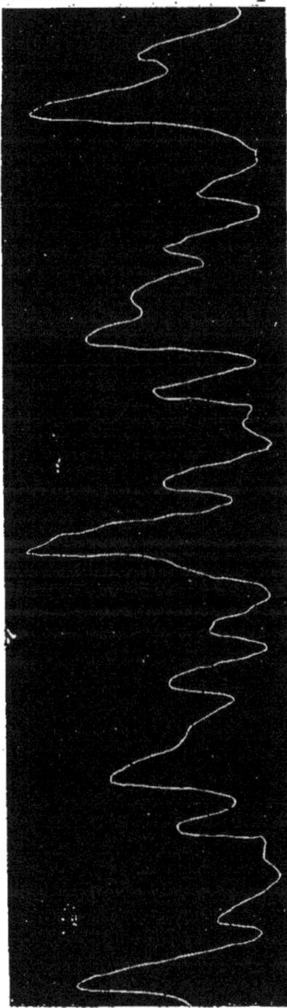

Fig. 475. — Anévrysme brachio-céphalique. Pulsations prises sur la tumeur.

La pulsation augmente de force, car l'hydraulique nous enseigne que la force d'un bélier hydraulique se mesure sur la force initiale, multipliée par la base d'action.

Or, si l'anévrysme fournit une surface quatre fois plus grande que l'artère, le choc du sang sera quatre fois plus fort. Mais, comme le sang coulera aussi quatre fois moins vite, ces deux résultats sont heureusement antagonistes ; il en résulte un certain équilibre compensateur. La force plus grande, allant moins vite, ne fait que *presser* les parois de l'anévrysme, au lieu de les *choquer*. Sans cela, à chaque coup de bélier, la tumeur serait rompue, par suite de l'amincissement des parois anévrysmatiques. Cependant, au bout du compte, c'est la force d'impulsion qui domine et l'anévrysme tend à s'accroître. Dans ces conditions, et si l'anévrysme est volumineux, s'il communique surtout avec l'artère au moyen d'un orifice très large, le sphygmographe appliqué sur la tumeur donnera un pouls énorme, que j'ai nommé **pouls géant** des anévrysmes.

2° **Au sortir de la cavité.** — L'onde sanguine, pénétrant dans un canal plus étroit et moins élastique, perd de son intensité. Aussi, tandis que le côté resté sain donne une pulsation normale, la pulsation que l'on recueille au-dessous de l'anévrysme est toujours *plus faible* que celle recueillie au-dessus et ne produit presque plus de dicrotisme. *Elle monte moins haut* dans la ligne de tension et *descend moins bas*, se rapprochant ainsi de la moyenne. En effet, la poche élastique de l'anévrysme *emmagasine* de la *force* à chaque pulsation du cœur, d'où la diminution de la diastole ; elle *restitue* ensuite une *partie de sa provision*, d'où le moindre abaissement de la systole. Il en résulte une ondulation faible et uniforme qui marque à peine sa présence et qui, jointe aux autres signes, devient caractéristique de l'anévrysme, alors même qu'on ne peut l'explorer directement. On a même vu, dans certains cas d'anévrysme de la crosse de l'aorte, le pouls disparaître de toutes les artères du corps (Sauwen), sans que la mort s'en suivît ; la circulation continuait de s'opérer par un courant continu et inapparent.

**Exceptions.** — Ce que nous venons de formuler est la règle générale, quand l'anévrysme est *sacciforme* étroit d'ouverture, mais une poche anévrysmatique très élastique peut transmettre fidèlement la pulsation et le dicrotisme, quand elle *communique largement* avec le vaisseau qui lui fait suite (anévrysmes *fusiformes*).

En outre, comme le pouls et le dicrotisme sont énormes dans les gros anévrysmes, leur retentissement sur le pouls radial, quoique très atténué, peut se trouver plus marqué encore que dans le pouls d'une personne saine.

Voici, par exemple, le pouls radial droit du sujet précédent; on y voit la réduction immense qu'a subie le pouls, mais aussi l'on y remarque combien le dicrotisme reste accentué, il équivaut aux deux tiers de la pulsation véritable et en impose pour un pouls très fréquent, tandis qu'il s'agit d'un pouls rare; la question est donc plus complexe qu'on ne le croyait d'abord.

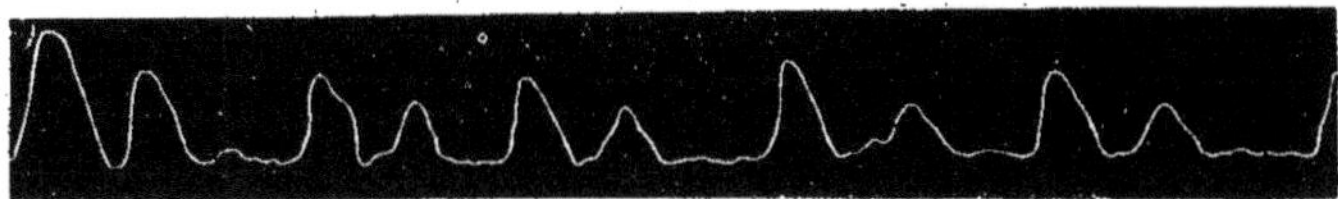

Fig. 476. — Anévrysme de l'artère brachio-céphalique, radiale droite.

## HÉTÉRODYNAMISME DE LA CAROTIDE ET DE LA RADIALE.

**Pouls carotidien augmenté pendant que le pouls radial est faible.** — L'*exagération* des battements de la *carotide* coexistant avec la faiblesse des pulsations dans le reste du système artériel se rencontre dans quatre circonstances différentes[1].

1° Dans la **commotion cérébrale**, où sir *Astley Cooper* l'a observée le premier. Ce phénomène se manifestait surtout quand la malade s'asseyait. Alors le pouls radial ne tardait pas à diminuer de force et de fréquence, tandis que les carotides battaient énergiquement.

2° Dans l'**insuffisance aortique** *permanente*. L'exagération est alors bien limitée aux vaisseaux du cou, le pouls radial est faible.

3° Dans les diverses formes de **cardite**.

3° Dans le **goître exophthalmique**, dont elle constitue le signe pathognomonique.

## HÉTÉROCHRONISME OU POULS DIFFÉRENT DE TEMPS.

Pour une étude complète, il faut examiner la question :

1° En prenant le **cœur** pour point de départ.

2° Au point de vue de **deux artères** similaires.

En effet, chez un sujet sain, les battements sont semblables et isochrones aux deux côtés du corps, sur deux artères symétriques.

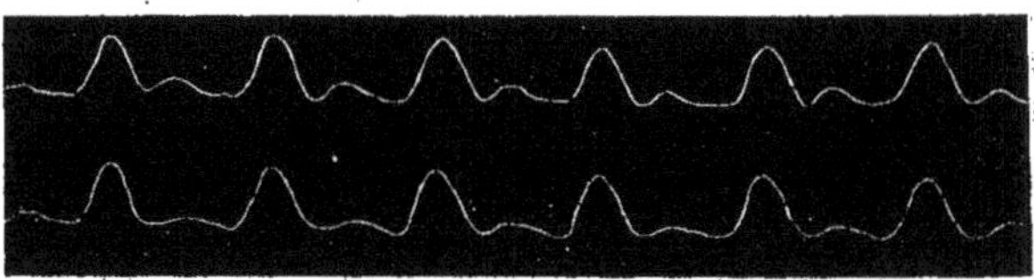

Fig 477. — Synchronisme des artères radiales.

Si l'on part du *cœur*, il faut compter tout le temps employé par le sang pour franchir la distance entre le cœur et l'artère.

Au niveau de l'aorte, c'est la *diastole* aortique qui se trouve

[1] Stockes (W). *Traité des maladies du cœur et de l'aorte*. Trad. par Sénac, 1874, p. 54.

isochrone à la systole cardiaque. Mais, à mesure qu'on observe une artère plus éloignée, la diastole s'éloigne aussi.

### ÉTIOLOGIE DU RETARD.

Ce retard reconnaît deux conditions :

1° Le **temps** employé au soulèvement des valvules sigmoïdes. Temps bien court, mais plus considérable quand la pression artérielle augmente.

2° Le **temps** employé à la *transmission* de l'onde sanguine, et ce temps varie lui-même suivant l'**élasticité** des vaisseaux, la **pression** du sang, l'énergie du cœur ou de la **projection**, et les effets favorables ou défavorables de la **pesanteur**, suivant la **position**, enfin suivant la **taille** des sujets.

### MÉTHODES DE DÉTERMINATION.

On peut mesurer le retard du pouls au moyen de cinq méthodes :

1° **Inscriptions simultanées sur papier gradué.** Elle a été employée dès l'année 1857 par *Chauveau*, *Faivre* et *Marey*. L'espace parcouru était calculé sur un papier quadrillé correspondant au temps employé.

2° **Diapason ou métronome inscripteur.** — On choisit un instrument donnant 50, 100, 200 vibrations par seconde : la lame vibrante s'inscrit sur le noir de fumée, au dessous des tracés.

3° **Chronomètre inscripteur.** — Employé par *Keyt* en 1877, dans son ingénieux appareil, ce chronographe inscrit les cinquièmes de seconde au dessous des tracés, ce qui est suffisant.

4° **Signaux électriques.** — Méthode savante préconisée par *Landois* [1] de Greisfswald; Fr. *Franck* [2] en a perfectionné l'emploi, au moyen du *signal électro-magnétique* de *Desprès*.

Ce signal est intercalé dans le circuit d'une pile qui entretient un diapason de *Kœnig*, à 100 vibrations doubles par seconde.

*Marey et Moëns* en 1878, *Waller* en 1880, d'*Espine* en 1882 ont adopté cette méthode; enfin *Félis* [3] dans sa thèse en 1882 a

[1] Landois. *Lehrbuch der physiolog. des menschen.* Vienne, 1879, p. 157.
[2] Franck (F.). J. d'anat. 1877, p. 78.
[3] Félis. *Retard du pouls artériel.* Th. P. 1882, n° 118.

consigné l'ensemble de ces travaux dans un excellent résumé.

Cette analyse a été poussée plus loin encore par *Jaeger* de Stuttgart, qui, en se servant du polygraphe de *Rothe* et d'un chronoscope électrique au $\frac{1}{500}$ de seconde, a étudié l'action d'un grand nombre de médicaments sur la circulation et l'innervation.

5° **Micromètre.** — Je n'ai pas voulu suivre les savants dans l'emploi de ces moyens, bien plus parfaits sans doute, mais difficiles et coûteux; ils éloignent des études physiologiques ceux qui n'ont à leur disposition ni laboratoires, ni instruments dispendieux.

J'emploie simplement un **micromètre** basé sur le rapport de l'unité de temps, la seconde, et de l'espace parcouru par mon tracé pendant cette unité, soit 0,015 millimètres, qui, divisés en 50 parties, me donnent $\frac{1}{50}$ de seconde. C'est un simple perfectionnement de la méthode des inscriptions superposées. Et les divisions du micromètre sont parfaitement appréciables à l'œil nu, les raies comptant pour 1 et les espaces de même.

### RECTIFICATIONS NÉCESSAIRES.

Mais, pour arriver à un résultat absolument précis, il faut prendre de nombreuses précautions :

1° Tenir compte de la *longueur* des *tubes*.

2° Tenir compte du *fluide* qui les remplit, *air*, *eau* (Keyt), *alcool*, *mercure*, car leur capacité conductrice diffère notablement.

*Chauveau* contrôle d'avance les résultats, en faisant agir le signal électrique aux deux extrémités.

*Landois* trouve les appareils à air peu fidèles; il emploie trois signaux électriques disposés au *cœur*, à la *carotide*, à la *pédieuse*, et un métronome de *Multze* au $\frac{1}{100}$ de seconde, qui ouvre le courant ou le ferme en émergeant ou plongeant dans un bain de mercure, ce qui évite l'écart de l'erreur personnelle.

Le retard varie suivant la taille; *Weber*[1] a trouvé $\frac{1}{7}$ de seconde entre la systole ventriculaire et la pulsation de la pédieuse, c'est un minimum; pour la taille le calcul a donné: $1^m,57$; 16 centièmes de seconde; — $1^m,72$; 20 centièmes; — $1^m85$; 21,5.

[1] WEBER. *De pulsu in omnib. arter. planè non synchronico*. Annal. acad. Leipsig. 1874.

Voici les résultats obtenus par *Felis* :

| Retard de la carotide sur le cœur : | 10 centièmes de seconde. |
|---|---|
| — axillaire — | 13 — |
| — radiale — | 15 — |
| — fémorale — | 17 — |
| — pédieuse — | 19 — |

Les deux radiales sont synchrones, suivant lui.

*Keyt* de Cincinnati (Ohio), à l'aide de son excellent appareil, a fait de nombreuses expériences sur l'asynchronisme des différents vaisseaux. On en trouve le détail dans son mémoire intitulé : *Cardiographic and sphygmographic studies.* — New-York med. J. t. XXV, p. 20, 1877.

Reprenant cette étude avec un appareil à mercure sur un homme de haute taille 1ᵐ88, à pouls lent, 62 par minute, j'ai trouvé entre le cœur et la radiale un écart beaucoup plus grand et allant à 33 centièmes, c'est-à-dire au $\frac{1}{3}$ de seconde. C'est donc une expérience à faire sur chaque sujet.

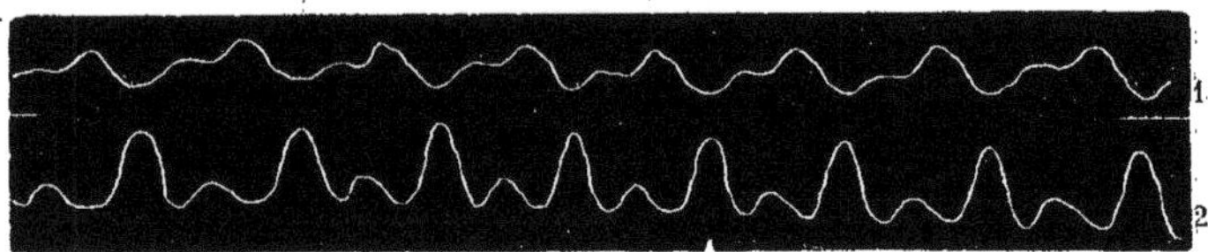


Fig. 478. — Hétérochronisme du cœur et du pouls. — 1. Cœur. — 2. Radiale.

## HÉTÉROCHRONISME PATHOLOGIQUE CARDIO-VASCULAIRE.

Le retard normal des artères sur le cœur peut, dans le cours des maladies, être *augmenté* ou *diminué*.

### RETARD ARTÉRIEL AUGMENTÉ.

ÉTIOLOGIE. — **Influence de la longueur du vaisseau.** — Deux artères similaires peuvent avoir un trajet plus long d'un côté que de l'autre. Ainsi la *radiale gauche* est un peu en *retard* sur la *droite* et son pouls doit arriver le dernier au poignet.

*Beaunis*[1] a calculé que ce retard était de 1, 5 à 3, 5 centièmes de seconde. De mon côté, j'ai trouvé un chiffre presque iden-

[1] BEAUNIS. Retard du pouls sur la systole cardiaque. Différence entre le côté gauche et le droit. — Rev. méd. de l'Est, n° 23, 1879.

tique, mais variant un peu à chaque pulsation, en moyenne : 2 centièmes de seconde.

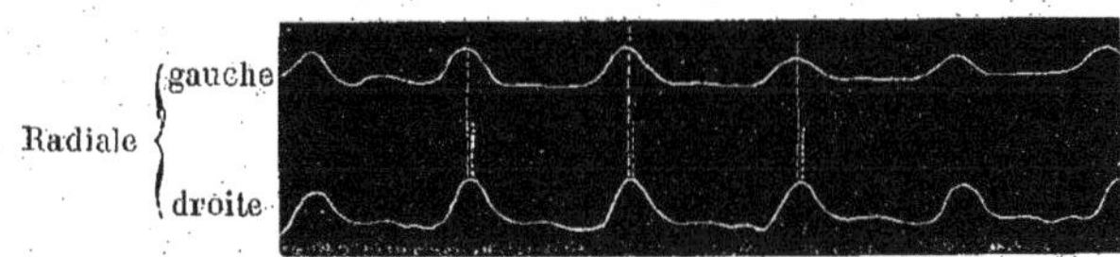


Fig. 479. — Hétérochronisme des radiales.

La différence d'origine l'explique sans peine. Cette différence légère, basée sur la présence du tronc brachio-céphalique qui raccourcit le trajet, est ordinairement sans valeur ; il faut cependant en tenir compte, lorsqu'il s'agit de la théorie de *Tripier*, qui donne le retard du pouls radial sur la pulsation cardiaque, comme indice certain d'insuffisance aortique.

**Influence de la largeur du vaisseau.** — Si, par une anomalie assez rare, deux artères, qui devraient être similaires, n'ont pas le même *volume*, la plus large peut encore éprouver un léger retard sur l'autre, car plus le cours d'une rivière est endigué, plus elle coule rapidement.

**Influence des forces et obstacles extérieurs.** — Parfois aussi, le pouls différent provient de ce qu'un obstacle, une force différente, rend le sang plus lent à couler d'un côté que de l'autre. Exemple : si le sujet maintient un bras en l'air et l'autre abaissé le long du corps, le bras élevé donne un pouls en retard sur le bras abaissé. C'est que la pesanteur est venue ralentir la circulation d'un côté et la favoriser de l'autre, en doublant l'impulsion.

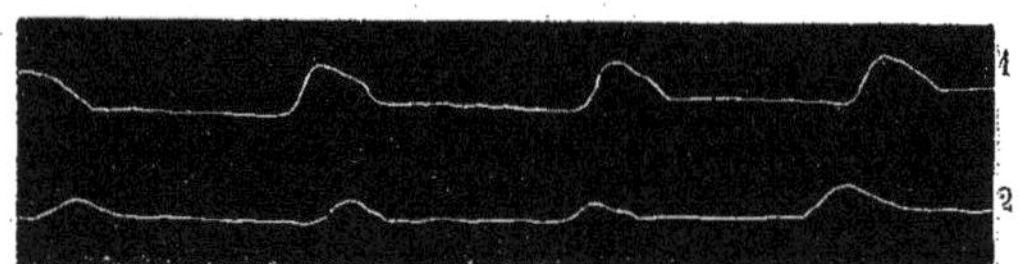


Fig. 480. Pulsation en retard. — 1. Bras baissé. — 2. Bras levé.

On observe le retard du pouls dans les affections suivantes :

A. — *L'insuffisance mitrale.*
B. — *Le rétrécissement aortique.*
C. — *La paralysie vaso-motrice.*
D. — *Les tumeurs situées sur le trajet des gros vaisseaux.*

E. — *Les anévrysmes très développés.*

*A.* **Affections organiques du cœur. Insuffisance mitrale.** — 1° **Au début**, on comprend sans peine que l'*insuffisance mitrale* ne fournissant au ventricule qu'une stimulation incomplète, la contraction moins énergique chasse le sang plus lentement dans l'artère ;

2° **A la fin,** la stase du sang dans les capillaires généraux augmente la résistance au cours du sang dans le système aortique. Mais, quoique le résultat soit juste, il ne peut guère servir au diagnostic ; il faudrait, pour connaître l'écart, avoir déjà la mesure de l'hétérochronisme normal du sujet avant la maladie.

*B.* **Rétrécissement aortique.** — 1° **Au début,** l'obstacle à la sortie du sang et le faible volume de la colonne projetée expliquent bien ici le ralentissement du pouls.

2° **A la fin,** le sang éprouve la même stase, les mêmes résistances dans le système aortique, mais encore, et pour les mêmes causes, le résultat obtenu est purement théorique, la pratique médicale ne saurait l'utiliser.

*C.* **La paralysie vaso-motrice**, en permettant la trop grande et trop rapide dilatation des vaisseaux, ralentit le cours du sang, qui, trouvant plus de place, perd sa force de projection.

*D.* **Tumeur.** — Quand une *tumeur dure, comprime* fortement un gros vaisseau, il en résulte aussi un *retard* dans le pouls situé au-dessous. Nous en verrons le diagnostic précis p. 967.

*E.* **Anévrysmes.** — C'est surtout dans l'étude des *anévrysmes* que l'on observe ces différences de temps entre la pulsation de deux artères. Et les beaux travaux du professeur *Marey*, des docteurs F. *Franck* et *Belluard*, nous ont appris à fixer, au moyen de l'**hétérochronisme**, le diagnostic des **anévrysmes** des gros vaisseaux. Mais là encore il faut distinguer ce qui se passe :

1° *Dans la cavité de l'anévrysme.*

2° *Au sortir de cette cavité.*

1° **Dans la cavité de l'anévrysme.** — En arrivant dans cette poche, la pulsation *diminue de vitesse.* La propagation de l'onde prend en diamètre ce qu'elle perd en longueur ; supposons que l'anévrysme jauge 3 centimètres cubes sur une longueur de 1 centimètre, alors que l'artère ne jaugerait qu'un centimètre : le sang mettra à remplir le centimètre formé par l'anévrysme, le même temps que pour parcourir 3 centimètres de longueur de l'artère. Il ira donc trois fois moins vite. Cela posé, étudions comment l'*hétérochronisme* peut servir au diagnostic differentiel des anévrysmes de l'*aorte*, du tronc *brachio-céphalique* et de l'artère *sous-clavière*.

**Anévrysme de la crosse aortique.** — Il est souvent impossible de distinguer par les signes ordinaires si la crosse aortique est comprise dans la tumeur; mais si le sphygmographe nous montre que les deux artères radiales, *également* en *retard* sur le cœur, battent à l'unisson, nous pouvons en conclure que l'**aorte primitive est anévrysmatique** et non l'*artère brachio-céphalique;* car l'**anévrysme de l'origine aortique** détermine un *retard* du *pouls* dans *toutes* les *artères*, et ce *retard* est le *même* pour tous les points également distants du centre. Mais il est des cas plus compliqués; par exemple :

Si l'*anévrysme* de l'*origine* de l'*aorte* se complique d'*insuffisance aortique* considérable, le retard général produit par l'anévrysme est compensé par l'accélération que détermine l'insuffisance, et la valeur normale du pouls se trouve conservée.

**Anévrysme du tronc brachio-céphalique.** — Si nous observons un *retard exagéré* du *pouls radial droit*, nous pouvons en conclure que l'aorte est saine, mais qu'il existe un **anévrysme** du tronc **brachio-céphalique** ou de la **sous-clavière thoracique**.

Enfin, nous pourrons encore distinguer ces deux derniers l'un de l'autre, en observant que : outre le retard radial, si le pouls éprouve un *retard* exagéré dans la *carotide droite* comparée à la gauche, il s'agit d'un **anévrysme du tronc brachio-céphalique**.

**Anévrysme de l'artère sous-clavière droite.** — Si le *retard exagéré* ne siège qu'à la *radiale droite* et que les deux carotides battent à l'unisson, on doit diagnostiquer un **anévrysme** de la **sous-clavière droite** [1].

**Anévrysmes de la carotide et de la sous-clavière gauche.** — L'origine de la sous-clavière gauche étant à peu près aussi distante du cœur que la carotide au milieu du cou, on peut tirer des indications utiles de la comparaison du tracé

[1] FRANCK (F.) et BELLUARD. *Diagnostic différentiel des anévrysmes par le retard du pouls.* J. de Robin, 1878, mars.

carotidien et de celui de la sous-clavière pour fixer le point précis où siège l'anévrysme de la *sous-clavière*.

Si le *pouls carotidien gauche retarde* sur celui de la *sous clavière*, c'est que l'anévrysme occupe l'**origine de la carotide primitive**.

Si le *pouls de la sous-clavière retarde sur le pouls carotidien*, c'est que la *tumeur* est *au delà* de cette dernière artère et que l'**anévrysme** appartient à la **sous-clavière gauche**.

**Anévrysme de l'axillaire.** — Si l'*anévrysme* prend naissance *au-dessous* de la sous-clavière gauche, il n'y a de retard exagéré que dans les artères du membre *supérieur* correspondant.

**Anévrysmes de l'aorte abdominale.** — Facilement confondus avec les tumeurs solides fréquentes en ces régions, ils peuvent néanmoins être diagnostiqués :

1° Par le *retard exagéré* du *pouls fémoral* sur le *pouls cardiaque ;*

2° Par l'*augmentation* subite de la *pression* artérielle des membres *inférieurs* quand on comprime la tumeur abdominale, car alors on pousse dans ces vaisseaux tout le sang qui remplissait l'anévrysme.

Dans ce cas, s'il s'agit d'un anévrysme, on observe une tension artérielle plus grande, une élévation de la ligne d'ensemble, et par la *décompression* il y a *suppression* subite plus ou moins complète d'une ou deux pulsations, c'est-à-dire jusqu'à ce que le sang ait pu revenir en assez grande quantité pour remplir la poche.

Dans le cas de *tumeur abdominale*, on observe les phénomènes opposés [1]. La compression diminue ou même arrête la pulsation au dessous du vaisseau. — La décompression rétablit aussitôt le pouls.

Le *retard* de l'*artère*, examinée en *aval* de la *tumeur*, devient un signe précieux : il indique non seulement l'*existence* d'un *anévrysme*, mais encore son *volume ;* car, plus le sac anévrysmal est grand, plus le défaut de synchronisme augmente [2].

**Anévrysme de l'iliaque primitive.** — Il implique le retard du pouls fémoral du membre correspondant droit ou gauche.

[1] Franck (F.). *Rech. sur le diagnostic du siège des anévrysmes aortiques.* J. d'anat. et physiol. de Robin, t. XV, 1879, p. 97.

[2] Marey. Annales des sc. natur., 4e série, t. VII, p. 349.

### FAUX HÉTÉROCHRONISME.

Quand il existe un rétrécissement aortique ou un anévrysme volumineux d'un tronc principal, les pulsations du cœur arrivent souvent si affaiblies aux artères radiales ou fémorales que l'on ne peut les percevoir toutes. La différence en moins, pour le battement radial, peut aller à quinze pulsations par minute. Dans un cas de rétrécissement, *Stockes* a compté jusqu'à trente battements de plus au cœur, les autres systoles n'arrivant plus à impressionner l'artère radiale.

### RETARD ARTÉRIEL DIMINUÉ.

**Insuffisance aortique, avance du pouls carotidien** — D'après *F. Frank*, dans l'**insuffisance aortique,** le pouls *carotidien* ne retarde pas, comme l'avait annoncé le docteur TRIPIER ; au contraire, il *avance* un peu sur le pouls normal. Et si l'on a cru à un retard, c'est que le doigt appliqué sur la région précordiale perçoit un choc qu'on a pris pour celui de la systole, tandis qu'il correspondait au début de la diastole, et au choc en retour du sang brusquement reflué du cœur dans le ventricule.

Mais en recueillant le tracé double et simultané du cœur et de la carotide, on observe que la distance qui les sépare est réellement moindre qu'à l'état normal.

**Diagnose** : — Une *avance* observée dans le pouls *carotidien ou radial des deux côtés* est donc un signe d'*insuffisance aortique.*

## HÉTÉROMORPHISME OU POULS DIFFÉRENT DE FORME.

### 1° HÉTÉROMORPHISME PATHOLOGIQUE DANS LES ANÉVRYSMES.

Il faut distinguer deux circonstances ; car l'anévrysme peut être *sacciforme* ou *fusiforme.*

1° **Anévrysme sacciforme.** — Une vaste poche s'est développée sur le côté de l'artère. Elle communique par une étroite ouverture avec le vaisseau ; que deviendra la pulsation?

Le pouls des artères au-dessous fournira au sphygmographe un tracé où la pulsation sera molle, sans amplitude, aussi lente à s'élever en systole qu'à descendre en diastole.

Ainsi, lorsque l'**anévrysme** siège sur l'**aorte abdominale**, l'artère *crurale*, si remarquable par l'amplitude de son graphique, ne donne plus qu'un tracé faible, peu élevé et sans dicrotisme; le sang, en traversant la poche anévrysmale, y perd une partie de son impulsion acquise; il y a *hétéromorphisme atténuant,* car la forme et la force sont altérées et diminuées simultanément.

Le professeur *Baltus* [1] de Lille en a fait connaître un exemple remarquable en 1879. Les mêmes règles s'appliquent au dicrotisme.

2° **Anévrysme fusiforme.**— Une dilatation circulaire occupe toute la circonférence artérielle, le calibre normal ne revient que progressivement, la communication est large. Les signes sont alors contraires. Dans les artères on trouve le pouls *hétéromorphe*, et le *dicrotisme grandissant.* (Fig. 446 et 476.) L'élasticité de la poche amincie se transmettant à l'artère.

Voici le pouls des deux radiales d'une femme de 50 ans atteinte d'anévrysme énorme de la *crosse aortique.*

La radiale gauche offre un dicrotisme très fort et ascendant, car elle éprouve les effets de l'anévrysme.

La radiale droite est naturelle, son dicrotisme est descendant. Leurs expressions sont donc absolument contraires, et fixent le diagnostic : *cet anévrysme est fusiforme, il commence après le tronc innominé,* et ses parois sont fort amincies.

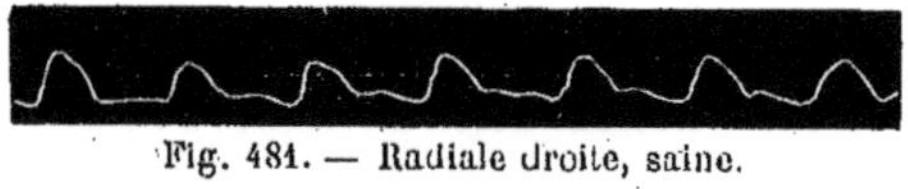

Fig. 481. — Radiale droite, saine.

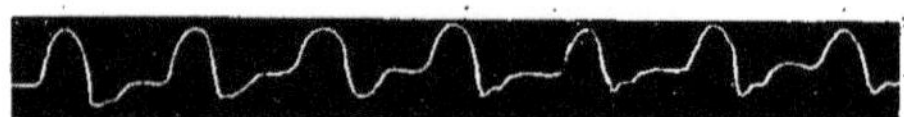

Fig. 482. — Radiale gauche.

**Indication thérapeutique** : Il est bien important de savoir distinguer les deux espèces d'anévrysmes, car l'*anévrysme sacciforme* peut guérir par l'*acupuncture électrique*, l'*injection de perchlorure de fer* ou la méthode du *ressort de montre*, tandis que ces moyens seraient dangereux et inutiles pour l'*anévrysme fusiforme*, on risquerait trop de provoquer des embolies.

[1] Baltus. *Application du sphygmographe au diagnostic des anévrysmes de l'aorte abdominale.* J. des sciences méd. de Lille, mai 1878.

### 2° HÉTÉROMORPHISME ARTÉRIEL PAR ATROPHIE.

Quand un membre ou une partie d'un membre subit une **atrophie** progressive, soit par suite d'**apoplexie** ou de **sclérose cérébro-spinale**, les vaisseaux correspondants diminuent de volume et perdent peu à peu, avec leurs éléments musculaires, toute souplesse ou élasticité.

Aussi pendant la première période, on remarque l'amoindrissement du pouls correspondant. Mais pendant la deuxième période il n'y a plus seulement hétérodynamie, il y a *hétéromorphisme,* et le pouls change de forme ; ses pulsations irrégulières, souvent en plateau, indiquent toute sa rigidité.

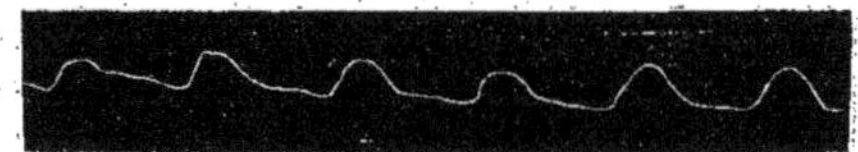

Fig. 483. — Hémiplégie, côté malade.

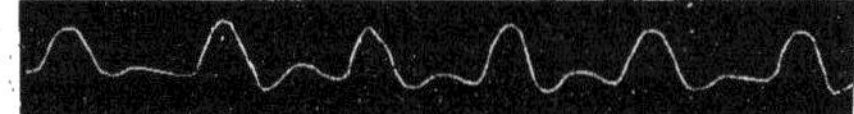

Fig. 484. — Hémiplégie, côté sain.

### 3° HÉTÉROMORPHISME TRAUMATIQUE.

Il n'est pas que les anévrysmes qui puissent modifier la forme du pouls, surtout aux membres. Une *blessure* au voisinage de l'artère, — une *tumeur* placée sur son trajet et qui la comprime ; — une *bride,* — une *cicatrice vicieuse*, sont autant de causes qui modifient la forme des battements et réduisent parfois la pulsation du côté malade à une simple ondulation uniforme, au lieu du tracé si caractéristique donné par le côté sain.

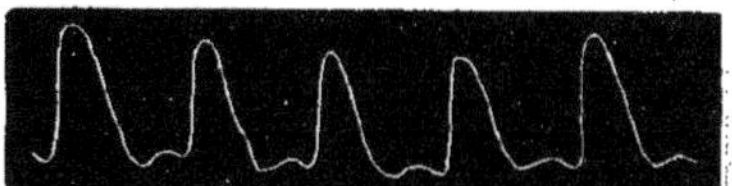

Fig. 485. — Carotide externe saine.

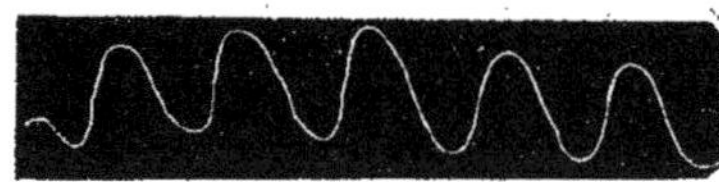

Fig. 486. — Carotide externe comprimée par un engorgement glandulaire.

Il pourra même arriver que, dans certaines positions de repos, les muscles étant relâchés, les deux pouls soient semblables, mais que, sous l'inflence de positions actives, les muscles, en se contractant du côté malade, mettent en jeu la cause de compression, *tumeur* ou *cicatrice*, d'où il résulterait un *hétéromorphisme intermittent* et *irrégulier*.

Il en est ainsi au *cou* et à l'*aisselle*, lorsque des *tumeurs ganglionnaires* considérables sont placées sous les muscles ; dans le repos, en station bien droite, les deux *carotides* ou les deux *radiales* battront de même forme ; mais si le malade incline le cou du côté opposé à la tumeur, celle-ci, comprimée par les muscles, comprime à son tour l'artère axillaire ou la carotide, et le pouls correspondant perd sa forme, sa grandeur, son rhythme.

## HÉTÉROTOPISME OU DÉPLACEMENT DE LA PULSATION.

L'**Hétérotopisme** comprendrait l'étude de toutes les anomalies vasculaires ; nous laisserons ce travail aux soins des anatomistes et nous nous contenterons de rappeler ici quelques applications importantes pour la pratique, au sujet des principales artères.

### PULSATIONS DÉPLACÉES DE L'ARTÈRE SOUS-CLAVIÈRE.

**Soulèvement de l'artère sous-clavière.** — Lorsqu'à chaque systole, des deux côtés du cou, l'on voit la peau soulevée et s'affaissant aussitôt, sans que la compression sur la première côte empêche ce mouvement, c'est que l'artère sous-clavière est déplacée par soulèvement, et ce soulèvement est causé par l'*ectopie* de la *crosse aortique*.

Ce *déplacement* la rend à la fois plus superficielle et plus longue, trop longue pour son trajet. De là ses sinuosités et les battements observés.

Le docteur Faure a observé six fois ce résultat, dont trois fois vérification fut faite à l'autopsie.

**Indication diagnostique** : — *A. Le soulèvement en masse et cardio-rhythmique de l'artère sous-clavière, des deux côtés du cou, est un signe* d'**anévrysme** de la **crosse aortique**.

B. Lorsque ce *soulèvement* de la *sous-clavière* n'existe que *d'un côté* du *cou*, il indique : à **droite** une **ectasie** du tronc **bra-**

**chio-céphalique** ou de l'**origine** de l'**aorte** ; à **gauche**, une **ectasie aortique**. Cette ectasie n'est point toujours un anévrysme formel, mais peut tenir comme l'a démontré le Dr HUCHARD[1] à une **cardio-aortite** *sub-aiguë* avec légère dilatation de la crosse.

Si le *soulèvement diminue* par la *pression* sur la *première côte*, il doit être attribué, soit à un **anévrysme** de la **sous-clavière**, soit à son **allongement** ou **état cirsoïde**. On observe alors pour la *radiale* un *retard* de deux ou trois centièmes de seconde sur le battement du *cœur*.

**Indication thérapeutique**. — Pour combattre les dilatations artérielles, outre l'emploi de *digitale* pour ralentir le pouls, l'**iode**, la **baryte** et leurs sels, seront indiqués comme toniques et astringents artériels.

C. **Tumeurs**. — Toutes les *tumeurs* que nous avons signalées comme pouvant diminuer le pouls de la sous-clavière peuvent aussi le déplacer, le déformer, le soulever.

D. **Abaissement de l'artère sous-clavière dans la luxation humérale**. — Dans l'état normal, l'artère sous-clavière est accessible au doigt qui s'enfonce derrière la clavicule, mais lorsqu'il survient une **luxation** de **l'humérus**, l'os déplacé entraîne autour de lui toutes les parties molles, les vaisseaux sont obligés de suivre, et la *sous-clavière* se trouve ainsi tiraillée, distendue, *abaissée;* la circulation s'y fait souvent avec assez de peine, pour que le bras devienne tout engourdi et la main violacée.

### HÉTÉROTOPISME DE L'ARTÈRE CENTRALE RÉTINIENNE.

A. **Glaucôme**. — Quand l'examen ophthalmologique montre que les branches de l'artère s'incurvent et prennent la forme *concave,* c'est l'indice d'une pression intrà-oculaire, qui fait reculer le nerf optique en forme de cupule, c'est le signe pathognomonique du **glaucôme**.

B. **Atrophie de la rétine**. — Si, au contraire, les divisions de l'artère centrale modifient leur marche au sortir du nerf et s'incurvent présentant leur convexité en avant sur une papille

[1] HUCHARD. *Traitement de l'angine de poitrine.* Courrier méd. 1885, p. 351-358.

plus saillante que de coutume, c'est qu'il existe une **atrophie de la rétine.** (**Atrophie en champignon.**)

C. **Hémorrhagie choroïdienne.** — Si le *trajet* du vaisseau ou d'une de ses branches apparaît encore au dessus ou au milieu des débris d'un caillot sanguin, c'est qu'il y a *hémorrhagie* dans la membrane située au-dessous; diagnostiquez alors : **hémorrhagie** de la **choroïde.**

D. **Hémorrhagie rétinienne.** — Si le *trajet* vasculaire est entièrement *masqué* dans une partie de son étendue par un caillot de sang, c'est que l'*hémorrhagie* siège dans la membrane même où circule le vaisseau; diagnostiquez : **hémorrhagie de la rétine.**

Ainsi la localisation de ces deux hémorrhagies, si difficile en apparence, s'obtient facilement; elle est basée sur ce que l'*artère disparaît* dans un cas *dans l'épaisseur* du *caillot*, tandis que dans l'autre elle *apparaît* encore *au-dessus.*

**Prognose :** — Le pronostic lui-même devient plus fidèle avec ce diagnostic précis, car l'*hémorrhagie choroïdienne* est moins grave à dimensions égales que l'*apoplexie de la rétine.*

## XIII. — ERREURS ET INCERTITUDES CAUSÉES PAR LE POULS.

Tout n'est pas vérité dans les renseignements fournis par le pouls ; ou plutôt, si la nature est toujours vraie dans ses expressions, elle est en même temps si variée pour les formes, si fugitive dans ses manifestations, si cachée dans ses causes, que le médecin souvent l'interprète fort mal. *Celse*[1] avait bien en vue toutes ces difficultés quand il s'écriait : *Venis enim maxime credimus fallacissimæ rei*.

Trois séries d'erreurs peuvent entraver l'observation, et nous les désignerons avec les anciens séméiologistes :

I. **Error ab assistantibus.** — Erreur due aux *assistants.*
II. **Error à medico.** — Erreur due au *médecin.*
III. **Error ab ægrotantibus.** — Erreur due aux *malades.*

### 1° ERROR AB ASSISTANTIBUS.

Il n'est pas bon qu'il y ait plusieurs personnes, surtout si elles sont étrangères, dans la chambre du malade pendant qu'on lui tâte le pouls. L'émotion qui en résulte modifie les battements du cœur ; le *pouls* devient *petit, concentré, rapide, irrégulier*, ou bien il se produit des *palpitations* qui peuvent induire le médecin en erreur, s'il ne tient pas compte des circonstances. En ce cas, le médecin peut être regardé comme le premier assistant, puisque sa présence doit émouvoir le malade plus que tout étranger, de là le nom de *pouls du médecin* donné au pouls irrégulier qu'on observe souvent pendant la première minute. On y trouve à la fois : *irrégularité* de *temps*, de *forme*, de *rhythme*.

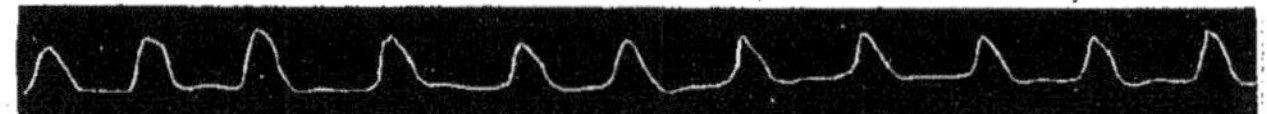

Fig. 487. — Pouls irrégulier, dit : du médecin.

### II° ERROR A MEDICO.

Que de qualités ne faut-il pas au médecin pour bien connaître et analyser le pouls !

[1] CELSE. *De re medicâ*, t. I, p. 153.

Attention vive et soutenue.

Grande finesse de tact.

Connaissance du sujet, du tempérament, de la maladie, appréciation exacte des circonstances d'âge, de temps, de lieux, enfin de tous les phénomènes extérieurs qui peuvent influer sur le malade. Donnons quelques exemples :

1° Il suffit que le médecin placé incommodément auprès du patient veuille explorer l'artère avec la pulpe du pouce, au lieu des autres doigts, pour que les battements des vaisseaux du pouce viennent mêler leur impression à celle de l'artère explorée, et, loin de trouver un pouls régulier, on le signalera comme irrégulier; au lieu de 60 ou 80, on trouvera 120 ou 130 pulsations par minute.

2° Si l'on comprime trop fortement un pouls déjà très faible, il disparaît, et l'on peut croire à une *asphygmie* ou à une mort très prochaine, alors que le mal est peut-être encore remédiable.

3° Si l'on comprime trop faiblement le pouls chez une personne très grasse, on peut ne point le trouver et attribuer quelque importance à cette erreur de diagnostic.

4° Si l'on tâte le pouls ou plus haut ou plus bas que le lieu d'élection qui est *juste au-dessus de l'apophyse styloïde du radius*, on appréciera fort mal la force et la nature de la pulsation.

5° Chez un malade très faible, si l'on tâte le pouls, alors que le bras est plié sur la poitrine, sous prétexte de ne pas le déranger, il pourra se faire qu'on ne le trouve pas, ou à peine sensible, tandis qu'on le sentira de nouveau naturel en étendant le bras.

### III° ERROR AB ÆGROTANTIBUS.

De la part du malade, l'erreur peut tenir à des causes très variées. Les unes viennent de sa constitution, les autres de sa maladie.

**1° Pouls irrégulier du réveil.** — Il est quelques personnes dont le pouls, régulier pendant le sommeil, devient irrégulier au réveil. Il semble que le mouvement succédant à l'immobilité, une action plus vive de chaque organe remplaçant le repos absolu, introduisent un nouvel élément d'action circulatoire qui aurait quelque peine à prendre sa moyenne.

*Un pouls irrégulier au réveil ne suffit donc point pour affirmer la maladie.*

2° **Pouls caché des artères situées dans les parties molles.** — La pulsation d'une artère a besoin, pour être facilement perçue, d'être soutenue par un plan résistant. C'est ce qui rend précieuses à explorer : la *radiale* au *poignet*, la *crurale* au *pli de l'aîne*, la *pédieuse* sur le *tarse*.

Mais les artères ensevelies dans les parties molles, comme la crurale au milieu de la cuisse, ne pouvant prendre un point d'appui nulle part, ne signalent leur présence que par des mouvements imperceptibles et qui ne sont nullement en rapport avec le volume du vaisseau; les tracés 309 et 310 nous ont montré les différences immenses que peut donner la crurale, soit au doigt, soit au sphygmographe, suivant qu'on l'explore sur le pubis et sur un sujet très maigre, ou peu à peu enfoncée et protégée par les parties molles où nul plan solide ne la retient.

**Indication thérapeutique** : — Aussi le chirurgien doit-il être en garde contre une pareille cause d'erreur; soit qu'il ouvre un *abcès*, dissèque une *tumeur* ou prépare une *ligature*, il ne doit pas espérer que *le pouls* lui *révélera d'avance la position du vaisseau;* il peut arriver jusqu'au *contact* avant de le *reconnaître. La connaissance des points de repère* et des rapports mutuels doit donc seule le *guider*.

3° **Cœur et pouls irritables.** — Certaines personnes ont le cœur *irritable*. A la moindre émotion, ou même sans raison apparente, le rhythme et la force de la circulation augmentent considérablement.

Le médecin, non prévenu, pourrait facilement croire pour elles à une maladie du cœur, à une lésion organique qui n'existe pas.

L'*irrégularité* des *battements*, la *courte durée* des *palpitations* sont les signes qui fixent le diagnostic.

Aussi, dans les cas douteux, il ne faut jamais se prononcer sans avoir examiné le malade plusieurs fois à divers moments du jour, pour reconnaître les périodes de calme.

## ERREURS ET INCERTITUDES CAUSÉES PAR LE POULS DANS LES MALADIES.

Le pouls n'est pas toujours un juge infaillible dans les maladies, et nous ne saurions admettre sans étonnement l'adage de

*Schelammer*[1] d'*Helmstad* qui affirme, dans sa *Disquisitio epistolica,* que, pendant les douze années qu'il a exercé la médecine, jamais le pouls ne l'a trompé, et qu'il a toujours pu, avec lui, prédire le jour et l'heure de la mort du malade.

Pour nous, modernes observateurs, il n'en est point ainsi, et nous devons franchement signaler les limites de l'art.

2° *Dans la plupart des cas de mort subite, le pouls reste intègre jusqu'au dernier instant*, et rien en lui n'indique l'imminence du danger. Ces cas sont nombreux :

A. **Apoplexie cérébrale** *et surtout* **bulbaire**.

B. **Apoplexie pulmonaire** *générale ou double.*

C. **Syncope,** *suite de surprise ou de douleur extrême.*

D. **Rupture** *du* **cœur**, *de l'***aorte** *ou des veines caves.*

E. **Embolie** *dans le cœur ou les gros vaisseaux.*

F. **Angine de poitrine** (*accès ultimes*).

Sans doute le pouls, en montrant l'état **athéromateux** des artères ou les affections des valvules, peut mettre en garde contre la mort subite, mais il ne peut en indiquer ni le jour ni l'heure, et laisse pour l'avenir une incertitude complète.

3° **Pouls des hystériques**. — Les *hystériques* ont le pouls très variable au moment des crises, surtout si la respiration est entravée et l'agitation grande : le pouls peut monter à 120; une heure après, il sera à 60.

Le médecin peu expérimenté pourra s'effrayer trop dans le premier cas, ou rester pour le deuxième dans une sécurité trop grande.

Parfois aussi la carpologie et le tremblement des tendons viennent se mêler aux battements du pouls, en masquent la mesure, ou bien paraissent en doubler les pulsations et les rendre tremblantes.

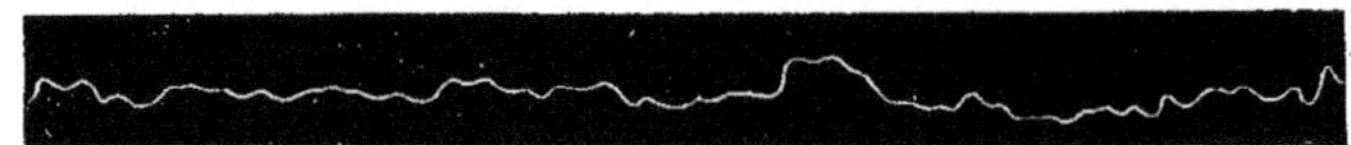

Fig. 488. — Pouls d'une hystérique avec tremblement musculaire.

**Pouls infidèle dans le choléra.** — Le pouls et la température dans le choléra ne sont pas toujours d'accord pour donner

[1] SCHELAMMER. Disquisitio epistolica quâ pulsûs ratio omnis diligentius expenditur. Helmstadii. 1690.

au médecin des signes qui puissent lui servir de guide. Au moment de la *réaction*, alors que l'*algidité* cesse, que la peau redevient chaude, que les urines reparaissent, le pouls, qui devrait être ample, reste parfois petit, filiforme, tandis que d'autres fois il devient fort et ample, alors que la température ne s'est pas relevée.

Ce pouls est trompeur et ne saurait fixer le pronostic au médecin.

Mais si les *oscillations diurnes*, qui avaient *disparu*, *reparaissent* nettes et précises, si le *pouls* reste d'*accord* avec la *température*, alors le *pronostic deviendra très favorable*[1].

**Pouls naturel, signe grave dans les fièvres malignes.** — Du temps d'Hippocrate, régnaient en Grèce des fièvres malignes dont la nature est difficile à reconnaître aujourd'hui, mais qui devaient être ou des fièvres intermittentes pernicieuses, ou des fièvres typhoïdes.

C'est dans ce genre de fièvre qu'Hippocrate avait constaté son célèbre aphorisme : « *avec un pouls bon, une urine naturelle, le malade meurt. Pulsus bonus, urina bona, æger moritur.* » *Galien*, à son tour, nous dit que « dans les *fièvres pestilentielles malignes* ceux qui conservaient le *pouls naturel* depuis le *commencement* de la maladie, pendant tout le *cours* et jusqu'à la *fin*, avaient plus que tous les autres la certitude d'une *mort* prochaine. »

De nos jours, il est bien rare qu'on ait à noter de pareilles anomalies; mais elles méritent d'être connues, parce qu'elles peuvent se présenter dans de nouvelles constitutions épidémiques ; l'expérience des siècles doit servir pour éclairer l'avenir.

**Incertitudes du pouls dans la convalescence.** — Le pouls des convalescents peut conduire à deux sortes d'incertitudes :

1° Il peut être **fréquent.**

2° Il peut être **lent** et **irrégulier.**

1° **Pouls de convalescence fréquent.** — Le pouls se montre rapide, soit chez les vieillards qui viennent d'être atteints de maladie aiguë, soit chez de plus jeunes sujets épuisés par une affection aiguë, grave et longue.

Le médecin doit alors se fier, moins à la fréquence persis-

[1] LORRAIN. *Op. cit.*, p. 166.

tante du pouls qu'à la cessation de la chaleur fébrile qui indique la fin de la maladie.

2° **Pouls de convalescence irrégulier.** — Lent et calme dans le repos complet et la position horizontale, ce pouls devient si vif, si fréquent, au moindre mouvement, à la moindre émotion, que le praticien peut facilement être induit en erreur. Mais l'habitude magistrale de tâter le pouls longtemps, une demi-minute, une minute même, fera facilement éviter ici l'erreur.

**Cause** : — La *fréquence* du *pouls* chez les *convalescents* tient à l'*olighémie*. La *quantité* de *sang* chez eux a *diminué*, et les capillaires moins remplis donnent une moindre tension au cœur, qui bat d'autant plus vite qu'il supporte moins de charge.

**Indications pronostiques et thérapeutiques.** — Quelle que soit la convalescence, le pouls est ordinairement assez fort ; il n'est *faible, fréquent, irrégulier*, que chez les sujets épuisés, et indique alors l'insuffisance de réparation, l'**Athrepsie.** — De là ressort la nécessité d'une hygiène réparatrice. Vins généreux, café léger, ferrugineux, aliments carbonés et azotés. Les premiers pour augmenter la tension du cœur et favoriser ainsi l'absorption d'où résulte la nutrition ; les seconds pour concourir à la formation plus rapide des globules sanguins et des fibres musculaires.

**Pouls bondissant de l'apoplexie.** — Dans certaines maladies, comme l'*apoplexie foudroyante ;* dans certains *empoisonnements*, comme l'empoisonnement par l'*opium*, la tunique musculeuse des vaisseaux est tellement paralysée, que l'impulsion du cœur les dilate avec violence jusqu'au dernier moment : le malade meurt avec un *pouls bondissant*. « Nous n'avons jamais senti », dit *Marey* [1], « de pouls plus fort, plus violent que celui d'un malade qui succombait à un empoisonnement par l'opium, et cet homme était mort dix minutes après l'examen ».

**Prognose** : — Dans les affections avec *paralysie subite du système vaso-moteur*, la *force apparente du pouls n'améliore pas le pronostic ;* il reste toujours des plus *graves* (Voy. fig. 314.)

**Pouls des agonisants**. — Le *pouls des agonisants peut être parfaitement trompeur*. Après avoir été petit, filiforme et fréquent à ne pouvoir le compter, il devient parfois tout à coup infini-

[1] MAREY. *Physiol. de la circulation*, p. 228.

ment meilleur, plus fort, plus régulier; s'il s'agit d'une affection du cœur, il cessera de donner les caractères propres à la maladie, tellement qu'on se prendrait à espérer une guérison, si l'ensemble des autres symptômes, et notamment l'affaiblissement graduel des forces, ne démontraient le contraire.

Que le médecin se défie de ce mieux trompeur, de ce dernier éclair de vie faussement exprimé par le pouls. C'est *Galien* lui-même qui en donne l'avis. Dans la *fièvre typhoïde*, forme *ataxique*, j'ai vu le pouls monter jusqu'à 180, puis, tout à coup, se ralentir avec un mieux apparent; mais le malade succomba dans la journée avec un pouls en apparence naturel à 60.

**Indication pronostique** : — 1° Le *pouls défaillant et très rapide des agonisants*, s'il redevient subitement *lent ou normal*, indique seulement une *amélioration passagère* et ne doit point donner *un faux espoir de guérison.*

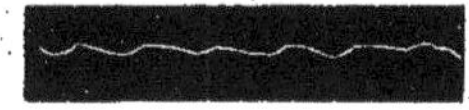

Fig 489. — Fièvre typhoïde. Pouls à 180, veille de la mort.

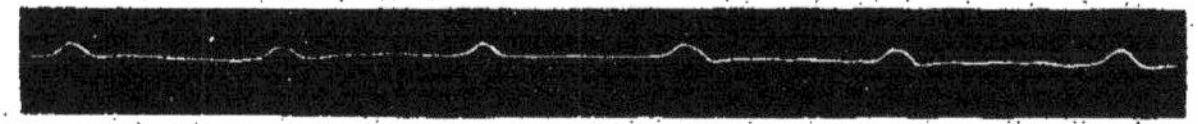

Fig. 490. — Fièvre typhoïde. Pouls à 60, jour de la mort.

2° Le *pronostic*, au contraire, serait très *favorable* si l'*amélioration* tenait à la *suppression immédiate* de la *cause de mort;* comme la *rupture* du lien chez un *pendu;* — l'expulsion d'une *fausse membrane* qui étouffe un enfant atteint du *croup;* — le déplacement d'un *gaz délétère* qui *asphyxie*, comme l'*acide carbonique* dans les *cuves* de vigneron, et près des *fours* à *chaux;* l'*oxyde de carbone* autour des *fourneaux* métallurgiques, l'*hydrogène sulfuré*, l'*ammoniaque* et l'*acide sulfurique* dans les *fosses d'aisance.* — Enfin, plus souvent que tout le reste, l'*eau* pour les *noyés* et le *chloroforme* pour les *opérés.* Dans tous ces cas, le *retour du pouls est signe de salut.*

C'est bien ici l'occasion d'appliquer l'aphorisme d'Hippocrate :

« *Sublatâ causâ, tollitur effectus.* »

## CHAPITRE IV

### POULS CAPILLAIRE.

Définition : — Le *pouls capillaire est celui qui résulte de l'ensemble des battements des plus petits vaisseaux;* c'est une *forme* du *pouls de totalité;* mais celui-ci peut, en outre, contenir de grosses artères, soulevant une tumeur solide.

Le pouls capillaire présente trois caractères différents, suivant qu'il est : 1° *à courant constant ou congestif,* — 2° *pulsatif et habituel,* — 3° *pulsatif, mais passager et transitoire.*

#### 1° POULS CAPILLAIRE CONGESTIF.

*A.* **Poussée congestive, pouls capillaire** de Récamier. — *Récamier*, en effet, a donné le nom de *pouls capillaire* à la raie rouge et subite, qui suit l'impression de l'ongle ou du doigt passé fortement et rapidement sur la peau. A la première impression de pâleur succède une rougeur, qui, chez les sujets atteints de maladie cardiaque, persiste parfois une heure de suite. On n'y reconnaît aucun battement, mais une rougeur continue, due à la semi-paralysie des vaso-moteurs, à la dilatation du sphincter artériel.

*B.* **Tache cérébrale** de Trousseau. — C'est à des faits de même ordre qu'il faut rapporter la *tache cérébrale* que produit le doigt posé sur le front et décrite par *Trousseau* comme signe pathognomonique de *méningite* chez les enfants. La peau, pâlie un instant, prend bientôt une rougeur vive qui persiste longtemps. Ce signe n'existe pas toujours, mais, quand il existe, il est bon et conduit au véritable diagnostic. C'est bien une *congestion*, une poussée sanguine, plutôt qu'une pulsation, car le sang fait irruption dans la peau d'une manière continue.

*C.* **Goître exophthalmique.** — Dans cette maladie, la *tension capillaire* de la *peau* semble infiniment diminuée; de là, ce pouls bondissant qui se montre aux artères, parfois depuis les carotides jusqu'à la pédieuse, agitation qui paraît due, moins à l'excitation des vaso-moteurs qu'à la suppression du frein périphérique des capillaires.

L'*insuffisance* de *tonicité capillaire* se reconnaît en rayant avec l'ongle, la peau du front. Aussitôt apparaît la tache dite cérébrale ; la surface irritée rougit, tandis que des deux côtés la peau pâlit et s'anémie par antagonisme fonctionnel.

**Indication thérapeutique** : — Si les accidents du goître exophthalmique tiennent à un défaut de tonicité des capillaires, nul moyen n'est mieux indiqué pour la restituer que l'emploi de l'**hydrothérapie**. Elle bande de nouveau, ainsi que l'exprime très justement *Péter*, les ressorts que la maladie a débandés.

*D*. **Traumatisme.** Un *traumatisme* quelconque, faible ou fort, exercé sur la peau, produit toujours :

1° Une première et courte période de *pâleur*.

2° Une deuxième période, beaucoup plus longue, de vive *rougeur*. Cette rougeur de la peau lésée est due à la dilatation des capillaires sous-jacents[1].

Cette dilatation est plus ou moins intense et persistante, suivant l'énergie ou la durée du traumatisme. Les traumatismes répétés rendent les vaisseaux capillaires plus aptes à se laisser dilater de nouveau. La dilatation appelle le sang des capillaires voisins ; ils se vident par cet appel, et non en vertu d'une action réflexe.

**Indication thérapeutique** : — Sur ce fait physiologique est basée toute la méthode thérapeutique de la **révulsion**. Car, en attirant le sang sur un point voisin, on *dégorge*, on *anémie* la *région malade* et enflammée ; telle est l'action de la *flagellation*, du *sinapisme*, du *vésicatoire*, du *cautère* et du *moxa*, qui créent une inflammation artificielle pour arrêter, entraver l'inflammation morbide.

### II° POULS CAPILLAIRE PULSATIF.

Le pouls capillaire franc peut donner ses battements : *A*. avec *type passager*, — *B*. avec *type continu*.

*A*. **Pouls capillaire passager ou accidentel.** — On l'observe avec un caractère *transitoire* dans les régions très vascu-

[1] Bloch. *Expér. sur la circulat. capillaire de la peau*. J. de physiol. 1872-73, p. 686.

laires soumises momentanément à une certaine pression ou chaleur qui dilate leurs vaisseaux. Ce phénomène est facile à constater à la pulpe des doigts, surtout du pouce, quand il est échauffé ou légèrement serré avec un lien.

Dans ce dernier cas, ce n'est plus une artère unique qui fournit le tracé, mais l'ensemble des vaisseaux capillaires du tissu, et pourtant nous y retrouvons fidèlement inscrits les deux caractères de l'*impulsion cardiaque* et du *dicrotisme* ou choc en retour.

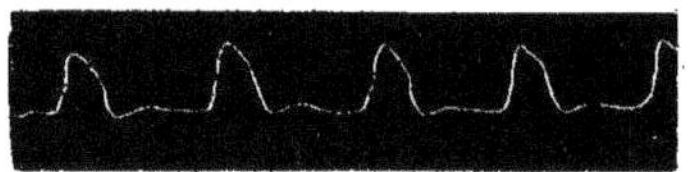

Fig. 491. — Pulpe du pouce.

1° *A l'état morbide*, nous observons les mêmes phénomènes dans le cours des *phlegmons*, *panaris*, *fluxions*, etc.; on peut en tirer les indications suivantes :

**Diagnose et prognose** : — 1° *Les pulsations isochrones et douloureuses de la pulpe des doigts* annoncent l'invasion du *panari*.

2° *Les pulsations isochrones et douloureuses*, accompagnant le gonflement d'une *région*, indiquent l'invasion d'un *phlegmon*.

3° *La cessation progressive* de ces pulsations est *signe favorable*; elle annonce : *résolution* si c'est au début, — *suppuration modérée* si c'est à la fin.

4° *Leur cessation* **subite**, quand elles sont au plus haut point d'intensité, la peau devenant violette, est au contraire *signe grave*; elle indique la **gangrène**, surtout chez les vieillards.

**Indication thérapeutique** : — 1° *Faire cesser la constriction* et l'abord du sang par la position élevée du membre et plus tard par le *débridement* de la peau dans l'*anthrax*, l'*érysipèle phlegmoneux*, les *panaris*. — 2° *Rendre aux muscles vasculaires leur tonicité* par l'emploi des *médicaments* **vaso-constricteurs** : *Aconit*, — *Seigle ergoté*, — *Belladone*, — *Saponine*, — *Glace*, — *Réfrigérants*, — *Eau froide*, — *Pôle négatif* des courants continus.

### POULS CAPILLAIRE CONTINU OU PERSISTANT.

*B*. **Pouls capillaire du tissu médullaire des os**. — *Le pouls médullaire*, connu depuis 1862, où il fut signalé par BROCA, fut étudié depuis par *Billroth*, *Ficke*, *Guersant*, *Piégu*, *Richet*, *Ris*, *Velpeau*, mais surtout par BŒCKEL [1].

D'après cet habile observateur, le tissu médullaire des os longs ou courts est animé de battements isochrones au pouls et qui émanent des capillaires de la moelle.

Ils se produisent chaque fois que le tissu médullaire est mis à nu, pourvu que la plaie extérieure ne soit pas trop étendue, car il faut que la substance molle, pénétrée de capillaires, soit entourée de parois rigides pour manifester des battements.

**Pouls capillaire de l'oreille moyenne.** — Quand on remplit d'eau l'oreille d'une personne atteinte de *perforation* de la *membrane* du *tympan*, le liquide ne tarde pas à montrer des oscillations isochrones à celles du pouls.

**Diagnose** : — 1° *Lorsque, dans une cavité osseuse, les liquides injectés, ou la couche purulente, présentent des battements isochrones au pouls, on peut être certain que le* **tissu médullaire est à nu**, *si c'est un* **os long** *ou* **court**; *ou que la* **cavité** *est à* **nu**, *s'il s'agit de l'***oreille moyenne**, *des* **sinus frontaux** *ou des* **sinus maxillaires**.

2° *De même, si une tumeur solide, à racines profondes, au voisinage d'un os, d'abord inerte, devient pulsative après un certain temps, c'est que cette* **tumeur** *a* **corrodé** *l'***os** *et* **communique** *avec la* **cavité médullaire**.

ANÉMIE DES CAPILLAIRES, SES EFFETS SUR LE SYSTÈME NERVEUX.

L'*oligohémie* et l'affaiblissement de la circulation capillaire dans les nerfs et les centres nerveux agissent comme cause excitante et déterminent des *convulsions*.

C'est ainsi qu'il faut expliquer les *convulsions* qui surviennent à la suite d'*hémorrhagies brusques* et rapides, d'*opérations douloureuses* ou de douleur vive amenant la syncope, avec *convulsions épileptiformes*. Un grand nombre d'affections nerveuses et de *toux spasmodiques*, dites d'*irritation*, n'ont pas d'autre origine. Elles tiennent à une **anémie cérébrale** ou **bulbaire**. Elles ne cèdent alors à aucun antispasmodique et doivent être traitées par la *médication chloro-anémique* : les *ferrugineux*, l'*arsenic*, l'*iode*, le *kina*, l'*acide picrique*. Il y aurait une étude des plus importantes à faire sur l'état des capillaires dans les différentes maladies ; on

[1] BOECKEL. Thèse de Strasbourg, 1871, n° 72.

y trouverait des éléments de diagnostic fort utiles et l'explication de bien des phénomènes. Ainsi, pendant la **scarlatine**, les capillaires de la peau sont dans un état de *parésie* extrême et de *stase sanguine*. Mais après la maladie il s'établit un état contraire, avec *resserrement anémique* de la plupart des capillaires du corps, d'où survient une foule de phénomènes *chloro-anémiques* et plus tard *lymphatiques*. De même, à la suite de la **goutte**, les capillaires sont *contractés*, tandis qu'à la suite du **rhumatisme** ils sont généralement *dilatés*, ce qui indique bien la différence de nature des deux maladies.

### ANÉMIE DES CAPILLAIRES, SON INFLUENCE SUR LA SENSIBILITÉ CUTANÉE.

**Anesthésie locale de Létamendi.** — Tout traumatisme affectant la peau produit d'abord un tel spasme des capillaires que la région frappée pâlit et se vide de sang. On pourrait appeler cet état : la *syncope des capillaires*. Telle fut aussi l'origine de la découverte du professeur *Létamendi*[1] de Barcelone au sujet de l'**anesthésie locale**.

Il observa qu'une très légère incision, n'intéressant que la première couche du derme, déterminait une syncope des capillaires environnants avec une auréole pâle de 2 ou 3 centimètres de circonférence qui reste insensible. Une seconde incision, faite à ces limites, double aussitôt le champ d'anesthésie ; en poursuivant ainsi, l'on parvient à insensibiliser localement toute la portion de peau, sur laquelle on doit ensuite opérer une incision profonde ou une ablation.

**Anesthésie locale de Richardson.** — L'**anesthésie locale**, par le procédé de Richardson, est due au *spasme* absolu du système nerveux vaso-moteur et des capillaires d'une région donnée sous l'influence du froid extrême déterminé par l'*éther* ou le *méthylène*.

Elle constitue le **strictum absolutum** des éléments vasculaires, avec l'**anémie** qui en résulte. Et c'est l'étude attentive de la circulation capillaire, celle des nerfs vaso-moteurs, qui conduisit en réalité le savant professeur *Richardson* à cette utile

[1] LETAMENDI et CARDENAL. *Un descubrimiento sobre la anesthesia local.* La Independencia med. Barcelone 1875.

découverte. C'est de la physiologie bien entendue ; en supprimant une première fonction, la *circulation*, on en supprime une seconde, la *sensibilité* ; voilà le chirurgien maître d'agir librement. Et tout cela se fait si rapidement, que cet arrêt fonctionnel momentané reste sans influence sur l'état de l'organe, sans entraîner de suite fâcheuse pour l'avenir.

## POULS CAPILLAIRE SOUS-UNGUÉAL.

Découvert en Angleterre par *Quincke*, décrit en France par *Déjérine*, étudié ensuite par le docteur *Gripat*[1], ce pouls s'aperçoit surtout lorsque, après avoir pressé l'ongle, les capillaires rougissent ensuite et se dilatent. En se mettant à une distance de 30 à 40 centimètres, on voit alors une alternative de rougeur et de pâleur indiquant la pulsation des vaisseaux par transparence.

**Chlorose.** — C'est surtout chez les *chlorotiques* que l'on étudie le pouls capillaire des ongles, à cause de la pâleur de cire de leurs doigts qui offre un contraste plus complet. Du reste, il se manifeste rarement.

**Insuffisance aortique.** — Le docteur *Gripat* a publié, en 1873, une observation de *pouls sous-unguéal*, survenu chez un rhumatisant atteint de complications cardiaques *avec insuffisance aortique*.

En élevant un peu les doigts pendant que la main restait à plat sur le lit, on voyait le sang arriver brusquement sous l'ongle et le colorer en rouge ; cette coloration disparaissait presque instantanément et l'ongle devenait blanc au centre, ne restant rouge qu'en sa périphérie. La *coloration* est *transitoire*, *intermittente*, *pulsative*, *systolique*.

Ce *pouls* est donc un signe rare d'*insuffisance aortique ;* au point de vue du pronostic il indique un *état cachectique grave*.

## POULS CAPILLAIRE DES TACHES VASO-MOTRICES.

Le docteur *Ruault* Société clinique, 14 juin 1883], continuant les études de *Quincke*, reconnut l'existence du pouls capillaire dans les *taches vaso-motrices*, que l'on provoque sur le *front*, soit

[1] GRIPAT (H.). *Note sur le pouls sous-unguéal.* Bullet. de la Société anatom., 10 juin 1873.

en le frottant avec l'ongle, soit en mettant un chapeau un peu étroit.

Ce pouls, aussi bien que le premier, ne s'observe que dans deux affections principales :

1° Chez les **chlorotiques** et **anémiques**.

2° Chez les personnes atteintes d'**insuffisance aortique**.

Il existe entre elles cette différence que, dans le premier cas, la pulsation reste un peu vague et obscure, tandis que dans le second elle est très nette. Les docteurs *Tapret* et *Dejérine* ont pu, à l'aide de ce seul fait, diagnostiquer sûrement, même à distance, une *insuffisance aortique* chez deux malades, qui, en ôtant leur chapeau, offrirent le *pouls capillaire* sur la *raie rouge* de leur *front*.

C'est donc un signe de quelque valeur.

### HYDROA PULSATIF.

Cette affection très rare n'a encore été observée qu'une fois par M. *Dauchez*, à l'hôpital Saint-Louis, en 1882, sur un homme de soixante ans, cachectique.

L'éruption assez généralisée consistait en larges macules rouges, rondes, saillantes, entourées de vésicules perlées, au centre desquelles paraissait une bulle.

Or, ces taches rosées éprouvaient des changements brusques de coloration, paraissant alternativement blanches et roses, cinquante à soixante fois par minute sous l'influence des pulsations artérielles. Ce phénomène, sans avoir grande importance, indique néanmoins une faiblesse profonde, un état cachectique avancé.

En effet, le sujet mourut bientôt.

### DERMATOPHONIE.

L'ensemble des vaisseaux capillaires et la circulation du sang dans leurs réseaux infiniment nombreux déterminent un bruit tout particulier, sensible à l'auscultation ; *Hueter* et *Sénator* l'ont désigné sous le nom de *dermatophonie* et lui attribuent quelque importance pour le diagnostic.

[1] DAUCHEZ *Hydroa pulsatif à répétition*. France méd. 1884, p. 185.

## POULS DE TOTALITÉ OU D'EXPANSION.

Définition : — *Le* **pouls** *de* **totalité** *est celui qui, au lieu d'être fourni directement par un tronc artériel, résulte de l'impulsion communiquée à un organe, une région, une tumeur tout entière.*

Division : — Le *pouls* de *totalité* se divise en deux classes :

1° Le **pouls de totalité direct** ou par **expansion**, résultant de l'ensemble des battements de tous les vaisseaux grands et petits d'une région ou d'une tumeur.

2° Le **pouls de totalité indirect** ou par **soulèvement**, transmis par un gros vaisseau à toute une région, à une tumeur ou un épanchement situés dans son voisinage, mais sans communication directe avec les vaisseaux sanguins.

### 1° POULS D'EXPANSION.

Il peut être *général* ou *partiel*, *physiologique* ou *pathologique*.

#### A. POULS D'EXPANSION GÉNÉRAL ET PHYSIOLOGIQUE.

**Battement universel du corps.** — Outre les battements sensibles des artères, il existe un mouvement pulsatif, intérieur, obscur, par lequel toutes les parties du corps sont agitées d'une oscillation expansive. « Chaque fois que les ventricules du cœur se contractent, dit *Richerand*, tout vibre, tout tremble, tout palpite dans l'intérieur du corps, les mouvements du cœur en ébranlent la masse, et ces frémissements sensibles à l'extérieur se manifestent surtout lorsque la circulation s'exécute avec plus de force et de rapidité. Dans toute agitation violente, nous sentons en nous-mêmes l'effort par lequel le sang, à chaque battement du pouls, pénètre tous les organes, épanouit tous les tissus; et c'est de ce tact intérieur que naît en grande partie le sentiment de l'existence, sentiment d'autant plus intime, que l'effet dont nous parlons est plus marqué. »

Ce mouvement perpétuel d'expansion et de resserrement alternatifs indique l'échange rapide et continu dont se compose l'organisme.

Mais, peu marqué d'ordinaire, ce battement universel devient plus évident, lorsqu'un excitant vient forcer la note circulatoire. A la suite d'un repas copieux, après l'usage des vins généreux, du café, du thé, ou bien après une course rapide, on sent le cœur battre dans la poitrine, et les artères palpiter dans toutes les extrémités, surtout aux carotides et jusque dans l'épaisseur des lèvres et la pulpe des doigts.

### B. POULS D'EXPANSION GÉNÉRAL PATHOLOGIQUE.

Dans les **fièvres inflammatoires**, **typhoïdes**, **synoques** ou **éphémères**, dans les grands **érysipèles** et même les **pneumonies**, on retrouve souvent ce *pouls* de *totalité*; les malades s'en plaignent comme d'un phénomène pénible qui empêche le repos et gêne le sommeil.

On peut attribuer ce phénomène à une grande et générale diminution de la tension vasculaire.

Le sphygmographe en fixe l'expression en nous montrant le pouls accompagné d'un dicrotisme très fort, ou même ascendant, — et le doigt lui-même, en palpant l'artère, peut souvent l'apprécier.

### POULS D'EXPANSION PARTIEL.

Il faut également le diviser en *physiologique* ou *pathologique*.

**Pouls d'expansion cérébral et médullaire physiologique.** — Tous les organes à texture molle, à circulation active, éprouvent au moment de la systole du cœur une dilatation considérable de leurs vaisseaux, dilatation capable d'augmenter leur volume d'une manière sensible.

Le *cerveau*, la *moelle épinière* sont de ce nombre. A l'état normal, les pulsations des *sinus* de la dure-mère chez l'enfant en donnent la preuve.

**Pouls d'expansion cérébral pathologique.** — Son étude conduit à formuler une diagnose précieuse entre un grand nombre d'affections.

**Rachitisme.** — Si les battements des fontanelles chez l'enfant persistent plus tard que l'âge de trois ans, c'est un signe de prédisposition au **rachitisme** et à l'**hydrocéphalie**.

**Ostéomalacie.** — Quand l'ostéomalacie a suffisamment

ramolli les os du crâne, ils sont soulevés à chaque pulsation et battent comme les fontanelles.

**Cicatrices fibreuses.** — Les cicatrices fibreuses qui se forment après l'application des couronnes de trépan éprouvent les mêmes ondulations que le cerveau lui-même.

**Encéphalocèle.** — Mais c'est surtout dans la *hernie du cerveau* (*encéphalocèle*) et celle de la *moelle épinière* (*myélocèle*), soit qu'elles proviennent d'un *arrêt de développement*, soit qu'elles succèdent à une *plaie de tête*, à une *trépanation*, que le phénomène est le plus prononcé. — Dans l'*hydrorachis* on n'a encore observé que les *mouvements respiratoires* et non les pulsations sanguines.

**Méningocèles.** — Si l'on observe sur les parois du crâne une tumeur douée de *pulsations*, molle, réductible par la pression, entourée d'un cercle osseux, il s'agit d'une *hernie cérébro-méningée.*

On lui donne le nom de *méningocèle,* quand la *dure-mère* est restée *intacte*. La tumeur est alors *congénitale.*

C'est un *pseudo-méningocèle*, quand la *dure-mère déchirée* a laissé sortir dans une poche celluleuse, à travers une fissure osseuse, la substance cérébrale et le liquide cérébro-rachidien. La tumeur est alors *accidentelle.*

**Hydrocéphalie.** — Lorsque des *pulsations de totalité* se font sentir sur le crâne d'un jeune enfant, non seulement aux fontanelles élargies, mais sur *tout le trajet des sutures*, il s'agit d'une *hydrocéphalie.*

**Fissures crâniennes sous-cutanées.** — Si le doigt promené sur le crâne d'un jeune enfant retrouve ailleurs qu'aux fontanelles le pouls de *soulèvement cérébral*, c'est un signe de **fissure crânienne sous-cutanée.**

Cette fissure siège habituellement au niveau des *protubérances pariétales.*

**Diagnose** : — Assez fréquentes chez les enfants, ces fissures sont dues à des *fractures sous-cutanées non consolidées*. Leur principale condition d'existence est la *déchirure* de la *dure-mère* avec *affleurement* du *cerveau*. Cet état morbide a été fort bien étudié par *Weinlecher* de Vienne, en 1884.

**Indication pronostique et thérapeutique** : — Cette tendance à l'expansion fait que l'*encéphalocèle*, surtout quand il est *traumatique*, va toujours en *augmentant*, ce qui rend le pronostic plus grave ; aussi est-il indiqué d'exercer une légère *compression* sur la région malade, avec une plaque protectrice, afin de réduire peu à peu la portion herniée et de contrebalancer l'impulsion circulatoire. Dans le cas de *fissure crânienne*, l'enfant guérit vers l'âge de trois ans ; ne promettez donc pas une guérison de cette fracture en 40 jours, comme pour les fractures ordinaires.

**Pouls d'expansion des tumeurs inflammatoires.** — Ce *pouls d'expansion partielle* apparaît dès que la circulation est entravée sur un point isolé de l'économie. Liez un doigt avec une ficelle ou un anneau de caoutchouc : en quelques secondes, vous sentirez dans l'extrémité isolée des battements isochrones à ceux du pouls. Dans le *panaris*, ce sont les mêmes phénomènes à un degré plus prononcé.

**Phlegmons.** — Le *phlegmon diffus* surtout, fixé sur la totalité d'un membre, offre le **pouls de totalité.** On peut également l'observer dans les *phlegmons* des grandes *cavités* du corps ; et STOCKES [1], dans son traité des maladies du cœur, cite un bel exemple de **phlegmon abdominal pulsatif.**

**Pouls d'expansion des poumons enflammés.** — Les *poumons* étant des organes très vasculaires, ils peuvent, sous l'influence d'une vive congestion ou inflammation, donner des battements d'ensemble fort remarquables.

Le docteur *Graves* [2] a signalé ce singulier caractère dans le cours d'une **pneumonie généralisée.** Les battements étaient perçus à travers les parois thoraciques, sans qu'il y eût d'empyème pulsatif.

Les faits de ce genre doivent être bien rares ; mais, précisément à cause de leur rareté, il faut les signaler, afin qu'ils ne deviennent pas une cause d'erreur pour le médecin.

**Indication diagnostique** : — On doit tirer de cet ensemble de phénomènes le corollaire suivant, bien connu, du reste, de tout praticien.

Des *pulsations artérielles*, surgissant dans un lieu où elles n'existent pas ordinairement, sont le signe d'une *inflammation* forte de cette région, surtout s'il existe en même temps *douleur*, *rougeur*, *chaleur* et *gonflement*.

Au point de vue physiologique, elles indiquent la paralysie

[1] STOCKES. *Tumeur abdominale non anévrysmale agitée de pulsations diastoliques*. M. du cœur. 1864, p. 659.
[2] GRAVES. Cité par STOCKES. Trait. des M. du cœur.

des vaso-constricteurs et sont en même temps l'effort naturel de l'organisme pour vaincre, par une dilatation plus énergique, l'obstacle qui s'oppose à la libre circulation du sang dans les capillaires.

### POULS D'EXPANSION DANS LE SARCOME PULSATIF.

Toute tumeur à évolution rapide se laisse pénétrer par une masse de vaisseaux de formation nouvelle, dont chacun donne sa pulsation. Le mouvement d'expansion de ces tumeurs est formé par l'ensemble des artérioles réunies. Dès lors, elles éprouvent des mouvements de systole et diastole et un *pouls de totalité artériel*, comme le foie donne un *pouls de totalité veineux* dans les affections du cœur droit.

Ce *pouls* de *totalité* est en accord parfait avec le pouls radiall Il est en *retard* de un quart ou une demi-pulsation sur la *systole cardiaque*, suivant son éloignement du cœur.

Ces tumeurs peuvent être simplement *érectiles*; — *érectiles* et *graisseuses*, c'est **alors le molluscum vasculaire** ; — enfin, *sarcomateuses* et *cancéreuses*.

Sous ces quatre formes, la tumeur pulsative peut envahir tous les organes, le diagnostic reste le même, le siège seul varie. Mais l'*œil* et l'*orbite* sont les deux sièges de prédilection.

**Pouls intrà-orbitaire.** — Lorsque l'orbite entier est animé d'une pulsation artérielle, et que cette pulsation s'exprime, non par un soulèvement, mais par une expansion du dedans en dehors, c'est qu'il s'agit d'un **sarcome pulsatif** *de l'***intérieur** *de* **l'œil.**

Ce n'est plus seulement alors une projection en avant que l'on observe, mais une *augmentation* de *diamètre* dans tous les sens, et surtout dans le sens latéral, plus facilement observable ; l'examen ophthalmoscopique fixe bientôt le diagnostic et le traitement, qui n'est autre que l'*énucléation* prompte de l'organe malade.

**Cancer pulsatif du thorax.** — Le *cancer pulsatif* offre des pulsations si expansives, si régulières, que, lorsqu'il siège à la région thoracique gauche surtout, on pourrait croire à l'existence d'un anévrysme.

Mais si la *matité* est *étendue*, si en même temps la *pulsation* est *faible* et n'a point l'expansion qui caractérise celles de l'anévrysme, toutes les probabilités sont bien pour un **cancer pulsatif.**

L'**ostéo-sarcome** lui-même, à la jambe, à la cuisse ou au bras, peut offrir ce caractère, malgré sa consistance, quand sa marche est très rapide.

**Pouls de totalité du goître exophthalmique.** — La maladie de *Basedow,* attribuée tantôt à une affection des *corps rectiformes,* tantôt à une maladie des *ganglions cervicaux* du *nerf sympathique,* détermine une *pulsation générale* dans toute la *région du cou.* Les *carotides dilatées* prennent une apparence *ampullaire.* Les *yeux* saillants donnent au malade la sensation *rhythmique* et la *thyroïde* gonflée est également *pulsative.*

C'est précisément la *réunion de ces trois signes*, et son *extension* à *toute* une *région* qui la distingue du goître aigu pulsatif.

**Goître aigu pulsatif.** — Cette affection est très rare, surtout si l'on a soin de ne pas la confondre avec le goître exophthalmique, qui en est complètement distinct.

Pourtant LÜCKE [2] a pu observer, en 1876, à Strasbourg et aux environs, une épidémie de **goître aigu,** où plusieurs sujets présentèrent une tumeur *thyroïdienne* animée de *pulsations rhythmiques.* La tumeur était molle, presque entièrement réductible par une compression lente et prolongée.

Les carotides battaient énergiquement, mais ne présentaient *jamais* de *dilatation ampullaire* comme dans le *goître exophthalmique;* on observait un bruit de souffle sur la tumeur et aux carotides, bruits du cœur normaux, pas de fièvre. Jamais il ne se développa de *goître anévrysmal.*

**Indications diagnostiques et thérapeutiques** : — Les remèdes *vaso-constricteurs*, notamment la **glace**, la **quinine** et l'**iodure de potassium** ont été efficaces dans ces cas, mais il faut être très sobre de médecine opératoire.

On ne saurait croire combien les erreurs de diagnostic sont faciles et fréquentes à propos des tumeurs pulsatives. FERRAND, DESAULT, DUPUYTREN lui-même, ouvrirent des anévrysmes, croyant ouvrir des abcès. En Angleterre, GUTHRIE, MOORE, J. PAGET, les plus illustres chirurgiens, prirent des tumeurs malignes pour des anévrysmes [1]. Le chirurgien russe PIROGOFF faillit tomber deux

[1] LÜCKE. *Ueber struma pulsans acuta,* Deutsche zeitschrift für chirurgie, t. VII, janv. 1877.

fois dans une erreur semblable et fut sur le point d'ouvrir un anévrysme du cou, croyant à un abcès.

Sans doute on a donné comme excellent moyen diagnostique l'examen sthétoscopique et le *souffle anévrysmal* qui *manque* dans l'*abcès pulsatif*.

Mais, d'une part, le *sarcome pulsatif* offre un *souffle* comme l'anévrysme. L'abcès, s'il est volumineux ou contenu par des aponévroses, peut, en comprimant les vaisseaux, développer un bruit de souffle. Et, d'autre part, il est certains anévrysmes sans souffle apparent. Aussi doit-on examiner, non seulement le souffle et son existence, mais sa nature et son intensité, sa position superficielle ou profonde, etc.

Enfin, dans les cas trop difficiles, la *ponction exploratrice*, avec la seringue de Pravaz, pourra nous donner, sans danger, la certitude nécessaire avant d'agir.

### II° POULS DE TOTALITÉ INDIRECT OU PAR LE SOULÈVEMENT.

DÉFINITION : — Le **pouls de soulèvement** *est celui qui est communiqué par le cœur ou un vaisseau volumineux à un tissu, une tumeur, un liquide situés sur leur trajet, mais sans les pénétrer.*

Il peut encore être *physiologique* ou *pathologique*.

#### I° POULS DE SOULÈVEMENT PHYSIOLOGIQUE.

*A.* **Pouls poplité.** — Il s'aperçoit lorsqu'on croise une jambe sur l'autre, de manière à comprimer l'artère poplitée de l'une avec la rotule de l'autre. On voit alors la jambe entière ressauter, exprimant la pulsation et même les dicrotismes du pouls, aussi nettement que la branche d'un sphygmographe. (Voyez fig. 99.)

*B.* **Pouls trachéal.** — Lorsqu'on introduit dans la bouche un petit tambour de cardiographe et qu'on retient sa respiration, simplement, sans fermer la glotte, ni faire aucun effort, on voit le cardiographe animé d'un très léger mouvement pulsatif, à peu près isochrone à celui du pouls.

Cette ondulation s'explique par le voisinage des gros vaisseaux qui, pressant un peu sur les bronches et la trachée, refou-

[1] STEPHEN SMYTH, Americ J. of med. sc. avril 1873.

lent jusque dans la bouche l'air qui s'y trouvait contenu. Cet air comprimé dévie le tambour de l'instrument, qui en accuse la force, la forme et le rhythme.

On peut encore reconnaître directement au laryngoscope un léger mouvement des *parois* du *larynx*, par suite de l'ébranlement général de l'arbre respiratoire, à chaque pulsation.

### 2° POULS DE SOULÈVEMENT PATHOLOGIQUE.

**Pouls trachéal.** — Le *pouls trachéal* augmente sensiblement d'intensité lorsque l'artère *aorte*, développée outre mesure, comprime avec plus de force et propulse avec plus d'énergie l'arbre trachéen. Aussi peut-on avec JUDEL [1] en tirer la diagnose suivante qui mérite d'être signalée.

**Indication diagnostique** : — *Une pulsation dans la trachée, pouvant être perçue par le laryngoscope et beaucoup plus forte qu'à l'état normal, est signe* d'**anévrysme** *commençant* de la **crosse de l'aorte**. Le diagnostic sera confirmé s'il y a en même temps *paralysie* ou *mobilité* irrégulière des cordes vocales.

**Pouls orbitaire.** — A côté des cas où l'orbite entier est animé d'une pulsation ou dilatation interne et sphérique, il en est où la *pulsation* ne fait que *soulever* l'orbite en *masse*. *Walter* RIVINGTON [2] a fait un excellent mémoire sur ce genre d'affection. Il en a rassemblé 62 cas, 20 idiopathiques, 33 traumatiques.

**Diagnose** : — La *pulsation soulevant* l'*orbite en masse* indique soit un **anévrysme** de l'*artère* **orbitaire**, soit une *tumeur* **érectile** développée dans le *tissu post-orbitaire*.

**Pouls cornéen.** — Le docteur JAVAL [3] a démontré en 1884 que la *cornée transparente* offre des changements de diamètre et de courbure, se succédant par oscillations régulières et *isochrones* au *pouls*.

Il s'agit, ici, d'un *pouls* de *soulèvement* et de *compression* tout à la fois, communiqué au globe de l'œil par l'ensemble des rameaux de l'*artère ophthalmique*, qui, sortant du crâne par le trou optique, repousse d'abord l'œil en avant et gonfle, à chaque impulsion, le tissu cellulaire péri-orbitaire ; l'œil alternativement pressé et libre prend, ainsi que la cornée, une forme alter-

[1] JUDEL. Deutsche Klinik. Iéna, 1868.
[2] RIVINGTON (Walter). 1864-1865. Roy. med. and chir. society, 23 mars 1875.
[3] JAVAL. Séances de la Société de biolog. Oct. 1884.

nativement ovoïde et arrondie, mais dans une mesure le plus souvent inappréciable.

**Abcès pulsatif de la région précordiale.** — Le docteur BARDONNET en a signalé un exemple remarquable en 1859. Une tumeur pulsative à la région précordiale s'était développée chez un jeune homme de bonne santé. Quoique la tumeur fût à 3 centimètres du sein gauche, vers le cinquième espace intercostal, le cœur n'indiquait aucun trouble morbide.

Le docteur *Bardonnet*[1] diagnostiqua : *abcès*, et la ponction au trocart donna issue à une certaine quantité de pus mal lié. Le malade guérit.

**Empyème pulsatif.** — Si un abcès externe, siégeant à la région précordiale, peut offrir de l'obscurité au diagnostic par les pulsations qui s'y répercutent, combien plus un épanchement dans la plèvre gauche ! Ce caractère particulier peut mettre le praticien dans une grande perplexité en lui faisant craindre un anévrysme aortique.

OWEN-REES[2], puis ARAN[3], en donnèrent deux exemples. En Allemagne, MÜLLER (1868) observa un nouveau cas. Puis, quelques années plus tard, TRAUBE de Berlin en cita deux faits dans le *Berliner medicin. Woch.* (12 février 1872), et *Lorenzo* **Lorenzutti** communiqua les détails d'un autre dans les *Annal. univers. di medic. e chir.* juin 1875. Enfin J. COMBY[4] a résumé dans une intéressante brochure les divers travaux entrepris à ce sujet.

Il s'agit presque toujours d'**épanchements considérables** ordinairement **purulents**, situés dans le **côté gauche** de la **poitrine.**

Le côté offre des *battements isochrones* à la *systole cardiaque*, qui se font sentir surtout dans les deux tiers inférieurs de l'hémithorax gauche et vers le mamelon, tandis que le cœur déplacé bat plus à droite, vers le second espace intercostal. Comby admet que c'est à l'accolement sur le médiastin d'une lame de poumon sclérosé que doit être attribué le renforcement des bruits du cœur. Il est souvent difficile de le distinguer de l'anévrysme intrà-thoracique.

[1] BARDONNET. *Tumeur pulsative siégeant à la région précordiale.* Gaz. méd. de Lyon, p. 318. 1859.
[2] OWEN-REES. Brit. med. 1858, juillet, août.
[3] ARAN. Bullet. de thérap., t. IV, p. 551.
[4] COMBY (J.). *De l'empyème pulsatif.* Br. in-8°. P. Delahaye. 1882.

**Diagnose** : — **Mac-Donnel**, dans le *Journal de Dublin* (1874), en a donné le diagnostic différentiel bien formulé :

1° On ne retrouve pas dans l'**empyème** les bruits et les souffles caractéristiques de l'anévrysme ; il est vrai qu'ils ne sont pas toujours perceptibles dans les cas d'anévrysme.

2° La *matité* de l'**empyème** est plus étendue.

3° L'**empyème** siège à *gauche* ; l'*anévrysme* surtout à *droite*.

4° L'**empyème** pointe le plus souvent à l'*extérieur*, sous la quatrième côte, en y formant une tumeur pulsative; ce siège est très rare pour l'anévrysme.

5° Le tracé sphygmographique doit avoir, dans le cas d'anévrysme, une *ampleur* qui manque à l'*empyème*. Puis il faut observer l'étendue de la *matité* dans l'*empyème* et l'absence d'un véritable mouvement d'expansion, remplacé par un simple *soulèvement*.

6° Le *dicrotisme* doit faire défaut dans le dernier cas, de même qu'on ne l'observe pas dans les pulsations des fontanelles, ni dans celles qui sont transmises par une tumeur située sur le trajet d'une artère.

6° L'auscultation perçoit à distance et transposés plus à droite les bruits normaux du cœur déplacé.

8° Il faut, en outre, bien connaître les diverses variétés de forme et de siège que peut avoir l'empyème pulsatif. Ainsi l'**empyème** peut être avec **saillie** extérieure circonscrite ; on voit alors apparaître à la région précordiale, ou dans les derniers espaces intercostaux, une ou deux *tumeurs fluctuantes* et *pulsatives*, tandis que le reste de la paroi thoracique n'offre aucun battement.

9° Il peut être **général** et **diffus**, occupant tout le côté gauche et communiquant même au *corps entier* l'impulsion de ses *battements*.

10° L'*empyème pulsatif* peut **fuser** bien loin de son lieu d'origine pour apparaître dans le *creux claviculaire*, ou descendre jusqu'à l'*aîne*.

11° Il peut, *par exception*, se montrer à **droite**, mais c'est qu'alors l'épanchement s'est *développé* à l'*intérieur*, au point de s'accoler au cœur, refoulé alors plus à gauche.

12° On a rencontré encore des *pulsations* visibles dans l'*hydro-pneumo-thorax*, soit spontané, soit succédant à l'opération de la thoracentèse faite pour un empyème pulsatif. TRAUBE et FRAENTZEL ont cité des observations de *pyo-pneumothorax* et d'*hydro-pneumo-thorax* avec battements.

*Comby* lui-même admet que, *dans tous les cas d'empyème pulsatif*, il existait un *pneumo-thorax* plus ou moins prononcé.

Le docteur FÉRÉOL [1], qui en a observé un cas tout récent, a fixé mieux encore le diagnostic précis.

« Quelle peut être », dit-il, « la cause de ces pulsations? Comment se fait-il que les battements d'un cœur normal, non hypertrophié, se transmettent amplifiés à la paroi thoracique, à travers un épanchement pleural?

« Je ne crois pas que ce soit dans l'état du poumon ni dans ses rapports avec le cœur qu'il faille chercher la cause de cette amplification. Ce phénomène est lié à la *présence* d'une *certaine quantité d'air* dans la *plèvre*.

« C'est là une condition indispensable pour la production des battements thoraciques, mais est-elle suffisante? non. Il faut encore que ce *pneumo-thorax* soit *fermé*, c'est-à-dire qu'il ne communique pas avec les bronches. Il y a lieu, en effet, de supposer que, lorsque cette communication existe, les battements du cœur, amplifiés par l'élasticité de l'air, vont se perdre dans le sens de la moindre résistance, c'est-à-dire dans l'arbre aérien, au lieu d'être transmis à la paroi thoracique. »

« Donc, la condition indispensable à la production des pulsations thoraciques dans l'**empyème pulsatif total** est un **pneumo-thorax fermé coïncidant avec l'épanchement pleural**. »

**Pronostic** : — L'**empyème pulsatif** est toujours fort *grave*, il ne guérit jamais spontanément; l'opération, si elle soulage, ne peut que rarement remédier aux lésions, car le cœur et le péricarde ont souvent contracté des adhérences, et le poumon, presque toujours tuberculeux, atrophié, réduit à une simple lame fibreuse plaquée contre la paroi gauche du médiastin, a perdu à la fois sa nature et ses fonctions. C'est même à cette sclérose qu'est due la transmission avec renforcement des pulsations du cœur, en sorte que, *lorsque l'empyème pulsatif existe depuis longtemps*, le médecin peut à coup sûr diagnostiquer : **atrophie et sclérose du poumon**.

[1] FÉRÉOL. Sociét. médic. des hôpit., 14 mars 1884.

**Pouls caverneux.** — En général, les *cavernes pulmonaires* transmettent plus facilement les bruits du cœur ou des vaisseaux que leurs battements; néanmoins, quand une caverne confine immédiatement au cœur ou à un gros vaisseau, dit VON BRUNN [1], et que par un frottement continu cette paroi, voisine de l'artère, a subi un certain degré d'amincissement, le mouvement ondulatoire vasculaire se transmet à la paroi et au contenu de la cavité morbide. Il détermine, par le mélange intime des parties fluides et gazeuses qu'elle contient, un éclatement de bulles qui simule le bruit de cuisson, parfois aussi le bruit de *soufflet*, si l'orifice de communication entre la caverne et les bronches est moins considérable ou le liquide moins abondant.

Ce bruit, semblable au chant d'ébullition d'un liquide épais, est *périodique*, *synchrone* aux battements *cardiaques;* il ne s'entend que *pendant* la *pause* intermédiaire à l'expiration et à l'inspiration, ou lorsque le malade retient sa respiration pendant un instant.

**Pronostic** : — Il est grave, car il indique le *voisinage* d'un gros *vaisseau*, l'*amincissement* extrême des *parois* de séparation, et la possibilité prochaine d'une *rupture* vasculaire dans la caverne, avec *hémoptysie mortelle.*

## 3° POULS VEINEUX DE TOTALITÉ.

Cette question sera traitée au chapitre suivant, lorsque nous aurons étudié le pouls veineux.

[1] VON BRÜNN. *Propagation des ondulat. des vaisseaux au contenu des cavités patholog. situées à l'intérieur des poumons.* Berlin. Klin. Wochens. 1872, n° 11.

[2] VON BRÜNN. *Un nouveau cas de transmission des mouvements vasculaires au contenu d'une caverne.* (Idem, n° 15, p. 200. 1876.)

# CHAPITRE V

## POULS VEINEUX

Définition : — *On donne le nom* de **pouls veineux** à deux phénomènes différents qu'il importe de bien distinguer.

1° A la **pulsation active** *que possèdent par elles-mêmes certaines veines*, comme les *veines caves supérieure* et *inférieure ;* je le nomme : **pouls veineux spontané**, il n'existe que bien rarement du moins dans l'espèce humaine.

2° A l'**ondulation passive**, *au mouvement de dilatation et de retrait qu'éprouvent certaines veines*, et cette ondulation peut alors être produite par trois mécanismes différents ou même opposés, savoir :

*A*. L'**impulsion directe du cœur**, encore sensible à travers le réseau capillaire ; je le nomme **pouls veineux direct** : il est *isochrone* au pouls artériel.

*B*. L'**impulsion intermédiaire** des *artères collatérales*, qui transmettent leurs ondulations à travers les parois veineuses qui leur sont accolées ; je l'ai désigné sous le nom de **pouls veineux par influence**. Il est *alternant* avec le pouls artériel, au lieu de lui être isochrone.

*C*. Le **reflux du sang** de l'oreillette droite dans les veines caves. C'est le **pouls veineux r trograde** *ou* **régurgitant.** Il *précède le pouls artériel* et se montre *isochrone* non plus avec la *systole ventriculaire*, mais avec celle des *oreillettes*.

Les premiers peuvent être appelés **pouls veineux physiologiques.**

Le dernier seul constitue le **pouls veineux pathologique** ; on ne peut l'observer que lorsqu'il parvient aux grosses veines du cou comme les *jugulaires*, rarement les *faciales* ou bien les *brachiales ;* mais on le rencontre plus souvent dans certains organes très riches en grosses veines, comme le *foie*, qui devient alors entièrement pulsatif. D'ordinaire, le pouls veineux rétrograde ne s'étend pas loin, mais s'*éteint* bientôt par suite de la dilatabilité facile de la veine dont les parois non élastiques ne transmettent pas l'ondulation à distance, ou du moins l'affaiblissent au point de la rendre inapparente. Aussi n'est-il besoin que d'une faible pression produite soit par le sthétoscope, soit par le doigt de l'observateur, pour arrêter le pouls veineux; c'est là ce qui le fait distinguer du pouls artériel, qui persiste et passe au-dessous. Par exception, le *pouls veineux rétrograde* peut se propager jusqu'aux *extrémités*, et *Marey* a pu, dit-il, en recueillir un exemple sur les veines variqueuses du tibia, diagnostiquant ainsi chez le sujet une affection du cœur droit.

## 1° POULS VEINEUX SPONTANÉ.

Le **pouls veineux spontané** est bien plus fréquent dans la série animale que chez l'homme; il est même certaines espèces dont les veines sont douées d'un mouvement propre qui en fait de véritables centres d'impulsion, de *véritables cœurs accessoires veineux*. Tel est le pouls des *veines de l'aile de la chauve-souris*, celui de l'*oreille du lapin* et le *cœur veineux* de la *queue* de l'*anguille* [*Marshall Hall*]. Et, ce qui montre que ce sont bien là de nouveaux centres de mouvement, c'est que leurs pulsations ne sont point isochrones à celles du cœur; la veine de l'aile ne bat que 18 à 20 fois par minute.

### POULS VEINEUX SPONTANÉ DES VEINES CAVES.

*Hunter* appelait les *veines* des *vaisseaux passifs;* cette proposition était trop générale, car les *veines caves* sont douées d'un *pouls veineux physiologique* très prononcé. Elles possèdent une puissance de contraction personnelle, indépendante de celle du cœur, avec mouvements rhythmiques de systole et de diastole assez isochrones avec ceux des oreillettes. On les voit battre longtemps après la mort du ventricule et de l'oreillette gauche; alors même qu'elles ne sont plus distendues par le sang, elles battent encore, ce qui montre bien que cette activité leur est propre et ne dépend pas de la systole de l'oreillette qui viendrait les remplir par régurgitation. Lorsque leur mouvement s'arrête, le galvanisme le ranime; tantôt ce sont des contractions simulanées, tantôt des ondulations ou contractions successives des diverses parties de la veine. On a même vu les ondulations se manifester dans un fragment de veine cave compris entre deux ligatures [1], en sorte qu'on peut les regarder comme le vestibule du cœur droit dont elles partagent les propriétés. Remarquons bien que, jusqu'ici, il s'agit d'un *pouls veineux direct* et dans lequel le sang suit une marche normale, affluente vers le cœur.

### POULS VEINEUX DIRECT DE LA PIE-MÈRE.

Si l'on examine, comme a pu le faire le docteur *Schüller* [2] à travers une ouverture de trépan, les *veines* de la *pie-mère* chez un animal ou un sujet soumis aux inhalations du *nitrite d'amyl*, on ne tarde pas à voir ces vaisseaux agités de mouvements pulsatifs semblables à ceux des artères et isochrones à ceux-ci. C'est que le *nitrite d'amyl*, paralysant l'effet des nerfs vaso-constricteurs, le sang passe alors des artères dans les veines avec toute sa force d'impulsion primitive et y détermine des pulsations. C'est donc un *pouls veineux direct*.

**Indications diagnostique et thérapeutique** : — Le **nitrite d'amyl**, outre son action congestive laquelle combat activement **l'anémie cérébrale** en *dilatant* les *petites artères*, peut avoir une action favorable dans les cas d'*inflammation* et de *congestion veineuse*, soit du cerveau, soit des méninges, en *dissipant* la *stase veineuse*, et forçant le sang à circuler dans les réseaux capillaires.

Le **pouls veineux de la pie-mère** donne une explication assez naturelle de la **céphalée pulsative** qui accompagne un grand nombre d'états congestifs du cerveau et de ses membranes [*migraines*, *asphyxies*, etc.] et dans lesquels les nerfs vaso-constricteurs parésiés laissent les vaisseaux se dilater au-delà des limites habituelles.

### POULS VEINEUX DES VEINES CENTRALES DE LA RÉTINE.

A l'état normal, dans certaines circonstances données, des battements isochrones aux pulsations du cœur peuvent être perçus dans les veines qui se rendent au *polus opticus*, et dont la circulation est ordinairement si uniforme, si régulière.

[1] LISON. Gaz. méd. 1839; p. 281.

[2] SCHÜLLER. *Action de certains médicaments sur les vaisseaux de l'encéphale*: Berlin. Klin. Wochensch. 1874.)

Ce phénomène est facile à observer, au moyen de l'ophthamoscope sur le champ de la papille ; on le perçoit plus difficilement quand on observe le vaisseau sur la rétine même; pourtant on peut le reconnaître en suivant le cours de la veine, à une distance égale à deux fois le diamètre de la papille. On distingue ces pulsations à la vue, parce que le vaisseau paraît d'abord moins coloré, plus étroit; puis il reprend sa couleur rouge-brun et revient ensuite à son volume primitif. Ce pouls veineux peut être, comme le pouls artériel correspondant, *physiologique* ou *pathologique*.

**Pouls veineux rétinien physiologique** — Il est produit par la simple pression du doigt de l'observateur sur la partie externe de la paupière supérieure. Les battements *veineux* paraissent les *premiers;* mais, en comprimant plus fort, on produit aussi des pulsations dans les *artères* de la rétine. On les observe encore, lorsqu'il survient une *exagération* des fonctions circulatoires, par la *course*, le *saut*, l'*essoufflement*, l'*effort*, etc.

Enfin, si l'on *comprime* la *carotide*, il se produit aussitôt dans la papille optique du même côté une diminution d'amplitude des veines, promptement suivie de stase veineuse d'abord, puis du *pouls veineux*.

**Pouls veineux rétinien pathologique.** — Il peut se présenter sous quatre conditions différentes.

1° La *pression* exagérée du *sang* due à une *maladie* du *cœur*.

2° Une *pression séreuse intrà-oculaire*, comme il arrive dans le *glaucome*.

3° Une *pression extrà-oculaire*, déterminée par quelque *tumeur* de l'*orbite*.

4° Enfin des *efforts d'expiration* longtemps prolongés, efforts qu'augmente l'intensité de l'afflux sanguin dans les veines, comme l'*asthme*, le *catarrhe chronique*, le *goître exophthalmique*, etc.

**Indication diagnostique :** — Mais, quelle que soit la cause accidentelle qui produise cette pulsation veineuse, elle indique toujours une *pression trop forte exercée sur l'intérieur de l'œil*, pression qui détermine la paralysie des nerfs vaso-constricteurs ou l'excitation des vaso-dilatateurs laissant les vaisseaux sans frein se distendre à chaque pulsation cardiaque.

**Indication thérapeutique** : — La cause du mal étant la *pression intrà-oculaire exagérée*, le traitement devra la diminuer, la supprimer, comme nous l'avons vu en étudiant le pouls artériel oculaire ; les injections sous-cutanées de *pilocarpine* et d'*ésérine* exerceront souvent un favorable effet, La *sclérotomie* de *Quaglino*, la *section de l'iris*, telle qu'on la pratique pour le *glaucome*, paraissent, dans les cas graves, les moyens chirurgicaux les plus avantageux.

### POULS VEINEUX DE LA MAIN ET DU BRAS.

HALLER et MARTIN SOLON [1] ont cité des exemples où ces pulsations étaient visibles à l'œil.

KING [2] observa ce pouls veineux en 1837 ; il réussit même à le montrer, sinon à l'inscrire, au moyen d'un petit levier très fin, composé d'un fil de cire à cacheter, collé sur la peau en travers de la veine, c'était un sphygmomètre d'une délicatesse extrême. Il put ainsi démontrer l'existence de pulsations dans les veines sous-cutanées du *dos* de la *main*, du *front*, etc. On a rencontré cette variété du pouls dans les affections suivantes :

**Hypertrophie du cœur.** — Nous devons au docteur BENSON [3] un des exemples les mieux étudiés. Le pouls existait dans le système veineux superficiel des membres supérieurs et sur le trajet des *veines dorsales* de la *main ;* les veines du reste étaient saillantes, et le doigt à leur contact éprouvait la sensation d'un battement. Par la saignée, le résultat était variable, et le jet sortait tantôt uniforme, tantôt saccadé. Il y avait, dans ce cas, une *hypertrophie du cœur* considérable, qui, sans doute, dominait la contractilité des capillaires. ZULIANI, cité par *Testa* [4], rapporte un fait où les pulsations des veines du bras étaient si pareilles à celles des artères que le chirurgien craignait de se tromper en faisant une saignée.

**Pneumonie.** — OGIER-WIARD [5] observa les *pulsations veineuses* du *dos* de la *main* jusqu'au milieu de l'avant-bras, dans le cours d'une *pneumonie double*, chez une femme enceinte de cinq mois.

[1] MARTIN SOLON. *Sur le pouls veineux* (Gaz. méd. de Paris, 1844, p. 66).

[2] KING. *On essay of the safety valve function of the right ventricle of the human heart.* (Guy's hosp. rep. 1837, t. II, p. 107.)

[3] BENSON. *Un cas de pulsat. veineuses dans les membres supérieurs.* (Dublin, J. of med. sc., vol. VIII, 1re série, 1836.)

[4] TESTA. *Commentaire de Zuliani sur Hippocrate, Malattie del cuore.* Vol. III, chap. XVII.

[5] OGIER-WIARD. Arch. de méd., 1834, p. 129.

Elles durèrent tant que la fièvre fut intense (3 jours). La pression faite en dessous arrêtait les pulsations.

**Bronchite chronique.** — ELLIOTSON constata les mêmes pulsations dans le cours d'une bronchite qui guérit.

**Phthisie pulmonaire fébrile.** — Le professeur PETER [1] a signalé, en 1873, l'apparition de *pulsations veineuses* au *dos* de la *main* chez des *phthisiques* fort avancés et offrant un certain degré de *cyanose* des extrémités. Les *veines dorsales* de la *main turgides* et flexueuses offraient des *battements veineux* visibles; ils n'étaient pas assez forts pour être perçus au doigt, mais l'on pouvait, par la vue et en palpant la radiale, reconnaître que ces battements étaient isochrones avec les pulsations artérielles.

Différent du pouls veineux cervical de *Lancisi*, ce n'était point un pouls de régurgitation veineuse émané du centre cardiaque droit, car la compression du poignet entre les affluents et les gros vaisseaux, loin de faire disparaître ce pouls, le rendait plus intense.

Le professeur Peter explique ces pulsations par l'*asphyxie* et par l'état des capillaires. Le poumon profondément tuberculeux ne fournit plus assez d'oxygène au sang. Celui-ci passe dans les artères encore chargé d'acide carbonique, et, sous cette influence, les capillaires perdant leur tonicité ne transforment plus le mouvement de rhythmique en continu, mais laissent passer le sang dans les veines avec le mouvement pulsatif émané du cœur gauche. Lorsque le pouls radial vient à faiblir, le pouls veineux du dos de la main ne tarde pas à disparaître.

**Saignées.** — MARTIN SOLON et WARD ont observé ce fait chez plusieurs pneumoniques qui avaient été fortement saignés. PIORRY, en 1820, a vu la saignée rendre le jet veineux saccadé, isochrone aux artères ; le sang était en même temps plus fluide et plus rouge.

*Martin Solon* [2], ayant aussi remarqué le pouls veineux à la suite de grandes déplétions de sang, attribuait son passage trop libre à son extrême fluidité qui lui faisait subir l'impulsion *a tergo* des *artères;* il le nommait *pouls veineux inférieur*, dési-

[1] PETER. *Pouls veineux du dos de la main observé à la période ultime de certains cas de phthisie pulmon. fébrile.* France méd., 1878, p. 649.
[2] MARTIN-SOLON. Acad. de méd., octobre 1844.

gnant sous le nom de *pouls veineux supérieur* celui qui était dû aux contractions exagérées du *cœur droit*.

*Magendie* opposait à cette théorie que le sang trop fluide s'imbibe dans les parois des capillaires, les gonfle, les obstrue, et par conséquent embarrasse la circulation loin de la favoriser. Cette objection n'est pas valable, car ce n'est pas le sang trop peu riche en globules qui s'imbibe ainsi, mais bien celui dont les hématies se décomposent.

**Fièvre typhoïde.** — VELPEAU observa le *pouls veineux* dans le cours d'une *fièvre typhoïde*, et WEITBRECHT [1], pendant une fièvre épidémique, probablement de même nature.

Enfin l'on a encore pu constater le *pouls veineux* chez un jeune homme atteint d'affection cérébrale avec *rétrécissement aortique*.

Chez un homme avec ascite et palpitation, sans doute une affection du cœur droit.

Chez une jeune fille atteinte d'hydrocéphale aiguë [2]; ici la cause réelle reste inconnue.

### POULS VEINEUX DIRECT DES VARICES.

Signalé par J. L. PETIT, puis par NÉLATON. Ce chirurgien célèbre observa que lorsque la veine vient à se rompre chez les variqueux, elle laisse échapper le sang par saccades projetées assez loin.

J'ai pu étudier la question avec mon sphygmographe sur les veines variqueuses qui couvraient le tibia et les chevilles d'un homme de 50 ans, très sain du reste et n'offrant aucune trace d'affection du cœur; ces veines se trouvaient par leur position à la jambe loin de toute artère collatérale.

Or l'instrument nous permit d'inscrire une série d'ondulations délicates qui, comparées à celles du pouls du même sujet, représentaient parfaitement la pulsation artérielle avec son dicrotisme.

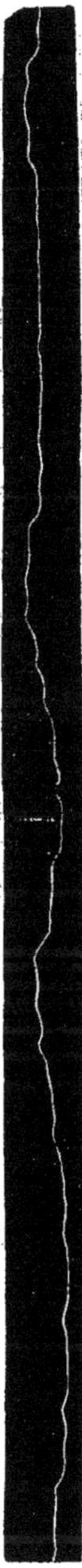

Fig. 490. — Pouls veineux de la veine variqueuse (jambe droite).

[1] WEITBRECHT. London med. Gazet. Et, the americ. J. of. med. sc. 1833.
[2] Journ. complémt. de méd. t. XXI, 1885.

En observant l'ensemble du tracé, on y découvre en outre les ondulations respiratoires qui se font sentir jusque dans ces lointaines régions.

Ce pouls est dû à la dilatation progressive des capillaires qui laissent passer, avec trop de facilité, le sang artériel encore doué de son impulsion, dans les veines également dilatées qui forment les varices. C'est un *pouls veineux direct* et non *rétrograde*. Il est bien différent du pouls veineux rétrograde observé par Marey dans les veines tibiales d'un individu atteint d'affection organique du cœur droit, et si nous le signalons ici, c'est pour éviter l'erreur de diagnostic qui pourrait en résulter, car le sujet sur lequel nous l'avons observé n'avait aucune affection du cœur.

### POULS ARTÉRIOSO-VEINEUX DIRECT DES MEMBRES ET DE LA FACE.

Sur un certain nombre de personnes, on observe encore à la *face*, aux *membres*, mais surtout au *dos* de la *main*, un *pouls veineux direct* et non rétrograde. On le reconnaît à ce qu'il n'est point arrêté en comprimant du côté des capillaires. Il s'*arrête*, au contraire, si l'on *comprime* les *troncs veineux* principaux ou les *artères* correspondantes. Il est plus prononcé quand la circulation est activée, sous l'influence du café ou autres excitants, ou dans la station horizontale, ou pendant l'exercice fonctionnel, quand on mange par exemple. Il disparaît au contraire quand le calme est complet. Ce pouls veineux est normal, physiologique; il est dû à la communication directe qui existe entre des vaisseaux artériels et veineux d'un ordre un peu plus élevé que les capillaires. On trouve ces communications surtout à la *paume* de la *main*, aux *coudes*, aux *genoux* et à la *plante* des *pieds*, au *nez*, au *front* et aux *oreilles;* ce sont les **vaisseaux dérivatifs** de SUCQUET. Mais ce pouls ne peut être observé que sur un petit nombre de sujets. En un mot, c'est une exception et non une règle.

### POULS ARTÉRIOSO-VEINEUX PATHOLOGIQUE.

Le baron LARREY[1] père a publié un fait intéressant d'**anévrysme artérioso-veineux** de la sous clavière, par suite d'une

[1] LARREY (B. D. J.). Mém. de méd. milit., t. IV.

blessure d'arme à feu. Les battements veineux s'étendirent peu à peu tout le long du membre supérieur. Ils offraient ce caractère spécial de *cesser* dès qu'on *relevait* le *bras* au-dessus de la tête.

Le *repos*, la *compression*, et surtout la *position élevée* du membre obtinrent une guérison complète dans ce cas qui semblait mortel, car les blessures artérielles guérisent rarement.

L'anévrysme *artério-veineux* de la *carotide interne* ouverte dans le *sinus caverneux*, se manifeste aussi par l'*exophthalmie pulsative*.

## II° POULS VEINEUX RÉTROGRADE DES JUGULAIRES.

Le pouls veineux jugulaire ou *pouls régurgitant* a été reconnu dès les premiers âges de la médecine. *Galien* [1] le décrivit à propos d'un cas de céphalée violente. Mais c'est à *Lancisi* que l'on doit la théorie qui établit les rapports du pouls jugulaire avec la dilatation du cœur droit ; de notre temps, *Laënnec* en France, *Hunter* (*William*), *Thomas Wilkinson*, *King* et le docteur *Adams*, en Angleterre (1828), démontrèrent que le ventricule droit joue le rôle d'un réservoir, et les valvules tricuspides celui de soupapes de sûreté dans le cœur humain. Quand elles fonctionnent mal, le pouls jugulaire apparaît. *Adams* fit voir la fréquence du pouls jugulaire dans les *rétrécissements mitraux*, par suite de la dilatation qu'ils imposent, de proche en proche, aux cavités droites.

Il indiqua, en outre, que ces pulsations sont *synchrones* avec la contraction du *ventricule*, détail important pour la théorie de l'action du cœur à l'état sain.

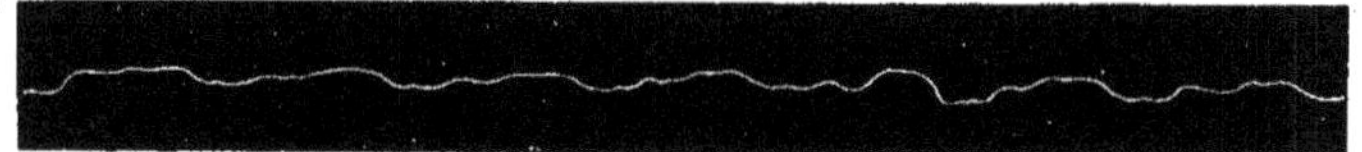

Fig. 491. — Pouls veineux régurgitant de la jugulaire. Insuffisance auriculo-ventriculaire droite.

*Hombert* [2] observa un exemple où le pouls veineux n'existait que par moments, apparaissant ou disparaissant tour à tour. Dès que le paroxysme d'asthme cardiaque cessait, les pulsations

[1] GALIEN. *Cité par* TESTA. *Malattie del cuore*. Vol. III, cap. XVII.
[2] HOMBERT. Hist. de l'acad. roy. des sc. ann. MDCCIV, p. 161.

veineuses s'arrêtaient, ce qui montre qu'une dilatation passagère du cœur droit suffit pour produire ce phénomène.

Le **pouls jugulaire** s'observe presque exclusivement dans les *veines jugulaires externes* à cause de leur position superficielle et sous-cutanée qui laisse leurs pulsations très visibles. Mais les *jugulaires internes* participent à ce pouls, quoiqu'on ne puisse les voir. C'est le doigt qui le constate par une sensation de choc très mou, bien différent de celui des carotides.

Les *pulsations* des *veines jugulaires internes* s'accompagnent d'un *pouls artériel* toujours *petit* (*Beau*).

**Etiologie** : — La *pulsation* des *veines jugulaires* indique essentiellement la gêne de la circulation pulmonaire et la surcharge du ventricule droit par le sang, surcharge qui ne tarde pas à amener l'*insuffisance* de la *valvule tricuspide*. Aussi faut-il admettre avec *Stockes* [1] qu'elle peut se rencontrer dans trois circonstances :

1° **Obstruction de l'artère pulmonaire et de ses valvules sygmoïdes.**

2° **Dilatation des cavités droites du cœur, avec insuffisance tricuspide.**

3° **Obstruction de l'orifice auriculo-ventriculaire droit.**

Il est, en outre, une quatrième circonstance où l'on a observé le pouls jugulaire, c'est le cas d'**anévrysme artérioso-veineux** ; quand l'artère sous-clavière ou le tronc brachio-céphalique communiquent avec les veines correspondantes qu'ils dilatent jusqu'à forcer les valvules.

Mais le pouls jugulaire offre alors des caractères particuliers que nous signalerons bientôt.

### DICROTISME SYSTOLIQUE OU ASCENDANT DU POULS VEINEUX JUGULAIRE.

**GENDRIN** a démontré en 1843 que dans l'*insuffisance tricuspide* le sang veineux était repoussé de l'oreillette dans les veines caves, au moment de la contraction auriculaire, et que, propagée dans les jugulaires, cette ondulation offrait, en outre, ce caractère de présenter un *dicrotisme systolique ou ascendant*, coïncidant avec le deuxième temps du cœur, avec la *systole*

[1] STOCKES. *Maladies du cœur et de l'aorte*. Trad. par Sénac. 1 vol. in-8°, 1864.

auriculaire, tandis que le dicrotisme normal des artères coïncide avec la *diastole* auriculaire.

*Friedreich* [1], *Bamberger, Seidel* et *Geigel* [2] ont confirmé ces résultats par des observations très concluantes et par l'emploi du sphygmographe.

Les pulsations sont presque toujours visibles à la vue, surtout si l'on a soin de faire tourner le malade sur le côté gauche.

Les tracés 490 et 491 offrent un type du genre.

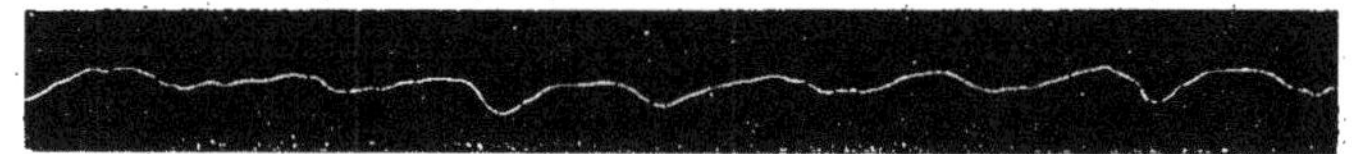

Fig. 492. Pouls veineux de la jugulaire. Dicrotisme ascendant.

### DICROTISME DESCENDANT OU DIASTOLIQUE.

Cependant le pouls veineux jugulaire peut encore offrir, d'après *Friedreich*, le *dicrotisme descendant ou diastolique;* ce *dicrotisme* est dû à une réflexion du sang sur la paroi interne du cœur droit, de même que le dicrotisme artériel ascendant a été expliqué par *Naumann* par la réflexion du sang sur la paroi interne du cœur gauche dans le cas où les valvules aortiques n'existent plus.

**Diagnose** : — Le *pouls veineux jugulaire* à *dicrotisme descendant* indique une *insuffisance telle* des valvules *tricuspides* que la réflexion sanguine n'a lieu qu'au fond du ventricule. Le diagnostic doit être : *dilatation et anévrysme du cœur droit,* **insuffisance tricuspide absolue.**

### INSUFFISANCE DES VALVULES VEINEUSES DU COU.

Ce dernier point mérite d'être étudié avec quelques détails.

Le **pouls veineux** de la **jugulaire interne** offre un double caractère :

1° Un **reflux**, qui a pour limite l'angle de réunion des veines jugulaire interne et sous-clavière, car en ce point la jugulaire est munie de deux valvules importantes, qui suspendent le cours rétrograde du sang en se relevant dès qu'il y a reflux et laissant dilater la veine au-dessous.

[1] Friedreich. Deutsche archiv. f. Klinische medicin, seite 241, 1865.
[2] Seidel et Geigel. *Ueber der venenpuls.* Würzb. med. Zeitschr. 1864.

2° Au dessus des valvules, une **stase** qui se produit progressivement de bas en haut et qui est la conséquence du premier phénomène.

Au début des affections du cœur droit, le pouls veineux jugulaire ne s'observe que sur cette veine et même seulement dans sa partie inférieure, mais le vaisseau se laisse peu à peu dilater, et après lui ses affluents, car leurs valvules deviennent insuffisantes.

**Diagnose** : — Aussi pouvons-nous poser en aphorisme cette conclusion de FRIEDREICH :

*Quand les veines jugulaires se montrent pulsatives dans toute leur étendue au col, il existe certainement une insuffisance de leurs valvules veineuses.*

### POULS VEINEUX DIASTOLIQUE.

**Écartement des systoles.** — Une dernière cause du *pouls veineux diastolique*, reconnue par LÉPINE [1], c'est l'**écartement des systoles auriculaire et ventriculaire.**

Ce pouls veineux précède de beaucoup la systole ventriculaire, aussi, au lieu d'être *présystolique*, il est *diastolique*.

De plus, c'est un *pouls veineux non constant*, c'est-à-dire qu'il peut, à certains moments, reprendre le type plus normal en redevenant présystolique.

On obtient artificiellement cet écartement de la systole auriculaire par l'excitation du pneumo-gastrique, chez le cheval, ainsi que l'a démontré le docteur *Arloing*.

### POULS VEINEUX JUGULAIRE, IMAGE FIDÈLE DU CŒUR DROIT.

La veine jugulaire est si rapprochée du cœur, que cet organe exerce sur le sang qu'elle contient une attraction et une répulsion souvent visibles à l'œil nu, avec tant de force, qu'on est d'abord tenté de les attribuer aux artères carotides.

En analysant de près les phénomènes produits, on reconnaît avec POTAIN [2] et LIVORI :

1° *Un premier soulèvement lent.* Il précède immédiatement la systole ventriculaire.

[1] LÉPINE. *Ecartement anormal des systoles auriculaire et ventriculaire.* Revue mens. de méd., 1882, p. 239.

[2] POTAIN. *Des mouvements et bruits qui se passent dans les veines jugulaires.* Sociét. méd. des hôpitaux, 24 mai 1867.

2° *Un second soulèvement* formé de deux petites ondulations rapides, coïncidant avec la systole elle-même.

3° *Deux affaissements profonds :* le premier pendant le petit silence, le deuxième immédiatement après le deuxième bruit du cœur. Les deux soulèvements se rapportent aux contractions successives de l'oreillette et du ventricule et les deux affaissements aux diastoles de ces cavités.

Il est évident que le sang veineux affluant toujours au cœur doit éprouver un léger reflux ou ondulation rétrograde, dès que le ventricule par sa contraction cesse de le recevoir. Dans ce mouvement, la contraction active des veines doit avoir aussi sa part et contribuer au refoulement dès que son effort ne peut plus agir pour pousser le sang dans l'oreillette, car aucun mouvement ne peut être perdu, il ne fait que changer de direction.

La veine jugulaire se gonfle donc d'un côté par l'appel qu'opère sur elle le vide produit par la systole cardiaque, d'autre part en recevant le trop-plein de l'oreillette ; c'est un double courant qui se choque à mi-chemin.

### HÉMISYSTOLIE DU CŒUR DROIT.

DÉFINITION : — Tandis que plusieurs savants nomment *hémisystolie* une *systole* coupée en deux moitiés, ou même une *systole à moitié avortée* sur deux, pour d'autres l'*hémisystolie consiste dans la contraction isolée d'un ventricule du cœur et plus spécialement du ventricule droit.* C'est une **hétérochronie ventriculaire.**

Elle se manifeste par un *double battement veineux* apparent aux *jugulaires* et correspondant à un battement simple de la carotide.

Ces deux battements suivis de deux dicrotismes forment quatre ondulations. En y joignant la pulsation de la carotide et son dicrotisme, l'ensemble de ces six ondulations superposées donne à cette région un aspect tumultueux et frémissant, un caractère vague, rapide et diffus, qui étonne au premier abord et que l'on soumet difficilement à l'analyse, si l'on n'en connaît pas d'avance la cause et le mécanisme.

Mais tantôt le rhythme est ainsi continu, tantôt il est alterné, une systole bi-ventriculaire étant suivie d'une autre isolée du ventricule droit.

*Laennec* avait déja indiqué vaguement cet état morbide, mais c'est à LEYDEN[1] qu'on en doit la description complète. Son opinion ne fut pas admise sans conteste. *Bozzolo*[2] en Italie affirma que l'hémisystolie n'était qu'apparente produite par l'insuffisance de l'ondée sanguine artérielle qui n'arrive pas à chaque fois jusqu'à dilater la radiale, mais au moins devrait-elle dilater la carotide si voisine, et y rester visible.

En Allemagne, *Fraentzel*[3], *Schreiber*, *Riegel*, *Tuckzek*, *Landois*, soutinrent que la structure du cœur s'opposait à ce dédoublement fonctionnel.

L'opinion de *Leyden* fut soutenue par *Malbranch*[4], *Roy*, *Friedreich*, *Gerhardt*, *Resenstein*, *Cohnheim*, qui rappelèrent comme preuve que chez les animaux mourants le cœur ne donne plus que les contractions *uni-ventriculaires droites*.

Enfin *Reigel* et *Lachmann* ont bien démontré l'indépendance relative des deux cœurs, en introduisant deux cathéters l'un dans la veine jugulaire, l'autre dans la carotide, puis en observant leurs battements distincts. Si donc les deux cœurs battent simultanément, c'est moins par suite de leur structure et de leur jonction par des fibres communes que par le jeu simultané et harmonique de leur système nerveux. Dès lors il ne sera pas étonnant d'observer l'*hémisystolie*, comme symptôme des *lésions* des *nerfs pneumo-gastriques*.

### POULS VEINEUX BONDISSANT OU PARADOXAL.

**Diagnose** : — Quand on observe sur un sujet la distension extrême des *veines jugulaires externes* au moment de la *systole* cardiaque, puis le *collapsus* subit et la *disparition* de ce pouls au moment de la *diastole;* quand ce phénomène est en outre *plus prononcé* pendant l'*inspiration, c'est un signe qu'il existe des adhérences du péricarde aux parois du cœur.*

Le professeur FRIEDREICH[5] l'a observé deux fois chez des malades morts, avec une adhérence complète des deux feuillets du péricarde.

Au moment de la *systole*, on constatait une rétraction d'une grande partie de la paroi thoracique gauche. Puis, lors de la

[1] LEYDEN. Wirchow's arch. Bd XLIV.
Id. Id. Bd LXV.
[2] BOZZOLO. Archivio per le sc. mediche, Bologne, vol. I, fasc. 1.
[3] FRAENTZEL. Charité Annalen, 1874.
[4] MALBRANCH. Deutsch. arch. f. Klin, med. t. VI, fasc. 1.
[5] FRIEDREICH. Archiv. für Pathol. anat. 1864.

*diastole,* on sentait dans la même région un choc diastolique très violent, avec rebondissement énergique. On voyait aussi, au moment de la systole ventriculaire, les veines du cou se dilater considérablement. Puis, au moment du choc diastolique de la paroi thoracique, elles se vidaient, s'affaissaient brusquement et même disparaissaient. Tous ces phénomènes sont plus accentués pendant l'*inspiration,* ils constituent un **pouls veineux** que j'appelle **paradoxal inspiratoire** à cause de sa parfaite analogie avec le pouls paradoxal artériel correspondant.

Il s'agit presque toujours alors d'une *péricardite calleuse,* mais pourtant *Stockes* a rencontré une fois ce pouls veineux dans un cas de *péricardite aiguë* où le malade guérit.

### POULS VEINEUX JUGULAIRE DANS L'ANESTHÉSIE CHLOROFORMIQUE.

Que le chirurgien se serve de l'*éther*, du *chloroforme*, de l'*amylène* ou du *méthylène*, le pouls veineux apparaît souvent, soit pendant l'anesthésie, soit à la période de réveil, et, dans ce dernier cas, il persiste pendant une demi-heure environ. Les veines *jugulaires internes*, *sous-clavières*, souvent les *jugulaires externes*, les *faciales* même, sont le siège de battements. A chacun de ces battements correspond un double mouvement ondulatoire, dont le plus fort précède le pouls radial. Ils disparaissent, si l'on comprime la veine au-dessous du point examiné; ils persistent, si l'on comprime au-dessus; c'est donc un *pouls veineux indirect* ou par *régurgitation.* Pourtant l'auscultation n'indique aucun trouble particulier du cœur; le pouls radial, la respiration, n'accusent aucune altération.

Deux théories peuvent rendre compte de ce pouls veineux.

Le docteur NOEL [1] l'attribue, soit à une *parésie chloroformique* du *cœur* par laquelle l'orifice auriculo-ventriculaire droit se fermerait incomplètement, soit à un engorgement des veines caves et du ventricule droit qui gêne la déplétion de l'oreillette droite; mais en quoi consiste cet engorgement? c'est ce qu'il n'élucide pas.

Je proposerais une seconde théorie plus en rapport avec les faits: cet engorgement des veines caves existe, mais il ne se

[1] NOEL. *Contribut. à l'histoire des anesthésiques.* Bullet. de l'Acad. de méd. de Belgique, 1876.

produit point d'abord par la paralysie du cœur, il est dû à la contraction des capillaires artériels, effet primitif du chloroforme ; car, ainsi que je l'ai démontré dans un mémoire à l'Académie des sciences en 1857[1], le chloroforme et l'éther, outre leur action comme essence sur le système nerveux, agissent sur le sang en le chargeant de $C^2$ $O^2$ *acide carbonique* par leur *décomposition partielle* en *gaz carboné* qui entrave l'hématose physiologique. Or, l'acide carbonique retarde l'écoulement du sang ; les capillaires artériels contractés se refusent à le recevoir, dès lors, ce sang veineux s'accumule *à tergo* dans les capillaires veineux d'abord, puis dans les grosses veines, les artères restant vides et anémiques : de là, le reflux progressif et l'accumulation du sang veineux jusqu'à l'oreillette, qui finit par être trop pleine, se dilate, et devient insuffisante exprimant ce trop-plein par le *pouls veineux*, *jugulaire* et *facial*.

**Diagnose** : — Le *pouls veineux*, dans l'*anesthésie chloroformique*, indique donc : 1° l'**anesthésie du sang** qui ne s'*hématose plus;* — 2° la **parésie** du cœur et des gros vaisseaux par l'**hyper-carbonisation** du sang ; — 3° la **dilatation** *à tergo* et l'**insuffisance tricuspide.** C'est l'**asphyxie** avec la *mort imminente,* et le danger de pousser plus loin les inhalations en ressort aussitôt pour le chirurgien.

**Pronostic** : — Le pronostic est toujours *grave;* il accuse une tendance à l'état *syncopal*, à la *paralysie du cœur*, car, à côté de la *congestion veineuse*, il y a l'*anémie cérébrale*. Il est plus grave encore lorsque le pouls veineux tend à *disparaître*, si du moins les autres fonctions (sensibilité et connaissance) ne se rétablissent pas. Dans ces circonstances, on peut dire en deux mots : *son apparition est grave, sa disparition est mortelle.*

**Indications thérapeutiques** : — *A.* — **Cesser les inhalations** : *Tollere causam.*

*B.* — Pratiquer la **respiration artificielle** d'après les méthodes de *Sylvester* ou de *Pacini*, après avoir ouvert la bouche et abaissé ou *tiré* la langue, qui souvent, retombée en arrière, obstrue l'ouverture de la glotte et contribue à l'asphyxie.

[1] OZANAM (C.). *Des anesthésies en général et surtout de l'élément chimique qui produit l'anesthésie.* Mém. couronné par la société de méd. de Metz, 1858, J.-B Baillère.

ID. *Note sur la décomposit. de l'éther et la format. de gaz carbonés pend. l'anesthésie.* Académ. des sciences. P. sept. 1857.

*C.* — Les **inspirations d'oxygène** sont ici toutes puissantes ; si le malade peut seulement respirer 2 ou 3 fois ce gaz pur ou mélangé d'air, elles peuvent le sauver, ainsi que je l'ai démontré en 1858 dans mon mémoire sur l'*anesthésie.*

*D.* — L'**inversion** du corps. Comme l'engorgement du système veineux entraîne l'*anémie artérielle cérébrale*, l'*inversion* préconisée par *Nélaton* sera toujours utilement jointe aux moyens précédemment indiqués.

*E.* — Les *inhalations* de **nitrite d'amyl**, en dilatant rapidement les capillaires artériels, offrent un excellent moyen de rétablir la circulation, mais il faut pour cela que la respiration ne soit pas complètement éteinte, car il n'est pas démontré que ses effets soient identiques en injections sous-cutanées.

### POULS VEINEUX PATHOLOGIQUE DE LA VEINE CAVE INFÉRIEURE.

La *veine cave inférieure* peut également éprouver le *pouls veineux rétrograde* des affections par *insuffisance* du *cœur droit*, et, ce pouls *régurgitant*, qui est en retard d'un cinquième de seconde sur le premier, implique l'existence d'une circulation en sens inverse, comme un homme qui ferait deux pas en avant, un pas en arrière.

### POULS VEINEUX DES VEINES PULMONAIRES.

La multiplicité des branches du réseau pulmonaire transforme rapidement le mouvement du sang ; d'intermittent qu'il est dans l'artère pulmonaire, il devient continu dans les capillaires du poumon.

Mais, dans les troncs principaux, les expériences de *Butner* [1], faites avec le kymographe de *Ludwig*, en plaçant l'hémodynamomètre dans l'*artère pulmonaire gauche*, puis dans la *veine* du même côté, ont montré que le sang y subissait trois sortes d'oscillations :

1° L'**oscillation** produite par la *systole* et *diastole* du *cœur droit*. Elle constitue pour l'*artère veineuse un pouls naturel ;* mais pour les *veines artérieuses*, c'est un véritable **pouls veineux rétrograde** ; il y a tout à la fois *pouls direct* du *poumon* au *cœur* et *pouls inverse* du *cœur* au *poumon*, car les veines pulmonaires

[1] Butner. *Ueber die strom und druckgraft des blutes in der arteria und vena pulmonalis.* (Zeitschrift für rationelle medicin, 1853, 2° série, t. II, p. 100.)

étant dépourvues de valvules, le sang y est repoussé sans résistance et s'écoule dans les deux directions. Jusque-là, tout se passe encore physiologiquement, mais dans les affections du cœur droit, ce pouls veineux doit singulièrement augmenter, et par son exagération il devient pathologique. Ainsi s'expliquent sans peine les *congestions pulmonaires*, les *hémoptysies* et les *apoplexies* qui surviennent trop souvent alors ; car les deux marées sanguines ascendante et descendante, par le choc de leur rencontre et leur lutte incessante, dilatent les capillaires jusqu'à les rompre.

2° La seconde oscillation subie par les veines pulmonaires est l'**oscillation respiratoire**.

3° D'autres oscillations, à plus longues périodes, que *Butner* attribue à des différences dans le degré d'énergie avec laquelle le cœur se contracte. Je crois plutôt devoir les attribuer aux variations d'intensité fonctionnelle du poumon et je les regarde comme analogues à la courbe de *Traube*. Ce sont des **courbes d'hématose** leur ensemble constitue, le *pouls organique veineux du poumon.*

## POULS VEINEUX DE TOTALITÉ.

POULS VEINEUX DE SOULÈVEMENT TRANSMIS PAR LA VEINE OPHTHALMIQUE. — Quoique les *pulsations* de l'*orbite* dépendent le plus souvent d'un *anévrysme simple* ou *cirsoïde* ou d'un *angiôme caverneux* d'origine *traumatique*, il faut savoir aussi que dans plusieurs cas où l'on observait : exophthalmie, battements synchrones au pouls, bruit de souffle, etc., on ne trouva à l'autopsie, tantôt qu'une *obstruction* de la *veine ophthalmique* au niveau du sinus caverneux avec stase veineuse au niveau de l'obstacle et pulsation des veines en arrière de l'obstacle, ou bien quelques traces d'*inflammation* dans le *tissu cellulaire rétro-bulbaire* et des oblitérations partielles des veines de l'orbite, comme dans l'observation de *Oettingen* [1] à la clinique de *Dorpat.*

[1] OETTINGEN. *Zur Kasuistic und diagnostic der orbital tumoren.* Klin. monatblaetter f. augenheilkunde, t. XII, 45.

### POULS VEINEUX HÉPATIQUE OU DE LA VEINE PORTE.

Quand, par suite de l'engorgement du cœur droit, la pléthore veineuse est devenue extrême, la régurgitation de l'oreillette se propage de veine en veine. De la veine *cave* inférieure, elle gagne la veine *porte*, et par elle tous les rameaux qui se distribuent au foie et qui sont privés de valvules.

Il en résulte qu'à chaque diastole veineuse l'organe présente un **pouls rétrograde de totalité**; il se gonfle dans toutes ses dimensions, puis diminue de nouveau, et le pulsographe inscrit sans peine les pulsations, même à travers l'épaisseur des parois abdominales. Ces pulsations offrent des caractères particuliers, identiques à ceux du pouls jugulaire veineux.

Ainsi la *pulsation* est *isochrone* à celle du pouls et le *dicrotisme* est *ascendant*.

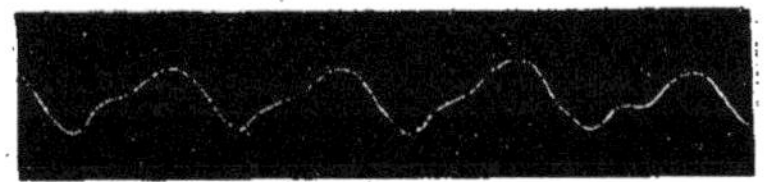

Fig. 493. — Pouls veineux hépatique. Dicrotisme ascendant.

La pulsation de la veine cave, dans les maladies du foie, produit cette hypérémie atrophique nommée *foie muscade*.

Ajoutons seulement ici que le pouls n'est point seulement hépatique, il peut être aussi bien *splénique* ou *rénal*, mais dans ces organes il n'est guère appréciable, à cause de leur situation profonde.

Dans le cas d'*hétérochronie ventriculaire*, le pouls veineux hépatique, aussi bien que le jugulaire, offre deux et même trois battements au lieu d'un.

### POULS CAPILLAIRE SOUS-ONGUÉAL PAR REFLUX VEINEUX.

Outre ce battement capillaire des ongles que l'on pourrait appeler par *reflux sanguin artériel* et que nous avons décrit précédemment (p. 988), on en rencontre un autre qui s'opère par *reflux veineux* comme celui du *foie*.

On le distingue du premier parce que la *plus vive coloration* ne coïncide pas avec le pouls radial, mais le *précède*.

Elle *paraît* au moment même où *cesse* la seconde pulsation régulière et ne s'arrête ni par la compression de l'artère sous-clavière, ni par celle de la radiale ou de l'humérale. Cette nouvelle forme de pouls capillaire aux ongles a été signalée pour la première fois par le Dr GROCCO [1] de Milan en 1885.

**Diagnose** : — Le *pouls capillaire sous-onguéal veineux* est un signe d'**insuffisance tricuspide** *très avancée.*

PRÉDOMINANCE DU SYSTÈME VEINEUX CHEZ L'ENFANT.

Le docteur HUTINEL [2], dans son excellente thèse de 1877, a fort bien établi la prédominance fréquente du système veineux chez l'enfant, du moins jusqu'à l'âge de six ans.

Pendant tout le premier âge, cette prédominance est due surtout à l'*athrepsie,* qui amène la concentration du sang, ainsi que l'avait déjà signalé PARROT.

Il faut y ajouter la faiblesse native du cœur et de l'appareil cardio-vasculaire.

On voit très souvent, au premier âge, des *congestions* et des *obstructions* des *veines* profondes de l'*encéphale*, des *sinus*, de l'*artère pulmonaire*, des vaisseaux des *reins*, chez les enfants *athreptiques*.

Au deuxième âge, ce sont surtout des affections de l'*encéphale* ou des *voies respiratoires, éclampsie, bronchite capillaire, croup,* qui amènent la congestion veineuse et l'asphyxie.

Les hémorrhagies *méningées* chez les enfants sont presque toujours d'origine *veineuse* et dues, comme je l'ai démontré en 1850, aux *congestions cérébrales* que déterminent les *convulsions.*

**Pronostic** : — Elles laissent comme suite des *hémiplégies* et des *contractures* avec *arrêt* de *développement* des membres [3].

Les obstructions *veineuses* amènent : 1° la *congestion veineuse* en amont de l'obstacle, — l'*œdème*, — la *diapédèse*, — les *hémorrhagies interstitielles*, — enfin le *ramollissement* du territoire ischémié.

[1] GROCCO (P.). *Apparente emisystolia cardiaca e nova forma di polso capillare.* (Gaz. med. Ital. Lombard, Milan, 1885.)

[2] HUTINEL. *Contribut. à l'étude des troubles de la circulat. chez les enfants.* Th. Paris, 1877.

[3] OZANAM (Ch.). *Rech. clin. sur l'éclampsie des enfants et les paralysies atrophiques qui lui succèdent.* Arch. gén. de méd. P. 1850.

# CHAPITRE VI

## LA FIÈVRE DANS SES RAPPORTS AVEC LA CIRCULATION

**Nature de la fièvre.** — Qu'est-ce que la **fièvre**? En quoi consiste ce syndrome étrange, qui tantôt semble se développer seul, avoir une vie personnelle, tantôt accompagne les maladies inflammatoires et organiques les plus variées?

La physiologie a de tout temps scruté ce problème, et l'on peut dire : *adhuc sub judice lis est.*

Pour HIPPOCRATE, le *feu* ou la chaleur était le premier principe, le principe *purificateur*, d'où la *fièvre purificatrice.*

Les **Hippocratistes** demandaient aux causes finales la raison du mouvement fébrile; ils arrivèrent à dire que la *fièvre* était l'*action surexcitée du principe conservateur*, c'est-à-dire une *réaction vitale* contre la *cause morbide.*

La fièvre était ce qui dominait les maladies, ou plutôt c'était la *maladie* par excellence. Aussi cherchait-on le rapport de chaque affection avec la fièvre, comme on cherche le rapport d'un accessoire avec le principal; on aurait cherché l'histoire d'une fièvre dans le *choléra*, la *rage*, etc.

La cause matérielle de la *fièvre* devait siéger dans le *sang*, et son principal phénomène était une *chaleur contre nature*, « *calor præter naturam.* »

Les *Grecs* l'exprimaient par le mot de : *pyrexie* [πῦρ, *feu*], et les *Latins* par le mot **febris**, de *fervere*, *bouillir*, *fermenter*. Les modernes l'appellent d'un nom grec : *hyperthermie.*

GALIEN compléta cette doctrine par une deuxième donnée : pour qu'il y eût *fièvre*, il fallait que cette *chaleur gagnant le cœur, en troublât les fonctions et les mouvements.*

Cette définition est excellente et contient la juste expression du syndrome : *fièvre*, avec ses deux facteurs.

Les **organiciens** attaquent la théorie de la nature médicatrice et du principe vital, comme étant fondée sur des êtres de raison, des entités pures et sans existence réelle. Si la *fièvre*, disent-ils, est une *fonction*, comme toutes les fonctions ont des organes, où serait l'organe de la fièvre? voilà donc une fonction sans organe?

Mais les fonctions générales n'ont point d'organe particulier, elles ont tout le corps humain pour organe. Quel serait, sans cela, l'organe de l'accroissement? du développement? celui de la nutrition intime, de la sanguification, etc.? L'argument restait donc sans valeur.

Sur le terrain *clinique*, les **physiologistes**, revenant à l'idée d'Hippocrate, regardèrent la *fièvre* comme le principe de *destruction*, de *purification*, d'*élimination* des substances impures hors de l'organisme altéré. Rien n'était donc plus nécessaire que la fièvre; ils avaient en partie raison.

Le grand BOERRHAAVE et VAN SWIETEN, son commentateur, attribuaient le premier rôle à l'*accélération du pouls;* l'augmentation de température n'en serait que la conséquence, viscères et tissus recevant plus de sang quand survenait la fièvre.

*Fréd.* HOFFMANN chercha son point de départ dans le système *nerveux*, et considéra la fièvre comme une *affection spasmodique* émanée de la moelle épinière.

CULLEN, complétant cette théorie, admettait une action de nature inconnue, débilitante, primitive sur le cerveau, avec spasme périphérique [1]; d'où la réaction fébrile chargée de réconforter les nerfs et le cerveau.

Les découvertes récentes semblent donner raison à l'hypothèse de *Cullen*, car *Henle* a démontré le premier l'antagonisme entre les nerfs centripètes et les nerfs vaso-moteurs; l'excitation des premiers déterminant la parésie des derniers, et *vice versâ :* la dépression des premiers déterminant la contraction des vaso-moteurs.

Ce sont encore des théories sur le système nerveux qui règnent aujourd'hui comme explication du mouvement fébrile.

**Théorie de** CLAUDE BERNARD [2]. — La découverte des phénomènes congestifs, avec élévation de température, déterminés par la section du ganglion cervical supérieur, engagea ce savant à généraliser sa doctrine et à définir la **fièvre : une paralysie du nerf grand sympathique** (1852).

[1] CULLEN. First lines of the practice of physic, 1777. Vol. I.
[2] V. PONTEVEZ. Thèse, Paris, 1864.

Le point de départ, l'**ostium morbi**, serait, suivant les cas, les *nerfs périphériques* de la peau et les *nerfs sensibles* des organes, les *centres nerveux* ou le *sang*.

1° **Nerfs périphériques**. — En galvanisant après section, le bout central d'un nerf cérébro-spinal, on provoque le **frisson** à volonté.

La *réflexion* du courant sur le grand sympathique *excite* celui-ci ; les nerfs vaso-moteurs excités contractent les vaisseaux, d'où la *pâleur* et le *froid*.

Mais à l'*excitation* des vaso-moteurs succède leur *épuisement*, la *parésie* des vaisseaux avec dilatation, et la période de **chaleur**. L'altération du sang ne vient que plus tard.

2° **Centres nerveux**. — Quand la cause agit directement sur les centres nerveux, les mécanismes secondaires sont les mêmes que dans le premier cas.

3° **Le sang**. — Si la cause de la fièvre est dans une contamination du sang, soit par un venin, un virus, ou par un ferment, un miasme, un produit de détritus ou de régression absorbé, c'est encore en paralysant le nerf grand sympathique que ce ferment fait naître la fièvre.

**Théorie de** SCHIFF. — Ce savant physiologiste admet des vaso-dilatateurs comme antagonistes des nerfs vaso-constricteurs ; de là une divergence dans sa doctrine de la fièvre. *Schiff* regarde la *chaleur* comme le seul symptôme essentiel et constant de la fièvre.

**Chaleur** et **congestion** seraient des états *actifs* dus à l'action augmentée des *nerfs dilatateurs*.

Le **frisson**, au contraire, est indépendant de la chaleur et se trouve régi par les *nerfs constricteurs*. C'est à la paralysie des nerfs dilatants qu'il faut attribuer l'absence de congestion dans les organes dont les nerfs moteurs sont coupés.

**Théorie de** TRAUBE [1]. — Cette théorie, malgré la réputation dont elle jouit en Allemagne, n'est encore qu'une idée *à priori*. La voici :

Il existerait un appareil nerveux spécial, régulateur de la nutrition, par son action *empêchante* ou *modératrice*. Cet appareil *modérateur* agirait sur les *mues organiques*, comme le nerf vague à l'égard du cœur, le splanchnique pour l'intestin, le grand sympathique pour les glandes salivaires.

[1] TRAUBE. *Ueber Krisen und Kritische tage.* Goeschn's deutsche Klinik, 1852.

Pour lui, sa spécialité s'exercerait sur l'*oxydation organique* dont il modérerait la marche, l'empêchant d'être excessive et désorganisatrice.

Mais, dès que cet appareil faiblit ou se parésie, l'oxydation augmente et la fièvre commence avec tous les symptômes de la consomption fébrile et surtout l'augmentation de la chaleur vitale.

Malgré tout ce que ces théories ont de séduisant, nous les croyons encore trop incomplètes pour servir à formuler une loi générale des fièvres.

Car, d'une part, les sections du grand sympathique élèvent ou du moins *égalisent* sans doute la température et réchauffent de plusieurs degrés des parties froides comme l'oreille du lapin, mais on n'a jamais vu la section du grand sympathique produire des chaleurs supérieures et extrà-physiologiques de 40 à 42 degrés, qui caractérisent les véritables inflammations.

Puis, dans cette théorie, le stade de frisson devrait être froid, tandis que dans les fièvres il montre déjà une vive chaleur.

Enfin, puisque la section du grand sympathique produit un effet *indéfini*, comment expliquer la durée limitée souvent périodique des fièvres et des phlegmasies? Voilà des points bien obscurs à élucider.

**Théorie de SPRING.** — D'après le savant professeur de Liège, la **fièvre** c'est l'**échauffement du sang avec les conséquences qu'il produit dans les systèmes nerveux et circulatoire.** A l'état de santé, le sang, continuellement variable de sa nature, continuellement renouvelé, se maintient dans un équilibre chimique par la fonction respiratoire et par les divers actes d'élimination. Cet équilibre s'annonce par une température constante de 37° 14.

Or, dans les maladies, l'équilibre peut être troublé de deux manières :

1° Par un *excès* de matériaux combustibles, naturels ou morbides.

2° Par une *insuffisance* des actes respiratoires et éliminatoires.

Dans le premier cas, il y a *calorification excessive*, c'est-à-dire **fièvre.**

Dans le deuxième cas, *calorification insuffisante, algidité.*

Un sang trop chaud, contaminé de matériaux morbides,

exerce sur le système nerveux une action excitante, d'où naissent le frisson, la lassitude, la céphalée, la courbature, l'hypéresthésie des sens spéciaux; voilà la **fièvre**.

La chaleur donne, en effet, une mesure exacte de la fièvre; elle en est le premier phénomène, car la température commence à s'élever avant le frisson initial (*Fièvre intermittente*). Elle s'élève dans les exacerbations, s'abaisse en raison des rémissions et des intermittences. Elle rend également compte de l'activité extrême du cœur et du resserrement spasmodique des vaisseaux, suivi ensuite de leur relâchement. Enfin le trouble de l'équilibre chimique du sang explique la consomption des tissus et la diminution du poids du corps.

Mais, à son tour, toute fièvre, à un certain degré de force, amène une altération visible du sang, et ne se termine qu'après des *crises dépuratrices*. C'est donc le *sang* qui est atteint ici, et non les nerfs.

De même, toute altération matérielle de l'organisme peut allumer la fièvre. La *digestion* elle-même produit une sorte de frisson et de fièvre légère; on conçoit dès lors ce qu'il doit en être, quand, au lieu de chyle, un produit morbide entre dans le sang, qu'il se nomme *miasme*, *ferment*, *pus*, *microbe* ou *ptomaïne*.

Le sang fébrile contient donc des matières non assimilées, ou non assimilables ou excrémentitielles, ce que les anciens nommaient des *matières crues*.

La combustion intime leur fait subir une *coction*, et la *crise* n'en est que l'*élimination externe*, par la *peau*, les *muqueuses*, les *urines* ou la *localisation organique*, qui détermine le *genre* et le *siège* de l'affection.

Cette théorie est bonne pour expliquer l'enchaînement des phénomènes secondaires. Mais elle prend la fièvre *toute faite*, en admettant d'emblée l'échauffement du sang; elle ne nous montre nulle part la cause de cet échauffement; et pourtant sur ce point repose la question entière.

**Théorie de l'équivalent calorifique par** PONTEVEZ. — A côté de la thérie qui considère la fièvre comme une exagération des combustions intrà-organiques, une nouvelle opinion commence à se faire jour; elle a été soutenue par M. *Pontevez* dans son excellente thèse. Suivant lui, la théorie précédente est

[1] SPRING: *Symptomatologie*, p. 539, 1re édit.

fausse, car on ne retrouve en aucune façon, par l'analyse, le rapport théoriquement indiqué entre les urines éliminées en 24 heures et la proportion d'*urée*.

Mais pendant la fièvre, au contraire, beaucoup d'actions organiques sont enrayées.

Or la loi de corrélation des forces physiques, si bien démontrée par *Grove*, doit exister pour le corps humain comme pour tout le monde extérieur.

Il est donc naturel de voir l'*oxygène évoluer* en *chaleur*, et, tandis que les actions chimiques sont faibles, l'action calorifique devient plus forte, la fièvre commence alors.

**Théorie des ferments animés.** — AVICENNE avait jadis attribué la *fièvre* à la *putridité* du *sang*. Les *fièvres* continues seraient dues à l'*évolution* d'un principe *fermentatif* au sein de la circulation; les travaux de PASTEUR tendent à faire admettre que ce ferment serait *vivant;* il appartiendrait au règne végétal, les **bacilles**, les **bactéries**, **bactéridies**, **spirilles**, **schizomycètes**, **cocci** et **diplococci** constitueraient les principales espèces de ferments fébriles, véritable forêt microbienne dont nous connaissons à peine quelques essences.

D'autre part, le professeur SALISBURY en Amérique, BALESTRA et POLI en Italie, LEMAIRE en France, ont démontré, dès l'année 1864, l'existence de causes analogues pour les **fièvres intermittentes**. Les *sporules* des **palmellées**, **gémiasmées**, **protubérantes** et **lamellées** paraissent y jouer un rôle de causalité, car on les retrouve partout où règne la fièvre, elles disparaissent là où la fièvre disparaît elle-même.

**Explication physiologique de la périodicité fébrile.** — Partant de cette donnée, j'ai pu, il y a quatorze ans déjà [1], porter quelque lumière sur le phénomène curieux de la *périodicité*, resté jusqu'ici sans explication plausible.

En effet, les plantes, les fleurs et leurs spores, comme les animaux, ont besoin de repos; leurs actes nutritifs ne sont point continus, et, pour ce qui est des fleurs, les jardiniers observant leur lever, leur coucher, ont pu en constituer une horloge de flore.

De même les sporules, introduites au sein de l'organisme, ne végètent point constamment aux dépens de nos humeurs; elles

[1] OZANAM (Ch.). *Revue des travaux modernes sur les causes et le traitement de la fièvre intermittente.* Tribune médicale 1872, p. 157-169.

ont des périodes de calme, de repos, de sommeil, et des périodes d'action, de fermentation, de nutrition.

La période d'**action** produit l'**accès** de *fièvre*, et, suivant la nature de la plante, la *fièvre* sera *quotidienne*, *tierce*, *quarte*, *double quarte*, *octavienne*.

La période de **sommeil** correspond à l'**apyrexie**.

Ainsi s'explique, très simplement, cette question, si compliquée en apparence, de l'*intermittence fébrile*.

En face de la théorie des **germes**, l'hypothèse des anciens sur la nature de la fièvre ne paraît plus aussi absurde ; ils en faisaient, en effet, une *entité* morbide et la désignaient sous le nom de : *febris morbus*, fièvre dont l'évolution ne dépendait que d'elle-même. Aujourd'hui chaque fièvre dite *essentielle*, qu'elle soit *typhoïde*, *intermittente*, ou *éruptive*, redevient une *entité*, mais une *entité parasitaire*, ayant chez l'homme son habitat, y développant les symptômes dits *fébriles*, et devant à un microbe spécial son évolution spécifique, sa dissémination infectieuse ou contagieuse, tout ce qui en fait une essence.

**Théorie des ptomaïnes et des évolutions régressives.** — Mais, tout en admettant cette cause animée des fièvres essentielles, plusieurs physiologistes la repoussent au second plan. Suivant eux, ce n'est pas le microbe qui détermine directement les accidents fébriles ; ce sont les produits de fermentation qu'il fait naître, ou que retient l'économie ; ils se comportent comme des poisons et développent à la fois l'*hyperthermie* et les troubles fonctionnels.

Ces produits de fermentation peuvent être de deux sortes :

1° Ou bien des alcaloïdes de transformation, comme les **ptomaïnes** découvertes par SELMI de Rome sur le cadavre, et par A. GAUTHIER, à Paris, sur l'homme malade.

2° Ou bien des produits incomplètement oxydés, des **déchets organiques** accumulés dans l'organisme.

Ceux-ci, tout en agissant comme poisons, peuvent n'appartenir à aucun microbe et ne relever que d'une force vitale amoindrie par une cause quelconque; c'est ainsi que *Piorry* attribuait la fièvre à une inflammation du sang, une *angiohémite*, et *Waldschmutts* à la destruction des globules.

LIEBERMEISTER [1], *Révilliod* et *Hœffner*, analysant les urines pen-

[1] LIEBERMEISTER. *Handbuch der path. und thérap. des fiebers*. 1874, p. 328.

dant la fièvre, ont vu l'excrétion de l'*eau* et de l'*acide carbonique* grandir à mesure que la courbe thermique s'élevait.

Ces deux corps sont l'ultime réduction de l'oxydation des substances ternaires. La combustion s'accélérant, les résidus augmentent.

Mais si l'on compare les variations de l'*urée* qui représente la désassimilation des substances azotées et quaternaires, le résultat est tout différent : la courbe de l'urée descend. Pourquoi? Parce qu'il s'opère une oxydation incomplète de ses matériaux; de là, une *évolution régressive* et la rétention partielle des déchets organiques intermédiaires entre l'albumine et l'urée. Le *Stoff-Wechsel* ou changement de tissu est entravé; mais, au moment de la convalescence, l'amélioration coïncide avec une véritable *débâcle* d'*urée*, ainsi que l'exprime fort originalement le professeur *Peter* [1]. *Révilliod* a vu le chiffre de l'urée monter à 70 et 125 grammes en 24 heures.

Cette crise est le résultat de l'oxydation rapide de tous les produits intermédiaires qui encombraient l'économie sans pouvoir être éliminés.

## ANALYSE PHYSIOLOGIQUE DU SYNDROME FIÈVRE.

La **fièvre** est un accident commun à un grand nombre de maladies : **Febris symptoma.** Son évolution secondaire est alors subordonnée pour certains détails à celle de l'organe malade.

Mais on peut dire qu'il en est de même des fièvres dites *essentielles*, si l'on admet qu'elles sont symptomatiques d'une évolution microbienne ou ptomaïque : le *fébris morbus* disparait.

Dès lors on peut comprendre tout le syndrome **fièvre** dans un même cadre général.

La **fièvre**, au point de vue de la séméiologie, comprend trois caractéristiques :

*A.* **Accélération** considérable du **pouls.**

*B.* **Calorification** du sang.

*C.* **Troubles nerveux.**

Sans la réunion de ces trois symptômes, la fièvre n'existe pas.

Jamais, ne effet, même par la section des rameaux du grand sympathique, on n'a pu provoquer et imiter complètement le mouvement fébrile sans passer par une maladie.

[1] PETER. *Des conditions pathogéniques de la fièvre*. Semaine méd. 1884, p. 361.

Quant au malaise nerveux, sans doute il n'est pas toujours ressenti par le malade si ce dernier reste dans un calme profond, entouré de soins assidus; mais si l'on provoque un peu les sensations, tel malade qui ne souffre pas, éprouvera tout à coup un vif malaise et même tombera en syncope au moindre mouvement.

**L'accélération du pouls** suit, en général, une ascension parallèle à celle de la température; et, suivant *Marey*, cette rapidité plus grande de la circulation provoquerait, en réalité, l'*hyperthermie*.

En admettant, comme chiffre moyen, 70 pulsations pour l'homme sain et 37°,14 pour la température normale du sang on peut, avec *Spring*, établir l'échelle comparative suivante: [V. *Symptomatologie*, p. 259].

| | | | |
|---|---|---|---|
| 70 pulsations | répondent à | une température de | 37° 14 |
| 80 | — | — | 37° 50 |
| 90 | — | — | 38° |
| 100 | — | — | 38° 75 |
| 110 | — | — | 39° 25 |
| 120 | — | — | 40° |
| 130 | — | — | 40° 50 |
| 140 | — | — | 41° 25 |

Pour des chiffres plus élevés, les calculs ne concordent plus, car dans les cas les plus graves, où le pouls monte à 160, 180, la force vitale est souvent trop diminuée pour que l'ascension de la température reste proportionnelle.

Les degrés *Fahrenheit* sont d'un emploi plus commode et concordent assez régulièrement avec les degrés de chaleur. A dater de 98°, chaque degré de chaleur correspond à 10 pulsations de plus.

| | | |
|---|---|---|
| 98° | 60 | pulsations. |
| 99° | 70 | — |
| 100° | 80 | — |
| 101° | 90 | — |
| 102° | 100 | — |
| 103° | 110 | — |
| 104° | 120 | — |
| 105° | 130 | — |
| 106° | 140 | — |

Mais, en même temps que la rapidité du cœur augmente, son énergie paraît accrue; il transmet au pouls, aux carotides, des battements impétueux et visibles. Toutes les artères semblent avoir augmenté de volume et font éprouver dans le corps des battements généraux pénibles.

De là un agacement nerveux extrême, car le sang, arrivant en abondance aux nerfs, les rend excitables, chacun suivant sa nature. Les **nerfs moteurs** donnent ce sentiment de *courbature* générale, si pénible au malade, avec besoin de changer continuellement de position. *Lassitude*, *pesanteur*, *pandiculations*, *bâillements*, *sursauts*.

Les **nerfs sensibles** produisent l'*hyperesthésie* de la peau, les *névralgies*, la *céphalée*, les alternatives de *frisson* et de *chaleur*, le *vertige*, les *engourdissements* et *fourmillements*.

Les **organes des sens** éprouvent la *photophobie*, le *strabisme*, la *photopsie*, les *bourdonnements d'oreille*, l'*impressionnabilité* au *bruit*.

Les **centres intellectuels** sont excités, avec tendance au *rêve*, au *délire*, ou abattus avec impuissance intellectuelle.

La **respiration** est en souffrance. L'accélération du sang le faisant passer avec une rapidité plus grande dans le poumon, son hématose reste incomplète ; de là une *respiration oppressée*, rapide, haletante, avec sentiment d'insuffisance et soupirs répétés.

Mais tous ces phénomènes ont-ils leur cause dans une suractivité, un surcroît d'énergie véritable du cœur? Non. Cette énergie n'est qu'apparente. Si les artères, les capillaires paraissent gonflés de sang, ce n'est point qu'ils reçoivent une impulsion plus énergique, mais bien parce qu'ils n'opposent plus leur résistance habituelle.

En un mot, c'est la *force périphérique* qui a *cédé*, et la *force centrale*, n'éprouvant plus d'obstacle, se *déchaîne*.

La **fièvre** est donc, comme la *congestion*, comme l'*inflammation*, un phénomène *passif*, qui a sa première cause aux sources de la vie, dont les résistances cèdent en même temps que faiblissent les fonctions.

### INFLUENCE DE LA FIÈVRE SUR LA CIRCULATION.

**Etat actuel de la science.** — De toutes les fièvres, celle qui offre le caractère le plus typique, c'est la *fièvre intermittente* avec ses trois stades, *frisson*, *chaleur* et *sueur;* on la prend pour exemple analytique parce qu'elle se prête mieux que toute autre aux explications de la physiologie.

**Période algide.** — Elle est caractérisée par une *contraction violente de tous les capillaires* de la *périphérie* et peut-être aussi de certains organes internes. Cette contraction se manifeste au dehors par les signes suivants :

— La *pâleur* de la face et des extrémités.

— Les *frissons* avec sensation de froid externe, la peau étant exsangue, et souvent avec chaleur interne, tout le sang étant condensé à l'intérieur.

— La *rétraction* des tissus externes, surtout à la pulpe des doigts dont la peau se plisse, avec amaigrissement apparent.

Au point de vue sphygmographique, le resserrement des capillaires empêchant le libre écoulement du sang dans les veines superficielles, il se produit une *congestion veineuse* des organes *pelviens. Les artères plus grosses se dilatent aussi et leur tension augmente* brusquement. Cette tension augmentée nous explique tous les phénomènes secondaires, savoir :

*A.* **La diminution du nombre de pulsations**, car le cœur ayant plus de résistance à vaincre travaille moins vite, et l'accès de *fièvre* se trouve commencer ainsi par le *ralentissement* du *pouls.*

*B.* **L'affaiblissement de leur intensité**, car l'artère trop pleine se laisse peu dilater.

*C.* **L'absence de dicrotisme**, puisque l'élasticité moindre diminue le choc en retour.

*D.* **La propagation plus rapide de l'onde**, puisque le liquide plus dense favorise le mouvement.

Mais, tandis que *Marey* attribue au spasme périphérique la cause absolue de l'algidité, nous trouvons plus juste, avec *Onimus*, de faire entrer en ligne de compte une seconde cause, l'*affaiblissement du cœur.*

En effet, cette seconde cause survient bien vite, car le cœur ne tarde pas à se ressentir de l'amoindrissement de la circulation, et verra diminuer rapidement sa force impulsive, en même temps que la tension, c'est-à-dire la résistance, augmente.

C'est encore à cette cause, l'*affaiblissement du cœur*, qu'il faut, avec ONIMUS, attribuer un certain nombre de cas où l'algidité paraît seule, comme il arrive dans le *mal de mer* et les empoisonnements par poison cardiaque (*digitale, arsenic, vératrine*, etc.)

II. **Période calorique.** — Le corps humain, pour être à l'état normal, doit conserver un équilibre instable; mais comme toute cause extérieure ou interne tend à l'en faire sortir, il n'y rentre que par un effort en sens contraire. Son état habituel peut être comparé à la double oscillation d'un pendule autour de son point d'équilibre.

Alors donc que le spasme vasculaire général a produit la période d'algidité avec épuisement du cœur, il arrive un instant où l'épuisement s'étend au système nerveux, et cet épuisement gagnant les nerfs vaso-constricteurs déjà lassés par un travail excessif, le spasme vasculaire cesse, et dépassant la moyenne fait place au relâchement. Dès lors, les phénomènes d'ordre inverse vont se manifester. En effet, d'une part, les capillaires, dont le frein nerveux est parésié, se laissent dilater. D'autre part, le cœur n'étant plus contenu par la tension exagérée des vaisseaux, et retrouvant en outre la quantité de sang qui lui est nécessaire, ou plus encore, multiplie son action à mesure que s'accroît son énergie. Le sphygmographe indique alors :

*A.* **Un nombre croissant de pulsations.**

*B.* **Leur amplitude plus grande.**

*C.* **Un dicrotisme fortement accusé.**

*D.* Une **propagation** plus lente de l'**onde.**

Cet ensemble de phénomènes aux yeux de certains physiologistes signifie :

**Force croissante du moteur.**

**Diminution croissante des résistances.**

Le sang, en effet, passe rapidement des capillaires artériels dans ceux des veines. Dans les poumons, il prend à peine le temps de s'hématoser. MATHIEU et MAUJEAN ont démontré que la diminution de capacité respiratoire pouvait aller à la moitié et même aux deux tiers de l'état normal. Dans les tissus, le sang n'a presque plus le temps d'accomplir la nutrition qui reste incomplète; il passe encore rouge dans les veines; ses calories, au lieu de s'utiliser en formant les composés organiques, imprègnent les organes d'une chaleur insolite, exagérée, la *chaleur fébrile*, dont les effets désastreux vont alors commencer.

III. **Période de sueur.** — Mais la réaction opérée sur le cœur, où la circulation s'est ranimée et même exagérée, ne tarde pas à se faire sentir aussi sur le système nerveux central; sa circulation, un instant languissante, s'exagère à son tour, et toutes les fonctions partagent cet état d'exaltation momentanée.

L'*urine* devient plus abondante.

La *salive* remplit la bouche.

La *sueur* surtout couvre le corps entier, et ces diverses sécrétions abaissent rapidement la chaleur animale, exagérée aux stades précédents.

L'équilibre se trouve rétabli, l'organisme est rentré dans l'état physiologique, la crise fébrile est terminée.

Ces explications physiologiques sont séduisantes, mais sont-elles bien justes? Dans ce cas, il devrait en être ainsi pour toutes les fièvres, et dès lors on ne voit plus pourquoi dans celle-ci le type est continu pendant 14 jours, dans cette autre pendant 40 jours, etc.; il n'y aurait qu'*une fièvre* et non *des fièvres*. Il reste donc une inconnue qui appelle encore les travaux persévérants des observateurs pour l'avenir.

**Indications thérapeutiques** : — Elles se tirent naturellement, en dehors de la question des microbes, des moyens que nous possédons pour abréger chaque période du syndrôme fièvre.

L'**algidité** sera combattue par les médicaments *vaso-dilatateurs*, mais encore ne pourra-t-on choisir que ceux dont l'action est immédiate et cesse aussi promptement.

Le **calorique**, en applications locales sous toutes les formes, est principalement indiqué, puis les **rubéfiants** à rapide action; comme la *flagellation*, les *sinapismes*, l'*excitateur vital* de *Baunscheidt*.

La période **chaleur** sera combattue par les moyens contraires, le **froid** intùs et extrà, en sorte que la température du corps soit maintenue au-dessous de 40 degrés.

Dans cette période conviendraient les remèdes *vaso-constricteurs*, mais comme leur action est bien rarement immédiate, il faut, pour en obtenir un bon résultat, les donner assez longtemps d'avance, afin qu'ils puissent développer leur vertu.

Le *sulfate de quinine*, par exemple, ne développe toute son efficacité qu'au bout de trois heures, d'après BENCE-JONES. On doit donc donner le remède avant la fièvre, ou, si l'on ne peut mieux faire, le donner pendant le frisson, lors même qu'il devait aggraver le frisson et le spasme.

**Médicaments antifébriles**. — Tous les médicaments *vaso-constricteurs* ou *anémiants*, *hypothermiques*, *antiseptiques* et *antipériodiques*, peuvent agir favorablement sur la fièvre, et ils sont nombreux. Nous ne citerons que les principaux : *Aconit*, — *Antipyrine*, — *Arnica*, — *Arsenic*, — *Atropine*, — *Berberine*, — *Belladone*, — *Brome* et *Bromures*, — *Cédron*, — *Chamomille*, — *Cinchonamine*, — *Cinchonine*, — *Ergotine*, — *Gelsemine*, — *Iode*, — *Kairine*, — *Noix vomique*, — *acide Phénique*, — *Quinine*, — *Quinquina*, — *Salicine*, — *Strychnine*, — *Talin*, — *Vératrine*, — *Veratrum viride*.

La période *sudorale* est ordinairement respectée par le médecin; elle est du reste celle contre laquelle la thérapeutique a le moins de ressources. Ici encore il faudrait agir d'avance ; l'*atropine*, la *picrotoxine* et la *quinine* sont les trois remèdes le mieux appropriés pour diminuer l'excès de la sueur.

### IMPORTANCE DE LA FIÈVRE.

La fièvre est-elle toujours un mal? faut-il, à tout prix, la combattre ?

C'est là une question du plus haut intérêt; les données actuelles de la thérapeutique tendent à combattre l'hyperthermie et la fréquence du pouls, comme si la vie des malades dépendait de cet abaissement. Les anciens, au contraire, regardaient ce feu intérieur comme purificateur, et peut être avaient-ils parfois raison. **STOLL** appelle la fièvre *dépurative*, — **SYDENHAM**, *bienfaisante*. — **BOERRHAAVE** va jusqu'à l'appeler *médicamenteuse*. De notre temps, les expériences de *Pasteur* ont démontré que si les oiseaux ne peuvent être inoculés avec le virus charbonneux, c'est grâce à leur température naturellement élevée; mais en refroidissant une poule, les pattes dans un baquet d'eau froide, on la rend inoculable. Cette chaleur, plus forte de quelques degrés, suffisait pour annuler l'effet du virus.

Pourquoi n'aurait-elle pas la même influence sur l'homme malade? Nous savons en outre que le virus de la rage a pu être neutralisé sur l'homme par des bains de vapeur à 70 degrés. **WIRCHOW** a vu disparaître des maladies organiques au milieu de la combustion fébrile, qui s'attaque surtout aux tissus de vitalité inférieure. Il est donc raisonnable de croire que l'*hyperthermie* dans les fièvres est le moyen dont la nature se sert pour limiter l'activité des germes morbides, et que, suivant la nature plus ou moins résistante de ces microbes, l'hyperthermie doit durer 7, 14, 21 jours, pour épuiser leur période active ; après cela, le microbe mort cesse d'opprimer les fonctions, et les fonctions cessent de réagir contre les microbes en leur opposant la barrière pyrétique. Mais quand la *fièvre* est *symptomatique* d'une affection organique, elle aggrave la phlegmasie ou la maladie dont elle est le symptôme, comme l'a fort bien exprimé LEREBOULLET (Dictionnaire de Dechambre, art. *Fièvre*). De plus, si une chaleur trop vive nuit aux germes, elle nuit également aux fonctions de l'organisme; l'important sera de garder une juste mesure qui détruise le *microbe* sans détruire le *macrobe*, c'est-à-dire l'homme. C'est le but de tous les remèdes antipyrétiques, ils sont *anti-thermiques* et détruisent en même temps les vies inférieures à des doses auxquelles peuvent encore résister les organismes supérieurs.

C'est une question de dose et de vitalité.

Règle générale : le danger commence dès que le corps humain dépasse le degré thermique de l'oiseau : 40 degrés, c'est-à-dire la plus haute chaleur physiologique des êtres vivants; 42 degrés sont *mortels* suivant *Wunderlich*, si la chaleur reste constante. Mais on peut supporter momentanément une chaleur plus grande.

Les expériences d'*Engelmann*, *Hartog* et *Verhoeff* [1] ont démontré que le cœur avec le bulbe aortique séparés du corps et montés en appareil circulatoire se contractent encore et se montrent: à 35° *dicrotes*, à 40° *tricrotes*, mais à 48° la vie s'éteint.

Tout ce que nous venons de dire à propos de l'*hyperthermie* peut s'appliquer à la *fréquence du pouls*, car si dans certains cas d'*ataxie* ou d'*hémorrhagie*, la température et le pouls ne sont pas des termes absolument correspondants, LIEBERMEISTER a démontré que l'accord est très habituel. Or 42° correspondraient à 155 pulsations, et 48°, s'ils pouvaient exister, à 264 pulsations, chiffre qui amènerait rapidement l'épuisement du cœur.

## LA FIÈVRE DE CONVALESCENCE.

Depuis quelques années, a surgi dans la science une nouvelle opinion, qui semble venir à l'appui de celle des anciens sur le rôle de la fièvre. Les travaux de *Biermer*, de *Fleisch*, *Neubauer*, *Bernheim*, *Saint-Ange*, *André de Toulouse* et *Mazel* [2] ont prouvé

[1] ENGELMANN, HARTOG ET VERHOEFF. Pflüger's archiv., p. 29, 1884.
[2] MAZEL (Fortuné). *De la fièvre de convalescence*. Th. P. 1885.

que, entre la maladie et la guérison, pouvait s'intercaler une période de fièvre, parfois très longue. Elle est distincte des rechutes, des fièvres de complications inflammatoires ou autres, des fièvres par écart de régime ou par aggravation médicamenteuse, enfin des fièvres de croissance. On l'observe à la suite de la fièvre typhoïde, de la pneumonie et des fièvres éruptives.

Elle indique un état intermédiaire, caractérisé d'un côté par une réparation évidente des forces, de l'autre par une élimination outrée des matériaux de déchets accumulés pendant la maladie. C'est une *fièvre critique*, une *crise durable*.

Aussi, tandis que le sujet reprend de l'appétit, des forces, du bien-être, il éprouve néanmoins chaque soir un redoublement fébrile avec fréquence du pouls et *hyperthermie*, pouvant monter à 39 et même 41°; cet état fébrile, tantôt fait suite à la fièvre infectieuse, tantôt survient après deux, quatre et même dix jours d'apyrexie et peut durer de 6 à 41 jours avant de cesser; sa *chute* est alors rapide, presque *subite*, et son *pronostic bénin*, car elle n'entrave pas la convalescence.

Comment la distinguer d'une rechute de fièvre recurrente, de ces typhoïdes doubles ou triples dont nous avons parlé déjà, et surtout du *typhus ambulatorius?* La question est difficile, quoique *Jaccoud* ait avancé que les rechutes par auto-infection exigeaient une incubation de 15 jours. Il est probable que bien souvent on les a confondues avec la fièvre de convalescence, au détriment des malades que l'on soumettait à des traitements superflus, car cette fièvre ne se complique d'aucun accident.

Pour ce qui est de l'*Etiologie*, *Ringer* l'attribue à la *résorption* des *produits inflammatoires;*

*Bernheim*, *James Currie*, *Liebermeister*, à la régularisation trop élevée des *centres nerveux thermo-modérateurs;*

*Jaccoud* à l'*anoxhémie*, irritant les centres nerveux *thermogènes;*

*Cherchewski* en fait une *thermo-névrose* pure, se basant sur l'inutilité des principaux fébrifuges : quinine, digitale, et sur les excellents résultats que le *bromure* de *potassium* lui a donnés, ainsi qu'au Dr *André* de Bordeaux.

Mais il resterait encore à démontrer l'existence des centres thermo-modérateurs qui ne sont que soupçonnés, et à définir le rapport qui peut exister entre cette thermo-névrose et la fièvre primitive.

*Hoc opus*, *Hic labor est.*

Ici doit se terminer notre livre.

Plus tard, s'il est possible, nous entreprendrons l'*histoire du pouls dans chaque maladie*. Etude pleine d'intérêt, et qui rend le médecin vraiment habile dans la pratique de son art.

Qu'on ne s'étonne pas de tous les détails dans lesquels nous sommes entrés. « *Le moindre signe mérite d'être décrit, puisqu'il a mérité d'exister.* »

C'est au savant qu'il appartient de découvrir son utilité réelle ; car ainsi que l'a parfaitement exprimé *Voltaire* : « *Tout dans notre organisme est* **préparation, moyen et fin**.

Mais, entière sera ma récompense, si mon livre peut instruire la jeunesse médicale, et faire quelque bien, en lui facilitant la recherche de la vérité.

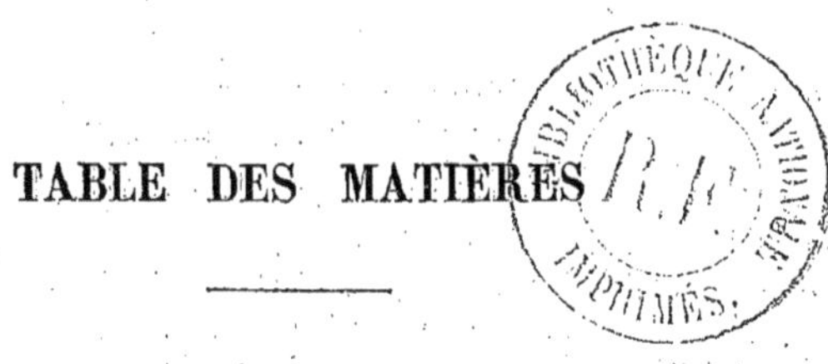


# TABLE DES MATIÈRES

## PREMIÈRE PARTIE

## HISTOIRE DE LA CIRCULATION DU SANG

### CHAPITRE PREMIER

L'ANTIQUITÉ. — DES ASCLÉPIADES A GALIEN

[1300 avant J.-C. — 130, ère chrétienne].



### CHAPITRE II

DE GALIEN AU MOYEN AGE.

## CHAPITRE III

### LA CIRCULATION D'APRÈS LES CONNAISSANCES ANATOMIQUES DU MOYEN AGE JUSQU'A VÉSALE [1213-1564].



## CHAPITRE IV

### DE MICHEL SERVET A HARVEY [1550-1664].



## CHAPITRE V

### L'ŒUVRE DE HARVEY [1578-1658].

## CHAPITRE VI

### DE HARVEY A CLEYER [1647-1669].

## CHAPITRE VII.

### LA SCIENCE DU POULS CHEZ LES CHINOIS [1652-1863].



## CHAPITRE VIII.

### DE MORGAGNI A BORDEU [1682-1722].

## CHAPITRE IX.

BORDEU ET FOUQUET. — LES POULS ORGANIQUES [1722-1767].



## CHAPITRE X.

DE HALLER A CUVIER [1757-1836].

## CHAPITRE XI.

### DE CUVIER A BISCHOFF [1800-1859].

## CHAPITRE XII.

### DE BISCHOFF A L'ÉPOQUE MODERNE [1843-1878].



---

# DEUXIÈME PARTIE

## PHYSIOLOGIE GÉNÉRALE.

---

## CHAPITRE PREMIER.

### THÉORIE DE LA CIRCULATION.

## CHAPITRE II.

### LE CŒUR.



## CHAPITRE III.

### LES ARTÈRES.



## CHAPITRE IV.

### LES VAISSEAUX CAPILLAIRES.



## CHAPITRE V.

### LES VEINES.

## CHAPITRE VI.

### LES NERFS VASO-MOTEURS.



---

# TROISIÈME PARTIE

## LES INSTRUMENTS ENREGISTREURS
## LA PULSATION ÉTUDIÉE AU SPHYGMOGRAPHE

---

## CHAPITRE PREMIER.

### INSTRUMENTS ENREGITREURS.

## CHAPITRE II.

### SPHYGMOGRAPHES DU DOCTEUR OZANAM.

## CHAPITRE III.

LA PULSATION ÉTUDIÉE AU SPHYGMOGRAPHE.
DICROTISME. — POLYCROTISME. — SOMMET ET PLATEAU.



## CHAPITRE IV.

LA TENSION VASCULAIRE ET LA LIGNE D'ENSEMBLE
ÉTUDIÉES AU SPHYGMOGRAPHE.



---

# QUATRIEME PARTIE

## PHYSIOLOGIE DU POULS

---

## CHAPITRE PREMIER.

LE POULS PHYSIOLOGIQUE AUX DIFFÉRENTS AGES.

## CHAPITRE II.

### ACTION DES AGENTS PHYSIQUES ET MÉTÉOROLOGIQUES SUR LE POULS ET LA CIRCULATION.



## CHAPITRE III.

### INFLUENCE DES DIVERSES FONCTIONS DE L'ORGANISME SUR LE POULS ET LA CIRCULATION.

## CHAPITRE IV

### LA CIRCULATION PAR INFLUENCE.



## CHAPITRE V

### LES CIRCULATIONS ET LES POULS ORGANIQUES.

## CHAPITRE VI.

NATURE DU POULS. — LOIS DE LA CIRCULATION.
LEURS RAPPORTS AVEC LES LOIS DE L'HYDRAULIQUE.
PART QU'IL IMPORTE DE FAIRE A LA FORCE VITALE.



## CHAPITRE VII.

MÉTHODES DIVERSES POUR L'EXPLORATION DU POULS.
EXPLORATION DIGITALE, SPHYGMOGRAPHIQUE, AURICULAIRE, OCULAIRE.

---

# CINQUIÈME PARTIE

## SÉMÉIOTIQUE DU CŒUR ET DU POULS

---

### CHAPITRE PREMIER.

AFFECTIONS DU CŒUR.



### CHAPITRE II.

AFFECTIONS DU CŒUR GAUCHE.

## CHAPITRE III.

### SÉMÉIOTIQUE DU POULS VASCULAIRE.

## CHAPITRE IV

### POULS CAPILLAIRE.

## CHAPITRE V

### POULS VEINEUX.



## CHAPITRE VI

### LA FIÈVRE DANS SES RAPPORTS AVEC LA CIRCULATION.

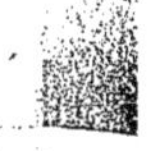

# ADDENDA

P. 369. — **Dilatation des veines abdominales. — Diagnose.** 1° Les recherches toutes récentes de *J. Fayrer* et *Fenwick*[1] ont constaté que les *abcès* du *foie* s'accompagnaient souvent d'une forte *dilatation* des *veines abdominales*.

2° Si cette dilatation disparaît quand l'abcès est évacué, elle indique une simple compression des rameaux de la veine porte.

3° Si la dilatation variqueuse persiste après guérison, elle indique une *phlébite oblitérante*.

4° Si l'on observe en même temps : *Hématémèse*, — *Hémorroïdes* — ou *melaena*, c'est la *veine* **porte** qui est atteinte.

5° Si la *dilatation veineuse* existe *seule*, mais poussée à un *haut degré*, la *veine* **cave** est *obstruée*.

---

NOUVEAU POLYGRAPHE PHOTOGRAPHIQUE CIRCULAIRE, PAR OZANAM.

P. 432. — Les progrès de la photographie, en permettant l'emploi de papiers pelliculaires au gélatino-bromure d'argent [2], m'ont permis de transformer facilement mon polygraphe circulaire en appareil photographique.

Pour cela, j'enlève la tige qui supporte l'aimant, et je recouvre le cylindre inscripteur d'abord d'un papier sensibilisé, puis d'un second cylindre fermé en bas et en haut, et constituant une chambre noire.

Une fente latérale laisse pénétrer un rayon linéaire de lumière, devant lequel viennent osciller, soit le mercure renfermé dans un tube, soit une tige soulevée par le liquide.

Un cran d'arrêt indique le point d'où il convient de faire partir le cylindre et limite sa course à un seul tour.

L'image obtenue a douze centimètres de long, mais on pourrait par une légère modification en augmenter la longueur.

L'appareil rectiligne est plus commode, car on peut employer les mêmes pellicules entre deux verres, mais j'ai dû signaler celui-ci, qui résume deux appareils en un seul, très portatif.

---

P. 697, ligne 37. — Citons ici le *cardiophone* et le *sphygmophone* du Dr *Boudet*, instruments d'une délicatesse exquise.

---

P. 712, ligne 3. — *Ajouter* : et muni d'un ressort en boudin.

[1] Fenwick. — Société de médecine de Londres, 9 novembre 1885.

[2] Ceux de de Lumière à Lyon et de Balagnier, 11, rue Salneuve, à Paris, étant très minces, remplissent parfaitement le but. Ils les nomment papier verre.

PARIS. — IMPRIMERIE F. LEVÉ, RUE CASSETTE, 17.

7675 — Paris. — Imprimerie F. Levé, rue Cassette, 17.

www.ingramcontent.com/pod-product-compliance
Ingram Content Group UK Ltd.
Pitfield, Milton Keynes, MK11 3LW, UK
UKHW020119240726
13926UKWH00011B/2354